中医临证思辨录

——全国中医临床优秀人才研修项目策论精选

（第三辑）

国家中医药管理局 编

U0335185

全国百佳图书出版单位

中国中医药出版社

·北 京·

图书在版编目（CIP）数据

中医临证思辨录：全国中医临床优秀人才研修项目
策论精选. 第三辑 / 国家中医药管理局编 . -- 北京：
中国中医药出版社, 2024. 11.

ISBN 978-7-5132-9014-2

Ⅰ . R24-53

中国国家版本馆 CIP 数据核字第 2024H9Z734 号

中国中医药出版社出版

北京经济技术开发区科创十三街 31 号院二区 8 号楼

邮政编码　100176

传真　010-64405721

北京盛通印刷股份有限公司印刷

各地新华书店经销

开本 787×1092　1/16　印张 51　字数 1084 千字

2024 年 11 月第 1 版　2024 年 11 月第 1 次印刷

书号　ISBN 978-7-5132-9014-2

定价　228.00 元

网址　www.cptcm.com

服 务 热 线　010-64405510

购 书 热 线　010-89535836

维 权 打 假　010-64405753

微信服务号　zgzyycbs

微商城网址　https://kdt.im/LIdUGr

官 方 微 博　http://e.weibo.com/cptcm

天猫旗舰店网址　https://zgzyycbs.tmall.com

如有印装质量问题请与本社出版部联系（010-64405510）

《中医临证思辨录——全国中医临床优秀
人才研修项目策论精选（第三辑）》

编审专家组名单

组　长　王永炎

副组长　黄璐琦　唐旭东　范吉平

组　员　（按姓氏笔画排序）

马　堃　王　忠　王　琦　王书臣

庄曾渊　刘金民　刘景源　孙塑伦

严世芸　李　敏　杨　阳　肖承悰

张华敏　张志斌　陈蔚文　郝万山

涂晋文　晁恩祥　蒋　健

编写说明

　　2019 年《中共中央 国务院关于促进中医药传承创新发展的意见》提出，传承创新发展中医药是新时代中国特色社会主义事业的重要内容，是中华民族伟大复兴的大事。中医药事业发展的根本是人才。为大力加强中医药人才培养，选拔一批优秀中青年中医临床人才，国家中医药管理局于 2003 年启动实施"全国中医临床优秀人才研修项目"，采用"读经典、做临床、跟名师"的人才培养模式对中医临床人才进行重点培养。该项目已顺利开展五批，累计培养了 1800 多名优秀的中医临床人才。

　　为推广中医临床优秀人才研修项目成果，广泛宣传研修学员的学习收获，由中国工程院王永炎院士牵头，在国家中医药管理局指导下，中国中医科学院组织专家精选出部分策论，并请相关学科领域的知名专家做了点评，交由中国中医药出版社有限公司编辑出版。这些策论源自"读经典，做临床，跟名师"的真切感受，素材鲜活，内容翔实，体会独到，突出了中医临证思维，颇具价值。

　　本书共有 25 个章节，主要摘录第三批全国中医临床优秀人才研修项目研修学员策论 129 篇，专家点评 25 篇。第一章策论 9 篇，由王永炎点评；第二章策论 5 篇，由王琦点评；第三章策论 1 篇，由王忠点评；第四章策论 1 篇，由王书臣点评；第五章策论 1 篇，由郝万山点评；第六章策论 8 篇，由王忠点评；第七章策论 3 篇，由王书臣点评；第八章策论 17 篇，由郝万山点评；第九章策论 15 篇，由刘金民点评；第十章策论 6 篇，由孙塑伦点评；第十一章策论 7 篇，由严世芸点评；第十二章策论 4 篇，由严世芸点评；第十三章策论 19 篇，由蒋健点评；第十四章策论 4 篇，由涂晋文点评；第十五章策论 1 篇，由刘景源点评；第十六章策论 1 篇，由陈蔚文点评；第十七章策论 7 篇，由晁恩祥点评；第十八章策论 1 篇，由肖承悰点评；第十九章策论 1 篇，由肖承悰点评；第二十章策论 2 篇，由唐旭东点评；第二十一章策论 1 篇，由王永炎点评；第二十二章策论 8 篇，由张志斌点评；第二十三章策论 2 篇，由张华敏点评；第二十四章策论 1 篇，由庄曾渊点评；第二十五章策论 4 篇，由唐旭东点评。

　　书中凝结了编审专家组成员的结晶和心血，在此向大家致以衷心的感谢！同时敬请广大读者提出宝贵意见和建议，以便再版时修订提高。

国家中医药管理局

2024 年 8 月

目录

论《伤寒论》寒热并用、攻补兼施的组方要义及临床应用

论虚劳病证治的临床价值

论透邪法在温病治疗中的应用

论"凡刺之法，先必本于神"

论痈之证治

论翳之证治

论口糜之证治

"观其脉证，知犯何逆，随证治之"
——论中医临床的思维特色与方法优势

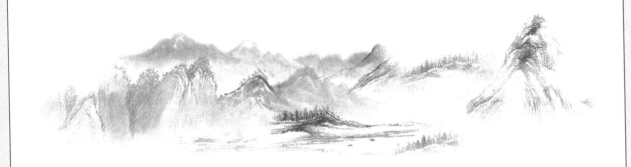

张　宏（云南省中医医院）

　　"观其脉证，知犯何逆，随证治之"是张仲景在《伤寒杂病论》中提出的著名学术观点，原文见于宋本《伤寒论》第16条，曰："太阳病三日，已发汗，若吐、若下、若温针，仍不解者，此为坏病，桂枝不中与之也。观其脉证，知犯何逆，随证治之。""观其脉证"的证字，指的是症状和体征；"随证治之"的证字，指的是证候，两者截然不同。"观其脉证"是诊断与鉴别诊断；"知犯何逆"是辨证过程；"随证治之"是确定治则与治法，然后遣方用药、辨证施护。

一、观其脉证

　　中医学经历了两千余年的传承与发展，至今依然长盛不衰，是中华民族的骄傲，是中华民族的原创医学科学，是中华文明的杰出代表，数千年来为中华民族的繁衍生息、日益强盛做出了卓越贡献，是举世瞩目的一项伟大科学成就，是中华民族祖先所遗留的最宝贵的遗产之一，对世界文明进步产生了积极影响。古代没有现代化仪器设备，如何认识、诊断疾病呢？先贤以中国传统的"阴阳学说""五行学说""精气神学说"等道家、儒家、释家的哲学思想为指导，结合对自然现象的客观分析，从人体自身的不适感觉、机体所表现出来的客观症状进行思考、分析。但自身的不适是患者的主观感觉，这是否就是疾病，需要医生进一步分析，分析的客观依据是什么呢？古代诊断设备很少，只能以脉象的变化和机体的颜色、气味、形体的改变等体征（症）来进行分析，这是受患者主观因素影响最小的客观证据。"观"在古代不仅诊查脉象变化，还采用望、闻、问、切、嗅等多种手段结合，对人体的神、色、形、态、二便、舌象等信息，进行多方面、多层次、多途径、多因素的观察，是一个对疾病的全面诊查认识。在《黄帝内经》中有大量论述。如《素问·脉要精微论》曰："切脉动静而视精明，察五色，观五脏有余不足，六腑强弱，形之盛衰，以此参伍，决死生之分。"

　　张仲景在《伤寒论》中以"辨太阳病脉证并治""辨阳明病脉证并治""辨少阳病脉证并治""辨太阴病脉证并治""辨少阴病脉证并治""辨厥阴病脉证并治""辨霍乱病脉证并治""辨阴阳易差后劳复病脉证并治"为篇名来论治伤寒病、外感疾病和部分内伤杂病；在《金匮要略》中以"脏腑经络先后病脉证第一"为首篇，做总纲，其余各篇重点论述了内科病证，诸如痉、湿、暍、百合病、狐惑病、阴阳毒、疟病、中风、历节、血痹、虚劳、肺痈、咳嗽、上气、奔豚气、胸痹、心痛、短气、腹满、寒疝、宿食、风寒积聚、痰饮、消渴、小便不利、淋病、水气、黄疸、惊悸、吐血、下血、胸满、呕吐、哕、下利等40多种内科疾病，同时还论述外科、伤科如痈肿、肠痈、浸淫疮、刀斧伤等外科疾病，此外，还有女科疾病的专篇论述。可见张仲景在诊断疾病时，是以论病在先，辨证在后，该观点的提出具有深远意义。

张仲景对伤寒病是以太阳、阳明、少阳、太阴、少阴、厥阴六经证候来认识疾病，其每一经证候类型均包括主证、兼证、变证、夹杂证等，主证是占主导地位的证候，是辨证的主要依据；兼证既可以加强对主证的认识，又是对主证的鉴别诊断所必不可少的依据；变证是由于误治后病情发生变化而形成的另一种疾病，它不通过传经的形式；夹杂证是在新感疾病的同时，夹杂一些旧的疾病，临床可有寒热虚实的表现。

张仲景的"观"是仔细观察、认真诊断，它不仅是六经辨证的基础，同样也是杂病脏腑辨证的基础，后世的八纲辨证、温病三焦辨证、卫气营血辨证的诊断与鉴别诊断基础，由此奠定。

可见一个"观"字，包含了许多丰富思想内涵与哲理，"观"是初步认识疾病的基础，是古代诊断疾病的方法。在现代，"观"当包括实验室检查（血常规、尿常规、大便常规、肝功能、肾功能、糖三联、血脂、电解质、动脉血气分析、甲状腺功能、免疫学检查等）与影像学检查（心电图、X线检查、B超检查、CT、MRI、同位素扫描、PCI等），西医学的诊查手段是对张仲景"观"字的进一步延伸和拓展，与古代中医学一点也不矛盾！

现代中医学也需要从微观世界来认识、阐述与发展！

二、知犯何逆

有了对脉、症的粗浅认识后，就需要对其进行一个客观、公正的分析、推理，由感性认识上升到理性认识。症状和体征的出现并非就是疾病！也就是说，临床上哪些脉、症需要治疗，哪些脉、症不需要治疗，这是一个关系到人生命的大问题，无论在古代还是今天，都尤为重要！

中医学认为疾病产生根本的原理是阴阳不平衡，从而导致脏腑、经络、营卫气血、津液等功能紊乱，进而发生器质性病变。张仲景的"知犯何逆"就是一个辨证、思考的过程。他在继承《黄帝内经》（简称《内经》，下同）辨证法思想的基础上，创造性地提出查"逆"，就是要以阴阳为纲来处理正邪关系、表里关系、寒热关系、虚实关系、上下关系等，通过客观分析，观上知下、观表知里、观外知内、观气知血，让医者对疾病有一个充分的思考和认识，识别是什么原因导致机体阴阳的不平衡，从而采取针对措施、相应的治疗方法。国医大师孙光荣教授倡导的"中和辨证""中和治疗"就是对这一学术观点的继承与发挥。如果出现脉、症，但临床上没有导致机体阴阳失衡，就不需要治疗，仲景提出"知犯何逆"，是何等的高明和有先见之明！

三、随证治之

证候明确后，已知机体发生了阴阳、气血、寒热、虚实的变化，下一步就需要确定治则。《素问·阴阳应象大论》指出："因其轻而扬之，因其重而减之，因其衰而彰之。形不足者，温之以气；精不足者，补之以味。其高者，因而越之；其下者，引而竭之；中满者，泻之于内；其有邪者，渍形以为汗；其在皮者，汗而发之；其慓悍者，按而收之；其实者，散而泻之。审其阴阳，以别柔刚，阳病治阴，阴病治阳，定其血气，各守其乡，血实宜决之，气虚宜掣引之。"《素问·至真要大论》中指出："寒者热之，热者寒之，微者逆之，甚者从之，坚者削之，客者除之，劳者温之，结者散之，留者攻之，燥者濡之，急者缓之，散者收之，损者温之，逸者行之，惊者平之，上之下之，摩之浴之，薄之劫之，开之发之，适事为故。"上述原则就是中医的治则，《内经》治疗方法主要是针刺治疗，药方只有13张，这对临床来说远远不够。张仲景根据《内经》中的治则，继承、总结前人经验，用药91味，用方113张，大大丰富了中医治疗内容和手段。如汗法的麻黄汤、桂枝汤，吐法的瓜蒂散，下法的承气汤辈，和法的柴胡剂，温法的四逆辈，清法的白虎、黄芩、黄连，消法的水蛭、抵当汤，补法的人参、甘草。张子和的攻下法、李东垣的补中益气法、张景岳的补法等，以及后世的八法，就是受《伤寒论》的启发，拓展、总结而来。"治"不仅是内服药物，同样也包括了外治法、非药物疗法、饮食疗法、运动疗法、情绪疗法等，内容可谓丰富多彩。

四、临床体会

例一

刘某，女，57岁。患者自觉有痰在喉部，每天均要吐痰，时间一长，家人及邻居均厌恶，嫌其不卫生。患者因此每天漱口、洗脸数十次，晚上也不停止，直至把脸洗破，流血不止，仍坚持不停地洗脸。家人带其到医院做颅脑MRI检查，诊断为脑梗死，给予活血化瘀、改善脑代谢等治疗无效；又到呼吸科就诊，按呼吸道感染、支气管周围炎治疗，给予多种抗生素、雾化吸入、化痰治疗无效；再到精神科就诊，诊断为抑郁症、早老性痴呆，给予神经营养剂、镇静剂治疗无效。患者痛苦不堪，多次欲自杀，家属每天陪伴，不离寸步，因此来我院寻中医进一步治疗。观前医已采用清热化痰、健脾化痰、理气化痰、活血化瘀、健脾补肾等多种治疗方法，效果均不明显。思仲景"观其脉证，知犯何逆"之旨，发现患者脸部破溃，肌肉有阵发性跳动，故问患者：您洗脸已经致皮肤破溃出血，为何还要洗？答曰：脸部不舒服，别人嫌我脏！查其舌质红，苔薄微黄，脉弦。《内经》"病机十九条"曰："诸风掉眩，皆属于肝。"本症肌肉跳动，当属肝风内动；咽部有痰，属风引痰上窜所致，遂改用镇肝熄风汤治疗，药用代赭石 30g（打碎，先煎 30 分钟），生龙骨 30g（打碎，先煎 30 分钟），生牡蛎 30g（打碎，先煎 30 分钟），龟甲 30g，赤芍 15g，天冬 20g，玄参 15g，茵陈 15g，川楝子 15g，荔枝核 15g，炒麦芽 30g，怀牛膝 15g，生甘草 10g。服 5 剂后，患者痰量明显减少，夜间安静入睡，洗脸情况明显减少，再以原方加健脾理气药继服，同时鼓励患者要有信心，嘱家人多关心，即使吐痰，也不要嫌弃。再服 20 余剂后复诊，病情大为改善，不再每天反复洗脸，痰量很少，后改用六味地黄丸滋水涵木调治而告痊愈，患者及家属感激之情难以言表。

该病痰是"证"，"逆"是肝风内动。风为阳邪，其性上升，风升而引动痰液上窜咽部，故觉咽部有痰；该病长期不愈，情绪抑郁，肝气郁滞，肝木克脾土，而脾为生痰之源，风痰上犯咽部，风为标实之证，"急则治其标"，故在镇肝息风时佐健脾之品以绝痰之来源；肝为木，需肾水的滋养方能疏泄、条达，病程既久，必耗伤肾水，肾水不足当为其本，"缓则治其本"，故以六味地黄丸加味滋水以涵木，如此标本兼治而收全功。

例二

方某，女，60 岁，退休干部。患者因便秘 4 天而就诊，既往无此病史。经服用中药番泻叶后，排出宿便多枚，腹胀缓解，但出现阵发性腹部疼痛，可以忍受。这是此药的一个副作用，只要停用就可消失。但患者本人及家属要求进一步明确诊断，而到某大型三甲医院住院检查，医生建议做电子肠镜检查，在检查过程中，发生肠镜通过不顺利，建议再做手术剖腹探查，术中发现直肠下端有病变，切下一块组织冰冻检查后，发现癌变，做了肠道改道术，在腹部造瘘，行人工肛门。这是目前最佳的治疗方案，世界公认，无可厚非。但术后患者发生严重的呕吐反应，终日不能进食，完全靠胃肠外营养治疗，1 个月后发生多脏衰竭而死亡，医疗及其他住院期间产生的费用高达 20 余万，家属痛苦不堪！

在死亡病例讨论时，病理科大夫根据病理切片结果指出肠道癌变应该是 3 年前就有，并非现在才出现。回顾患者 3 年来，生活一直很正常，从无便秘发生，每天健身、交友，甚至两次出国旅游。此次便秘，病程短，单味药就能解决，是否一定需要如此检查、如此治疗呢？

学习张仲景的"观其脉证，知犯何逆，随证治之"指导思想后，我产生了一些思考。患者出现便秘，是阴阳不平衡、气血失调、脏腑功能紊乱，采用国医大师孙光荣教授"和"的理论来治疗，对于一个时间不长的便秘，完全能够解决，"带癌生存"是一个目前需要探讨的理念。我没有见过用钢铁制造、80 年以上的汽车能在街上奔跑，但我随处可见由细胞构成、80 岁以上的老人在街上行走。西医学高度发展，发现一些细微病变，有利于早期治疗，但有一些所谓早期"病变"，是否就需要目前立即治疗？而治疗后效果如何？治疗后对机体是否有利？人的生活质量是否就会变好、人的寿命是否就会延长？病变是否就不再发生、发展呢？目前临床观察还不够，还缺乏充分的循证医学依据！在北京大学与英国牛津大学医学院合作举办的全国全科医学硕士研究生导师培训会上，英国牛津大学医学院著名教授陈就指出，英国80岁以上的男性老人在死亡后，做尸检发现前列腺均有癌细胞，但回顾这些老人的一生，之前都没有前列腺癌的临床表现。本例结肠癌是病，而便秘是症，张仲景的"观其脉证，知犯何逆，随证治之"可谓是一剂良药，催人思考，给人启迪！

结肠癌目前不能治愈，但由病带来的症状、证候是可以治疗的，也必须治疗。目前不能治愈的癌症，带癌生存、与癌共处，在癌基础上寻求一个新的阴阳平衡，也许是一条以人为本、关爱生命、协调医患关系的新路径。高血压、糖尿病、痛风、冠心病等，临床上诸如此类的疾病太多了。病不能治愈，但由病带来的症状、证候，是可以采用分阶段治疗、调理的。不过度检查、过度治疗，重视循证医学依据，是关爱民生、降低高额医疗费、减轻群众负担的根本出路！

五、结语

"观其脉证，知犯何逆，随证治之"是近代"辨证论治""辨病论治"的滥觞，为中医至理名言；是中医千百年来生生不息的源泉，是认识疾病与治疗疾病的标准，是传承与发展的要素，为中医精髓；是今后中医改革的思路、发展的动力，为中医灵魂；是中医走向世界的金钥匙，是中医精华的高度凝练，是科研的最高准则。

"观其脉证，知犯何逆，随证治之"的提出，是张仲景学术观点的根本总结，通过六经辨证、理法方药护养等一线贯通，实现"辨证论治"的全面化和精细化，在今天仍有现实指导意义和深远影响。它历经1800余年历史长河的检验，数十亿患者的验证，几十代医者的传承，至今仍不落后，历久弥新，闪闪发光，指导着当今临床实践。

"观其脉证，知犯何逆，随证治之"短短十六个字，体现了中医临床思维特色和方法优势，这是中医学承前启后、继往开来的动力，我们现在需要，将来也必定需要。

这就是经典的魅力，中医的骄傲！

寇秋爱（中国中医科学院西苑医院）

医圣张仲景在《伤寒论》第 16 条曰："太阳病三日，已发汗，若吐、若下、若温针，仍不解者，此为坏病，桂枝不中与之也。观其脉证，知犯何逆，随证治之。"在此，看似是针对太阳病误治出现变证后的处理原则，实则是对辨证论治的具体描述和高度概括。众所周知，《伤寒杂病论》的问世是辨证论治体系确立的标志，医圣在开篇的第 16 条论太阳病坏病的治疗时即叮嘱"观其脉证，知犯何逆，随证治之"，这是其辨证论治思想的体现。

其实，辨证论治的思想源于《内经》。《内经》是我国现存最早的一部中医经典医著，成书约在战国时期，具有比较完整的理论体系，举凡人与自然、摄生、防病、生理、脏腑、经络、病证、诊断治疗、中药、方剂、针刺灸熨、导引、按跷，以及五运六气等学说莫不赅备，堪称是中医理论的渊源，历代医家均将其奉为圭臬。《内经》虽未明确提出辨证论治的治疗原则，但辨证论治的思想在《内经》中早有蕴含。《素问·至真要大论》谓"谨守病机，各司其属"，即蕴含着在临证中当周密地进行辨证之意。"病机十九条"为辨证提供了执简驭繁的法则和范例，而且其本身已经自觉或不自觉地运用了脏腑辨证、八纲辨证、经络辨证、六淫辨证等方法，并建立了相应的治疗法则。后世创立的各种辨证方法，在《内经》中也均可找到雏形。

医圣行医著书严谨认真，擅于"勤求古训，博采众长"，当然也包括《内经》，他在《伤寒杂病论》的自序说"撰用《素问》《九卷》《八十一难》……为《伤寒杂病论》，合十六卷"，而且纵览历代医籍，直到《伤寒论》及《金匮要略》才有与"辨证论治"提法最为接近的论述，如"辨太阳病脉证并治""中风历节病脉证并治"等，并在每一疾病的论治中均体现出辨证论治的思想。

所以说，《内经》确立了中医学独特的理论体系，成为中医辨证论治的理论基础，《伤寒杂病论》是辨证论治体系确立的标志。

中医学之所以存在数千年并不断丰富和发展，不仅为国人所认可和信奉，而且越来越被世界各民族的人民所接受，在于其防病治病的卓著疗效，尤其是治疗慢性病和疑难病的疗效。

而良好疗效的取得基于中医学对人体生命活动的科学认识和正确的治疗思路。中医学是最近距离阐释人体生命活动的医学体系之一，它以阴阳五行、脏腑经络及运气学说解释人体的生理变化，从整体的、动态的角度阐明疾病发生的原因和发展的机制，在治疗上以天然物质阴阳属性的偏胜矫正人体气血阴阳的偏倚，而用药的根据是辨证，所以说"辨证论治"在认识疾病和药物治疗之间架起一座桥梁，要求对每一个患者都实施个体化诊疗，这是中医的发明创造，是中医的特点，是获得良好疗效的根基。

辨证论治是中医治疗学的精髓，辨证论治使中医药在治疗疾病时独具优势，是别的医学体系不能望其项背的。同时它也是"中医思维"的重要组成部分，是中医临床的思维特色与方法优势。

风湿免疫性疾病是一类涉及全身多个系统的疾病，多属于疑难病，从西医认识疾病的角度看，其发病机理不清楚，因此，尚无治愈这类疾病的方法和药物。中医辨证治疗这类疾病多有良效。兹举例中药治愈干燥综合征案，谈谈本人对"观其脉证，知犯何逆，随证治之"的认识和运用，这是一个彰显中医思维特色和方法优势的案例。

张某，女，68岁，2013年10月10日初诊。主诉：口干、眼干、鼻干20多年，加重半年。初诊：2013年4月患者劳累后出现口干、眼干、鼻干、皮肤干，无眼泪，无唾液，无鼻涕，干食需饮水送下，外院诊断为干燥综合征，2013年5月开始在北京某医院西药治疗3个月疗效欠佳，纳差，乏力，消瘦，眠差，耳鸣数年，食酸性食物反酸。大便每日2次左右，排出无力，小便黄，舌质鲜红干裂，无津，无苔，脉细数（心率90次/分左右，有心悸病史20年）。因其主诉为多器官干燥，伴耳鸣乏力，以为气阴两虚为主要病机，阴虚以肝肾为主，以生脉饮加减治疗，处方：北沙参、麦冬、五味子、枸杞子、山茱萸肉、党参、葛根、桔梗、黄精、红花、生黄芪、白花蛇舌草、竹茹。药后有效，以此方随症加减治疗坚持5个月之久，其间遇事停药数日即干燥反复，舌苔改善不明显。2014年3月10日复诊时患者面带愁容，述一周前吃一个牛肉丸后，干燥骤然加剧，几乎回到服药前，同时头晕。追问患者饮食情况，述素不敢吃难消化食物，肉食更是避之不及，因食则干燥加剧。分析患者治疗5个月的情况，进一步追溯病史，患者干燥的同时乏力甚，行走须拄拐杖（这一点被忽视），大便因排出无力，有不尽感。受《素问·至真要大论》"谨守病机，各司其属，有者求之，无者求之，盛者责之，虚者责之，必先五胜，疏其血气，令其调达，而致和平"的启发，从《素问·灵兰秘典论》"脾胃者，仓廪之官，五味出焉"及《素问·经脉别论》所谓"饮入于胃，游溢精气，上输于脾，脾气散精，上归于肺，通调水道，下输膀胱，水精四布，五经并行，合于四时五脏阴阳，揆度以为常也"等经典对脾胃功能及津液疏布的认识，意识到本例干燥综合征实以脾气虚为根本病机，阴虚火旺是次生病机，有豁然开朗之感觉。遂以补中益气汤加滋阴生津药物，标本同治。处方：生黄芪、生白术、当归、陈皮、党参、生甘草、升麻、柴胡、红花、太子参、麦冬、清半夏、枸杞子、山茱萸肉。恐温燥伤阴，嘱患者7剂后复诊。1周后复诊，述药后唾液明显增多，眠好，仍有下肢酸软无力，大便日2~3行，成形，仍排出无力，舌淡，苔白，脉同前。处方以上方改党参剂量（由15g加到20g），同时加用六味地黄丸滋补肝肾。2周后复诊，述诸症继续改善，可以吃少量的肉食。此后每2周复诊，干燥、乏力诸症不断改善。2014年5月26日复诊，述口干基本消失，晚上睡觉唾液特别多，已经可以不用拄拐杖行走，诊其舌，苔薄白略稀薄，质淡红润泽。建议再巩固 1 个月，于 2014 年 6 月 25 日最后一次复诊，以上方为基础再开 14 剂，嘱隔日 1 剂。患者欢悦而去，言如有不适定会来复诊。至今患者未来复诊。患者用益气生津法治疗 3 个半月，基本痊愈，至今已逾 1 年未复发。

张某干燥综合征例，西药间断治疗数年，后系统治疗 3 个月，病情始终无改善，而且日益加重。中药治疗的前 5 个月，因辨证欠精准，干燥程度虽有减轻，但源于滋阴药类似西药眼药水及漱口液的作用，用则干燥缓解。自认识到本病的根本病机为中气亏虚，运化失职，阴液无所生，五脏六腑及各个器官失于濡润，以补中益气为基本治则，历经 3 个半月，基本达到临床治愈，已逾 1 年未复发。这就是以辨证论治为核心的中医方法学的优势。只要认清疾病的本质，针对性治疗，就会有奇效，否则病不可治。正如《灵枢·九针十二原》云："病虽久，犹可毕也，言不可治者，未得其术也。"

基于对干燥综合征的根本病机的认识，在临床经验的基础上，以益气生津法为治则组成治疗干燥综合征的方剂"润燥饮"，方以生黄芪、党参、生白术、生甘草、当归、陈皮、升麻、柴胡、枸杞子、山茱萸肉、麦冬、红花、太子参、清半夏组成，功能益气生津，滋阴润燥，标本兼顾。方以补中益气汤补益中气，使脾气健运，津液得以化生，阴精生生不息，脏腑器官沐浴其中，滋润而有生机；辅以枸杞子、山茱萸肉、麦冬等滋阴药物缓解干燥之急，并分别针对肝、肾、脾和心肺而设，一味红花活血，既可助气机运转，又解阴液不足所致血瘀，全方配伍，气得以运化，阴津得以化生，血得以流通，五脏安和，干燥、乏力诸症消除。"润燥饮"在临床对 80% 的干燥综合征患者有效，有良好的可重复性，就又说明一个问题：中医辨证有其特有的规律，并非一些观点认为中医的辨证朝令夕改，莫衷一是。事实上，中医认识疾病，是以认识病机为主旨，虽然同一个疾病由于处于不同的发展阶段、不同的先天禀赋和不同的后天环境可能有不同的证，但是，一定会有一个根本的、主要的病机，并不是无规律可循。

"观其脉证，知犯何逆，随证治之"有非常严谨的逻辑性。"观其脉证"是第一步，而"观"，不是简单地看，蕴含"观察""分析"的含义，需要医者有丰富的医学知识和临床经验，同时又具备严谨认真的工作作风，要深入地了解疾病的发生、发展全过程，要注意到每一点身体的变化，要挖掘被忽略或被遗忘的诱因，综合所有的疾病表现，这才是"观其脉证"。而以中医对人体生理病理认识的理论为依据，以中医思维为前提，推理分析，明了疾病的发病机制，即"知犯何逆"。"观其脉证，知犯何逆"是治愈疾病的关键，只有认清疾病的本质，才能有的放矢，针对病机用药。"随证治之"是一个动态的原则，证是多方面、多角度的，中医之虚分气血阴阳，中医之实更包括寒、热、痰、瘀、毒等，而疾病发生时，可虚实夹杂，寒热互见，表里同病，因此"随证"之证是一个动态的多面性现象，要以整体的动态的方式面对，治疗也就要顾及疾病的各个方面，包括主要病机和次要病机，因为人体是一个整体，只有整个人体达到气血调和，邪去正安，疾病自然痊愈。

医圣张仲景的《伤寒杂病论》开辨证论治之先河，谆谆教导后人"观其脉证，知犯何逆，随证治之"，这是临床必须遵循的法则，是提高临床疗效的保证，是中医文化的特色及优势所在，韩启德教授在《医学史对我们的拷问》中说："中医的价值，除了几千年来积累下的医药经验和知识外，还重要地体现在对生命的认知和医学的根本见解上。"

李培润（宁夏中医研究院）

"观其脉证，知犯何逆，随证治之"，经文出自张仲景《伤寒论·辨太阳病脉证并治》第16条，曰："太阳病三日，已发汗，若吐、若下、若温针，仍不解者，此为坏病，桂枝不中与之也。观其脉证，知犯何逆，随证治之。桂枝本为解肌，若其人脉浮紧，发热，汗不出者，不可与之也。常须识此，勿令误也。"原文出现在太阳病篇，本是针对太阳病失治误治后产生的坏病给出的治疗原则，但经过后世医学的发展和丰富，使其上升为指导中医临床思维的方法，是中医辨证论治的理论渊源，直至今天，仍有着重要的临床指导意义。

历代前贤对本段经文的注疏与见解有过激烈的争论，见仁见智。综合各方面的观点，大致可分为两种，一种观点认为：仲景面对汗吐下后形成的种种坏病，只是提出了"观其脉证，知犯何逆，随证治之"的十二字方针，而没有具体的方药。例如清代钱潢《伤寒溯源集》批评曰："辨误从来立言诸家，俱谓仲景既有坏病一则，惜其不立治法，但曰随证治之，以法治之而已。使后人临证束手，诚为缺典。"伤寒大家明代方有执亦持此观点，他在《伤寒论条辨》曰："末三句（即十二字方针）言所以治之之法也。盖既不可名以正名，则亦难以出其正治，故但示人以随机应变之微旨。斯道之一贯，斯言尽之矣。"近代广东名医陈伯坛认为此种坏病难以用一法一方治疗，在《读过伤寒论》中曰："何以不立方立法耶？犯逆不止一端，见证亦不止一端，断非一方一法所能收拾，此坏病所为病不胜病也。合治之，反不治，分治之，庸可治？惟有递观其脉证，便知先见之逆犯何逆，随证治之，治其一而后及其余，亡羊补牢斯已耳。"

另一种观点认为：仲景在此段指导性经文之后，便逐条分述，误汗、误吐、误下、误烧针治疗所造成的坏病，且相应予以立法处方，进行恰当的治疗。如清代伤寒学家柯韵伯《伤寒论注》曰："坏病者，即变证也。若误汗则有遂漏不止，心下悸，脐下悸等证；妄吐则有饥不能食，朝食暮吐，不欲近衣等证；妄下则有结胸痞硬，协热下利，胀满清谷等证；火逆则有发黄，圊血，亡阳，奔豚等证。"柯氏对误治后产生的坏病，进行了归类分析，一目了然，其如何立法用方，自不言而喻。清代钱潢论理相似，《伤寒溯源集》曰："但观其所变之脉证，即知其所犯因何而变逆，随其见证而治之可也。论中凡属误汗吐下之变，皆坏病也。故治之之法，即下文误汗、误吐、误下、误烧针诸条是也。"徐大椿《医学源流论》曰："观《伤寒论》所述乃为庸医误治而设，所以正治之法，一经不过三四条，余皆救误之法，故其文亦变动不居。"

本人认为，上述两种观点，皆有其理。言有立法用方者，是看到了仲景的医疗技术，上下互文的写作特点，捕捉到了仲景的医学方法。而言没有立法用方的，要分两种情况，一种是感叹行文到此结束，无下文分解，茫然不知所措。而另一种则看到了医学临证的万千法门，感悟到了仲景的学术思想和辨证论治的智慧体系。如方有执《伤寒论条辨》曰："盖亦圣门传心之要义，轮扁所谓疾徐苦甘，应手厌心者，不可以言传，不犹是夫，善学人，心体而自得师焉。则所谓三百九十七，一百一十三者，可以应病变万有于无穷矣。岂惟治中风、伤寒云乎哉。"

由此看来，"随证治之"意义当有广狭之分，犹如伤寒有广义伤寒和狭义伤寒的概念一样，"随证治之"也有广义随证治之和狭义随证治之。狭义"随证治之"即指太阳病误汗、误吐、误下、误烧针后所致的各种变证，即《伤寒论》著作中所逐条分述的病证及其治疗方法。广义"随证治之"便是经过几千年的丰富和发展而形成的今天被中医学者普遍采用的临证思辨体系，也就是中医学的核心理念——辨证论治。

下面就狭义"随证治之"和广义"随证治之"分别论述。

发汗、催吐、攻下及烧针烫熨是汉代以前祛除邪气、治疗疾病的主要方法，临床被普遍采用。这从《伤寒杂病论》中就可以看出。《伤寒论·辨太阳病脉证并治》共计178条条文，而涉及汗、吐、下、温针治疗而引起坏病的条文有60条，其中涉汗的有29条，涉下的有31条，涉吐的有7条，涉烧针、火劫、烫熨的有9条，两种因素复合的有12条，如汗法与下法同用的，汗后又吐的。三种复合的有2条。针对如此复杂的误治坏病，张仲景从容"观其脉证，知犯何逆，随证治之"。张氏擅长以脉言病，阐释病机，点明疾病的发展变化，如《伤寒论》第151条曰："脉浮而紧，而复下之，紧反入里，则作痞。"又如164条曰："伤寒大下后，复发汗，心下痞，恶寒者，表未解也。不可攻痞，当先解表，表解，乃可攻痞，解表宜桂枝汤，攻痞宜大黄黄连泻心汤。"上下文参看即可明确了心下痞的成因乃是太阳病邪气在表，不当下而下，使邪气入里，陷于阳明所致，但治疗时，还需分清表证解与不解，其标本缓急有异。仲景不但强调脉诊在辨病过程中的重要性，同时也重视症状表现在辨证诊断中的价值，脉证合参，审谛覃思，以知其逆。例如120条曰："太阳病当恶寒发热，今自汗出，反不恶寒发热，关上脉细数者，以医吐之过也。一二日吐之者，腹中饥，口不能食，三四日吐之者，不喜糜粥，欲食冷食，朝食暮吐，以医吐之所致也，此为小逆。"仲景治误救逆，还善于精细辨证，除了观察和考虑疾病的发病原因，变化机理，还重视人体的特质，既往病变的兼夹，以达到全面周密的调治。如76条曰："发汗吐下后，虚烦不得眠，若剧者，必反复颠倒，心中懊恼，栀子豉汤主之；若少气者，栀子甘草豉汤主之；若呕者，栀子生姜豉汤主之。"以栀子豉汤作为治疗虚烦不得眠的基础方，若有少气与呕者，则知其兼有素体气虚和吐后胃气受伤的不同，便予以相应的加味治疗，此乃随证治之的另一个内容。

事实上，仲景的随证治之内容非常丰富，应用非常广泛，以上所述，仅从"术"的层面而言，即狭义随证治之，广义随证治之才是仲景学术思想的全貌，是"道"的层面。《伤寒论》全书 397 条，有人喻为 397 法，法法都在讲随证治之。所以，"观其脉证，知犯何逆，随证治之"不能局限于治疗太阳病误汗吐下温针后的坏病的治疗法则，而是张仲景治疗外感内伤杂病的总的指导思想。推而广之，"随证治之"就是中医学诊断治疗各种疾病的核心理念，换言之，就是辨证论治。

辨证论治的思想是中华民族的智慧，是中国古代哲学思想与医学技术的有机结合，是在防治人体疾病及健康养生方面的成功应用。辨证是论治的前提或条件，论治是辨证的结果或目标。辨证强调的是观察事物不能将眼光停留在事物的表面，而要透过现象，审察本质，本质才是事物的真实反映，抓住了本质，也就抓住了处理事物的正确方向，才会产生正确的处理方法，有的放矢，不犯错误。辨证论治就是医生详细地采集患者的各种病情表现、临床脉证，进行综合分析，得出关键性的病机，再针对病机确定治法和选用方药。如此说来，仲景的随证治之、依法治之也就是审证求机，相机治疗。如 212 条曰："伤寒若吐若下后，不解，不大便五六日，上至十余日，日晡所发潮热，不恶寒，独语如见鬼状，若剧者，发则不识人，循衣摸床，惕而不安，微喘，直视，脉弦者生，涩者死，微者，但发热谵语者，大承气汤主之。"本条在叙述阳明腑实重症的脉证和治法。但初学《伤寒论》或者始做临床医生面对如此危重证候，如发热，独语如见鬼状，不识人，循衣摸床，惕而不安，微喘直视等，如果不做详细的病史询问和舌脉检查，很难联想到阳明腑实证和大承气汤证，其中一派神明错乱，神识不清的表现，很像痰热蒙蔽心窍所致，病位在心，当拟化痰清热、醒神开窍之法才对。阳明腑实证初期以痞满燥实坚为特点，但随着病情加重，病势的深入，津液耗损，胃火炽盛，神明被扰，"胃家实"的表现反而退于次要地位，而神明错乱成为本病重症阶段的主要表现，此时的随证治之不是清心开窍醒神，而仍然是通腑泄热，釜底抽薪，邪热去则神明自安，仲景用大承气汤治疗，乃是治本之法。

本人经过约 30 年临床实践，深深体会到"观其脉证，知犯何逆，随证治之"的指导意义。尤其对于失治误治及疑难重症的诊断治疗更显示出它的临床价值，兹举本人医案一例，以佐其证。

马某，女，57 岁，胃脘部烧灼伴后背疼痛 1 年。于 2014 年 6 月 20 日来我院就诊，宁夏某医院胃镜检查提示：慢性萎缩性胃窦炎，Hp（-），B 超提示：胆囊摘除术后，肝、胰、脾、双肾未见异常，患者常服奥美拉唑治疗无效。刻下症：胃脘烧灼，嘈杂，无泛酸，伴后背疼痛，嗳气，食油腻则烧灼加重，胸闷、气短，平素性情不悦，容易生气，舌嫩红、边有齿痕，苔薄白，脉细。初次辨为肝胃不和，胃有郁热，方用柴胡疏肝散合左金丸与半夏泻心汤加减治疗，7 剂后，症状变化不大，患者诉，胃中如咬蒜状，饥饿及饱食均感难受，舌麻，纳差。于上方中加大左金丸剂量，并配奥美拉唑 20mg，每天 1 次。三诊时，除舌麻程度略有减轻外，余况同前，胃中烧灼，嘈杂，并伴畏寒怕冷，睡眠不宁。反观前治，仔细辨析，此乃虚象，脾胃气虚，肝木乘土，而非郁热，遂改弦更张，用方如下：炙黄芪 20g，炒白术 15g，白及 10g，炒白芍 10g，干姜 5g，海螵蛸 6g，炒扁豆 30g，桂枝 10g，炒神曲 15g，炒谷芽 15g，蒲公英 15g，炙甘草 10g，大枣 7 枚。

7 剂，水煎温服。

上方服用 2 剂后，即感明显舒适，症状减轻，服完 7 剂后，烧灼感消失，嘈杂及后背疼痛明显减轻，后续 7 剂，其症向愈。

按： 此案初期因患者情绪有郁，烧心嘈杂，便先入为主，自蹈常径，从肝胃郁热辨治用方，而其虚象确实鲜见。14 剂后，乏效，再仔细审视，端倪渐露：①此患虽烧心嘈杂，但始终无泛酸；②饥饿及饱食均感难受；③加大左金丸剂量后出现畏寒怕冷；④奥美拉唑应用无效，说明胃黏膜泌酸功能极低；⑤舌有齿痕，脉细。此乃虚象，断无郁热。《脾胃论·脾胃胜衰论》曰："脾胃不足是火不能生土，而反抗拒，此至而不至，是为不及也。"遂以补气健脾养胃为法，方用黄芪、白术、甘草、大枣补气健脾为君，桂枝、白芍调和营卫以安中，少量海螵蛸意不在制酸，而在反激，以期胃黏膜泌酸正常，干姜温中暖胃，配桂枝以生阳气，白及、扁豆健脾益气护膜。蒲公英微苦略寒，佐入其中，健脾和胃防燥热。方证相符，真乃效如桴鼓。此案的教训是，取效没有捷径可走，辨证必须仔细，详察秋毫，方能论治准确，获取疗效。此案的体会是，仲景的十二字方针教会我在遇到失治误治，疗效不好，以及疑难杂症时，将如何转换思路，批评自我，重找切入点，寻觅新方法，以求解决好新问题。

随证治之，根据其治疗的范围，可以分为狭义随证治之和广义随证治之，狭义的即指太阳病误汗吐下温针后的各种坏病的治疗，广义的便是中医学的普遍诊治原理，即辨证论治。其实狭义的随证治之的概念也包含在广义的概念之中。广义随证治之，理论肇源于《黄帝内经》，发展并成熟于《伤寒杂病论》，由张仲景集前人之智慧并结合自身临床经验所创立，直至今天，仍然有效地指导着中医临床实践。辨证论治是中医学的思想精华，具有哲学与医学相结合的思辨特色，包含了六经、脏腑、八纲等辨证方法，内容非常丰富，是中医学人必须继承和发扬的学术精髓。

王中琳（山东中医药大学附属医院）

古今研习《伤寒论》者，莫不对"观其脉证，知犯何逆，随证治之"一句推崇备至，更有医家提出将"脉－证"辨证体系作为经方临床使用的指导法则，并以此取得了良好的疗效。虽然仲景此段文字的本意是提出对误治、逆治的处理原则，但纵观《伤寒论》全篇，无一不体现"脉－证"合参的辨证思维和方法，故原文虽发于误治逆治，但远非止于此。

1. "证"的具体含义

开篇明义，我们首先应当确定一个概念性的问题，即"脉－证"体系中的"证"与"辨证论治"之"证"的区别。"辨证论治"的提出是在中华人民共和国成立后，它是在西医学思维体系下理解中医理论而提出的，我们现在所提到的"辨证论治"可以在《中医基础理论》找到明确的定义。原文如下：所谓辨证，就是将四诊所收集的资料、症状、体征，通过分析综合，辨清疾病的原因、性质、部位和邪正之间的关系，概括判断为某个证。将此句话奉为圭臬，则《伤寒论》中的"证"只包括了症状、体征，并不包含辨清疾病的原因、性质、部位和邪正之间的关系。"脉－证"体系是为经方的辨证应用服务的，因此，其中的"证"只包括症状、体征。

2. "脉－证"分析

为了更好地将"脉－证"辨治体系应用于临床，我们必须还原张仲景原本的诊病模式。仲景将外感病概括为六个阶段，即太阳病、阳明病、少阳病、太阴病、少阴病、厥阴病。这六个阶段分别代表六种不同的状态，每一个病的后面都有其提纲证候和脉象。现今《伤寒论》的应用范围已经超越外感病，扩展到了内、外、妇、儿各科，为我们提出了更高的要求，即如何将六经辨证体系作为一种较完善的辨证体系而广泛应用于临床。笔者认为主要有以下几点。

（1）识脉证

第一步首推识脉证。最经典的识脉证莫过于太阳伤寒与太阳中风的辨识。仲景原文道："太阳病，发热，汗出，恶风，脉缓者，名为中风。"又曰："太阳病，或已发热，或未发热，必恶寒，体痛呕逆，脉阴阳俱紧者，名为伤寒。"例如某病患表现为头痛，发热，出汗，怕风，脉位偏浮，脉势又较和缓，毫不急迫，为疏泄之象，仲景认为这是个太阳中风病，故处方以桂枝汤。又遇一人，微发热，恶寒身疼痛，呕吐，其寸脉和尺脉有拘束感，即可断为太阳伤寒病，故用麻黄汤。再如，患者口苦、心烦、头晕，左关脉弦细搏手，左关脉势大于右关脉势，有经验的医家见之则心如明镜，少阳病的诊断成立，嘱其服用小柴胡汤。又一妇人来诊，望之见面白无华，时手足冷，小腹凉，经血量少，色黯，医置手于其寸口，则见细弱无力，当归四逆汤证无疑矣，脉若细紧，则加吴茱萸、生姜。识脉证是一个临床中医师的基本能力，也是"脉-证"辨治的初级阶段，止步于此远远不能满足临床需要。我们在临床实践中很少见到完全符合书本描述的典型病例，更何况现在各种医疗手段的干预给中医师的辨证施治提高了一定的难度，所以深入挖掘《伤寒论》中的"脉-证"辨治就显得越发的重要了。

（2）同症异脉与异症同脉

《伤寒论》中有很多条文拥有类似症状，处方用药的不同需要根据脉象判断。与此同时，又有很多情况下条文中所述脉象相似，则需以证来区分。

例如第25条曰："服桂枝汤，大汗出，脉洪大者，与桂枝汤如前法。"第26条曰："服桂枝汤，大汗出后，大烦渴不解，脉洪大者，白虎加人参汤主之。"假如患者服桂枝汤后，大汗淋漓，脉象洪大，很多医师的第一判断可能是白虎加人参汤，但一个大烦渴不解的症状在此处是辨证的关键环节，若是没有烦渴的症状，则说明没有阳明郁热的因素，此时的洪大脉是表欲解而未解，正邪交争的表现，故应顺势从外解，当再服桂枝汤。若有烦渴的表现且脉又洪大，当为阳明有郁热，销铄津液，故烦渴，此时应使用白虎加人参汤。根据烦渴为阳明病的特征这一点，我们可以继续深入探究。第97条云："血弱气尽，腠理开……故使呕也，小柴胡汤主之。服柴胡汤已，渴者，属阳明，以法治之。"从此段可以看出，"渴"与"不渴"，是阳明是否存在问题的辨证要点。再如第147条柴胡桂枝干姜汤的条文，很多后世医家根据条文所述，将此归结为少阳阳明合病。但从太阳病转入阳明病或太阳阳明都未解的情况下，仲景在遇到烦渴症状时，更多的是选用石膏，而在少阳转入阳明或少阳阳明都有郁滞的时候更倾向于用栝楼。如在小柴胡汤加减时，"若胸中烦而不呕者，去半夏、人参，加栝楼实一枚，若渴，去半夏，加人参合前成四两半，栝楼根四两。"同样是阳明郁热引起的烦渴，用药为何不同？我们可以参考《素问·至真要大论》的"风淫于内，治以辛凉，佐以苦甘，以甘缓之，以辛散之。热淫于内，治以咸寒，佐以甘苦，以酸收之，以苦发之"。所以，在太阳病转入阳明病或太阳、阳明都未解的情况下，此时的郁热当因势利导而从外解，故当用辛凉配苦甘法，而石膏的性味与其配伍正符合辛凉配苦甘法，其他方剂也是同样为此，如桂枝汤、麻杏石甘汤等。在《金匮要略·百合狐惑阴阳毒病证治第三》中治疗烦渴经典方栝楼牡蛎散，正是取咸寒配苦甘的配伍方法。我们回头再来分析柴胡桂枝干姜汤，栝楼根配牡蛎的意义就了然于心了。由上我们可以看出，张仲景所提到的"随证治之"并不是所有的症状都符合"证"的范畴，只有对辨别证候起关键性作用的症状才是。仲景在《伤寒论》中对辨证起关键作用的"证"颇多，在这里就不一一赘述了。

另有很多条文，描述的症状类似而脉象不同，处方用药也截然不同。如第98条曰：

"得病六七日，脉迟浮弱，恶风寒，手足温，医二三下之，不能食，而胁下满痛，面目及身黄，颈项强，小便难者，与柴胡汤，后必下重。本渴饮水而呕者，柴胡汤不中与也，食谷者哕。"第99条曰："伤寒四五日，身热恶风，颈项强，胁下满，手足温而渴者，小柴胡汤主之。"若患者诉畏寒，颈项僵硬不舒，两胁胀满，口干，手足不凉，此时很容易先入为主使用小柴胡汤，但是此人脉象脉来迟缓，脉位偏浮，脉势又较弱的话，那么使用小柴胡汤就是误治了。笔者曾遇一病例：王某，女，36岁，头晕，晨起口苦，胸闷，乏力，心烦，胃痛，喜冷饮，舌淡胖，苔薄白，脉象左脉来势迟缓，右脉中取弦有力。此患者四处求医无效，观前医处方，多以疏肝健脾理气为法，也曾服用小柴胡汤，未收寸效，细察患者的脉象，我们发现，此脉当有水饮，处以真武汤原方3剂，药后诸证减。通过这一病案我们发现两个问题，首先，如果我们不考虑脉象因素，只观其证则不难想到小柴胡汤，但是屡用之不效，则需进一步深思。其次，即是对脉象的把握，有医者凭其脉弦，加之症状，恰好符合小柴胡汤，处以小柴胡汤，又无效，所以对脉象的体会也是需要更加细腻的。仲景关于弦脉的论述很多，水饮脉可以出现脉弦如"脉偏弦者为饮"，"脉弦数，有寒饮，冬夏难治"。虚劳脉可以出现如"男子脉虚沉弦，无寒热，短气里急，小便不利，面色白，时目瞑，兼衄，少腹满，此为劳使之然"，当失血时脉现弦大，少阳病也会出现脉弦细，所以同样都为脉弦，又如何区别？只有通过体会脉势来推测人体气血运行的状态。关于弦脉的原本面貌，我们还要在经典中追根溯源，《素问·玉机真脏论》在论述弦脉时说："其气来软弱轻虚而滑，端直以长，故曰弦。"随着时间的推移，很多后世医家触到端直以长，如按琴弦的脉就定义为弦脉，此种情形不甚准确，因其只重脉形而忽略了脉势，故不可管中窥豹地定义为弦脉。《内经》中的弦脉其实包括"其气来软弱轻虚而滑"的脉势再加上"端直以长"的脉形。只有细腻准确地体会到脉象后，与症状及体征合参，再将其运用至"脉-证"辨证体系当中，方能切中要害而准确诊病。

3. 古人诊病的方式

古往今来，我们翻阅前贤的医案，大多是症状的描述后面附一脉象，进行分析，从脉象中得到的信息也较现代更多，不似今人大多只察脉之虚实迟数便处方药。《史记·扁鹊仓公列传》记载："齐中郎破石病，臣意诊其脉，告曰：'肺伤，不治，当后十日丁亥溲血死。'即后十一日，溲血而死。破石之病，得之堕马僵石上。所以知破石之病者，切其脉，得肺阴气，其来散，数道至而不一也。色又乘之。所以知其堕马者，切之得番阴脉。番阴脉入虚里，乘肺脉。肺脉散者，固色变也乘也。所以不中期死者，师言曰：'病者安谷即过期，不安谷则不及期。'其人嗜黍，黍主肺，故过期。所以溲血者，诊脉法曰'病养喜阴处者顺死，养喜阳处者逆死'。其人喜自静，不躁，又久安坐，伏几而寐，故血下泄。"

虽然关于其中记载的脉象比如番阳脉、番阴脉等的解释现已缺如，但古人分析脉证的思维方式确实是值得我们重视的。淳于意的经历说明，古人诊病时并不像今人将病按心肝脾肺肾系及气血津液疾病分类，四诊合参找到辨证分型而后施治，而是像《伤寒论》中描写的那样医者根据患者的症状或体征，加之脉象，推断病机，处以方药。这种诊病模式在《伤寒论》第30条也可见到，首先"证象阳旦"，按法给予桂枝汤反而加剧，何以至此，实为没有注意到"寸口脉浮而大，浮为风，大为虚"，错误地加附子于其间，使之大汗出而亡阳也。仲景在分析时并没有将患者的诸多表现先辨证为风寒表虚证，然后用桂枝汤，而是以"病形象桂枝"来判断，但仅仅根据症状判断依然不足，当脉证相参才可。当病情出现变化时，依然通过"脉－证"来推断病机，最终一步一步地将患者的气血阴阳运行调平。

以《黄帝内经》《伤寒论》等经典著作为根基，对于我们的诊疗过程应有指导意义。朱良春教授在为《中医必背红宝书》作的序中说："中医经典是中医学术和中医思维的载体。"因此我们诊病时须有中医的思维方式，即详究脉证，脉证相参，理、法、方、药贯穿的"脉－证"辨证诊病模式。

4.脉－证辨证体系的方法优势

通过阅读汉代以前医家的医案可知，古代医家的诊病方式为患者告知主要症状，医生通过脉诊，判断患者的兼症和病因，如果患者反馈的兼症和病因与医生判断一致，证明脉诊正确，便可处方并对预后做出判断。我们现在的辨证模式：主症＋兼症1＋兼症2＋……＋舌象＋脉象→辨出一个证→根据辨出的证确立治则进而处方用药。古人的辨证模式：主症＋脉象→推导出可能的兼症与病因→判断兼症与病因→处方用药，并明确地对预后做出判断。相比之下，现在的辨证模式对医家经验要求较高，且不确定性较大，而古人的辨证方式对医理要求较高，确定性很强，并对预后做出明确判断。我们在实际临床中发现疾病的过程是个不断演变的过程，尤以外感病治疗最为显著。可以在同一个人不同疾病阶段表现出寒热虚实不同的病理状态。若将患者外感过程中不同阶段割裂出不同的"证"，则缺乏诊疗的灵活性及整体性。仲景则在六经分治基础上运用脉－证辨证体系指导疾病治疗，并提出核心观点：观其脉证，知犯何逆，随证治之。尽显脉－证辨证体系的方法灵活性和整体性。

5.结语

《友渔斋医话》一书有一言道破真谛："经云：望而知之谓之神，闻而知之谓之圣，问而知之谓之工，脉而知之谓之巧。予谓：治人之疾，神圣难明，惟切问为要。"

"脉－证"辨证体系已延续了数千年，古今诸多名医忠于此法而不弃，必然有其科学性，深入探究"脉－证"体系是十分必要的。临证处方素为至精至微之事，吾辈学习经方、使用经方，必先将自己置身于前贤大医思维之中，而终会有所得。

高 蕊（中国中医科学院西苑医院）

张仲景《伤寒论》第16条曰："观其脉证，知犯何逆，随证治之。"指出了中医临床的思维特色与方法，临证首先要观其脉证，脉症合参，知犯何逆，明确病机，然后再辨证论治，四诊合参是确定病机、辨证论治的前提。但当前中医临床医生在临证中，受西医学的影响，过度依赖西医理化检查结果来诊断用药，还有人提出现代各种检查仪器非常发达，中医诊断的标准化不规范等问题，可以用西医的仪器诊断代替中医的四诊诊断，特别是在中医四诊方法的学习中，脉诊学习的难度较大，不少人对中医的脉诊"云里雾里"，对脉诊的作用和意义也产生了怀疑和争论。这些认识都有悖于仲景原意，也有悖于中医的思维特色，忽略了中医诊断的方法学优势，四诊合参是中医思维的基本方法和特色，四诊合参、观其脉证是确定病机、知犯何逆的关键，是中医学独具特色的诊断方法，体现了中医临床的思维特色与方法优势，重视四诊合参，对提高我们的辨证能力、指导临床用药有重要的作用，对确定病机有不可替代的作用。

1.熟练掌握中医四诊技能，完整收集临证信息，是确定中医病机，准确指导临证治疗的关键

望、闻、问、切四诊，是调查了解疾病的不同的四种诊断方法，各有其独特的作用，不应该相互取代，只能互相结合，取长补短。四诊之间是相互联系、不可分割的，因此在临床运用时，必须将它们有机地结合起来，也就是要"四诊合参"。只有这样才能全面而系统地了解病情，做出正确的判断。

望诊为四诊之首，人体是一个有机的整体，内脏有病，必反映到体表。《灵枢经》云："视其外应，以知其内脏，则知所病矣。"内脏的功能活动及相互关系的异常变化，可以反映到体表的相应器官，出现色泽、声音、形态等诸方面的变化。

《难经》说："望而知之谓之神，闻而知之谓之圣，问而知之谓之工，切脉而知之谓之巧。"这句话把诊断的境界分成了神、圣、工、巧四个层次，最高的层次就是通过望诊即可知道患者的病情大概，古人认为这是最高层次的诊断。

闻诊是通过听声音和嗅气味来诊察疾病的方法。人体的各种声音和气味，都是在脏腑生理活动和病理变化过程中产生的，所以鉴别声音和气味的变化可以判断出脏腑的生理和病理变化，为诊病、辨证提供依据。

早在《内经》中就有根据患者发出的声音来测知内在病变的记载，如《素问·阴阳应象大论》提出以五音、五声应五脏的理论；《素问·脉要精微论》以声音、语言、

呼吸等来判断疾病过程中正邪盛衰状态。东汉张仲景在《伤寒论》和《金匮要略》中也以患者的语言、咳嗽、喘息、呕吐、呃逆、肠鸣、呻吟等作为闻诊的主要内容。后世医家又将病体气味及排出物等气味列入闻诊范围，从而使闻诊从耳听扩展到鼻嗅。如从声音的高低强弱，从气味的酸臭腥腐，可以辨别寒、热、虚、实，现代还可借助听诊器等，帮助提高对内脏声音的听诊水平。

问诊是询问患者及其家属，了解现有病情及其病史，为辨证提供依据的一种方法。明代医家张景岳认为问诊"乃诊治之要领，临证之首务"。通过问诊了解既往病史与家族病史、起病原因、发病经过及治疗过程、主要痛苦所在、自觉症状、饮食喜恶等情况。《素问·三部九候论》曰："必审问其所始病，与今之所方病，而后各切循其脉。"《素问·疏五过论》曰："凡欲诊病者，必问饮食居处。"后世医家将问诊主要内容归纳为"十问"，编有十问歌。许多现代疾病（高血压、糖尿病等）和家族史及生活工作方式有很强的相关性，这些信息均需要在问诊中获得，并提前开始预防和治疗。

切诊包括脉诊和按诊两部分。按诊的方法可分触、摸、按三种。触、脉诊为诊察脉象的方法，其目的是通过对脉象的体察，了解体内的病变。脉诊自古以来就是医生的重要的诊断手段，在中医四诊方法的学习中，脉诊学习的难度较大，有人认为28种脉象太难掌握，心中了了，指下难明，学不懂，掌握不了；还有人提出现代各种检查仪器非常发达，脉诊应淘汰，这些认识都有悖于仲景原意，仲景《伤寒论》自序中即责怪了那些"不念思求经旨，以演其所知；各承家技，终始顺旧，省疾问病，务在口给；相对斯须，便处汤药；按寸不及尺，握手不及足；人迎趺阳，三部不参；动数发息，不满五十"等忽视脉诊的医生。中医历来强调四诊合参，四诊结合在一起的辨证，才是对患者的负责，可提高诊断准确率。

2. 脉诊是中医临证收集病情资料的重要方法之一，具有不可替代的作用

在当代的中医大学教育中，对于脉诊的理论介绍得不多，对其的实践感悟则更是少有机会。如此，对于脉诊的掌握只能依赖于自身的临床体验。后世的著作中对脉形理解不一样，出现很多分歧，再加上诊脉靠师传，靠自己的体验和感悟，所以大家认为脉诊玄而又玄或者说是骗人的。在临证中淡化或忽略了脉诊的作用和意义，更有甚者完全否定了脉诊的临证价值，这些都脱离了中医临床的思维特色和方法优势。

脉诊是中医学独具特色的一种诊断方法，历代医家都非常重视脉诊在确定病机中的作用，《内经》奠定脉学基础，《灵枢经》有尺肤诊法，人迎、寸口诊法等，《素问》提出"三部九候论法"，《内经》说："微妙在脉，不可不察。"《难经》分寸、关、尺三部，浮、中、沉九候。张仲景开病、脉、证、治先河。晋太医令王叔和所著《脉经》，是我国现存最早的脉学专著。《脉经》一书实是集晋以前之脉学大成者，所载脉象有浮、芤、洪、滑、数、促、弦、紧、沉、伏、革、实、微、涩、细、软（即濡）、弱、虚、散、缓、迟、结、代、动共二十四种，为后世研究脉学奠定了基础。

《黄帝内经》所记载的脉学理论应该是战国以前的脉学理论的总结，远在两千多年以前的战国时期，脉诊已经发展到了很高的水平。如战国时期的名医秦越人即扁鹊就以脉诊而闻名于天下。脉诊诊断疾病在历代均有详细的记录。《素问·平人气象论》曰："寸口脉中手长者，曰足胫痛。寸口脉中手促上击者，曰肩背痛。寸口脉沉而坚者，曰病在中。寸口脉浮而盛者，曰病在外。寸口脉沉而弱，曰寒热及疝瘕少腹痛……"明确地指出了寸口脉象与主病。

《伤寒论》和《金匮要略》自始至终都贯穿着脉证合参的原则，各篇均有病脉证并治命题。每个脉象的论述都与症状紧密结合，提示了脉证合参对疾病辨证治疗的重要性，脉证合参是确定病机的关键。如太阳病脉证的总纲，就是脉浮，头项强痛而恶寒，见到此病证，为太阳病表实证，麻黄汤与之。若其脉浮缓，自汗出者，则为太阳表虚，桂枝汤与之。《金匮要略》中很多篇里就是以脉象作为判断疾病性质和决定治法的主要根据。如"疟病脉证并治第四"说："疟脉自弦，弦数者多热，弦迟者多寒，弦小紧者下之差，弦迟者可温之，弦紧者可发汗，针灸也。浮大者可吐之，弦数者风发也，以饮食消息止之。"这些都说明脉诊在张仲景的医学理论体系中占据重要地位。

人全身有九处动脉，都可以诊断疾病。现在临床常用的"寸口"，仅是其中之一，为什么独取寸口诊病呢？《素问·五脏别论》说："气口何以独为五脏主？岐伯曰：胃者水谷之海，六腑之大源也，五味入口，藏于胃，以养五脏气，气口亦太阴也。是以五脏六腑之气味，皆出于胃，变见于气口。"两千年过去了，独取寸口的诊脉方法至今仍然沿用着，积累了大量文献资料和临床经验，经过无数医家在实践中不断补充和发展，使得脉诊学理论得到很大发展，对于分析病机，掌握八纲辨证具有重要的意义。如在临证中，血虚的阶段是否有气虚？或气虚的时候是否合并血虚？这是临床必须考虑的问题，也是能否辨证准确、提高疗效的实质问题。如果脉象就从细弦的基础上明显转化为中取细弦而按之软弱或沉取力弱而微，再参考舌、证等，就可定出补血与益气的配伍应用。

脉诊的要求是很高的，微妙的脉形需要分辨清楚，务求详细，这不是简单的一点经验，诊脉完全依赖医生指端的感觉灵敏度，因此要掌握切脉技术，除有经验的老师指导外，必须经常做切脉锻炼，经过长时期临床实践，反复体会，细心研究，对多种脉形要认真分辨并加以鉴别无误，不可模棱两可、模糊不清。另外，很多因素都能影响脉象的变化，如《素问·玉机真脏论》说"春脉如弦……夏脉如钩……秋脉如浮……冬脉如营"，形象地记载了正常脉象随季节变化的规律。此外，患者的精神因素、体质的阴阳、性格的急慢、饮食的嗜好、工作的种类、周围的环境等因素，也在影响着脉象。因此，我们在临床诊脉时，必须对这些因素加以了解，引起注意，才能做到正确切脉。

脉诊是中医学的独特诊断方法，它是以客观脉象为依据，通过医家的感觉和经验加以总结判断，精确地分辨出各种不同的脉象以作为诊断的依据，从异常脉象中区别出所属脏腑的病变和性质，以及各个阶段病变的部位、性质和错综复杂的关系。在临床上切诊须与望诊、闻诊、问诊相参合，以全面掌握情况，做出正确诊断。这对提高辨证的准确性和用药疗效有重要的意义。

3. 四诊合参在跟师及本人临证中的应用

辨证不是一句空话，是中医治疗疾病的关键，也是中医学理论的精髓。脉象和症状同为疾病外在的反映，有脉证相合者，也有格格不入者，因此必须脉证合参，才能真正达到辨证有据，施治有方。

国家级名老中医魏子孝教授指出：疾病的临床表现很复杂，由于患者的禀赋、体质、病程阶段、生活环境不同，西医诊断为同一种疾病的不同患者有时会存在明显的个体差异，魏老在诊疗过程中，基本的步骤是先"抓主症"；处理好"标本先后"；再围绕主症辨证论治，确立基础方；然后结合病情，对基础方进行药味加减。魏子孝教授临证医案如下：患者女性，45岁，烘热汗出、失眠多梦、月经不调1年，月经周期不规律，行经期长已2年多，心悸、烦躁、口腔异味，舌胖，边齿痕，黯淡，苔黄腻，脉弦细弱，本次就诊时月经当至未至。魏子孝教授治以温肾阳，补肾精，泻肾火，调冲任，给予二仙汤加减。

魏子孝教授在该医案中，基于问诊信息，明确该患者临床诊断为"更年期综合征"，结合切诊信息"脉弦细弱"，确定主症为更年期综合征的烘热汗出、月经不调，主要病机为肾阴阳亏虚，虚火上炎，冲任不调，为临证首要解决的问题，故确定基本方二仙汤加减，以温肾阳、补肾精、泻相火、调冲任。基于望诊"舌胖，边齿痕，黯淡，苔黄腻"及闻诊信息"口腔异味"，考虑患者还有痰湿内扰，故加半夏、薏苡仁、菖蒲，结合问诊信息，患者失眠多梦，故加镇惊养心安神药物炒酸枣仁、首乌藤、煅龙骨、煅牡蛎，患者月经当至未至，故加川牛膝、怀牛膝，以增加补肾、引血下行之意。服药2周后，患者症状基本消失。四诊合参在该患者的诊断及治疗中均起到了重要的作用。如何汇总四诊信息，明确理法方药，需要在临证中反复地体会及学习，如本人在治疗脱发的患者时，更重视望诊的作用，如果脱发伴头发干燥无光泽，多从补肾养血立法治疗，如果脱发伴头皮油腻，油脂分泌多，多从化痰凉血立法治疗，再如望诊患者体格的胖瘦，对体质辨证有重要的指导意义，望舌质和舌苔的情况可定内脏之虚实，观舌苔垢色可以辨外邪之寒热，望舌下脉络是否瘀阻也对现代心脑血管疾病的诊断和治疗有重要的指导意义。再如失眠患者，如果伴有倦怠乏力，气短懒言，可从其脉象不同确定治法的不同，如果脉象滑而有力，多以温胆汤加减，祛邪为主，后健脾扶正；如果寸脉大，滑实有力，多以交泰丸合黄连温胆汤加减；如果脉沉弱无力，多以归脾丸加减等。闻诊声音的强弱和口腔异常气味，特别是在咳嗽、哮喘等疾病的辨证中，对确定疾病的寒热虚实都有重要的指导意义。分析整体的四诊信息，对综合辨析病机，明确标本先后，确定治疗步骤和方案，进而确定理法方药有重要的意义，需要全面地掌握四诊技能，不可偏废。在不同的疾病中，四诊信息的侧重点不同，需要综合考虑。

4. 结语

四诊合参是中医临床的思维特色与方法优势，临床辨证必须对望、闻、问、切所得到的资料进行全面分析，再从这些客观依据中查清病因、病机，分出虚、实、寒、热、表、里、气、血，甚至五脏六腑的具体病证，才能决定治法与方药。辨证施治准确则累起沉疴，望、闻、问、切诊断技术掌握不准，判断多易出偏差，其结果往往会导致失之毫厘，谬之千里。只强调某种诊法的重要性，而忽略其他诊法的做法也是不对的，疾病的发生、发展是复杂多变的，证候有真象也有假象，有的假在脉上，有的假在症上，所以临床上有"舍脉从症"和"舍症从脉"的方法。如果四诊不全，便得不到患者全面的、详细的资料，辨证就欠缺了准确性，甚至发生错误导致很严重的后果。因此，中医临证必须观其脉证、四诊合参，综合分析，才能真正地"知犯何逆""随证治之"，才能真正体现中医思维特色，成为一位合格的中医。

赛自金（威海市中医院）

医圣张仲景所撰写的《伤寒论》是现存中医典籍之中第一部理法方药全书，是中医临床大家取之不尽、用之不竭的源泉，是中医的根系所在，抛开《伤寒论》的理论基础，中医临床则无从谈起。学习中医不懂《伤寒论》不行，成为临床大家不悟《伤寒论》不行，能用伤寒之法而不拘泥其方才是临床大家，后世无数医家无不是从熟读、精研伤寒所发微的，能臻化境方谓得道。如《伤寒论》第16条曰："太阳病三日，已发汗，若吐、若下、若温针，仍不解者，此为坏病，桂枝不中与之也。观其脉证，知犯何逆，随证治之。"此条中"观其脉证，知犯何逆，随证治之"是在"坏病"语境下做出的陈述，是仲景要求临床医生脉证合参，全面了解疾病的动态变化，抓住疾病的本质即病因病机之所在，采用与病机相一致的治疗法则，而不能守株待兔、刻舟求剑。中医的灵魂就是辨证论治，"观其脉证，知犯何逆，随证治之"的临床指导意义已远不限于对伤寒坏病的治疗，推而广之，它是指导临床实践的准则，是中医治疗疾病的法则，是金标准，也是后世医家所提出的辨证论治的基本思想，仲景尽管没有称之为"辨证论治"，但《伤寒论》却首开辨证论治的先河，《伤寒论》中无一不体现着"观其脉证，知犯何逆，随证治之"的动态观、辨证观，每一个临床医生都要在疾病的不同发展阶段中、动态中掌握疾病的本质，法随证立，方因证出，理法方药前后一致，就是其辨证论治思想的具体体现。

"辨证论治"乃中医学的精髓，医圣张仲景的《伤寒杂病论》开辨证论治之先河，现结合自身对"观其脉证，知犯何逆，随证治之"的体会，浅谈一下。

一、"观其脉证，知犯何逆，随证治之"体现了中医之恒动观的思想

中医对疾病的认识是从全局（包括宏观与微观）来把握生命，其理论源于《易经》，其理论工具为阴阳五行，正如《内经》谓："阴阳者，天地之道也，万物之纲纪，变化之父母，生杀之本始，神明之府也，治病必求于本。"这里的本就是阴阳的变化，而阴阳的消长变化是通过金、木、水、火、土五行的生、长、化、收、藏五种气机运动形式所表现出来的，它揭示了世间所有事物变化的规律。仲景在《伤寒论》中无处不体现其动态观的思想，如仲景所用桂枝汤方，为群方之冠，而临床随着疾病的变化，又采用桂枝麻黄各半汤、桂枝二麻黄一汤和桂枝二越婢一汤，尽管这一类方剂都具有

24

调和营卫、解肌发汗的功用，但作用机理各有区别。其中，桂枝麻黄各半汤和桂枝二麻黄一汤均由桂枝汤与麻黄汤组合而成，唯用量比例略做调整，而成辛温轻剂，小发其汗，使解表而不伤正，营卫和而诸症愈。桂枝二越婢一汤由桂枝汤与越婢汤组成表里双解剂，既能解表散寒和营卫，又能清里之热邪，这正是法随证出之动态观，脉证变了方也要变。再如温病学大家叶天士，其《温病条辨》是在深悟《伤寒论》之后，在其基础上发展了中医的理论体系，其所提出的"温邪上受，首先犯肺，逆传心包，肺主气属卫，心主血属营，辨营卫气血虽与伤寒同，若论治法则与伤寒大异也。盖伤寒之邪留恋在表，然后化热入里，温邪则化热最速，未传心包，邪尚在肺，肺合皮毛而主气，故云在表。初用辛凉轻剂。夹风则加入薄荷、牛蒡之属，夹湿加芦根、滑石之流。或透风于热外，或渗湿于热下，不与热相搏，势必孤矣"指出两种邪气发病之不同，并提出温病在不同的阶段需要用不同的治疗方法，这也是恒动观的体现。再如李赛美教授提出的糖尿病六经辨治思路也是"观其脉证，知犯何逆，随证治之"的体现。其核心思想认为：糖尿病演变进程与六经病转归息息相关，糖尿病由初发至中期而晚期，与六经病之由表入里，由轻转重，由腑传脏，由实及虚，由热化转寒之动态发展、转归具有良好的一致性；六经病变证，往往表里相兼、寒热错杂、虚实夹杂，更能体现糖尿病及合并症多样、复杂的病症特点；糖尿病病变部位涉及面广，损及多器官、多层面，作为全身性疾病，与六经辨证体系的整体、综合特点具有良好的适应性；《伤寒论》中八法之运用，尤其仲景创立的寒温并用、攻补兼施、表里同治之大法，经方加减及合用之灵活性为糖尿病及合并症辨治带来巨大的运用空间，是其他辨证体系所不能比拟的，其对糖尿病不同阶段的辨证论治体现了恒动观。

脉证合参是确定病机的关键。《伤寒论》在六经病各篇首都提出了辨本经病的主证，并根据主证确定主治方剂。应用经方时，要抓住典型的证候特征，符合辨证之病机，做到"勤求古训，博采众方"。如"太阳之为病，脉浮，头项强痛而恶寒。"（《伤寒论》第1条），本条是太阳病脉证的总纲，指出了太阳病的主证就是脉浮，头项强痛而恶寒，邪犯肌表，正邪分争，气血浮盛于外，故见脉浮；邪袭经络，经脉不利，故见头项强痛；邪袭太阳，卫阳被郁，不能温煦分肉，故见恶寒。见到此病证，为太阳病表实证，主证相符和，麻黄汤与之，即可愈。若其脉浮缓，自汗出者，则为太阳表虚，桂枝汤与之。

二、"观其脉证，知犯何逆，随证治之"体现了中医之四诊合参、治疗求本的思想

中医的辨证论治包括望、闻、问、切四诊合参，缺一不可。脉象可以正确地反映此患者的身体状况，故辨证论治时，要脉证合参。

炙甘草汤又名复脉汤，原出自张仲景《伤寒论》，曰："伤寒，脉结代，心动悸，

炙甘草汤主之。"由炙甘草、人参、桂枝、生姜、生地黄、阿胶、麦冬、麻仁、大枣、清酒组成。笔者在临床工作中，遇到一些辨证为阴阳失调、气血不足的患者（溢泪症、白塞综合征、视网膜分枝静脉阻塞），用炙甘草汤收到了很好的疗效。兹介绍如下。

1. 溢泪症

于某，男，67岁，威海人，因双眼流泪不适6年，于2012年7月5日来诊。患者无明显诱因发病，曾在当地数家医院就诊，给予多次泪道冲洗及妥布霉素滴眼液、左氧氟沙星滴眼液等眼药水滴眼，无任何效果。眼科检查：患者双眼视力右眼0.8，左眼0.6，眼压右眼15mmHg，左眼17mmHg，双眼睑睑缘位置正常，无内翻及倒睫，睑结膜充血，球结膜充血，角膜透明，前房正常，瞳孔圆，晶体透明，眼底未见明显异常，行泪道冲洗，双眼通畅。患者既往有高血压、冠心病、慢性萎缩性胃炎近10年，服用西药治疗，病情基本稳定。现患者自觉双眼流泪不适，遇风遇冷加重，时有心慌气短，心前区疼痛不适，口干，饮食不香，眠差，腹中冷，大便稀，舌质暗红，舌前部无苔，舌根部苔黄腻，脉细而结代。辨证为阴阳失调，气血不足，治疗以阴阳双补、益气补血，兼以温中化湿，方以炙甘草汤加减：炙甘草20g，人参10g，桂枝15g，生姜9片，麦冬20g，生地黄30g，阿胶10g（烊化），大枣10枚，藿香15g，佩兰15g，炮附子6g，5剂，日1剂，水煎后取汁200mL，加酒10mL，3次/日温服。2012年7月10日二诊，双眼已无流泪，眼部感觉非常舒适，心慌胸闷气短症状较前减轻，舌苔根部黄腻稍退，先后以上方加减调整2个月，患者眼部症状全无，全身症状明显减轻，随访至今，眼部症状无复发。患者逢人便说，眼科医生不仅会治眼，还会调理心脏病、胃病。

2. 白塞综合征

龙某，男，61岁，兰州人，因左眼发红，视物不清反复发作12年，于2011年9月5日来诊。患者患白塞综合征（在当地西医医院确诊），右眼于6年前曾在外院行眼球摘除术，植入义眼，左眼时常发红不适，视物模糊，间断应用激素类眼药水，口服免疫抑制剂治疗，病情时轻时重。为求诊治，患者来我院就诊，要求用中医的方法治疗。建议患者做血液学检查，患者不同意。患者既往患冠心病，心律失常，期前收缩。现患者左眼视力0.8，结膜无充血，角膜透明，角膜后细小点状沉着物，房水闪辉，晶体前有色素沉着，散瞳检查示虹膜无粘连，玻璃体轻度混浊，眼底未见明显异常，未见出血及渗出，全身皮肤发痒伴有皮疹，睡眠差，胸闷乏力，食欲正常，大便干，舌质红，少苔，脉细结代。脉证合参，患者当属气血不足，阴阳失调，治疗以调和阴阳、益气活血为主，兼以除风止痒，用炙甘草汤加减：炙甘草30g，人参10g，桂枝15g，生姜9片，麦冬30g，生地黄30g，阿胶10g（烊化），大枣10枚，防风10g，连翘12g，木贼10g，5剂，日1剂，水煎后取汁200mL，3次/日温服。2011年9月10日二诊，患者服用上方后，感觉左眼较前明显清亮，视力1.0，角膜后沉着物较前吸收，全身发痒及红斑较前减轻，睡眠好，期前收缩明显减少，精神较前饱满，舌质红，脉细结代。继用前方加减。2011年9月14日三诊已无身痒，皮疹全无，左眼视力1.0，其后患者坚持就诊，间断服用中药治疗，逐渐停用激素及免疫抑制剂，让患者注意生活调理，勿饮酒及食用辛辣之品，随访两年病情一直稳定，后因2014年春节长途驾车劳累，病情突然复发，在外院行玻璃体手术治疗，患者未再接受中医治疗，术后恢复较差。

3. 视网膜分枝静脉阻塞

王某，女，57岁，烟台人，因左眼视物不清2个月，于2014年3月5日来诊。患者无明显诱因引起左眼视物不清，曾在当地数家医院就诊，给予西药治疗，无明显疗效，故患者来诊。眼科检查：患者双眼视力右眼1.0，左眼0.5，眼压右眼15mmHg，左眼17mmHg，双眼角膜透明，前房正常，瞳孔圆，晶体透明，左眼眼底颞下方视网膜静脉扩张，迂曲，动脉反光强，动静脉交叉压迹，沿颞下支静脉视网膜火焰状出血，水肿，累及黄斑。诊断：视网膜分枝静脉阻塞。患者不同意做OCT及眼底造影检查，要求用中药方法治疗，全身伴有失眠，心悸乏力，舌质暗红，脉细结代。有高血压病史6年。中医辨证为气血不足，目窍失养，治以益气活血，滋阴复脉。方以炙甘草汤合抵当丸加减：炙甘草30g，人参10g，桂枝15g，生姜9片，麦冬20g，生地黄30g，阿胶10g（烊化），大枣10枚，桃仁10g，水蛭3g，虻虫6g，5剂，日1剂，水煎后取汁200mL，加酒10mL，2次/日温服。2014年3月10日二诊，左眼视力0.6，较前好转，遂以上方加减，在以后的随诊当中，水蛭用量从3g渐加至7g，以后加用墨旱莲、女贞子各20g，患者先后治疗2个多月，视力恢复至1.0，眼底出血吸收，黄斑区网膜无水肿。全身症状也明显改善。

4. 讨论及体会

炙甘草汤为《伤寒论》中调和阴阳治疗伤寒、脉结代、心动悸之名方，后世医家多有发挥。历代医家对炙甘草汤应用的认识有所不同：①阴阳并调之剂，尤在泾《伤寒贯珠集》认为炙甘草汤是"扩建中之制，为阴阳并调之法[1]"。②气血双补剂，成无己《注解伤寒论》认为炙甘草汤的功效当为气血双补，"益虚补血气而复脉[2]"。③补血之剂，以唐容川为代表的一派医家认为炙甘草汤是"补血之大剂[3]"。④补阴之剂，柯韵伯《伤寒来苏集·伤寒附翼》认为本方以"生地黄为君，麦冬为臣，炙甘草为佐，大剂以峻补真阴，开来学之滋阴一路也[4]"。清代田宗汉《医寄伏阴论》也认为本方是"滋阴之祖方"。笔者在对《伤寒论》的反复学习中，体会到其方是由桂枝汤加味演变而成，桂枝汤为群方之冠，其内含辛甘化阳、酸甘化阴的治疗之法，阴阳调和，营卫运行有度，病安从来，无论前人认为其是调补阴阳，还是调补气血，也不论其补阴还是补血，均是看问题的角度有别，临床通过改变药物的用量，即可达到不同的治疗目的。其实，真正的化裁大师是温病学大家，温病学派的加减复脉汤等方剂均是由此而来，让我们由衷地敬仰。后世医家用此方此法广泛治疗心血管疾病、更年期综合征、妇科疾病等，但对眼科疾病的治疗少有报道，特别是对上述第一例患者出现的流泪症状，若只注重患者的眼部症状而不从全身角度考虑问题，是很难抓住病机的，也不可能治愈患者的眼病，在中医眼科学中，多认为流泪与肝的关系密切，与心的关系少有论述，而心为君主之大王，心血充足，心气的统摄作用对泪道也起着重要的收摄作用。对复发性葡萄膜炎的治疗，临床上往往表现为寒热失调的复杂病机，调和阴阳的动态平衡是其治疗大法，用炙甘草汤正与病机相合，如上例患者停用激素及免疫抑制剂，用中药调理病情稳定两年，后因过度疲劳复发。最后一例患者临床上不难辨证，总之，中医的灵魂就是辨证论治，这是治疗疾病的根本所在。中医经典博大而精深，学无止境，所用无处不在。

《难经·六十一难》曰："望而知之谓之神，闻而知之谓之圣，问而知之谓之工，切脉而知之谓之巧。"每个医生在临床中都要四诊合参，不可"偏"，也不可"废"。观其脉证，知犯何逆，随证治之。不要囿于西医诊断，真正运用中医思维来诊断疾病，辨证论治，才能显出辨证之巧。

5. 小结

东汉张仲景"勤求古训，博采众方"，对后世指导意义颇大，临床治疗疾病时，切不可囿于西医的诊断，要真正做到辨证论治，四诊和参，"观其脉证，知犯何逆，随证治之"。

参考文献

[1] 尤在泾. 伤寒贯珠集 [M]. 北京：中国中医药出版社，2008.

[2] 成无己. 注解伤寒论 [M]. 北京：中国医药科技出版社，2011.

[3] 唐容川. 伤寒论浅注补正 [M]. 北京：学苑出版社，2012.

[4] 吴谦. 医宗金鉴 [M]. 北京：人民卫生出版社，1963.

王文革（山西省中医院）

"观其脉证，知犯何逆，随证治之"是《伤寒论》在太阳病汗不得法，又失治误治后，病情发生变化，出现"坏病"而提出的临床思维模式，是仲景的重要治则思想。《伤寒论》第16条曰："太阳病三日，已发汗，若吐、若下、若温针，仍不解者，此为坏病，桂枝不中与之也。观其脉证，知犯何逆，随证治之。"就本条文而言，太阳病数日，经过汗、吐、下治疗后，病情不但没有好转，反而病机发生变化，仲景称之为"坏病"。此时，已不属于太阳表证，桂枝汤已不再适应，应"观其脉证，知犯何逆，随证治之"。就其外延而言，这一治则思想体现在《伤寒论》辨证论治体系的全过程，既是治疗变证的基本原则，也是中医诊治疾病的基本原则，是中医辨证论治精神和中医临床思维特色的集中体现。

一、观其脉证，谨察病情

脉证是中医重要的临床信息资料，是中医辨证论治的重要组成部分。脉象与脏腑气血密切相关，脉象的变化反映疾病的动态变化和全身脏腑气血的活动。从脏腑功能看，心主血脉，由宗气推动；肺主气，肺朝百脉；脾胃为气血化生之源，脾主统血，血液的循行有赖于脾气统摄；肝藏血、主疏泄，有调节循环血量的作用；肾藏精，精化气，是人体阳气的根本，为全身脏腑功能活动的动力；精可以化生血，又是血液生成的物质基础，故有"精血同源"之论。因此，脉象的形成，与心、肺、脾、肝、肾五脏功能活动密切相关。五脏与六腑相表里，脉象的变化也可反映六腑的变化。所以脉象的变化不仅可反映正气盛衰与病邪性质，还可判断营卫气血运行及全身生理病理变化。证的含义有症状、体征和辨证论治中的证。《伤寒论》中"观其脉证"的"证"不同于辨证论治中的"证"，它只包括症状、体征，并不包含辨疾病的病因、性质、部位和邪正之间的关系[1]。《伤寒来苏集》"脉证"用的即是此"证"[2]。由于症状和体征是疾病客观、直接的外在表现，是患者的自我感觉和医生的直接觉察的客观状态，所以"观其脉证"主要是着眼于患者的症状和体征，以及其他相关病情，是疾病发生发展过程中具体病史资料与临床表现的全过程。它比病机更直接、更客观、更可靠。此即岳美中先生讲，仲景"从客观以立论"。《素问·阴阳应象大论》曰："善诊者，察色按脉，先别阴阳。审清浊，而知部分，视喘息，听音声，而知所苦，观权衡规矩，而知病所主，按尺寸，观浮沉滑涩，而知病所生。以治无过，以诊则不失矣。"

《伤寒论》以理法方药相结合的形式论述了多种外感病和内伤杂病的辨证论治，创立六经辨证方法并将其应用于临床，确立了辨证论治的诊疗原则。"观其脉证"作为中医临床主要的诊察方法有其独特的方法和优势。《伤寒论》中，六经辨证都有其提纲辨证和脉象。"辨太阳病脉证并治"第 1 条太阳病提纲"太阳之为病，脉浮，头项强痛而恶寒"，脉浮提示邪在表，头项强痛提示邪在太阳经，而恶寒则是外感风寒伤及太阳阳气，只有这三个症状结合起来，才能诊断为太阳病。单独一个或两个症状都不能诊断为太阳表证。这就是观其脉证，谨察病情。太阳病分类提纲中，第 2 条曰："太阳病，发热，汗出，恶风，脉缓者，名为中风。"第 3 条曰："太阳病，或已发热，或未发热，必恶寒，体痛，呕逆，脉阴阳俱紧者，名为伤寒。"还有"辨少阳病脉证并治"第 263 条曰："少阳之为病，口苦，咽干，目眩也。""辨阳明病脉证并治"第 180 条曰："阳明之为病，胃家实是也。"都是通过"观其脉证"来判断病情变化、病情发展、病在何经。"观其脉证"还提示在辨析疾病过程中，要注重对疾病整体的把握，又注重对疾病动态变化的分析。证有远有近，是大范围、全方位的信息，相同的症状有不同的病机，同一病机也可能出现不同的症状，有阳性体征和阴性体征，医者要善于观察，要能观、会观，观其脉证要准确、全面、细致、认真。但凡疾病都有一个外在症情与内部病变相互印证的内在联系，有的是相一致的，即按一般规律发展变化，所谓"有诸内必形诸外"。但疾病有时却不尽然，其发展变化表现于外部的症状与内部病变实质不相一致，临床上要根据症情与脏腑、经络、气血、阴阳的病理改变，通过四诊进行认真的观察分析，运用逻辑思维方法透过现象去探求、辨别其实质，做到"以外揣内，取象比类""有者求之，无者求之"。所以"观其脉证"是"知犯何逆，随证治之"的基础。

二、知犯何逆，审查病机

中医学的优势在临床，其临床特点是辨证论治。辨证论治是基于病机的思维模式[3]。中医临床辨证的抽象思维、形象思维、模糊思维、创造思维具有整体、联系、有序、动态的特点[4]，辨证论治是中医的核心理论。在《伤寒论》中虽然没有"辨证论治"的提法，但《伤寒论》奠定了辨证论治的基础。"辨太阳病脉证并治""辨阳明病脉证并治"等，其实质就是辨证论治。《伤寒论》中的每一条条文实质是仲景对临床客观资料、临床症状、病机转变和辨证论治的客观记录。"知犯何逆"是在"观其脉证"，重视把握疾病发生发展在不同时空主要矛盾的病机转化规律[5]。王永炎院士在《中医临证思辨录》提出："知犯何逆"当属辨证[6]。《伤寒论》创立了六经辨证。六经的传变实质就是病机演变的过程。在太阳表证阶段，体表阳气被风寒邪气所伤，卫外失司，邪气从太阳传阳明、传少阳、传太阴、传少阴、传厥阴。少阳病因病情发展转化传阳明、传太阴，太阴传少阴，少阴传厥阴，这都是邪气由表入里，由浅入深，病情由轻到重的病机演变规律。同样，在脏与腑之间，由于其表里关系，也存在传变使病机发生变化。太阳少阴相表里，太阳之邪可传少阴，但当少阴阳气恢复后，脏邪还腑，邪出太阳。少阳厥阴相表里，少阳不解，可邪入厥阴，厥阴阳气恢复后，邪气又可外出少阳。第379条曰："呕而发热者，小柴胡汤主之。"阳明太阴相表里，太阴湿浊阻滞，久而可从阳明燥化，外出阳明。第187条曰："伤寒脉浮而缓，手足自温者，是为系在太阴。太阴者，身当发黄，若小便自利者，不能发黄，至七八日大便硬者，为阳明病也。"在同一疾病发展的不同阶段，也要"观其脉证"，审察病机，"知犯何逆"。结胸证是临床常见疾病，主要是邪气与痰水结于胸腹所致。但由于邪气性质和病变部位不同，其病机也各有侧重。第131条曰："结胸者，项亦强，如柔痉状，下之则和，宜大陷胸丸。"其病机为热邪与水饮结于胸膈脘腹。进一步分析，项亦强，如柔痉状，应有汗出，水热邪气阻滞胸膈，应有胸痛、短气，水热邪气扰动心胸，应有烦躁，故其病位偏上，病位广泛，仲景立大结胸丸泄热逐水，峻药缓攻。相对上条，第134条曰："太阳病，脉浮而动数，浮则为风，数则为热，动则为痛，数则为虚，头痛、发热，微盗汗出，而反恶寒者，表未解也。医反下之，动数变迟，膈内拒痛，胃中空虚，客气动膈，短气躁烦，心中懊侬，阳气内陷，心下因硬，则为结胸。"分析脉证，浮为邪在表，数为有热；动则为痛，脉动不稳；数则为虚，提示热邪未与有形的病理产物结合，仅为无形的热[7]；头痛发热，表证未解；微盗汗出，阴分有热；而反恶寒者，表邪未解；至此，里热已生，热邪未与有形之邪相结，是无形之热。此时若下之，热邪与有形邪气相结，动数变迟，脉迟不利，客气动膈，热邪与水饮邪气相结，气机不利，郁热扰心，出现胸膈疼痛，短气躁烦，心中懊侬；因误下，表邪内陷化热，与有形之邪相结，出现心下硬满疼痛，而成结胸。纵观其脉证，此病病因为表证兼里热，里热未成实而误用下法，导致表邪内陷，热邪与胸膈中的水饮相结，膈内拒痛，心下因硬，病在心下，病位偏中。仲景立大陷胸汤泄热逐水。第137条曰："太阳病，重发汗，而复下之，不大便五六日，舌上燥而渴，日晡所小有潮热，从心下至少腹硬满而痛不可近者，大陷胸汤主之。"从心下至少腹硬满而痛不可近者说明病位偏下，加之不大便五六日，舌上燥而渴，日晡所小有潮热，为阳明腑实证特征。由此可见，此结胸证病变范围广，病位偏下，症状较重，为结胸重证。仲景立大陷胸汤泄热逐水破结。上述可见，《伤寒论》"观其脉证，知犯何逆"是对病因、临床表现和体征等信息资料全面总结，进行病机分析，判断病位、病势、病性，既注重结论的准确，又注重对病的动态把握，为后世之典范。

三、据证立法，随证治之

《伤寒论》确立六经辨证体系，创立了理、法、方、药一体化的中医辨证论治体系。在治法上仲景把中医的八法在临床上得到很好的运用。"观其脉证，知犯何逆"重点是通过观察患者的症状、体征，以辨证逻辑的思维方式，主导动态化辨症状与辨方证。"随证治之"则是在上述基础上，据证立法，药随法移。正如王永炎院士提出的中医诊疗模式首倡的"以象为素，以素为候，以候为证，据证言病，病证结合，依法证出，方证相应[8]"。

一是据证立法。阳明病热证是它的主要证候之一，包括热在上焦、热在中焦、热在下焦、水热互结等，在立法上，热在上焦清宣郁热，热在中焦辛寒折热，热在下焦清热利水育阴。三承气汤主要治疗阳明腑实证，其病机为热盛伤津，津伤化燥，因燥成实，邪热和阳明糟粕相结。临床表现，一是全身毒热内盛证候，二是腹部实证表现。毒热内盛见潮热、谵语、大汗出，实证见腹满痛、绕脐痛、腹大满不通、腹胀满疼痛拒按。治疗用药上，因其病机证候不同，仲景立三承气汤。调胃承气汤以热盛为主，小承气汤以腑气不畅为主，而大承气汤既有热盛又有腑气不畅，故调胃承气汤偏于泄热，小承气汤偏于通实邪阻滞，而大承气汤既可泄热，又可通腹部的实邪阻滞，两者兼备。

二是辨方证论治。"随证治之"中的"证"既涵盖了病机的概念，又有症状之意。辨方证论治是《伤寒论》中又一独特的辨证方法。《伤寒论》是2世纪前中国医药学成就的总结，其中所载处方112方，选药精当，配伍严谨，剂量准确，疗效可靠，不仅经得起千百年来临床实践的检验，也经得起现代实验室中的药理实验的检验，被后世医家誉为"众方之祖"。在辨方证论治方面，《伤寒论》在大量临床实践基础上，提炼总结出了方证的症状特征，见是症，用是方。第13条曰："太阳病，头痛，发热，汗出，恶风、桂枝汤主之。"太阳表证，只要有头痛、发热、汗出、恶风，就可以用桂枝汤，无论是表虚还是表实。柯韵伯《伤寒来苏集》曰："此条是桂枝汤本证，辨证为主，合此证即用此汤，不必问其为伤寒、中风、杂病也。"第101条曰："伤寒中风，有柴胡证，但见一证便是，不必悉具。"条文指出，无论伤寒还是中风，只要有小柴胡汤证存在，即可使用小柴胡汤，通过和枢机、解郁结、畅三焦，达到疏解太阳表邪的效果。所以辨方证论治正是经方之妙。岳美中说："《伤寒》《金匮》，察证候不言病理，出方剂不言药性，从客观以立论，投药石以祛疾，其质朴之实验学术，实逼近实验科学之堂奥，真是祛疾之利器[9]。"然辨方证论治强调以经典原著的原始方证为依据，必须熟谙《伤寒论》《金匮要略》等经典原文，掌握其中方与证相关规律、方证效应的规律及辨识方证的思路，才能在临床上运用自如，准确无误。

三是体现在药物的用量比例上。太阳表证分为两大类，一是风邪袭表，卫外失司的桂枝汤证，二是寒邪闭表，卫闭营郁的麻黄汤证。对于太阳表证这两大类证候，有汗的用桂枝汤，无汗的用麻黄汤。但在临床上如寒邪闭表，寒邪较轻，病程较长，营卫之气已伤，则患者虽然无汗，但不能麻黄汤峻汗，而桂枝汤又不能发越在表之寒邪，《伤寒论》用桂枝汤和麻黄汤合方，通过调整药物比例，达到治疗的目的。这就是桂枝麻黄各半汤、桂枝二麻黄一汤、桂枝二越婢一汤3个小汗方。

西医学科学研究的总体趋向是人体生物复杂体系、海量数据、多层网络、不同的时间与空间的交错、个体化取向等，原有的线性方法已经证实是走不通的，必须研究整体系统的复杂方法[10]。而中医的特点是整体观念和辨证论治，实施个性化的治疗方案。由此可见，"观其脉证，知犯何逆，随证治之"不仅是治疗坏病的原则，也是中医学辨证论治精神的集中体现，对指导临床有普遍意义。"观其脉证，知犯何逆"是基础，是前提，通过"观其脉证，知犯何逆"，全面分析病因、病位、病情、病机，认识疾病的本质，在此基础上"随证治之"。这正是区别于西医的质的内涵，是中医的精髓，体现了中医的原创思维特征和方法优势。

参考文献

［1］王仲林.《伤寒论》"观其脉证，知犯何逆，随证治之"的临床应用［J］. 中医药信息，2014，31（6）：29.

［2］柯琴. 伤寒来苏集［M］. 上海：上海科学技术出版社，1959.

［3］李旋珠. 关于中医临床思维模式的思考［J］. 中国中医药现代远程教育，2014，12（3）：1.

［4］李灿东. 从思维特征谈中医临床辨证模式［J］. 湖南中医药导报，2001，7（10）：496-498.

［5］李守业.《伤寒论》"随证治之"的理论医学范式［J］. 中国中医药现代远程教育，2009，7（9）：105.

［6］国家中医药管理局. 中医临证思辨录［M］. 北京：中国中医药出版社，2012.

［7］郝万山. 郝万山伤寒论讲稿［M］. 北京：人民卫生出版社，2008.

［8］孙岸弢. 中医象思维的相关理论探讨［J］. 中医药学报，2014，42（4）：8.

［9］陈可冀. 岳美中论医集［M］. 北京：中医古籍出版社，1984.

［10］王永炎，盖国忠，陈仁波. 中医辨证论治思维的研究方法与发展方向［J］. 环球中医药，2014，7（1）：1.

范　恒（武汉协和医院）

《伤寒论》成书于东汉末年，由医圣张仲景所著。他创立了完整的六经辨证体系，确立了辨证论治的法则，书中每篇均以"辨某病脉证并治"为题，强调通过辨脉、症进行六经辨证，紧握"观其脉证，知犯何逆，随证治之"。以脉和症为主症，结合八纲辨证，以察疾病的性质、预后和转归，并据证用方施药。

一、"观其脉证"是把握疾病病机本质的根本途径

脉诊是中医特有的诊病手段，也是临床辨证的主要依据。脉象以其客观的存在规律，映射机体所处的生理及病理状态。《素问·阴阳别论》将脉分为阴阳，"脉有阴阳，知阳者知阴，知阴者知阳"。又曰："所谓阴阳者，去者为阴，至者为阳；静者为阴，动者为阳；迟者为阴，数者为阳。"并通过辨脉的阴阳与自然之阴阳和其他症状之阴阳的相应与不相应，以断病之轻重和预后。《素问·平人气象论》曰："脉从阴阳，病易已；脉逆阴阳，病难已。"同时，气血循脉而行，通过切脉还可了解脏腑强弱、气血盛衰，正如《丹溪心法》所言"有诸内者必形诸外"，以此判断疾病的性质、部位和邪正交争的趋势，以推测疾病的转归。

症是通过望、闻、问、切四诊所收集的患者的症状和体征。脉症也是症的一部分。然而，在临床实践中，脉与症的关系却很复杂。因脉与症有顺逆，故而关于"脉症合参"与"脉症从舍"的理论众多。

早在《素问·脉要精微论》中就有关于脉症合参的论述，云："切脉动静而视精明，察五色，观五脏有余不足，六腑强弱，形之盛衰，以此参伍，决死生之分。"又曰："参合而行之，可以为上工……"大多数情况下，脉与症是相应的，即"有是病即有是脉"；然而，脉与症亦有不相应，其相应者为顺，不相应者为逆。《伤寒论》中就脉与症的顺逆，始终都以"脉症合参"为理论思想，结合八纲辨证进行诊治。到了明代，"脉症从舍"的理论渐渐形成，张景岳在《景岳全书》中就脉与症的从舍，在"从舍辨"中曰："治病之法，有当舍症从脉，有当舍脉从症，凡脉症不相合者，必有一真一假隐乎其中矣。"其后，很多医家及其所著医书中均提及"脉症从舍"的理论，认为脉与症不相应时，必有一真一假，其不相应的脉或症为"假象"，当取舍之。若症真脉假，则舍脉从症；若脉真症假，则舍症从脉。

通过学习古典医书，并结合临床实践，"舍脉从症"或"舍症从脉"临床上常常

难以把握，这是因为未能正确认识到脉症所反映的疾病的本质和病机。因中医理论中的脉和症不是绝对配伍，往往都是一脉多症，或一症多脉，故在临床经验和水平有限，又面对疑难杂症，以及病情反复，虚实夹杂，临床表现繁杂症时，脉症多不相应，很难准确辨别疾病的性质，可能独取脉或独取症。以往也有些医家为了方便疾病的病机与治疗原则相应的关系，而进行脉症取舍。在治疗中一般遵循急则治其标，缓则治其本的原则，而脉与症不相应时，脉与症其一为本，其二为标，若脉为本，症为标，则急以治症而舍脉；若症为本，脉为标，则急以治脉舍症。这种治疗理论在临床应用中看似简便，却违背了辨证论治的理论思想，是很不合理的。往往在脉症不相应时，其所谓"假象"的脉或症实乃辨证之关键，对诊治疾病起着重要的指示作用。

此外，张景岳曾指出："盖实有假实，虚无假虚。假实者病多变幻，此其所以有假也，假虚者亏损既露，此其所以无假也。大凡脉症不合者，中必有奸，必先察其虚以求根本，庶乎无误，此诚不易之要法也。"故有医家认为"症虚从症，脉虚从脉"，在辨脉与症的虚实真假时，存虚而舍实，从阴而舍阳。然而，此类取舍均过于片面，亦不能辨疾病的本质。同时，因脉象与四时、患者的体质、心理等因素变化也有关，仲景认为："随时动作，效象形容，春弦秋浮，冬沉夏洪。察色观脉，大小不同，一时之间，变无经常。"春脉应肝而弦，夏脉应心而洪，秋脉应肺而浮，冬脉应肾而沉，此乃四时之平脉，若不应于四时则为病。故在辨脉时，首先一定要能明辨迟而缓的平脉，正所谓知常才能达变。因此，在脉与症不相应时，更应深入探索，仔细辨证，由表及里，由此及彼，去伪存真，以明白其"独处藏奸"，而非轻率地取舍。

二、"观其脉证"是中医辨证的具体体现

《伤寒论》分析了脉与症之间的机理关系，其脉症合参的思想使我受益甚多，对脉症合参有了更客观、更全面的认识。仲景在论述坏病时，提出了"观其脉证，知犯何逆，随证治之"，然而，该治疗原则对治疗各种疾病均有指导意义。在分析脉与症的表现时，大多脉症并举，脉同则以症别之，症同则以脉识之，透过脉症所反映的病机，对疾病的病因、病位、病性、轻重、传变、预后等都予以明确的辨识。

辨病因：关于太阳蓄水证的病因，如第 71 条曰："太阳病，发汗后，大汗出，胃中干，烦躁不得眠，欲得饮水者，少少与饮之，令胃气和则愈。若脉浮，小便不利，微热，消渴者，五苓散主之。"因太阳病汗之太过，脉浮，微热，则其表邪未解；小便不利，则可推知因表邪循经深入下焦膀胱，致使膀胱气化功能障碍所致；邪与水结，津液不能上承，则为消渴。由此可知，太阳蓄水证是因太阳病汗不得法，表邪循经入腑，膀胱气化不行所致。

辨病位：第 301 条曰："少阴病，始得之，反发热，脉沉者，麻黄细辛附子汤主之。"少阴病，为里虚寒证，本不应发热，而今"反发热"，故可推知少阴复外感表邪，

兼有太阳之证，当还有无汗、恶寒、头疼身痛等症。少阴与太阳互为表里，其气相通，少阴本无热，外连太阳则发热。太阳病脉当浮而紧，少阴病脉不浮而沉。故在诊脉的基础上结合"反发热"之症，可知本证乃少阴寒化兼表证，病在表里，故以附子、细辛入少阴经，麻黄发太阳之表，使少阴得温，太阳得解，表里兼治。

辨病性：《素问·阴阳应象大论》曰："善诊者，察色按脉，先别阴阳。"阴阳在辨别疾病性质中起着重要作用。如第317条曰："少阴病，下利清谷，里寒外热，手足厥逆，脉微欲绝，身反不恶寒，其人面色赤，或腹痛，或干呕，或咽痛，或利止脉不出者，通脉四逆汤主之。"此乃少阴阴盛格阳，其脉微欲绝是少阴寒化，阳气极虚的表现；下利清谷，手足厥逆，是少阴寒化的典型症状，而症见"身反不恶寒，其人面色赤"则为阴寒内盛，格阳于外，虚阳外越所致。脉症合参以辨疾病之阴阳，推知此病乃阴阳格拒，证势危重，复杂多变，还多兼症，当以破阴回阳，通达内外。

辨轻重：诊脉有三部九候的诊法，在诊脏腑气血盛衰和元气盛衰时，大多独取寸口进行判断。而在《伤寒论》序中有："按寸不及尺，握手不及足；人迎、趺阳，三部不参，动数发息，不满五十……夫欲视死别生，实为难矣！"第357条曰："伤寒六七日，大下后，寸脉沉而迟，手足厥逆，下部脉不至，喉咽不利，唾脓血，泄利不止者，为难治，麻黄升麻汤主之。"本证乃伤寒误下后导致的"难治"之症。伤寒脉本阴阳俱浮紧，而下法后，气机逆乱，胸阳郁遏，阳郁失于外达，则寸脉沉而迟；误下伤及里阳，脾阳受损，阳虚失温而内寒生，则下部脉不至。此时，脉症结合，理脉之精微，明症之难辨，知此证乃胸肺有热而脾胃虚寒，阴阳并伤，上热下实，虚实互见。正如尤在泾曰："欲治其阴，必伤其阳；欲补其虚，必碍其实。故曰此为难治。"

辨传变：关于疾病传变，仲景明确指出以脉症为据。第4条曰："伤寒一日，太阳受之，脉若静者，为不传；颇欲吐，若躁烦，脉数急者，为传也。"太阳为六经之外藩，外邪侵袭，首当其冲，而太阳病的传变与否，与脉症有密切关系。脉若静者，乃病仍在太阳，则脉症未变；脉数急者，乃病邪传变入里，影响阳明胃腑之和降而颇欲吐，阳明热盛内扰心神而躁烦，脉象由浮变为数急，则病已传矣，里热已成，不属太阳之病。以脉推症，并脉症结合，辨疾病之性质，明疾病之传变。

辨预后：《难经·十七难》曰："经言病或有死，或有不治自愈，或连年月不已，其死生存亡，可切脉而知之耶？然，可尽知也。"脉在判断疾病的预后中起着重要的指示作用。《伤寒论》第58条曰："凡病，若发汗，若吐，若下，若亡血、亡津液，阴阳自和者，必自愈。"阐述了一切疾病，无论外感还是内伤，其预后均据患者正气强弱而定，采用汗、吐、下等各种治疗之法，使失衡的阴阳得以纠正，阴阳的平衡得以恢复，达到"阴平阳秘"的状态，则其病自愈。若用之不当，势必损机体正气，损阴伤阳，耗气亡血，轻则使病情恶化，重则害其性命。

脉与症都是疾病本质的外在体现，均有其相应的病机，脉症相应时疾病的病机简明易诊；脉症不相应时疾病的病机较复杂，辨证较困难，此时切不可因不识疾病病机而妄断舍弃"假象"，应脉症合参，辨明疾病的病性、病机。正如徐灵胎曰："脉与症，分观之则吉凶两不可凭，合观之则某症忌某脉，某脉忌某症，其吉凶乃可定矣之。"故临证遇到脉症相逆时，当有脉症合参的辨证思维，全面分析，仔细推敲"假象"的原因，查明病机，辨别病性，提高临床治疗水平，以防误诊。纵使张景岳提出了"脉症取舍"，但在《景岳全书·脉神章》中自反其说，曰："虽曰脉有真假，而实由人见之不真耳，脉亦何从假哉？"

三、"知犯何逆，随证治之"体现中医辨证论治精髓

"知犯何逆"是以"观其脉证"为基础，结合八纲辨证，辨别疾病的阴阳、表里、寒热、虚实，并运用六经辨证，辨识机体脏腑的功能及所系经络气血的病理变化。"随证治之"是根据疾病的诊断，辨证施治的结果。"观其脉证，知犯何逆，随证治之"在指导疾病治疗中逐层递进，环环相扣。在诊治疾病过程中，针对疾病的某一阶段性质，因人、因时、因地而治，以证立法，以法选方。如第 29 条曰："伤寒脉浮，自汗出，小便数，心烦，微恶寒，脚挛急，反与桂枝，欲攻其表，此误也。得之便厥，咽中干，烦躁，吐逆者，作甘草干姜汤与之，以复其阳。若厥愈足温者，更作芍药甘草汤与之，其脚即伸；如胃气不和，谵语者，少与调胃承气汤；若重发汗，复加烧针者，四逆汤主之。"此为伤寒表证兼夹里虚，误用桂枝汤发汗解表，使阳气更虚，此时病情复杂，当分清主次缓急，阳虚为急，则以甘草干姜汤以复其阳；阳气回复，则以芍药甘草汤滋阴养血；阳复太过，则以少量调胃承气汤泄热和胃；若误治后再误以烧针发汗，则亡阳，以四逆汤回阳救逆。

临证工作中，谨记经典医案中记载的脉症，并在临床中反复验证，从整体观进行辨证论治，脉症合参，揭示疾病的本质；治病求本，随证而治，不断提高识脉和诊治的水平。不仅要能治所犯之病，还要能先安未受邪之地，达到治疗未病的目的。

四、中医临床的思维特色与方法优势——辨证论治

以上可以看出，中医临床思维模式和方法优势是辨证论治，它与西医诊治疾病的方式是不同的，辨证论治是对中医诊疗疾病的概括，也是理、法、方、药在临床上的具体运用。中医在临床诊治疾病方面，既辨病又辨证，但重点在辨证。中医辨证就是分析病变的原因、了解病变的机制、弄清病变的部位、判断机体的正气与病邪的盛衰关系，最后辨明为某种性质的"证"，因此中医的辨证过程就是中医的诊断过程；辨证是中医治疗的基础和前提，而"证"就是中医治疗的靶标。西医的诊断单元则是疾病，诊断与鉴别诊断都是以疾病为基础，因为西医疾病诊断的确立反映了病变的基本性质，在很大程度上决定了治疗方法和措施，预示了病变的发展趋势和预后。因此，西医病

名的认定极为重要，而中医的疾病名称多来自某一症状或体征，对治疗不具决定性的作用。因此可以说，中医的诊断是辨证，西医的诊断则是辨病。以中医临床思维方式诊治疾病，往往取得较好的临床疗效。

比如，西医难治性疾病溃疡性结肠炎，因其病因和发病机制尚不明确，目前主要认为是遗传易感性个体对肠道共生微生物的先天性和获得性免疫异常引起的，与机体的先天性免疫系统和适应性免疫系统的失衡有密切关系。在临床中，溃疡性结肠炎患者的治疗主要以调节肠道的免疫功能为主，用氨基水杨酸制剂、糖皮质激素、免疫抑制剂等。然而，患者经药物治疗控制病情后，也极易反复发作，严重影响生活质量。但如果从中医的方式治疗该病会取得较好的效果。从中医辨证论治角度分析，溃疡性结肠炎在中医属"泄泻""痢疾""便血""肠风""腹痛"等范畴。本病为本虚标实的病症，多因脾虚兼湿毒之邪内蕴所致，脾虚为本，湿、热、瘀、积为标。病位在大肠，与脾、肝、肾、胃等脏腑有着密切关系。患者多素体脾胃虚弱，或感受外邪，尤为暑、湿、寒邪，或情志失调，抑郁不舒，或饮食失节，过食肥甘厚腻及辛辣刺激食物，导致脾胃受损，纳运失常，水谷停滞，升降失调，小肠不能泌清别浊，大肠传导失职，致使湿浊之邪内蕴大肠，气血凝滞，损伤肠络，血败肉腐，而发为本病。因溃疡性结肠炎具有反复发作的特点，初发多为实证，以大肠湿热证为主，腹痛、腹泻、便下黏液脓血，舌红苔黄腻，脉滑数；久病入络损及正气，多为虚实夹杂，以脾虚湿盛证、肝郁脾虚证为主，大便溏稀，黏液白多赤少，舌淡红苔白腻，脉细滑，或腹痛即泻，泻后痛减，舌淡苔薄白，脉弦细；久泻不止，耗伤阴阳，而为脾肾阳虚证、阴亏血虚证，久泻不止，形寒肢冷，舌淡胖苔薄白，脉沉细，或排便困难，舌红少苔，脉细数。因"脾为太阴湿土之脏""喜燥恶湿"，故治疗溃疡性结肠炎时，当以脾虚湿盛为切入点，脾虚不运则易生湿，湿邪又易困脾，遵循"治病求本"的原则，以健脾为主。在健脾的基础上辨证施治，兼以清化湿热，清热解毒，消肿生肌，调气行血止血，固涩止泻，疏肝解郁，温补肾阳，滋阴补血，切不可过于温补脾胃，防止助湿碍脾，致使病情迁延不愈。临床过程中，可以根据患者个体不同进行辨证论治。清代吴师机《理瀹骈文》提出"外治之理即内治之理，外治之药亦即内治之药，所异者法耳"的理论，故将清热燥湿凉血的煎剂进行直肠滴注，更有利于药物的吸收，标本兼治，取得满意的效果。当然，如将中、西医结合起来进行诊治，则能更全面地反映出疾病的性质，将大大有利于提高疗效。本病还可以同时结合调节肠道免疫功能的西药进行治疗，可进一步提高其临床疗效，并减少其复发。

总之，医圣张仲景的"观其脉证，知犯何逆，随证治之"，充分体现了中医临床的思维特色与方法优势，是中医有生命力的关键所在，也是中医诊治疾病方法划时代的贡献，这种辨证论治思想决定了中医学具有追求个体化治疗的特征，临床运用得当，则诊治疾病有所依也。

张耀圣（北京中医药大学东直门医院）

1. 语出

"观其脉证，知犯何逆，随证治之"语出《伤寒杂病论·辨太阳病脉证并治》，曰："太阳病三日，已发汗，若吐、若下、若温针，仍不解者，此为坏病，桂枝不中与之也。观其脉证，知犯何逆，随证治之。"

2. 解读条文

所谓"太阳病"是邪气入侵太阳经形成，其脉症为"太阳之为病，脉浮，头项强痛而恶寒"。其中"脉缓、汗出、恶风"为中风，"脉紧，恶寒"为伤寒。病已三日，汗、吐、下、温针已经施过（注：可见汉时，诊治伤寒病时，一般医生常采取汗、吐、下等祛邪方法。温针乃祛寒大法，也常用）。"仍不解者"是指病未愈而脉证仍存在，究竟是哪些病脉和症状？没有列出，但明确指出此为坏病，已非桂枝汤证，不可再予桂枝！为什么会出现坏证呢？仲景没有解释、分析、推敲，可以了然于心，大致原因：其一，患太阳病的人，可以是男女老幼素质不同，脏腑经络气血强弱不一；其二，感邪轻重不一；其三，病已三日，邪正交争状态不同；其四，汗、吐、下及温针等治法都不恰当，施治后必然对邪气、正气的影响也千差万别。由于上述因素，导致"仍不解"，而且出现的脉证错综复杂，如何诊治？仲景示人以规律：观其脉和证。也就是脉有三部九候，不仅是寸口；证（也有写症）可以一证（或症）或数证（或症）。知犯何逆，是指通过观其脉证，判断病情，知其邪气入侵何处，导致邪正相争、阴阳气血逆乱于何地，随其证候，也就是病机的关键而给予准确的治疗，这就是中医思维和治疗的最大特色——辨证论治。

3. 示范

如何进行"观其脉证，知犯何逆，随证治之"？在处理太阳病坏证中，仲景从原则到方法进行了示范性的应用。

（1）原则性垂范

太阳病，如："病人身大热，反欲得衣者，热在皮肤，寒在骨髓也；身大寒，反不欲近衣者，寒在皮肤，热在骨髓也。"——寒热有真假，治亦大别。"医下之，续得下利清谷不止，身疼痛者，急当救里；后身疼痛，清便自调者，急当救表。救里宜四逆汤，救表宜桂枝汤。"——缓急治反，生死覆杯。

（2）方法示例

太阳病，汗吐下后"虚烦不得眠，心中懊憹"，乃邪热内扰，"栀子豉汤主之"；"若少气者"乃邪热伤气，"栀子甘草汤主之"；"若呕者"乃邪扰胃气，"栀子生姜豉汤主之"。可见同为虚烦，邪气内扰，然有懊憹、少气、呕的不同，当别而论治。汗下，"汗出而喘，无大热者"，乃邪热壅肺，宣肃失常，"可与麻黄杏仁甘草石膏汤"。误下，"利遂不止，脉促，喘而汗出者"，乃邪热内陷，宣肃不利，传导失常，"葛根黄芩黄连汤主之"。误过汗，"其人叉手自冒心，心下悸，欲得按者"，乃心阳虚，心神不安，"桂枝甘草汤主之"。"气从少腹上冲心者"，乃心阳不足，寒气上犯，"灸其核上各一壮，与桂枝加桂汤更加桂二两也"。"其人脐下悸，欲作奔豚"，乃心阳不足，寒水欲动，"茯苓桂枝甘草大枣汤主之"。汗吐下后，"心下逆满，气上冲胸，起则头眩，脉沉紧，发汗则动经，身为振振摇者"，乃脾阳虚，水气上泛，"茯苓桂枝白术甘草汤主之"。"腹胀满者"，乃脾虚不运，气机壅滞，"厚朴生姜半夏甘草人参汤主之"。"心中悸而烦者"，乃脾虚邪热内陷而扰，"小建中汤主之"。"协热而利，利下不止，心下痞硬，表里不解者"，乃脾伤而表邪未解，"桂枝人参汤主之"。汗下吐后，"昼日烦躁不得眠，夜而安静，不呕，不渴，无表证，脉沉微，身无大热者"，乃阳虚阴盛，"干姜附子汤主之"。"其人仍发热，心下悸，头眩，身𥆧动振振欲擗地者"，乃肾阳虚损，阴水泛滥，"真武汤主之"。均属"观其脉证，知犯何逆，随证治之"。

4. 临床启示

（1）确立辨证论治

通过仲景对太阳病坏证的示范性条释，不难得到启示，临床中，无论何病，通过观其脉证的外在表现，推断邪正相争、气血逆乱、阴阳失调的不同，确定疾病的关键机理，依据病机，确定治疗方药，这就是中医临证的思维和治疗，体现了把握规律，抓主要矛盾的方法论，具体问题具体分析，动态地、整体地认识疾病发展和演变，从而确定治疗措施。

（2）实现辨证论治

从条文的表述中，不难看出，仲景"观其脉证"的关键方法，一一呈现。其一，抓主症，简明扼要。表述症状，既有客观症状，又有主观表述，多形象生动，体现病犯何逆，当今临床中，医生往往忽视患者形象生动的表述，不予细细揣摩，而以为不规范、不标准，甚至嗤之以鼻。临证中虽有"十问"歌诀，但"四诊"摘要，乃临证思维能力之一，虽罗列泛泛，然多未及要点，当思仲景方法。其二，平病脉，表述至简，虽三部九候，然而没有逐一表述出，只言关键，后人误以为仅把寸脉。细究《伤寒杂病论》第二篇中"平脉法"，不难看出仲景对平脉的重视和深邃的研究，对于从事中医的临床人们，读罢仲景平脉法，知该潜心"平脉"了，对于当今纷纷杂杂的"评脉"杂音，其实当休已。

5.临床新用

（1）专业引用

前列腺增生（BPH）是现代病名，是由于前列腺增大引起一系列临床症状的疾病。随着腺体增大的缓慢变化，临床中出现排尿症状、膀胱损伤、尿潴留、继发感染等错综复杂的临床表现。在仲景"观其脉证，知犯何逆，随证治之"的启发下，笔者主要从以下几个方面观其脉证，剖析知犯何逆，并随证治之，取得了尚且满意的效果。

根据经脉循行部位、结合现代解剖学、病理学的认识，笔者提出任脉络属于前列腺移行区即增生的部位。《灵枢·经脉》曰：任脉亦"起于胞中"。任脉为"阴脉之海"。在男性，任脉的主要功能是调节阴脉的功能，即上（膈上）调手太阴肺经、手少阴心经、手厥阴心包经三经，下（膈下）调足太阴脾经、足少阴肾经、足厥阴肝经三经。前列腺位于下焦，受脾肾肝阴脉影响，随着男性年龄增长，阴脉气虚推动无力，阴质凝结，痰瘀精交结，阻于移行区，增生而成梗阻，引起排尿不畅。因此，益气：补脾气、升肝气、扶元气，当重用生黄芪、人参、肉桂，轻用柴胡、升麻、桂枝；化阴凝：化痰湿、祛瘀滞、排败精，当用水蛭、牡蛎、半夏等，这是治疗增生疾病的基本法则。在此基础上，根据临床中的表现不同，观其脉证，知犯何逆，随证之治。如：白天排尿无力，纳差倦怠，舌胖苔白脉缓者，多中气不足、清阳不升、浊阴不降，尿流动力学检查往往膀胱收缩无力，加补中益气汤；夜尿频数，畏寒阳痿，腰酸腿软，舌淡苔白，脉濡者，多元阳不足，卫阳根虚，气化不利，膀胱三角区及颈部过于敏感，加金匮肾气丸；尿急、尿痛、尿道灼热，腰痛烦热，舌苔黄腻，脉滑数者，多下焦湿热，气化不利，尿潴留伴感染，加八正散；排尿间断，时有踌躇，性急易怒，舌红苔白，脉弦者，多肝气郁滞，气化不利，尿流动力学表现为膀胱不稳定，加柴胡疏肝散；排尿不畅，尿线变细，排尿则汗出，甚则喘出尿闭无汗，舌淡苔白，脉浮者，多肺气失宣，太阳不利，尿道括约肌失其正常开阖，加麻黄汤或桂枝汤。当然临床中，有数证兼夹、有缓急表里、有先后标本，自当循仲景之原则，活学活用，不可刻舟求剑。

（2）病案示例

贺某，男，1946年5月生，北京海淀人。2013年6月9日初诊。

主诉：尿频、尿急、尿细5年余。

现症：夜尿4次，会阴潮湿，腰酸，口苦，口干，纳可，眠差，醒后不易再入睡，大便干（药物通便），记忆力可。不吸烟、偶饮酒。服用保列治、盐酸特拉唑嗪等1年余，疗效不著。经人介绍就诊。曾外院（2013年3月16日）B超：前列腺4.5cm×3.8cm×5.8cm，提示：前列腺增生。PSA：正常范围。高血压服药中。舌红淡、苔中心厚腻，脉弦。

辨证：气虚血瘀，湿热内壅。

处方：生黄芪30g，炙水蛭6g，肉桂6g，茯苓15g，怀山药20g，滑石10g，萆薢

10g，生白术 40g，柴胡 6g，升麻 6g，茵陈 10g，龙胆草 6g，琥珀粉 3g（冲服），半夏10g，枸杞子 15g。7 剂。

2013 年 6 月 17 日二诊：症状缓解明显，夜尿 2 次，尿不急，尿线增粗，眠一般（以前服用安定 2 粒 / 日），目前不服药，会阴潮湿减，腰酸，口不苦，便不畅。舌淡红夹瘀、苔中薄腻，脉弦。

辨证：气虚血瘀，湿热内壅。

处方：生黄芪 40g，炙水蛭 8g，肉桂 10g，莱菔子 15g，柴胡 6g，浙贝母 15g，川续断 20g，半夏 10g，琥珀粉 3g（冲服），川芎 6g，生牡蛎 20g（先煎），桃仁 10g，炒槟榔 10g，枸杞子 15g，王不留行 30g。14 剂。

2013 年 10 月 16 日三诊：诉服上药后，症状消失，抄方服药 2 个月，复查 B 超（2013 年 8 月 10 日）：前列腺 3.5cm×3.0cm×4.8cm。提示：前列腺增生。前列腺较前明显缩小。夜尿 1 次，偶尔 2 次，出差未复诊，2 个多月未服药。现夜尿 2 次，尿不急，尿畅。眠可，未服药。大便欠畅。舌暗红、苔微腻，脉弦。

辨证：气虚血瘀，湿热内壅。

处方：生黄芪 40g，炙水蛭 6g，肉桂 10g，茵陈 10g，莱菔子 15g，浙贝母 15g，半夏 10g，琥珀粉 3g（冲服），生牡蛎 20g（先煎），桃仁 10g，赤芍 20g，王不留行 30g。14 剂。

按： 根据本人提出的前列腺经络所属特点，BPH 当属气虚血瘀而成，而膀胱气化源自肾气充足，因此立法：重在补气化瘀，兼以益肾通阳。临床有效果。而本案有两个不同，失眠和便秘，责之湿热内壅，下滞肠腑传导失常，上扰心神难眠。故处方中始终加除湿清热之品。

6. 结语

从"观其脉证，知犯何逆，随证治之"的详细论述，可以确证，辨证论治是中医临床中独有的思维与方法，体现了中医的特色和优势。或云：《伤寒杂病论》是万病之宗；亦云：用于温病和现代传染病的治疗无效，反驳仲景方不可治万病。其实，仲景之书既示人以方药疗疾，又示人以方法启迪。如果以方证对应说，仲景之方不可能愈万病而不谬，如果以"辨证论治"大法示人，则确实为"辨证论治"之宗，是中医思维和治疗的特色体现。取法其中，当属上工；按证予方，中工所为；无证无方，下工常见。

王永炎评按

"观其脉证，知犯何逆，随证治之"
——论中医临床的思维特色与方法优势

"观其脉证，知犯何逆，随证治之"仅十二个字便可以作为医圣张仲景创立辨证论治体系的总则，是中医药学原创象思维的标志，是体现演绎分析与综合归纳结合方法学的优势。观其脉证，揭示了国学观天地阴阳之象、万物生灵之象、健康疾病之象。以象为开端，象以立意，象以筑境，象以扬神；以象为素，以素为候，以候为证，据证言病是观象议病的辨证范式。从症状学的观察、搜集、整理后进而提取证候要素，随证治之，取象运数易变气化守神，象、数、易、气、神五位一体的流转变化的整体观，"观"是历史范畴。中医药学是国学的重要部分，辨病辨证疗伤治病离不开哲学也离不开经验。以人为本维护生命涉及医学是多学科多元化的自然社会复杂巨系统中，传承精华，连接过去、今天、未来的历史流程，服务民生，为实现民族的伟大复兴守正创新。

本辑收载此专题策论九篇，共同之处，其一肯定"观其脉证，知犯何逆，随证治之"具有中医临床具象思维特色，作为辨证论治体系的精髓蕴有深刻哲理，可指导临床诊务；其二注重证候病机分析，天地阴阳，上下表里，出入升降，盛衰往复的关联转化，随证治之以疗效展示中医临床优势；其三指导诊疗实践，以实例体现"读经典、做临床、参明师"的学业成果。

云南张宏主任医师指出：先贤以中国传统的"阴阳学说""五行学说""精气神学说"等道家、儒家、释家的哲学思想为指导，中华民族原创医学科学是全面系统传承的医药学，重视国学哲思的学习。西苑医院寇秋爱主任医师明确指出《伤寒杂病论》是辨证论治体系确立的标志。文中介绍了风湿免疫性疾病中医辨证论治的疗效，列举治愈干燥综合征的医案。宁夏李培润主任医师对狭义"随证治之"和广义"随证治之"分次论述之后提出"道与术"的结合，认定"随证治之"就是中医学诊断治疗各种疾病的核心理念，就是辨证论治。山东中医药大学附属医院王中琳主任医师明确提出《伤寒论》全篇无一不体现"脉－证"合参的辨证思维和方法。此辨证体系之证与当今"辨证论治"之"证"的含义并非一致，其论基于原文，通过具体举例，将同证异脉与异证同脉的条文进行辨析，还原古先贤的诊病过程，以阐明脉与证在临床中同等的指导作用。西苑医院高蕊主任医师强调四诊合参是中医思维的基本方法和特色，四诊合参、观其脉证是确定病机，知犯何逆的关键，是中医学独具特色的诊断方法，体现了中医临床的思维特色与方法优势。北京中医药大学东直门医院张耀圣、山西省中医院王文革、武汉协和医院范恒、威海市中医院赛自金几位主任医师就本专题策问，复习文献，读经典并结合临床难治疾病的经验，阐发中医临床思维与方法的优势，文载《中医临证思辨录》第三辑学术交流以飨读者。

《内经》"间者并行，甚者独行"之临床运用

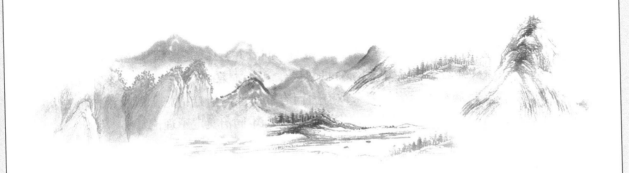

吴天敏（福建医科大学附属第一医院）

一、理论源流

我国很早就有医易相通之说，《内经》是中医与易学汇通的经典著作。早在战国秦汉，中医学理论体系的形成之初即受到当时哲学的影响，尤其是《周易》中的哲学思想，《周易》之中的辩证思维是最为突出、最为系统的一种思维方式，强调事物变易的属性，如《系辞》云："知变化之道者，其知神之所为乎？"这种思想影响了《内经》理论的构建。"动而不息"是自然界的根本规律，提示医家从运动变化角度研究人的生理病理活动，并成为《内经》理论体系的一大特征，即从运动变化角度把握生命、疾病规律。"间者并行，甚者独行"作为一种治疗措施，是《内经》标本治则运用的一个重要依据。

二、含义

"间者并行，甚者独行"是《素问·标本病传论》提出的治疗原则，云："谨察间甚，以意调之，间者并行，甚者独行。先小大不利而后生病者治其本。"这是标本治则关于临证有常有变的应对措施之一，极具理论意义和实用价值。间，指病势缓而较轻，而且症状较多，较杂；并行，是对诸多症状同时治疗。甚，指病势危急、严重，而症状较少；独行，指专一有力的治疗方法。张景岳说："病浅者可以兼治，故曰并行，病甚者难容杂乱，故曰独行。"高士宗认为："如邪之有余不足，叠胜而相间者，则并行其治。并行者，补泻兼施，寒热互用也。如但邪气有余，正气不足而偏甚者，则独行其治，独行者，专补专泻，专寒专热也。"说明"间者并行"，是指病势轻浅而症状较多，可主症、兼症并治；或标病、本病同时夹杂，可标本兼顾，补泻兼施，寒热互用。"甚者独行"，是指病势深重者，要采取有力而有针对性的治疗措施，以求治之精专，增强疗效。总之，其为后世急则治标、缓则治本或标本同治奠定了理论基础。

三、"间甚"理论指导治疗冠心病体会

冠心病属中医学"胸痹""心痛"范畴，发生多由于患者脏腑功能虚损，阴阳气

血失调，加之七情内伤、饮食不节、寒凉刺激、劳逸失度等因素的影响，导致胸阳不振，气滞血瘀，痰浊内生，心脉痹阻而致病。其中，脏腑经络气血功能失调，人体阴平阳秘的平衡被破坏，是发病的内在原因，为发病的基础。而外因常为诱发和加重因素，是发病的条件。本病病机本虚标实，虚实夹杂。本虚为五脏气血阴阳的虚损，并且贯穿冠心病发病的始终，是冠心病发病的主要病理基础；标实为气滞、血瘀、寒凝、痰浊、郁热等，其中血瘀和痰浊是最为常见的病理因素之一。同时，血瘀、痰浊等病理产物还可叠加致病。其实质性的认识早在《金匮要略·胸痹心痛短气病脉证治第九》指出：“夫脉当取太过不及，阳微阴弦，即胸痹而痛，所以然者，责其极虚也。”篇中已对胸痹心痛的病因病机进行了深刻的论述，仲景认为“阳微阴弦”是胸痹心痛的病机，指出了上焦阳虚，寒邪痰饮等阴邪上乘，致胸阳闭塞，不通则痛的实质，同时也指出了胸痹心痛本虚标实，虚实夹杂的病性特点。

临证时要注意辨证论治，认清标本。治疗上或以益气养阴，或以温阳益气，或以活血化瘀，或以祛痰化浊为基本法则；或两者、三者兼用之。除病情急重加剧时需急则治标外，多数情况下宜补虚泻实，标本同治。至于补与泻孰轻孰重，视病情灵活掌握。

1. 间者并行

（1）补虚泻实，标本并行

此类多见于稳定型心绞痛，扶正与祛邪兼顾。稳定型心绞痛以本虚为主，表现为气阴两虚、阴阳两虚等，故治疗总则当扶正培本为主，兼以活血祛瘀化痰。在病势不甚危急的情况下，标本兼顾为常用之法。此类患者“不通则痛”与“不荣则痛”共存。“不荣则痛”多见于心络因气阴匮乏，失却温煦及濡养而痛，故重在滋阴益气，佐以行气活血，临证应加以权变。胸痹心痛的发病人群多为中老年人，年过半百，脏腑虚损，功能紊乱，阴阳气血亏虚，而诸虚中又以气阴两虚为要。若便干，则多为阴亏，需养阴；甚者大便多日不解，则需酌情给予下气通腑之药以通畅气机。若口干甚或口苦，则不唯阴虚且多夹热，常需清肝热。结合舌脉，是否阴虚内热便能够迅速判断。同时临床见阴虚伴气虚较明显，阳虚突出者不多。因此，治疗胸痹心痛以养阴益气为主。这一方面符合临床辨证之需要，另一方面因本病病程长，用药时限也较长，大量温阳之品难免有伤阴助热之弊，加养阴血、清燥热之药是符合辨证的；“不通则痛”多见于痰瘀内阻，需活血通瘀，化痰为治。至于补与泻孰轻孰重，视病情灵活掌握。笔者常拟党参、麦冬、五味子、桂枝、丹参、川芎、田七、瓜蒌、薤白、半夏、甘草等为基础用药。党参、麦冬、五味子益气养阴以治本。丹参、川芎、田七、瓜蒌、薤白、半夏化痰瘀，与补益同用能扶正祛邪。因胸痹主以“阳微阴弦”阴邪上乘阳位，致胸阳闭塞，用桂枝，甘草辛甘化阳，以振奋阳位。诸药合用能调动机体内在因素，改善心肌供血功能。

此外，可根据清代名医张锡纯"大气"理论，其在《医学衷中参西录》中指出："……大气者，原以元气为根本，以水谷之气为养料，以胸中之地为宅窟者也。"可见大气主要来源于肾中元气及水谷精微之气。若因年老体衰，肾元亏虚；或饮食不节，过食膏粱厚味，嗜酒吸烟，损伤脾胃；或过劳过逸，劳伤心脾；种种原因均可导致胸中大气生化不足，久虚极下陷。大气虚极下陷，无力推动气血津液运行，导致瘀血、痰浊等病理产物产生，阻塞心脉，遏阻胸阳。笔者跟诊名师史载祥教授，他指出"大气下陷，瘀血阻络"是冠心病的重要病机之一，加深了我对大气理论的认识。由此，升陷祛瘀法也是治疗心血管疾病的理论。另外，瘀血、痰浊反过来又会进一步损伤胸中大气，使大气运行受阻，更虚更陷，形成恶性循环，病情进一步加重，产生因虚致实，虚实夹杂的冠心病的病机特点。治疗当以扶正培本为主，兼以活血祛瘀。治以史载祥教授升陷通瘀汤作为基本方。原方组成：黄芪、山茱萸肉、党参、知母、三棱、莪术、升麻、柴胡、桔梗。方中君以生黄芪既善补气，又善升气，升举下陷之大气；臣以党参补脾气，益后天气血生化之源，山茱萸肉补肾之先天元气，又能收敛气分之耗散，二药合用使虚陷的大气得充得升；又臣以三棱、莪术活血化瘀通络；佐以柴胡、升麻升气举陷，知母性凉可制黄芪之性温；使以桔梗引药上达胸中。诸药合用，使大气得充，气陷得举，胸阳得展，气血通行，胸痛自愈，本方治本为主，标本同治。

（2）主证兼证，标本同治

冠心病患者体虚外感，可用参苏饮治疗，益气为治本而解表是治标；若久病发展为阳虚者予麻黄附子细辛汤治疗。正如《伤寒论》第301条载"少阴病，始得之，反发热，脉沉者，麻黄细辛附子汤主之"，即提出少阴病兼太阳表证，阳虚不甚，表里同病，故以麻黄细辛附子汤温里解表，标本同治，表里双解也属间者并行之类。若兼有血压升高，或伴心悸、失眠者可加生龙骨、生牡蛎。

2. 甚者独行

（1）辛香温通，祛瘀豁痰，以治标实

此类多见于不稳定型心绞痛，不稳定型心绞痛以标实为主，为寒邪、血瘀。临床上某些不稳定型心绞痛患者，胸痛发作频繁，程度较前加重，寒冷、饱餐、情绪波动或轻微活动即引起胸痛，甚则手足青至节，心痛甚，舌质紫暗或舌下络脉增粗，苔白腻或黄腻，脉弦紧或细湿或结代等。笔者认为与寒凝心脉、痰瘀阻络有关。《类证治裁·心痛论治》曰"凡暴痛非热，久痛非寒，宜审"，指出寒邪客于心脉，使脉络拘急，气血运行不畅，痰瘀内阻，可引起猝然胸痛。《素问·举痛论》曰："寒气……客于脉外则血少，客于脉中则气不通，故卒然而痛。"治疗当以辛香温通，祛瘀豁痰为主。常用瓜蒌薤白半夏汤合当归四逆汤加减，基本方包括全瓜蒌、薤白、半夏、桂枝、枳实、川芎、赤芍、丹参、降香、当归、细辛等。其中全瓜蒌、薤白、半夏通阳豁痰；川芎、赤芍、丹参活血化瘀；桂枝温经散寒通脉；枳实下气宽胸；降香辛香温通，配当归、细辛活血止痛；常配合麝香保心丸辛香通脉，活血止痛。同时注意走窜类药物如麝香、冰片、降香等不宜久用，当中病即止。

（2）标急独治其标，本急独治其本

冠心病常因过劳，感染等因素诱发使病情急剧加重，往往在几日内迅速出现胸痛加剧，气促，水肿，腹胀，少尿等。此时，心功能不全标实证转为主要矛盾。水肿，水气凌心者，宜温阳利水。腹胀中满兼有大便不通者，则需通腑气。符合《内经》关于"先热而后生中满者治其标""小大不利治其标"。即疾病严重者，必须根据实际情况，标急独治其标，本急独治其本。方用独参汤、参附注射液、真武汤等化裁。常用药物大腹皮、泽泻、大黄、葶苈子等以祛除标邪，使标实证得到缓解，待病情稳定后再标本同治。

案例：

宋某，男，62岁。2015年3月15日初诊：患者因反复发作胸闷、胸痛，于2013年3月在我院诊断为冠心病，行冠脉造影检查并放置3枚支架。2014年2月因"急性心梗"又置入支架2枚。术后仍反复发作胸痛、胸闷，爬楼梯即发作胸痛，体力活动受限，伴乏力、气短、心慌。超声心动图示：PCI术后，节段性室壁运动异常，左房增大，左室收缩功能48%，左室舒张功能降低。予抗凝、抗血小板、扩张冠状动脉药物等治疗症状无缓解。刻下：胸痛、胸闷时作，神疲懒言，气短、心慌，面色淡白，纳可，便软，舌质淡暗，苔薄，脉沉细缓，血压120/70mmHg。西医诊断：冠心病陈旧心梗冠脉支架术后心功能Ⅲ级。中医诊断：胸痹（大气下陷，瘀血阻络）。治以益气升陷，活血祛瘀，主以升陷汤化裁。

处方：生黄芪15g，知母10g，桔梗5g，升麻5g，柴胡5g，党参12g，三七粉3g，水蛭3g，西洋参10g，麦冬15g，五味子10g，炙甘草10g，红景天30g，水煎服，7剂。

2015年3月22日二诊：诉胸痛发作程度减轻，体力增加，仍气短、胸闷，舌淡质嫩，苔薄，脉沉细。血压105/75mmHg，上方加太子参30g，山茱萸肉30g，水煎服，14剂。

2015年4月5日三诊：诉胸痛略减，走路上班时仍胸痛发作，肩背疼痛，影响睡眠，入睡难，早醒梦多，只能睡2~3个小时，项强能转侧，舌质淡红苔白，脉沉细。

处方：生黄芪30g，知母15g，桔梗10g，柴胡10g，升麻10g，三七5g，莪术10g，山茱萸肉15g，西洋参15g，麦冬10g，五味子10g，红景天30g，桂枝10g，水煎服，14剂。

2015年4月19日四诊：胸痛明显减轻，可连续步行300m左右无须休息，患者活动耐力增加，胸痛发作次数明显减少，夜间睡眠时间延长，继续门诊治疗。

本患者诊为冠心病、陈旧心梗，曾先后置入支架5枚，但术后仍反复发作，活动后胸痛、胸闷，体力活动严重受限。本患者久病存在因实致虚，虚实夹杂的病机特点：反复发作胸痛3年余，陈旧心梗病史，置入多枚支架，说明瘀血阻滞心脉，日久必然阻碍胸中大气运转，使大气损而下陷，不能发挥其贯心脉行气血的功能，血行瘀滞，心脉痹阻更甚，形成恶性循环，使病情加重。此时当标本兼顾，治以升补大气，活血祛瘀。方中以生黄芪、党参通补肺脾肾之气，以资大气之源；升麻、桔梗、柴胡升气举陷，使虚损之大气得补得升；三七、水蛭、莪术活血祛瘀；知母凉润以制黄芪、党参之温；西洋参、麦冬、五味子益气养阴；红景天活血通络，强心利尿。诸药合用，使大气得充，气陷得举，瘀血祛除，气血通行，胸痛自愈。此即所谓"大气一转，其气乃散"。本例气虚是本，血瘀为标。辨清标本，根据"间者并行"，予益气升陷，活血祛瘀，药证合宜，下陷之气得升，闭阻之阳得通，气旺血行，其病乃愈。

综上所述，《内经》运用标本理论的根本目的，不仅是为了解释某些病理现象，更主要的是立足于指导治疗原则的确定。诊治疾病时必须掌握标本逆从的规律，分清标本，灵活运用。治病本着以人为本，治病留人为原则，治疗上强调标本缓急，扶正祛邪，以"间者并行，甚者独行"为原则，急则治其标，缓则治其本。在临床上面对纷繁复杂的病情，这有助于医生执简驭繁，把握疾病的本质，并据此进行有效的治疗。故《内经》云："知标本者，万举万当，不知标本，是谓妄行。"

贾惠军（陕西省榆林市府谷县中医医院）

"间者并行，甚者独行"语出《素问·标本病传论》，是《内经》标本治则关于临证有常有变的应对措施之一，极具理论意义和实用价值，如《素问·标本病传论》云："知逆与从，正行无问；知标本者，万举万当，不知标本，是谓妄行。"诊治疾病时必须掌握标本逆从的规律，分清标本，灵活运用，后世医家不可不察。作为一种治疗措施，以下从其产生、含义和临床运用三方面进行论述。

一、产生

中医学理论形成之初受到战国秦汉哲学的影响，尤其是《周易》中的哲学思想。《周易》之中的辩证思维是最为突出、最为系统的思维方式之一，强调事物变易的属性，如《系辞》云："知变化之道者，其知神之所为乎？"这种思想影响了《内经》理论体系的建构，提示医家从运动变化角度研究人的生理病理活动，并成为《内经》理论体系的一大特征，即从运动变化角度把握生命、疾病规律。《内经》由此明确指出，病情有间甚之殊，标本有缓急之变，认识病证首先要区分标与本，作为临证施治先后的依据。在疾病诊治动态观基础上，《内经》提出标本治则，在具体运用中，则有从本治，有从标治，有从标本先后、标本缓急的标本兼治等运用，而"间者并行，甚者独行"则是《内经》标本治则运用的一个重要依据。

二、含义

《素问·标本病传论》提出："谨察间甚，以意调之，间者并行，甚者独行。先小大不利而后生病者，治其本。""间"谓缓和也，意指症状轻微，无剧烈痛楚；"甚"谓急剧也，意指病情严重，有剧烈痛楚之表现。"并行"，谓多种治法针对多种症状同时施行；"独行"，谓单独针对某一症状施治。指出病证轻浅者，标本兼治；病证急重者，标本单独施治，或治本，或治标，以求治之精专，增强疗效。

"间者并行"，即病情轻缓者应标本兼治，如《素问·评热病论》之风厥，病机为太阳经感受风邪，引动少阴经脉之气厥逆，为太阳少阴两经俱病，症见身热汗出之表证，烦满的里证，故主张"表里刺之，饮之服汤"，既治发热之表，又治烦闷之里，属标本同治之"并行"。

"甚者独行"，则是说对于危重者要根据具体情况加以权衡，采取标急则独治标、本急则独治本，如《素问·病能论》治阳厥怒狂，当"使之服以生铁洛为饮，夫生铁洛者，下气疾也"，取其一味生铁洛，气寒质重，下气速急，而获专攻，此即"甚者独行"之例。

张介宾注解"间者并行，甚者独行"时曰："病浅者可以兼治，故曰并行；病甚者难容杂乱，故曰独行。盖治不精专，为法之大忌，故当加意以调之也。"后世医家就此引申出"急则治其标，缓则治其本"之说。

"间者并行"即病情轻缓者应标本兼治，也就是说，病情轻缓者未必独治其本，从临床实际情况看，病证属纯阴纯阳、纯虚纯实、纯寒纯热者少，虚实夹杂、表里相兼、新旧同病者多，所以在病势不甚危急的情况下，多数应标本同治，当分析标本偏颇的侧重，或治标顾本，或治本顾标，或标本兼顾。

"甚者独行"即指疾病严重者，必须根据实际情况，标急则独治其标，本急则独治其本，是谓"独行"。

三、临床运用

1. 张仲景的临床运用

"间者并行，甚者独行"指导着后世医家的临床实践，张仲景在《伤寒论》第176条曰："伤寒脉浮滑，此以表有热，里有寒，白虎汤主之。"后世医家林亿等认为此为表里俱热，当用白虎汤标本兼治。张仲景在临床治疗中，标本兼顾，根据疾病具体情况而有所侧重，或治本顾标，或治标顾本。如《伤寒论》第168条曰："伤寒，若吐、若下后，七八日不解，热结在里，表里俱热，时时恶风，大渴，舌上干燥而烦，欲饮水数升者，白虎加人参汤主之。"用白虎加人参汤治疗此类热证，原因即在于本证以阳明热盛为本，以热邪伤气为标，而病势不甚危急，故用白虎汤辛寒清热以治本，又加人参益气以治标。再如《伤寒论》第18条载"喘家作，桂枝汤加厚朴杏子佳"，即提出素有咳喘宿疾，复中风邪，新病旧恙标本同治，临床常用来治慢性支气管炎急性发作。《伤寒论》第301条载"少阴病，始得之，反发热，脉沉者，麻黄附子细辛汤主之"，即提出少阴病兼太阳表证，阳虚不甚，表里同病，故以麻黄附子细辛汤温里解表，标本同治，表里双解，属"间者并行"之类。《内经》《伤寒杂病论》之后，其他医家亦颇注重"间者并行"之法，如治疗素体气虚之人外感风寒可用参苏饮益气解表，益气为治本而解表是治标；对于外感风寒、内有饮停之证，则以发散风寒、温化水饮二法并用求表里同治；对于太阳、阳明表里同病之证，以防风通圣散上下分消、表里同治等。

对于病情急骤、病势危重者，临证之时必须具体情况具体分析，采取标急治标、本急治本之法，如此方能取得满意效果。如《伤寒论》第91条云："伤寒，医下之，续得下利，清谷不止，身疼痛者，急当救里；后身疼痛，清便自调者，急当救表。救里宜四逆汤，救表宜桂枝汤。"以病之先后分标本，则表证身疼痛为先病、属本病，而里证下利清谷为后病、属标病。今本病较标病为急，故仲景先以四逆汤温阳救里以治本，后用桂枝汤解表散寒以治标。

2. 吴鞠通的临床运用

清代吴鞠通在《温病条辨》中论述五加减承气汤的证治中指出："阳明温病，下之不通，其证有五：应下失下，正虚不能运药，不运药者死，新加黄龙汤主之。喘促不宁，痰涎壅滞，右寸实大，肺气不降者，宣白承气汤主之。左尺牢坚，小便赤痛，时烦渴甚，导赤承气汤主之。邪闭心包，神昏舌短，内窍不通，饮不解渴者，牛黄承气汤主之。精液不足，无水舟停者，间服增液，再不下者，增液承气汤主之。"

（1）邪正合治法，适用于腑实应下失下，邪气留连，正气内虚，不能运药，当采用扶正祛邪，邪正合治，用新加黄龙汤，方中用增液承气汤滋阴攻下，海参补液，人参补气，姜汁宣通血分，甘草调和诸药，共奏补益气阴，攻下腑实之效。

（2）脏腑合治法，即相表里脏腑肺与大肠合治，适用于痰热阻肺，腑有热结者，方用宣白承气汤宣肺气之热，逐肠胃之结。

（3）二肠合治法，大肠热结便秘又兼火腑小肠热炽下移膀胱，大肠燥热不去，则小肠热炽不解，小肠热无出路，则大肠燥结更甚，两者互为因果，法当攻下热结与清泄火腑并施，以导赤承气汤通大便之秘，泄小肠之热。

（4）两少阴合治法，用于热入心包，阳明腑实，以牛黄丸清心开手少阴之闭，以大黄泄阳明之热，救足少阴之消。

（5）一腑中气血合治法，由于阴液亏耗，大便不通，有如江河无水，船舶不能行驶一样，治用增水行舟的增液汤，以滋阴通便，服两剂后大便仍不下者，乃因邪入阳明，阴液损伤太重，可用养阴荡结的增液承气汤，此为一腑之中，进行气血合治。此五法均属"间者并行"之范畴。

清代吴鞠通在《温病条辨》中论述亡阴脱液危重证候的证治中指出："热邪久羁，吸烁真阴，或因误表，或因妄攻，神倦瘛疭，脉气虚弱，舌绛苔少，时时欲脱者，大定风珠主之。"在温热病发展过程中或因热邪持续不解，或因误汗，或因误下，均可导致真阴耗损，甚至亡阴脱液，阴竭阳衰，阴阳离决，其证危急治当滋阴潜阳，敛阴留阳，以"大定风珠主之"求其挽危救亡，此即"甚者独行"。

3. 近现代医家的临床运用

清代谢映庐在其《谢映庐医案》记载一病案：患者高某患风湿病，遍身骨节疼痛，手不可触，近之则痛甚，微汗自出，小水不利。时当初夏，自汉返舟求治。见其身面手足俱有微肿，且天气颇热，尚重袭不脱，脉象颇大，而气不相续。其戚友满座，问是何症？予曰：此风湿为病。渠曰：凡祛风利湿之药服之多矣，不惟无益，而反增重。答曰：夫风本外邪，当从表治，但尊体表虚，何敢发汗！又湿本内邪，须从里治，而尊体里虚，岂敢利水乎！当遵仲景法，处甘草附子汤。一剂如神，服至三剂，诸款悉愈。可见古人之法，用之得当，灵验若此，学者可不求诸古哉。[谢映庐.谢映庐医案.上海：上海科学技术出版社，1962：9]方中附子与白术相伍温里阳，逐湿邪，桂枝与白术相伍，振表阳，祛风湿，甘草缓和药力兼和表里。全方共奏温阳补中，散风除湿之效，而治愈该患者，此即"间者并行"。

现代伤寒大家刘渡舟先生记一病例："唐叟，年逾古稀。冬月感寒，头痛发热，鼻流清涕，自服羚翘解毒丸6丸，自觉精神甚疲，而且手足发凉。其子恳余诊，切脉未久，即侧头欲睡，握其手，凉而不温。切其脉不浮反沉，视其舌则淡嫩而白。余曰：此少阴伤寒，如再进凉药，恐生叵测，法当急温，以回肾阳。与四逆汤，服1剂，精神转佳。再剂，手足转温而愈。"[刘渡舟.新编伤寒论类方.山西人民出版社，1984]此例患者"法当急温，以回肾阳"，为"甚者独行"。

4.笔者的临床运用

病案一

患者张某，女，18岁，2014年10月8日初诊，以"右膝关节肿痛，活动受限3天"为主诉就诊。3天前汗出当风，出现恶寒发热，右膝关节疼痛，行走困难。次日出现憎寒壮热，右膝关节不能活动，局部发热，剧痛，难以入寐，刻下见：憎寒壮热，颧红唇干，右膝关节被动屈膝，局部红肿热痛俱有，不能触摸，舌红，苔薄黄，脉弦数。体温40℃，血常规示：白细胞计数14×10^9/L，中性粒细胞0.90，血沉50mm/h。膝关节穿刺抽出黄色浑浊液50mL，镜检示白细胞（+++），脓球少许。

诊断：膝痛（右膝关节急性化脓性关节炎）。证属热毒壅滞，治以清热解毒，方选五味消毒饮加减。

内服处方：金银花30g，连翘20g，蒲公英20g，黄柏10g，紫花地丁10g，大黄10g，野菊花10g，薏苡仁30g，日1剂，水煎服。外用金黄膏外敷，每12小时换药1次。

2014年10月11日二诊：患者体温37.7℃，血常规示：白细胞计数10×10^9/L，中性粒细胞0.80，右膝关节疼痛明显减轻，但膝关节仍然肿胀，关节腔穿刺抽出淡黄色液体50mL，原方继服5剂，继续用金黄膏外敷，每12小时换药1次。

2014年10月16日三诊：体温正常，肿痛大减，此为热毒递减，正气恢复期，患者舌干，苔少，纳差，为热邪伤阴，阴液不足，上方去黄柏、大黄，加西洋参15g，生地黄20g，7剂，水煎服，日1剂，外用同上。

2014年10月23日四诊：患者体温一直正常，患膝红肿热痛症状基本消除，唯膝关节活动后疼痛，深压膝眼后疼痛，体倦乏力，少气懒言，多汗纳差，动则气喘，面白少华，舌干苔少，脉细而数，此乃热毒虽去，但正气亏虚，气阴两伤，治宜清除余

热，益气养阴，健脾助运。方选生脉散加减。

处方：西洋参 15g，金银花 30g，蒲公英 20g，野菊花 10g，薏苡仁 30g，麦冬 20g，石斛 10g，当归 15g，陈皮 10g，五味子 10g，焦白术 10g，焦山楂 15g。10 剂，水煎服，日 1 剂。金黄膏外敷，日 1 次，并嘱小范围活动膝关节。

2014 年 11 月 2 日五诊：患者精神佳，静息时疼痛消失，活动后微痛，肿胀不明显，膝关节活动受限，舌淡红，苔薄白，脉弦细，此为瘀浊未尽，治宜益气养阴，活血化瘀，上方去金银花、蒲公英、野菊花，加赤芍 15g，红花 20g，蜈蚣 2 条（冲），三棱 10g。7 剂，水煎服，日 1 剂。1 个月后随访，诸症悉除，唯膝关节活动受限，嘱加强膝关节功能锻炼。

按： 化脓性膝关节炎，发病急，症状重，一旦成脓，腐筋蚀骨，关节功能难以保全。该患者发病急，症状重，关节炎已见脓球，正是酿脓之际，若不抓紧治疗，控制疾病发展，后果堪忧，此时应当遵循《内经》"甚者独行"的治疗方法，给予大剂清热解毒药内服外用，以防热入营血，毒陷脏腑，后期正虚邪也虚，病情趋缓，治宜"间者并行"，祛邪与扶正相结合而使患者疾病痊愈。

病案二

患者王某，男，58 岁，2014 年 12 月 8 日初诊，以"腰痛 1 年，加重 1 个月"为主诉就诊。患者有腰腿病病史 1 年，1 个月前搬重物后出现腰背部疼痛，继而逐渐出现左下肢疼痛伴麻木，近日来症状加剧，起居活动明显受限，舌质暗，边有瘀紫，苔白，脉滑。查体：腰活动度受限，腰椎生理弧度消失，左 L5~S1 棘突旁压痛明显，并向左下肢放射。屈颈试验（+）。直腿抬高试验：右 70 度，左 20 度。左侧梨状肌处压痛（+），左足大趾背伸跖屈肌力较右侧明显减退，双膝、踝反射存在，左 L5~S1 神经分布区皮肤感觉较右侧减退。CT 示：左 L5~S1 间隙椎间盘向左后方突出，压迫神经根。临床诊断：中医诊断为腰腿痛，证属痰瘀型；西医诊断为左 L5~S1 椎间盘突出症。辨证分析：患者有腰痛史，肝肾亏虚，气血不足，筋骨失调，经脉失润，风寒痰湿，阻滞经脉，月前复受外伤，气血运行不畅，以致痰瘀交凝，经脉阻滞，不通则痛，故见腰部及左下肢疼痛、麻木；痰瘀内生，故见舌质暗，边有瘀紫，苔白，脉滑。治拟逐痰利水，佐以活血化瘀。处方：牛蒡子 9g，白僵蚕 9g，白芥子 9g，炙地龙 9g，泽漆 9g，制南星 9g，金雀根 9g，全当归 9g，丹参 12g，川牛膝 12g，威灵仙 12g，生甘草 6g。每日 1 剂，水煎分早晚服用，并卧硬板床休息。

1 周后复诊，患者腰痛症状明显减轻，麻木症状仍有，续以前法治疗。3 周后复诊，腰痛症状缓解，麻木症状明显减轻，一个半月后症状完全缓解。

按： 王肯堂在《证治准绳》中指出："腰痛有风、有湿、有寒、有热、有挫闪、有瘀血、有气滞、有痰积，皆标也，肾虚其本也。"巢元方在《诸病源候论》中云："劳伤肾气，经络既虚，或因卧湿当风，而风湿乘虚搏于肾，肾经与血气相搏击而腰痛。"《素问·痹论》云："风寒湿三气杂至，合而为痹……其留连筋骨间者疼久。"《素问·宣明五气》云："久视伤血，久卧伤气，久坐伤肉，久立伤骨，久行伤筋，是谓五劳所伤。"《杂病源流犀烛》指出："腰痛精气虚，而邪客痛也……肾虚其本也，风寒湿热痰饮，气滞血瘀闪挫，其标也。肾主骨生髓，肝养筋藏血。肝肾亏损，筋骨失养，而至腰腿疼痛。"风、寒、痰、湿阻络，必然使气机阻滞，则血的运行失畅，凝而成痰，血瘀也可使气机运行失畅，促成痰的凝聚。而"痰湿夹瘀血碍气而病"是腰椎间盘突出症发生的一个重要环节。在临床可见腰痛、腰腿痛、下肢麻木牵制等症状。在手术中见到神经根苍白，水肿增粗，活动范围减少。在腰椎间盘突出症的治疗上，虽然病机属本虚标实，但在治则上应采用急则治标，缓则治本。采用独特的逐痰利水法治疗本病。从痰取治，佐以活血之品，以此疏经络，则血滞痰阻无不立豁。方取牛蒡子豁痰消肿，通十二经络之功效，《本草纲目》谓其能散结除风，和腰膝凝滞之气；白僵蚕有化痰散结之功，《本草思辨录》谓其有"治湿胜之风痰"的作用，两者配伍，专治湿痰留注经络。白芥子有豁利皮里膜外，由气血凝滞而聚积的无形之痰的作用；泽漆有利水消肿，化痰消瘀之功效；金雀根有利水祛风之功效。白芥子、泽漆、金雀根3味药配伍具有很强的化痰利水功效，因甘遂、大戟的毒性甚强，故以泽漆、金雀根两味药替代，以减轻其毒性，而使疗效不变，并加强了消退神经根水肿的功效。制南星强化本方的化痰作用；丹参、当归有养血活血化瘀的功效，佐以地龙的通络作用，增强本方化痰瘀之功效。川牛膝在本方中起引经药的作用，具有活血通络的功效。因此，本方诸药配伍体现了本症由痰湿瘀致病及逐痰利水化瘀法治疗本病的独特观点，在临床实践运用中取得良好的疗效，并为腰椎间盘突出症治疗提供了一条新的途径。

病案三

患者李某，男，67岁，2015年1月7日初诊，双臼齿疼痛，牙龈不红不肿，夜间加重，牙齿微有动摇，经口腔科治疗半年多不愈，腰酸腿软，舌淡苔白，脉弱。诊为牙痛，证属肝肾阴虚，治以补肝益肾，方选六味地黄丸加减。

处方：熟地黄15g，山药15g，山茱萸15g，牡丹皮10g，泽泻10g，茯苓10g，龟甲10g。3剂而愈。

按： 肾主骨生髓，齿为骨之余。该患者素有肾虚，为本证，肾虚及齿，出现牙痛，为标证。《内经》明言"甚者独行"，从本施治，补肾而痛止，治本而标除。

临床上常见胸腰椎骨折后早期腹胀的患者，由于胸腰椎骨折，椎体前方的血肿刺激交感神经节，卧床也引起肠蠕动功能障碍，而出现腹胀，患者极其痛苦，我们遵循《素问》的"人有所堕坠，恶血留内，腹中满胀，不得前后，先饮利药"，给予承气汤类治疗，此即"甚者独行"。

四、结语

"间者并行，甚者独行"是《内经》标本治则的运用，后世医家引申为"急则治标，缓则治本"，笔者认为临床上各种疾病错综复杂，阴阳表里、寒热虚实相兼。临证上要通过疾病的表象找出标本关系，一般来说，病因为本，症状为标；正气为本，邪气为标。不明标本，不足以求因；不明标本，不足以审证；不明标本，不足以论治。外感多实，实有六淫，亦有体质素虚，或者他虚致病；内伤多虚，虚有阴阳、气血之别，亦有夹气滞、血瘀、痰阻、食积之异。临床所见错综复杂，虚实夹杂、阴阳互见、表里相兼，标本难明，应该分清主次，知晓表里，辨明缓急。

王长松（东南大学附属中大医院）

　　"间者并行，甚者独行"出自《黄帝内经·素问》第六十五篇《标本病传论》。本篇集中讨论了疾病治疗的原则，文中在论述标本逆从治疗先后的基础上，概括指出："谨察间甚，以意调之，间者并行，甚者独行。"提示我们，临证之时，必须认真谨慎地观察和分析疾病的轻重深浅，以及缓解期与发作期标本缓急的不同，用心调治。凡是病症轻浅、处于缓解期的，可以在分析标本偏颇侧重的前提下，或治标顾本，或治本顾标，或标本兼顾，是谓"并行"；而对于病情危重、处于发作期的，则必须根据实际情况，标急则独治其标，本急则独治其本，是谓"独行"。

　　对于"间者并行，甚者独行"的具体理解和应用，历代医家并不完全相同。如明代张景岳说："间者，言病之浅。甚者，言病之重也。病浅者可以兼治，故曰并行；病甚者难容杂乱，故曰独行。"清代高士宗则说："如邪正之有余不足，迭胜而相间者，则并行其治。并行者，补泻兼施，寒热互用也。如但邪气有余，正气不足而偏甚者，则独行其治。独行者，专补专泻，专寒专热也。"

　　结合临床实际，选方用药的"并行"或"独行"，与病势、病情、病症、病位、病程、病机等均有关系。一般而言，对于病势轻缓，症状较多而病机复杂者，须全面兼顾，多法并行，多种药物合理配伍，主药佐药兼备，使方药恰合病机，以期各个击破，即所谓"间者并行"；而对于病势危急严重，症状单一或较少者，则须单刀直入，药无庞杂，应用专一而有力之药迅速力挽狂澜，逆转病势，救急于顷刻，即所谓"甚者独行"。以下结合笔者经验，略做探讨。

一、病势的急与缓

　　病势急宜霹雳手段，迅速遏制病势；病势缓宜慢工缓图，务求全面兼顾。

　　病势是指疾病发生、发展和变化的速度与趋势，有急缓之分。病势急者起病急骤，病情突然变化，若不及时处理则可迅速恶化，甚至危及生命。病势缓者起病缓慢，气血阴阳逐渐受损，各种病理因素蓄积胶结。处理这两类不同的病势，适用不同的治则：病势急宜霹雳手段，迅速遏制病势；病势缓宜慢工缓图，务求全面兼顾。反之，"若急病而用缓药，是养杀人也；缓病而用急药，是逼杀人也"（《扁鹊心书·卷上·要知缓急》）。

　　暴喘、血证、厥脱、真心痛、中暑、中风急性期、癫狂发作期，以及大汗亡阳、

58

阳明腑实等，都是中医内科常见的危急之症。凡遇此类急症，必须迅速做出判断，抓住主要矛盾，选用合适方药，重剂大量频投，以迅速遏制病势，控制病情，挽救危亡于顷刻。此时的用药剂量，往往突破常规，药味重而味数少；若选择针灸治疗，也是精选 1~2 个穴位，加重刺激，以期迅速起效。姜春华教授提出的"截断扭转法"，就是针对病势危急的急性热病和肝病而设。

　　治疗感染、失血、失液、心力衰竭等引起的休克，表现为大汗淋漓、四肢厥冷、脉微细欲绝者，可用独参汤，即单用人参一味，用量 60~90g，煎汤频服，能够大补元气，回阳固脱。再如，中风急性期因痰火瘀热者，症见神识不清，身热面赤，气粗鼻鼾，痰声如拽锯，便秘溲黄，舌苔黄腻，舌绛干，甚则舌体卷缩，脉弦滑而数者，急需息风清火，豁痰开窍，通腑泄热，可选用大承气汤、小承气汤或桃仁承气汤加减，重用大黄、芒硝、枳实等，直折病势。大便畅通，痰热下泄，则神识可清，危象可解。周仲瑛教授治疗出血性中风急性期常配凉血化瘀法，以犀角地黄汤为基础方治疗，以行瘀热，用水牛角代替犀角，并且重用。以上皆是针对病势危急的"霹雳手段"，属于"甚者独行"。

　　一般的生活方式病、慢性病则起病缓慢，症状繁多但病势不急，因此医者有足够的时间思考分析。此时应详查病因病机，分析病理因素，立法处方须全面兼顾，主次分明。如《金匮要略·血痹虚劳病脉证并治第六》所载之薯蓣丸，就是针对慢性虚损性疾病"虚劳风气百疾"的方剂。该方补益气血，调理脾胃，兼祛风散邪，用药虽多，但组方严谨，配伍精当，疗效显著。《备急千金要方》用其治疗头目眩晕、心中烦郁、惊悸狂癫诸症；当代医家则用其治疗各种虚弱性疾病而易感外邪者，如头晕、目眩、腰酸、背痛、肢冷麻木、产后风湿，或大病后周身疼痛，疲惫无力等；并对产后受风、虚人长期反复感冒、老年体虚等也有疗效。此则属于"间者并行"。

二、病情的重与轻

　　病情重则药重而精，效专力宏；病情轻可详辨虚实，效全而稳。

　　临床上，病情有轻重之别。病重者，症状突出，患者痛苦明显，甚至难以忍受，基本生命体征受到影响。此时必须认清当前的主要矛盾，精选方药，大量重用，务使效专力宏，迅速缓解病情。病轻者，症状轻浅，程度不著，患者的痛苦在可以忍受的范围内，病情稳定，一般不会突然出现恶化状况。此时可详辨虚实，主次兼顾，务求效全而稳。所谓攻邪不伤正，扶正不碍邪；用寒不伤阳，用热不伤阴。

　　医圣张仲景的炙甘草汤，就是为急救心阴心阳两虚的重症而设，具有益气滋阴、通阳复脉之功效。临床用于脉结代、心动悸、虚羸少气之重症。心为君主之官，神明之府，伤寒病邪内传，损伤神明，因此心神不定，动悸不安，危笃之时，患者难以自持。此时治疗刻不容缓，宜于速决。因此仲景在本方中，用地黄 1 斤（约合 222.75g），炙甘草 4 两（约合 76g），清酒 7 升（折合 420~560mL），是单药用量最大的经方。

李可先生的破格救心汤，专为心血管系统的重病大症而设。凡亡阳竭阴之格局已成，急投本方中剂；垂死状态，急投本方大剂。且强调急症急治，不分昼夜，按时连服。重症要 24 小时连服 3 剂。本方基本组成：附子 200~300g，干姜 60g，炙甘草 60g，高丽参 10~30g，山茱萸肉 60~120g，生龙骨粉、生牡蛎粉、活磁石粉各 30g，麝香 0.5g（分次冲服）。其中，附子、干姜、炙甘草、高丽参和山茱萸肉等药均破格重用，以挽救生命垂危之症。

临床常见的脾胃疾病则发病缓慢，病情亦比较轻浅，容许详辨虚实寒热。如对于慢性胃肠炎、慢性结肠炎、慢性肝炎、早期肝硬化等，病情不重，证属中气虚弱、寒热错杂，表现为心下痞、但满不痛，或呕吐、肠鸣下利者，可选半夏泻心汤，以调和肝脾，寒热平调，消痞散结。另如，补土派的代表李东垣，其处方往往药味多而分量轻，长于缓图。此为"间者并行"原则的具体应用，特别适用于亚健康状态及各种慢性疑难病症的治疗和调理。

三、病症的少与多

症状少则单刀直入，症状多则多方兼顾。

有的患者症状简单，只有一两个突出症状。对于这类患者，可选择一两味有独特功效的中药，甚至单验方，在辨证不误的前提下大剂量重用，单刀直入，此症状一解则全身通泰。笔者曾治疗多例单纯性便秘的患者，大便干结难出，3~5 天甚至 7~10 天才解一次大便，除了由此而引发的腹满、乏力之外，余无他症。嘱用生白术 100g，水煎，加蜂蜜适量，日服两次。大多 1 剂见效，服药 7~15 天，可以获得相对稳固的效果。再如结膜炎，目赤红肿，甚或疼痛，他症不显者，可用大剂量桑叶 50~60g，煎水服用，1~3 天可愈。再如，枇杷叶 25~30g，煮水加蜂蜜调服，治疗肺热咳嗽效果显著。著名中医学家岳美中先生曾用一味茯苓饮治愈脱发。患者徐某，男，21 岁，患发秃症，头顶上如胡桃大圆圈，连接成片，渐成光秃。因此心中懊恼，郁郁寡欢。岳美中先生诊其舌脉，查无其他所苦，遂处一味茯苓饮，用茯苓 1000g，研成细末，每服 6g，一日 2 次，白开水冲服。两个月后来诊，发已丛生，基本痊愈。

有的患者则症状繁多，特别是有些中年妇女或老年患者，遽患多种疾病，甚至从上到下、从里到外，没有一处舒服。此时处方则需多费心思，综合分析寒热虚实，明辨各种病理因素的主次关系，处方用药多方兼顾。《伤寒杂病论》中的乌梅丸、麻黄升麻汤、薯蓣丸等，即是针对这类病证而设。

四、病机的纯与杂

病机单一则精当配伍，直中病机；病机复杂则复法组方，各个击破。

"独行"抑或"并行"不单单考虑症状的多与少，还需要注意病机的纯与杂。有的患者虽然有多种症状，但这些症状源于一种病机，或者患者的诸多症状实际上都是派生于一个主要症状，病机并不复杂，此时可以选择单捷小剂，通过精当配伍，使方药直中病机，复杂的症状亦可迎刃而解。已故山西名医门纯德先生曾治一 46 岁男子，因着雨外感，自服大剂葱姜红糖汤，得大汗，风寒得解而不寐旋起，持续失眠达 3 个月。诊见面色青，双目布满血丝，彻夜不卧，烦躁不安，在病房四周行走不休，白天则喜独自蜷卧，少言、少食，脉弦细，舌淡苔少。服磁朱丸、柏子养心丸、安神丸等少效。门纯德先生施桂枝甘草汤：桂枝 12g，炙甘草 9g，睡前服一煎。次晨查房时，见患者正在酣睡，同室人谓其一夜安眠。本例为外感，汗之太过，致心阳被伤而心神不安，虽然症状较多，但病机单纯。门纯德先生投此方，正是从病机入手，以桂枝甘草汤温扶心阳，因而得愈。

临床常见的疑难杂症，则往往病机复杂，各种病理因素胶结复合，此时需要复法组方，各个击破，缓缓图治。国医大师周仲瑛教授特别重视复法，即将两种以上的治法联合起来使用，是"间者并行"原则的具体体现。复法组方特别适合证候交叉复合，表里寒热虚实错杂，多脏传变并病的复杂情况。门纯德先生则是通过联合方组来实现对疑难杂症治疗的"间者并行"。通常中医诊治疾病，往往是一诊一方，而门纯德先生的联合方组则是在每次诊病之后，一次性地分别处以二首、三首，甚至更多的方剂，嘱患者轮流服用，或按一定的顺序依次服用。这样层层深入，就能依次解决主次不同的症状或矛盾。

五、病位的浅与深

病位浅可一鼓作气，透邪外出；病位深则抽丝剥茧，综合调理。

病位是中医辨证十分重要的要素之一。八纲之中，表里和阴阳均具有病位的含义，明确病位对于治则治法的确立具有重要意义。

《素问·阴阳应象大论》指出"其在皮者，汗而发之"；临床大家张子和也说："邪气加诸身，速攻之可也，速去之可也……先攻其邪，邪气去而元气自复也。"这是因为，"初者，病邪初起，正气尚强，邪气尚浅，则任受攻"（《医宗必读·积聚》）。被誉为天下第一方的桂枝汤，是调和营卫、解肌发表的代表方。方后强调："若不汗，更服依前法，又不汗，后服小促其间，半日许令三服尽。若病重者，一日一夜服，周时观之。服一剂尽，病证犹在者，更作服；若汗不出，乃服至二三剂。"在这里，仲景为我们做出了示范，提示病邪在表，可重用解表之剂，或增加服药频率，一鼓作气，透邪外出。

相反，如果病位较深，病邪深伏，则往往伴有正气亏虚，虚实寒热夹杂，此时不能速战速决，需要精细辨证，综合调理，如抽丝剥茧一般。根据岳美中先生的经验，治疗病位深在的慢性病，用药宜小剂量久服，渐渐积累，慢慢起效。

六、病程的短与长

病程短可求速效，病程长必须稳妥。

病程的长短与病位的深浅有密切联系。一般而言，初发病时，病位表浅；病程长者，病位较深。且随着病程的延长，易出现久病入络、久病及肾、正虚邪恋等复杂情况。因此，病程短者可求速效，病程长者必须稳妥。《外科正宗》指出："如受病之初，元气未弱，治当随症迎刃而解。若惧行霸道猛剂，定不能决效于危急时也……故谓药不瞑眩，厥疾不瘳。"《慎斋遗书》更加明确地指出："夫病有新久，新则势急，宜治以重剂，久则势缓，宜调以轻剂。"

当然，病程的长短与感邪的性质也有关系。风寒初起易于速已，湿邪伤人缠绵难愈。对于湿热证，温病学家提出了分消走泄之法，即通过宣展气机，泄化痰热的方法，使稽留于三焦的湿热、痰浊从表里分消，属于"间者并行"的范例。清代吴鞠通《温病条辨》中的新加黄龙汤，组方即秉承"邪正之有余不足，迭胜而相间者，则并行其治"的原则，其增液承气汤滋阴增液，通便泄热，治温病热结阴亏，燥屎下之不通者，亦属"间者并行"的范围。

综上所论，笔者认为，对于"间者并行，甚者独行"的理解和临床运用，有狭义和广义之分。狭义的解释为：对于病情轻浅、症状相间者，需针对诸多症状同时治疗，此为"间者并行"；而对于病情深重、病势危急者，则应着力于解决疾病的关键所在，"只须单用一味，直攻其病，药力既纯，病即立愈"（《旧唐书·谈宾录》），此为"甚者独行"。广义的理解，"并行"和"独行"是两类不同的治疗原则，其应用不仅取决于病情的轻重和症状的多寡，而且也取决于病势、病位、病程、病机等；其应用也不局限于处方用药，对于针灸、推拿、外治法等治疗措施同样具有指导意义。

付　滨（天津中医药大学第二附属医院）

"间者并行，甚者独行"语出《素问·标本病传论》，曰："谨察间甚，以意调之，间者并行，甚者独行。"是《内经》提出的重要治则。对于此句之理解及临证应用，笔者不揣简陋，略陈管见，与同道共飨。

一、病有间甚，何谓间甚

"间""甚"二字乃理解此句经文之首要，后世医家对此多有注解发挥。①或言病之轻重。张景岳注："间者，言病之浅。甚者，言病之重也。"②或言共存或独盛。高士宗注："间，相兼也。甚，独盛也。"张志聪曰："间者，邪正虚实之相间……甚者，谓邪气独盛，或正气独虚。"③或言多与少。姚止庵云："间谓多也，甚谓少也。多谓多形证而轻易，少谓少形证而重难也。"

众医家对"间""甚"二字解释繁多不同，认识不一。马莳云："间者，病证并行而势轻；甚者，病证独行而势重。"姚止庵云："间病势缓而证多……病之甚者，证危而势急。"不少医家以势论，言间、甚有病势缓急之殊，轻重之异。所谓"势"，指事物本身态势所形成的内在力量。而病之"势"，就是各种病症所展现出的病情发展变化趋势。因此，间、甚不是疾病静态的轻与重、形证之多与少，而是疾病内在力量、运动变化趋势，实为动态。

间、甚为病变趋势之意，各自所指为何？间，《礼记·乐记》有"一动一静，天地之间"。动静之间，势隐而微。笔者认为，间所指之势乃动而未形，将动未动、将变未变之际，疾病外在变化征兆不显，寒热虚实走势难料。甚，《孟子》有"王之好乐，甚"。注：大也；"甚者从之"王冰注为"病之大甚者"。甚者，大也，大者而显，病势机转发展已明，证候变化苗头已著，疾病外在向既定方向变化为甚。

间、甚有隐而难明、显而易见之别，尤以间者不易识，常需医家细察详辨，仔细判断，观其外以测其势。如吴鞠通所云："医者全在善测病情，宜多宜少，胸有确见。"陆渊雷亦言："观察证候，可以测知正气抗病之趋势。"间、甚一旦把握，则"见微得过，用之不殆"。故《内经》言"谨察间甚，以意调之"。

二、并行独行，何谓并独

周学海《脉简补义》有言："并行者，谓病势缓，则用多味，标本并治。独行者，谓本急独治本，标急独治标，不得多味，势分力缓也。"并行为标本兼治之意，独行则或治其标，或治其本。标本治则是《内经》重要治则之一，在中医学中占重要地位，"知标本者，万举万当；不知标本，是谓妄行"，"夫标本之道，要而博，小而大，可以言一而知百病之害"。故标本之治，尤为重要。而并行、独行正是察明间、甚之后标本治则的体现。

并行、独行如何施行？高士宗言："并行者，补泻兼施，寒热互用也……独行者，专补专泻，专寒专热也。"张志聪云："……并行其治，盖以散邪之中，兼补其正；补正之内，兼散其邪……独行其治，如邪气甚者，独泻其邪；正虚甚者，独补其正。"并行者，当为补泻兼施，寒温并用，升降同调，破立并举，以图标本兼顾，避免顾此失彼之虞。独行者，或治其标，或治其本，集中药力有针对性地治疗以截断病势所向，暂不宜过多兼顾而贻误病机。

三、察间甚，决并独，治标本

1. 无症可辨，治当并行

把握病势，方可有的放矢。然证候甚少，无症可辨，医者欲察病势机转而不得，是为难治。尤其西医学日益进步，疾病仅有实验室指标异常，症状较之疾病或滞后出现，亦不少见。患者就诊并无不适，是从寒化或从热化不显，邪实虚正转化不明，医者难判其势。若肆意妄投，或伤正，或助邪，以致误治、变证而延误病情。此时当以间而待，并行其治，标本兼顾，相反相成，顾其全面。

笔者曾诊一慢性肾功能不全患者，男，39岁，一年前体检发现血肌酐升高，复查波动于130~150μmol/L，尿蛋白（+），服药未消减。就诊时并无所苦，仅言肌酐升高，尿蛋白偶为（+），再三追问，诉其劳后稍许乏力，偶觉腰酸，纳食可，双下肢不肿，大便调，查其舌淡而暗，苔白，脉沉。笔者斟酌再三，难理其病势，然《内经》所云"间者并行，甚者独行"，与之相合，顿然开悟，当取并行。治拟健脾益肾，清利湿浊。处方：黄芪20g，党参、猪苓、茯苓各15g，胡芦巴、肉苁蓉、制何首乌各10g，连翘、黄芩、虎杖、积雪草各10g，枳壳、桔梗各6g，煅牡蛎15g（先煎），大黄炭10g，大黄5g（后下），甘草6g。守方守法服用半年余，血肌酐渐稳定于130μmol/L，尿蛋白渐降为（±）。改为丸剂，继续服用。随访2年，血肌酐无变化，尿蛋白为（±）。

本案乃疾病初起，并无外在之症，肌酐为浊毒，尿蛋白属精微不固，从微观而论，为虚实夹杂，舌淡而暗亦证笔者之判断。然仅凭此，无法判断疾病寒热虚实走向，故此为间者，治当并行。投以黄芪、党参、猪苓、茯苓温补中焦以俾后天，胡芦巴、肉苁蓉、制何首乌温阳益肾以助先天，连翘、黄芩、虎杖、积雪草等寒凉之品清利通腑排浊。取大黄之通，煅牡蛎、大黄炭收敛之效。枳壳、桔梗一升一降，斡旋中焦，调畅气机。诸药合用，寒温并用，补泻同施，先天后天兼顾，寓收于散，标本同治。

2. 症显势隐，亦当并行

症显于外，错综复杂，可虚实并存，可寒热错杂，病势难明，病变走向变化多端，此为间，当取并行。

笔者拜读《名医类案》，颇感收益，与"间者并行"相合者不胜枚举，现摘病案一例于此。"一老人患虚烦不得睡，大便不通，常有一道热气，自脐下冲上心，随即昏乱欲绝。医一月不愈，用大黄通利大便，几致殒殆。罗诊之，六脉沉缓，遂投竹茹温胆汤。自午服一盏，热气至心下，而不至心上，晡时一盏，热气至脐下，而不至脐上，戌初又一盏，热气不复上升矣。次日早间，以槟榔疏气（琇按：四字可商。）之药调之，大府遂通而愈。"虚烦不得眠，热气上冲，大便不通，症显于外，正虚与邪实互见。误投大黄热邪未解，反伐正气，因医而病进，虚实寒热虽欲变，然或从虚损，或从热结，其势未定。遂以竹茹温胆汤补虚损，散热结。其意甚明，乃间者并行，寒热并用，升降同调，标本兼顾，证源同治，一举而收功。

3. 本急治本，独行其治

疾病之本急，则胜负已分，或虚或实之势已明，此为甚者，当独治其本，或寒者热之，热者寒之，实则泻之，虚则补之。若有所畏忌，瞻前顾后，则贻误病机，李东垣有云："若先治其标，后治其本，邪气滋甚，其病益坚。"先病为本，后病为标，当治其本时，从本论治则病去正安。如张介宾所言"有因病而致血气之逆者，有因逆而致变生之病者，有因寒热而生为病者，有因病而生寒热者，但治其所因之本原，则后生之标病，可不治而自愈矣"。

孟河名医，一代大师丁甘仁，寒温融合，善治外感热病、内伤杂病。研读著作《丁甘仁医案》，获益良多，摘录其补中益气汤治疗内伤杂病一案："蒋左劳役太过，脾胃两伤，营卫循序失常，寒热似疟，已有数月。形瘦色萎，食减神疲，脉象虚迟，舌光有津，势将入于虚损一途。损者益之，虚者补之。甘温能除大热，补中益气汤加减。潞党参（三钱），炙黄芪（三钱），炒冬术（二钱），清炙草（五分），银柴胡（一钱五分），陈广皮（一钱），全当归（二钱），怀牛膝（二钱），西秦艽（一钱五分），大砂仁（研，八分），焦谷芽（四钱），生姜（二片），红枣（四枚）。"劳倦太过而正虚，又有寒热似疟数月，但已察其"势将入于虚损一途"，病势已明，此乃病甚，当予独行治其本，专于补虚，投以补中益气，扶正固本。

4. 标急势明，独治其标

疾病之标急，主要矛盾在标，寒热虚实之势显，此为甚者，则独治其标。《内经》有云："先热而后生中满者，治其标……先病而后生中满者，治其标……小大不利，治其标。"所提中满及小大不利，但见则病势为明，为甚者，且属危急之候，变化最速，当行先治。

笔者尝诊一心衰发作期患者，男，62岁，冠心病史20余年。5日前因劳累后渐次出现气急喘促、夜间不得卧、下肢浮肿，经地高辛、利尿剂治疗后，喘促如前，浮肿未消。刻诊：症见息高而喘，咳嗽频作，周身浮肿，夜不能卧，心悸不安，声低语怯，其形消瘦，唯腹满撑胀，大便三日未行，小便短少，舌暗苔白腻，脉细而促。《内经》云"小大不利，治其标"，故治以通腑泻浊，利尿行水，方用五苓散合承气辈加减：白术12g，泽泻20g，猪苓15g，茯苓15g，桂枝12g，大腹皮30g，半夏15g，大黄12g，厚朴20g，枳实12g，杏仁15g。1剂矢气频传，2剂后大便得畅，先解出粪球数枚，后解黑褐色成形大便，喘促大缓，小便量增，浮肿较前消退。本案腑气不通，小便不利，邪实壅盛之象突出，病之机转向邪实而进，证候危急，当治其标，缓其急，以五苓散利尿行水，合承气辈猛攻急下，通利二便，除水肿之标。

《内经》云"间者并行，甚者独行"，以间、甚论病势，间者标本兼顾，甚者或治其标或治其本，拓宽了"急则治其标，缓则治其本"的诊治思路。无症可辨，病症错杂，病势未明，则可标本兼治；病势已明，当机立断，标急但治其标，本急专治其本，起执简驭繁之作用。医者当心存古训，细察详辨，揆度病势，因势利导，方可真悟经旨。

张　洁（潍坊市中医院）

一、"间者并行，甚者独行"的内涵

"间者并行，甚者独行"出自《素问·标本病传论》，间者，指病轻；甚者，指病重；并行，即标本同治；独行，治标或治本，单独施行。"间者并行"指病证轻浅者，应标本兼治，在病势不甚危急时，当分析标本偏颇的侧重，或治标顾本，或治本顾标，或标本齐顾。"甚者独行"，指疾病严重者，必须根据实际情况，标急独治其标，本急独治其本。所谓"急则治其标，缓则治其本"，以求治之精专，增强疗效。张介宾曰："病浅者可以兼治，故曰并行；病甚者难容杂乱，故曰独行。"

"间者并行，甚者独行"是《内经》标本缓急治则理论的具体体现，处处体现在后世医家的治疗当中。《伤寒论》《金匮要略》中亦有大量的方证体现了该理论。

（一）间者并行

《伤寒论》第 18 条曰："喘家作桂枝汤，加厚朴杏子佳。"素有咳喘宿疾，往往因外感引起喘疾发作。治疗时当新旧兼顾，标本同治，桂枝汤解肌祛风；厚朴、杏仁宣肺降气平喘，以达表解喘定之目的。现代许多慢性支气管炎急性发作之人均采用此法而收效。

又如《伤寒论》第 34 条曰："太阳病，桂枝证，医反下之，利遂不止。脉促者，表未解也，喘而汗出者，葛根黄芩黄连汤主之。"太阳病误下，里热夹表邪下利，表证未解，里热已甚，治以表里双解之剂，解表清里为治，葛根甘凉生津解表，黄芩、黄连苦寒厚肠清里热，甘草缓中。

《伤寒论》第 40 条曰："伤寒表不解，心下有水气，干呕，发热而咳，或渴，或利，或噎，或小便不利，少腹满，或喘者，小青龙汤主之。"本证外有表寒内有水饮，表里同病，病情均衡，给予发汗蠲饮，表里同治。

《伤寒论》第 163 条曰："太阳病，外证未除，而数下之，遂协热而利，利下不止，心下痞硬，表里不解者，桂枝人参汤主之。"本证为里寒兼表不解，发热下利。表里同病，治以理中汤温里，桂枝解表，形成表里双解之剂。

再如《金匮要略·腹满寒疝宿食病脉证第十》曰："病腹满，发热十日，脉浮而数，饮食如故，厚朴七物汤主之。"论述腹满里实兼表寒，表里同病，且里证重于表证，故治以表里双解。厚朴三物汤主治里实解决主要矛盾。桂枝去芍药汤治表证兼顾次要矛盾。以上条文为"间者并行"理论在"表里同病"治疗中的体现。

另《伤寒论》第397条曰："伤寒解后，虚羸少气，气逆欲吐，竹叶石膏汤主之。"论病后余热未清气阴两伤的证治，为虚实夹杂，正虚邪实。该方益气滋阴治其本，清余热顾其标，标本兼顾。又如《金匮要略·血痹虚劳病脉证并治第六》曰："虚劳诸不足，风气百疾，薯蓣丸主之。"虚劳病气血阴阳俱虚，外邪易侵入人体致病，虚劳外感，治疗时既不能单纯补虚，又不能单纯祛邪，应邪正兼顾偏于扶正，寓祛邪于扶正之中，薯蓣丸调补脾胃，扶正祛邪，补中寓散，是"标本兼治"的体现。另外《金匮要略》中"鳖甲煎丸"活血逐瘀，化痰消癥，佐以益气血，调寒热，为攻补兼施的代表方。"大黄䗪虫丸"在大剂量活血化瘀药中，佐以养血润燥之品，攻补兼施，缓中补虚，意在祛瘀不伤正，扶正不留邪。以上方剂均体现了"间者并行"理论在"虚实夹杂"疾病中的具体应用。

（二）甚者独行

《素问·病能论》治怒狂阳厥，"服以生铁落为饮"，正是取其一味生铁落，气寒质重，下气疾速，专任而力更宏。《素问·标本病传论》曰："先热而后生中满者治其标……先病而后生中满者治其标……小大不利治其标。"中满则药食之气不能行，脏腑之气无所禀；小大不利即二便不通，机体产生的废物不能排泄，两者均属危急之候，故当急则治其标。

《伤寒论》中最能体现"甚者独行"治疗原则的就是阳明、少阴三急下证。阳明三急下证表现为阳明燥实，热邪在里，消灼真阴，真阴有将竭之势，病势危急，采用大承气汤急下存阴；少阴三急下证为燥屎宿食内结，少阴肾水被戕，或少阴素亏，燥屎内结，无水舟停，表现为"口燥咽干""自利清水""腹胀不大便"。采用大承气汤泻阳明，以救肾阴。

又如《伤寒论》第93条曰："伤寒，医下之，续得下利清谷不止，身疼痛者，急当救里，后身疼痛，清便自调者，急当救表，救里宜四逆汤，救表宜桂枝汤。"论述了伤寒误下后表里缓急的治法。伤寒误下，脾肾阳衰，虽有表证，若强行解表，必致虚脱之变证，故必须急救其里，回阳救逆，补火暖土，给予四逆汤温里后大便恢复正常，里阳已复，而身疼痛仍在，为表证未罢，又急予桂枝汤调和营卫，以和其表。本条是表里同病，里急治里，先里后表的治法，又是急则治标，缓则治本，甚者独行的治法。

再如《伤寒论》第124条曰："太阳病，六七日，表证仍在，脉微而沉，反不结胸，其人发狂者，以热在下焦，少腹当硬满，小便自利者，下血乃愈。所以然者，以太阳随经，瘀热在里故也，抵当汤主之。"本条表证仍在，同时血蓄下焦，证属表里同病，治疗应该先解表后攻里，如第106条所说"其外不解者，尚未可攻，当先解其外"，但本条蓄血证急重，瘀热上攻于心，心神被扰，神志错乱，出现"发狂"表现，里急当先治里，"下血乃愈"。

《金匮要略》中亦有该治则的体现。如《金匮要略·脏腑经络先后病脉证第一》曰："夫病痼疾加以卒病，当先治其卒病，后乃治其痼疾也。"

总之，经典中大量条文说明，不论表里先后，正虚邪实，痼疾卒病，只要症状不甚危急，可标本兼顾，"间者并行"。症状危急，则单独治标或治本，"甚者独行"。仔细体会仲景方，处处蕴含着标本缓急的理论。

二、"间者并行，甚者独行"理论在临床上的应用

笔者长期从事内分泌代谢疾病的诊治工作，临床中见到最多的是糖尿病。糖尿病属中医"消渴""消瘅"等范畴。消渴之名首见于《内经》。关于消渴的病因病机，经典中亦有大量论述。《灵枢·五变》曰"五脏皆柔弱者，善病消瘅"，指出五脏虚弱是发生消渴的重要因素。《灵枢·五变》又说："怒则气上逆，胸中蓄积，血气逆流……转而为热，热则消肌肤，故为消瘅。"提出情绪失调也是致病因素。《灵枢·五味论》中说"咸走血，多食之令人渴"，强调"膏粱厚味"为消渴致病因素。在病机的认识上，《素问·阴阳别论》指出"二阳结谓之消"，阐明了胃热津伤，阳明燥结致渴的机理；《灵枢·五味论》亦记述了"瘀血致渴"的机制，"血与咸相得则凝，凝则胃中汁注之，注之则胃中竭，竭则咽路焦，故舌本干而善渴。"《金匮要略·消渴小便利淋病脉证并治第十三》论述了消渴的病机与脉证，指出："寸口脉浮而迟，浮即为虚，迟即为劳；虚则卫气不足，劳则荣气竭，趺阳脉浮而数，浮即为气，数即为消谷而大坚；气盛则溲数，溲数即坚，坚数相搏，即为消渴。"指出消渴的病机为"荣气不足，燥热内生"；"胃热亢盛，耗灼津液"，常见脉象为"寸口脉浮而迟""趺阳脉数"，属本虚标实证，并首创肾气丸与白虎加人参汤治疗本病。

纵观历代医家对消渴的论述及临床实践看出，消渴病成因复杂，表现多样，变化多端，纯实纯虚证不多见，常虚实夹杂，寒热错杂，难以用一种病机来表达，故治疗亦变化多端。"间者并行"理论随处可见，特别体现在糖尿病慢性并发症的治疗中。例如糖尿病周围神经病变，常表现为肢体感觉障碍、麻木、疼痛、发凉，多因消渴日久，气血阴阳不足，气血运行不畅，脉络痹阻所致，属本虚标实。虚多为阴津不足，气虚、阳虚，实多为瘀、痰、湿，治疗常用黄芪桂枝五物汤加减以益气养血，活血通络，标本兼治。糖尿病肾病常表现为尿频、夜尿多、水肿、怕冷、乏力、纳差、大便干，常合并蛋白尿、高血压、贫血，舌质多为淡或暗，苔白或黄厚腻，脉沉细或滑数。因患者年老体衰，病程日久伤及肾，肾之气血阴阳俱虚，在此基础上出现虚火上炎，湿热内阻，痰热内生，瘀血内阻，水饮内停等标实证，病机复杂，虚实寒热错杂，治疗上病情不太急重时标本兼治。常用知柏地黄丸、金匮肾气丸、水陆二仙丹、桑螵蛸散、金锁固精丸、抵当汤、真武汤、桃核承气汤、大黄附子汤等加减，针对不同病机辨证施治。又如糖尿病胃肠功能紊乱亦是糖尿病常见的并发症，主要表现为胃轻瘫、腹泻、

便秘。临床多见心下痞满、胃脘胀痛、纳呆、恶心、呕吐、泄泻、便秘等，多因消渴日久，脾胃气虚，运化失常，脾不升清，胃不降浊，中焦气机逆乱、升降失常，日久中阳衰败，脾肾阳虚，导致虚实夹杂、寒热并见。治疗上应给予标本兼治之法，寒热虚实并治，健脾温中、辛开苦降、和中降逆，常予半夏泻心汤、附子理中汤、小半夏汤、枳术丸、苏叶黄连汤、旋覆代赭汤等加减。再如糖尿病合并冠心病，常表现为心悸、气短、胸闷、胸痛，病机以心气虚、心阳不振为本，痰浊、瘀血阻滞为标，属本虚标实。常给予标本兼顾之剂，如生脉散、桂枝甘草汤、瓜蒌薤白半夏汤、瓜蒌薤白白酒汤、小陷胸汤等加减。

"甚者独行"理论则主要体现在糖尿病急性并发症及合并症的治疗过程中。如糖尿病酮症酸中毒是糖尿病急性并发症之一，临床表现复杂多样，开始以发热汗出、烦渴引饮、尿频量多、多食易饥、乏力、便秘、舌红少津、苔黄、脉洪大或洪数等毒热内盛证为表现，则治以解毒清热法，白虎汤合大黄黄连泻心汤加减；病情发展表现为心烦躁扰不宁、口渴、纳呆、神志恍惚、谵语、舌暗红苔薄黄、脉弦细等热扰心神证，则治以清泄肺胃、生津止渴，以调胃承气汤加减；病情进一步发展出现神志昏迷、气少息促、面色苍白、四肢厥冷、舌青紫、脉微欲绝等阴竭阳脱证，治以回阳救逆、益气固脱，以四逆散合生脉散加减。又如糖尿病肾病合并心衰者，表现为端坐呼吸、不能平卧、少尿无尿，化验检查有低蛋白血症、胸腔积液、腹水，此为阳虚不化、水饮内停，病情危重，急则治其标，攻逐水饮，可予十枣汤、葶苈大枣泻肺汤、己椒苈黄丸、甘遂半夏汤加减。糖尿病坏疽急性期，局部红肿热痛、腐烂化脓，给予五味消毒饮、大黄牡丹汤、大黄黄连泻心汤等，以清热解毒排脓。糖尿病合并呼吸道、泌尿系、胆系等急性感染时，亦应根据感染的不同部位、不同症状选用合适的方剂以清除感染，急则治标。需注意的是，"甚者独行"法所用之剂多为攻伐之品，只可暂用，不可久服，中病即止，标实之邪去除即可改为"间者并行"法或单纯固本法。并要注意时时顾护脾胃。

在"读经典、做临床、跟名师"的要求下，笔者有幸拜孙光荣、仝小林为师。仝老师主攻内分泌代谢病，他认为糖尿病的自然演变过程可分为郁、热、虚、损四个阶段。郁证阶段代表疾病早期，因过食和少动形成以食郁为先导的气血痰火湿食六郁。胃纳太过，脾运不及，土壅木郁。临床表现为肥胖、多食、不耐疲劳、精神抑郁等。热证阶段，代表疾病的发生，肥胖者在中满的基础上化生内热。此阶段表现出一派火热之象。如痰热、湿热、胃热、肠热、肝热等，临床可见易怒口苦、消谷善饥、便秘、大渴引饮。肥胖型以实热为主，消瘦型实热兼本虚。虚证阶段，代表疾病的发展。火热灼津、燥热伤阴，致气阴两伤，进而阴损及阳，阴阳两虚，同时痰浊瘀血等病理产物积聚内生。此阶段以虚为主，兼有标实。损证阶段，代表疾病的终末，因虚极而脏腑受损，或久病入络，络瘀脉损，各种并发症相继而生。郁、热、虚、损概括了糖尿病在时间和空间上的演变过程，代表了疾病发展的早、中、后、末期。针对以上病机，仝老师提出了苦酸制甜、开郁清热、调理肠胃、补虚泻实、调补虚损、活血通络等糖尿病的治则治法。仝老师对糖尿病病机治法的论述无不体现了《内经》标本缓急、虚实错杂、间者并行、甚者独行的理论。

三、"间者并行，甚者独行"的局限性与不足

大凡临床诊病，若病情单一，或"间"或"甚"，治疗或"并行"或"独行"，则临床亦简单矣。但实际临床工作中疾病的表现往往错综复杂，远不止此，"间者并行，甚者独行"理论亦有其局限性。《内经》《金匮要略》中亦有"急则治其本""缓则治其标""病在于本而求之于标"之说。

1. 急则治其本

在正气虚甚的情况下，以补益正气或针对病因、原发病为主治疗，以缓解急重症。如《金匮要略·妇人杂病脉证并治第二十二》曰："问曰：妇人病，饮食如故，烦热不得卧，而反倚息者，何也？师曰：此名转胞，不得溺也，以胞系了戾，故致此病，但利小便则愈，宜肾气丸主之。"此条讲用肾气丸治转胞，病机为肾气虚弱，膀胱气化不利，肾虚为本，小便不利为标，标虽急，但采用治本的方法，用肾气丸而愈。

2. 缓则治其标

在正气虚不甚或原发病、久病不急的情况下，以祛邪或针对继发病、新病而治疗的方法。

3. 病在于本而求之于标

《素问·汤液醪醴论》曰："帝曰：其有不从毫毛而生，五脏阳以竭也，津液充郭，其魄独居，孤精于内，气耗于外，形不可与衣相保，此四极急而动中，是气拒于内而形施于外，治之奈何？岐伯曰：平治于权衡，去宛陈莝，微动四极，温衣，缪刺其处，以复其形。开鬼门，洁净府，精以时服，五阳已布，疏涤五脏，故精自生，形自盛，骨肉相保，巨气乃平。"本段讲述水肿病，病机为"五脏阳以竭"，病在本，治不从内脏之本，而是采取"开鬼门，洁净府"之法。从表从腑治标，达到"五阳已布、精自生、形自盛、骨肉相保、巨气乃平"的理想疗效。

因此，"间"与"甚"乃相对而言，并行与独行也不是绝对的。间者亦可独行，甚者亦可并行。如体虚之人外感，若正虚不太甚，亦可先治外感，外感愈后再治体虚，而不一定非要补虚与治外感兼顾，正虚尚耐攻伐，标证急时，应先治标，若正虚已极，不耐攻伐，尽管标证也急，仍先扶正，后治标。

临床上，我们面对错综复杂的疾病，应善于分析，探求疾病本质，抓主要矛盾。切勿照搬照用，过于死板，应灵活地运用标本缓急的方法，这样可大大拓展《内经》治法在临床上的使用范围。

王琦评按

《内经》"间者并行，甚者独行"之临床运用

　　"间者并行，甚者独行"是《内经》标本治则运用的重要依据之一。《素问·标本病传论》曰："谨察间甚，以意调之，间者并行，甚者独行。"指出病情有间甚，施治分独并，即在疾病的发展过程中，各种病证呈现轻重缓急的差异性，若病证轻浅者，标本兼治；若病证急重者，标本独治，或治本，或治标，以求力专效捷。诚如张介宾所注"病浅者可以兼治，故曰并行；病甚者难容杂乱，故曰独行。盖治不精专，为法之大忌，故当加意以调之也。"后世医家提出并广为运用的"急则治其标，缓则治其本"法则即源于此。

　　《素问·标本病传论》所说的"标本"含义较狭窄，主要是从病证的先后缓急关系阐述施治的先后主次法则。众所周知，中医学中的"标本"在不同范畴内的含义是不同的。就病证与体质的关系而言，《景岳全书》曰："当识因人因证之辨。盖人者，本也；证者，标也。证随人见，成败所由。故当以因人为先，因证次之。若形气本实，则始终皆可治标；若形质原虚，则开手便当顾本。"可见体质为本，病证为标。在患病过程中，体质、疾病、证候三者从不同的角度、不同的层面反映了疾病的本质、规律与特征。我提出"辨体－辨病－辨证诊疗模式"与"主病主方论""辨体用方论"，强调辨体、辨病、辨证在临床诊疗中依据病情需要与体质状况，既可"间者并行"，三位一体，标本兼顾；也可"甚者独行"而"主病主方"治标或"辨体用方"治本。由此构成一个完整的诊疗体系，它体现了中医临床思维的多元性和复杂性特征。目前以"辨体－辨病－辨证""三辨（诊疗）模式"等关键词在 CNKI 中检索到相关论文 64 篇，涉及病种 35 个，研究结果均表明"三辨模式"的应用有助于提高临床疗效，具有可重复性、可操作性。

　　吴天敏主任医师对本命题射策于"动而不息"是自然界的根本规律，提示医家从运动变化角度研究人的生理病理活动，并成为《内经》理论体系的一大特征，即从运动变化角度把握生命、疾病规律。"间者并行，甚者独行"作为一种治疗措施，是《内经》标本治则运用的一个重要依据。对策、论策从冠心病稳定性心绞痛与不稳定性心绞痛以辨别病之间甚、分清治之独并。即对于稳定型心绞痛者"间者并行"，扶正与祛邪兼顾；对于不稳定型心绞痛甚至急剧加重者"甚者独行"，采取标急独治其标，本急

独治其本。如此可执简驭繁，纲举目张，充分体现了"间者并行，甚者独行"的临床指导意义和实践价值。作者秉承开放姿态，衷中参西，据验案以效临床，并推求师意，拓展发挥，堪称策论文之佳作。

　　关于对策、论策，王长松主任医师多有发挥：①病势的急与缓：病势急宜霹雳手段，迅速遏制病势；病势缓宜慢工缓图，务求全面兼顾。②病情的重与轻：病情重则药重而精，效专力宏；病情轻可详辨虚实，效全而稳。③病症的少与多：症状少则单刀直入，症状多则多方兼顾。④病机的纯与杂：病机单一则精当配伍，直中病机；病机复杂则复法组方，各个击破。⑤病位的浅与深：病位浅可一鼓作气，透邪外出；病位深则抽丝剥茧，综合调理。⑥病程的短与长：病程短可求速效，病程长必须稳妥。可资参考。

　　本命题尚有贾惠军主任医师等所撰策论文章有良策以答，可供读者参阅。

"寒因寒用，热因热用"
之临证发微

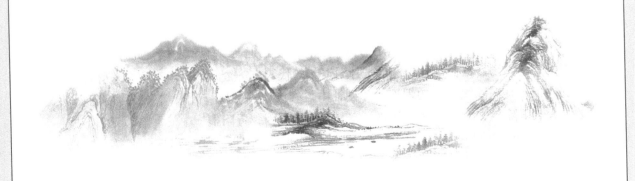

陈进春（厦门市中医院）

"寒者热之，热者寒之""治热以寒，治寒以热"，这是中医学关于治疗寒证、热证疾病的总纲，是寒热性疾病的基本治疗原则，属于"正治"范畴[1]。然人之脏腑气血阴阳盛衰不同，致病邪气有六淫、内伤之别，临床表现出来的病情就复杂多变，而非单一疾病所致单一病性，因此，《内经》也进一步提出了针对疾病病变本质的另一治则——"反治"，具体描述为"热因热用，寒因寒用，塞因塞用，通因通用"[1]。本文主要是对"热因热用"的理论学习，导师朱良春教授的临床经验及笔者运用该理论在风湿痹病中的临证心得，简要论述之。

一、渊源

"热因热用"首见于《素问·至真要大论》，曰："帝曰：何谓逆从？岐伯曰：逆者正治，从者反治，从少从多，观其事也。帝曰：反治何谓？岐伯曰：热因热用，寒因寒用，塞因塞用，通因通用，必伏其所主，而先其所因，其始则同，其终则异，可使破积，可使溃坚，可使气和，可使必已。""热因热用"指的是用温热性药物治疗有"热"的病症的方法，这里的"热"并非真热，而是真寒假热，是因寒气深聚于里，虚阳被格拒于外的假热，或阴盛阳虚，虚阳浮越于外的假热，其属于反治法，是针对真寒假热证的治疗原则，被历代医家广泛地应用于临床。如张仲景[2]在《伤寒杂病论》对四逆汤及其类方的运用，采用的就是"热因热用"法，"少阴病，下利清谷，里寒外热，手足厥逆，脉微欲绝，身反不恶寒，其人面色赤……通脉四逆汤主之。""大汗出，热不去，内拘急，四肢疼，又下利厥逆而恶寒者，四逆汤主之。""甘温除热"法是"热因热用"在临床中的一种运用[3]，《伤寒杂病论》中的"桂枝汤"，算得上是甘温除热法的第一方，其原理是运用甘温之药调理脾胃以达到退营卫不和之热，此外，张仲景所创的小建中汤、黄芪建中汤，也是甘温退热的代表方。金元大家李东垣在《脾胃论》中论述了"甘温除大热"的理论，并创补中益气汤以补脾胃、升阳气，最终使阴火得敛、大热得除[4]。甘温除热中的热，究其原理，是因脾胃阳虚、中气下陷、元阳不振、后天水火升降失调或气虚、阳虚、气血两虚等所致的阳损及阴而出现的假热。"引火归原"法是"热因热用"在临床中的另一种运用[5]，此"火"，是指"虚火""龙雷之火""浮游之火""无根之火"等，是阴不涵阳而浮越于上，或元阳（肾阳）亏虚而浮越于上，或阴寒内盛，格阳于外所致，首见于《景岳全书》，针对前者，采用的是滋阴降火中配合附子、肉桂等热药引火归原；后两者则采用温补肾阳或回阳救逆的方法引火归原。

二、朱良春教授对"热因热用"的解读

朱良春教授在临床工作中，对"热因热用"有其独特的见解。朱良春教授在应用甘温除大热法治疗劳倦内伤（包括情志、饮食、劳倦、房事不节等），以及治疗气虚，或气血两虚，或气血两虚兼夹外邪发热，兼夹血瘀发热等，均不拘于补中益气汤加味，他指出补中益气汤"升清有余而降浊不足"，要甘温除大热，应拓宽用方范围，不拘一方。临证中朱良春教授常以六君子汤为主，他认为六君子汤是"甘温平调脾胃之剂，乃补中稳妥之方"，配伍薏苡仁、桔梗、泽泻、麦冬、怀牛膝、桑白皮等，补虚退热兼能泻实，是甘温除热法的具体运用[4]。此外，朱良春教授尚提出了"热痹佐用热药"[6]，反佐亦是反治法中的一种。痹证除了外邪侵袭外，往往有阳气内虚、卫外功能不足的内因，正虚邪入是其基本病机之一[6]。热痹多因热邪袭踞经络，气血为邪所阻，壅滞经脉、关节，留滞于内，痹痛乃作；或邪气入里化热，流注经络关节而发痹病；或风寒湿邪日久缠绵不愈，邪留经脉，郁久化热，气血痹阻而成痹病。治疗本病都采用"热者寒之"的治疗原则。然热邪伤阴，煎灼津液，影响气血津液运行，热痹除了热邪内着外，尚易导致气血痹阻，更易兼夹风寒湿邪而为病，其治疗以清热为主，佐以温通化湿散寒，方可切中其复杂的病机。治疗上，朱良春教授认为，过用苦寒药物易致病邪深伏，热邪未能清，而机体已表现出寒的证候。因此，朱良春教授认为，对热痹的治疗勿过用寒凉药物，若全程采用热药佐治，可以开闭达郁，使热邪迅速得降；病变中期，防寒凉伤胃；病变后期，激发阳气，引邪外出[6]。临床上，朱良春教授治疗郁久化热之热痹，常用川乌、桂枝配伍生地黄、寒水石、知母等辛甘寒之品，达到清热开痹之功。对于清热药与温热药的药量比例，应因证制宜，视其寒象与热象之偏颇而有所偏重，不可一成不变[6]。

三、笔者临证发微

笔者长期从事中西医结合治疗风湿免疫系统疾病，结合前人及导师经验，现将本人运用"热因热用"理论指导临床案例列举如下。

案1：狼疮性肾炎

林某，女，47岁，于外院确诊"狼疮性肾炎"，并接受了糖皮质激素冲击联合环磷酰胺治疗，治疗后狼疮性肾炎已获得临床缓解，24小时尿蛋白定量小于150mg，目前激素已减至半量并已维持4周，因出现神疲乏力，要求中药调理而来就诊。刻下：神疲乏力，午后潮热，畏寒肢冷而口燥咽干、面色潮红，夜尿清长，大便尚调，舌质淡

有瘀斑，苔薄白，舌下脉络迂曲，脉沉细。治以益气温阳行血，方用加味黄芪桂枝五物汤，处方如下：黄芪 30g，桂枝 10g，淫羊藿 10g，生姜 5g，大枣 10g，菟丝子 15g，桃仁 10g，怀牛膝 15g，白芍 15g，炙甘草 3g。连服 7 剂，症状明显减轻，效不更方，续服 14 天，诸症皆减。

按： 狼疮性肾炎（LN）是系统性红斑狼疮（SLE）常见且严重的内脏损害，以肾炎为初发表现占 5%~25%，起病 5 年后出现肾炎者占 40%~75%；由 LN 所致的终末期肾衰竭是 SLE 患者的主要死亡原因之一。对于狼疮性肾炎的治疗，临床仍以激素治疗为主，但是激素为"纯阳"之品，性温燥，易损伤肾阴肾阳，长期大剂量使用激素后，易出现发热、面色潮红、皮疹、口疮等虚热象，而在撤减过程中，由于阴损及阳，机体肾上腺皮质功能尚未恢复，可表现出一派气阳亏虚为主的征象。因此，在激素撤减的中后期，可采用加味黄芪桂枝五物汤以益气温阳行血。该方以黄芪补脾气，淫羊藿温肾阳，共为君药；以桂枝温经通络，菟丝子温肾助阳，桃仁、怀牛膝活血化瘀，四者合为臣药；白芍与大枣养血和营，生姜助桂枝辛甘化阳，三者共为佐药；炙甘草调和诸药，为使药。全方共奏益气温阳行血之功。有研究表明，在糖皮质激素撤减的中后期配合使用加味黄芪桂枝五物汤，治愈率达 76.7%，复发率为 6.7%，与对照组比较差异具有统计学意义。说明在狼疮性肾炎激素撤减期配合使用加味黄芪桂枝五物汤，能明显减少系统性红斑狼疮性肾炎的复发率，具有良好的临床使用价值。

案 2：慢性肾炎

何某，女，52 岁，有慢性肾脏病史 5 年，平素面色少华，畏寒肢冷，神疲倦怠乏力，少气懒言，时有下肢浮肿，晨起为甚。近 3 周来，每日晨起则有低热，发热不恶寒，心悸健忘，失眠多梦，纳差，舌淡胖、苔白，脉细。治拟补脾益肾，益气养血。

处方：黄芪 30g，党参 15g，炒白术 15g，当归 15g，赤芍 15g，白芍 15g，川芎 15g，细辛 3g，制附子 10g，肉桂 6g，干姜 3g，枸杞子 15g，杜仲 20g。服用 1 周，即见热退，低热未作，精神渐可，症状好转，手足不冷。嘱其继续服用，气力得复，浮肿未再发作。

按： 该患者年过五旬，肝肾已亏，加之长期患病，损伤正气，脾肾亏虚，气阳虚衰，则见面色少华、畏寒肢冷等一派虚寒之象，脾阳不振，运化无权，土不治水，故有浮肿。辨证当属脾肾气阳两虚为主。而患者近 3 周出现低热，心悸健忘，失眠多梦，纳差等一派热象，根据"热者寒之"，治疗当以清热除烦，或滋阴降火为主。但是，患者此"热"并非"真热"，实因脾肾阳虚，不能散布精气，气血生化乏源，阴精亏损，虚热内生，若贸然用清热药物，不仅不能退热，还可伤正气，使病情加重。因此，治疗当补脾益肾、益气养血，拟附子理中汤加减。黄芪、党参、白术益气健脾；当归、赤芍、白芍、川芎养血活血；细辛、附子、肉桂、干姜温中祛寒；枸杞子、杜仲滋阴益肾，阴中求阳。全方补益为主，气血阴阳兼顾，同时取甘温之品，如细辛、附子、肉桂、干姜，推动阳气以生阴精，此乃"甘温除热"之法。

案 3：强直性脊柱炎

张某，男，24 岁，以"脊背疼痛 1 年，加剧 3 天"为主诉，伴脊柱活动受限，疼痛以右侧骶髂关节处明显，局部红肿、压痛，入夜尤甚，夜间痛醒，晨僵，舌红，苔黄，舌下脉络 Ⅱ°。迂曲，脉细弱。患者求诊于厦门某医院风湿科，查血沉 84mm/h，双侧骶髂关节 CT 示：双侧骶髂关节 Ⅲ° 改变，故给予"泼尼松 60mg qd，柳氮磺吡啶肠溶片 0.75g bid"控制病情，但疗效不明显，故求诊我处。考虑目前患者脊背疼痛，疼痛因寒热错杂所致，疾病根本为肾虚督空，寒邪侵袭，但表现为关节局部红肿、舌红、苔黄、脉细，实为虚热，原因为大剂量使用激素，导致阴虚火旺，故治疗上西医给予减少激素用量为 30mg qd，保留柳氮磺吡啶肠溶片，再予右归丸加减，在补阳的同时加入少许滋阴药，使阳得阴助而生化无穷。

处方：熟地黄 15g，附子 10g，肉桂 6g，山药 10g，山茱萸 10g，菟丝子 10g，鹿角胶 10g，枸杞子 10g，当归 10g，杜仲 10g，女贞子 10g，旱莲草 10g。水煎内服，7 剂，日 1 剂，分两次早晚温服。

二诊：患者疼痛缓解，但自觉精神不振，纳少，表现为脾气虚弱的证候，故给予补中益气汤加减。

处方：黄芪 15g，党参 15g，白术 10g，炙甘草 6g，当归 10g，陈皮 6g，升麻 6g，柴胡 6g，大枣 6 枚。水煎内服，7 剂，日 1 剂，分两次早晚温服。继续减少激素用量为 20mg qd。

三诊：患者疼痛能够耐受，无夜间痛醒，能一觉睡到天明，晨僵亦缓解，此时出现脊背怕冷，遇寒加重，得温痛减的表现，考虑肾阳虚的表现，故给予金匮肾气丸加淫羊藿、肉苁蓉、补骨脂等温阳药，调节免疫，同时撤除激素。

处方：熟地黄 15g，山药 10g，山茱萸 10g，泽泻 10g，茯苓 15g，牡丹皮 10g，桂枝 10g，附子 10g，淫羊藿 10g，肉苁蓉 10g，补骨脂 10g。连服 7 剂后，患者疼痛基本消失，关节怕冷的症状也改善，故续服 1 个月，患者述无脊背痛，无晨僵，无夜间痛醒，脊柱活动度一定程度上改善，基本临床治愈。

按：大偻属于比较顽固、缠绵难愈的一类疾病，尤其是一些患者在大偻的活动期，腰骶疼痛难忍，治疗尤为棘手。往往西医会使用非甾体类消炎止痛药、抗风湿病药，有的甚至会使用激素或生物制剂。临证中多采用中西医结合的方法，使患者能用中药控制病情，逐渐减少西药的用量，同时也减少了西药的毒副作用。从此病案可知，中西医结合，尤其是在激素的使用上，能起到减毒、增效的作用。现在生物制剂的广泛使用，导致一些患者在使用后出现素体虚弱、畏风、易流涕、咳嗽等感冒症状，对于这些患者，用药时多以玉屏风散化裁治疗，益气固表，提高患者的免疫力。

案 4：更年期综合征

孙某，女，51 岁，以"寐差伴阵发性烘热半年余"为主诉。患者已绝经近 1 年，半年前开始出现夜不能寐，伴胸闷气短，五心烦热，阵发性烘热汗出感，口服安定类药物可稍缓解，但易反复，逐渐加重，日睡眠时间不足 3 小时，严重影响生活质量。刻下：患者神疲乏力，五心烦热，阵发性烘热汗出，口干，时有头晕不适，夜寐差，纳可，二便尚调，舌质淡，苔白，脉沉细。证属肝肾不足，虚阳上浮。治以滋阴潜阳、安神利眠为主。方用金匮肾气丸加减，配合龙骨潜阳安神，酸枣仁、首乌藤宁心安神。

处方：熟地黄 15g，山药 10g，山茱萸 10g，泽泻 10g，茯苓 15g，牡丹皮 10g，桂枝 10g，附子 10g，龙骨 20g，酸枣仁 10g，首乌藤 30g。连服 7 剂，患者诉烘热感明显减轻，睡眠稍有改善，效不更方，在原方基础上改桂枝为肉桂 6g，加强引火归原之效，连服 14 天，日睡眠时间达 6 小时，余症皆消。

按：《素问·上古天真论》曰："七七任脉虚，太冲脉衰少，天癸竭，地道不通，故形坏而无子也。"妇女绝经前后，肾气由盛而渐衰，冲任二脉衰少，天癸也逐渐减少直至衰竭，出现绝经等现象。肾为先天之本，女子以肝为先天，肝肾不足，阴阳失调，不相维系，阴亏于下，虚阳上越，故有五心烦热、阵发性烘热汗出、口干；肾水下亏不能上制心火，心神不宁，故失眠多梦，情绪不稳。水不涵木，肝气不舒，情绪不畅，故见胸闷气短、心烦；肾阴不足，髓海不充，而有头晕时发。治疗上，不能以为热证而投凉，投凉而使阳气愈伤，使症状加重，应予金匮肾气丸为主方，取其大量滋阴药中，少佐桂枝或肉桂、附子等温阳药引火归原，使阴得阳助而泉源不竭，肝肾阴亏得滋补，上充髓海、济心火，阴阳调和，心神安定，睡眠乃平。

案 5：干燥综合征

何某，男，50 岁，因严重口眼干燥 1 年余就诊，曾就诊多家医院，给予激素口服，并曾配合中药内服调理，观其汤药，多为增液汤、沙参麦冬汤等滋阴增液之品，效果不显，转诊我院。刻下：口、眼、皮肤均干燥明显，大量饮水仍不得缓解，进食需配合汤水方可下咽，神疲气短，口舌生疮数周不解，头晕，情绪烦躁易怒，四肢末不温，腰膝时冷痛，纳可，食后易腹胀，寐差，大便稀溏，舌红胖大有齿痕，苔白厚腻，脉沉细。证属脾肾阳虚，气不化津所致，治以温补脾肾，方用附子理中丸加减。

处方：附子 10g，党参 15g，干姜 15g，炒白术 30g，炙甘草 5g，肉苁蓉 9g，熟地黄 10g，肉桂 3g，麦冬 10g。水煎内服，7 剂后，患者干燥症状改善，不配汤水即可进食，口疮明显减轻，继续巩固服用 14 剂，诸症均大减，上方加减后嘱其续服调理 2 个月，干燥诸症基本痊愈。

按：干燥综合征是一种主要累及外分泌腺体的慢性炎症性自身免疫病，以口眼干燥为特征，可累及多个系统损害。中医学多认为干燥综合征的主要病机为燥毒内盛、气阴亏虚。然临证之时，并非一成不变，辨病的同时需紧握辨证论治，本例的病机为脾肾阳虚，气不化津所致，一味地滋阴增液疗效不显，需予温补脾肾之阳方可切中病机。方中附子、肉桂味辛甘而热，补先天命门真火，以蒸动下焦气化之根，令阳生阴长，津液生焉，肉桂并可引火归原，引浮越于上的阳气下行；干姜、白术、党参温健脾阳；肉苁蓉补肾阳、益精血；配伍少许熟地黄、麦冬滋阴润燥，防温燥太过，使阳得阴助而生化无穷。诸药合用，脾肾阳虚得补，津液得化，干燥诸症得减。

四、总结

中医临床诊治原则是"以辨病为先，以辨证为主""辨病辨证相结合"，临证之时，不只是着眼于疾病的整个过程，还特别强调现阶段对疾病病机的把握，"有是证，用是药""随证遣方"，这才是辨证论治的具体体现。一旦临证，"观其脉证，知犯何逆，随证治之"，只有切中病机，才能使"热因热用"理论运用娴熟，又不至贻误病情。

参考文献

[1] 孙广仁. 中医基础理论 [M]. 2 版. 北京：中国中医药出版社，2007.

[2] 熊曼琪. 伤寒论 [M]. 2 版. 北京：中国中医药出版社，2007.

[3] 邱志济，朱建平，马璇卿. 朱良春应用甘温除大热临床经验选析——著名老中医学家朱良春临床经验（26）[J]. 辽宁中医杂志，2002（2）：70–71.

[4] 李东垣. 脾胃论 [M]. 北京：人民卫生出版社，2005.

[5] 张尊祥，石镇东，孙薇娜. 引火归原法临床应用集萃 [J]. 河南中医，2013（11）：1879–1880.

[6] 朱良春. 朱良春医集 [M]. 长沙：中南大学出版社，2006.

王忠评按

"寒因寒用，热因热用"之临证发微

本题"策问"的着眼点在于阐释"热因热用"理论源流，适应病机，证治原理，临床应用思路与方法，结合个人临床实践体现"读经典，做临床"的功力。

"热因热用"属于中医临证治法中的"从治""反治"。"反治"原则出自《素问·至真要大论》"何谓逆从？岐伯曰：逆者正治，从者反治，从少从多，观其事也"。《景岳全书·卷十》"治法有逆从，以寒热有假真也，此《内经》之旨也……夫以寒治热，以热治寒，此正治也，正即逆也；以热治热，以寒治寒，此反治也，反即从也"。反治是指所用药物的性质、作用趋向顺从病证的某些表象而治的一种治则。"热因热用、寒因寒用"采用与病证表现的假象性质相一致的方药进行治疗，故又称为"从治"。

陈进春主任医师在渊源"热因热用"理论基础上，进一步体悟了朱良春教授对"热因热用"的独特见解并总结了相关临床用药经验，如六君子汤甘温除热、"热痹佐用热药"等。结合其从事中西医结合治疗风湿免疫系统疾病临床工作，分别从狼疮性肾炎、慢性肾炎、强直性脊柱炎、更年期综合征和干燥综合征方面结合实例分析了"热因热用"的临床实践情况，取得了较好的临床疗效。常者易以知，变者应难识。进德修业，因事制宜，通其变也。故曰不通变，不足以知常；不知常，不足以通变。"观其脉证，知犯何逆，随证治之"，惟切中病机，才能使"热因热用"理论运用娴熟，效专力宏，全文言之有据，用之有理。

"浆粥入胃，泄注止，则虚者活"之应用心悟

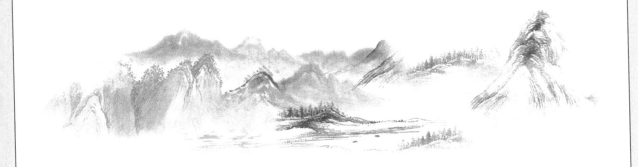

杨志旭（中国中医科学院西苑医院）

"浆粥入胃，泄注止，则虚者活"出自《素问·玉机真脏论》，曰："黄帝曰：余闻虚实以决死生，愿闻其情。岐伯曰：五实死，五虚死。帝曰：愿闻五实五虚。岐伯曰：脉盛，皮热，腹胀，前后不通，闷瞀，此谓五实。脉细，皮寒，气少，泄利前后，饮食不入，此谓五虚。帝曰：其时有生者，何也？岐伯曰：浆粥入胃，泄注止，则虚者活；身汗得后利，则实者活。此其候也。"意思是说：病重之人，经过治疗，使胃气慢慢恢复，患者就能吃些粥浆；而脾肾渐复，精气得固，则大便泄泻停止，这预示着五虚证有转好之机，所以说虚者能活。诚如《素问·玉机真脏论》云："五脏者，皆禀气于胃，胃者五脏之本也。"五脏之气，都依靠胃腑水谷的精气来营养，所以说胃是五脏之本，也即《临证指南医案》所说的"有胃气则生"。

我们自 2005 年正式成立综合 ICU 即重症监护病房以来，抢救了大量的急危重病患者，在抢救过程中，除运用先进的医疗设备和西医学手段外，还注重使用中药汤剂、非药物疗法、食疗等多种中医治疗方法，不仅明显提高了抢救成功率，而且显著提高了患者的生存质量。在运用中医治疗时，我们体会到：顾护脾胃功能，注重"胃气"的存无，在危重病患者的治疗中诚如《备急千金要方》云"胃为水谷之海，五脏六腑之大源，多气多血之冲，乃吉生死之攸关"。

一、"胃气"的内涵

1. "胃气"的概念

"胃气"一词，最早见于《黄帝内经》，《素问·平人气象论》曰："平人之常气禀于胃，胃者平人之常气也。人无胃气曰逆，逆者死。"历代医家对"胃气"概念的论述和阐释颇多，从功能区分，有胃的功能、胃肠的功能或脾胃的功能之说；从物质区分，有的认为是胃气或脾胃的精微物质，有的认为是谷气，有的指为正气，有的指为一身之气等[1]。

有关"胃气"的概念，概括起来有广义和狭义之分。广义的胃气是指人的正气，亦即后天元气，如张介宾所言"胃气者，正气也"，缪希雍说"胃气者，即后天元气也，以谷气为本"，即指脾胃运化而形成的水谷精气。胃与脾密切相关，胃主受纳水谷，需与脾之运化协同才能化生气血精微以充养全身，维持生命活动。狭义的胃气是指脾胃的生理功能，主要包括两个方面：①胃气即胃腑之气，是胃腑功能的具体体现，是胃腑生理活动的基本物质，胃气的推动和温煦作用是胃腑完成受纳和腐熟水谷生理功能的根本所在。诚如《灵枢·五味》云："胃者，五脏六腑之海也，水谷皆入于胃，五脏六腑皆禀气于胃。"②胃气即脾胃功能。脾胃是气机升降的枢纽，气机的升降出入是维持人体正常生理活动动态平衡的基础，脾胃同居于中焦，脾升则精微营养心肺，输布全身，下达肝肾；胃降则糟粕下行排出体外，从而形成一个气机升降的整体。脾与胃升降相因，燥湿相济，纳运协调，共同完成饮食物的消化吸收，以供营养于全身，故将脾胃同称为"后天之本""气血生化之源"。胃气观点亦即脾胃学说[2、3]。

2. 脾胃学说的源流

张仲景的《伤寒杂病论》，无论六经辨证论治体系，还是杂病辨证论治体系，始终都贯穿着保胃气的思想，在所记载的 112 个方中，用甘草、大枣最多，或用之甘缓补中、扶正祛邪，或用之健脾益胃、补中益气，其目的都是调养胃气，恢复脾胃功能。李东垣继承发展了仲景脾胃学术思想，提出"人以胃气为本"，"元气之充足，皆由脾胃之气无所伤，而能滋养元气"，创立了温阳升脾之说，从而形成了较为完整的脾胃学说。而朱丹溪的脾主阴升阳降说、李中梓的脾为后天之本说、叶天士的滋阴降胃说，在脾胃学说的发展中起到了承前启后的重要作用。

二、"保胃气"是危重病救治的重要环节

1. 恢复胃肠功能靠"胃气"

危重病患者的胃肠功能障碍，大多由于感染、创伤、出血、中毒等原因引起，其发生率很高，可引起其他脏器功能的相继障碍和衰竭，是危重病治疗中的难点。中医学认为，胃与大肠统属阳明，为多气多血之脏，传化物而不藏。胃肠以气机通降为顺，腑气郁滞则见相应的胃肠动力障碍症候群，主要表现为鼻饲后胃潴留明显及反流，或脘腹胀满，无矢气，不排便，或溏泻不止等。治疗的关键是固护胃气、升清降浊，可通过调理中焦脾胃、疏肝和胃、健脾益气、化食导滞等治则辨证施治。

危重病患者由于长期卧床，或留置胃管，不规则进食，或体位关系，时有呕吐、呃逆，并容易发生误吸，导致肺部感染，或感染加重、反复，不能得到彻底控制。反流和误吸与胃的受纳和降功能密切相关，诚如《素问·六微旨大论》云："出入废则神机化灭，升降息则气立孤危。故非出入，则无以生长壮老已；非升降，则无以生长化收藏。"说明胃气正常的升降出入运动，对机体正常的生命活动有重要的意义。反流和误吸的常见病机为脾胃气虚、肝胃不和、胃中积热和痰湿中阻，治疗当益气、疏肝、清热、化湿，以达健脾和胃，补中助运之目的。

2."胃气"健存是保证营养支持的基础

危重病患者由于进食受到了各种限制，同时本身疾病导致能量大量消耗，需要进行各种方式的营养支持。西医学把营养支持作为危重病患者最基本、重要的治疗措施之一。而"胃气"的健存是保证营养支持在治疗中取得最佳疗效的基础。诚如《素问·六节藏象论》云："五味入口，藏于肠胃，味有所藏，以养五气，气和而生，津液相成，神乃自生。"明确了胃气是水谷饮食化生精微气血的根本，胃气充足则胃肠功能强盛，这不仅关系到水谷的受纳和腐熟，而且关系到人体脏腑的生理活动及整个生命活动的强弱。中医学与西医学的营养支持虽然理念不同，渊源及发展各异，但都非常注重胃肠的消化吸收功能，前者谓"有胃气则生，无胃气则死"，后者云"只要肠道有功能，患者就有救了"。因此，维护患者后天之本，调理脾胃，振兴脾胃之气，使患者能进食水谷营养，气血才得以化生，否则病情必将日趋严重。

醒脾开胃，增进食欲，可选用参苓白术散、健脾丸等方药。制方遣药，还应注意选用具有升发作用的药物，如麦芽、谷芽等，以开发脾胃，活泼生机，振奋五脏功能。食疗在健脾养胃，恢复胃气方面，疗效卓著。药食两用之品如湘莲、芡实、红枣、龙眼肉、鸡子黄、黄鳝、牛乳等，培补脾胃，可于平淡之中建奇功。而最为推崇的食疗，当属粳米粥，或久沸之粳米汤，最具健脾益气、护胃养胃功效，尤其适用于久未进食的危重病患者。

三、"保胃气"在危重病救治中的具体措施

危重病的主要特点是起病急骤、来势凶猛，容易导致多器官损伤甚至衰竭。我们认为：胃气不仅是五脏六腑之本，在危重病状态下甚至是人一身之本，诚如张介宾《类经》所云："胃气者，实平人之常气，有不可以一刻无者，无则为逆，逆则死矣。"因此，"保胃气"是危重病治疗与救急的基本出发点，在危重病抢救过程中注重顾护脾胃，尽快恢复脾胃功能是提高抢救成功率、改善预后的一个关键环节。以下是我们运用"保胃气"救治危重病的一些具体措施。

1.益气健脾固胃气

脏腑之气、血、精均有赖于胃受纳的水谷精微所化生，危重病虽然涉及的脏器繁多，病机复杂，但基本都有阴阳的亏虚或衰竭。依据《金匮要略心典》"欲求阴阳之和者，必于中气，求中气之立者，必以建中也"的原则，我们运用益气健脾、建复中气的治法，以固护胃气、调和阴阳。方多选用小建中汤、黄芪建中汤、补中益气汤、理中丸等，使胃气恢复，中焦稳固，则无惧气血阴阳的上脱或下脱，犹如中流砥柱，无论病情多么危重，都有机会力挽狂澜。诚如《灵枢·终始》云"阴阳俱不足，补阳则阴竭，泻阴则阳脱，如是者可将以甘药"。

2. 和胃降逆护胃气

脾胃同居中焦，通上彻下，升清降浊，是人体气机升降的枢纽，诚如《顾氏医镜》云"升降者，病机之要也"。因此，恢复和维持气机升降出入的有序状态，使脏腑功能紊乱、气化失司的无序状态得以纠正，是危重病治疗的目标之一。我们体会，危重病者，气机逆乱，主要是胃气不降，腑气不通，从而进一步损害各脏腑功能。因而，在制方遣药时，多酌情加入和胃降逆之品，如厚朴、枳壳、砂仁、小茴香、半夏、木香等，腑实不通较重者，还可加入莱菔子、槟榔等宽肠通便之品，以使胃气恢复和降、承顺下行的正常功能。此外，非药物疗法也是疗效确切、简便易行的治疗手段。如：大黄、木香、丹参等神阙穴贴敷，具有升清降浊、促进胃肠气机复常的功效；针刺天枢、上巨虚、大横3个穴位，有健脾和胃、理气止泻之效；交替进行揉腹疗法、震腹疗法，有通腑和降之功，能明显促进胃肠动力，改善腹胀、反流等胃肠功能障碍。

3. 急下存阴保胃气

在重症监护病房，重症胰腺炎、重症肺部感染等严重脓毒症患者，时有热结阳明、腑实不通的情况发生。燥热内结，最易损伤胃气，耗伤胃阴，治必急下存阴。保胃津方能保胃气，胃津不在，则胃气无存。治疗上，"存一分津液，便有一分生机"，我们常给予小承气汤、调胃承气汤、增液承气汤等方药，以荡涤胃肠积热，急下存胃津，急下存肾液。但在急下之时，也须注意保气固中，可加生黄芪、山药、炒白术等，以防急下而致气从下脱。

四、健脾益胃治疗虚劳（重症迁延期）的体会

1. 虚劳的阐释

虚劳病名始见于《金匮要略·血痹虚劳病脉证并治第六》，又称为虚损，是以脏腑功能衰退，气血阴阳不足为主要病机的多种慢性虚弱证候的总称[4]。涉及的内容很广，可以说是中医内科中范围最广的一个病证。虚劳有因虚致病，因病成劳，或因病致虚，久虚不复成劳的不同。临床中往往以某脏气、血、阴、阳虚损为先导，由于五脏之间相生相克，在疾病的发展过程中，一脏受损，最后必将导致多个脏腑的亏损，如肝病传脾等。故虚劳病的病位在脏，并且常表现为多脏精气的亏损。

重症监护病房中危重病患者大多具有病程长、病情重、病情复杂、病死率高的特点，在疾病发展过程中常多脏腑功能受累，机体正气出现严重耗损，呈现脏腑气血阴阳严重亏虚的虚损状态。因此，经过临床积极治疗脱离急性期与危险期后，往往会经历漫长的疾病迁延期。重症患者进入迁延期后，由于脏腑功能受损，导致多个脏腑功能衰退，脏腑气血阴阳不足，患者身体虚弱，病程漫长，这与虚劳的病机特点相一致，

故重症患者迁延期属于虚劳范畴，可以参照虚劳进行辨证论治。重症迁延期患者所患疾病，大多经历了较长的患病期和治疗期，随着疾病的进展，机体阴阳气血逐渐耗伤，因此以"因病致虚，久虚不复成劳"为主。

2. 健脾益胃是治疗虚劳（重症迁延期）的关键

脾胃乃后天之本，气血生化之源，五脏皆以气血为用，脾胃虚弱，气血生化不足，五脏精气渐耗，而虚劳渐成。刘完素《素问病机气宜保命集·虚损论》中言"自上而下者，过于胃则不可治；自下而上者，过于脾则不可治"，强调了脾胃在虚劳病中的关键作用。《金匮要略·血痹虚劳病脉证并治第六》治疗虚劳病共八首方剂，其中以甘温健脾益胃为主的方剂就有五首。在临床中我们也体会到，健脾益胃是治疗虚劳（重症迁延期）的关键。治疗上主要使用黄芪、茯苓、白术、山药等健脾和中、培土生金之品，对于虚劳（重症迁延期）常见的疾病，如重症肺炎迁延期，或呼吸衰竭，需长期反复使用呼吸机，中医辨为肺脾气虚者，疗效显著，可明显增强免疫力，减少反复感染，提高生活质量。

3. 虚劳（重症迁延期）的治疗方案

作为国家中医药管理局重症医学科重点专科，我们制定了优势病种——虚劳（重症迁延期）的诊疗常规，将其分为 4 型：气血亏虚、脾胃亏虚、肝肾亏虚和心肺亏虚，其中脾胃亏虚最多见，约占虚劳（重症迁延期）患者的 65%。治疗给予益气健脾、运化中焦，方用参苓白术散加减（生晒参、炒白术、茯苓、山药、小茴香、薏苡仁、炙黄芪）。临证中，需注意：①他脏之病累及脾胃者，先治脾胃。②多脏腑同病，而脾胃为未伤者，亦须益胃固中。③慎用过于苦寒攻伐之品，以免损伤脾胃。④随气候不同而兼顾脾胃，如夏季多兼暑湿，易伤脾胃，用药时可佐荷叶、扁豆、滑石等清暑化湿之品以顾护脾胃。

五、结语

危重病患者胃气的存亡，在很大程度上决定生命的存在与否。危重病胃肠功能的特殊变化，是中医保胃气的基础所在；疾病本身消耗的营养物质有赖于胃气的化生，治疗所用的药物也需胃气纳化枢转以发挥疗效。保胃气是危重病救治的重要环节，在救治危重病患者的过程中顾护后天之本，尽快恢复胃肠功能，可事半功倍，提高抢救成功率，提升患者的生活质量，正所谓"有一分胃气，便有一分生机"。所以，"保胃气"的基本原则应该贯穿于危重病救治的始终。

参考文献

［1］吴华强."胃气"概念辨析［J］. 安徽中医临床杂志，2003，15（2）：158.
［2］路军章，杨明会. 胃气理论探析及其在临床中的应用原则［J］. 中华中医药杂志，

2005，20（4）：201-202.

［3］郝迎旭. 论《伤寒论》的保胃气思想及其临床意义［J］. 现代中医临床，2015，22（1）：5.

［4］王永炎，李明富，戴锡孟. 中医内科学［M］. 上海：上海科学技术出版社，2001.

「浆粥入胃，泄注止，则虚者活」之应用心悟

王书臣评按

"浆粥入胃，泄注止，则虚者活"之应用心悟

"浆粥入胃，泄注止，则虚者活"，本句出自《黄帝内经·素问·玉机真脏论》，是指精气内夺的五虚证，如治法得当，精气耗损停止，正气得以补益的现象，预示着虚损者的正气来复有望；为临证诊断、判断预后指出方向。

《内经》最早奠定了胃气学说的理论基础，云"有胃则生，无胃则死"，说明在中医学理论体系建立伊始，就强调了胃气之于人体的重要性，而胃与脾密切相关，胃主受纳水谷，需与脾之运化协同才能化生气血精微，以充养全身。所谓"脾为胃行其津液"。由此可见，胃之生理功能离不开脾，因此《内经》所谈的"胃气"实则包括"脾气"在内，脾胃致病如若迁延，则日久会累及五脏六腑，预后不佳，导致五虚之证。后世医家如东汉张仲景继承了《内经》重视脾胃的基本理论，《伤寒杂病论》许多方药中都用姜、枣、粳米等药，并嘱以热粥助药，顾护脾胃的思想贯穿于《伤寒杂病论》辨证施治的始终；金元四大家之一的李东垣则全面继承《内经》、仲景等有关脾胃生理、病理、辨证治疗之理论，并加以创造性发展，系统地提出了脾胃学说；明代张介宾也倡导"凡欲治病者，必须常顾胃气，胃气无损，诸可无虑"。张锡纯也在《医学衷中参西录》中说："无论何病，凡服药后饮食渐增者易治，饮食渐减者难治。"

杨志旭主任在本文中，密切结合自己的危重症专业，详细论述了脾胃学说、顾护胃气对于危重症患者的重要性，其中饮食是审察胃气的一个重要方面，危重症者，若能进"浆粥"，止泄注，则胃气尚存，化源不绝，虽病重但犹有生机。同时，文中亦提出如何通过补（补益脾胃，复建中气），和（理气宽中，以降为和），下（涤胃肠热，急下存津）诸法调节危重症患者业已虚损的脾胃功能，具有非常重要的临床指导意义。

论太阳主表及其临床意义

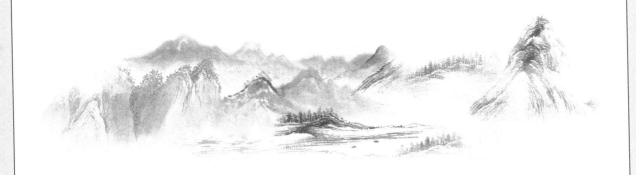

孙万森（西安交通大学医学院第二附属医院）

太阳主表古今所论甚多，作为其主流的观点有二：一是围绕足太阳膀胱经主表进行阐释，二是以《内经》"心为阳中之太阳""心布于表"论点进行阐释。但此皆论太阳主表的医学之义，而略太阳主表的本原之义；此皆分论太阳主表的经腑之义、脏腑之义，而略太阳之气的主表之义。笔者复习经典，结合临床，探讨太阳主表之自然本原之义、文化哲学之义及医学之义，探讨太阳之气的主表作用及太阳主表的临床应用。

一、太阳主表三义

太阳主表有三义，一曰自然本原之义，二曰文化哲学之义，三曰医学之义。

1. 太阳主表的自然本原之义

欲明太阳主表的自然本原之义，先明太阳之义。何为太阳？太阳即每日东方升起，西方落下的"日"，通称太阳。太阳提供给自然界的，提供给人类的是阳光，阳光普照在自然界一切可及物的表面，它带来了光明，带来了能量，带来了温暖，它是地球生命的能源来源。正因为太阳普照于自然界一切可及物的表面，为地球生命唯一的能量、热量来源，其主表的自然之义便应运而生。《素问·阴阳应象大论》言"水为阴，火为阳"，王冰说"阳气盛大，故曰太阳"，阳气者，热能也。即太阳具有人类目前能够感受到的无与伦比的盛大阳气，此阳气温暖了地球上一切物体，此即太阳主表的自然本原之义。

2. 太阳主表的文化哲学之义

太阳主表的文化之义，是远古先民关于太阳的神话传说。在人类发展的历史上，太阳作为至高无上的光辉，一直是人类顶礼膜拜的对象。中华民族的先民把自己的祖先炎帝尊为太阳神，而在西方古希腊神话中，则把万神之王宙斯的儿子尊为太阳神。神话是哲学的萌芽，太阳主表的哲学之义是指太阳的五行属性，在五行哲学中，太阳为火，火是温热的、炎上的、光明的、阳气最大的，《素问·生气通天论》言"阳气者，若天与日，失其所，则折寿而不彰，故天运当以日光明"。张景岳曰："凡天地万物之气，无往而非水火之运用，故天以日月为水火。"即太阳为五行之火，在火的作用下，其他五行应运而生，而五行之间的生克乘侮规律就成为源于自然而普适的中国哲学思维。太阳主表的文化之义和哲学之义就构成了太阳主表的文化哲学之义，它是太阳主表自然本原之义的升华。

3. 太阳主表的医学之义

太阳的自然之义和文化哲学之义反映在人体就成为太阳主表的医学之义。太阳主表的医学之义主要体现为一种医学过程，在这种医学过程中，发生具有医学意义的两种物质的相互作用。这两种具有医学意义的物质，一是具有自然性的太阳寒水之气，二是人体客观存在的经络脏腑形体结构。现分述于下。

（1）太阳寒水之气中太阳为寒水之表

太阳寒水之气为六气之一，六气即厥阴风木、少阴君火、少阳相火、太阴湿土、阳明燥金、太阳寒水。太阳寒水之气为冬之气，冬季寒冷凛冽，寒性凝滞，寒主收引，寒性清澈。但太阳寒水之气，有标本之异，《素问·六微旨大论》说"少阳之上，火气治之，中见厥阴；阳明之上，燥气治之，中见太阴；太阳之上，寒气治之，中见少阴；厥阴之上，风气治之，中见少阳；少阴之上，热气治之，中见太阳；太阴之上，湿气治之，中见阳明。所谓本也，本之下，中之见也，见之下，气之标也。本标不同，气应异象"，即三阴三阳为六气之标，风寒热湿燥火为六气之本。《素问·至真要大论》说"气有从本者，有从标本者，有不从标本者也……少阳、太阴从本；少阴、太阳从本从标；阳明、厥阴不从标本，从乎中也"，对于太阳寒水之气而言，其本为寒水，为寒，其标为太阳，为热，即太阳为寒水之标，寒水为太阳之本，太阳为热之标，标者，表也，所以太阳主表。故从太阳寒水之气而言，太阳主表。此可以解释外感风寒常有发热的现象。

（2）人体关于太阳的经络脏腑形体结构主表

人体关于太阳的经络脏腑形体结构包括太阳之经、太阳之脏、太阳之腑，其构成了太阳寒水之气作用的人体目标，是太阳寒水之气作用于人体的经络脏腑物质基础。

太阳之经主表。当人还是爬行动物时，背成为太阳阳光可及的部位，先贤对此早有认识，《素问·金匮真言论》说"言人身之阴阳，则背为阳，腹为阴"即为确证。那太阳照射人身的烙印，或者说人身对太阳的映射，或者说太阳阳气在人身的最大通路，就是我们熟知的足太阳膀胱经。足太阳膀胱经从头至足，行于人身背侧，为全身最长的经脉，《灵枢·经脉》描述其路线为："膀胱足太阳之脉，起于目内眦，上额，交巅。其支者，从巅至耳上角。其直者，从巅入络脑，还出别下项，循肩髆内，夹脊抵腰中，入循膂，络肾，属膀胱。其支者，从腰中，下夹脊，贯臀，入腘中。其支者，从髆内左右别下贯胛，夹脊内，过髀枢，循髀外，从后廉下合腘中，以下贯踹内，出外踝之后，循京骨至小指外侧。"因此足太阳膀胱经位于主表的界面，禀受自然界太阳阳气，又得人身五脏六腑之阳气源源补充，主司人身阳气，主司人身之表。生理上，足太阳膀胱经护卫人身之阳气，故《灵枢·营卫生会》言"太阴主内，太阳主外"，即手太阴肺经主营气的运行，足太阳膀胱经主卫气的运行。营气者，营养之气，与血脉同在，如《素问·痹论》云："营者，水谷之精气也。和调于五脏，洒陈于六腑，乃能入于脉也。故循脉上下，贯五脏，络六腑也。"卫气者，防卫外邪之气也，正如《灵枢·本脏》云："卫气者，所以温分肉、充皮肤、肥腠理、司开阖者也……卫气和则分肉解利，皮肤调柔，腠理致密矣。"另外，足太阳膀胱经又借风府穴和督脉相连，督脉主司全身之阳气，两经相通，使太阳膀胱经得人身阳气资助而主司人体之表之职。病理上，太阳寒水之气犯足太阳膀胱经，人身阳气受损，卫外不能，则出现太阳中风证、太阳伤寒证等异常表现。

手太阳小肠经，其经脉主要分布于上肢外侧，亦为阳表之位，如《灵枢·经脉》言："小肠手太阳之脉，起于小指之端，循手外侧上腕，出踝中，直上循臂骨下廉，出肘内侧两筋之间，上循臑外后廉，出肩解，绕肩胛，交肩上，入缺盆络心，循咽下膈，抵胃，属小肠；其支者，从缺盆循颈上颊，至目锐眦，却入耳中；其支者，别颊上𬌗抵鼻，至目内眦，斜络于颧。"古今对此经主表往往忽略。笔者认为此经主表的意义在于主上肢之表，与足太阳膀胱经主司人身背之表及下肢之表，共同构成了一个完整的太阳经主表通路，不可或缺。另外，手太阳小肠经所联系的小肠腑与心相表里，而心为主表之脏。小肠腑与心相表里，共同完成主表的功能。

太阳之脏主表。太阳之脏为心，心主表。自然界的太阳在人身的投影就是心，太阳是自然界的主宰，心在人身也有同样的地位。《素问·灵兰秘典论》言："心者，君主之官，神明出焉。"《灵枢·九针十二原》亦言："阳中之太阳，心也。"而心主表如《素问·刺禁论》言"心布于表，肾治于里"，此言心阳之气分布于表。心为君火之脏，君火明以体表，彰于颜面，故《素问·阴阳应象大论》言"南方生热，热生火，火生苦，苦生心……其在天为热，在地为火，在体为脉，在脏为心……"，《素问·六节藏象论》亦言"心者，生之本，神之变也，其华在面，其充在血脉，为阳中之太阳，通于夏气"，皆言心为主表之脏。

太阳之腑主表。太阳之腑为膀胱和小肠，膀胱和小肠主表，古今对此认识一致。生理上，膀胱内蓄水液，外应皮毛，如《灵枢·本脏》言"肾合三焦、膀胱，三焦、膀胱者，腠理毫毛其应"，又如《素问·灵兰秘典论》言"膀胱者，州都之官，津液藏焉"，膀胱所藏津液可以润泽腠理毫毛。病理上，太阳寒水之气犯于皮毛，膀胱必有异常之表现，如太阳病之膀胱蓄水证；而膀胱蓄水功能异常，腠理皮毛可有汗出异常等。膀胱和肾相表里，肾中之元阳之气可以通过经络输布于膀胱，使足太阳膀胱腑经阳气充足而主表卫外。小肠具有分清别浊功能，《素问·灵兰秘典论》言"小肠者，受盛之官，化物出焉"，其所化食物精华，在心阳的推动下输送全身，与心阳协同完成主表功能。

如此，足太阳膀胱经禀受自然界太阳之阳气而主表，膀胱腑和肾，阴阳相依，互为表里，肾阳助膀胱腑阳行使卫外温煦腠理毫毛而主表；手太阳小肠经之经亦禀受自然界太阳之阳气而主表，小肠腑和心亦阴阳相依，互为表里，心阳和小肠腑阳合二为一，行使卫外主表之功能。两条经脉及所属脏腑，阳中有阴，阴中有阳，协同发挥主表卫外作用，共同构成太阳主表的人体物质基础。

二、太阳表证三辨

太阳主表功能异常，则出现表证，临床治太阳病，须辨太阳表证。太阳表证有三辨，一辨表证部位，二辨表证性质，三辨表证临床特征。表证部位论表里，表证性质讲寒热，表证临床特征寻方证。

1. 一辨表证部位

足太阳膀胱经所经路线为表部，如头项、颈部、肩背部、脊柱部位、腰部、骶部、臀部、大腿后部、腘窝、小腿后部、足跟等皆为表部。手太阳小肠经所经路线为表部，如上肢背侧外缘、肩胛部、肩关节部、缺盆部、纵隔部及心胃部等皆可认为是表部。如从广义言，人体体表之皮肤腠理系统皆为表部，此和山西老中医刘绍武先生创"三部六病学说"中的表部概念相类。

2. 二辨表证性质

表部疾患有寒热之分。①寒者有疼痛感，如《伤寒论》第35条云"太阳病，头痛，发热，身疼，腰痛，骨节疼痛，恶风，无汗而喘者，麻黄汤主之"。其头痛、身疼、腰痛、骨节疼痛皆为寒邪犯表而致。还有第62条云"发汗后，身疼痛，脉沉迟者，桂枝加芍药生姜各一两人参三两新加汤主之"。寒者有紧束感，如《伤寒论》第14条曰："太阳病，项背强几几，反汗出恶风者，桂枝加葛根汤主之。"第20条曰："太阳病，发汗，遂漏不止，其人恶风，小便难，四肢微急，难以屈伸者，桂枝加附子汤主之。"其项背强几几，即为颈项的紧束感，而四肢微急，难以屈伸者则为四肢的紧束感。②热者有发热，如《伤寒论》第2条云"太阳病，发热，汗出，恶风，脉缓者，名为中风"。此发热为太阳表证之标热证，又有第23条曰"太阳病，得之八九日，如疟状，发热恶寒，热多寒少，其人不呕，清便欲自可，一日二三度发。脉微缓者，为欲愈也；脉微而恶寒者，此阴阳俱虚，不可更发汗、更下、更吐也；面色反有热色者，未欲解也，以其不能得小汗出，身必痒，宜桂枝麻黄各半汤"等。热者有烦躁，如《伤寒论》第38条曰"太阳中风，脉浮紧，发热，恶寒，身疼痛，不汗出而烦躁者，大青龙汤主之。若脉微弱，汗出恶风者，不可服之，服之则厥逆，筋惕肉瞤，此为逆也"。此为太阳标热被寒气内郁所致。

3. 三辨表证临床特征

即辨太阳寒水之气感于人体的病理反应，具体在临床就表现为太阳病方证。表虚寒证如桂枝汤方证，如《伤寒论》第13条之"太阳病，头痛，发热，汗出，恶风，桂枝汤主之"；表实寒证如麻黄汤方证，《伤寒论》第35条之"太阳病，头痛，发热，身疼，腰痛，骨节疼痛，恶风，无汗而喘者，麻黄汤主之"。表寒内饮证如小青龙汤方证，《伤寒论》第40条之"伤寒表不解，心下有水气，干呕，发热而咳，或渴，或利，或噎，或小便不利，少腹满，或喘者，小青龙汤主之"。表热证如麻杏甘石汤方证，《伤寒论》第63条之"发汗后，不可更行桂枝汤，汗出而喘，无大热者，可与麻黄杏仁甘草石膏汤"。葛根芩连汤方证，《伤寒论》第34条之"太阳病，桂枝证，医反下之，利遂不止。脉促者，表未解也。喘而汗出者，葛根黄芩黄连汤主之"。寒热错杂证如外寒内热证之大青龙汤证，《伤寒论》第38条曰"太阳中风，脉浮紧，发热，恶寒，身疼痛，不汗出而烦躁者，大青龙汤主之。若脉微弱，汗出恶风者，不可服之，服之则厥逆，筋惕肉𥆧，此为逆也"等。

三、太阳主表临床三用

太阳主表临床三用：一用，表证治太阳寒水之气；二用，表证治经；三用，表证治脏腑。

1. 临床一用

临床一用，表证治太阳寒水之气。太阳寒水之气外袭人体，可出现三种病证，一是太阳中风，二是太阳伤寒，三是太阳痉证。太阳中风如《伤寒论》第2条云："太阳病，发热，汗出，恶风，脉缓者，名为中风。"其治用桂枝汤，如《伤寒论》第12条曰："太阳中风，阳浮而阴弱，阳浮者，热自发，阴弱者，汗自出，啬啬恶寒，淅淅恶风，翕翕发热，鼻鸣，干呕者，桂枝汤主之。"太阳伤寒如《伤寒论》第3条曰："太阳病，或已发热，或未发热，必恶寒，体痛，呕逆，脉阴阳俱紧者，名为伤寒。"其治用麻黄汤，如《伤寒论》第35条曰："太阳病，头痛，发热，身疼，腰痛，骨节疼痛，恶风，无汗而喘者，麻黄汤主之。"太阳痉证，《金匮要略·痉湿暍病脉证第二》曰："太阳病，发热无汗，反恶寒者，名曰刚痉。"其治以葛根汤，如《伤寒论》第31条所云："太阳病，项背强几几，无汗，恶风，葛根汤主之。"又《金匮要略·痉湿暍病脉证第二》曰："太阳病，发热汗出，而不恶寒，名曰柔痉。"其治以桂枝加葛根汤或栝楼桂枝汤，如《伤寒论》第14条曰："太阳病，项背强几几，反汗出恶风者，桂枝加葛根汤主之。"《金匮要略·痉湿暍病脉证第二》曰："太阳病，其证备，身体强，几几然，脉反沉迟，此为痉，栝楼桂枝汤主之。"笔者曾治57岁梁某，女，主诉恶风畏寒2个月。2个月前因睡红外线热床而致汗出，受风出现恶风、畏寒，逐渐出现全身发凉，汗出淋漓，西医治疗无效，有一天我正下班之际来我门诊，云挂不上号，遂予之诊脉、问诊，清楚是太阳病，思中成药有何可治？突然想起桂龙咳喘宁，为桂枝龙牡汤加止咳平喘药，可以试用，遂书药名予之服用。3天后，突来门诊，云服桂龙咳喘宁一天即有效，故来求再服汤剂，恶风、畏寒乃为太阳病，汗出淋漓则为风盛所致之厥阴病，又见其舌暗红，苔薄白，脉沉细微。处以桂枝龙牡汤加减 7 剂而安。

2. 临床二用

临床二用，表证治经。经者，足太阳膀胱经，手太阳小肠经是也。足太阳膀胱经脉太阳表证，临床可表现为项背、腰、臀部及下肢后侧疼痛，足小趾麻木不用，少腹胀满，小便不利，遗尿等证，于西医学主要为脊髓、脊柱部位疾病；脑血管疾病；四肢疾病；等等，可用太阳之法治之。笔者曾治一 17 岁男孩，患吉兰 - 巴雷综合征，各种西医治疗后四肢肌力无明显恢复，遂邀余会诊。患儿已病 60 余天，住重症医学科，卧床，几不能言，四肢弛软无力，双上肢肌力Ⅰ级，双下肢肌力 0 级，低热，血压不稳定，舌淡红，苔薄黄，脉弦细数。笔者思之，乃中风痱也，虽历 60 余天，仍需宣解太阳外邪，用小续命汤加减，凡 7 诊，20 余天而康复。盖小续命汤乃由当归、川芎、麻黄、桂枝、杏仁、生石膏、炙甘草、党参、干姜等组成，内含麻黄汤及麻杏甘石汤，皆为太阳病方。又治一 68 岁男患者，患颈椎、腰椎间盘多处膨出、突出、变性，辨为太阳病之血痹证，以黄芪桂枝五物汤加味，凡 4 诊而临床症状消失。此从太阳病部位施治而取效。

3. 临床三用

临床三用，表证治脏腑。治心，心为太阳，为君火之脏，《素问·至真要大论》言"诸痛痒疮，皆属于心"，皮肤发疹等疾患，如色红，发痒，可从心论治，以清心火，利小便为治。20 余年前笔者曾治一患者，年 60 余岁，因失眠在我处调治，复诊时云头部出很多皮疹，色红而极痒，又云近日小便不利，极巧近几日我正读《内经》，遂以导赤散加地肤子、白鲜皮、赤芍、牡丹皮，5 剂头部皮疹大减，又 5 剂疹除痒止。此是初次用导赤散加减治疗皮疹，对效果甚是惊奇，但结合经典思考，便知悟许多。若外感，寒邪太盛，乘克心火致心悸者，从心太阳表证治之。笔者曾治一患者，女，患骨髓抑制症住院。早晨查房，诉昨日外感，心悸不安，发现其手按胸部，立即想起《伤寒论》第 64 条曰"发汗过多，其人叉手自冒心，心下悸，欲得按者，桂枝甘草汤主之"，第 112 条曰"伤寒，脉浮，医以火迫劫之，亡阳，必惊狂，卧起不安者，桂枝去芍药加蜀漆牡蛎龙骨救逆汤主之"。遂处以桂枝甘草汤加牡蛎、龙骨，3 剂而安。治膀胱和小肠腑。膀胱为太阳之腑，为蓄水之脏。水蓄膀胱，气化不利，变生他患。笔者曾治一 64 岁妇女，患颈椎病之头痛，伴口干、尿频，服西药效果不佳，来我处就诊。其大便不爽，舌暗，苔薄灰腻，脉沉细涩。此乃太阳头痛夹血瘀所致，处以五苓散合理中汤，凡 3 诊而愈。

四、小结

太阳主表，其意广深。其自然之义以自然界的"太阳"为意象，彰显了"太阳"的自然属性，其文化哲学之义抽象出"太阳"的特征予以演绎，上升为五行哲学，而其医学之义产生于其自然、哲学之义，是"太阳"自然、哲学之义在人体的应用。医学之义中，有主表之足太阳膀胱经和手太阳小肠经，主表之膀胱腑和小肠腑，主表之脏心，尤有太阳寒水之气中太阳为寒水之表的含义；其临床辨表证有表里之辨、寒热之辨和方证之辨，亦有表证治太阳寒水、治经、治腑及治脏之三用。虽未尽其意、其辨、其用，但足以引起更多思考。

但仅仅是太阳主表？若是如此，那阳明燥气犯人身之表部，皮毛腠理燥干之证当如何解释？少阳相火之气犯表，皮毛腠理郁热之证当如何对待？太阴湿土之气犯表，湿郁肌表当如何去除？而厥阴风木之气犯表，风滞肌表是祛风解表呀，还是祛寒解表？更有"肺主皮毛"之主表说？因此，言太阳主表，非不言阳明主表、太阴主表、少阳主表及厥阴主表，而是在此仅仅讨论太阳主表，他气是否主表有待进一步思考。

郝万山评按

论太阳主表及其临床意义

第三批优才研修项目策论"论太阳主表及其临床意义"，43分以上1篇。即西安孙万森医师的策论文，作者博览经典，结合临证，探讨了太阳主表的自然本原之义、太阳主表的文化哲学之义、太阳主表的医学之义。在太阳主表的医学之义中，从标本中气、脏腑经络形体结构两方面进行了全面论述。进而阐述了太阳主表的作用及其临床应用，其中包含了太阳表证三辨，一辨病位、二辨病性、三辨临床特征。太阳主表的临床三用，一用表证治太阳寒水之气、二用表证治经、三用表证治脏腑。既有理论分析，又有临床例证，论点明确，论据充分，资料翔实，联想广泛，思路开阔，另辟蹊径，不落窠臼。

论少阳主枢及其临床意义

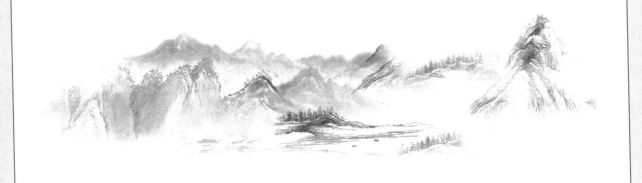

翟　磊（南阳市第一人民医院）

《素问·阴阳离合论》曰："三阳之离合也，太阳为开，阳明为阖，少阳为枢。"何谓枢机？《说文解字》曰："枢，户枢也""主发之机"。《现代汉语词典》解释为"事物的关键"。少阳为枢，主开阖，它既是病邪由表及里，病情转变的门户，也是病变由重转轻出入的枢纽，也是调节情志的场所[1]。张景岳在注释"少阳为枢"时亦提出："少阳为枢，谓阳气在表里之间，可出可入，如枢机也。"可见枢机是指气机交接转枢之地，其功能为转枢气机，使得人体气机出入有度，升降有序，开阖有法。此次优才班再研仲景《伤寒论》，对少阳病的脉证、临床表现及转归进行系统阐述之后，使吾对少阳病有了一个全面的认识，从而避免了之前拘泥于少阳为半表半里之说，而不知少阳主枢之功对临床的积极指导意义，此就所得进行阐述。

一、少阳主枢的生理意义

少阳为小阳，有阳气初生之义，正如柯韵伯所云："盖少阳为嫩阳，如日初出。"《素问·阴阳应象大论》又云："少火生气。"其中少火是指正常的具有生气之火，是维持生命活动的阳气，可见少火又属于少阳，少阳亦为物质运动的动力。太阳为开，阳明为阖，少阳位于半表半里之间，具有宣通、升发、疏调之功，故少阳为枢。

1. 少阳为表里之枢机

从表里而言，少阳位于太阳阳明之间。"少阳主春，其气半出地外，半在地中，人身之气亦如之，故主半表半里也。"（《医宗金鉴·订正伤寒论注·辨少阳病脉证并治》）太阳为表，阳明为里，少阳为半表半里，则少阳为表里之枢。从阴阳而论，《素问·阴阳离合论》曰："太阳为开，阳明为阖，少阳为枢……太阴为开，厥阴为阖，少阴为枢。"吴崑注曰："少阳在于表里之间，转输阳气。犹枢轴焉，谓之枢。"则少阳、少阴同为阴阳表里之枢。刘渡舟也明确指出："少阳主枢，除主表里之枢外，亦主阴阳之枢。"

2. 少阳为脏腑之枢

《内经》云："凡十一脏皆取决于胆。"少阳分系胆与三焦。胆系于肝，内藏精汁，协主疏泄而利胃肠。李东垣认为："胆者，少阳春升之气。春气升则万化安，故胆气春升，则余脏从之，所以十一脏皆取决于胆也。"《素问·灵兰秘典论》云："胆者，中正之官，决断出焉。"也就是说人体的神志活动及十一脏的功能活动，必基于胆气升发方可枢机运转正常。"三焦者，决渎之官，水道出焉"，说明三焦有疏通水道运行水液的作用。因此，三焦作为脏腑之间的联系、气化的播散、营卫水谷诸气周流的通路，有机地协调了各脏腑间的密切协作。

3. 少阳相火为人体动力之本

胆寄相火，相火煦布周身，充斥表里，温煦周身，生生不息，"裨补造化"。诚如唐容川所言："相火之宣布在三焦，而寄居则在胆腑。""胆中相火，如不亢烈，则为清阳之气，游行出入于上中下三焦、表里内外的任何部位，发挥其敷和形骸、暖益肤腠、推动气血"的功用，从而保持"五脏元真通畅"的生理效应，亦正和其枢之本真。

4. 少阳为人体阴阳出入之枢，掌握着全身阴阳的消长

《内经》有云："人与天地相参也，与日月相应也。"从宏观上看，少阳可转化协调天地阴阳、节气的变化。当少阳功能正常，则四季轮回，春润夏炎秋燥冬寒。反之，则出现冬雷阵阵、夏日飞雪这种反季节现象，对人体造成伤害。而人体的阴阳变化，六经的充盈之序，与自然界阴阳的转变是相符的，具体如每日子时为阴气盛极欲衰与阳气初生之日，子时后阳气逐渐增强，至午时而至最盛，之后阳收而阴长，盛阴而重阳，周而复始，而天人之间的协调相应依赖于少阳主枢的调节。

二、少阳主枢的病理变化

少阳主枢的病理依其不同的生理功能变化有特征地表现为以下几个方面。

1. 睡眠

人的睡眠是阴阳消长平衡的一个过程：阳气入阴方可入睡，阳气出阴则觉醒。《灵枢·口问》曰："阳气尽，阴气盛，则目瞑；阴气尽而阳气盛，则寤矣。"人体阴阳的消长有赖于少阳的调节，当少阳正常发挥其协调作用时，人体"阴平阳秘""阴阳自和"，并随自然昼夜更替，则睡眠安好。当少阳邪侵或枢机不利，少阳功能受损，则阴阳的转化失调。《灵枢·大惑论》云："卫气不得入于阴，常留于阳，留于阳则阳气满，阳气满则阳跷盛，不得入于阴则阴气虚，故目不瞑矣。"故失眠的基本病机即为阴阳失调，辨证治疗用药失眠时若仅拘泥于滋阴潜阳之法，而不注重少阳这一层面，有些患者会出现久治效不佳的现象。

2. 情志状态

《素问·生气通天论》曰："阳气者，精则养神，柔则养筋。"一个人的情志状态与阳气的盈虚紧密相关。人体阳气充沛，就会神采奕奕，思维活跃，反应敏捷，四肢灵活，这是阳气的特征。《素问·阴阳应象大论》曰："清阳发腠理，浊阴走五脏；清阳

实四肢，浊阴归六腑。"阳气通过"发腠理""实四肢"，给人以活跃和动力，且均需在少阳升降的调节作用之下，方可使三焦调畅，腠理充实，肢体强健。

如少阳受侵时则会阳气不宣，神失所养，则会有懒（神疲乏力）、呆（反应迟钝）、变（性格改变）、忧（悲忧）、虑（多思多虑）等一系列情志改变症状。《伤寒论》曰："伤寒五六日，中风，往来寒热，胸胁苦满，嘿嘿不欲饮食，心烦喜呕……"其中的"嘿嘿"就是外感之邪侵犯少阳，少阳升降失调表现在精神情志的一种病理状态。

3. 饮食消化

少阳不畅则枢机气郁，影响其他脏腑气机升降，易致脾胃气机升降失常而导致呕吐纳呆，大便失调。其中喜呕是少阳病的特征症状之一，究其原因离不开少阳升降功能。因此临床上往往只要少阳的特征出现，就可从少阳治之。

4. 水液代谢

《内经》有云："三焦者，决渎之官，水道出焉。"水液的输布作用与三焦功能紧密相关。三焦出现郁滞，虽有他脏调节，但水道不通则水液运行必然不畅。水液久郁积聚变为邪气可为水饮，也可郁久生热或内有热邪则生成湿热。对于临床上湿热和水饮作祟的疾病，往往治从三焦，辅以补脾健运，则可事半功倍。

5. 体温

少阳为阳气之枢，在少阳的调控下，阳气的"开""阖"顺应着自然环境阴阳变化的规律，使人体的体温和所处环境的温度保持着协调平衡。邪犯少阳之枢机不利，常见的临床证候就是寒热变化，其特点是往来寒热。成无己认为此为"邪自表传里之时，邪在表则寒，在里则热，今在半表半里之间，未有定处，故往来寒热"。但是从少阳主枢角度看，乃是少阳与自然界动态失衡产生的紊乱，少阳中邪无法控制太阳经"开"和阳明经"阖"的分寸，故时而开泻太过，体表阳气失充则为恶寒，或是时而阳明闭合太过，则阳气内蕴脏腑不得外发，则为发热。两者交而往之，则现寒热往来。临床上对于体温变动异常的很多疾病，如各种不明发热，或寒热兼杂证，以少阳论治时有奇效。

三、从和法及《伤寒论》小柴胡汤证认识少阳枢机

少阳主枢，是指抒发、调节人体一身之阳气的功能，其性生机活泼，外能达阳于表，充卫抗邪，内能调和气机，使得三焦畅通。若卫气不固，腠理不密，外邪侵袭，犯及少阳，影响少阳至枢机不利，则阳气郁闭，且受外之稽绊，故正气郁滞，三焦失畅，正气的郁遏和邪气的稽留相持于此，形成半表半里之证候。医圣仲景创小柴胡汤，正为此病机而设。

少阳主枢，如病理因素影响少阳枢机病变，势必将影响太阳和阳明生理功能的正常发挥，如门轴坏，开、关不利或不能。所以治疗少阳病主要是调枢机，即和解少阳，在《伤寒论》中集中体现在小柴胡汤系列方证中。

"汗吐下和温清补消"八法，是中医治法的基本内容，其中汗、下、和三法，就《伤寒论》而言，分别代表了太阳、阳明、少阳三阳病的治法，邪在少阳，位于半表半里，有枢机特性，汗、下均不可，只有"和"之。《素问·生气通天论》有云："凡阴阳之要，阳密乃固，两者不和，若春无秋，若冬无夏，因而和之，是谓圣度。"少阳作为枢机主宰阴阳之离合出入消长，因此对于少阳的治法当以和法为主。

小柴胡汤可以说是针对少阳的经典方，也代表了治疗少阳病的思路和组方策略。小柴胡汤由柴胡、黄芩、半夏、生姜、人参、大枣、炙甘草组成。柴胡微苦寒，能直入少阳，引生气上升而利少阳之气，善解少阳气郁而推动六腑之气。黄芩苦寒，善清少阳火热邪气，盖郁未有不化火者，火未有不由郁者。因此，柴胡、黄芩相配，一升一降，能使少阳气郁得散、火郁得发。半夏主降，《素问·六微旨大论》云："升已而降，降者谓天；降已而升，升者谓地。"盖升降未尝不相因。升降配合，时节有序，而方能出入有度。人参、大枣、生姜、炙甘草合化甘味，补胃气以助少阳枢转。如陈修园所说："少阳为枢，而所以运此枢者，胃也。小柴胡汤之参枣，是补胃中之正气以转枢。"因此小柴胡汤，即是少阳之主方。

少阳气郁，枢机不利是小柴胡汤主治病机，故与少阳气郁，枢机不利病机有关的病证，皆可用小柴胡汤解郁利枢治之。

四、少阳主枢在脑病诊疗中的意义

笔者主要从事中医脑病的诊疗工作，在临床中运用"少阳主枢"诊治往往取得理想效果。

1. 少阳主枢与脑病的关系

中医脑病包括中风、眩晕、头痛、痉证、痫证、厥证、郁证等，每种病的病机不同，但辨证总从虚实入手，实为风、火、痰、瘀之有余，虚则指气、血、阴、阳之不足，临床主要表现为虚实夹杂，或以虚为主，虚中夹实；或以实为主，实中兼虚。病位在脑，但与肝、脾、肾密切相关。而少阳枢机不利与脑病的发病密切相关。少阳枢机不利反映在三焦和胆的病理变化，导致气机升降失司和水液运行障碍。若邪犯少阳，气机升降失常，可致气郁、气滞、气逆等症；水液运行失常则生湿生痰，痰湿日久不化，阻滞经络，久可化瘀生痰，甚则蕴热化火；肝胆经气不利，疏泄失职，导致肝木克制脾土，脾胃运化无权，致气血生化乏源，阴阳失调，则五脏精华之血、六腑清阳之气不能上达清窍而致脑病的发生。气血阴阳的不足又进一步导致生痰成瘀的病理结果，阴虚、血虚、热极又可动风，故风、火、痰、瘀、虚与机体的气机失调和水液代谢紊乱相关。两者是脑病发病的重要病理基础，因此"少阳主枢"在脑病的发病中有着重要的意义。

2. 脑病治从少阳的意义

脑病的发生与少阳枢机不利，与胆和三焦的功能失职密切相关，因此治疗脑病，从少阳入手，注重调畅气机、平衡阴阳就有重要的意义。柴胡类方应用广泛，其以柴胡、生姜或干姜一对寒热相对的升提药物，配合半夏、黄芩一对寒热相对的沉降药物，一升一降，调节气机，更有人参、炙甘草、大枣等补益中焦，强健脾胃枢纽，以期达到调畅气机的目的[2]。《伤寒论》中以柴胡为名的方剂共有六首，即小柴胡汤、大柴胡汤、柴胡加芒硝汤、柴胡加龙骨牡蛎汤、柴胡桂枝汤、柴胡桂枝干姜汤。柴胡类方药在具体辨证应用中虽有特点和侧重点，或重于祛腑实，或重于祛痰湿，或重于疏风定痉，或重于健脾生津，但均有和解少阳、清利肝胆、通行三焦的功能，因此能够达到五脏并调、虚实兼治、和枢机、畅气血、扶正气、祛痰浊、泄火热、平阴阳之功效，从而使机体达到阴平阳秘的状态。因此脑病治从少阳，疏利肝胆，清利三焦就有非常重要的意义，临床从"少阳主枢"入手治疗脑病多取良效。

五、治从相火论少阳主枢的典型医案

李某，男，56岁，以"失眠20年，加重2个月"为主诉就诊。患者20年前因工作压力、家庭琐事出现入睡困难，眠中多梦，曾服用镇静类药物治疗，每晚仅能入睡2~3小时。多在情绪不好、工作紧张时出现，入睡困难逐渐加重，近2个月来因工作压力大，失眠症状更加明显，服两片安定片仍辗转反侧，每晚仅能入睡1~2个小时，伴急躁心烦，浑身乏力，遂来诊。

初诊：入睡难，头昏沉不清，视物不清，心烦急躁易怒，身乏力，夜间阵发烘热汗出，心慌胸闷，纳可，口苦，大便不爽，小便正常，舌红，苔白腻，脉沉细。无特殊病史。中医诊断：不寐，证属胆火上炎，痰热扰心。治以清热化痰，镇静安神，方以小柴胡汤合温胆汤加减。

处方：柴胡10g，黄芩9g，半夏12g，竹茹15g，枳实9g，胆南星12g，陈皮12g，茯苓12g，苍术10g，党参12g，炒酸枣仁25g，炙甘草6g。7剂，水煎服，日1剂，分两次温服。嘱患者调整心态，释放压力，积极自我减压。

二诊：服上方后，睡眠较前好转，已能入睡3~4小时，夜间汗出消失，头昏沉改善，心烦急躁消失，仍觉大便不爽、乏力。处方：守上方加生薏苡仁30g，葛根15g，远志10g，枸杞15g，7剂。

三诊：服上方后，每晚睡眠已能达到5小时左右，大便不爽、头昏沉、视物模糊、心慌胸闷、乏力症状亦明显改善，仍多梦，上方去苍术，加首乌藤 30g，珍珠母 30g，7 剂，继续服用。

按：该患者主要由于工作压力较大，加之家庭琐事致使思想过于紧张，情绪不畅，致肝气不舒，胆失疏泄，少阳枢机不畅，相火内郁不展，则会妄动越位，引动君火，君相火旺，扰动心神，造成心神不宁，入睡困难，多梦，心烦急躁等症状。方以小柴胡汤合温胆汤加减，以清热化痰，镇静安神。方中柴胡合黄芩以清肝胆之热，又能宣发肝胆气机之郁，畅达少阳枢机；柴胡味辛苦而性微寒，入肝胆经，具有轻清升散，宣透疏解的特点[3]。半夏化痰和胃；胆南星、竹茹清热化痰，除烦安神；枳实行气化痰；苍术、陈皮、茯苓共行燥湿、健脾、化痰之功，茯苓还具有宁心安神之效；党参益气生津，扶正祛邪；酸枣仁养心安神；炙甘草调和诸药。二诊，睡眠改善，仍觉大便不畅、乏力，结合舌质红，苔白腻，为湿热蕴结，葛根生津通络解身乏，合生薏苡仁清热利湿，远志安神定志，枸杞养阴柔肝、明目。三诊，大便不爽、腹胀消失，湿邪已去，故去辛温之苍术，加首乌藤、珍珠母清热安神，继续服用巩固疗效。治疗中切记不可一味清热泻火，一方面应注意顾护脾胃，以养正气；另一方面应滋养肝体，以敛肝中相火，使相火守卫，心神安宁。

笔者临证对大凡遇到枢机不利、旋转失乖、气血津液聚而为病者，均以和解透达、枢转少阳之法治之，以小柴胡汤为主方，屡验屡效。

六、结语

少阳为枢，主开阖，它既是病邪由表及里，病情转变的一道门户，也是病变由重转轻出入的枢纽，还是调节情志的场所。

"少阳为枢"之名虽出自《内经》，但少阳枢机之实却是基于《伤寒论》少阳病柴胡证而提出的，并在理论与临床发展中逐渐形成特有的概念。其义并非仅限于经络，实指少阳经腑综合功能。"枢机"这一概念的运用，进一步展示了少阳经腑在整体脏腑功能中的作用与影响。近年来，由于柴胡汤、温胆汤及类方临床运用广泛，疗效卓著，使人们对胆、少阳枢机的意义日趋瞩目。

《内经》云："升降出入，无器不有。"意即凡物之成形者，皆有气化活动存乎其中，升降出入则是气化活动表现的基本形式。然升降出入的正常与否，又与"枢"的运转状况密切相关。若人体的枢机运转正常，则生机盎然，虽病亦轻，或病重易治；反之则病重，甚至于危。故《内经》指出："出入废则神机化灭，升降息则气立孤危。"升降出入是气机的运动方式，枢机是维持气机升降出入正常的关键。之所以表里如一，阴阳通接，正是枢机转枢的结果，若枢机不利，气机受阻，则津液失和而成病。这正是少阳主枢的临床意义所在。临床此类病不乏其例，每每他药难效，其理费解。岂不知少阳邪阻枢机，枢机不得转枢气血津液，阴阳升降失乖是其内理，更是不可不知。

参考文献

［1］韩千胜，王玉．论"少阳枢机不利"［J］．光明中医，2011，26（5）：1305．

［2］梁化龙．少阴少阳枢机论治异同论［J］．河南中医，2008，28（4）：12．

［3］李然，刘立萍，李海波．论少阳枢机不利与肝癌的关系［J］．中国中医基础医学杂志，2011，17（11）：1183．

魏丹霞（昆明市中医医院）

枢，《说文解字》曰"户枢也"，《易·系辞》曰"制动之主"，引申为中心、关键。中医学中"枢"的概念源于《内经》，指枢是气血阴阳交接之关键。郭子光，字茂南，首届国医大师，在伤寒方面贡献卓越，业界称为伤寒达人。其依据《伤寒论》四逆散组方配伍提出了"厥阴少阳为枢"理论，指导后学临证实践，四逆散一方化生多变，收到较好效果。

一、四逆散所属六经病位之争

《伤寒论》第318条曰："少阴病，四逆，其人或咳，或悸，或小便不利，或腹中痛，或泄利下重者，四逆散主之。"历代医家对本条文颇有争议，李中梓曰："此证虽云四逆，必不甚冷，或指头微温，或脉不沉微，乃阴中涵阳之证，惟气不得宣通，是以逆冷。"抑或如第339条曰"指头寒"，虽云四肢逆冷，但必不甚冷，或手足肘膝以下逆冷而指头微温，或四肢都未出现逆冷等寒象，仅仅在阴阳经络气血交接的手指（足趾）末端出现指（趾）头寒凉等微症而已。郭老认为第318条所云"四逆"，亦非少阴病阳衰阴寒内盛之四肢逆冷；第四版《伤寒论选读》、第七版《伤寒论讲义》将其列入厥阴病篇之气郁致厥证。解释为虽言"少阴病"，应为与少阴病阳衰阴寒四逆汤证有相似之证，且是由少阴发展演变而来，其实其病位已经变出少阴。

部分学者分析认为，如果第318条确属少阴病，四肢逆冷则为少阴病阳衰阴寒的或然症，那么应该用四逆汤，而非四逆散以凉药而治其寒也，徒损无益。吴崑曰："盖伤寒以阳为主，四逆有阴进之象，若复用苦寒之药下之，则阳益亏矣，是在所忌。"

郭老《伤寒论汤证新编》言："本条言少阴病，主要有四逆一症而得名。然此四逆，绝非寒厥、热厥之厥逆，乃是阳气郁于里，不能达于四肢，即所谓气郁致厥。'其人'以下各症均为气机不疏所引起……涉及上中下三焦，上焦气郁或咳或悸，中焦气郁或腹中痛或泄利下重，下焦气郁小便不利，故主以四逆散调气机之郁滞。"[1]

二、郭老"厥阴少阳为枢"分析四逆散证

郭老最为推崇《医宗金鉴·订正伤寒论注》[2]之说，曰："方名四逆散，与四逆汤均治手足逆冷，但四逆汤治阴邪寒厥，此则治阳邪热厥。热厥者，三阳传厥阴合病

也。太阳厥阴，麻黄升麻汤、甘草干姜汤也；阳明厥阴，白虎汤、大承气汤证也。此则少阳厥阴，故君柴胡以疏肝之阳，臣芍药以泻肝之阴，佐甘草以缓肝之气，使枳实以破肝之逆。三物得柴胡，外走少阳之阳，内走厥阴之阴，则肝胆疏泄之性遂，而厥可通也。"

郭老认为人体是一个有机的整体，人体以五脏为核心，脏腑一阴一阳相为表里，厥阴肝木与少阳胆经，厥阴心包与少阳三焦，是通过"气"的交接转化互为表里的，气是厥阴风木化为少阳相火，风火相煽的中间媒介。《内经》云："少阳之上，火气治之，中见厥阴……厥阴之上，风气治之，中见少阳。"足厥阴肝经为阴尽阳生阶段，阴阳气不相顺接，不仅厥阴风木之气会被郁滞，阳郁不升，四肢不温，出现"四逆"，而且厥阴少阳两经之间经气的正常交接转换的功能活动发挥失常，气的出入秩序紊乱，更会殃及少阳一阳之气。少阳三焦气机阻在上焦引起肺气不宣，心气不调，则或咳或悸；阻在中焦引起肝脾不和，气机不调，则胸胁满闷，疼痛，腹中痛，或泻痢下重；阻在下焦引起气化不行，则小便不利。故四逆散方证根本病机为气郁致厥，阴阳不相顺接。他强调这是与四逆汤证之无热恶寒，脉微欲绝，但欲寐，厥逆下利及白虎汤证之四肢厥逆，但胸腹灼热，恶热烦躁，口渴，便秘，脉沉数不同的根本。同理，河南易建华[3]也认为，四逆散病属少阳厥阴，一方面是足厥阴肝经之阴阳的顺接受到干扰；另一方面厥阴之一阴出为少阴一阳的机转受到干扰，从而影响阴阳气血水火的正常输布，同时亦挟其病理产物为患，进而影响三焦道路及其与三焦相互交接连属的各脏腑的功能失调，以致诸症丛生。

郭老四逆散组方分析：《医宗金鉴·订正伤寒论注》曰："既无可温之寒，又无可下之热，惟宜疏畅其阳，内走厥阴之阴，则肝胆疏泄之性遂，而厥可通也。"郭老认为，本证病位在厥阴，殃及少阳，病程较长，虚实互见，寒热错杂，病情易反复。因此，不可再行大寒之品清下，只宜透里达表、因势利导。四逆散方中柴胡入肝经，既可疏肝解郁，又可升清阳，引阴从阳，顺接阴阳。配枳实"一升一降"，通利少阳三焦气机，助脾散精；配芍药"一气一血"，既补养肝血，又调达肝气，还可使柴胡之升散及枳实之破气而无耗伤阴血之弊；甘草调中，与芍药相配，正如《伤寒论》第29条曰"若厥愈足温者，更作芍药甘草汤与之，其脚即伸"；第30条曰"夜半阳气还，两足当热，胫尚微拘急，重与芍药甘草汤，尔乃胫伸"，芍药甘草汤理气和血，以阴调阳，使气血调和。四药等分相合，平正通达，少阳厥阴枢机运转，气机宣畅。阳气通而气血行，阴阳调而水火济，三焦气通，阴阳气血和则四肢温矣。

三、"少阴厥阴为枢"四逆散化裁临床举隅

1. 郭老"当柏四逆散"治疗老年睾丸肿痛

郝某，男，90岁，反复睾丸肿痛，痛扯少腹，小便不利，腹满，口淡无味2个月来诊。郭老示教，本案患者年过九旬，睾丸肿痛，潮湿，痛连少腹为其之痛楚。足厥阴肝经循少腹，络阴器，故病位在肝经；观其舌，质淡暗苔微腻，舌底脉络迂曲，脉弦细，病性夹湿夹瘀，邪阻肝脉，不通则痛；厥阴肝经阳气郁结，阴不出阳，少阳三焦气机受阻。邪困中焦，故口淡无味，纳食不香；邪困下焦，则小便不利，此之《难经》曰："假令得肝脉……其病：四肢满，闭淋，溲便难，转筋。有是者肝也，无是者非也。"现正值6月西蜀盛夏，老人四末不温，阳郁于内，非四逆散之"四逆"莫属。

郭老治以"当柏四逆散"，处方：当归10g，黄柏20g，柴胡10g，白芍20g，枳实10g，炙甘草5g，牡丹皮15g，白花蛇舌草30g，荔枝核10g。"四逆散"调厥阴少阳之开阖，阴顺入阳，其气机得畅。由于年老夹瘀，加当归活血补血，正如周学海在《读医随笔》中云："和肝者，伸其郁也，开其结也，或行血，或化血。"与四逆散合用，则疏肝解郁，活血通络。黄柏、白花蛇舌草燥湿，清下焦郁热。牡丹皮，《医学入门》曰"泻伏火，养真血气，破结蓄"，具有清热、凉血、和血、消瘀之功。荔枝核功能温中、理气、止痛，为治寒疝腹痛，睾丸肿痛之要药。诸药合用6剂，直捣阴阳寒热虚实错杂之病机，厥阴少阳枢机得调，湿热渐除。

2. 郭老"青乌四逆散"治疗无石肾绞痛

赵某，女，42岁，月经后期突发左侧腰痛阵作，痛不可忍牵至少腹，恶心1周，2次B超提示左肾盂轻度积水，未见阳性结石影。郭老示教，本案患者女性，查其四末冰冷，脉弦，脉证合参，邪在足厥阴肝经、手少阳胆经。由于月经后期，阴血不足，厥阴空虚易引邪入经，精血同源，肝肾同源，腰为肾之府，不通则痛；厥阴少阳互为表里，阴阳枢机不利，胆经气郁化火，故见烦躁不安、恶心欲呕；厥阴少阳枢机不利，阴不出阳，故四末厥逆。

郭老治以"青乌四逆散"，处方：青皮12g，台乌12g，炒柴胡12g，白芍30g，枳实10g，甘草6g，红藤20g，生姜2片。"四逆散"使其厥阴少阳枢机运转，阴顺入阳，诸证自解。青皮长于疏肝破气，散结化滞。台乌具有顺气、开郁、散寒、止痛之功，《本草通玄》曰"理七情郁结，气血凝停，霍乱吐泻，痰食稽留"，《玉楸药解》曰"破瘀泄满，止痛消胀"。红藤具有活血通络，败毒散瘀之力。生姜有"呕家圣药"之美誉，能和胃止呕。本案中年女性，由于月经后期，营血亏虚，病在肝经，"肝藏血，血舍魂"，故重用芍药养血和营，缓急止痛，芍药更是滋阴补血之上品。诸药合用，调厥阴少阳气血阴阳之枢机，行气活血，养肝柔肝，1剂痛止，连服3剂，阴血得充，厥阴

少阳枢机通利，不再反复。

四、总结

"枢"之病，病在半表半里、阴阳交接之地，既不可汗，又不可下，则用"和法"为治则，以恢复其枢机的作用。《读医随笔》曰："凡脏腑十二经络之气化，皆必借肝胆之气化以鼓舞之，始能调畅而不病。"气血的正常运行是阳气正常输布的前提，肝胆内寄相火，又具升发之性，能够调畅全身气机，推动血液的运行。《血证论·脏腑病机论》曰："木气冲和条达，不致遏郁，则血脉得畅。"郭老从"四逆散"方证阐述了"厥阴少阳为枢"的理论，认为四逆散可调厥阴少阳之枢，非治寒厥或热厥，而在于疏达清阳，凡阴不能顺接于阳之杂病，均可用此方加减治之。

参考文献

［1］郭子光，冯显逊. 伤寒论汤证新编［M］. 上海：上海科学技术出版社，1983.

［2］清代吴谦编，郑金生整理. 医宗金鉴（上册）［M］. 北京：人民卫生出版社，2006.

［3］易建华，易华，张玉婷，等. 试论"少阳厥阴四逆散"［J］. 中国中医药现代远程教育，2015，13（6）：12.

王亚丽（陕西中医药大学）

一、枢机及"少阳主枢"的含义

（一）何为"枢机"

"枢机"作为中医概念被提出大约是在明代，是指气机交接转枢之地。而对于"枢"这个具有调控作用的名词，在《说文解字》中解为"户枢"，也就是通俗所谓的"门轴"，主司门户之闭启。《尔雅·释宫》云："枢谓之椳，又制动之主，曰枢机。"《辞海》将"枢机"解释为"事物运动的关键"。由此可见，"枢机"在气机交接转换运行当中所起的重要作用则毋庸置疑。倘若枢机灵动调畅，则气机出入正常，开阖有度，升降自如。而且"枢机"除上述含义之外，还需要周而复始、运动不息地循环往复运行，犹如"户枢不蠹，流水不腐"。否则，诸多变证纷纷而起。

（二）"少阳主枢"的含义

《素问·阴阳离合论》云："是故三阳之离合也，太阳为开，阳明为阖，少阳为枢，三经者，不得相失也。"这是对"少阳为枢"明确的记载。明代张景岳在注解"少阳为枢"时曾提出："少阳为枢，谓阳气在表里之间，可出可入，如枢机也。"伤寒大家刘渡舟更明确地指出："少阳经脉行于身侧，居于太阳阳明两经之间，外则从太阳之开，内则从阳明之阖，从而起到枢机的作用。"即指出少阳位于太阳之表与阳明之里之间，是连接表里的枢纽位置。《素问·阴阳类论》云"一阳者，少阳也""一阳为游部"，说明"少阳枢"是人体生生不息的初生之阳，依赖枢机转动，不做片刻停留歇止。从生理功能上看，其主要通过经络及其络属的脏腑肝胆及孤腑三焦，作为气机调节的链条，沟通表里，使气机达到平衡和稳定。学者吴风全[1]等人将少阳主枢的生理功能概括为三个方面：即表里出入之枢、阴阳虚实之枢、上下升降之枢。学者张志军[2]等对少阳枢机如何发挥作用的原理演绎如下：①少阳外联太阳藩篱，为人体阳气出入的总枢纽，控制着阳气的出入；②少阳同时又是人体气机升降之枢；③少阳是人体阴阳出入之枢，掌控着全身阴阳的消长。总而言之，少阳枢机具有疏通、调节表里内外的作用，进而维持正常的脏腑经络功能。

"少阳主枢"的实质为枢转气机，借助对全身气机的调节，而使脏腑行其道，而展其用。枢机是否通利可谓牵一发而动全身。故《素问·六微旨大论》云"升降出入，无器不有""出入废则神机化灭，升降息则气立孤危"。

二、少阳枢机的范畴

笔者认为，少阳枢机应该是一个具备调节能力的内在网络体系，诸如功能单元或功能系统，而非单独的某一个独立的脏腑。枢机内在路径主要应该包括有关经络及脏腑等集结而成的网络体系。

（一）经络归属

1. 足少阳胆经

足少阳胆经是少阳枢机的重要组成部分。该经循行路线起于眼外角，上达额角部，下行至耳后风池穴，再由颈侧经肩，进入锁骨上窝。直行脉再走行到腋下，沿着胸腹侧面，在髋关节与眼外角支脉会合，后沿下肢外侧中线下行。再经外踝前，沿足背行至足第四趾外侧端的窍阴穴处。足少阳胆经共有三个分支：一支从耳风池穴穿过耳中，经耳前到眼角外；另一支从外眼角分出，下走大迎穴，与手少阳三焦经会合于目眶下，下经颊车和颈部进入锁骨上窝，继续下行胸中，穿过膈肌，络肝属胆；还有一支从足背临泣穴分出，沿第1~2跖骨间到大拇指甲后的大敦穴处，与足厥阴肝经交。

从足少阳胆经的循行路线可以看出（图1），其循行在身体的侧面部位，与手少阳三焦经和足厥阴肝经在分支处交汇。而且对于行使"少阳主枢"的作用，在《伤寒论》中以足少阳胆经的意义更为突出，如吴崑云："少阳在于表里之间，转斡阳气，犹枢轴焉，谓之枢。""少阳多气少血"是相对于《素问·血气形志》曰"太阳常多血少气，少阳常少血多气，阳明常多气多血，少阴常少血多气，厥阴常多血少气，太阴常多气少血"而言，说明在六经辨证中，足少阳胆经总以调理气机为主，以斡旋阳气、沟通表里为贵。

2. 手少阳三焦经

《灵枢·经脉》曰："三焦手少阳之脉，起于小指次指之端，上出两指之间，循手表腕，出臂外两骨之间，上贯肘，循臑外上肩，而交出足少阳之后，入缺盆，布膻中，散络心包，下膈，循属三焦。其支者，从膻中上出缺盆，上项，系耳后，直上出耳上角，以屈下颊至𪙥；其支者，从耳后入耳中，出走耳前，过客主人前，交颊，至目锐眦。"从手少阳三焦经的循行路径可以看出（图2），其除与足少阳胆经交汇外，与其他经络的单一络属关系明显不同，它既"散络心包"，又"循属三焦"，这种网络状的分布为三焦主持水液代谢提供了先决条件和经络基础。

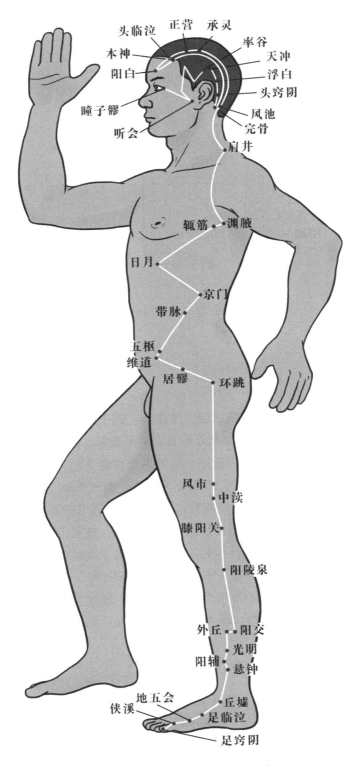

图 1 足少阳胆经循行路线

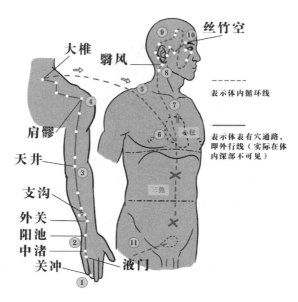

图2　手少阳三焦经循行路线

（二）脏腑归属

1. 胆

《灵枢·本输》曰："胆者，中精之府。"《难经·四十二难》云：胆内"盛精汁三合"。胆属六腑之一，又属奇恒之腑。从外形看，胆呈囊形，附于肝之短叶间，与肝相连。肝和胆又有经脉相互络属，互为表里。胆的主要功能为贮存和排泄胆汁，并参与饮食物的消化。李东垣认为："胆者，少阳春升之气。春气升则万物安，故胆气春升则余脏从之……中焦胆腑内藏精汁，既能升清，又可降浊，其升降之性能够调达中土，助脾胃布散，精微上输，又使糟粕下传，达到升清降浊，疏利中土。"从胆的功能看，助消化，能升能降，具有调节气机转枢的功能，而且其主决断功能与心主神志密切相关。《素问·灵兰秘典论》说："胆者，中正之官，决断出焉。"所以在临床上，胆病常现心悸不宁，惊恐畏惧，嗜睡或不眠等症。如《灵枢·邪气脏腑病形》说："胆病者，善太息，口苦，呕宿汁，心下澹澹，恐人将捕之。"因此，临证凡遇心悸怔忡等心胆虚怯者，均可从胆论治。

2. 三焦

三焦历来是医家讨论最多的，对其概念的内涵外延长久以来争论纷纷且莫衷一是[3]。中医界多数人比较认同的是：三焦并非一个独立的脏腑器官，而是用以划分人体部位及内脏的特殊概念。明代张景岳在其《类经·藏象类》中指出"三焦者，确有一腑，盖脏腑之外，躯壳之内，包罗诸脏，一腔之大腑也"，故三焦有"孤府"之称，近代有学者称其"膜系统"，在身体的水液代谢方面有重要的作用。如《素问·灵兰秘典论》载"三焦者，决渎之官，水道出焉"；《灵枢·本输》又云"三焦者，中渎之腑也，水道出焉，属膀胱，是孤之腑也，是六腑之所与合者"。由此可见，三焦乃是全身水液运行的道路，故说"上焦如雾、中焦如沤、下焦如渎"。而《难经·三十一难》亦云："三焦者，水谷之道路，气之所终始也。"可见三焦不仅是人体气液代谢的主要途径，也是人体气化的动力。

如果三焦及其经络功能正常，则能推动人体的气血、水湿在体内通畅疏泄敷布，这也是"少阳主枢"主旨的具体体现。

3. 肝

肝属风木之脏，主疏泄而藏血，其性升发，喜条达而恶抑郁，在体主筋，在志主怒，开窍于目，与胆相表里。肝以血为体，以气为用，故曰其"体阴而用阳"，肝集阴阳气血于一处，为阴阳统一之体。其病理变化复杂多端，每易形成肝气抑郁，郁久化火，肝阳上亢等证候变化。《素问·六微旨大论》云："气之升降，天地之更用也。"这与肝主升发条达而忌抑郁之本性相一致，《难经·二十三难》曰："经脉者，行血气，通阴阳，以营于身者也，其始从中焦……注足少阳、厥阴，厥阴复还注手太阴。"总之，从肝"体阴用阳"及"主疏泄条达"的特点，无不表现其和升降出入及气机代谢密切相关。故唐军伟[4]等学者认为："肝既为阴阳之枢，亦为气机升降出入之枢，其枢转、交接的功能主要借助肝升发之性而发挥，体现在升发元气、水谷精气、营卫之气及协调下降肺气、六腑浊气。"

三、少阳枢机与郁证的关系

（一）郁证的概念与渊源

1. 郁证的概念

郁者，滞而不通之意。主要指各种生理病理物质聚集不得发越所引起的病证。临床多见于因情志不和、气郁不伸而导致的气滞、血瘀等扰动脏腑功能失和、损伤脑神的一类疾病。郁证可轻可重，临床表现多样。尤其近年来随着工作和生活压力的增大，郁证患者及因郁而引发他病的患者已经成为一个不容忽视的庞大群体，值得引起我们高度关注。

2. 郁证的渊源

郁证是临床常见病，最早属于《内经》中所提"胜、复、郁、发"四病之一。从治疗上，《素问·六元正纪大论》提出著名的"五郁"治则，即"木郁达之，火郁发之，土郁夺之，金郁泄之，水郁折之"。而对郁证理论阐述最为完备和最有影响的医家莫过于元代朱丹溪，他在前人五郁理论的基础上，提出了"气、湿、痰、热、食、血"六郁观，并倡导"凡郁皆在中焦"的学术思想，所创立的治郁名方"越鞠丸"为历代医家所推崇。

与"少阳主枢"相呼应，郁证产生的根本在于气机不利。越鞠丸核心的组方机理在于调理气机，疏散郁结，故该方也被视为调理枢机的代表方之一。对于郁证发生发展的机制，明代赵献可在《医贯·郁病论》中做了更加具体的描述，曰："谓气郁而湿滞，湿滞而成热，热郁而成痰，痰滞而血不行，血滞而食不消化，此六者相因为病者也。"且赵氏独重木郁，认为"凡郁皆肝病"。迨至虞抟《医学正传》中，将"郁证"作为正式病证名称列出并应用至今。

从上述这些对郁证日臻完善的理论认知可以看出，人们不仅从狭义的概念认识郁证，而且逐步从广义的角度认识郁的内涵，以及它对于其他疾病和身体的交互影响。这将有助于从调整气机、调畅枢机角度开展对郁证的治疗和预防。

（二）少阳枢机不利对郁证的影响

郁证的形成，究其源头在于气机不利，气血失和。正如朱丹溪谓："气血冲和，百病不生，一有怫郁，诸病生焉。故人身诸病，多生于郁。"在此认识的基础上，戴思恭更进一步对郁证的病因病机进行了阐述："郁者，结聚而不得发越也。当升者不得升，当降者不得降，当变化者不得变化也。"清代吴澄《不居集》云："百病皆生于郁，故凡病之属郁者，十常八九。"由此可见，形成郁证的主要因素在于气机不畅、升降失司等宣展异常，而少阳主枢的重要作用就是主持气机、阴阳、升降等运行的正常有序。故可以认为郁证产生的路径为少阳枢机不利—气机运行失常—升降失司—不得发越—形成郁证。

虽然亦有医家认为[5、6]郁证与脾胃中焦的功能失常关系密切，但肝胆及三焦的疏泄和调节作用却至关重要。一旦手足少阳经及其所属脏腑枢机不利，肝胆疏泄受阻，三焦通调之功受阻，则导致气机不畅，影响气血、水湿、阴阳等诸多代谢功能失衡，并可导致脾胃升降不调。周学海《读医随笔》谓："凡脏腑十二经之气化，皆必借肝胆之气化以鼓舞之，始能调畅而不病。"并指出："世谓脾为升降之本，非也。脾者，升降所由之径；肝者，升降发始之根也。"可见，肝对于郁证的形成亦有举足轻重的影响。上述理论不但是对肝主升、主动、主疏泄、主藏血等功能的总结，也是对肝与脾之间相互为用状态的强调。反过来看，若肝气运行失常，不但可以致本脏郁结而病，更对他脏有危害，正如《知医必辨》所云"他脏有病不过自病……惟肝一病即延及他脏"，结合临床实际可知，这也是郁证的病机特点之一。从郁证的临床症状来看，《伤寒论》中所描绘的小柴胡汤证"胸胁苦满，默默不欲饮食，心烦喜呕"等表现与少阳枢机不利而产生的郁证有很多相近之处。

综上所述，郁证发病之因虽广，临床见症纷杂，但总以七情不畅为先导和主症。

一言以蔽之，枢机不利正是郁证发生的内在关键，"枢－路一体"的代谢传导网络调控若失去平衡，进而影响脏腑气机、水湿、气血、营养精微不得敷布和阴阳不能发越伸展，日久则成致郁源头。郁证的形成，以诸多不得发越的状态为前提，加上外在因素诸如心理压力过大、女性随生理周期的情绪波动、春季阳气升发等影响，往往容易导致或诱发郁证发生。笔者以为：枢机外虽无形，然内化有度，对于气机出入升降而言，犹如"钥－锁"之间的关系，在人体内在功能的平衡上有着"四两拨千斤"的意义。

四、调畅枢机与郁证的临床治疗

（一）气是郁证之主因

《素问·举痛论》曰："怒则气上，喜则气缓，悲则气消……思则气结。"说明疾病的产生和气机运行失常关系最为密切，所谓"百病皆生于气也"。这是对因气机失常而导致发病较客观全面的评价。虽然，按照不同的脏腑、不同的发病因素来分类，郁证的表现也会各有偏重，但无不以气郁为郁证的先导因素。故不论郁证产生的时间和症状有多大差异，其肇始的因素总以气郁为基础，故笔者相较于临床患者诊治的实际思路，认为气郁是郁证之首因。诚如何梦瑶所言："丹溪分六郁……大要以理气为主，盖气滞则血亦滞，而饮食不行，痰湿停积，郁而成火，气行则数者皆行，故所重在气，不易之理也。"这也是历代医家在郁证的治疗上首当"治气"的缘由和根据。

（二）肝是郁证之主脏

肝为刚脏，主疏泄，升、动、通是其功能正常的三个要素。肝的疏泄功能正常与否对升降出入影响尤大。肝主情志之怒，如恚怒、烦恼、忧伤等情绪缓解不良，则易导致肝失条达，气机不畅。肝郁则木气克伐脾土，或木火刑金，使其他诸脏直接或间接受害。古人有"肝为五脏之贼"的说法，在于肝体阴用阳，若肝血不足，肝失其度，攻冲激烈，克伐无度而戕害他脏。故邵新甫在《临证指南医案》一书的按语中指出："肝者将军之官，相火内寄，得真水以涵濡；真气以制伏，木火遂生生之机，若情志不舒则生郁，谋虑过度则自竭，斯罢极之本，从中变火，攻冲激烈，升之不熄为风阳，抑而不透为郁气。脘胁胀闷，眩晕猝厥，呕逆淋闭，狂躁见红，由是来矣。古人虽分肝风、肝气、肝火之殊，其实同出一源。"此段论述，精辟地总结和梳理了肝为郁证之主脏的机理。同时，由于肝胆相互表里，《内经》云："凡十一脏取决于胆也。"其说明肝气的条达疏泄尚有赖于胆气的升发通畅，究其源头更在于"少阳主枢"这个关键所在。所以，治疗郁证的方法，从脏腑辨证的角度看，"治肝"应当作为核心的脏腑靶向。

（三）郁证治疗策略

1. 治郁主法

汗、吐、下、和、温、清、消、补八法是临床治疗疾病的总法。但郁证的形成，尤其初期当属于"无形之实证"，从症状表现来看，口苦、胸胁胀痛、叹息、多怒等看均属于实证之象，但从根本上分析，郁证产生根于气机不畅，枢机不利，故治郁之法宜"和"、宜"调"、宜"宣"，而忌大下、大寒、大汗及大吐等针对有形之实的治法，这也是针对"枢机"调控的权宜之法。

2. 治郁主方

根据郁证的主因、主证、主脏，宜以疏肝解郁、和解少阳为大法。小柴胡汤、越鞠丸、逍遥丸等以调气、疏肝、和解为大法的方剂皆可应用于对郁证的治疗。伤寒大家刘渡舟教授认为："小柴胡汤……此方能升能散，能开能阖，祛邪而又扶正。"小柴胡汤还因其独特的疗效而被柯韵伯喻为"少阳枢机之剂，和解表里之总方也"。说明该（类）方剂可以拨动少阳枢机，使表里出入、上下升降、阴阳虚实处于合理的动态平衡之中，此类以和解为主治的方剂是临床治疗郁证最相宜的选择。

3. 治郁主药

在临床治疗郁证患者时，主要以上述和解类方剂加减治疗，取效甚速。疏肝解郁临证多用柴胡、黄芩、木香、青皮、香附子、川楝子、佛手、香橼等；另外，花蕾之类的药物也常常用于治疗郁证，尤其是女性患者兼有月经不调者疗效更佳，常酌选玫瑰花、合欢花、绿萼梅、代代花、旋覆花等入药。除治郁外，防郁更是未雨绸缪之举。尤其在其他内科疾病疑难杂症治疗时，往往视其情志郁结程度而酌加疏肝解郁之品，诚如国医大师脑病临床大家张学文先生所云"诸病皆兼郁"，常于方中加入调理肝郁类中药，熔调理枢机和其他攻补思路于一炉，以促使疾病的康复并预防郁证的产生，此举对临床疑难病症的恢复亦大有裨益，值得思考。

4. 治郁主张

郁证的治疗始终和气机的调畅相关联，但反观临床罹患郁证的患者多数具有性格内向、忧郁脆弱、敏感多疑、善于猜忌等个性特点，甚至个别患者会出现急躁易怒、偏执善妒等病态人格，故临证除了药物的合理施治外，患者情绪及心态调整也很有必要。《临证指南医案·郁》指出"郁证全在病者能移情易性"，强调药物治疗的同时，还要充分调动患者积极健康的心理因素，结合医者的言语疏导，使其性格逐渐转变，从而提高其临床疗效，减少郁证的发生。

五、结语

本文通过对少阳主枢及其在郁证治疗中的应用进行了初步探讨，旨在阐明少阳主枢的临床价值、脏腑经络相关的网络调控机制及该体系和郁证之间的关系性。郁证是当前社会背景下高发的情志类疾病。有统计资料显示，目前不同程度心理问题人员占总人口的 14% 左右，这一数据不得不引起我们的高度关注。而恰恰在这个庞大的人群中，郁证患者占了相当大的比例。中医对郁证的治疗具有其自身的特色和优势，以拨动枢机，调理气机为切入点，可以使诸多郁证患者得到康复，并可以避免部分患者病情的恶化或悲剧的发生。积极探索郁证和少阳枢机之间的关系，并优化和挖掘更加有效的治疗思路，是我们中医临床人员义不容辞的责任。

参考文献

[1] 吴风全，卢月英，郝秀芝. 论"少阳主枢"[J]. 河北中医学院学报，1995，10（1）：9–11.

[2] 张志军."少阳枢机"的原理及其临床意义初探[J]. 光明中医，2009，24（6）：998–1000.

[3] 于俊文，李瑞. 三焦有形无形的探讨[J]. 山西中医学院学报，2012，13（6）：2–4.

[4] 唐军伟，张扬. 肝为枢机理论初探[J]. 四川中医，2012，30（8）：40–41.

[5] 赵晶. 抑郁症从脾论治[J]. 吉林中医药，2011，31（6）：506–507.

[6] 周丽平，沈洪. 从郁论治慢性萎缩性胃炎伴广泛性焦虑症[J]. 江苏中医药，2014，46（1）：8–10.

王秀阁（长春中医药大学附属医院）

枢，即枢机。《说文解字》曰："枢，户枢也。户所以转动开闭之枢机也。"《尔雅》云："枢谓之椳，又制动之主，曰枢机。"《辞海》言："枢机比喻事物运动的关键。"继《内经》首次提出了"少阳为枢"后，部分《伤寒论》注家在解释少阳病和柴胡类方剂作用机制时，形成了"少阳主枢"的概念。本文从少阳脏腑经络与临床实践的角度，浅析"少阳主枢"及其临床意义。

一、少阳主枢的生理意义

1. 少阳经，阳经之枢

《素问·阴阳离合论》曰："三阳之离合也，太阳为开，阳明为阖，少阳为枢，三经者，不得相失也，搏而勿浮，命曰一阳。"少阳之经络位于半表半里，循行于表里之间，内可通于阳明之里，外可连于太阳之表。正如户枢之可开可阖也，且"少阳多气少血"，故能对阳经经气的运行起重要的调节作用。正如张介宾所言："少阳为枢，谓阳气在表里之间，可出可入，如枢机也。"又如吴崑曰："少阳在表里之间，转输阳气，如枢机也，谓之枢。"这都形象地说明了少阳的功能如枢机主运转，能够调节太阳、阳明表里阳气的正常出入。此外，少阳为小阳，有阳气初升之义，是人体一日阳气升发的起始。《金匮要略》云："甲子夜半少阳起，少阳之时，阳始生。"柯韵伯云："盖少阳为嫩阳，如日初出。"所以少阳初生之阳气是转输太阳、阳明进而输注于全身的关键。

2. 少阳腑，脏腑之机

《素问·六节藏象论》曰："凡十一脏取决于胆也。"《医学求是》云："阳之生而始发则从胆，胆为转阴至阳之地，为少阳，是阳之枢。"《医医病书》云："胆为足少阳，主开阳气为先，转输一身之阳气，体本阳也。"又云："凡脏腑十二经之气化，皆必藉肝胆之气化以鼓舞之，始能调畅而不病。"李东垣言："胆者，少阳春升之气，春气升则万物安，故胆气春升，则余脏从之，所以十一脏皆取决于胆也。"胆附于肝，内寄相火，内藏精汁，排泄有序，枢机通利，可使阳明之气可降，太阴之气可升，调畅脾胃气机，有助于脾胃运化；胆为中正之官，主决断，为肝之风木行气，疏泄功能正常，可达气机，畅情志。所以说全身十一脏的功能活动，清升浊降，表里出入，必基于胆气升发，枢机转运。《甲乙经》云："胆者，中精之腑，五脏取决于胆，咽为之使。"强调了胆在人体脏腑中的地位。

《素问·灵兰秘典论》曰："三焦者，决渎之官，水道出焉。"三焦主决渎而通调水道，传化水谷，又主持气化，为全身水火气机运行的道路。相火通过三焦运行全身，温煦激发各脏腑的生理功能，同时亦加强了各脏腑之间的联系。唐容川云："相火之宣布在三焦，而寄居则在胆腑。"手少阳三焦之经脉与胆相连，功能相关，胆寄相火，宣布在三焦，充斥表里，温煦周身，正合枢之本性。三焦决渎水道，主持诸气，游行相火，历经五脏六腑，使上焦如雾，中焦如沤，下焦如渎，且三焦为元气之别使，将肾之元气，敷布于全身脏腑，维持其功能。因此，三焦作为脏腑之间的联系、气化的播散、营卫水谷诸气周流的通路，有机地组织了各脏腑间的密切协作。

二、少阳主枢的病理意义

少阳病是一个有内在联系的病变整体，其各种病理变化的本质皆不离"郁"，所以少阳枢机不利是其病机的核心。少阳病或见少阳经脉失利，或为少阳气阻水结火郁，可兼表证可兼里证，且有若干或然变化证。胆与三焦病理上的相互影响与枢机失运的不同病理演变同时存在，故少阳病气滞水结火郁、寒热虚实均可交错相兼，使得少阳病证的临床表现变得错综复杂。

1. 易与太阳、阳明、太阴合病

太阳经、阳明经、少阳经同为阳经，有如三道屏障，而少阳经是祛邪外出的关键。由于三焦气机的调畅和太阳表气的输布有关；胆腑藏精汁，主疏泄，与阳明、太阴里气的调畅有关，所以若邪入少阳，枢机不利，影响太阳表气的输布和阳明、太阴里气的调畅，则很容易伴见太阳、阳明、太阴之气不和。如太阳少阳合病、少阳阳明合病、少阳郁热兼阳明里实、少阳不和兼太阴脾虚、三阳同病等。

2. 易经腑同病

少阳经脉受邪的证候与胆腑郁热、三焦不畅的证候常同时存在于少阳病中。少阳经证表现为邪犯少阳，正邪分争，经气不利所致的往来寒热、耳聋、目赤、偏头痛、胸胁苦满。少阳腑证表现为胆火内郁，枢机不利，进而影响脾胃升降，可见口苦、咽干、目眩、心烦喜呕、默默不欲饮食等。

3. 易气郁，易化火及心胆不宁

病至少阳，或胆火内郁，或三焦失利，导致枢机不利，阳气始发受阻，气行不畅，以致正气振启御邪不及，此并非正虚而不举，实是气郁而不伸。若胆失疏泄，肝气抑郁，则影响情志，以致患者情志失常，神情默默而寡言；胆腑郁热犯胃则喜呕，影响脾胃运化则不欲饮食；胆郁化火上扰清窍则口苦、咽干、目眩、目赤、耳聋等。且足少阳经别循胸里，贯心，沟通心与胆的联系，所以胆腑郁热，则容易内扰心神出现心烦，甚至烦惊谵语等心胆不宁的证候。

4. 易生痰、生饮、生水

手少阳三焦经，为水谷运行、气机升降之通道。邪犯少阳，三焦枢机不利，水火运行受阻，则脏腑皆受其累，多致水饮停蓄。饮邪犯肺则咳，津不上承则渴，水停心下则心下悸，水停下焦则小便不利等。因此在治疗少阳病的时候，不能忽略痰饮水湿的存在。

三、和解少阳，调理枢机

太阳主表，其气畏闭，治疗用发汗之法以启闭；阳明主里，其气畏亢，治疗用清下之法以平亢；少阳主枢，其气畏郁，治疗用和解之法以畅达枢机。少阳病的特点决定了其治法既不能像治太阳病那样用汗法以散邪，也不能像治阳明病那样用清下法以攻邪，又不能像治三阴病那样以扶正祛邪，只能通过和法以和解少阳，调理枢机。所谓和解，就是和枢机、解郁结。仲景对与少阳相关的病证，多用小柴胡汤治之，使上、中、下气机运转，表里内外皆通，而诸证悉解，充分显示出运转枢机之妙用，小柴胡汤则被后人誉为"少阳枢机之剂"，全方只七味药，分为三组药配伍而成。其一，柴胡、黄芩为肝胆药，柴胡疏肝达外，黄芩清胆内泄；亦可视柴胡为少阳表药，黄芩为少阳里药，共奏疏肝泻胆之功。其二，人参（一般为党参）、半夏和甘草为脾胃之药。其中人参补益肺脾之气，半夏既能和胃又可顺气，甘草有调和诸药、甘守津回之意，共同起到调和脾胃的作用。其三，生姜、大枣，从其性味辛甘透达、功用温养阳气来看，实在是调和营卫而达表的主药。以上七味药相辅相成，和枢机，解郁热，达三焦，畅气机，攻补兼施，寒热同调，温而不燥，寒而不凝，使胆腑清和，则胃能降浊，脾能升清；使三焦通达，则水升火降，气通津布，表里之气皆可调和，后世称其为"和剂之祖"，其枢转之机也就不言而喻了。

四、柴胡剂的临床应用

"柴胡剂"是小柴胡汤及其加减剂群的统称，是为治疗伤寒少阳病及其兼证而设，到现在经过后世医家不断地临床实践，只要抓住少阳枢机不利的核心病机，柴胡剂就不仅可以用于治疗伤寒，而且更多的是被广泛地运用于治疗临床各科杂病，大大地扩展了柴胡剂的应用范围，并且疗效显著。

1. 小柴胡汤 "一方多证"

在三阳表证的病机变化中，小柴胡汤证可以外达出表，亦可内陷入里。所以，它的两组主证，一为往来寒热，是病在半表的反应；一为口苦、咽干、目眩（实即包括胸胁苦满、不欲饮食、心烦喜呕等），是病在半里的反应。邪入少阳，正邪相争，枢机不利，常常影响胆及三焦气机失运，故或然见证众多，如"或胸中烦而不呕，或渴，或腹中痛，或胁下痞硬，或心下悸，小便不利，或不渴，身有微热，或咳"等症。然而遵循"伤寒中风，有柴胡证，但见一证便是，不必悉具"这一少阳病辨证的法则，临床辨证抓住往来寒热、胸胁苦满、喜呕不欲饮食等一两个主症即可遣方用药。然而小柴胡汤不仅能以"和法"主治少阳半表半里、寒热虚实夹杂之证，还可通过加减化裁兼施汗下温清，统治少阳兼涉他经而表里寒热各有偏重的其他病证。从小柴胡汤透达外邪、调理脾胃、调和营卫的功用看，用其治疗杂病是不可多得的良方。举凡表里失和，营卫不谐，脾胃不和，肝胆不利，肺气失宣，胸阳不畅，阴阳失衡，气血不调等病机，所出现各脏腑的疾病，皆可用小柴胡汤宣畅三焦，运转气机。陈春瑞教授说过："如能横看表里，竖看三焦，外连肌表，内合脏腑，全面整体地认识小柴胡汤方的原理，将其运用于临床治疗杂病，确可达到左右逢源的效果。"这就是小柴胡汤之所以能推广应用于临床的真谛所在。

现代研究发现小柴胡汤具有多项治疗作用：①退热作用：发热之因种种，或虚或实，或寒或热。若因邪闭而热郁者，可用小柴胡汤治疗。小柴胡汤除用于典型的往来寒热以外，还可用于其他类型的发热。②呕吐：少阳者木也，木郁不达，则使中焦脾胃升降失常，而且恶心欲呕，故曰少阳病多呕。治疗用小柴胡汤加竹茹、连翘等药，以和胃止呕。③水肿：肾为水脏，膀胱为水府，三焦为水道，故曰"三焦者，决渎之官，水道出焉"。如果因三焦水道不通，少阳枢机不利而见水肿者，可用小柴胡汤去黄芩加茯苓、泽泻，用后常常小便通而水肿消，所谓"上焦得通，津液得下，胃气因和"。④热入血室：妇人正值行经，又遇风邪，邪气乘虚入于血室，而见经水适断，寒热往来，甚则入暮谵语，治用小柴胡汤加牡丹皮、生白芍等凉血活血之品。

2. 应用体会

笔者临证 20 余年，临床疗效常得益于柴胡剂的启迪，对内分泌疾病的治疗有了一定的体会。

（1）糖尿病

柴胡桂枝干姜汤用于治疗小柴胡汤证兼见口渴欲饮，舌红少津，苔薄黄，反映了胃中有热而津液不滋，故引水自救。此时应减半夏、生姜，加天花粉、麦冬等以清热滋液；若津伤及气，则口渴为甚，应重用人参，以益气生津。此方可令少阳枢机气和，太阴阳生津布，同解胆热脾虚、火郁水停之困。本方治疗糖尿病符合少阳病机者，在临床应用中有一定的疗效，据相关临床观察表明柴胡桂枝干姜汤具有较好的降血糖和降血脂作用。

（2）月经病

妇女月经不调或经行腹痛，若见肝胆气郁者，治用小柴胡汤加生白芍、制乳香、制没药。如经行呕逆、泻痢、嗳气、纳呆，主方小柴胡汤，选加生麦芽、六曲、砂仁、陈皮、枳壳、竹茹，阴虚选加石斛、麦冬等；胃气虚选加太子参、白术等。如此经行发热、经行头痛、经行泄泻等皆可应用柴胡剂类方。王好古在《此事难知》中指出："大凡治杂病，先调其气，次疗诸疾，无损胃气，是其要也。若血受病，亦先调气，谓气不调则血不行。又气为之纲，夫也，夫不唱，妇不随也。如妇人病经，先柴胡以行经之表，次四物以行经之里，亦先气而后血也。"所以小柴胡汤应为调经要方之一，治气、治血，或次第而治，或合方而成柴胡四物汤治之，其效甚好。

（3）神经官能症

柴胡桂枝汤，即小柴胡汤加桂枝汤而成，用治少阳病，外兼太阳表证不减，症见肢体烦痛，内兼少阳气郁不舒，而见心下支结，小柴胡汤本身有调理少阳上下之枢、阴阳之枢、表里之枢的作用，若合桂枝汤，就更能达到内调气血，外调阴阳，调和营卫之目的，即"阴平阳秘必自愈"。本方临床可用治神经官能症的周身气窜作痛，以手拍打，则吸气而痛减。另外，柴胡加龙骨牡蛎汤即小柴胡汤去甘草加龙骨、牡蛎、茯苓、桂枝、大黄等，有和解少阳、开郁泄热、镇惊安神之用，故用于胸满烦惊，心烦谵语，小便不利等气火交郁、心神被扰之证。本方临床常用于精神、神经系统疾病如精神分裂症、抑郁症躁狂型、癫痫、小儿惊悸夜啼症、更年期综合征、神经衰弱、神经官能症等的治疗，更是为临床诸多医家所推崇，疗效非凡。

此外，小柴胡汤之合方在临床实践中收效显著，同时也扩展了柴胡剂的种类及应用范围。如柴归汤，即小柴胡汤合当归芍药散，临床用于治疗很多女性的常见病，如甲状腺炎、自身免疫性肝炎、干燥综合征、红斑狼疮、类风湿关节炎等自身免疫性疾病。如柴胡温胆汤，即小柴胡汤去姜、枣，合温胆汤（或黄连温胆汤）而成，用以治疗失眠、情绪紧张，或忧郁，不失为一剂良方。凡是胆胃湿热，痰热内扰的心悸、期前收缩、耳鸣及神经系统病症，皆能取得较好的疗效。另外，冠心病、间质性肺炎、神经官能症、肝炎、更年期综合征、癫痫等疾病，只要符合肝郁化火、胆胃湿热的病机，在一定的阶段用之均能异病同治，取得明显的疗效。如柴平汤，即小柴胡汤合平胃散，以小柴胡汤加苍术、厚朴、陈皮而成。小柴胡汤善治肝胆气火之郁，平胃散以利气消满、苦温燥湿为长，两方接轨，则疏肝和胃，临床治疗慢性胃炎中医辨证属于肝胃不和型者效佳。

总之，柴胡剂以小柴胡汤为中心，随症加减，因病择药，在临床上潜心钻研，细心体察，博闻广识，即可领悟小柴胡汤之所以能广泛运用于临床的奥妙，在于掌握少阳枢机失运所引起的一系列病理表现，并抓住少阳枢机不利的病机关键，以此来遣方用药，将收效显著。

忽中乾（南阳医专附属中医院）

《伤寒论》六经包括三阳经和三阴经，三阳经即太阳、少阳、阳明，三阴经即太阴、厥阴、少阴。若少阳功能异常，则开阖失序，人体阴阳气机升降出入活动紊乱，而引起各种疾病。六经方证，为临证论治之准绳；少阳之枢的方证应用，又为六经病证论治之关键，且对当今一些疑难奇病的治疗，屡见奇效。

一、少阳主枢

《素问·阴阳离合论》曰："太阳为开，阳明为阖，少阳为枢……"张隐庵释曰"开阖者，如户之扉。枢者，户之转牡也。舍开阖不能转枢，是以三经者，不得相失也。"张景岳释曰："太阳为开，谓阳气发于外，为三阳之表也，阳明为阖，谓阳气虚于内，为三阳之里也。少阳为枢，谓阳气在表里之间，可出可入，如枢机也。"少阳具有枢机的功能，调节着太阳阳明的开阖，是人体阴阳气机（包括津液精血等各种有形之质）升降出入的枢纽。少阳包括手少阳三焦经和足少阳胆经，少阳经腑虽在人体的一侧，但少阳的阳气功能和相火功能是作用于全身的，其阳气确有温煦长阳、疏通气机、协调表里、调畅情志之功，外可以和太阳，内可以和阳明和太阴，就像房屋的门一样，门的轴是装在门的一侧的，门的外面可以比喻为太阳可以抵御外来的风寒，门的里面可以比喻为阳明可以保持屋内的温度，而少阳经和腑就像门轴装在门的一侧，但门轴的灵活运转关系着门的开阖功能，所以称少阳主枢。门轴调畅运转，门在外可以开，在里可以阖。少阳经虽在人体的一侧，但其调畅舒达，就能表气开达，里气和畅。胆腑功能正常，阳明之气可降，太阴之气可升，脾胃调和；三焦之气调畅，则太阳表气调和。其影响的部位，既不是单纯的表，也不是单纯的里，更不是一半表，一半里，但和表里皆有关，故后世称为半表半里，即少阳主枢。

二、枢机为病

少阳病位包括足少阳胆经、足少阳胆腑、手少阳三焦经。胆经循行于头身两侧，其经脉、经别涉及目、耳、胸胁，入季肋，布胸腔，过心脏，属肝络胆；胆腑藏精汁，主疏泄，主决断，寄相火，调控脾胃升降、脏腑代谢和精神情志。《素问·六节藏象论》曰："凡十一脏取决于胆也。"三焦是水火气机的通道，是气化的场所，是元气之别使，内寄相火。升降出入是人体气的运动的基本形式，气的升降出入运动主宰着一切生物的生命活动，即西医学的新陈代谢、物质交换，能量转换。《素问·六微旨大论》说："出入废则神机化灭，升降息则气立孤危。故非出入，则无以生长壮老已，非升降则无以生长化收藏，是以升降出入，无器不有。"

少阳病的成因可由本经受邪，也可由他经传来，即太阳、厥阴之邪传入少阳。

"少阳之为病，口苦，咽干，目眩也"为少阳病的提纲。柯韵伯指出："少阳居半表半里之位……盖口咽目三者，不可谓之表，又不可谓之里，是表之入里，里之出表处，所谓半表半里也。三者能开能阖，开之可见，阖之不见，恰如枢机之象，故两目为少阳经络出入之地，苦、干、眩者，皆相火上走空窍而为病也。"口苦，咽干，目眩，是热郁少阳胆腑之象。胆腑藏精汁，主疏泄，寄相火，邪入胆腑，邪气从阳化热，胆热蒸迫精汁上溢，则口苦；郁火伤津，则咽干；足少阳之脉起于目锐眦，且胆与肝相表里，肝开窍于目，少阳木火循经上扰清窍，则头目眩晕。本条从胆火内蕴、伤津、上扰立论，揭示了少阳病胆热、气郁的特点。凡见此三症，则标志着病邪传入少阳。

同时少阳病证还包括往来寒热，胸胁苦满，默默不欲饮食，心烦喜呕，或胸中烦而不呕，或渴，或腹中痛，或胁下痞硬，或心下悸，小便不利，或不渴，身有微热，或咳者等主证及或然证。这些都是少阳经腑受邪，枢机不利的表现。少阳为一阳、小阳、幼阳、稚阳、嫩阳，如日初出，其阳气不亢不烈，其抗邪能力远不及太阳和阳明。寒伤少阳之经，正邪交争，互有进退，邪胜则恶寒，正胜则发热，故可致寒热往来。邪郁少阳，经气不利，则见胸胁苦满。少阳受邪，胆腑气郁，疏泄失司，情志不爽，故精神抑郁，情绪低落。木郁土壅，脾胃纳化呆滞，可见不欲饮食。少阳胆腑内寄相火，感邪则气郁，气郁则化火，足少阳经别过心脏，胆腑郁火循经上扰心神，则见心烦。少阳不和，胆热犯胃，胃气上逆，则见多呕。少阳受邪，枢机不利，其病常可涉及表里内外，上下三焦。若邪郁胸胁，未犯胃腑，则见胸中烦而不呕；邪热伤津较重，则见口渴；少阳气郁，横逆犯脾，脾络不和，则见腹中痛；少阳经脉气机结滞较重者，则见胁下痞硬；少阳三焦不利，水道不调，则小便不利；水饮内生，水气凌心，则心下悸；水饮犯肺，肺寒气逆，则见咳；太阳表邪未罢，则不渴，身有微热。以上主证及诸多见证，均为少阳枢机不利，致使开阖失序，引起阴阳气机升降出入紊乱所致。

少阳病易经、腑同病；易化火、易气郁；易生水、生痰、生饮；易兼太阳、阳明、太阴不和及心胆不宁之证。可见于内外妇儿等各种范围疾病，只要因少阳枢机不利，引起阴阳气机升降出入紊乱，不管提纲、主证、或然证是否完备、典型，或是一些疑难杂病，均可纳入本病。诸多资料显示，西医学的一些感染性疾病、慢性肾炎、高血压、心脏病、神经精神类疾病等，按少阳病诊治，均取得了良好疗效。

三、和解枢机

少阳病其证不在表，故不可汗；不在里，故不可下；非单纯的寒邪或热邪，故不宜纯清纯温；非实邪积聚胸膈胃脘，故不可吐；邪正相持不下，纯攻纯补都不相宜；遂创立和法，以解此证。所谓"和"，即调和之意，采取寒温并用、攻补兼施、表里双解、升降两行的组方，通过调节少阳枢机的太过不及，实现开阖功能的有序，达到阴阳气血升降出入恢复正常而治愈疾病的目的。

成无己《伤寒明理论》曰："小柴胡为和解表里之剂也。"柯韵伯《伤寒附翼》曰："小柴胡汤为少阳枢机之剂，和解表里之总方也。"该方由柴胡、黄芩、半夏、人参、炙甘草、生姜、大枣组成。全方药物虽有七味，但就其性味功能而分，则有辛开、苦降、甘补之品。柴胡为君，气味轻清，苦味最薄，能疏少阳之郁滞，使半表之邪从外而解，故可解其外，且可疏肝，解少阳之气郁。黄芩为臣，苦寒较重，使半里之邪热从里而彻，故以内除烦热，利胸膈而降逆气。柴胡、黄芩相伍，和解半表半里，舒畅少阳邪气。生姜、半夏之辛，豁痰开结，降逆止呕，其作用一以佐柴胡、黄芩而逐邪，二以行甘草、大枣之泥滞，既可止呕，又可泻满。人参、甘草、大枣甘补之品，益气补中，调和营卫，助正祛邪，一可扶助元气使内邪不留，外邪不入；二可防邪内入，使三阴免于受邪；三可抑制柴胡、黄芩苦寒之性，以免伤正。诸药相伍，和枢机，解郁热，达三焦，畅气机，攻补兼施，寒热同调，温而不燥，寒而不凝。热病用之可解热，郁证用之能解郁。配补药扶正以祛邪，合血分药行气以活血，配生津药解热以生津，合利水药行气以利水，配化痰药畅气以祛痰，合温阳药疏郁以通阳，配养阴药调气以育阴。男女老幼、外感内伤皆可应用，故为和剂之祖。后世柴胡诸方，多源于此。许宏《金镜内台方议》曰："小柴胡汤，上通天庭，下彻地户，此非智谋之士，其孰能变化而通机乎。"在开阖枢机学说的指导下，针对不同病证出现了许多小柴胡加味方，如大柴胡汤、柴胡桂枝汤、柴胡桂枝干姜汤、柴胡加龙骨牡蛎汤、半夏泻心汤等；不同时代的一些著名方剂如柴苓汤、柴葛解肌汤、柴胡疏肝散、柴胡达原饮、逍遥散、血府逐瘀汤等都引入了开阖枢机学说；西医学对一些疑难杂症治疗的重要突破，也常借助于开阖枢机的理论，而取得了良好的效果。

笔者深谙《伤寒论》小柴胡汤主治少阳受邪经腑不和、三阳同病、少阳不和兼太阳表邪、少阳不和兼太阴脾虚、差后复发、热入血室的相关条文，在正确掌握适应证的基础上，遵循和解枢机的大法，用柴胡剂在临床上进行探究。

1. 绝经前后诸症（围绝经期综合征）之柴胡加龙骨牡蛎汤

围绝经期综合征西医学认为是卵巢功能消失，对垂体促性腺激素缺乏反应性，导致内分泌失调而出现心血管、神经、精神及代谢方面的病理变化。常表现为眩晕耳鸣、心悸失眠、急躁易怒、烘热汗出等病变。中医学认为主要是肾气不足，冲任亏虚，精血减少不能濡养脏器所致，治疗多从滋补肾阴、益气补血入手。然长期临床观察发现，女子以阴血为本，以肝为用，肝肾不足，疏泄失常，气机郁滞，阴阳失衡是导致该病发生的主要原因，肝肾不足，势必影响到心脾诸脏，从而导致脏腑功能紊乱，机体阴阳气血营卫失调，治当畅达枢机，平衡阴阳。本病之治，单纯补肾，疗效不佳，或多见无效。用柴胡加龙骨牡蛎汤加减疏肝解郁，清热除烦，平调阴阳，疏导祛邪，从而使阴平阳秘，气顺血调，枢机运转，郁热自出，诸症得减。笔者在临床中做过观察，用柴胡加龙骨牡蛎汤加减与使用西药尼尔雌醇治疗围绝经期综合征进行比较，前者在改善症状、巩固疗效等方面都明显优于后者。

2. 眩晕（高血压病）之小柴胡汤

眩晕在临床上常见肝阳上亢、痰浊中阻、肝肾阴虚、气血亏虚等证型，特别是因高血压引起的眩晕，多由于素体阳盛，肝阳上亢，上扰清窍；或平素肾阴亏虚，水不涵木，肝阳偏亢；或长期忧思恼怒，气郁日久化火，肝阴暗耗，风阳升动，皆可导致气血逆乱，上扰清窍，发为眩晕。其常用治法不外平肝潜阳、化痰降逆、滋补肝肾等，常用方剂为天麻钩藤饮、镇肝熄风汤、半夏白术天麻汤、六味地黄汤等，并结合西医学多种降压组合进行治疗。然效者有之，不效者也有之。特别对于一些工作、生活中精神高度紧张的顽固性高血压眩晕，上述疗法不尽如人意。

纵观高血压病，血压升高时，除眩晕外，往往表现有头痛、目昏、口苦、恶心、胸闷、心悸、脉弦等症状，且都有情志不舒、精神紧张、思想压力较大等易致肝气郁结的病因病机。《伤寒论》第263条曰："少阳之为病，口苦，咽干，目眩也。"第96条曰："伤寒五六日……胸胁苦满，默默不欲饮食，心烦喜呕……或心下悸……小柴胡汤主之。"患者的主要脉症与少阳病相类似，故以小柴胡汤结合上述辨证进行治疗，或以小柴胡汤调和枢机、平衡阴阳，或先用小柴胡汤，再进行上述辨证施治，或小柴胡汤结合上述辨证同时治疗，对控制血压、改善眩晕症状，均可取得良好的效果。

3. 肥胖（高脂血症）之大柴胡汤

通过对《伤寒论》"柴胡剂"及南京中医药大学黄煌"体质学说"的学习，笔者对高血脂肥胖症有了一定的认识。高脂血症常反映为高脂蛋白血症，多继发于肝脏疾病、肥胖等因素。本病多因恣食肥甘厚味，嗜酒无度，损伤脾胃，脾失健运，化生痰湿，痰浊中阻；或情志不遂，肝失条达，疏泄失常，气血运行不畅，膏脂分布失度；或素体肥胖，肥人多痰，痰浊中阻，均可导致脂质代谢障碍发为本病。黄煌认为对大柴胡汤的应用，不能仅限于仲景原文少阳阳明合病的症状上，强调应从多方面规定大柴胡汤的方证，以指导临床应用，提高判定方证的准确率。肥胖症的体质可见，四方脸，嘴较阔，唇较厚，唇色暗红，肤色偏黑，皮肤较干燥，肌肉比较坚紧，体格较壮实，颈部粗短，上腹角偏宽。患者喜静不好动，情绪易紧张、焦虑，对外界的各种刺激感受性强而适应性差，表现为痛阈低，睡眠、饮食、情绪易受外界的影响而波动，肌肉易于紧张，不易出汗，肩颈部常有酸重、拘挛感。腹部脂肪较多，外形较圆，呈饱满状，季肋下压迫无凹陷，腹部厚实不松软，有紧绷感，有时出现疼痛、饱满、大便不畅等。舌苔多黄白、干燥，脉滑数或弦而有力。西医检查多有甘油三酯、胆固醇、低密度脂蛋白升高，或肝功能损伤、脂肪肝、肝硬化等表现。综合体征，可概括有"心下急""心下痞硬""按之心下满痛"等表现，符合大柴胡汤证的描述。故用大柴胡汤和解枢机，疏肝解郁，通利腑气，以助痰湿运化和气机畅通，使高脂血症得以解除，肥胖得以消减。

4. 口疮（复发性口腔溃疡）之甘草泻心汤

复发性口腔溃疡可见于口腔的任何部位，其特点是反复出现圆形或椭圆形溃疡，边缘整齐，溃疡表面覆盖着淡黄色假膜，周围绕以红晕，单发或多发，有烧灼疼痛感，有明显的复发性、自限性。本病属于中医"口疮"范畴。其病因病机贯穿于脏腑、气血、阴阳、寒热各个方面。本病的辨证有虚有实，一般分为心火上炎证、胃肠积热证、肝郁化火证、阴虚火旺证、脾虚湿困证和脾肾阳虚证。然复发性口腔溃疡，因清热、温阳药物的连续应用和辨证不准，造成了机体的寒热失调和正气亏虚，使病变缠绵难愈。

脾主肌肉，口腔为胃之门户。脾体阴而主升，胃体阳而主降，两者调和，相互为用，化生气血，供养全身，口腔黏膜的血供和功能也得以保证。若脾胃阴阳偏盛，升降失调，寒热错杂，湿浊或热邪循足太阴脾经（上膈，夹咽，连舌本，散舌下）上溃腐蚀肌膜，则产生局部溃疡糜烂。此病病程较长，当为正气亏虚，升降失调，寒热错杂。治宜和解枢机，平调升降，温脾清胃，补益正气。甘草泻心汤寒热并用，和胃降逆，补气健脾，标本兼治，共奏调和寒热、解毒愈疮的功效，属柴胡剂之范畴，应用得当，可使反复发作的口疮得以愈合。

5. 阳痿（勃起功能障碍）之四逆散

阳痿，西医学称为勃起功能障碍，是男科的常见病和多发病。历代多数医家将阳痿责之于肾，肾主藏精，内寓真阴真阳，元阳亏虚，真元虚惫，失于温煦，或耗伤阴精，阴损及阳，则精气虚冷，命门火衰，导致勃起功能障碍。但这种理论不符合当今的勃起功能障碍病因规律，因为在当代社会，物质条件得到极大提高，生活条件得到较大改善，而社会关系更为复杂，勃起功能障碍病因规律也发生了变化。秦国政等采用流行病学研究方法从医学、心理学及社会学等角度对勃起功能障碍中医发病学进行调研，结果表明房劳损伤已不再是勃起功能障碍的主要原因，情志之变才是当今勃起功能障碍的主要病因。王琦提出肾虚并非当今勃起功能障碍的主要病机。刘林锡等认为勃起功能障碍基本的病理变化是肝郁、肾虚、血瘀，其中肝郁是主要的病理特点。

肝主筋，足厥阴肝经绕阴器而行，肝为刚脏，主疏泄，性喜条达，当今男人多郁证，心理障碍者司空见惯，多与肝气抑郁不舒，疏泄功能失常有关，肝肾皆郁，气机不畅，阴阳不谐，宗筋失养而成痿。即所谓宗筋失畅，"因郁致痿"。故阳痿常有从肝论治者，非从肾治疗所能奏效。即使治肾，也要疏肝。四逆散出自《伤寒论》，由柴胡、白芍、枳实、甘草组成，药虽四味，却可以运转枢机，透达阳气，使邪去郁开，气血调畅，用于男科，不论寒热虚实，皆可随症加减运用。历代诸多医家应用四逆散治疗阳痿皆取得良好效果。

6. 大瘕泄（溃疡性结肠炎）之柴胡桂枝干姜汤

溃疡性结肠炎是一种病因不明的直肠和结肠性疾病。临床表现主要有腹泻腹痛、黏液便、脓血便、里急后重等，也可发生严重的局部和全身症状。病程较长，病情时轻时重，多呈反复发作。根据溃疡性结肠炎的临床特征，其属于中医"大瘕泄"范畴。本病多由于郁怒失节，劳累过度，肝木克土；饮食不调，湿热或湿毒蕴聚肠道，引起肠道气机阻滞，传导失常，络脉受损，气血瘀滞而成；久之气损及阳，致脾肾阳气亏虚。病性多属虚实夹杂。

综观脉证，以胆热脾寒、肝郁脾虚为本病的主要病机。治以柴胡桂枝干姜汤调和肝脾，清上温下。柴胡桂枝干姜汤本为治疗少阳病兼水饮内结之证而设，然以方测证，此方实有小柴胡汤和理中汤合方之意，主要解决少阳枢机不和和脾胃阳虚之证。比单纯补脾、温肾、清热利湿等治法更能切中病机，方证相合。

少阳主枢，枢机不利，开阖失序，除表现足少阳胆经、足少阳胆腑、手少阳三焦经病变外，还可引起人体阴阳气机升降出入紊乱，而引发全身多种病变。开阖枢机学说是针对少阳枢机不利病证而形成的辨证论治理论体系。"柴胡派""中和派"都以调和枢机为大法，通过调节少阳枢机的太过与不及，达到恢复阴阳气血升降出入平衡而治愈疾病的目的。小柴胡汤为少阳枢机之剂，和解表里之总方。在开阖枢机学说的影响下，针对不同的性质而衍生出许多小柴胡汤的加味方，广泛应用于临床的多种病症，特别对一些疑难奇病和亚健康病症用开阖枢机学说指导治疗，能够取得良好的效果。合少阳枢机不利病机者用和法，有少阳病提纲病症者用和法，但见少阳病一症者用和法，病机显现不明、虚实寒热不清者用和法，病症治疗效果不佳者仍能用和法，男女老幼、外感内伤皆可应用和解枢机之剂。

张小平（重庆市潼南区人民医院）

一、少阳主枢，手足少阳合为一经

《素问·阴阳离合论》曰："是故三阳之离合也，太阳为开，阳明为阖，少阳为枢，三经者，不得相失也[1]。"《素问·六微旨大论》曰"升降出入无器不有"，而升降出入离不开枢的运转。明代张介宾曰："少阳为枢，谓阳气在表里之间，可出可入，如枢机也……开者主出，阖者主入，枢者主出入之间[2]。"清代张志聪云："少阳乃初出之气，故主枢。开阖者，如户之扉，枢者，扉之转牡也。舍枢不能开阖，舍开阖不能转枢，是以，三经者，不得相失也。开主外出，阖主内入，枢主外内之间[1]。"明确提出了"少阳主枢"。枢即户枢、转牡，有机关、枢要之义，枢动则开阖自如。说明少阳具有枢机的功能，调节着太阳阳明的开阖，是人体阴阳气机及精血津液等升降出入的枢纽。《灵枢·经脉》云："三焦手少阳之脉……而交出足少阳之后……胆足少阳之脉……合于手少阳[3]。"清代王士雄《温热经纬》曰："少阳之气，由肝胆而升，游行三焦，即名相火……膜原者，外通肌肉，内近胃腑，即三焦之门户，实一身之半表半里也[4]。"清代何秀山《重订通俗伤寒论》曰："足少阳胆与手少阳三焦合为一经，其气化一寄于胆中以化水谷，一发于三焦以行腠理，若受湿遏热郁，则三焦之气机不畅，胆中之相火乃炽[5]。"皆说明少阳包括手、足两经，胆与三焦两腑，手、足少阳的经络循行相互交合，生理上气化相关，功能互用，病理上相互影响。少阳经、腑皆位于身侧，居于表里之间，而膜原乃三焦之门户，为一身之半表半里，亦属于少阳。少阳主枢以取象比类的方法来说明少阳的功能特点，反映了少阳之气握表里阳气之枢要，主持枢机转运，有枢转表里阳气之功，正如刘渡舟曰："少阳位于胸胁，居于表里之间，叫作半表半里部位，它能转枢阳气，犹如枢轴，故少阳之气主枢[6]。"郝万山说："少阳阳气的功能，少阳相火的功能是作用于全身的，外可以和太阳，内可以和阳明、太阴……我们不如把它叫作少阳主枢……它的气机畅达就表气调和，里气调和。"可见，人体气机升降出入的关键在枢，它对气机的运动具有促进和调节作用，其实质就在于肝胆之气的疏泄和三焦通道的畅达，而手足少阳合为一经，皆是少阳枢机，为气机升降出入的枢纽，共主气机升降出入，少阳枢机的正常与否对人体气机的升降出入运动、气血津液的运行具有十分重要的意义。

二、少阳枢机失常的治疗

枢机失常有表里出入失常与上下升降失常的偏重。枢机不利，则开阖失序，就会引起阴阳气机升降出入紊乱而出现多种病症。刘景源老师认为："足少阳胆经从横向主半表半里，为气机表里出入之枢，手少阳三焦经从纵向贯通上中下三焦，为气机上下升降之枢……如果气机出入障碍，则升降必然阻滞，反之气机升降阻滞，则出入也必然发生障碍。"由于少阳为小阳，少阳病呈现经腑同病，病位在半表半里，催吐泻下皆不能解除少阳的邪气，只会白白耗伤少阳的正气，发汗利尿则伤阴津。故"少阳有汗、吐、下、利小便四禁[7]"，而只宜和解，枢机得利则风火自散。因此，治疗与气机升降出入失常有关的少阳病，必须用和解法。刘景源老师认为："和是指调和气机，解是指解除滞障，所谓和解法就是调和气机、解除滞障的治法。和解法的治疗范围相当广泛，有和解表里、调和肝脾、调和胃肠、分消走泄、开达膜原……和解表里适用于足少阳胆的病变，分消走泄适用于手少阳三焦的病变[8]。"若寒邪侵袭半表半里，足少阳胆表里枢机失常，用小柴胡汤和解表里；若湿热侵袭三焦气分，手少阳三焦升降枢机失常，则选蒿芩清胆汤分消走泄；若瘟疫或疟疾邪伏膜原，则用达原饮开达膜原，辟秽化浊；若不因外感而气郁，痰、火阻滞，手足少阳同病，气机升降出入失常，则用温胆汤清胆化痰，解利三焦。不论伤寒、温病、疫病、杂病，或其他新发疾病，凡病涉少阳，枢机失常，皆宜用和解法从少阳枢机治疗。

三、小柴胡汤的临床应用

《伤寒论》第96条云："伤寒五六日，中风，往来寒热，胸胁苦满，默默不欲饮食，心烦喜呕，或胸中烦而不呕，或渴，或腹中痛，或胁下痞硬，或心下悸，小便不利，或不渴，身有微热，或咳者，小柴胡汤主之[9]。"清代柯韵伯曰："此为少阳枢机之剂，和解表里之总方也。凡寒气不全在表，未全入里者，皆服之[10]。"外邪侵袭半表半里，少阳经脉受邪，正邪交争，胆腑火郁，枢机不利，在里的阳明、太阴之气失和，在表之太阳之气不利，手少阳三焦气化失司，心胆不宁，故见证多端，用小柴胡汤和解少阳，调节枢机的太过不及，使枢机开阖有序，达到阴阳气血升降出入恢复正常而治愈疾病的目的。该方由柴胡半斤，半夏半升，人参、甘草、黄芩、生姜各三两，大枣十二枚组成。以水一斗二升，煮取六升，去滓，再煎取三升，温服一升，日三服。并针对偏于表、里、上、下、寒、热及气结、水停而加减变化。柴胡苦平，主寒热邪气，推陈致新，疏解少阳，升达胆气，配黄芩苦寒清泄少阳里热，柴胡、黄芩相配，外透内泄，和解表里。半夏、生姜辛温，和胃降逆止呕，柴胡、半夏升降相因，调升降而畅三焦，半夏、生姜、黄芩辛开苦降，开痞散结，人参、甘草、生姜、大枣甘温益气和中，扶正祛邪。全方寒温并用，开泄苦降，升降协调，攻补兼施，有疏利三焦，调达上下，宣通内外，和畅气机之功。枢机转动，开阖复常，故能使"上焦得通，津液得下，胃气因和，身濈然汗出而解"，取得不通便而大便通，不利尿而小便利，不发汗而汗自出的效果。

对小柴胡汤的应用，《伤寒论》提出了"有柴胡证，但见一证便是，不必悉具"的原则。由于小柴胡汤主要是通过调节枢机开阖而达到治疗的目的，故治疗范围极为广泛。现代药理研究显示小柴胡汤有保护肝脏、调节免疫、调节内分泌、抗炎、抗肿瘤、使奥狄括约肌收缩力增强、抑制动脉硬化的发生、改善赖糖功能、促进血小板恢复等多种作用。临床用本方治疗数十种不同病因病理的西医学病证，都取得良好疗效。然亦不可滥用，《苏沈良方》即提出："不问阴阳表里，皆令服之，此甚误也……不问何证便服之，不徒无效，兼有所害。"并总结："有五证最的当，服之必愈。一者身热，心中逆或呕吐者可服……二者寒者，寒热往来者可服。三者发潮热可服。四者心烦胁下满，或渴或不渴，皆可服。五者伤寒已瘥后，更发热者可服。此五证，但有一证，更勿疑，便可服，服之必瘥。若有三两证以上，更的当也[11]。"五证之中，有四种发热，可见其解热退热功效卓著。刘渡舟教授认为："一证和不必悉具，应对照来看，着重在于不必悉具，如呕而发热，或胁下痞硬，或往来寒热，只要见到少阳主证，使人确信不疑，便当予柴胡汤，不必待其证候全见，临床使用本方，当以此为准[6]。"其对小柴胡汤的应用，经验丰富。如用柴胡桂枝汤治疗早期肝硬化、关节炎兼肝气郁、肝气窜等证。用柴胡去半夏加栝楼根汤再加麦冬、沙参或人参，治糖尿病属少阳不和，胃热津伤者。用小柴胡汤去人参、大枣、生姜，加干姜、五味子，治少阳不和，寒饮束肺，肺气不温，津液不布而咳嗽，舌苔白润，脉弦而缓之证。用小柴胡汤合小陷胸汤去人参，治少阳不和兼胸热心烦、大便不畅、脉数而滑；又治痰气火热交郁的胸痛、心下痛等证。以柴胡解毒汤，即小柴胡汤去人参、甘草、大枣，加茵陈、土茯苓、凤尾草、草河车，治肝胆湿热，日久成毒，蕴郁不解，肝区疼痛，厌油喜素，多呕，体倦乏力，小便黄短者。再加石膏、滑石、寒水石、金银花、竹叶名三石解毒汤，治肝炎患者湿热毒邪较重，大有闭郁不开之势，更见面色黧黑或面带油垢，体重反增，背臂时酸麻胀痛，舌苔厚腻，且服药难以退落，脉弦缓等证。以小柴胡汤合茵陈蒿汤去人参、甘草、大枣，治急性黄疸型肝炎。以小柴胡汤去大枣，加鳖甲、牡蛎、牡丹皮、赤芍，名柴胡鳖甲汤，治少阳不和，兼气血瘀滞的胁下痞硬、肝脾肿大等证。国医大师张琪用小柴胡汤治疗感冒，包括流感、病毒性感冒，认为不必局限于寒热往来，只见发热恶寒，胸胁满，呕逆即可用之。国医大师郭子光注重抓金指标，用本方治疗心肌炎严重心衰，高度浮肿；阵发性睡眠性血红蛋白尿；不明原因的流涎症等皆取得理想疗效。国医大师孙光荣以小柴胡汤加香附、郁金、丹参、黄芪、陈皮，创扶正祛邪中和汤，有益气和血，疏肝解郁，清热化痰之功，治疗发热，持续低热，寒热往来；心烦胸满，欲呕，呕吐，口苦，萎靡不振，懒言，不思食；舌红苔黄，脉弦、弦细、弦滑、沉弦。其亦常用于急慢性胆囊炎、厌食症、抑郁症、急性肝损伤等。

临床上我运用小柴胡汤依据"但见一证便是，不必悉具"的原则，见往来寒热，或口苦、咽干，或不欲饮食，或胸胁痞满，或欲呕者，或发热久不退，或舌苔偏于一侧，脉弦者，不管是什么疾病，不问病程新久，只要是枢机不利，便予小柴胡汤和解少阳，常获捷效。用小柴胡汤随症加减治疗久热不退者，枢机得利，风火自散。热入血室，用小柴胡汤加牡丹皮、桃仁等和解透邪，凉血活血。治疗急性肾炎水肿，有往来寒热，口苦咽干，脉浮弦者，用小柴胡汤加白茅根、蝉蜕、茯苓、泽泻、金银花、鱼腥草、益母草，和解少阳，疏利三焦，利水消肿。用小柴胡汤加枳壳、白术、防风、陈皮、山楂、神曲治疗外科手术后，三焦气机不利，肠胃不和，腹胀不欲饮食。神经性厌食症以小柴胡汤合平胃散和解少阳，燥湿开胃。通过拨动少阳枢机，推动脾胃的运化，调节脾胃功能。胆囊手术后胆汁异常增多，以小柴胡汤加牡蛎、白芍，敛阴和肝，调节疏泄，有调和肝脏气血津液，调节胆汁分泌之功。用小柴胡汤合五苓散去人参、大枣，加茵陈、板蓝根、金钱草，治疗急性黄疸型肝炎，往往十剂以内，肝功能即完全复常，若遇顽固性黄疸，再加白矾、芒硝，以龙眼肉或馒头皮包裹吞服，退黄疗效确切，有清利肝胆湿热，恢复肝胆功能之效。用小柴胡汤治疗顽固腰痛，他药无效，以之枢转少阳枢机，则腰部气血、经络运行畅通而痛自止。用小柴胡汤去人参、大枣、生姜，加干姜、五味子，治咳嗽无痰，舌苔白润，脉弦而缓之证。

应当注意的是柴胡必用至 24g 以上，量轻则效差，不必去滓再煎，疗效不减。

四、结语

气机升降出入的关键在枢，枢机灵动，内外左右上下、气血津液经脉就会通畅。少阳主枢，反映了少阳居于表里之间，握表里阳气之枢要，主持枢机转运，为人体气机升降出入之枢纽，具有促进调节气机运行之功，少阳枢机的正常与否对人体气机的升降出入运转具有十分重要的意义。而小柴胡汤为枢机之剂，和解表里之总方，历代医家均有深入的研究与发挥。现代研究证实其药理作用广泛，用于临床各科多系统疾病，只要符合胆热内郁，枢机不利者，多能获效。和解少阳枢机外可解太阳之邪，利太阳之气，内可调太阴、阳明之病，且可治表里之经，宁心安神，恢复肝脏功能，使营卫气血、精神情志、津液经脉恢复正常，且疗效确切。临床上许多疑难奇症当病情复杂，难以措手时，用小柴胡汤之类拨动枢机，往往可以使病情明朗，或好转，易于进一步辨证施治。随着时代的进步，对少阳主枢的研究和应用必将更加深入，为疑难奇症的治疗发挥不可替代的作用。

参考文献

[1] 张志聪. 黄帝内经素问集注 [M]. 北京：学苑出版社，2011.

［2］张介宾. 景岳全书［M］. 北京：人民卫生出版社，2012.

［3］灵枢经［M］. 北京：人民卫生出版社，1982.

［4］王士雄. 温热经纬［M］. 太原：山西科学技术出版社，2013.

［5］何秀山. 重订通俗伤寒论［M］. 北京：中国中医药出版社，2011.

［6］刘渡舟. 伤寒论十四讲［M］. 天津：天津科学技术出版社，1985.

［7］李东垣. 脾胃论［M］. 北京：中国医药科技出版社，2011.

［8］刘景源. 分消走泄法在湿热病治疗中的应用［A］. 第三批全国中医临床优秀人才研修项目第四期培训班讲义汇编［C］. 北京：国家中医药管理局，2013.

［9］张仲景. 伤寒论［M］. 北京：人民卫生出版社，2013.

［10］柯韵伯. 伤寒来苏集［M］. 上海：上海科学技术出版社，1986.

［11］沈括，苏轼. 苏沈良方［M］. 北京：中国医药科技出版社，2012.

朱慧志（安徽省中医院）

一、对少阳经的认识

少阳经包括手、足少阳经、相对应的脏腑及运行其间的气血，前者又分别与手、足厥阴经互为表里，少阳所涉脏腑就包括三焦、胆、心包、肝，常可累及其他脏腑，如脾、胃、血室等。少阳既不在太阳之表，又未入阳明之里，故成无己谓之"半表半里"，然《素问·阴阳离合论》有"少阳为枢"之说，故少阳亦可视为人身阴阳气机升降、出入、开阖之枢纽，若其生理功能失调均属"少阳证"。

二、对"枢机"的认识

"枢机"一词在《辞海》解释为"事物的关键"。《说文解字》曰："枢，户枢也。机，为事物发生的枢纽。""枢机"作为病机名词，最早由明代医家张介宾提出，曰："少阳为枢，谓阳气在表里之间，可出可入，如枢机也。"枢机是指气机交接转枢之地，其功能为枢转气机，使气机出入正常，升降自如，开阖有度。《素问·阴阳离合论》提到了"少阴为枢""少阳为枢"。本文以下将仅对"少阳为枢"及其临床意义展开论述。

三、"少阳主枢"的病机表现

一是少阳为人体全身阳气的出入之枢，控制着阳气的出入。少阳对阳气的枢利功能是与太阳、阳明二经的功能息息相关的，太阳为"开"，是指将阳气之门打开，阳气则逐渐释放，如同自然界万物生长蕃秀茂盛，生机勃勃，使人体得到阳气的温煦、激发、固护等，从而维持正常的生理功能。阳气向外释放也不可毫无节制，同时也需"阖之于内"，这就要靠阳明之"阖"来完成。而若要开阖有度，就要有赖于少阳的功能，如同门窗的开阖一样，需要有枢纽的调节。所以少阳作为枢机控制着人体表里气机的运行，是阳气运转的支点。如果少阳转枢出了问题，就会累及太阳、阳明，出现如仲景《伤寒论》所说的三阳经的传变，从而影响全身阳气的运转。

二是少阳为人体气机升降之枢。历来众医家多认为"脾主升清，胃主和降""脾喜燥而恶湿，胃喜润而恶燥""脾升胃降"且脾胃五行属土，五脏皆有脾土之气，又有

"脾主四时"之说，故认为脾胃为人体一身气机升降之枢纽，其实并不尽然。从脏腑的层面上看，少阳胆腑对脾胃的升降功能具有重要的调节作用。《内经》有"凡十一脏皆取决于胆也"，强调了胆寄相火，寓春升发之木气，在调节全身气机方面有着重要作用，补土派代表李东垣就曾对《内经》该条做过阐释："胆者，少阳春升之气。春气升则万化安，故胆气春升，则余脏从之，所以十一脏皆取决于胆也。"脾胃为后天水谷运化之本，中焦胆腑内藏精汁，为肝之余气，既能升清，又可降浊，其升降之性能够调达中土，助脾胃布散，精微上输，又使糟粕下传，即"主升清降浊，疏利中土"，从而影响一身气机，由此可见，脾胃的升清降浊，消化功能是与少阳肝胆的主导分不开的。同时三焦之腑系于少阳经，《内经》云："三焦者，决渎之官，水道出焉。"三焦郁滞，水液转枢气化不利，水滞则气郁，也必将影响一身气机的正常运行。

三是少阳作为人体阴阳出入之枢，掌握着全身阴阳的消长。《内经》云："人与天地相参也，与日月相应也。""天人合一""生气通天"为中医独特的理论原则，人体生命活动和自然界阴阳变化息息相关。从天地宇宙而言，少阳是天地阴阳转化协调的主宰，控制着一年四季节气的变化。当少阳功能正常时，四季分明，春生夏长秋收冬藏，使自然界的万物规律生长。反之，则出现冬雷阵阵、夏日飞雪这种反季节现象，如《内经》所言："贼风数至，暴雨数起，天地四时不相保，与道相失，则未央绝灭。"对万物造成损害。具体到人体的阴阳变化，人体六经的盈充顺序与自然界晨夕的变化相符，具体为每日子时为阴气盛极欲衰与阳气初生之时，子时后阳气逐渐增强，至午时而至最盛，之后阳收而阴长，盛阴而重阳，周而复始，而天人之间的这种协调相应就依赖于少阳的调节。"从之则顺，逆之则乱"，如果少阳的功能异常，同样也会导致人体阴阳不协调，对人体健康造成危害，出现各种病理变化，尤其是神志方面的病理变化。

四、"少阳主枢"的临床意义及应用

1. "少阳主枢"与"小柴胡汤证"

小柴胡汤系仲景所创名方之一，见于《伤寒论》，擅治少阳病，由于该方选药精当，配伍严谨，因此深得后世医家赞誉与推广。伤寒，邪在表者，当从汗解，邪在里者，则当攻下；今邪既不在表，又不在里，则非汗下之所宜，故当用"八法"中的和法，属于和解剂，柯韵伯在《伤寒来苏集》论其为"少阳枢机之剂，和解表里之总方也"，故被列为和解剂之首。该方君用柴胡独重，量至半斤，柴胡为枢利少阳之第一要药，为臣药黄芩之两倍，取其入肝胆，解表退热，宣透疏解之用，又为与"大柴胡汤"鉴别，故名曰小柴胡汤。柴胡之升散，得黄芩之降泄，共使邪热外透内清，从而达到外透内清，和解少阳的目的，胆气犯胃，胃失和降，故佐以半夏、生姜降逆和胃止呕。

邪从太阳转入少阳，源于正气本虚，又佐以人参、大枣、甘草益气健脾，一则取其扶正以祛邪，二则取其益气以御邪内传，俾正气旺盛，邪无内传之机。

本方主治少阳证，足少阳胆经循胸布胁，位于太阳、阳明表里之间。伤寒邪气犯少阳，病在半表半里，邪正相争，正胜欲拒邪出于表，邪胜欲入里并于阴，故往来寒热，邪在少阳，经气不利，郁而化热，胆火上炎，而致胸胁苦满、心烦、口苦、咽干、目眩。与《伤寒论》第 263 条少阳病提纲"少阳之为病，口苦，咽干，目眩也"基本一致，后世也视为"柴胡证"主证，特别是目眩。其中《伤寒论》第 96 条就以"往来寒热、胸胁苦满、默默不欲饮食、心烦喜呕"为"柴胡证"四大症。值得注意的是，在《伤寒论》第 101 条曾指出"伤寒中风，有柴胡证，但见一证便是，不必悉具"，临床运用时，需灵活理解"但见一证便是"，不能简单看成一个症状，既可以是一个，也可以是两个，且不可独守少阳，近代医者王琦就在其《伤寒论讲解》指出"长期以来，小柴胡汤被当作治疗少阳病的主方，而忽视甚至否认它对治疗太阳、阳明、厥阴等病的作用，这与原著的精神相背离"，见解独到。如《伤寒论》第 230 条曰："阳明病，胁下硬满，不大便而呕，舌上白苔者，可与小柴胡汤。"第 229 条曰："阳明病，发潮热，大便溏，小便自可，胸胁满不去者，与小柴胡汤。"具体就发热而言，此条潮热即非典型寒热往来，邪犯少阳引起阳气枢机不运，最常见的临床证候就是寒热变化，是往来寒热。而在临床上发现，典型的寒热往来并不多见，如果出现潮热，胸胁满不去或者发热，呕吐或者干呕者，就可灵活化裁运用小柴胡汤和解少阳，疏散郁热来治疗发热，正如柯韵伯所言"伤寒为呕逆，中风则干呕"，兼见发热就可用"小柴胡汤"疏解少阳，恢复少阳枢纽之职，正合仲景《伤寒论》中第 379 条所言"呕而发热者，小柴胡汤主之"。

除上述少阳证外，该方还可用于治疗妇人热入血室，以及疟疾、黄疸等病而见少阳证者。妇人中风，初起应有恶寒发热等症，数日后续得寒热发作有时，则与太阳中风寒热发作不定时不同，以其得病之初，月经已来，血海空虚，发病之后，邪热乘虚而入，热与血结，故月经不当断而断，此为热入血室，"血室"所指，历代医家多有争议，相比之下，"子宫"之说较为妥帖。其证见"……热除而脉迟，身凉，胸胁下满如结胸状，谵语者……寒热，发作有时，经水适断者……故使如疟状"。后世医者多以该方加桃仁、红花、牡丹皮等活血凉血之品，以增其疗效。至于疟疾，症见往来寒热；黄疸病，发病部位主要在肝胆，症见胸胁胀满，食欲不振，心烦喜呕，均属少阳证。此外《伤寒论》中也列举了一些属于以小柴胡汤为主方派生而成的，以和解少阳为主的一类方，称其为柴胡类方，如小柴胡汤、大柴胡汤、柴胡加芒硝汤、柴胡桂枝汤、柴胡桂枝干姜汤等。其中小柴胡汤和解少阳，主治少阳病；大柴胡汤和解少阳，内泄热结，主治少阳、阳明合病；柴胡加芒硝汤，和解少阳兼以软坚泄热，主治少阳兼阳明里实而正气略亏者；柴胡桂枝汤，和解少阳，解肌发表，主治少阳兼太阳表证；柴胡桂枝干姜汤，和解少阳，化饮散结，主治少阳病兼太阴虚寒，水饮内结。

2. "少阳主枢"与"脾胃内伤"

上文在探讨少阳升降枢机功能时已经提到少阳对脾胃运化功能所起到的作用，可归纳为两点：①少阳升降之性助脾胃升清降浊；②少阳相火助脾阳腐熟水谷精微。所以少阳和谐，人体消化功能就健康，表现为食欲良好、消化正常、排泄规律，从而充养一身气血，发挥其"脾胃为后天之本"的作用。少阳气郁，影响其他脏腑气机升降，其中最容易影响脾胃气机升降而导致呕吐纳呆、大便失调。其中喜呕是少阳病的特征症状之一，究其原因还是离不开少阳的升降。少阳对脾胃气机起双重调节作用，脾胃郁滞则为纳呆，浊阴不降上逆则为呕吐。

笔者临床在治疗痰热久郁中州，呕逆，脘痞胀者，多宗仲景柴胡陷胸汤之义，其中黄芩、黄连、枳壳、法半夏、瓜蒌仁多为必用之药，俾其和解少阳之郁热，而断其生痰热之源，痰热清，胃气和，则呕逆止。而就少阳振奋脾阳而言，笔者在临床中，如遇脾胃虚弱，中阳不振，中气下陷者，多宗李东垣之补中益气汤，张锡纯之升陷汤辨证化裁，其中黄芪、柴胡、升麻为两方通用之药。黄芪被誉为补气第一要药，张锡纯《医学衷中参西录》谓其"能补气，兼能升气，善治胸中大气（即宗气）下陷"。柴胡、升麻寓春木之气，复万物之苏，曾有报道研究发现，柴胡、升麻单独配伍用以举陷升阳，疗效远低于两者协同作用，故两者为升阳举陷，恢复少阳主枢，大气运转必不可少之药对。

3. "少阳主枢"与"神志变证"

《素问·生气通天论》曰："阳气者，精则养神，柔则养筋。"阳气可以主导一个人的精神状态。一个人阳气充足且运行顺畅，则目光有神，思维清晰灵敏，情绪乐观稳定，反应敏捷，肢体强健，《素问·阴阳应象大论》曰"清阳发腠理，浊阴走五脏；清阳实四肢，浊阴归六腑""清阳出上窍，浊阴出下窍"。阳气通过"发腠理""实四肢"给人以活力和动力，"脑窍"为"上窍"之一，"出上窍"则神明清朗，而这些都是在少阳升降协调的作用之下，三焦调畅，精气布化，腠理充实，脑窍清明的表现。少阳受病时则阳气不宣，因而造成神失所养，出现懒（倦怠乏力）、呆（反应慢）、变（性情改变）、忧（悲伤）、虑（焦虑不安）、惊（如人将捕之状）、谵语（神志混乱）等一系列神郁的症状。《伤寒论》曰："伤寒八九日，下之，胸满烦惊，小便不利，谵语，一身尽重，不可转侧者。"其中的"烦惊""谵语"指的就是外感病邪滞少阳，少阳所主之阴阳升降失调表现在精神情志的一种病理状态的概况。

柴胡加龙骨牡蛎汤是张仲景为治疗伤寒八九日误用下法而出现的坏证、变证而设的方剂，历代医家对原文的注释各有所持，相比之下，笔者认为张璐"伤寒误下，胃气所伤，邪热内陷少阳，胆木失荣，痰聚膈上，痰热上扰，故有神明之变"之注释较为合理。取小柴胡汤去甘草加桂枝，仍是和解少阳，疏调胆木；加茯苓、大黄以增强清泄痰热之力；加龙骨、牡蛎不但能敛浮散之虚阳潜以入宅，还能镇被邪热所扰之魂神，使之内守；加铅丹之重坠者，善祛膈上之惊痰，综观全方旨在和解少阳、疏调肝胆、镇惊坠痰、敛阳安神。本方虽为伤寒误下而设，但临床上运用此方治疗伤寒误下成此证的机会极少，用以治疗内伤杂病的机会却较多，如心悸、失眠、奔豚、遗精、脏躁、癫狂痫、郁证等，也就是西医的精神分裂症、癫痫、抑郁症、焦虑症、神经官能症、心律失常、甲状腺功能亢进等病症。尽管这些病的症状多异，病位不同，但它们都有着少阳受邪，胆木失荣，痰热聚膈，上扰心神而致魂神不宁，虚阳浮越等同一病因病机。

至于本方中铅丹一味，其成分为四氧化三铅，多数学者认为服后会引起中毒，若过量服或久服，不仅在体内会积蓄中毒，造成血红蛋白合成障碍，而且会损害肝肾，严重者会导致死亡，主张不用；也有些学者认为此方铅丹为必不可少之药，若畏其毒弃之不用，仍不解仲景制方之奥旨，主张大胆使用，只要用量少，用程不超过一周，配伍大黄通下，促使铅毒排泄，可不致中毒。笔者认为两种之说，皆有一定道理，为了慎重起见，使用本方时可有意回避而不用，常以赭石、磁石、辰砂、生铁落等具有镇惊作用的矿物类药与远志、胆南星、天竺黄等化痰之品替代之，效果亦显！笔者曾有幸跟师于国家级名老中医胡国俊教授，跟诊期间，胡师就常易该方之铅丹，代以赭石予以加减，治愈多例因精神情志受过创伤，肝气怫郁，化热生痰，痰热扰神之症。

该方大黄一味，章楠曾在其《医门棒喝·伤寒论本旨》一书中提道："大黄仅煎一二沸，止取其气，随姜、桂、参行阳之药以泄浮越之邪热，不取其味以走腑也。"所以在临床上，若见患者虽无便秘，大黄一味亦必不可少，此乃"守其意，不滞于药"，对于医者临床用药具有重要意义。

五、总结

总而言之，少阳枢机关系到人体气机是否能正常升降出入。因其涉及的层面较广，少阳病的证候表现纷纭复杂，乃医家必争之处，然辨证诊断亦颇具难度。如能正确理解少阳为枢的含义，在复杂的临床症状中抓住少阳气郁、枢机不利这一病机关键，有的放矢，清利胆腑，通畅三焦，运转枢机，调达气机，使阴阳水火升降正常，邪去正扶则身体康健，可大大提高临证水平及疗效。

崔红生（北京中医药大学第三附属医院）

"少阳主枢"在理论上源自《黄帝内经》，经《伤寒论》注家及后世医家的不断拓展，"少阳主枢"理论日臻成熟，其内涵与外延愈加丰富，已经成为现代中医学的重要组成部分。在临床上，由此发展而来的和解枢机法如和解表里、和调气机、和调阴阳等诸多治法，以及大柴胡汤、小柴胡汤、四逆散、柴胡疏肝散、逍遥散等诸多名方在我们的日常医疗中发挥着越来越重要的作用。现将少阳主枢理论及其临床意义梳理总结如下。

一、少阳主枢与《黄帝内经》的"开阖枢"理论

古人云："欲清其流，必澄其源。"一般认为，"少阳主枢"的观点源自《黄帝内经》。《素问·阴阳离合论》曰"是故三阳之离合也，太阳为开，阳明为阖，少阳为枢"，《灵枢·根结》曰"太阳为开，阳明为阖，少阳为枢"。数万言之内的《素问》八十一篇和《灵枢》八十一篇之中，各有一篇明文载述"开阖枢"的观点，而且连行文语序都别无二致，可见此观点在当时所得到的公认和重视。

《说文》对"枢"字这样阐释："枢，户枢也。"而《吕氏春秋·尽数》曰："流水不腐，户枢不蠹，动也。"《素问·生气通天论》有这样的条文"因于寒，欲如运枢，起居如惊，神气乃浮""阳气者，精则养神，柔则养筋，开阖不得，寒气从之"。以上文献道出了"枢"的内涵及重要性。在六经当中，三阳之中的少阳之气，犹如运动中的门轴一般，是太阳与阳明、表与里、开与阖、阴与阳功能正常运转的枢纽，故曰"少阳主枢"。

二、少阳主枢与"少阳病"及"半表半里"证

"少阳主枢"其临床意义，自然是以六经辨证体系及其方证体系为发端和基础。具体而言，"少阳主枢"之于六经辨证，即少阳病诸方证，比如小柴胡汤、大柴胡汤、柴胡桂枝汤、柴胡桂枝干姜汤等，乃针对少阳枢机不利导致诸多证候的论治。

作为《伤寒杂病论》辨证论治的纲领和主体，一般认为，六经辨证是在《素问·热论》的基础上总结发展而来的。六经病证的临床表现、证候特点和传变规律均以经络、脏腑病变为基础，其中三阳病证以六腑的病变为基础，三阴病证以五脏的病变为基础。

所以六经辨证的应用，不限于外感时病，也可用于内伤杂病。

《灵枢·营卫生会》有"太阳主外"的观点，而与皮腠之表相对，《素问·阳明脉解》《素问·热论》有"阳明主肉"的观点。因此，后世研究《伤寒论》的学者逐渐提出了"太阳为表、阳明为里"的观点。《伤寒论》和《金匮要略》中并没有"半表半里"的提法，"半表半里"首见于成无己《注解伤寒论》第148条注"与小柴胡汤以除半表半里之邪"，可能由此衍生出后世"太阳为表、阳明为里、少阳为半表半里"之说，再与《内经》"开阖枢"的概念相合，进一步产生"少阳"主"半表半里"而为表里之"枢机"的理论。由此可见，《伤寒杂病论》注家提出的观点少阳为半表半里、为表里之枢机的理论是对"少阳主枢"的进一步补充。由是，"少阳主枢"与八纲辨证的表里阴阳、六经辨证的三阴三阳连接统一起来。

三、"少阳主枢"与脏腑辨证

脏腑辨证是目前中医辨证体系的核心，六经辨证也是以经络相连的脏腑病变为基础。"少阳主枢"理论与临床的主体在于与之相关的脏腑辨证系统，具体而言，涉及肝脏、胆腑、三焦及其相关联的经络皮部等。

在藏象学说乃至后世脏腑辨证理论体系中，少阳甲木，与肝胆，尤其是与肝的功能密切相关。《素问·六节藏象论》曰："肝者，罢极之本，魂之居也。其华在爪，其充在筋，以生血气，其味酸，其色苍，此为阳中之少阳，通于春气。"《素问·四气调神大论》言："逆春气，则少阳不生，肝气内变。"《灵枢·九针十二原》从另一角度讲："阴中之少阳，肝也。"另外，胆腑外连足少阳胆之经脉，上、中、下三焦入通手少阳三焦经脉，少阳枢机气化与胆腑、三焦可谓血气相贯，经气相属。

四、枢机不利致病与和解枢机法的临床应用

1. 邪犯少阳与和解表里

据成无己《注解伤寒论》"与小柴胡汤以除半表半里之邪"的观点，后世医家用"枢机不利"的病机来概括六经病的少阳病证和半表半里之证，认为少阳病证虽然庞杂，但总的机制是或太阳经证不解转入少阳，或由厥阴病转出少阳，或邪犯足少阳胆经（腑），枢机不运，经气不利，以致口苦，咽干，目眩，寒热往来，胸胁苦满，默默不欲饮食，心烦欲呕，脉弦等诸证。以上证候皆可由"少阳主枢""枢机不利""半表半里"等观点阐释。小柴胡汤和解少阳，调达枢机，以除半表半里之邪。临证若抓住正邪分争，往来寒热的病机要点，运用小柴胡汤加减治疗外感发热性疾患常有桴鼓之效。

在前人基础上，后世发展了很多和解表里的方剂，灿若星辰。温病学派名方达原饮，载于《温疫论》，曰："疫者感天地之疠气……邪自口鼻而入，则其所客，内不在脏腑，外不在经络，舍于伏膂之内，去表不远，附近于胃，乃表里之分界，是为半表半里，即《针经》所谓'横连膜原'者也。"其后又有柴胡达原饮，主痰疟（《重订通俗伤寒论》）。蒿芩清胆汤，载于《重订通俗伤寒论》，原主"暑疟"，"疟因于湿，《金匮》所谓沉细者湿痹是也。治暑疟，先与蒿芩清胆汤清其暑"。现用于少阳表里之证兼湿热者颇效。

2. 邪留三焦与分消走泄

在前人少阳枢机理论的基础上，温病学派提出了"邪留三焦"的观点，认为少阳三焦，实为气机的门户与机栝。温病学派创始人，"神悟绝人"的叶天士，在他的《温热论》里这样论述："再论气病有不传血分，而邪留三焦，犹之伤寒中少阳病也。彼则和解表里之半；此则分消上下之势。随证变法：如近时杏、朴、苓等类；或如温胆汤之走泄。因其仍在气分，犹有战汗之门户，转疟之机栝也。"枢机在于手少阳三焦，分消上下，走泄于中，因势利导，如以杏仁、黄芩等消解上焦，滑石、通草、茯苓等分利下焦，黄连、厚朴等泄热于中焦。方如三仁汤、杏仁滑石汤、黄芩滑石汤、五加减正气散等皆为分消走泄之典范。

3. 枢机不利与和调枢机

（1）气机郁结与和调气机

对于肝气之理致，《临证指南医案》提出"体阴而用阳"的学说。"体阴"者厥阴，主藏血。"用阳"的一面，在临床中即体现为少阳枢机，即所谓"刚脏""阳中之少阳""通于春气""主疏泄""主升主动""喜条达而恶抑郁"等藏象特质。从致病的角度看，六经气化学说有"从化"之论，即抽象意义的"厥阴"之气，从中见之气"少阳"之化，具体说来，厥阴风木之病多从少阳枢机之气而化生演进。

典型的少阳枢机不利、肝气郁结证候，表现为肝失疏泄，气机郁滞，可有胸胁、少腹胀满疼痛，走窜不定，或有情志抑郁，善太息，证候与情绪变化相关，或有胁下肿块，咽部异物感，甚至瘰疬瘿瘤，女子或有乳房胀痛、月经不调、痛经、闭经等诸多证候。常见于多种内外科疾病，可与大柴胡汤、小柴胡汤、四逆散、逍遥散、柴胡疏肝散等方，和调少阳枢机，疏肝理气解郁。《伤寒论》有如下条文曰"胁下硬满，不大便而呕，舌上白苔者，可与小柴胡汤"。可见少阳枢机不利，舌常白苔厚腻。而《素问·阴阳类论》论道："一阳者，少阳也，至手太阴，上连人迎，弦急悬不绝，此少阳之病也。"上述少阳脉之象"弦急悬不绝"，也就是现在所谓的脉"弦急"或"弦紧"。

（2）郁结化热与疏解郁热

少阳枢机不利，郁结化热，则有气郁、肝郁化火之局。这在哲学上是"六经气化"所决定的。《素问·六微旨大论》论天运六气之少阳之气曰"少阳之上，火气治之，中见厥阴"，《素问·至真要大论》论少阳气化曰"少阳太阴从本……故从本者，化生于本"，少阳之气从"本气"而化生。《素问·天元纪大论》论少阳本气曰"所谓本也，是谓六元""少阳之上，相火主之"。由此可见，少阳枢机之病常化生于"相火"。《素问·至真要大论》论其证候，为后学景仰，曰"少阳之胜，热客于胃，烦心心痛，目赤欲呕，呕酸善饥，耳痛溺赤，善惊谵妄，暴热消烁"；论其治法，更是高山仰止，曰"少阳之胜，治以辛寒，佐以甘咸，以甘泻之"，恰大柴胡汤、小柴胡汤、柴胡芒硝汤等诸方之要。

郁结化热之候常致火热炽盛，内扰于肝，气火上逆，在以上少阳郁结的证候基础上，又可有诸实热证候，可见胸胁满闷，烦热潮热，或急躁易怒，心悸失眠，噩梦纷纭，或头痛眩晕，甚则胀痛如劈，或面红目赤，口苦口干，或吐衄下血。《灵枢·根结》曰"少阳根于窍阴，结于窗笼。窗笼者，耳中也"，故少阳郁火又常"结于""耳中"，或突发耳聋，或耳鸣如潮。小便常短赤，大便常秘结，舌常边尖赤烂，苔常黄腻，脉常弦劲急数。此候即《伤寒论》所谓"心下急，郁郁微烦""潮热者，实也"等少阳枢机不利，郁而化热的证候。亦常见于多种内外科疾病，可治以大柴胡汤、柴胡加芒硝汤、丹栀逍遥散、龙胆泻肝汤、当归龙荟丸等方药，疏解少阳郁热。

（3）郁热上逆与解郁降逆

少阳主升主动，枢机不利，郁热之盛，又可有上逆之局。《素问·脉解》曰："言少阳盛也……所谓甚则跃者，九月万物尽衰，草木毕落而堕，则气去阳而之阴，气盛而阳之下长，故谓跃。"气衰于下，是其局中之局，肝肾阴亏于下，肝阳亢扰于上，上盛下虚。少阳为一阳，最初的意象有阳气衰少之意。而至于厥阴，则《素问·阴阳离合论》讲："少阴之前，名曰厥阴，厥阴根起于大敦，阴之绝阳，名曰阴之绝阴。"可见"厥"有"绝"字之意，衰少而近于断绝。《公羊传·僖公四年》曰："南夷与北狄交，中国不绝若线。"《金匮要略·妇人妊娠病脉证并治第二十》曰"妊娠……设有医治逆者，却一月，加吐下者，则绝之"，可见厥阴亦有衰少之意象。

此类下虚上盛的证候，在古时名曰"厥"。《素问·生气通天论》曰："阳气者，烦劳则张，精绝，辟积于夏，使人煎厥。目盲不可以视，耳闭不可以听，溃溃乎若坏都，汩汩乎不可止。"又曰："阳气者，大怒则形气绝，而血菀于上，使人薄厥。有伤于筋，纵，其若不容。汗出偏沮，使人偏枯……"起病的基础是"精绝""形气绝"，少阳逆上，"烦劳则张""血菀于上"。下虚上盛可有头重脚轻，腰膝酸软，眩晕耳鸣，头目胀痛，面红目赤，急躁易怒，失眠多梦等证候，常舌红少津，脉弦有力或弦细数。常见于中风、厥证、癫狂等诸多内科疾病之中。古方柴胡加龙骨牡蛎汤、生铁落饮、风引汤，时方天麻钩藤饮、羚角钩藤汤等皆可任用。

（4）郁热动风与疏解镇潜

少阳中见厥阴风木，少阳枢机不利，郁热上逆之胜，又可有风动之局，加之火气之化，风火相煽，内科称肝风内动。《素问·生气通天论》曰"风者，百病之始也"，内外风邪为诸邪先导。《素问·风论》曰"风者，百病之长也"。内外风邪致病最多，伤人至重，古人甚至将风邪作为外感致病因素的总称。巅高之上，唯风可到，《素问·太阴阳明论》曰"伤于风者，上先受之"，故此证多在头面。《素问·阴阳应象大论》曰"风胜则动"，《素问·风论》曰"风者，善行而数变"，故此风动之证变证甚多。

内风证候常眩晕欲仆，步履不稳，或肢体震颤，手足麻木，甚则突然昏仆，半身不遂、偏身麻木，口眼㖞斜，舌强语謇。若夹风痰，则坏证纷纭，难以尽述。常有肝阳化风、热极生风、阴虚动风和血虚生风等证候，在不同的内外科疾病中常可见到。《灵枢·根结》论曰"少阳为枢""枢折，即骨繇而不安于地""故骨繇者，取之少阳""所谓骨繇者，摇故也"。可见风动扶摇（"扶摇"意为迅猛盘旋而上的旋风），为"枢折而不安"所致，故可从"少阳主枢"论治。经方"柴胡加龙骨牡蛎汤"正此意也。《伤寒论》第107条云："胸满烦惊，小便不利，谵语，一身尽重，不可转侧者，柴胡加龙骨牡蛎汤主之。"正是郁热上逆风动之候，"枢折而不安"，故谵语而烦惊不安。张寿甫创镇肝熄风汤，亦为典范，重镇中以麦芽、茵陈、川楝子疏解少阳，可谓匠心独具。内科风动之证尚有热极生风、阴虚动风、血虚生风等，风乱变证甚多，但都可从失其少阳枢机转动之正序考虑。

（5）肝肺失和与调肝理肺

肺为"气"之所居，胸肺之中更是"大气"所在，生理上，"诸气者皆属于肺"，肺主一身之气，主治节气机；病理上，"诸气膹郁，皆属于肺"（《素问·至真要大论》），肺系疾患发病首先在于气机失和，气、血、津、液等对肺脏影响最大的便是气分。其他脏腑气机失和，更影响整体中的肺脏系统气机运行。喻嘉言、张寿甫之"大气"理论，认为胸肺中阳气，"胸中包举肺气于无外"（《医门法律》）而行治节，即"大气举之"（《素问·五运行大论》）之意。"肝生于左，肺藏于右"（《素问·刺禁论》），肝左升、肺右降为气机枢转的外轮，脾胃中州为枢纽中轴，心火潜下、肾水上承、水火既济等，以上升降出入如环无端的运行是气机枢转最基本、最核心的形式。"百病生于气也"（《素问·举痛论》），源于古代元气论的认识，中医学认为气机运行无处不在。"气血冲和，万病不生，一有怫郁，诸病生焉"（《丹溪心法》）。临床上如忧思郁虑，愤懑恼怒等不良情志刺激，均可使肝失条达，肝气郁结，气机不畅，肝肺失和，气血失调，升降失序，肺气上逆而发咳、喘、哮[1、2]。《金匮要略》有"阴阳相得，其气乃行，大气一转，其气乃散"的理论，故治疗肺系疾病当以和调气机为纲，而人身之气机作为一整体，关键在于"少阳枢机"与"肺主气"的和调与通达。

《道德经·第十一章》曰"三十辐共一毂，当其无，有车之用。埏埴以为器，当其无，有器之用。凿户牖以为室，当其无，有室之用。故有之以为利，无之以为用"，是故"少阳主枢"在于"半表半里"、在于少阳、在于肝胆者，是为体，即所谓"有之以为利"，而少阳枢机对于气机的和调疏解，可谓"无之以为用"。

肝体阴用阳，气属少阳，而少阳为枢，是气机正常运行的关键环节，调节少阳枢

147

机，恢复肝之和升、肺之和降，肝肺和合、阴平阳秘、安和无病的状态，此所谓"和调气机外轮"。肝肺同调乃治疗肺系疾病的重要思路与方法，前辈医家对此多有论述，武维屏教授认为气机郁滞，枢机不利，肝肺失和为哮喘发作的中心环节，力倡调肝理肺法治疗支气管哮喘[3-6]，临床应用30余年，疗效显著。调肝理肺法以脏腑、八纲辨证体系为本，参合三焦、六经、气化等学说。调肝即疏肝气、解肝郁、平肝阳、泻肝火、息肝风、滋肝阴、养肝血等，使肝体得养、肝气得舒、肝用得畅；调肝理肺法，旨在调气机、畅情志、和气血、化痰瘀、适寒热、理虚损，肝肺和合，枢机通利，气机升降相宜，开阖有序，而风、火、痰、气、瘀不生，无犯肺致哮之虞。其常见证型主要有木叩金鸣、木火刑金、风摇钟鸣、郁痰犯肺、虚火灼金等[3-4]。

（6）肝胃失和与调肝和胃

近年来，对胃食管反流病（gastro-esophageal reflux disease，GERD）的研究表明，GERD与支气管哮喘、慢性咳嗽等疾病关系密切。此类患者常合并不同程度的胃食管反流，GERD常常是这些疾患控制不佳和反复发作的重要原因。此种临床现象在《内经》中亦有完美阐释，《素问·逆调论》曰"阳明逆，不得从其道，故不得卧也""不得卧而息有音者，是阳明之逆也"。"此皆聚于胃，关于肺"（《素问·咳论》），肺胃失和故也。究其病因病机，缘胃病日久，土壅木郁，木气生酸，肝胃失和，气机升降失调，肺气上逆而作咳喘。析其病变部位及传变规律，乃原发于胃，累及肝，后传于肺[7、8]。证属肝胃不和，肺失清肃。故本病论治，当以肺为标，肝胃为本；止咳为标，降逆为本。法宜疏肝和胃制酸，肃肺降逆止咳。方选加味左金丸合旋覆代赭汤加减。

（7）肝脾失和与疏肝健脾

传统上肝脾失和、肝脾不调之证是指肝失疏泄导致脾失健运所表现的证候，多由情志不遂，郁怒伤肝，或饮食不节，劳倦伤脾而引起，常见胸胁胀满窜痛，喜太息，情志抑郁或急躁易怒，纳呆腹胀，便溏不爽，肠鸣矢气，舌苔白或腻，脉弦等。《伤寒论》称肝乘肺为横，肝乘脾为纵，皆为乘逆之候。"伤寒，腹满谵语，寸口脉浮而紧，此肝乘脾也，名曰纵，刺期门"，而"肝乘肺也，名曰横，刺期门"。期门穴为肝经募穴，《甲乙经》谓之"足太阳、厥阴、阴维之会"，可见调和肝脾之逆，关键在于疏解肝经气血。

《金匮要略》开篇第一条即用大段文字阐述调和肝脾之论，并上升到《素问》"上工治未病"的高度，曰"上工治未病，何也？师曰：夫治未病者，见肝之病，知肝传脾，当先实脾，四季脾旺不受邪，即勿补之。中工不晓相传，见肝之病，不解实脾，惟治肝也"，此所谓"治肝补脾之要妙也"。调肝之妙在于补脾，而脾胃之气的调和也常赖肝胆疏泄，由此，后世发展了调肝以和脾之法。治肝脾不和者，名方逍遥散、柴胡疏肝散、痛泻要方等皆是可用之剂，其中，《局方》逍遥散可谓典范，气郁纳呆，以柴胡、当归、白芍和调肝经气血是其法要。而和调脾土、升清降浊、培土生金，皆是澄源之法；若属浊阴在上不得清降，在升清降浊基础上常佐"温药和之"为法，苓桂术甘汤、半夏厚朴汤常为在选之列。

（8）风动虫生与和解枢机

《说文》曰"风动虫生，故虫八日而化"，前人以"疟不离少阳"，虫病、瘴疫、疟疾或发作如此类病者，古人常从风论治，从少阳枢机论治。譬如："疟脉自弦""弦数者风发也""柴胡去半夏加栝楼汤，治疟病发渴，亦治劳疟"（《金匮要略》）。"……热入血室。其血必结，故使如疟状，发作有时，小柴胡汤主之"（《伤寒论》）。而"柴胡桂姜汤，治疟寒多，微有热，或但寒不热。服一剂如神"（《金匮要略》），此则为风寒滞于肝脉之证，启迪后学，拓展了少阳枢机阴寒一面的证治，扩大了"柴胡桂枝干姜汤"的应用范畴。

4. 阴阳失和与和调阴阳

（1）阴阳两虚与调补阴阳

和调气之外轮的又一层次在于风木厥阴，以及和调阴寒阳热之错杂。譬如，激素依赖型哮喘（steroid-dependent asthma，SDA）是由于哮喘患者长期服用糖皮质激素对其产生依赖性而造成的，一旦激素减量或停用即可引起哮喘复发和加重。SDA 的基本病机特点为阴阳两虚，寒热错杂，痰阻血瘀[9-11]。乌梅丸系仲景《伤寒论》厥阴证主方，集酸苦辛甘于一方，阴阳双补，气血同调，寒热同施，标本兼顾，能够以杂治杂而兼理肝风，与此时 SDA 证治特点恰相吻合。因此，我们常以乌梅丸作为 SDA 撤减激素过程中的主方进行加减化裁，疗效显著。在临床运用中，又根据激素撤减过程的不同阶段，辨别其虚实寒热，随证调整药物，比如肝肾阴虚者，重用乌梅、白芍等物；肾阳虚者，合四逆辈；气血虚者，重用人参、当归；偏热者，重用黄柏、知母、黄芩之属。燮理阴阳又与心肾水火既济或失济相关，随病程、病候、气机变化调整方略。

（2）定时发作与和调阴阳

《素问·阴阳别论》明确提出阴阳失和在支气管哮喘发病中的作用，"阴争于内，阳扰于外，魄汗未藏，四逆而起，起则熏肺，使人喘鸣"。哮喘之定时发作或加重，可从少阳枢机运转不利，阴阳失和角度考虑。如哮喘多在凌晨，即寅时左右发作，此为"肝旺"之时，肝失疏泄、肝郁化火或肝血不足均可导致肝肺气机不调，气血失和，阴阳失调，升降失常，肺气上逆，发为哮喘。故哮喘在凌晨多发者，治重在肝，调肝理肺为常法[12]。《伤寒论》提出的"欲解时"是六经辨证体系中的重要概念，对此尚存在争议，认为可能与病机机转的关键环节有关。少阳、厥阴欲解时亦在寅时左右的凌晨，提示哮喘与少阳、厥阴气机运行相关。如顾植山[13]根据哮喘患者在凌晨"厥阴欲解时"（从丑至卯上）发作或加重的特点运用厥阴病主方乌梅丸加减治疗，正是考虑到枢机不利，寒热错杂，阴阳失和的病机使然。

综上所述，少阳主枢，自《黄帝内经》至现代临床，自开阖枢机至表里阴阳，自少阳甲木至肝胆三焦，自气机外轮至出入升降，自枢机不利至阴阳失和，自和解枢机至阴平阳秘。大者主导学派思想，微者左右遣方用药。观"少阳主枢"之理论全貌，正宛若一阳之意象，日旦东方，赫赫扬扬；论"少阳主枢"之临床意义，其主旨乃"以和为度""以平为期""疏其血气，令其条达，而致和平"。

参考文献

［1］崔红生，武维屏，张文君，等. 试从心身医学角度谈支气管哮喘从肝论治［J］. 北京中医药大学学报，1998，21（1）：50-52.

［2］崔红生，靳锐锋，田彦. 情志因素与支气管哮喘证治探析［J］. 中华中医药杂志，2014，29（3）：771-773.

［3］武维屏，贺福田. 肝与咳、喘、哮［J］. 北京中医学院学报，1990，13（2）：11-13.

［4］崔红生，赵兰才. 武维屏从肝辨治支气管哮喘经验撷要［J］. 中国医药学报，1999，14（2）：49-51.

［5］崔红生，武维屏. 武维屏辨治肺系疾病思路［J］. 中医杂志，2013，54（2）：107-109.

［6］崔红生.《内经》"和"思想在支气管哮喘防治中的意义［J］. 北京中医药大学学报，2013，36（12）：802-804.

［7］崔红生，武维屏，靳德社. 哮喘的脏腑论治［J］. 中医杂志，2004，45（7）：546-547.

［8］崔红生. 慢性咳嗽的辨病与辨证［J］. 中医杂志，2006，47（7）：500-501.

［9］崔红生，范红玲，武维屏. 乌梅丸治疗激素依赖型哮喘的疗效机理及临床运用［J］. 北京中医药大学学报，2000，23（5）：62-63.

［10］崔红生，武维屏，任传云，等. 激素依赖型哮喘撤减激素过程中的证候学变化及其治疗特点［J］. 中医杂志，2005，46（5）：371-373.

［11］崔红生，徐光勋，任传云，等. 激素依赖型哮喘撤减激素过程中的证候学变化及三步序贯法临床疗效观察［J］. 中医杂志，2008，49（10）：886-889.

［12］崔红生，武维屏，王广军，等. 哮喘发作的时间节律及分时论治［J］. 中医杂志，1997，38（4）：247.

［13］老膺荣，唐泽彦，蒋俊民，等. 学习顾植山"辨象-辨时-握机"运用乌梅丸体会［J］. 新中医，2013，45（7）：196-198.

王忠评按

论少阳主枢及其临床意义

中医学是以天人相应、辨证论治、形神一体为基本理论框架的整体医学，其原创理论与优势的传承与弘扬至关重要。"少阳主枢"出自《黄帝内经》，《素问·阴阳离合论》曰"是故三阳之离合也，太阳为开，阳明为阖，少阳为枢"，《灵枢·根结》曰"太阳为开，阳明为阖，少阳为枢"。后历经《伤寒论》六经辨证及后世医家"半表半里"之注解，温病学家又总结出三焦"分消走泄"之论，逐渐发展为现在的少阳枢机理论。临床上，基于"少阳主枢"发展提出和解枢机、和解表里、和调气机、和调阴阳等诸多治法，以及小柴胡汤、四逆散、柴胡疏肝散、逍遥散、温胆汤等诸多名方。

瞿磊主任医师从阐释"少阳主枢"理论射策，分析其生理与病理意义，从和法及《伤寒论》小柴胡汤证深化了对少阳枢机的认识，最后结合中医脑病的诊疗工作，详细分析了在临床中运用"少阳主枢"诊治医案，总结了取得理想效果的原因，全文言之有据，确有临床心得。

魏丹霞主任医师体会郭子光国医大师以"厥阴少阳为枢"为核心，系统总结了四逆散方临床应用经验，阐述"厥阴少阳为枢"理论全貌，方证化裁，领悟精华。

王亚丽主任医师从经络及脏腑等集结而成的网络体系视角来分析"少阳主枢"的理论与临床意义，重点在少阳枢机与郁证的关系及其在郁证治疗中的应用，理论联系实践，颇有新意。

理论指导实践，实践深化理论。王秀阁主任医师、张小平主任医师、朱慧志主任医师分别从"柴胡剂"小柴胡汤或其加减方的临床应用中具体总结了"少阳主枢"现代治疗的诸多新见解；忽中乾主任医师则进一步拓展到柴胡加龙骨牡蛎汤、大柴胡汤、甘草泻心汤、四逆散和柴胡桂枝干姜汤等方的临床诊疗，夹叙夹议，具有特色。

崔红生主任医师从开阖枢机至表里阴阳，从少阳甲木至肝胆三焦，从气机外轮至出入升降，从枢机不利至阴阳失和，从和解枢机至阴平阳秘，系统深化了"少阳主枢"理论及其临床意义，进而强调了"以和为度""以平为期""疏其血气，令其条达，而致和平"等治则，值得参考。

论"能毒者以厚药，不胜毒者以薄药"

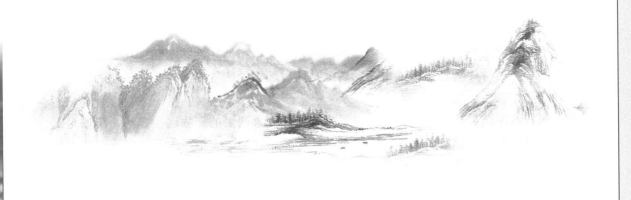

杨述特（青岛市中医医院）

一、原文释义

"能毒者以厚药，不胜毒者以薄药"，语出《素问·五常政大论》。《中医经典必读释义》王庆其教授注释："能，音义同耐。耐药性强的人，可以选用气味浓厚、作用峻猛的药；耐药性差的人，应选用气味温和、作用轻缓的药。"胜，胜任，承受，与能意义相近。此处的"耐药性"是指患者对某种药物的承受能力，与我们平常说的细菌"耐药性"、患者产生了"耐药性"等意义不同。《中医大辞典》对"能毒者以厚药"的释义为："治则。指用药应因人制宜，对身体强壮，正气充足，能耐受攻邪药物者，就给予气味厚、作用强的药物治疗，取其速效。"对"不胜毒者以薄药"的释义为："对身体虚弱，不能胜任攻邪药物者，就给予气味薄而和缓的药治疗。"

毒，在古代有多重意义。广义来说，泛指药物。《周礼·天官冢宰第一》"聚毒药以供医事"之"毒药"就泛指有毒和无毒的药物。传说中的神农氏采药"一日而遇七十毒"之"毒"，应也是指药物，一天中毒七十次是难以理解的，一天发现七十种药物是可能的。后世所言的毒，通常是指有害的事物，属于狭义的毒，仅指毒性。此"毒"指药物，而非狭义的毒性。

能毒性，以下改称易懂的"耐毒性"，指患者对药物治疗的耐受能力。耐毒性越强，越能耐受大剂量、多疗程、多药味的厚药治疗。反之亦然。

什么是厚药、薄药？文献中没有明确规定。《神农本草经》将药物分为上、中、下三品，也没有厚药、薄药的分类，后世医家也未见系统论述。我以为，厚药，指味浓性烈的药物，通常指那些大辛大热、大苦大寒、药性峻猛的药物。当然，毒性大的药物也属于厚药之列。薄药，指气味温和的药物，通常指那些性味平和、功效和缓、低毒的药物。药称厚薄，是因为中药的功效是通过药物的四气五味等属性阐述的，与疗效没有必然联系。

药物的厚薄，药量和使用方法也是重要方面。大剂量的药物属于厚药，哪怕是人参、麦冬这些气味温和的药物。小剂量的药物属于薄药，哪怕是附子、黄连这些大热大寒的药物。药物用法虽然不改变药性，但也会对药物的厚薄产生影响：多次频服属于用厚药，少次缓服属于用薄药。

二、"毒" 不仅于药，应推广及医

"能毒者以厚药，不胜毒者以薄药"，这里所说的"药"，应该指"医药"，包括药品以外的其他医疗方式，如手术及后世的放疗、介入等。耐毒者施以大手术、根治术，甚至反复多次手术，不耐毒者施以姑息手术、小手术。放疗也是，耐毒者施以大剂量、大范围、多部位的根治性放疗，反之施以小剂量、小范围、少部位的姑息性放疗。即应包括"能毒者以峻医，不胜毒者以缓医"的内涵。

毒性大的医药技术联合应用会增加毒性，降低患者的耐毒性。如手术加放化疗，毒性显著增加，降低耐毒性。同步放化疗比序贯放化疗毒性大，耐毒性低。

三、如何估测耐毒性，如何分辨使用厚药、薄药

医生该如何估测患者的耐毒性，并根据患者的耐毒性选择该用厚药还是薄药呢？可通过以下几方面进行初步估测。

（一）常态估测

1. 看身体状况

通过望、闻、问、切诊，了解患者当下的身体状况。身高体厚、正气充盈的年轻患者，可予以厚药。身材瘦小者、幼儿、老人、正气亏虚的患者，则用薄药。

2. 问既往发病情况和治疗用药史

了解既往疾病、用药后的疗效和反应。既往生过大病重病，身体器官功能已经很差，现在正气还没有恢复的，用薄药。既往和现在都身体健康，正气充盈的可用厚药。既往身体差，现在基本恢复健康，正气已经恢复的谨慎用厚药。既往身体好，现在身体差，正气尚未恢复的用薄药。

至于具体用量，可参考以下原则调整：既往用药疗效好，不良反应小，原量；疗效差，不良反应小，如果检讨治疗方案正确，加量；疗效差，不良反应大，改用他药；疗效好，不良反应大，减量或改用他药。

对于需要长期治疗的慢性病患者，耐毒者施以虽然毒性大但疗效好的大剂量、短间歇、多疗程治疗，不胜毒者施以不良反应小、长间歇、少疗程的治疗。但如果曾经出现过中重度不良反应，应该减量或适当延长疗程间隔，增加对抗不良反应的保护药物。出现严重不良反应，一般应该停药或换药。

3. 看检查化验单

重要器官的功能状况差的，用薄药；功能正常或基本正常的，用厚药。

（二）异态估测

以上只是一般情况，是常态。有些患者有特殊情况，属于"异态"。异态主要有以下几种。

1. 特殊体质（过敏体质）

如有些患者看起来正气充盛，但使用链霉素、庆大霉素很容易产生药物性耳聋，通常有家族史。有些人可能对青霉素等药物过敏。那就是对链霉素、青霉素"不胜毒"。这些情况一旦发生，患者很难恢复，甚至非常危险。而有些人看起来弱不禁风，但是青霉素用1000万单位也平安无事。这需要医家仔细、反复地问患者及其家属，不放过任何可疑线索，防止药害事故发生。这类人只要是除开特定的过敏药物，别的药物耐受力和常人无异。

2. 特殊年龄段

小儿为稚阴稚阳之体，耐毒性差。如乳牙期以前用四环素，会产生四环素牙。18岁以前，用喹诺酮类药，会影响软骨发育。老年人，因各器官功能退化，耐毒性也会有不同程度的降低。这是特定年龄段的不胜毒。

3. 特殊生理期

如月经期的患者，一些活血祛瘀药、抗凝药、抗血小板药可能引起月经量增加。妊娠期患者，对某些有毒药物、致畸药物、破血通经的药物不胜毒。

4. 疾病状态导致耐毒性改变

如虚寒腹泻的患者，用大黄等苦寒泻下药就有可能导致病情加重。相反，对实热证患者，用温补药可能导致不胜毒。糖尿病、高脂血症患者，人体必需的葡萄糖、脂肪也需要限制使用。水是生命之源，但过量补水也会加重心衰、水肿患者的病情。有器官功能不全的患者，对有该器官毒性的药物耐毒性明显降低，应慎用或禁用对该器官有明确毒性的药物，慎用有潜在毒性的药物。这是疾病状态导致的不胜毒。而有些疾病又可能导致对某些药物耐毒性的增加。如一般人用麻醉药物容易导致"上瘾"，但癌症疼痛的患者即使长期大量使用吗啡缓释制剂，也不容易上瘾，疼痛是吗啡上瘾的天然拮抗剂。妊娠本不宜用厚药，但《内经》对妊娠用药有论述，曰"妇人重身……有故无殒，亦无殒也"，药物的毒性自有病邪来承担，所以不易伤害到胎儿。用之得当，耐毒性好；用之不当，耐毒性差。

5. 药物配伍导致耐毒性改变

某些药物同用可能增加毒性，使人体的耐毒性降低。如用钙剂的人，同时用洋地黄制剂会更容易中毒。用利尿剂的患者，同时用氨基苷类药物，可能会加重肾功能损伤和耳毒性。这属于相反。反之，某些药物配伍又会使毒性下降，会使人的耐毒性增强。如大剂量附子，应属于厚药，等剂量使用甘草（久煎），有些医生用到数百克也不会产生严重毒性。生半夏有毒（毒性成分至今不知），同时使用明矾或姜汁炮制，可降低半夏毒性，提高了人体对于半夏的耐毒性。化疗患者用护胃、护肝、止呕、升白细胞、升血小板等药物，可以提高人体对化疗的耐毒性。这属于相畏相杀的范畴。有时候，联合用药虽然增加不良反应，但提高了疗效，即从整体上提升了耐毒性。如恶性肿瘤、结核病、复杂混合感染的联合化疗，因为使用不同作用机制和不良反应的药物，每种药的剂量降低了，虽然总体的不良反应可能会稍高于单药，但疗效增加了，耐药性更少。

6. 通过改变煎煮时间改变耐毒性

如乌头、附子属于毒性较大的厚药，久煎可以降低毒性。而大黄久煎就可能降低泻下祛积的功效，要利用其泻下功效就要后下。不耐毒者需要用厚药时可以遵从。

（三）患者耐毒的意愿

不同患者耐毒的意愿有显著差异。有些患者宁肯冒较大风险也要把疾病诊断清楚。哪怕只有一点点希望，也要试试最好的治疗办法，"虽九死而尤未悔"。这些患者耐毒性就很强，可以施以厚药。而有些患者不愿意承担一丝丝风险。做任何检查治疗，首先关心的是有没有不良反应，要医生保证绝对安全，不能有任何痛苦和风险，这些患者的耐毒性就很差，只能施以薄药，而且要反复告知、一一签字。世界上没有绝对安全、绝对无不良反应的医疗措施。害怕源于不确定性。最终是否耐毒，事先是不确定的，只是估计，只有试过后才能知道。如很多恶性肿瘤患者很害怕手术、化疗、放疗，事后发现远没有当初想象的那么可怕。

（四）其他

1. 用药时机

急危重症用厚药，以求速效。慢性疾病、重大疾病的恢复期用薄药，以求缓图。

2. 正邪情况

正邪俱盛用厚药，正邪俱缓用薄药。但邪实者通过厚药的攻伐后，邪气大势已去，正气已衰，余邪已经式微时须用薄药，以防长久用厚药伤正。正虚严重，如亡阳亡阴等危急情况，则需先用厚药，以大剂量参附汤、参麦饮等救急，待病情稳定后再用薄药缓缓图之。

3. 治病养生目的的区别

治病用厚药，尤其是急危重症患者，要求先救人，因为用药时间短，不良反应相对不易出现；养生用薄药，尤其是虚损劳伤患者，因为服药时间长，要充分考虑不良反应蓄积效应。

4. 标本缓急

"间者并行，甚者独行"。急则治标，治标用厚药。缓则治本，治本用薄药。标本俱急，当用厚药，以标本同救。标本俱缓，当用薄药，标本同治。

（五）根据患者实际的耐毒性进行动态调整

医生根据自己的临床经验和患者的情况进行判断，在治疗以前做出患者耐毒性的估测，治疗后患者会出现疗效和不良反应两方面的反应，这时候的反应才是经过实践检验的患者真正的耐毒性。可能和医生事先的估测相吻合，也可能差距很大。医生应根据耐毒性的反馈结果随时进行治疗方案的调整。这一点，甚至比事前的估测更重要。调整原则参见前面的阐述。

耐毒性也是动态变化的。药性和患者的耐毒性都可改变。如有些患者先前对青霉素不过敏，但后来过敏不能用了，由耐毒变成了不胜毒。也有反过来的。因为患者身体功能状态不同，对药物剂量的耐毒性也会发生变化。这个过程，有些是被动的结果，有些也可以主动去改变。

耐毒者，施以厚药，一般疗效会更好，风险较高，但最终风险反而可能较低，因为"耐毒"。不耐毒者，任何治疗风险都较高，用薄药虽然降低了医疗的风险，但最终疾病的疗效可能也降低了，反而风险更大，因为"不耐毒"。

四、艺术地把握耐毒性，跳好刀尖上的舞蹈

世界上没有两个相同的患者，如何把握好患者的耐毒性，以期达到治疗指数的最大化，是考验医生的难点。"至虚有盛候，大实有羸状"。真假寒热表里虚实，差之毫厘，谬以千里，投之医药，生死立判，稍有不慎，就可能伤人伤己。这需要医生临证时沉着冷静，有"不畏浮云遮望眼"的火眼金睛。《神农本草经》序论中说："若用毒药疗病，先起如黍粟，病去即止，不去倍之，不去十之，取去为度。"没有把握的时候，首诊首治先谨慎试用，再根据患者的实际反应进行调整。

下面介绍一例典型病例：

苏某，男，67 岁，回族。湖南邵阳市人。

患者因巨块型肝癌、门静脉癌栓、肝硬化于 1995 年 6 月 2 日收治入院。患者入院

时就说：杨医生，某医院的专家说我最多只能活 3 个月，怎么治疗都活不过 4 个月。我到你这里来治疗，你可以拿我做实验，治坏了我不怪你，治好了我感谢你，只要能活 1 年，我就给你送锦旗。这个患者虽然化验肝功能尚正常，但肝是放疗的敏感器官，对放疗耐毒性差，肝硬化患者耐毒性更差，不适宜肝部放疗。但患者因肝硬化肝脏已经变形，左肝所占比例很小，估计不到 1/5。左肝又几乎被肿瘤所占，实际上已经没有功能。与门静脉癌栓也很接近，可以纳入同一放疗野中。即使摧毁左肝，对患者肝功能的损伤只有约 20%。而且患者和家属对医生很信任，愿意接受任何治疗方式和任何结果，耐毒性很强，可以选用厚药峻医治疗。采用中医药配合根治性放疗，肝癌的中心剂量 DT60Gy，治愈出院。2011 年 1 月末次随访时患者已经 82 岁，健康生存了 15 年，肝脏没有出现严重并发症，而且生活完全自理，还能下地干活。该患者治疗成功的因素很多，关键点就在于正确评估了放疗可能的毒性和对肝癌的疗效。从不利因素中找出了有利因素，即从本属于不耐毒的患者中分离出来，作为一个耐毒者对待，并精确把握，积极利用。患者的信任也很重要。现在到哪里去找"治死不怪"的患者呢！还在于中医药有效防治放疗对肝脏的不良反应。这就像"瓷器店里打老鼠"，老鼠消灭了，瓷器完好。

五、结语

"能毒者以厚药，不胜毒者以薄药"是《内经》制定的重要治则之一，体现了因人制宜的光辉思想。耐毒性部分由先天决定，部分可经后天主动或被动改变。可以通过改变药物性味、用法、配伍和调整人体的功能状态等途径改变医药的厚薄和患者的耐毒性。要求医生根据患者的耐毒性，从选择医疗方式、不同功效的方药、用药方法、剂量和频率等方面，进行动态调整，采用个体化的治疗方案。到今天仍具有很高的理论价值和临床指导价值。

欧秀梅（甘肃中医药大学附属医院）

"能毒者以厚药，不胜毒者以薄药"出自《素问·五常政大论》，是指身体强而能耐受毒药的就给予性味厚的药；若身体弱而不能胜任毒药的，就给予性味薄而缓和的药[1]。如《素问悬解》谓："能毒者，治之以气厚之药，西北人多能毒。不胜毒者，治以气薄之药，东南人多不胜毒，此其大概也。"

上述解释过于笼统，不能很好地指导临床，笔者通过学习认为，必须全面正确理解本句话的含义，才能在临床运用自如，愈病强身。反之，就会贻误病情，酿成大祸。兹简述如下。

一、毒的含义

1. 致病的邪气

致病的邪气也称为苛毒、时毒、毒气、火毒等。如《素问·生气通天论》说："故风者，百病之始也，清静则肉腠闭拒，虽有大风苛毒，弗之能害，此因时之序也。"《医宗金鉴·外科心法要诀·痈疽总论》说："痈疽原是火毒生。"

2. 病名

如疫毒、疗毒、丹毒、脏毒、锐毒、委中毒、耳风毒、耳根毒、眼胞菌毒、手（掌）心毒、面发毒、阴阳毒、无名肿毒等。如《金匮要略·百合狐惑阴阳毒病证治第三》曰："阳毒之为病，面赤斑斑如锦纹，咽喉痛，唾脓血。五日可治，七日不可治，升麻鳖甲汤主之。阴毒之为病，面目青，身痛如被杖，咽喉痛。五日可治，七日不可治，升麻鳖甲汤去雄黄、蜀椒主之。"《三因极一病证方论》曰"肠风脏毒，自属滞下门。脏毒，即是脏中积毒"。

3. 药物的总称

古人认为，凡是能治疗疾病之物，皆为药物，是药三分毒，不能久服，必须辨证论治，中病即止，即使是我们经常食用的食物（谷、肉、果、菜等）也概莫能外。如《周礼·天官冢宰第一》说"掌医之政令，聚毒药以供医事"。《素问·脏气法时论》也说："毒药攻邪，五谷为养，五果为助，五畜为益，五菜为充。气味合而服之，以补精益气。此五者，有辛、酸、甘、苦、咸，各有所利，或散或收，或缓或急，或坚或软，四时五脏，病随五味所宜也。"《儒门事亲》也阐明了这一点，谓："凡药皆毒也，非止大毒、小毒谓之毒，虽甘草、人参，不可不谓之毒，久服必有偏胜。"

综上所述，我们不难明白"能毒者以厚药，不胜毒者以薄药"的"毒"就是药物的总称。

二、厚药与薄药的含义

1. 厚药

首先，厚药是指气偏味厚，作用较强烈的药物，如附子、大黄、川乌、草乌、芒硝、甘遂等药。代表方如大承气汤、小承气汤、桃核承气汤、十枣汤等。但张仲景在十枣汤方后注言"上三味等分，各别捣为散。以水一升半，先煮大枣肥者十枚，取八合，去滓，内药末，强人服一钱匕，羸人服半钱，温服之，平旦服。若下少病不除者，明日更服，加半钱，得快下利后，糜粥自养"。大承气汤、小承气汤方后也有"得下，余勿服""初服汤，当更衣。不尔者，尽饮之；若更衣者，勿服之"之说。说明厚药也应中病即止，不可过用。

其次，厚药指大剂量重剂。在某些情况下，需要重剂才能起沉疴。如著名中医学家岳美中教授以清热化湿法为主治疗泌尿系结石并左肾功能消失一例，金钱草最大剂量用至210g，91天共用金钱草15000余克，结石排出而肾功能恢复[2]。

被邓铁涛教授称为"中医脊梁"的李可老中医治王某之母，62岁。1979年2月4日，县医院诊为肺心病心衰并发脑危象，急性肾衰竭，病危出院准备后事。诊见患者深昏迷，痰声拽锯，颈脉动甚，腹肿如鼓，脐凸胸平，下肢烂肿如泥。唇、舌、指甲青紫，苔白厚腻，六脉散乱。摸其下三部则沉实有力，询知患痰喘31年，此次因外感风寒，引发暴喘。住院7日，始终无汗，已2日无尿。

视其唇指青紫，心衰之端倪已露。寒饮久伏于中，复感外寒，阴寒充斥内外，蔽阻神明。拟破格救心汤平剂与小青龙汤合方化裁，温里寒，开表闭，涤痰醒神为治。

处方：附子30g，麻黄、桂枝、赤芍、干姜、细辛、五味子、菖蒲、郁金、葶苈子（包）、炙甘草各10g，生半夏、茯苓各30g，麝香0.3g（冲），竹沥60g（兑入），姜汁1小盅（兑入），鲜生姜10大片，大枣10枚，1剂。

2月5日二诊：服后得汗，大便1次，随即苏醒。小便甚多，一日夜3000mL以上。腹部及下肢肿胀已消七八，足背出现皱纹，脐凸亦消。嘱原方再进1剂。后数日遇于街头，已全好[3]。

2. 薄药

首先，薄药指气薄味淡、作用柔和的药物。药如桂枝、白术、党参、茯苓等药。代表方如四君子汤、桂枝汤等。一般情况下，久病之人，正气亏虚，脾胃虚弱，更多的时候，进食也很困难，药物更难下咽，因此，当先以气薄味淡、作用柔和的药物健其中气，恢复脾胃运化功能。若贸然给予厚药，胃气更伤，化源枯竭。至于脾胃衰败连药物亦不能进者，可以患者最喜食之物调养。《名老中医之路》记载蒲辅周之子蒲志孝文章述："一热病伤阴的老年患者，热病后生疮，长期服药，热象稍减，但患者烦躁、失眠、不思食，大便七日未行，进而发生呕吐，吃饭吐饭，喝水吐水，服药吐药。病者系高年之人，病程缠绵日久，子女以为已无生望，抱着姑且一试的心情询问先父尚可救否。先父询问病情之后，特意询问患者想吃什么，待得知患者仅想喝茶后，即取'龙井'茶6g，嘱待水煮沸后两分钟放茶叶，煮两沸，即少少与患者饮，他特别强调了'少少'二字。第二天病家惊喜来告：'茶刚刚煮好，母亲闻见茶香就索饮，缓缓喝了几口未吐，心中顿觉舒畅，随即腹中咕咕作响，放了两个屁，并解燥粪两枚，当晚即能入睡，早晨醒后知饥索食。看还用什么药？'先父云：久病年高之人，服药太多，胃气大损，今胃气初苏，切不可再投药石，如用药稍有偏差，胃气一绝，后果不堪设想。嘱用极稀米粥少少与之，以养胃阴和胃气。如此饮食调养月余，垂危之人竟得康复。先父回忆说：愈后同道颇以为奇，以为茶叶一味竟能起如许沉疴。其实何奇之有，彼时患者胃气仅存一线，虽有虚热内蕴，不可苦寒通下，否则胃气立竭。故用茶叶之微苦、微甘、微寒，芳香辛开不伤阴，苦降不伤阳，苦兼甘味，可醒胃悦脾。茶后得矢气，解燥粪，是脾胃升降枢机已经运转。能入睡，醒后索食即是阴阳调和的明证。而少少与之，又是给药的关键。如贪功冒进，势必毁于一旦[4]。"

其次，薄药指小剂量方药。①病情久延，阴阳俱损，稍有不慎即有阳亡阴脱之患。当此之时，可以小剂回阳救逆，切不可孟浪行事，施以重剂。如著名中医学家李翰卿先生曾治一李氏患者，因患二尖瓣狭窄，于西医医院实施二尖瓣分离术后，不久发生严重心力衰竭，虽经抢救脱险，但心衰仍不时发生。半年后转入山西省某医院。先请某医以生地黄15g，麦冬15g，天花粉15g，五味子15g，人参15g，当归9g，茯苓15g治之，服后20多分钟，心悸气短加剧，咳喘不足一息，腹满浮肿更甚，乃急请李氏会诊，李翰卿云："可予真武汤加减治之。"遂处方：附子0.3g，白芍0.6g，茯苓0.3g，人参0.3g，白术0.3g，杏仁0.3g。服药25分钟后，心悸气短咳喘即减轻，1小时后排尿1次，腹胀浮肿亦减，平卧睡眠数小时，至次日晨，亦可以自行翻身。遂照原方继服，3日后，竟能下床走路20余步，且云："一年来未能步也。"全方药量总共不过3g，如此小量，竟能起沉疴于顷刻，救危难于既倒，医患均不明，遂求教其理。李翰卿曰："此患阴阳大衰，又兼水肿，乃阳虚至极也，虚不受补，补其阳，则阴液易伤而烦躁倍加，补其阴则阳气难支，浮肿短气更甚。故治之宜小剂耳，取《内经》'少火生气，壮火食气'之意也。"[5] ②对于病在上焦，病情轻浅者，也可用薄药小剂，稍煎服用，切不可过煮，药过病所。方如《温病条辨》辛凉轻剂桑菊饮、辛凉平剂银翘散及《寿世保元》治疗头痛的清上蠲痛汤等，不胜枚举。更有甚者，可不用煎煮，浸渍而服。如《伤寒论》第154条云："心下痞，按之濡，其脉关上浮者，大黄黄连泻心汤主之……上二味，以麻沸汤二升渍之须臾，绞去滓，分温再服。"所以然者，是取其气之轻扬，不欲其味之重浊，以利清上部无形邪热而不伤胃气。

总之，对"能毒者以厚药，不胜毒者以薄药"这段话及古典医著的理解，应紧密结合临床实际，灵活运用，切不可胶柱鼓瑟，死于句下。

参考文献

［1］王新华. 黄帝内经素问译释［M］. 2版. 上海：上海科学技术出版社，1981.

［2］中医研究院. 岳美中医案集［M］. 北京：人民卫生出版社，1986.

［3］李可. 李可老中医急危重症疑难杂症经验专辑［M］. 太原：山西科学技术出版社，1986.

［4］周凤梧，张奇，文丛林. 名老中医之路（第三辑）［M］. 济南：山东科学技术出版社，1985.

［5］王象礼，赵通理. 中医临床家——李翰卿［M］. 北京：中国中医药出版社，2001.

赵 凯（宁夏医科大学总医院）

中医自古必因人用药，"能毒者以厚药，不胜毒者以薄药"。而今已废之，一药有其《药典》剂量，超之必有触犯法律之虞！进步乎？抑或落后？比观西医学用药之原则，根据患者病情，药物以千克体重或体表面积换算而言是大大的落后了，此不在本文涉及范围，故不复赘言。而观中医自古用药原则，何来《药典》剂量，令人费解，思之乃不得已而为之。但今时今日，应该还中医用药之本来面目，若再无视，一味延误，则悔之晚矣。切之！切之！

《素问·五常政大论》曰："上取下取，内取外取，以求其过。能毒者以厚药，不胜毒者以薄药，此之谓也。"体现了中医用药有因人、因药、因证、因势、因时、因地之不同，能很好地概括中医用药的精髓。在用药方面有重要的指导意义。

其意广而深，可从几方面来理解。按其字义解释，"能"古同"耐"，受得住；"不胜"是受不住之意。能毒者及不胜毒者，乃强调人的体质有强弱之分，脏腑有刚柔之别，因此对药物的耐受能力也各不相同，临证用药必须注意分析。《灵枢·论痛》对人的不同体质与耐受峻利药物的情况做了较好的阐述，曰："胃厚、色黑、大骨及肥者，皆胜毒；故其瘦而薄胃者，皆不胜毒也。"说明临证用药必须因人制宜。

而厚药、薄药之说，也可从几方面来理解，一是强调药物味之厚薄。《素问·五常政大论》曰："然而五味所资，生化有薄厚，成熟有少多，终始不同，其故何也？岐伯曰：地气制之也，非天不生，地不长也。"说明中医自古就认识到中药性味有"厚""薄"的不同，用得太过或不及，会有不同的效果。一般来说，体质强壮、脏气充实者，对药性的耐受能力较强，宜选用气偏味厚，作用较强烈的药物，否则难以达到祛邪补虚之目的，是谓不及；反之，对体质瘦弱、脏气虚衰之人，因其对药物的耐受性差，应当选用气薄味淡、作用柔和的药物，否则药重于病，非但无益，反能致害，是谓太过。无论太过、不及，均会影响疗效。所以临证用药时还须因药制宜。

目前关于中药的应用有很多乱象与误区，主要有三：一是认为中药没有毒副作用，故出现某些中药的滥用现象。二是主要由于近来屡发中药过敏、中毒现象，例如含马兜铃酸中药所致肾毒性问题，以致有些人夸大中药的毒副作用，甚至出现禁用或不敢服用中药的现象。三是限制临床中药的剂量。

究其原因，主要还是因为目前一些人对中药没有正确的认识而不能正确使用中药，误治造成的。"能毒者以厚药，不胜毒者以薄药"。不仅是简单地以人之体质来用药，还包含了"是药三分毒"的理念。据历史回顾，中医临床治疗中从未忽视过中药的毒副作用。即使人们认为无毒的中药，也主张不宜长期服用。《素问·至真要大论》云："夫五味入胃，各归所喜。故酸先入肝，苦先入心，甘先入脾……久而增气，物化之常也。气增而久，夭之由也。"可见中医学认为凡药久服皆可伤人。五味之久者就是毒，五味之厚对于不胜毒者亦可为毒。

《神农本草经》提出药物有毒、无毒之分，并云"若用毒药疗病，先起如黍粟，病去即止，不去倍之，不去十之，取去为度"。明确提出毒药治病要从小剂量开始，并有一定限度，以病去为准。张仲景在《伤寒杂病论》中，治疗用药灵活多变，明确指出药用"病差"不必尽剂，药量当因人强羸而不同。吴鞠通亦指出"方中所定分量宜多宜少，不过大概而已，尚需临证者自行斟酌，盖药必中病而后可，病重药轻，见病不愈，反生疑惑，若病轻药重，伤及无辜，皆系医者之大戒"。徐洄溪亦云"人参长于补虚，而短于攻疾，医家不论病之已去未去……皆必用参，不知病未去而用参，则非独元气不充，而病根遂固……应当曲审病情用药"，并强调病之后期，宜食疗调养，无使过之而伤正。现代临床实践和药理研究更证实许多中药有毒副作用。可见中药并非无毒副作用，只是相对西药小一些而已。但由于大肆地商业宣传鼓吹其含中药之产品无毒副作用和一些只为谋利的假冒中医人士误导，以及教学中对中药毒副作用的重视不足，导致人们对中药认识不全面，许多人认为中药无毒或毒副作用少，在没有医师指导下，滥用、久服中药而出现中药中毒现象。反过来指责中医中药，真本末倒置也。

临床中医用药和西药应用一样，在没有医生的指导下乱用，只会导致严重的后果。例如激素、免疫抑制剂等有很多毒副作用，但在免疫风湿性疾病、肿瘤患者中应用就有良好效果，若药不对症，就能害人性命，可是西医学也没有因其有毒副作用而禁止使用激素、免疫抑制剂，只是严格控制其适应证，积极预防其毒副作用。这是科学的态度，但对待中药的用药，为什么就不秉承科学的态度呢？可见是许多人的双重评价标准在作祟。临床用药原则应该是权衡利弊，以救人为要，当用则用。故目前没必要夸大中药的毒副作用，不能因噎废食。也要认真对待中药的毒副作用，防患于未然。

其实中医自古对有毒无毒药物的应用有其严格的原则。《素问·五常政大论》又云："病有久新，方有大小，有毒无毒，固宜常制矣。大毒治病，十去其六；常毒治病，十去其七；小毒治病，十去其八；无毒治病，十去其九。谷肉果菜，食养尽之，无使过之，伤其正也。不尽，行复如法，必先岁气，无伐天和，无盛盛，无虚虚，而遗人夭殃，无致邪，无失正，绝人长命。"可见中医用药还强调阶段性、时间性，根据药物毒性的大小、疾病的发展形势来决定药物的用量及时间。当病邪去除到十分之九的阶段，就开始饮食调理为主，强调"必先岁气，无伐天和，无盛盛，无虚虚"。

此外"能毒者以厚药，不胜毒者以薄药"还蕴含了"有是证用是药"的原则。正如《素问·六元正纪大论》所云"黄帝问曰：妇人重身，毒之何如？岐伯曰：有故无殒，亦无殒也。帝曰：愿闻其故何谓也？岐伯曰：大积大聚，其可犯也，衰其太半而止，过者死"，强调的就是有适应证的时候，该用毒药则用之无妨，但要适可而止。其实，中医治病最基本的思想就是利用药物的偏性，来纠正人体气血阴阳的不平衡。以药物的偏性来纠正人体的偏性。中医学承认中药有毒，有其偏性，所以强调医生必须熟识药性，中病即止。即便出现中药毒副作用，也有相应的手段和措施解救，比如对于附子，从栽培、药物鉴别、炮制、煎服到抢救都有明确的描述，将毒副作用降到最低，在对证的情况下是万无一失的，即使大量使用，也少有中毒。当然药不对证，就另当别论了，即使人参、甘草也可成毒药。此为因证用药。

厚药、薄药之分还可理解为药物量之大小，药物是固定的，用法是关键，不根据患者体质和病情用药，即使符合《药典》规定，也会出现毒副作用。若患者耐受，病情需要，超出《药典》剂量亦是必须。"中医不传之密在于量"是有一定道理的。古代中医用药全面规范而灵活。比较而言，目前《药典》规定的中药使用剂量尚不够科学，违背了中医药个体化治疗原则，限制了中医的辨证论治特色的发挥，降低了中医药的疗效。所以，引导人们正确认识中医中药势在必行。当然以上论述是基于中药为道地药材，而非假药、赝品而言，若因假药导致中毒，就另当别论了。

为了更好地促进中医药的发展，应自上而下地树立统一的认识。

首先，突出个人经验，正视中药的毒副作用，而不盲目夸大。在中药教学、临床药物治疗和预防保健中重视中药的正确运用及其毒副作用的预防，积极监测，定期检查，尤其是肝肾功能及血尿常规的检测。各种商业广告中都应明确标明中药的毒副作用，并告知避免长期服用。中药的使用必须在医师的指导下进行，避免滥用及长期服用。"药补不如食补"正是中药应用的经验总结。有原则地应用中药，将大大降低中药的毒副作用的发生。经过几千年反复临床验证的中药，其可靠性和毒副作用小仍是不容怀疑的。

其次，加强中药的毒理研究，建立良好的中药毒副作用救治体系，熟识中药中毒及毒副作用症状，规范救治方法，加强监控意识。

最后，应借鉴目前西医药物应用的原则，根据病情用药，若药证相符，当用则用，该量大则量大，以治病而不伤人为标准，强调个体化治疗这个中医几千年来的特色。否则失去这个特色，中西医疗效的差距就会越来越大，中医药的优势也将荡然无存。

王书臣评按

论"能毒者以厚药，不胜毒者以薄药"

"能毒者以厚药，不胜毒者以薄药"出自《素问·五常政大论》。这里需要讨论的有几个概念，何谓"毒"，何以"厚""薄"。

"毒"分广义与狭义，广义之毒是古人对所有药物的总称，例如张景岳在《类经》中曰："毒药者，总括药饵而言，能除病者，皆可称为毒药。"说明广义之毒乃药物之总称。而狭义之毒，则指药物的偏性，如《神农本草经》认为，药物可分为上、中、下三品，上品为无毒，多服久服不伤人，中品为无毒或有毒，临证用药需斟酌，下品多毒，不可久服。由此可见，狭义之毒论述的是药物的偏性。关于本句所论及之"毒"为广义还是狭义，也存在争论，有人认为能毒者与不胜毒者，应为对于药物的偏性及峻烈程度耐受性强弱的不同人群。而有人则认为此中所言之"毒"，就是代指一切药物。

然而不论是广义之毒抑或狭义之毒，究竟是哪些人"能毒"，哪些人"不胜毒"呢？《灵枢·论痛》云"胃厚、色黑、大骨及肥者，皆胜毒"而"其瘦而薄胃者，皆不胜毒也"。此一两句论述，恐难全面，却又可以一言以蔽之，就是"因人制宜"。此乃本句的核心主旨。因人制宜是在遵循辨证论治的前提下，根据患者不同的体质、年龄、性别、病情深浅等方面的特点，制定相应的治疗原则，选择更合适的治疗手段。

而"厚""薄"，就涉及治疗手段，所谓厚药与薄药之别，文献中并无明确记载，在《伤寒论》中，第141条白散方曰"强人半钱匕，羸者减之"，第323条四逆汤证曰"强人可大附子一枚、干姜三两"，第370条通脉四逆汤证曰"姜三两，强人可四两"。以上"强人"均指体质壮实之人，仲景根据患者体质强弱而增减药物用量，此乃"厚""薄"之分其一。而论文之三位作者，除剂量轻重之外，分别从药物的偏性、峻烈程度、是否有毒性、药物的服用方法（频服还是缓服）或延伸至除了药物之外的其他医疗方式，如手术及后世的放疗、介入等展开论述厚薄之别，不泥古人，很有见地。

杨述特主任医师又从临床如何估测耐毒性，来提出究竟如何因人制宜；赵凯主任医师则由现实中中药的应用乱象与误区，引申至加强中药的毒理研究、规范救治方法、加强监控意识的政策建议层面，颇有担当。

论《伤寒论》大柴胡汤的临床应用

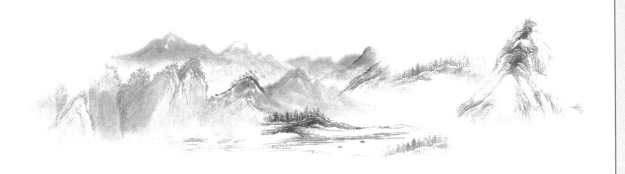

杨翠兰（青海省中医院）

《伤寒论》由汉代张仲景所著，此书长期指导临床组方用药，备受历代医家推崇，全书共有 112 方，每方药物组成简单却不失严谨，应用于临床每每获效，尤其对一些疑难杂症疗效确切。

大柴胡汤出自张仲景《伤寒论》经典方，是治疗少阳腑实证及少阳枢机不利兼阳明里热证之方，并可治少阳邪热呕利兼气机痞塞之证，同时大柴胡汤也可治疗六经之郁证。

《伤寒论》大柴胡汤方药物组成：柴胡半斤，黄芩三两，芍药三两，半夏半升（洗），生姜五两（切），枳实四枚（炙），大枣十二枚（擘）。

上七味，以水一斗二升，煮取六升，去滓，再煎，温服一升，日三服。一方加大黄二两，若不加，恐不为大柴胡汤。（大柴胡汤中应有大黄二两。）

大柴胡汤为小柴胡汤去人参、甘草，加芍药、枳实、大黄，并加重生姜用量而成。小柴胡汤有和解少阳的作用，枳实和大黄又可以看成是半个"大承气汤"，有通泄里实的功效；芍药养血柔筋，缓急止痛。所以大柴胡汤具有和解少阳、通泻阳明的作用，为和解少阳，通下泄热并用之方。

一、《伤寒论》有关大柴胡汤的条文论述

1. 第 103 条曰："太阳病，过经十余日，反二三下之，后四五日，柴胡证仍在者，先与小柴胡。呕不止，心下急，郁郁微烦者，为未解也，与大柴胡汤，下之则愈。"本证由太阳病变化而来，病邪入里，传入少阳，少阳气机郁滞，壅滞化热，邪热犯胃而致少阳腑实证。从临床来看，少阳腑实证常见于消化系统肝胆疾患，如胆囊炎、胆结石、胰腺炎、胆汁反流性胃炎、肠梗阻、急性黄疸型肝炎等，这些疾病往往有恶心呕吐、胁痛或胃脘疼痛、心烦不宁之表现，符合大柴胡汤证之呕不止、心下急、郁郁微烦的症状特征。

2. 第 165 条曰："伤寒发热，汗出不解，心中痞硬，呕吐而下利者，大柴胡汤主之。"此条文为少阳胆热伤津，津伤化燥，因燥成实，邪热与胆腑精汁相合而形成少阳胆腑热实证。

3. 第 136 条曰："伤寒十余日，热结在里，复往来寒热者，与大柴胡汤。"所谓"热结在里"是指邪热结聚阳明；往来寒热，代表邪在少阳。这就是一个阳明少阳同病之

证，用大柴胡汤阳明少阳双解。

二、大柴胡汤方证的辨证要点及应用指征

大柴胡汤本为伤寒少阳阳明合病而设，主要功能是和解少阳，通里泄热。其辨证要点：①往来寒热或发热；②胸胁苦满或心下满痛；③呕吐频繁急剧；④大便多秘结或热利；⑤苔黄，脉弦。临床据本方证要点，随症加减，多有疗效。用于治疗内伤杂病，特别是肝、胆、胰、胃等病变，疗效显著。《金匮要略·腹满寒疝宿食病脉证第十》有如下论述："按之心下满痛者，此为实也，当下之，宜大柴胡汤。"大柴胡汤主治少阳阳明合病，临床应把握"恶心呕吐""心下急、心下满痛、心下痞硬"等要点。总之，大柴胡汤在临床上可用于多种疾病，可依据中医辨证异病同治，合理用药，只有这样才能充分发挥中医中药的最大优势。

一般认为大柴胡汤为少阳阳明二经并病的主方，对其适应证的认识诸多医籍均停留在仲景原文的症状上。南京中医药大学黄煌多年来潜心于《伤寒杂病论》的研究。他重视方证相应，药证相应，体质辨证，拓展了证的内涵，使各方证、药证具体到"病的人"，真正体现出中医的整体辨证观。黄煌对大柴胡汤的应用颇有体会与感悟，其有关大柴胡汤证辨证认识与经验值得借鉴、学习与体会。黄煌认为，以往对大柴胡汤方证的认识与归纳比较笼统、简单，初学者不易掌握和运用，强调应从多方面规定大柴胡汤的方证，以指导临床应用，提高判定方证的准确率。对此归纳如下几点。

1. 体质证

性格偏内向，平时比较关注自己的身体状况，喜静不好动，情绪易紧张、焦虑，对外界的各种刺激感受性强而适应性差，表现为痛阈低，睡眠、饮食、情绪易受外界的影响而波动，肌肉易于紧张，不易出汗，肩颈部常有酸重、拘挛感。望诊可见四方脸，嘴较阔，唇较厚，唇色暗红，肤色偏黑，皮肤较干燥，肌肉比较坚紧，体格较壮实，颈部粗短，上腹角偏宽。上述体征均属于紧张性体质。

2. 主诉证

发热或往来寒热，便秘，尿黄或下利，或呕吐，或黄疸，或头痛等。

3. 舌脉证

舌苔黄白、干燥，脉滑数或弦而有力。

4. 腹证

《伤寒杂病论》有关大柴胡汤腹证的描述是"心下急""心下痞硬""按之心下满痛"。"急"是指症状出现的急迫和剧烈；"满"乃他觉症状，说明腹部脂肪较多，外形较圆，呈饱满状，季胁下压迫无凹陷；"痞硬"亦是他觉症状，即用手触之质地较硬，有紧绷

感；"痛"乃自觉症状，包括心下或腹部的疼痛。临床考虑用大柴胡汤时可不拘胖瘦，但必须有"心下硬痛"的腹证，即肥胖者腹部厚实不松软，瘦者腹直肌紧张，压之深部均有抵抗感且疼痛。

三、大柴胡汤的临床运用

1. 少阳不和兼阳明里实证

第 136 条曰"伤寒十余日，热结在里，复往来寒热者，与大柴胡汤"；第 104 条曰"伤寒十三日不解，胸胁满而呕，日晡所发潮热，已而微利，此本柴胡证，下之以不得利，今反利者，知医以丸药下之，此非其治也。潮热者，实也，先宜服小柴胡汤以解外，后以柴胡加芒硝汤主之"。上一条文是少阳阳明病，当用大柴胡汤表里两解之法，下一条文是前半段本为大柴胡汤证，同时应伴见不大便，舌苔黄燥，但医者用了下法后所导致的变证。

急性胰腺炎是多种病因导致胰酶在胰腺内被激活后引起胰腺组织自身消化、水肿、出血，甚至坏死的炎症反应。该病临床以急性上腹痛、发热，伴有恶心、呕吐和血胰酶增高为特点，是常见的消化系统急症之一，属于中医"腹痛""心下急""呕吐"等范畴。其发病多因外感时邪，饮食不节，情志失调等导致脏腑功能紊乱，气机阻滞，脉络瘀阻，邪毒内生，证属少阳阳明合病，故可选用大柴胡汤为基本方进行治疗。

笔者临床应用大柴胡汤治疗急性胰腺炎常取得满意疗效。曾应用大柴胡汤治疗一例急性胰腺炎病例，取得显著疗效。该病例为 47 岁男性患者，既往有胆囊炎病史，门诊因"左上腹剧烈疼痛 8 小时"以"急性胰腺炎"收住院治疗。患者自诉发病前一天晚餐进食肉馅饺子，于夜间突发左上腹部剧烈疼痛，难以忍受，放射至左侧后腰背部，伴恶心，呕吐胃内容物，伴腹胀，发热，大便燥结。入院查体：体温 38.6℃，脉搏 92 次／分，血压 120/80mmHg。急性痛苦病容，皮肤巩膜无黄染。腹部平坦，左上腹腹肌紧张，左上腹部压痛阳性，反跳痛阳性，肝脾未触及肿大，肠鸣音减弱。舌红绛，苔黄腻，脉弦滑。急查血淀粉酶 476U/L，尿淀粉酶 1640U/L。上腹部 CT 提示：急性胰腺炎，胰体、胰尾肿大，周围渗出。中医辨证属少阳与阳明合病，胆经实热，胆热犯胃，阳明里热之证。治以和解少阳、通泻阳明，兼以清热化湿，方拟大柴胡汤加减，处方如下：柴胡 15g，黄芩 10g，法半夏 10g，白芍 16g，枳壳 20g，郁金 10g，金钱草 16g，鸡内金 10g，大黄 6g（后下），芒硝 6g（冲服），延胡索 10g，厚朴 10g，木香 10g，佩兰 10g，茵陈 10g，陈皮 10g，生甘草 6g。给予 6 剂水煎服。服后患者大便即下，排出硬结大便许多，体温降至正常，左上腹部疼痛得以缓解、消除。前方减芒硝、茵陈，加炒蒲黄 10g，再给予 7 剂，患者药后病情缓解，血、尿淀粉酶降至正常，复查上腹部 CT 提示：胰体、胰尾肿大减轻，周围渗出吸收。再给予 6 剂巩固疗效，患者痊愈出院。

2. 少阳胆腑热实证

第 103 条曰 "太阳病，过经十余日，反二三下之，后四五日，柴胡证仍在者，先与小柴胡，呕不止，心下急，郁郁微烦者，为未解也，与大柴胡汤，下之则愈"；第 165 条曰 "伤寒发热，汗出不解，心中痞硬，呕吐而下利者，大柴胡汤主之"。此两条条文均为少阳胆热伤津，津伤化燥，因燥成实，邪热与胆腑精汁相合而形成少阳胆腑热实证。在临床中此适应证运用最为广泛，可应用于治疗急性胰腺炎、急性胆囊炎、胆石症急性发作、急性阑尾炎、重症急性肝炎、单纯性肠梗阻等疾病，如果辨证准确，往往都能取得很好的疗效。

急性胆囊炎、胆石症、胆管蛔虫病均为胆系疾病，属中医 "胁痛" "痞满" "腹痛" 等范畴，辨证属少阳胆腑热实证。胆腑以通降为顺，若气机不畅即见胆气犯胃，致胃失和降，出现腹痛拒按、恶心呕吐、大便不通等症状。大柴胡汤具有明显利胆和降低括约肌张力的作用，并不抑制括约肌运动功能，因此能够用于治疗胆系疾病。

笔者临床常用大柴胡汤治疗少阳腑实证，曾治中年女性一名，53 岁，患胆囊炎并胆结石（泥沙样结石）多年，经常右胁痛，牵及肩背，曾几次因夜间上腹剧痛，出现胆绞痛而急诊住院治疗。本次因进食饺子后诱发，病情发作 3 天，出现上腹及右胁疼痛，伴背心部疼痛，恶心呕吐，厌油腻，腹胀，大便不畅，3~4 天未大便，口苦，舌质红、苔薄黄略腻，脉弦。辨为湿热壅滞肝胆，经络阻滞不通，脾胃运化失常。予大柴胡汤加味，处方：柴胡 15g，黄芩 10g，法半夏 10g，白芍 16g，枳壳 20g，郁金 10g，金钱草 16g，海金沙 10g（包），鸡内金 10g，大黄 6g（后下），延胡索 10g，厚朴 10g，木香 10g，生甘草 6g。连服 7 剂，诸症悉平，疼痛缓解，纳食正常，大便调。后以此方减大黄，加片姜黄、陈皮，服十余剂，病情痊愈。B 超复查显示：泥沙样结石明显减少。

3. 代承气汤治疗阳明腑实证和杂病腹满之实证

"阳明病，发热汗多者，急下之，宜大柴胡汤"；"按之心下满痛者，此为实也，当下之，宜大柴胡汤"；"腹满不减，减不足言，当下之，宜大承气汤"。以上条文说明在某些病症中只要符合承气汤证都可以用大柴胡汤代替治疗，由此更加看出经方的灵活运用。

4. 治差后复发热而脉沉实者

第 394 条曰 "伤寒差以后，更发热，小柴胡汤主之，脉浮者，以汗解之，脉沉实者，以下解之"。此条文中 "以下解之" 临床多用泄热导实、宣通气机之法，多以大柴胡汤代替承气汤治疗。

5. 治热厥属里热实证者

第 335 条曰 "伤寒一二日至四五日，厥者必发热，前热者后必厥，厥深者热亦深，厥微者热亦微，厥应下之"。此条文是因热邪内伏，使阳气内郁而不能外达，同时里热已成实的，临床多以大柴胡汤治疗。

四、有关大柴胡汤的动物实验研究及作用机制研究

中医学认为大柴胡汤的主要功能是和解少阳，通里泄热，方中柴胡解少阳之郁滞，黄芩清解胸腹之热，大黄通里泄热，枳实破结下气，半夏降逆，芍药缓急止痛，诸药配伍，共奏和解、通里、泄热、止痛之功。该方系小柴胡汤去人参、甘草，加大黄、枳实、芍药而成，亦是小柴胡汤与小承气汤两方加减合成，是和解为主与泻下并用的方剂。方中重用柴胡为君药，配臣药黄芩和解清热，以除少阳之邪；轻用大黄配枳实以内泻阳明热结，行气消痞，亦为臣药。芍药柔肝缓急止痛，与大黄相配可治腹中实痛，与枳实相伍可以理气和血，以除心下满痛；半夏和胃降逆，配伍大量生姜，以治呕逆不止，共为佐药。大枣与生姜相配，能和营卫而行津液，并调和脾胃，功兼佐使。本方既不悖于少阳禁下的原则，又可和解少阳，内泄热结，使少阳与阳明合病得以双解，可谓一举两得。随着现代药理研究的不断深入，经方不断被运用到临床上治疗各种疑难病症，均取得了较好疗效。现将大柴胡汤的现代药理学研究及现代临床新用总结如下。

1. 利胆、降低括约肌张力与治疗胆道系统疾病的作用

大柴胡汤具有明显的利胆和降低括约肌张力的作用，并不抑制括约肌运动功能，这对解除胆汁、胰液的瘀滞无疑是有利的，由于它能使括约肌放松，再加上显著的利胆作用，通过内冲洗又会有助于炎症、感染的消退。有实验结果表明用本方化裁的复方大柴胡汤对实验狗进行十二指肠导管灌注，观察药物对胆、胰功能的影响，结果用药后胆汁流量增加了 3 倍。胰液流量给药前后无变化，括约肌张力降低。表明本方可解除胆汁、胰液的瘀滞。

2. 胃黏膜保护作用及调节胃肠功能作用

大柴胡汤对乙醇和阿司匹林引起的胃黏膜损伤具有明显的保护作用，其效果优于西咪替丁，能抑制组胺和五肽胃泌素所引起的胃酸分泌过多，能抑制乙醇和阿司匹林所引起的胃出血，有预防胃溃疡的作用。另有实验表明本方能轻度抑制组胺、五肽胃泌素所致的胃酸分泌，且对 α-去氧葡萄糖刺激所致的胃酸分泌有明显的抑制作用。本方可提高幽门结扎致胃溃疡大鼠的胃黏液糖蛋白量。有动物实验表明本方对豚鼠离体回肠的正常收缩无明显影响，但对乙酰胆碱所致离体豚鼠回肠痉挛有较强的抑制痉挛作用，并能对抗氯化钡、组胺所致的肠痉挛。

3. 护肝作用、免疫激活功能与治疗肝脏病变作用

大柴胡汤能防止四氯化碳（CCl_4）引起的大鼠急性肝损伤的发展和脂质过氧化的增长，改善肝损伤的氧代谢活性。大柴胡汤对药物引起的肝损伤、自身免疫性肝炎有一定的治疗效果，也可作为糖皮质激素对脂肪肝并发症进行治疗，对慢性活动性肝炎、中毒性肝炎可作为泼尼松龙进行治疗。有实验证实，本方能明显抑制 D- 半乳糖胺所致大鼠急性肝炎模型的 sGPT 升高，呈现出护肝效应。对四氯化碳所致的小鼠肝硬化也有显著的抑制作用，能降低肝胶原量，并可抑制脾指数增加和 sGPT 含量升高及肝纤维化的过程。另有实验表明，本方可抑制由猪血清和二甲基亚硝胺所致的不同肝纤维化病理模型的羟脯氨酸含量升高，并恢复其延长的凝血酶原时间，表明本方可直接抑制肝纤维化的形成。本方还具有免疫激活能力，对于偏实证的慢性活动期肝炎和初期肝硬化有良好疗效。本方在体外实验中对巨噬细胞无影响，但能改善抗体产生受抑，并具备比小柴胡汤更强的抗炎力度。

4. 改善血液流变性、抗动脉粥样硬化作用与治疗心血管疾病作用

现代研究表明，本方对胶原诱发的血小板聚集呈抑制效应，在体外实验中能抑制 PGH 的合成。对照观察表明本方对血小板聚集呈甾体样和非甾体样的双重抑制效应。本方在调节脂质代谢的基础上，有一定程度的抗动脉粥样硬化功能，有实验结果显示本方对胆固醇所致的胸腔动脉硬化模型，能改善硬化指数、动脉脂类及动脉羟脯氨酸含量，提示本方可改善高脂血症所致的动脉内皮和平滑肌损伤。

5. 调节脂质代谢与治疗高脂血症、糖尿病、脂肪肝

大柴胡汤对血清脂质、脂蛋白和肝脂质有较好的作用，能明显降低高血脂豚鼠的甘油三酯、胆固醇、低密度脂蛋白，升高高密度脂蛋白。动物实验显示本方能改善实验大鼠的耐糖功能，抑制倍他米松所致的血液黏度上升，改善血中脂质上升，抑制凝固功能亢进，改善低下的肾上腺功能。临床观察表明本方可降低高脂血症患者血中的 TXB_2，使 6- 酮 PGFk 上升，降低纤维蛋白原，并改善脂质和脂蛋白。大柴胡汤有治疗糖尿病，改善糖代谢、血液流变学、矿物质代谢等作用。

综上所述，可知大柴胡汤是治疗少阳腑实证及少阳枢机不利兼阳明里热证之方，为伤寒少阳阳明合病而设，主要功效为和解少阳，通里泄热，其临床应用广泛，主要用于治疗急性胆囊炎、胆石症、胆道蛔虫病、急性胰腺炎、胆汁反流性胃炎、部分急腹症（如不完全性肠梗阻）及某些内科杂病，具有利胆、护肝、免疫激活功能、调节脂质代谢、改善血液流变性、保护胃黏膜及调节胃肠功能等作用，在中医辨证论治的基础上灵活应用大柴胡汤治疗上述疾病往往可取得良好疗效，在今后中医临床治疗及科研工作中应进一步加强对大柴胡汤的作用机理及临床应用的研究，进一步拓展大柴胡汤在临床的应用范围，使经方在中医临床治疗中发挥更大优势，造福于广大患者。

殷玉杰（包头市肿瘤医院）

大柴胡汤被认为是少阳阳明双解方之解读，广为后世医家所接受，如《方剂学》教材即将大柴胡汤列入"表里双解剂"之"解表攻里"方[1]。笔者认为此大大缩小了仲景之原意，更有碍于大柴胡汤诸多功用之施展。今以仲景原文为依据，结合个人临证所得，对大柴胡汤之证治，予以论述，以扩展大柴胡汤之临床应用，谬误之处，敬请指正。

一、大柴胡汤证病机之探讨

大柴胡汤始见于《伤寒论》第 103 条，曰："太阳病，过经十余日，反二三下之，后四五日，柴胡证仍在者，先与小柴胡；呕不止，心下急，郁郁微烦者，为未解也，与大柴胡汤，下之则愈。"可见大柴胡汤证由太阳病转变而来，但已离开太阳经，所以称"过经"，病邪"过经"后假如传入阳明形成腑实证候，则当用下法治之。然原文却云"反二三下之"，即是说不应下而误下，从而否定病入阳明腑实。再从"后四五日，柴胡证仍在者"可知为病入少阳，所以用下法而不愈，此为误治。所幸误下后因患者体质强壮，不为误下所动，邪气没有发生变化，柴胡证仍在者，可再予小柴胡汤。然服完小柴胡汤后不但呕吐等少阳病症不减，反而出现"呕不止"，由小柴胡汤证之"喜呕"转为"呕不止"无疑是病情加重之征，预示少阳邪热壅滞较之小柴胡汤证更重，少阳邪热侵犯于胃，胃气上逆而致"呕不止"。"心下急"，即胃脘部之拘急疼痛，乃少阳气机郁滞，结聚于胃脘所致。"郁郁微烦"，亦为少阳气机郁滞表现于神志的症状。此"郁郁"，与小柴胡汤证之"默默"前后呼应其病机类似而较重。值得注意的是，这里虽云"微烦"，但并不代表烦躁较轻而是病位更深之表现，是气郁在里而作烦。

《伤寒论》第 136 条曰："伤寒十余日，热结在里，复往来寒热者，与大柴胡汤。"此"热结在里"是指热结于少阳，并非阳明热结，如果是阳明热结应该出现蒸蒸发热或潮热，而不会出现寒热往来。

《伤寒论》第 165 条曰："伤寒发热，汗出不解，心中痞硬，呕吐而下利者，大柴胡汤主之。"此处下利与呕吐并见，为邪热壅滞，升降失常，即少阳邪热犯胃，胃气上逆而呕吐，少阳邪热下迫大肠，大肠传导失司而下利，绝非如某些注家所言，是热结旁流。要知道，热结旁流之证是阳明腑实证的重证，可见下利清水臭秽，谵语，腹满痛不减，按之坚硬有块，其病情重笃，绝非大柴胡汤所宜。所以说此处心中痞硬，与下利呕吐并见，乃无形邪热壅滞，而非腑实证之燥屎内结。

由此可见，大柴胡汤证、小柴胡汤证是一个疾病的两个不同阶段，即大柴胡汤证为小柴胡汤证之重证，小柴胡汤证主要为少阳枢机不利，而大柴胡汤证则为少阳郁滞化热。由是知，两者证有轻重之别，而治有缓急之分。

二、大柴胡汤方药之解析

再从大柴胡汤的组方思路进行解读，以揭示大柴胡汤运用之本质。《伤寒论》曰："大柴胡汤方：柴胡半斤，黄芩三两，芍药三两，半夏半升（洗），生姜五两（切），枳实四枚（炙），大枣十二枚（擘），上七味，以水一斗二升，煮取六升，去滓，再煎，温服一升，日三服。一方加大黄二两，若不加，恐不为大柴胡汤。"《伤寒论》中大柴胡汤有无大黄，历代医家争论颇多。笔者认为加大黄可以理解为是大柴胡汤的一个或然症，其临床应用时不必拘泥，所治病证若有大黄证时即可加之，此乃仲景有是证，用是药之规律，反之则可以不用。不要因为大黄的有无而局限了大柴胡汤的使用范围，或误认为是阳明腑实之证。

从方剂组成可以看出大柴胡汤由小柴胡汤去人参、炙甘草，重用生姜再加芍药和枳实组成。为何去人参、炙甘草？因两药甘温壅滞，不利少阳郁热之开泄；加重生姜用量是为加强和胃止呕之力，配半夏以治"呕不止"；加芍药，以缓急止痛，而应对"心下急"；邪热一重往往就兼有气机郁滞，加枳实之意乃因本证气机郁滞较重、病位较深，故用枳实破气散结，通泄郁火，并能通调大便，促使郁热从下而去，待气机一开，郁热即散，心烦自除。实际上大柴胡汤为小柴胡汤去人参、甘草加四逆散。方中柴胡配黄芩，用于和解少阳、清解胆热，代表方为小柴胡汤；柴胡配芍药，临床则用于疏肝理气、养肝调血，以柴胡疏肝、芍药养肝，代表方是四逆散。也就是说大柴胡汤不仅可以和解少阳，治少阳胆腑热实，而且可以疏肝养肝，用于肝郁诸证。所以大柴胡汤实为肝胆同病而设。再看大柴胡汤的煎煮法"上七味，以水一斗二升，煮取六升，去滓，再煎"。再一次佐证《伤寒论》大柴胡汤证的病机是"热结在里，非结实在胃"，所以张仲景采用再煎法，令大柴胡汤中各药的功能介于"急煎取其生而疏荡，久煎取其熟而停留"之间，从而起到和解少阳转运枢机的作用，使少阳邪解，热结得下，疾病自愈，同时也说明大柴胡汤不必用大黄以攻下，因其腑实尚未形成，大柴胡汤原方中如果有大黄，其作用也只是协助泄肝胆之郁热。

综上所述，大柴胡汤证的病位在肝胆，基本病机是郁热，只要符合肝郁胆热的病机，临床均可使用，不必局限于表里双解之剂。

三、大柴胡汤临床应用举隅

1. 急性胰腺炎案

齐某，男，45岁。2015年3月6日就诊。患者3天前因暴食后骤发上腹部绞痛，伴恶心呕吐，呕吐物为胃内容物，寒热往来。化验：血淀粉酶1230U/L；尿淀粉酶2120U/L。诊断为急性胰腺炎，予西药对症治疗2天，症状缓解不明显。患者家属要求配合中药治疗。症见上腹部满痛拒按，发热，体温38.6℃，时恶寒，伴汗出，恶心欲呕，口干口苦，小便黄，大便干，每日一次。舌质红，苔黄腻，脉弦数。此乃少阳枢机不利，气滞热郁，胃失和降。治宜疏肝利胆止痛，和胃降逆止呕。处方：柴胡30g，枳实15g，黄芩15g，法半夏12g，生白芍30g，川楝子10g，延胡索15g，郁金10g，赤芍12g，大枣6枚，生姜15g。服上方2剂，发热退，腹痛明显减轻，排出黄色软便2次，仍时有恶心不欲食，苔薄黄腻，脉滑数。故于上方加焦山楂30g，生谷芽、生麦芽各30g，以开胃消食，5剂后，诸症悉除，腹痛消失，舌质淡红，苔薄白微黄，脉弦滑，纳食及二便正常，复查血常规、血尿淀粉酶均正常。

按： 本案用大柴胡汤加减。方中柴胡、郁金、黄芩疏肝利胆退热；枳实泄热散结；赤芍、白芍清肝泻火，凉血止痛；法半夏虽辛温，但与苦寒之黄芩配伍，辛开苦降，开痞散结，且可降逆止呕；白芍缓急止痛；川楝子、延胡索行气止痛；加生姜、大枣以防苦寒太过而伤胃，孙思邈曰："生姜，呕家之圣药，呕为气逆不散，故用生姜以散之。"诸药合用，气机得畅，郁热得清，故而收效。临床大柴胡汤也常用于急性胆囊炎、胆石症。

2. 阻塞性黄疸案

薛某，女，82岁，2015年5月12日初诊。诊见上腹胀满疼痛，痛时连及两胁，身目俱黄，黄色鲜明，兼有寒热往来，恶心呕吐，小便黄赤，大便4日未行，无排气2天。核磁共振检查示：胆囊癌肝门部胆管受侵，胆道系统梗阻。腹平片示：考虑肠梗阻。总胆红素176.1μmol/L，直接胆红素128.5μmol/L，间接胆红素47.6μmol/L；谷丙转氨酶301U/L，谷草转氨酶162U/L；钾2.1mmol/L。患者有胆囊炎病史十余年，半月前因做肠镜突发肠穿孔曾行手术治疗，目前患者因体力不支，无法做支架减黄术而要求中药治疗。此乃肝胆湿热型黄疸（阳黄）。治宜清热利胆，内泄热结。予大柴胡汤加味，处方：柴胡25g，枳实15g，黄芩15g，法半夏12g，生白芍30g，生大黄9g（后下），郁金10g，赤芍12g，茵陈15g，栀子10g，川楝子10g，延胡索15g，大枣6枚，生姜15g。水煎服。每日1剂，水煎分3次服。服药5剂后腹痛胀满大减，身目俱黄渐退，恶心呕吐、往来寒热等症状均减而未尽，大便1次，偶有排气，小便色黄。上方继服3剂，腹痛胀满已除，身目俱黄不显，食欲增加，小便色转清，排气通畅。复查总胆红素 45μmol/L，直接胆红素 23.1μmol/L，间接胆红素 21.9μmol/L；谷丙转氨酶 20U/L，谷草转氨酶 25U/L，已正常。目前还在调理中，腹痛、黄疸未见复发。

按： 起病迅速，病程短，黄色鲜明，舌红，脉弦数，临床见热证、实证之象，应属阳黄（热重于湿）。其病在肝胆，涉及肠胃，即少阳邪热侵犯胃肠，临床不仅可见肝胆湿热之象，还可见大便秘结不下，有肠梗阻之症，为少阳阳明同病，此时应用大柴胡汤应加入大黄，而达清热利胆退黄、通腑泄热除胀之效。

3. 抑郁症案

张某，女，24岁。2014年9月10日就诊。家属代诉：抑郁十余日。因人工流产后，情志不遂而出现：严重失眠，服用安定剂无效，情绪低落，时而烦躁易怒，无法控制自己的情绪，口苦，胸闷，时呕不欲食，大便干，小便调。察其舌红有瘀点，苔黄腻，脉弦。证属肝气郁结，郁而化热，热扰心神。治以疏肝理气，清热除烦，安神定志。方用大柴胡汤加味，处方：柴胡 15g，大黄 9g，黄芩 12g，枳壳 10g，半夏 10g，白芍 10g，生地黄 10g，郁金 12g，栀子 9g，淡豆豉 12g，龙骨 25g，牡蛎 25g，桃仁 10g，合欢花 20g，大枣 6枚，生姜 10g，4剂，水煎服。

二诊（2014年9月15日）：服药后情绪有所改善，已能间断入睡，自诉胸闷、心烦、食欲明显好转。而术后已断之恶露复来，量少，色暗有血块。察其舌微红，苔腻转薄，脉略弦。继服上方3剂，睡眠基本恢复正常，诸症明显减轻，自感心情畅快，可主动与人交谈，只偶有心烦，恶露已净。舌质淡红，苔薄白，脉和缓。因患者煎药困难，嘱其口服加味逍遥丸调理月余，随访至今未发。

按： 本案用大柴胡汤加栀子豉汤化裁，柴胡配合欢花、郁金解肝气之郁结；大黄、枳壳内泄热结；桃仁、生地黄配白芍祛恶血而生新血；龙骨、牡蛎敛心气而安神志；栀子豉汤泄热除烦；生地黄、大枣可补产后之虚。诸药合用，共奏疏肝理气，清热除烦，安神定志之功而获效。

4. 结肠炎案

刘某，女，36岁，就诊于2015年4月8日。患者主诉腹泻反复发作7个多月，曾多次在多家医院检查，西医诊断为慢性结肠炎。其间曾中西药并用，症状反反复复，自诉食欲佳，但食后胃脘胀满不舒，伴呃逆，时感胸胁憋胀，口苦，便前感腹痛，大便虽呈稀糊样，一日2~3次，但量少，感排便不畅，舌稍红，苔黄厚，脉弦滑有力。予大柴胡汤加黄连，处方：柴胡 15g，黄芩 9g，炒白芍 15g，黄连 12g，姜半夏 15g，枳壳 6g，干姜 10g，大枣 6枚。7剂后症状明显减轻，上方稍做加减，月余痊愈。

按： 本案胆热郁甚为本，肠胃气机痞塞为标，见食后胃脘胀满不舒，伴呃逆，时感胸胁憋胀，口苦，便前感腹痛，大便虽呈稀糊样，但量少，感排便不畅均为少阳疏泄不利，胆热犯于阳明所致，胃气不得下降，逆而为上则呃逆，少阳邪热下迫，大肠气机郁滞则泻下不爽，故用大柴胡汤既清少阳邪热，又疏肝胆气机以和胃消痞，方证相对，故而获效。

5. 发热案

常某，男，62岁，就诊于2013年4月23日。患者肝癌介入治疗6次，疗效评价SD。2天前无明显诱因突然出现高热，体温最高达40.3℃（下午），伴腹胀，不欲食。查体：全身皮肤、巩膜中度黄染，上腹部压痛阳性，肝脾未触及。查肝功：总胆红素219.8μmol/L，直接胆红素124.9μmol/L，间接胆红素94.9μmol/L，谷草转氨酶103U/L，碱性磷酸酶177U/L，谷氨酰转肽酶340U/L；腹部CT：肝顶叶、肝右叶栓塞剂沉积较前无明显变化；白细胞10.07×10^9/L，中性粒细胞60%。此乃肝胆湿热熏蒸所致，治以疏肝利胆退热，方用大柴胡汤加减，处方：柴胡30g，黄芩15g，枳壳12g，半夏15g，茵陈15g，赤芍12g，青蒿12g，厚朴10g，大枣3枚，生姜6g，5剂。体温恢复正常。

按：大柴胡汤治疗发热性疾病可见于《伤寒论》原文第136条及第165条。临床用于高热持续反复，汗出不解，并伴有腹胀、呕吐、便秘或腹泻等，病由肝胆侵及胃肠，即伴有消化道症状的发热性疾病，每获佳效。

另外，胡希恕善用大柴胡汤合桂枝茯苓丸治疗支气管哮喘；还有报道用大柴胡汤治疗高血压、高血脂；日本汉医用来治疗阳痿，由于篇幅有限，前辈经验在此不再赘述。

四、结语

通过对大柴胡汤方证的理论探讨及临床应用的体会，笔者认为大柴胡汤的临床应用范围十分广泛，不只限于解表攻里之剂。黄煌总结出大柴胡汤证的四大证：心下急（上腹部满痛），呕吐剧烈，郁郁微烦，发热。对临床有一定的指导作用，但临证时症状还要与病机相吻合。其具体运用时还要根据病情特点调整剂量，或适当加减。如治疗以发热为主的疾病，可加重柴胡、黄芩用量，尤其是柴胡的用量不可少于30g；以疼痛为主的疾病可重用芍药，用量不少于30g，甚至到60g；凡以舌苔厚及便秘为主的疾病可加用或重用大黄；若症见口舌干燥多饮，可加用生石膏、知母。临床除了加减外，大柴胡汤也有较多的合方机会，如合并有脐腹胀痛，腑气不通时，可合用承气类方；合并血瘀时可合用桂枝茯苓丸；兼有下焦蓄血证时，可合用桃核承气汤；兼见血虚水停证时，可合当归芍药散。总之，《伤寒论》中大柴胡汤证的实质是少阳枢机不利，胆腑郁热过甚，较小柴胡汤证为重。其病本在肝胆，病标在脾胃，亦可旁及五脏，其性属实属热，绝非仅限于解表攻里剂。

参考文献

［1］许济群. 方剂学［M］. 上海：上海科学技术出版社，1985.

朱翠玲（河南中医药大学第一附属医院）

大柴胡汤为张仲景在《伤寒论》中首创，虽距今已有 1800 多年，但因其药味简、力专效宏，备受历代医家所推崇，历久弥新，临证中每以该方起沉疴于一筹莫展之际，效果独特，充分彰显了经方的魅力。故深入研究大柴胡汤具有重要的临床意义。

一、张仲景运用大柴胡汤

1. 大柴胡汤的出处

大柴胡汤源于《伤寒杂病论》，在《伤寒论·辨少阳病脉证并治》及《金匮要略·腹满寒疝宿食病脉证第十》中皆有论述。

2. 大柴胡汤证的成因

大柴胡汤乃少阳阳明证，少阳包括足少阳胆和手少阳三焦二经二腑，从少阳的生理而言，胆为中精之腑，内藏精汁，主疏泄与决断，寄寓相火，《素问·六节藏象论》云："凡十一脏取决于胆也。"即少阳胆腑之气升发条达，推动人体气机运动，三焦位居脏腑之外，躯体之内，包罗诸脏，为孤腑，乃人体元气和水液运行的通道，三焦又能够主持诸气，总司人体一身之气化。

太阳为开，阳明为阖，少阳为枢。少阳枢机具有疏通、调节表里内外的作用。如有外邪侵犯少阳，胆火上炎，枢机不运，经气不利，进而影响脾胃，就会出现口苦、咽干、目眩、胸胁苦满等少阳病证候，邪入少阳三焦常反映出气机运行失常之候。少阳外邻太阳，内近阳明，居半表半里，病变每多传变，若失治误治阳盛入阳明之腑，化燥成实，此时少阳病不解，固不当用下，因兼里实，又不得不下，即形成了大柴胡汤证，故应予大柴胡汤和解与通下并行之法。

3. 大柴胡汤的组成、用法及作用

组成：柴胡半斤（24g），黄芩三两（9g），芍药三两（9g），半夏半升（洗）（15g），生姜五两（切）（15g），枳实四枚（炙），大枣十二枚（擘），大黄二两（6g）。

用法：以水一斗二升（1 斗 =10L，1L 为 60~80mL），煮取六升，去滓，再煎，温服一升，一日二次服。

作用：和解少阳，通下里实。大柴胡汤由小柴胡汤去人参、大枣，加枳实、大黄、

白芍组成，方中柴胡轻清升散，疏邪达表，大黄泄热通便，内清里热，黄芩助柴胡和解少阳，枳实助大黄行气除痞，半夏降逆和胃，芍药和营，缓腹中急痛，大枣、生姜调和营卫，诸药相伍，共奏和解少阳、通下里实之功。本方既不悖于少阳禁下的原则，又可和解少阳、清泄阳明，使少阳与阳明合病得以双解。大柴胡汤的配伍可谓升降疏泄并用，和解清泻共举，堪称独具匠心。

4. 张仲景运用大柴胡汤

张仲景在《伤寒论》中应用大柴胡汤者有三：第 103 条，第 136 条，第 165 条，具体简析如下。《伤寒论》第 103 条云："太阳病，过经十余日，反二三下之，后四五日，柴胡证仍在者，先与小柴胡；呕不止，心下急，郁郁微烦者，为未解也，与大柴胡汤，下之则愈。"太阳病传入少阳，迁延多日，少阳病仍不解者，是邪热内涉阳明，实热内结，形成少阳与阳明兼病之证。少阳之邪波及阳明，实热犯胃，腑气阻滞，故见"呕不止"和"心下急"（上腹部腹满拘急疼痛）。"郁郁微烦"是少阳气机郁结之象，说明此证以郁郁为重。微烦并非烦之轻微，而是气郁热遏于内，使内心郁闷而烦，以上三症是小柴胡汤证"胸胁苦满，默默不欲饮食，心烦喜呕"（第 98 条）的进一步发展。张仲景运用大柴胡汤和解少阳，泻下阳明，其病则愈。第 136 条云："伤寒十余日，热结在里，复往来寒热者，与大柴胡汤。" 第 165 条云："伤寒发热，汗出不解，心中痞硬，呕吐而下利者，大柴胡汤主之。"以上三条文展示了张仲景对大柴胡汤的灵活应用。

5. 从原文看具体证候

《伤寒论》中第 103 条、第 136 条、第 165 条可见张仲景运用大柴胡汤的证候主要有：按之心下满痛（是大柴胡汤的重要客观指征），呕吐，或呕不止，心下急，郁郁微烦，往来寒热，发热汗出不解，身体侧面胁肋部等疼痛，常与往来寒热，胸胁苦满并见。

二、历代医家对大柴胡汤的应用

历代经方医家研究大柴胡剂者颇多，如：元代王好古在《此事难知》云："大柴胡汤治有表复有里……故以小柴胡中药调和三阳，是不犯诸阳之禁……通宜大柴胡汤，小柴胡减人参、甘草，加芍药、枳实、大黄是也。欲缓下之，全用小柴胡加枳实、大黄亦可。"分析了该方的灵活应用。明代许宏《金镜内台方议》云："柴胡性凉，能解表攻里，折热降火，用之为君。黄芩能荡热凉心，用之为臣。枳实、芍药两者合用，而能除坚破积，助大黄之功，而下内热而去坚者；生姜、半夏辛以散之；大枣之甘，缓中扶土，五者共为其佐。独用大黄为使。"详细分析了大柴胡汤的药物配伍。但也有对该方药物组成的异议，如：清代柯韵伯《伤寒来苏集·伤寒附翼》云："伤寒发热，汗出不解，十余日结热在里……呕不止，心下急，郁郁微烦者，此皆少阳半表里气分之症。此方是治三焦无形之热邪，非治胃腑有形之实邪也……条中并不言及大便硬，而且有下利症，仲景不用大黄之意晓然。后要因有下之二字，妄加大黄以伤胃气，非大廖乎？……大、小柴胡，俱是两解表里之剂，大柴胡主降气，小柴胡主调气。"柯氏认为大柴胡汤证是三焦无形之热邪，故认为组成不应有大黄。但多数医家认为不加大黄恐不为大柴胡汤也。清代汪琥在《伤寒论辨证广注》中还分析了不用人参的原因。清代吴谦在《医宗金鉴》谓大柴胡汤是"下中之和剂也"。何廉臣（《重订通俗伤寒论》）指出了大、小柴胡都是和解兼有缓下之剂，但因力量的大小不同而分为大、小柴胡汤而已。

大柴胡汤的加减应用也很多，如《伤寒九十论》载许叔微以本方治身热、目疼、鼻干不眠、大便不通、尺寸俱大，已数日，两服而愈。另载治蒋某，其初心烦喜呕，往来寒热。医初以小柴胡汤不效，诊之脉洪大而实，认为热结在里，与大柴胡汤，二服而病除。《奇效良方》《太平惠民和剂局方》《外台秘要》《医方类聚》《治痘全书》《痢疟纂要》等在应用上多有发挥，《四圣悬枢》的大柴胡加玄参地黄汤、《普济方》的柴胡鳖甲散等均以大柴胡汤为基础加味，扩大了大柴胡汤的应用范围。

三、大柴胡汤的现代应用

近些年来以经方学派为主的医者们对大柴胡汤进行了证候特征及治疗范围和药物的剂量等诸多方面的研究，并逐渐推广应用于现代临床中。

1. 从适宜人群看证候特征[1]

体质证：体壮上身宽，体格壮实，肌肉比较坚实，面宽肩宽，颈粗，胸围大，中年多见。

性格征：双重性格，易激动，易抑郁，烦恼，强迫，焦虑。

证候征：胸胁苦满，发热或往来寒热，腹胀，便秘，尿黄或下利，或呕吐，反酸，或黄疸，或头痛等。

舌脉证：舌苔黄白，舌苔厚、干燥，脉滑数或弦而有力。

腹证：用手触之质地较硬，有紧绷感；"痛"乃自觉症状，包括心下或腹部的疼痛。

2. 大柴胡汤的现代应用

（1）呼吸系统

本方用于治疗感冒、慢性支气管炎、肺炎、咳嗽、口腔炎、流行性腮腺炎并脑膜炎等发热性疾病。张焕军[2]结合自身多年经验，运用大柴胡汤治疗小儿风热感冒78例，显效62例，有效14例，无效2例，总有效率97.43%，认为风热感冒所具的实热症状与少阳阳明证有相合之处，且避免了抗生素的相关不良反应。临床报道显示大柴胡汤对慢性支气管炎、肺炎、咳嗽、流行性腮腺炎并脑膜炎等如辨证符合皆有好的疗效。

（2）消化系统

本方常用于治疗胃脘痛、胆囊炎[3]、胆石症[4]、胆道蛔虫病[5]、急性胰腺炎[6]、急慢性阑尾炎、急性胃炎、胆汁反流性胃炎[7]等肝胆胰胃肠疾病。如钟芳芬[8]应用大柴胡汤配合平衡针治疗急性胆囊炎35例，结果痊愈10例，好转23例，无效2例，总有效率94.3%。提示在常规基础上应用大柴胡汤加减方治疗，能明显改善急性胰腺炎患者的临床症状，减少并发症，改善患者的预后。

（3）内分泌系统

糖尿病及其周围神经病变：邓鑫等[9]用大柴胡汤治疗肥胖型糖尿病2例，发现治疗组经过治疗后体质量、糖脂代谢、胰岛素抵抗明显改善。蔡宇鹏[10]用大柴胡汤合黄芪桂枝五物汤治疗糖尿病周围神经病变25例，痊愈4例，显效12例，有效7例，无效2例，有效率92%。对糖尿病胃轻瘫、阳痿等也有报道有效。

（4）循环系统

抗动脉粥样硬化：王凤荣等[11]探讨了大柴胡汤对高胆固醇喂饲的家兔实验性动脉粥样硬化（AS）形成及对血管壁平滑肌细胞表型及相关原癌基因C-myc表达的影响，结果表明大柴胡汤可以降低血清TC、TG、LDL-C的水平，对血脂代谢紊乱有明显调节作用，同时该方能抑制血管细胞间黏附分子的增殖，阻止AS的形成。AS组家兔血管壁C-myc mRNA表达量增高，而大柴胡汤组C-myc mRNA表达水平与AS组比较明显降低，表明该方能阻抑原癌基因C-myc mRNA的表达，抑制AS的产生，起到抗AS的作用。作者认为大柴胡汤具有调整脂质代谢、抑制血管壁平滑肌细胞表型改变的作用。

（5）其他

另有治疗粘连性肠梗阻、胃火牙疼、眩晕、头痛、三叉神经痛、癫狂、带状疱疹、火眼、鼻衄、化脓性扁桃腺炎、胃食管反流病、胆汁反流性胃炎、功能性消化不良等疾患的验案报告。

四、个人应用大柴胡汤的体会

1.大柴胡汤的应用要素

临床中笔者体会到准确识别大柴胡汤的辨证要素是提高疗效的关键。以下症状是笔者应用大柴胡汤的辨证要点，供同道参考。

①胸胁苦满或胸痛；②口苦、心烦；③大便干或偏干；④舌苔厚或黄；⑤脉滑或弦或数。如符合①②③，再加④或⑤，即可使用大柴胡汤原方。

2. 大柴胡汤治疗心系病

笔者临床感悟到大柴胡汤治疗心血管疾病，有较好的临床效果。

（1）大柴胡汤与心系病证

近些年来，通过跟师学习，笔者看到了大柴胡汤在其他领域的确切疗效，深受启发，大受鼓舞，但也发现大柴胡汤治疗心系病证的临床报道较少，西医学治疗心血管疾病诊疗发展迅速，但仍然有很多解决不了的问题。苦读经典觅新知、跟师临证勤思考，渐感悟到张仲景之大柴胡汤证的口苦，咽干，目眩，往来寒热，胸胁苦满，默默不欲饮食，心烦喜呕，心下急，郁郁微烦等，无论是发病机制，还是临床证候，都与心血管疾病有密切相关之处，大柴胡汤系少阳病兼里热证，纵观现代人们不良的生活习惯及诸多的压力、情志因素等使很多心血管病患者变成了大柴胡汤的体质，于是就大胆应用大柴胡汤治疗心系疾病，结果收到了意想不到的效果。

（2）大柴胡汤在心系疾病中的应用

临床观察到大柴胡汤可治疗冠心病、双心疾病、失眠、高血压、高血脂、动脉硬化、心神经官能症、心律失常等疾病，常有较好疗效。可用大柴胡汤的原方原量，根据情况调整剂量，或加减。

①冠心病心绞痛：加丹参 20g，姜黄 15g，全瓜蒌 15~20g，加强宽胸开痹、活血通脉的作用。

②合并心律失常：加甘松 15g，生龙齿 20~30g，安神定志。

③高血脂、高血压、动脉硬化：加荷叶 20g，丝瓜络 20g，葛根 20g，姜黄 15~20g，化浊通络。血压高加夏枯草 20~30g。

④失眠：加炒酸枣仁 20~30g，珍珠母 20~30g 以宁心、安神。

⑤双心疾病：指心脏病患者伴有心理问题，统计表明，患有心血管疾病的患者中合并有抑郁、焦虑等心理疾病者达 70%，西医学常在冠心病常规治疗的基础上加用多种抗焦虑、抗抑郁药，毒副作用大，患者难于坚持长期服用，临证以大柴胡汤治疗常有出奇制胜之效。多加用栀子 15g，豆豉 15g 以清心除烦。

临床辨证符合即可用该方，深感大柴胡汤是解决疑难症的良方，如阳痿是糖尿病常见并发症，还是有些降压药的不良反应，患者痛苦难言，治疗效果差，用大柴胡汤疏肝理气，清热泻火能收到意外疗效。

五、结语

大柴胡汤和解少阳，通下里实，只要"方与证相应，皆可服之"，可广泛应用于临床各科，辨证准确，效如桴鼓。堪称临床良方。

六、医案

林某，女，64岁。2014年9月4日初诊，主诉"发作性胸骨后灼痛2个多月"。既往史：冠脉支架术后1个多月，有颈椎病、高脂血症。现病史：2个月前患者于活动后出现胸骨后灼痛，放射至右肩背疼痛，右肋缘刺痛，每次持续1分钟缓解。上楼或快步走时可诱发。至省医院诊疗，行冠脉造影并冠脉支架植入术及药物治疗。自诉冠脉造影结果：冠脉血管90%狭窄（具体不详）。出院后常规服药：阿司匹林肠溶片、氯吡格雷片、单硝酸异山梨酯（欣康）片等。血压105/75mmHg。心脏听诊律齐，无杂音。胸痛仍常有发作，右肋缘胀痛，视物模糊，心烦，口苦，耳道干痒，纳食少，乏力，时有夜间胸痛不能入睡，便秘。舌质暗，舌下脉络迂曲，苔黄，脉弦。

西医诊断：①冠心病，不稳定型心绞痛，冠脉支架植入术后；②高脂血症；③颈椎病。

中医诊断：胸痹（少阳兼里实证）。

治法：和解少阳，清降里热，调畅气机。

处方：柴胡18g，黄芩12g，清半夏12g，栀子12g，白芍20g，蝉蜕10g，僵蚕10g，姜黄10g，炒枳实12g，大黄5g，何首乌20g，山楂20g，甘草6g，生姜3片，大枣4枚。5剂，水煎服，日1剂，早晚分服。

2014年9月11日二诊：自诉服药后胸痛及右肋疼痛明显减轻，但仍偶尔发作，纳食好转，还有咽痒，视物模糊，舌质暗，舌下脉络迂曲，苔黄腻，脉弦滑。处方：上方加菊花20g，香橼12g，5剂，水煎服，日1剂，早晚分服。

2014年9月20日三诊：主诉症状基本消失，再服7剂巩固疗效。

按：抓住胸痛、肋胀痛、心烦、口苦、耳道干痒、便秘，舌质暗苔黄、脉弦之主证，给予和解少阳，通里清热，故取得很好的疗效。

参考文献

［1］黄煌. 黄煌治疗"柴胡汤综合征"经验［J］. 上海中医药杂志，2011，12（45）：12–14.

［2］张焕军. 大柴胡汤治疗小儿风热感冒临床观察［J］. 中国中医急症，2012，21（5）：772.

［3］叶浩然. 大柴胡汤加减治疗慢性胆囊炎合并胆结石疗效观察［J］. 北方药学，2012，9（8）：30.

［4］王晓春. 大柴胡汤加减治疗胆石97例［J］. 实用中医内科杂志，2011，24（4）：80.

［5］李群. 加味大柴胡汤联合史克肠虫清治疗胆道蛔虫64例［J］. 湖南中医杂志，2011，27（1）：59.

［6］周俊娣，付成华. 大柴胡汤加减方治疗急性胰腺炎的临床研究［J］. 中国医药导报，2011，8（23）：93-94.

［7］张军城，黄海. 大柴胡汤化裁治疗胆汁反流性胃炎46例临床分析［J］. 中外医学研究，2011，9（18）：129-130.

［8］钟芳芬. 大柴胡汤配合平衡针治疗急性胆囊炎35例［J］. 中医杂志，2012，53（1）：61-62.

［9］邓鑫，王文娟. 大柴胡汤治疗肥胖型糖尿病39例［J］. 陕西中医，2011，32（9）：1171-1172.

［10］蔡宇鹏. 大柴胡汤合黄芪桂枝五物汤治疗糖尿病周围神经病变的疗效观察［D］. 广州：广州中医药大学，2011.

［11］王凤荣，杨关林，刘彤. 大柴胡汤对家兔实验性动脉粥样硬化的形成及PHGPx的影响［J］. 中华中医药学刊，2007，25（3）：454-455.

王志刚（天水市中医院）

大柴胡汤是张仲景《伤寒论》中治疗少阳阳明合病的经典名方，后世医家在临床实践中扩大其运用范围，在内外妇儿及口腔等科的多种疾病取得了丰富的经验，尤其在临床中用于治疗发热、胆石症、急性肾盂肾炎及荨麻疹等多种属实、属热类型之里实病证，施之效果颇佳，现总结如下，以飨同道。

一、大柴胡汤的源流及方义

大柴胡汤出自东汉时期医圣张仲景《伤寒杂病论》一书，该方是张仲景《伤寒论》"太阳病，过经十余日，少阳之邪未解，又入阳明"的情况而设立治疗少阳阳明合病的方剂，具有解表、攻里之效的首选方剂。方药组成：柴胡半斤，黄芩三两，芍药三两，半夏半升（洗），生姜五两（切），枳实四枚（炙），大枣十二枚（擘），大黄二两。上八味，以水一斗二升，煮取六升，去滓，再煎，温服一升，日三服。方中以柴胡、黄芩和解少阳之邪为君药，柴胡"禀少阳生发之气，为足少阳主药，而兼治足厥阴，肝气不舒畅者，此能舒之，胆火甚炽盛者，此能散之，至外感在少阳者，又能助其枢转以透膈升出之[1]"，故以柴胡透少阳之表邪，以黄芩清少阳之里热[2]，柴胡得黄芩为退少阳寒热之相须，清肝、胆、胃之邪热；大黄、枳实泄热通便，下胃肠积滞，泄阳明经之邪热为辅，并有杜绝少阳之邪热全入阳明成为阳明腑实之意；枳实苦泄辛散，下气消痞除胀，又除胃肠无形气痞；配白芍疏补结合，既可柔肝止痛，又可缓和柴胡之升散耗阴；胃气上逆，故配小半夏汤以和胃降逆止呕；心下满，故配芍药、大枣以缓急止痛；芍药合黄芩尚能治协热下利之症，故可使表解里和，诸邪可清。全方除和、下二法之外，实寓有清、消之法，是和攻兼施之有效方剂。

二、大柴胡汤在《伤寒论》中的临床应用

大柴胡汤在《伤寒杂病论》中论及的条文主要有4条。《伤寒论》第103条云："太阳病，过经十余日，反二三下之，后四五日，柴胡证仍在者，先与小柴胡。呕不止，心下急，郁郁微烦者，为未解也，与大柴胡汤，下之则愈。"《伤寒论》第136条云："伤寒十余日，热结在里，复往来寒热者，与大柴胡汤，但结胸，无大热者，此

为水结在胸胁也。但头微汗出者，大陷胸汤主之。"《伤寒论》第 165 条云："伤寒发热，汗出不解，心中痞硬，呕吐而下利者，大柴胡汤主之。"《金匮要略·腹满寒疝宿食病脉证第十》云："按之心下满痛者，此为实也，当下之，宜大柴胡汤。"从以上 4 条论述可看出，大柴胡汤在《伤寒论》中所治疾病主要有：第一，伤寒发热：分为持续性发热（第 165 条所述伤寒发热，虽汗出而热不解）和寒热往来（第 103、136 条）两种证型，然究其病机，均为少阳兼里实证，用大柴胡汤，于和解少阳宣展枢机之中，兼以通下里实；第二，治疗无发热的腹满寒疝宿食等杂病（《金匮要略·腹满寒疝宿食病脉证第十》）。然总结 4 条条文的病机，其辨证重点共同为"恶心呕吐、心下急、心下满痛、心下痞硬"等阳明里实证。所谓心下，实指胸腹部，并多旁及两胁，一曰"心中痞硬"的病变部位在心，相当于冠心病、心肌病等病证表现而符合大柴胡汤证；二曰"心中痞硬"的病变部位在脾胃，相当于胆囊炎、胰腺炎、胃炎等病证表现而符合大柴胡汤证。从心下痞满硬痛可知，太阳表证已罢，病入少阳，而兼见阳明里实之证，既有邪在少阳之证，又有邪入阳明化热成实之象。故清代程郊倩在《伤寒论后条辨》中云："心中痞硬，呕吐而下利，较之心腹濡软，呕吐而下利为里虚者不同。发热汗出不解，较之呕吐下利，表解者乃可攻之，竟用十枣汤者又不同。况其痞不因下后而成。并非阳邪陷入之痞，而里气内拒之痞。痞气填入心中，以致上下不交，故呕吐而下利也。大柴胡汤虽属攻剂，然实管领表里上中之邪，总以中焦为出路，则攻中自寓和解之义，主之是为合法。"

三、大柴胡汤在现代临床中的应用

在现代临床运用中，大柴胡汤广泛用于内外妇儿及口腔等科的多种疾病，如外科系统的急性胰腺炎[3]、胆囊炎、胆石症[4]、胆管蛔虫[5]、阑尾炎、急性肠梗阻[6]及术后肠道功能恢复[7]等疾病，内科系统的胆汁反流性胃炎[8]、黄疸型肝炎[9]、哮喘[10]、糖尿病及其周围神经病变等疾病；儿科的小儿风热感冒[11]、小儿高热、腮腺炎及小儿疱疹性口腔炎[12]等疾病，口腔科的牙周炎、胃火牙痛[13]等疾病，疗效确凿，均取得满意效果。现代药理研究证实，大柴胡汤能有效降低梗阻性黄疸患者术后血清总胆红素（TBil）、谷丙转氨酶（ALT）及谷草转氨酶（AST），起到促进肝脏功能恢复的作用[14]；同时中等强度有氧运动联合中药大柴胡汤能调节肝脏炎症细胞因子的表达，增强阻塞性黄疸致重症肝损伤大鼠的免疫功能，从而明显减轻阻塞性黄疸致大鼠肝损伤的程度[15]；大柴胡汤预处理可以改善急性坏死性胰腺炎（ANP）大鼠模型的疾病严重程度，降低毛细血管通透性，其机制可能与上调 ANP 大鼠胰腺水通道蛋白 1（AQP1）的表达有关[16]。邓鑫等[17]用大柴胡汤治疗肥胖型糖尿病 39 例，发现治疗组经过治疗后体质量、糖脂代谢、胰岛素抵抗明显改善，提示大柴胡汤可以清热利湿，降糖降浊，对肥胖型糖尿病有缓解症状，改善体质量指数、血糖、血脂的作用。蔡宇鹏[18]用大柴胡汤合黄芪桂枝五物汤治疗糖尿病周围神经病变25例，有效率达92.00%，优于用甲钴胺片作对照组的64.00%。叶磊等[19]通过在腹膜炎术后应用复方大柴胡汤灌肠发现，治疗组肠鸣音恢复时间、肛门排气时间及排便时间均明显缩短，术后腹腔感染、切口感染、症状性肠粘连均较对照组明显减少，其血清促炎因子（TNF-α、IL-6）下降幅度大于对照组，提示继发性腹膜炎术后加用复方大柴胡汤灌肠治疗，可促进疾病恢复。沈维增等[20]进行了大柴胡汤合保和丸治疗非酒精性脂肪性肝病的临床研究，结果治疗组总有效率86.67%，优于用熊去氧胆酸口服治疗的对照组70.00%，且治疗组在改善肝功能、降低血脂水平和改善B超脂肪肝表现方面均优于对照组。

总结后世医家在内外妇儿及口腔等科临床实践中的运用特点及经验，共同特点为准确把握各科疾病的辨证要点，异病同治，古方新用，以大柴胡汤外解少阳邪热，内泄阳明之热结，一举取效，临床每遇此症，应观其脉证，知犯何逆，随症加减治之，只要辨证准确，则效若桴鼓。现将笔者多年临床典型医案举例如下。

案1：发热证

张某，女，35岁，2012年9月10日初诊。患者恶寒发热4天，伴头痛、咽痛、咳嗽、周身酸痛，在当地诊所给予输液及口服解热镇痛药治疗无效。现症见寒热时作，热重寒轻，体温38.5~39℃，烦躁，咳吐黄色黏痰，口干口苦，胃脘胀满，恶心欲吐，纳差，小便短黄，大便4日未行，舌苔黄腻，脉弦数，胸片：双下肺支气管感染。方用大柴胡汤加减，处方：柴胡12g，黄芩12g，半夏6g，连翘10g，枳实6g，生石膏30g，全瓜蒌12g，杏仁6g，白芍9g，桑叶20g，大黄9g（后下），生姜9g，煎服。2剂后热退，大便通，脘中舒，守方继进，加川贝母10g，鱼腥草20g，知母10g，调治7天，诸症痊愈。

按：《伤寒论》第136条云："伤寒十余日，热结在里，复往来寒热者，与大柴胡汤，但结胸，无大热者，此为水结在胸胁也。但头微汗出者，大陷胸汤主之。"本医案乃外感之邪不解，内结阳明燥热实邪。邪郁少阳，木火郁蒸，上灼肺金，清肃失令使然。治宜清泻少阳，内泄热结，清金化痰。柴胡得黄芩退少阳寒热之相须，以柴胡透少阳之表邪，以黄芩清少阳之里热，黄芩配半夏，和胃止呕，更加生姜以助其力；大黄配枳实可除胸中痞硬或满痛，郁郁微烦，大便不通（或下利不畅），此二味通降胃肠之热邪，治腹中痛。枳实伍芍药又可除烦满腹痛，枳实苦泄辛散，下气消痞除胀，又除胃肠无形气痞；配白芍疏补结合，既可柔肝止痛，又可缓和柴胡之升散耗阴。仲景以此配伍外解少阳之邪，内泄阳明热结。全方除和、下二法之外，实寓有清、消之法。

案2：胆石症

徐某，女，52岁，2000年6月12日就诊。患者有胆囊炎、胆石症病史6年余。5日前因食油腻后突感右胁胀痛牵及肩背，恶心欲吐，口苦，小溲黄赤，大便5日未解，在当地卫生院输液给予抗生素和止痛药治疗后，腹痛反复发作就诊，现右上腹胀痛，阵发加剧，痛甚牵引肩背，胸痞纳滞，厌油腻，泛恶欲吐，口干口苦，小便短黄，大便干结。察：舌红苔黄腻，脉弦滑数，腹软，肝脾未触及，右上腹莫菲征（＋）。血常规：白细胞 15.3×10^9/L，中性粒细胞 0.89。肝功能检查：黄疸指数 42μmol/L，谷丙转氨酶 89U/L，HBsAg（－），超声检查提示胆囊结石、胆囊炎。笔者认为此乃湿热郁遏胆腑，气机壅滞不畅，胆热蕴结，通降失常之故。治宜清化湿热利胆，内泄热结。方用柴胡 10g，黄芩 20g，半夏 10g，枳实 10g，大黄 10g（后下），大枣 4 枚，生姜 12g，芍药 30g，川楝子 10g，延胡索 10g，金钱草 30g，芒硝粉 10g，茵陈 30g，甘草 10g，服上药 3 剂，腹痛减轻，大便通畅，呕恶已止，守方继服 5 剂，腹痛未再发作，纳食欠佳，小便清利，上方去大黄加厚朴 10g，麦芽 30g，后随症化裁，调方 10 余剂，复查血象、肝功能正常，诸证冰释。

按：《金匮要略·腹满寒疝宿食病脉证第十》云："*按之心下满痛者，此为实也，当下之，宜大柴胡汤。*"大柴胡汤出自《伤寒论》，是为少阳表邪未解，又有里实之证所设，"按之心下痞硬，满痛"是应用本方的辨证重点，本证实乃湿热困遏，胆热胃逆，郁蒸三焦，气化失司所致。湿热郁结，郁而化热，热旺燥结，乃少阳阳明合病，属于中医之"胆胀结胸"之证。足少阳胆经藏精汁而内寄相火，少阳三焦司气化而行决渎。若湿热郁蒸、气机不畅则胸胁胀痛，胆热溢而发黄疸；胃失通降则呕恶胃痛诸证；湿热下注膀胱则小便不利；湿热郁蒸三焦，发于腠理而见寒热之象，选大柴胡汤为主方，治宜清解少阳、通利腑实、疏肝理脾等。应用本方可和解枢机，疏通升降，兼通里实，使肝胆疏，表里和，腑气通，邪实去。据临床报道大柴胡汤能明显提高胆汁中胆汁酸含量，降低胆红素、糖蛋白含量，具有疏肝利胆作用，能有效抑制结石性病理胆汁的形成，既可消除结石继发生成的病因，又可加速已生成结石从胆囊、胆管中的排出[21]。配合疏肝解郁、活血止痛类药物（郁金、姜黄、延胡索、川芎）治疗慢性胆囊炎、胆结石疗效更好[22]。

案 3：急性肾盂肾炎

李某，女，27 岁，因头痛发热，尿频，尿急，尿痛 5 天来院求治，曾在当地诊所以"感冒"给予输液消炎退热治疗，症状减轻，今日午后病情再次加重，寒战高热，腰痛，小便短赤频数，尿道灼热，淋涩不畅，少腹有坠胀，体温 39.5℃，恶心，呕吐黄水，胸痞，口苦口干，大便 5 天未解，舌质红，苔黄腻，脉弦数。尿常规：蛋白（＋＋＋），红细胞（＋＋），脓球（＋＋），全血细胞分析：白细胞 15.8×10^9/L，中性粒细胞 0.89。西医诊断：急性肾盂肾炎。中医辨证：淋证（热淋）。处方：柴胡 15g，黄芩 15g，半夏 9g，芍药 9g，生姜 6g，大枣 4 枚，枳实 9g，蒲公英 30g，滑石 15g，生地黄 15g，木通 9g，黄连 6g，甘草 6g，陈皮 6g，瞿麦 15g，金银花 30g，连翘 30g，每剂药煮 2 次，混合后分服。服药 3 剂后退热，便畅，尿频、尿急、尿痛及腰痛皆减轻，尿道灼痛减轻，苔黄腻，脉数，上方去半夏，加车前子 15g，白茅根 20g，以助清热利尿之功。继服 7 天，尿频、尿急之象解除，尿常规、全血细胞分析复查均正常。尚有腰困，神倦，乏力，纳呆，改为补脾肾、清热利湿之法，每 3 天查尿常规，尿沉渣试验检查连续 3 次均为正常后出院。

按： 此乃湿热之邪，郁蒸三焦，盘踞少阳，下注膀胱而为热淋，治宜清热化湿，通腑，疏利三焦。柴胡可解热散郁，透少阳之邪，黄芩合而为和解少阳之要药，平泻肝火，宣通上焦，通调肝肺。枳实可除胸中痞硬或满痛，枳实伍芍药又可除烦满腹痛。木通、瞿麦、滑石清热利湿，利尿通淋，全方除和、下二法之外，实寓有清、消之法。在舌苔黄或白燥、脉象弦有力的基础上辨证属实、热之类型之病证，酌情可用本方，对于往来寒热，胸胁苦满，呕吐恶心，大便不通，口苦等证也不必尽悉之。

案 4：荨麻疹

海某，女，31 岁，2013 年 6 月就诊。患者产后因全身反复出汗受凉后突发风疹块已达 1 月余，周身瘙痒异常，疹块色红成片，曾在当地医院皮肤科多次就诊，给予葡萄糖酸钙、地塞米松、复方甘草酸苷、防风通圣丸、阿司咪唑等药治疗，药后疹略退，停药后复起，来就诊时周身疹块疏密不等，色红，以两胁肋、肩背部多见，伴脘腹胀满，纳呆，恶热，烦躁，口渴，大便解而不畅，舌尖红，苔中根薄黄腻，脉弦滑，笔者认为此因蕴湿生热于肠胃，热郁于肌肤而发。处方：柴胡 10g，黄芩 10g，白芍 20g，姜半夏 10g，炙黄芪 30g，生大黄 5g（后下），防风 10g，荆芥 10g，牡丹皮 10g，僵蚕 10g，大枣 12 枚，生姜 12g。服药 7 剂后大便通，疹渐退，瘙痒较前减轻，腹痛偶发。续进 5 剂，疹消，腹无所苦。嘱忌食海鲜辛辣之物，以防再发。

按：《伤寒论》第 165 条云："伤寒发热，汗出不解，心中痞硬，呕吐而下利者，大柴胡汤主之。"荨麻疹，在中医谓之"风疹"，顾名思义，为外感风邪所致，当祛风止痒，无可非议。然该患者为产后体虚，正虚邪恋，邪郁少阳，且产后进食肥甘厚味及卧床少动，中焦聚湿蕴热，故证候除皮肤疹块外兼脘腹疼痛不已，口渴，纳呆，恶热，便秘等一派胃脘实证之象。过食肥甘厚味，肠内积湿生热，外不得发，内不得泄，郁蒸肌肤所致。因此用大柴胡汤清热攻里，内泄结热，借大肠传送之职泻下肌表之邪，通里以宣表，以达和解表里之目的，重用大枣、生姜可调和营卫之气机与通调津液，炙黄芪补气固表敛汗，大枣为补中益气之品，在该方中可免苦寒之品伤中。

四、大柴胡汤在现代临床运用中存在的问题

虽然现代药理学已从动物实验等方面阐述了大量大柴胡汤的临床功用，而且肯定汤剂运用疗效，但是制作成注射液、成药等剂型运用时，临床用药的依据还须进一步论证。这是因为：①中医辨证论治与西医临床医学理论的体系不同，中药方剂很难在动物和人体获得完全一致的疗效。②任何中药方剂的应用不能脱离中医辨证指导，运

用中药治疗疾病时，不能像西药那样按药理作用进行对因治疗。③组成该方剂的中药毒副作用需要进一步研究和阐明，现代药理研究已证实半夏等中草药确实存在一定的毒副作用，因此，如何使配伍更加合理、严谨、趋利避害，也应进一步进行实验和临床验证。

目前大柴胡汤研究所面临的问题有以下几方面：①如何制定客观统一的方药应用辨证标准，使临床应用依据更加明确。②进一步探讨大柴胡汤的有效成分、药理药效学作用的物质基础及组方关键药物、用量用法与疗效的关系，并结合循证医学及现代药理学，明确方中各药物的不同剂量及配伍关系对药理作用和不同疾病的影响，加强大柴胡汤对糖尿病、痛经、发热性疾病及其他疾患的实验研究，有效扩大适应证。③进一步研制多种简便服用剂型（如注射液、成药口服品种等），方便患者广泛使用以治疗疾病。

五、结语

大柴胡汤为《伤寒论》治疗少阳枢机不利又兼阳明里实的代表方剂，本方在《伤寒论》中主要治疗少阳阳明合病，具有和解少阳、通下腑实、疏肝理脾、清热化瘀等功用，和解枢机，疏通升降，兼通里实，使肝胆疏，表里和，瘀滞散，腑气通，邪实去。后世医家在临床实践中，在内外妇儿及口腔等科的多种疾病取得了丰富的经验，尤其用于治疗发热、胆石症、急性肾盂肾炎及荨麻疹等多种属实、属热类型的病证，疗效卓然。究其机理，疾病虽不同，但病机则一，实乃湿热困遏，胆热胃逆，郁蒸三焦，气化失司所致。正如清代何秀山在《通俗伤寒论》说："足少阳胆与手少阳三焦合为一经。其气化，一寄于胆中以化水谷，一发于三焦以行腠理。若受湿遏热郁，则三焦之气机不畅，胆中相火乃炽。"故临证应用大柴胡汤，对于往来寒热，胸胁苦满，呕吐恶心，大便不通，口苦等证也不必尽悉之，不必拘泥于《伤寒论》条文中所有脉症，临床上应遵循谨守病机、异病同治、随证用药、一方多用的原则，充分体现"一法之中，八法备焉，八法之中，百法备焉"的论治精神，抓住其主症进行辨证加减，扩大其运用范围，只要辨证准确，古方新用，均能取得满意效果。并结合循证医学及现代药理学，设计合理、客观、统一的临床科研方案，明确大柴胡汤方中各药物的有效成分、药理药效学作用的物质基础及组方关键药物、用量用法与疗效的关系等，进一步挖掘、整理、继承、发扬古方的优势特色，研制出多种简便服用剂型（如注射液、成药口服品种等），方便患者广泛使用以治疗疾病。

参考文献

[1] 张锡纯. 医学衷中参西录（合订本）[M]. 2版. 石家庄：河北人民出版社，1974.

［2］孙云，朱燕．柴胡古今应用概述［J］．山东中医学院学报，1994，18（6）：422.

［3］周俊娣，付成华．大柴胡汤加减方治疗急性胰腺炎的临床研究［J］．中国医药导报，2011，8（23）：93-94.

［4］朱瑄．大柴胡汤药理研究及临床新用［J］．中国中医药，2010，8（17）：272-273.

［5］李群．加味大柴胡汤联合史克肠虫清治疗胆道蛔虫64例［J］．湖南中医杂志，2011，27（1）：59.

［6］柴洪伟．大柴胡汤加减治疗急症举隅［J］．长春中医药大学学报，2011，27（1）：68-69.

［7］吴健瑜，王海焦，桑方方．大柴胡汤治疗术后腹痛100例疗效观察［J］．亚太传统医药，2012，8（7）：117-118.

［8］张军城，黄海．大柴胡汤化裁治疗胆汁反流性胃炎46例临床分析［J］．中外医学研究，2011，9（18）：129-130.

［9］童明德．大柴胡汤方剂的药性分析以及临床应用［J］．当代医学，2011，17（9）：156.

［10］曾建国．胡希恕教授妙用大柴胡汤［J］．中国医药指南，2011，9（25）：314-316.

［11］张焕军．大柴胡汤治疗小儿风热感冒临床观察［J］．中国中医急症，2012，21（5）：772.

［12］高红伟，冯斌．大柴胡汤合升降散加减治疗小儿疱疹性口腔炎临床研究［J］．中医学报，2012（7）：900-901.

［13］刘兵，王见．大柴胡汤治疗胃火牙痛体会［J］．河南中医，2012，32（4）：415-416.

［14］郑帅，李忠廉．大柴胡汤对梗阻性黄疸患者术后血清TBil、ALT、AST的影响［J］．中国实验方剂学杂志，2011，17（23）：231-233.

［15］李林，王茂材，罗赤苗，等．大柴胡汤联合运动对阻塞性黄疸大鼠肝脏炎症细胞因子的影响［J］．中国运动医学杂志，2011，30（9）：836-844.

［16］陈亚峰，奉典旭，陈腾，等．大柴胡汤对急性坏死性胰腺炎大鼠胰腺水通道蛋白1的作用［J］．中华中医药杂志，2012，27（5）：1438-1442.

［17］邓鑫，王文娟．大柴胡汤治疗肥胖型糖尿病39例［J］．陕西中医，2011，32（9）：1171-1172.

［18］蔡宇鹏．大柴胡汤合黄芪桂枝五物汤治疗糖尿病周围神经病变的疗效观察［D］．广州：广州中医药大学，2011.

［19］叶磊，龙厚东．复方大柴胡汤灌肠在腹膜炎术后的应用［J］．中国中医急症，2011，32（9）：1171-1172.

［20］沈维增，谢峥伟．大柴胡汤合保和丸治疗非酒精性脂肪性肝病的临床研究［A］．第二十次全国中西医结合肝病学术会议论文汇编［C］．北京：中国中西医结合学会，2011.

[21] 张爱萍, 毕光安. 大柴胡汤治疗消化系统疾病之妙用 [J]. 临床和实验医学杂志, 2007, 6 (2): 137.

[22] 张友堂, 李艳萍. 加味大柴胡汤治疗慢性胆囊炎胆石症 [J]. 中国中医药科技, 2004, 11 (6): 337.

敬小华（青海省中医院）

一、大柴胡汤的渊源及功用组成

大柴胡汤为张仲景《伤寒论》中少阳阳明合病之主方，系小柴胡汤及小承气汤加减化裁而成，由柴胡、黄芩、芍药、半夏、枳实、大黄、大枣、生姜组成。方中柴胡为君，和解少阳，疏肝利胆；辅黄芩苦寒以下胸腹郁热；生姜、法半夏调和胃气，降逆止呕；佐大黄、枳实攻下热结，行气止痛；芍药柔肝止痛。大柴胡汤具有和解少阳、内泄热结之功，主治少阳邪热未解，阳明里热壅盛之证。临床主要表现为往来寒热，胸胁苦满，呕不止，郁郁微烦，心下痞硬，或心下满痛，大便秘结或协热下利，苔黄，脉弦有力等。

《伤寒论》中论及大柴胡汤的条文主要有 3 条，《伤寒论》第 103 条云："太阳病，过经十余日，反二三下之，后四五日，柴胡证仍在者，先与小柴胡。呕不止，心下急，郁郁微烦者，为未解也，与大柴胡汤，下之则愈。"《伤寒论》第 136 条云："伤寒十余日，热结在里，复往来寒热者，与大柴胡汤，但结胸，无大热者，此为水结在胸胁也。但头微汗出者，大陷胸汤主之。"《伤寒论》第 165 条云："伤寒发热，汗出不解，心中痞硬，呕吐而下利者，大柴胡汤主之。"临床中大柴胡汤为治少阳阳明合病的常用方剂，常用此方和解少阳，疏肝利胆，清热通下。清代汪昂在《医方集解》一书中明确指出："大柴胡汤，治伤寒发热，汗出不解，阳邪入里，热结在里，心下痞硬，呕而不利或往来寒热，烦渴谵语，腹满便秘，表证未除，里证又急，脉洪或沉实弦数者。"《金匮要略·腹满寒疝宿食病脉证第十》指出："按之心下满痛者，此为实也，当下之，宜大柴胡汤。"

二、大柴胡汤与小柴胡汤的联系与区别

1. 大柴胡汤系小柴胡汤去人参、甘草加大黄、枳实、芍药而成。方中柴胡、黄芩和解少阳之邪为主；小承气汤方之大黄、枳实泄阳明经之邪热为辅，并有杜绝少阳之邪热入阳明成为阳明腑实之意；胃气上逆呕吐，故配小半夏汤以和胃降逆止呕；心下满痛，故配芍药、大枣以缓急止痛；芍药合黄芩尚能治协热下利之症，故可使表解里和，诸邪可清。

2. 少阳本证主方为小柴胡汤，大柴胡汤是对小柴胡汤治疗不足的一个补充，即邪重而正气不甚虚弱之时，当用大柴胡汤治疗。因此，《伤寒论》中大柴胡汤的病机是邪传少阳，邪实而正不甚虚，但小柴胡汤祛邪兼以扶正，治疗范围较广，不管病在何经，只要见到少阳一证，即可用之；而大柴胡汤专为祛邪而设，治疗范围相对固定。

3. 大、小柴胡汤的适应证均有往来寒热、胸胁苦满、心烦喜呕及黄疸；均可治疗胆囊炎、胆石症、慢性胃炎及肝病。所不同的是，小柴胡汤功能和解少阳，主治少阳证或少阳兼太阳证；症见默默不欲饮食、口苦、咽干、目眩、舌苔薄白、脉弦等；尤其擅长治疗发热、寒热往来及热入血室的疾病。大柴胡汤功能和解少阳，内泄热结，主治少阳阳明合病；症见心下痞硬或满痛、大便不解或下利、舌苔黄、脉弦数有力等；尤其擅长治疗胆囊炎、胆石症、胰腺炎等急腹症。临床运用两方需知异同以区别。

三、大柴胡汤的现代临床应用

大柴胡汤主治少阳阳明合病，临床应把握"恶心呕吐""心下急、心下满痛、心下痞硬"等要点。现代临床中以上症状要点常见于胆道系统疾病、胰腺炎、急性黄疸型肝炎、胆汁反流性胃炎、急性腹膜炎等。

（一）大柴胡汤在胆道系统疾病中的运用

胆囊炎、胆石症、胆道蛔虫病均为胆系疾病，属中医"胁痛"范畴。胆腑以通降为顺，若气机郁滞化热则致胆热犯胃，胃失和降，出现腹痛拒按、恶心呕吐、大便干结等症状，符合大柴胡汤的治疗要点，临床中可取得较好疗效。

（二）大柴胡汤在急性胰腺炎中的运用

急性胰腺炎是多种病因导致胰酶在胰腺内被激活后引起胰腺组织自身消化、水肿、出血甚至坏死的炎症反应。临床以急性上腹痛、恶心、呕吐、发热和血、尿胰酶增高等为特点。此病属中医"腹痛"范畴，其发病多因外感时邪、饮食不节等导致脏腑功能紊乱，气机阻滞，脉络瘀阻，邪毒内生，证属少阳阳明合病，故选用大柴胡汤为基本方进行治疗。

（三）大柴胡汤在急性黄疸型肝炎中的应用

急性黄疸型肝炎是急性肝炎的一种，它的症状表现为起病急速，皮肤和巩膜黄染，小便黄，上腹部和肝区疼痛，恶心呕吐，血清胆红素升高等，有些患者还会出现畏寒发热等症状。此病属中医"黄疸（阳黄）"范畴。主因湿热郁蒸使肝胆受损而引起，因此对于急性黄疸型肝炎的治疗，以清利肝胆、清热利湿为主，使用大柴胡汤加减可取得显著疗效。

（四）大柴胡汤在胆汁反流性胃炎中的应用

胆汁反流性胃炎亦称碱性反流性胃炎，是指由幽门括约肌功能失调或行降低幽门功能的手术等原因造成含有胆汁、胰液等十二指肠内容物流入胃，使胃黏膜产生炎症、糜烂和出血等，减弱胃黏膜屏障功能，引起 H^+ 弥散增加，而导致的胃黏膜慢性炎症。临床以胃脘满痛、嗳气、口苦、呕吐为主症，属中医"胃脘痛"范畴。其病因病机为肝郁气滞失于疏泄，肝气横逆犯胃，胆汁逆行而致胃脘满痛、口苦、嗳气等，其病在胃，其因在胆，其源在肝。因此治以疏肝利胆、和胃降逆为法，大柴胡汤可和解少阳，疏肝利胆，清热通下，对于胆汁反流性胃炎疗效显著。

（五）大柴胡汤在急性腹膜炎中的运用

急性腹膜炎是由细菌感染，化学刺激或损伤所引起的外科常见的一种严重疾病。多数是继发性腹膜炎，缘于腹腔的脏器感染、坏死穿孔、外伤等。其主要临床表现为腹痛、腹部压痛、腹肌紧张，以及恶心、呕吐、发热、白细胞升高，严重时可致血压下降和全身中毒性反应。本病属中医"腹痛""胃脘痛"等范畴。其病因病机为外感风、寒、湿或内伤饮食、气血瘀阻、虫积等致肠道传导失职，脉络不通。常用大柴胡汤表里双解而取效。

（六）大柴胡汤治疗痛风性关节炎

痛风是一组嘌呤代谢紊乱所致的疾病，其临床特点为高尿酸血症伴痛风性急性关节炎发作，痛风石沉积，痛风石性慢性关节炎及关节畸形，常累及肾脏引起慢性间质性肾炎等。痛风在中医文献中早有记载，属中医"痛风""痹证"等范畴。痛风患者常常先有郁热在里，感邪或饮食不节而诱发或加重。其病机特点是邪郁少阳，兼阳明里实，用大柴胡汤加减，共奏解热祛风，除湿通络，理气泻腑实之功。其药证相符，收效颇显。

四、临床应用大柴胡汤应注意的问题

1. 按之心痞硬、满痛是应用本方的辨证重点。临床应用时要注意腹部体征。张仲景用大柴胡汤，有三条腹证描述："心下急""心中痞硬""按之心下满痛"，可见本方病位在"心下"，所谓心下，实指胸腹部，结合医学解剖学知识可知，肝、胆、胰、胃、肠等脏器均分布于剑突下两肋弓夹角区域，按之紧张，有明显压痛；从心下痞满硬痛可以测知内有实邪，大柴胡汤为治疗少阳枢机不利又兼阳明里实的代表方剂，临床上立足辨证，结合辨病，均可进行适当化裁而用之。

2. 症见发热或往来寒热，心下痛，大便干结，小便黄，或呕吐下利，或见黄疸等可用大柴胡汤。

3. 舌红苔黄，脉滑或弦而有力，是大柴胡汤使用时所见之典型舌脉表现。

4. 大柴胡汤为治少阳阳明合病的常用方剂，以往来寒热、心下满痛、呕吐、便秘、脉弦、苔黄为辨证要点，具体应用时当灵活加减：热甚者加黄连、栀子等以清其热；大便干结者可加芒硝以软坚通便；呕吐甚者可加竹茹、代赭石以降逆止呕；气滞心下胀痛者加厚朴、木香等理气消胀；胁肋胀痛者加延胡索、青皮、川楝子等疏肝止痛；出现黄疸可合茵陈蒿汤清热利湿退黄。

总之，大柴胡汤在临床上可用于多种疾病的治疗，属异病同治，但万变不离其宗，多是包含在少阳阳明证的范围之中，故仍需中医的理论体系做指导，以辨证论治为基础，辨病辨证相结合，合理用药，才能发挥中医中药的最大优势。

李运伦（山东中医药大学附属医院）

　　大柴胡汤出自《伤寒论》，为张仲景所创制，备受历代医家推崇。由于对《伤寒论》原文所载大柴胡汤的症状描述理解存在差异，诸医家对大柴胡汤证究竟归属于少阳里实重证还是少阳合并阳明证颇有争议。笔者重温原文、诸家之论并结合临证实践，认为大柴胡汤为治疗少阳病本证方剂，具有和解少阳、清泄胆腑郁热之用，适用于少阳里实重证，常用于感染性疾病及胰胆系疾病。在临证中还发现大柴胡汤具有调气和血、祛湿清热之功，可解气、血、热、痰、湿之郁结，又广泛应用于内伤杂病的治疗。

一、大柴胡汤证之归属

（一）大柴胡汤证为少阳病本证、重证

　　《伤寒论》第103条云："太阳病，过经十余日，反二三下之，后四五日，柴胡证仍在者，先与小柴胡；呕不止，心下急，郁郁微烦者，为未解也，与大柴胡汤，下之则愈。"文中的"下之"具有相对意义，是与小柴胡汤相对而言的，目的是强调大柴胡汤与小柴胡汤的区别所在。原文明言"柴胡证仍在"而予小柴胡汤无效，又见"呕不止、心下急、郁郁微烦"等症状，表明此时病重当用重剂大柴胡汤。大、小柴胡汤同治少阳病，但两者具有证之轻重、邪之深浅、方之大小的区别，小方不效，自然改用大方攻之，此乃"下之"的本意。因此，大柴胡汤是小柴胡汤的变通方，适用于少阳病本证、重证。

　　进一步从大黄的用量和煎煮分析，大柴胡汤证还是少阳病本证，不是少阳阳明合病。《伤寒论》中取大黄攻下之用时用量为四两，而取泄热破结、活血化瘀之用时用量均为二两。大柴胡汤中大黄用量为二两，所以从大黄药量指征推断，大柴胡汤之用不在攻下，而在泄热破结。从煎服法分析小承气汤中煎煮大黄是由四升至一升二合，调胃承气汤中煎煮大黄是由三升至一升，因此若用大黄"下"，煎煮耗水量为二升至三升。大柴胡汤的煎法是"以水一斗二升，煮取六升，去滓，再煎，温服一升，日三服"，虽未出具体煎至多少，但从该书中有"去滓再煎"要求的方剂来看，当为由六升再煎至三升，即大黄在大柴胡汤中的煎煮约耗掉水九升，则大黄在大柴胡汤中的煎煮时间至少为三承气汤中大黄煎煮时间的三倍。从大黄"后下"取其生者"气锐而先行"通利大便的角度看，大柴胡汤中的大黄久煮性熟醇和，其意亦不在攻下。

（二）大柴胡汤证为少阳胆腑热实证

《伤寒论》第 103 条中"呕不止"为少阳病原有"喜呕"症状的加重，"心下急"为少阳病原有"胸胁苦满""心下支结"之证的发展，"郁郁微烦"与少阳病原有"默默""心烦"病机相同，为少阳气机郁遏、失于疏泄之象。《伤寒论》第 165 条载："伤寒发热，汗出不解，心中痞硬，呕吐而下利者，大柴胡汤主之。""心中痞硬"是少阳实热、邪气郁结于胆腑的表现，"呕吐"源于胆腑实火犯胃、胃气上逆，"下利"是胆腑实火下迫肠道所致。因此，笔者认为大、小柴胡汤证病位未变，大柴胡汤证病情加重了。大柴胡汤证的病机是少阳胆热伤津，津伤化燥，因燥成实，邪热与胆腑精汁相结，从而形成了少阳胆腑热实证。文中未述及"不大便""燥屎""大便硬"等症，说明邪热虽"结于里"，但并未形成阳明腑实证，正如《伤寒附翼》言："此方是治三焦无形之热邪，非治胃腑有形之实邪也。"因此大柴胡汤证为"少阳胆腑热实证"，用大柴胡汤治疗旨在和解少阳枢机、清泄胆腑实热。

（三）大柴胡汤证是兼有血分瘀滞的少阳病重证

从《伤寒论》第 103 条内容看，大柴胡汤证是在小柴胡汤证的基础上出现了呕不止、心下急、郁郁微烦等症状，是病情深重，邪热结聚偏里，进一步深入影响气血的征象。其中"心下急"是心下部位拘急不舒感，是局部气血不畅，血络瘀滞不通。热壅则血瘀，即邪热炽盛，煎熬血液，凝聚为瘀。《临证指南医案·诸痛》云："火痛必入络，气血不行。"说明大柴胡汤证是兼有血分瘀滞的少阳病重证。

从组方配伍看，大柴胡汤是小柴胡汤去人参、甘草之壅补药，加大黄、芍药、枳实等开泄气血分热结药组成。大黄为血中气药，《本草备要》谓其能治一切实热，血中伏火；《要药分剂》谓其大泻血分实热。大黄在大柴胡汤中既能泄热破结，功在气分，荡涤气分邪热，使阻滞之气机通畅，蕴结之邪热消除；更能泄热化瘀，功在血分，荡涤血分邪热，使蓄留之瘀血化解，新鲜之血液化生，气血双调。芍药苦泄通畅血络而止痛，开血分之结，如《名医别录》谓其"通顺血脉"，治"中恶，腹痛"。由大黄、芍药两味血分药可以看出大柴胡汤不仅能治疗气分热结，同时也能治疗血分瘀滞，因此说大柴胡汤证是兼有血分瘀滞的少阳病重证。

二、大柴胡汤的传统临床应用

大柴胡汤由柴胡半斤，黄芩三两，半夏半升（洗），枳实四枚（炙），大黄二两，芍药三两，大枣十二枚，生姜五两组成。方中柴胡气味轻清，善疏透少阳郁热；大黄久煎熟用，既能泄热破结，清气分之邪，更能泄热化瘀，化除血分之热，与柴胡共为方中之君药。黄芩苦寒清热泻火，枳实行气消胀、化积消痞，共为臣药，而且枳实配伍大黄，既可清泄热结，又可开畅结气，通畅胆腑气分郁热。芍药苦泄，柔肝缓急止痛，畅血络而通血分之瘀结；半夏燥湿开结气，与生姜相配伍和胃降逆止呕，三味共为佐药。大枣和中并调和诸药，为使药。诸药合用，共奏和解少阳、清泄胆腑郁热之功。

在传统上大柴胡汤常用于以发热为特征的呼吸道感染、以腹痛为特征的胆囊胰腺炎症，并取得了初步的循证医学证据，现代药理研究也显示该方具有解热、抗菌、抗病毒、泻下、镇吐、镇静、解痉止痛等效应。现分别介绍如下。

（一）呼吸道感染

呼吸道感染包括急性上呼吸道感染、气管炎、支气管炎和肺炎等，属于中医"感冒""咳嗽""喘证"等病证的范畴。多由外感寒邪或热邪，失治误治以致表邪内陷，邪郁少阳，少阳经气不利，入里化热，实热结聚，以发热为主，多表现为高热不退，或汗出热不解，或寒热往来。若热邪壅肺，肺失宣降，则见咳嗽、咳痰；若热邪上攻，则致咽痛成脓，口舌溃烂；若热邪结于胆胃，胆汁郁结则见口苦、反酸，胃失和降则出现呕吐、默默不欲饮食；若热邪内结，波及肠腑，大肠传导失司，则大便干；舌质红，苔黄，脉数，里热炽盛之象。证属少阳病里热重证，治当和解少阳气分之邪、清泄肺胃胆腑热结，方选大柴胡汤加减化裁。具体遣药时遵胡希恕、黄煌等诸经方家的经验，效法白虎汤加辛甘大寒的生石膏以清泄气分热邪；效法蒿芩清胆汤加苦微辛而寒的青蒿以清泄在里之热邪；效法章次公用大剂量柴胡治热病之旨加大方中柴胡用量以收"退热通便，稳当无比"之效；效法宣白承气汤组方之旨并结合肺与大肠相表里之论，方中大黄用量以腑气通畅为度，根据患者的体质状况而定。

若伴咳嗽、咳痰者，加杏仁或合桔梗汤等以宣降肺气、止咳化痰；若热灼津液，津伤肠燥，腑气不通者，加增液汤以滋阴养液、增水行舟；若邪袭肺系，热毒熏蒸，致咽部嘶哑、疼痛甚则成乳蛾者，加金银花、玄参、北山豆根以清热解毒利咽、消肿止痛。

（二）急性水肿型胰腺炎

急性水肿型胰腺炎属中医"急腹症""腹痛"等病证的范畴，多由感受六淫之邪、饮食不节、情志不畅、胆道石阻、蛔虫上扰等因素，导致邪阻气滞，枢机不利，湿热蕴结，蕴于中焦，气血不调，腑气不通，其发病或偏于肝郁气滞，或偏于肝胆湿热，或偏于胃肠热结，病理性质属里热实证。因"邪热炽盛，郁火熏蒸，血液胶凝"（俞根初《重订通俗伤寒论》），"伏火郁蒸血液，血被煎熬成瘀"（何廉臣《重订广温热论》），故热壅则血瘀，瘀血凝滞也是急性水肿型胰腺炎病机的重要方面。临床多以上腹部疼痛、恶心泛呕、发热、心烦、口干口苦、大便干结、腹胀、苔黄或腻、脉数为主要表现，治疗以疏肝利胆、通腑泄热、化瘀通络为主，方选大柴胡汤加减化裁。具体遣药时遵柳宝诒《温热逢源》"瘀热所为，治之者，必须导去瘀血，俾热邪随瘀而下，庶几病势可转危为安"、何廉臣《重订广温热论》"瘀血化火宜通下"之训，取生大黄、酒大黄各半以清解气分之热结、通散脏腑之瘀血、攻下肠腑气之积滞，或加厚朴以配枳实加强行气化积止痛之力。

若腹痛腹胀较轻，辨证属于气滞为主者，加金铃子散合木香、厚朴等以行气导滞、泄热止痛；若腹痛腹胀较重，辨证属于湿热壅阻为主者，加茵陈蒿汤以清热利湿、利胆导滞；若腹痛腹胀不缓解，辨证属于实火结聚为主者，加《备急千金要方》犀角散、红藤、败酱草等以清热解毒凉血。

（三）急性胆囊炎、非梗阻性胆石症

急性胆囊炎、非梗阻性胆石症属中医"胁痛"病证的范畴，多由情志抑郁，五志过极，或饮食肥甘厚味，嗜食烟酒辛辣，中土失运等，导致气机郁结，气阻络痹或痰湿中阻，郁而化热，湿热蕴结，终至肝胆经气不利，疏泄失职，气血不畅，从而发病，其病理以气滞、血瘀、湿热为主。多以一侧或两侧胁肋部疼痛为主要表现，常伴心下闷痞满、腹胀、嗳气呃逆、急躁易怒、口苦纳呆、厌食恶心等，治疗以疏肝利胆、化湿导滞为主，方选大柴胡汤加减化裁。具体遣药时遵《类证治裁·胁痛》"有郁热胀痛者，宜苦辛泄降"，效法龙胆泻肝汤，加辛开宣透之栀子助苦燥之黄芩清热燥湿，解中焦肝胆湿热；效法柴胡疏肝散，加香附理气除胀、川芎理气活血，以解肝胆气机郁滞；伴有砂石者可循孙光远、骆天炯等医家经验方，予大柴胡汤加金钱草、郁金、鸡内金、海金沙以清热排石、消炎利胆。

无手术适应证的胆囊炎，如属气滞型，症见腹痛胀满较剧，可增加枳实、芍药的用量，并酌加延胡索、川楝子疏肝理气止痛；如属湿热型，症见腹痛阵发，黄疸较深，舌苔黄腻，可酌加茵陈、苍术、栀子等；如属实火型，症见体温较高、寒战、黄疸、便秘、腹痛剧烈者可加重黄芩、柴胡、大黄用量，在上增强和解少阳、调和表里之功，在下增强通腑泄热之效；如有结石者，可加金钱草、木香、虎杖等；胆石症久者多有血分瘀滞，可加桃仁、红花活血通络、除瘀止痛。

三、大柴胡汤在内伤杂病的推广应用

大柴胡汤由柴胡、枳实、芍药、大黄、黄芩、半夏、大枣和生姜组成。方中柴胡、枳实相配，一升一降，宣畅气机；芍药养血补血，大黄活血祛瘀，二药配伍，祛瘀不伤正，补血不恋邪，相反相成；以上四味药物并用，调气和血，以使气机通调，血行不滞，达到气血兼顾之效。方中又伍以半夏、黄芩，燥湿清热；生姜、大枣健运脾胃，以杜生痰之源。黄芩、大黄同属苦寒之品，清热降泄，以祛热结。热邪炽盛，则易炼液为痰；痰与热结，则更为胶黏难解，故上述四药配伍，苦燥之中兼以清降，使痰去、

热清，两相兼顾。全方诸药相配，共奏理气解郁和血、祛湿化痰清热之效，可解气、血、热、痰、湿诸郁。在临床治疗诸郁所致的内伤杂病方面也显示了良好的疗效，取得了初步的循证医学证据。

（一）高血压病

高血压病属中医"眩晕""头痛"等范畴。究其原因，是痰湿阳盛之体，复加五志过极，或嗜食肥甘辛辣、过咸之品，肝气郁滞，气机逆乱，肝气郁久化火，或痰湿内生，壅而化热，或血脉凝滞，气血不畅，郁而化热，均致邪热鸱张，血随气逆，上扰清窍，清窍为之不利。如《古今医统大全·眩晕》载"七情郁而生痰动火"；《金匮钩玄》云"大怒则火起于肝，醉饱则火起于胃"；元代朱丹溪《丹溪心法》载"此症属痰者多，盖无痰不作眩，痰因火动"。临床多以头痛头晕、心烦急躁、口干口苦、面赤身热、大便干结、腹胀膨满、恶心泛呕、苔黄或腻、脉数为主要表现，治疗以疏肝和血、清热化痰为主，方选大柴胡汤加减化裁。具体遣药时，效法《症因脉治》钩藤膏，加甘微苦、性微寒的钩藤以泻火定风；效法《太平圣惠方》菊花散，加菊花、川芎"利血气，行气血"以治"偏正头风头痛""昏晕"；选用小剂量的酒大黄久煎以活血清热，以大便偏软为度。

若气机郁滞为主者，加《医林改错》通气散（柴胡、香附、川芎）、《长寿药粥谱》佛手柑粥（佛手柑一味）等以理气解郁降压；若内热内火为主者，效法《症因脉治》泻青汤之意，加夏枯草、白芍、茺蔚子以清泻肝火、畅利气机；若体质偏胖、痰湿壅盛者，效法半夏白术天麻汤之意，加白术、泽泻、莱菔子以化痰浊，复气机升降。

（二）冠心病

冠心病属中医"胸痹""心痛"等范畴。究其原因，多由七情五志过极、饮食肥甘厚味、嗜食烟酒辛辣、乐享安逸、疏于运动、社会节奏加快、竞争激烈、心理负担加重、欲念丛生、相火妄动等因素，导致气机郁滞，郁而不解，化火生热，或伤脾碍胃，痰湿内生，壅遏化热，煎熬血液，炼液成痰，血滞为瘀，最终导致气滞、血瘀、痰凝、湿聚、热结，影响到心脉运行，出现血脉不通，发为胸痹、心痛。如《症因脉治·胸痛论》云："内伤胸痛之因，七情六欲，动其心火，刑及肺金；或怫郁气逆，伤其肺道，则痰凝气结；或过饮辛热，伤其上焦，则血积于内，而闷闭胸痛矣。"《仁斋直指方·附遗·方论》曰："气血痰水所犯。"临床多见于体质壮实者，以胸痛胸闷较剧，心胸痞塞不舒，心情抑郁或心烦易怒，或伴见面红目赤、口干口苦、大便秘结，苔腻等为主要表现，治疗以理气活血、清热化痰止痛为主，方选大柴胡汤加减化裁。具体遣药时，效法失笑散之意，加五灵脂、蒲黄、水蛭以化瘀止痛；效法《诸病源候论》"心痛者，风冷邪气乘于心"之旨，加威灵仙、菊花、海风藤以祛风活血止痛；效法苏合香丸治"卒心痛"之意，取主"心腹邪气"（《新修本草》)，"散郁火，能透骨热"（《医林纂要》）的冰片小剂量冲服以止胸闷胸痛。

若气滞为主者，加《医林改错》通气散（柴胡、香附、川芎），理气解郁止痛；若痰浊痹阻为主者，效法《古今医鉴》"心脾痛者，素有顽痰、死血……种种不同"之旨，加瓜蒌薤白半夏汤合胆南星以化痰通阳、行气止痛；若火邪痰结为主者，效法小陷胸汤之意，加瓜蒌、黄连、竹茹以清火化痰散结。

（三）代谢性疾病

包括高脂血症、糖尿病等在内的代谢性疾病，属于中医"消渴""痰饮"等病证的范畴。其病因多由五志过极、过食肥甘厚味、嗜食烟酒辛辣，伤及肝脾，导致脾胃运化失司，清浊不分，湿浊内生，湿聚成痰，或肝气郁结，郁而化火，日久波及血分而血脉郁滞不通，终至气滞、热结、湿聚、血瘀、痰凝为患，影响膏脂、糖脂的正常代谢而发为高脂血症、糖尿病等。如《素问·奇病论》曰："肥美之所发也，此人必数食甘美而多肥也，肥者令人内热，甘者令人中满，故其气上溢，转为消渴。"张景岳云："肥者，味厚助阳，故能生热；甘者，性缓不散，故能留中。热留不去，久必伤阴，其气上溢，故转变为消渴之病。"临床多以体胖、眩晕、头重、上腹胀满或疼痛、口苦口渴、心烦急躁、大便不畅或大便干结、舌苔腻等为主要表现，治以调气开郁和血、化湿泻浊清热为主，方选大柴胡汤加减化裁，并酌加苍术、泽泻、生山楂以燥湿化痰、降泻浊阴。

若气滞为主者，加香附、厚朴以理气解郁；若血脉郁滞为主者，加郁金、延胡索、姜黄以活血化瘀通脉；若痰湿壅盛明显者，加泽泻、防己、胆南星以燥湿化痰泻浊；若热邪较盛者，加黄连、栀子、莲子心以清心泻火；若大便秘结者，加重酒大黄用量并酌加决明子、莱菔子以降气通腑。

（四）情志异常疾病

情志异常疾病包括狂躁症、抑郁症等，属于中医"郁证""脏躁"等病证的范畴。其病因多为情志内伤，造成气机不畅，肝气郁结，痰浊内生，痰气互结，蒙蔽神机，或五志化火，炼液成痰，皆可致痰火内郁，上蒙心窍，发为焦虑或抑郁。其发病多以情志为患，以气郁为先，久之气滞而致火结、血瘀、痰凝、湿聚，或相因为病或错杂互见。如《类证治裁·郁证》曰："七情内起之郁，始而伤气，继必及血，终乃成劳。"《医宗金鉴》载："脏，心脏也，心静则神藏，若为七情所伤，则心不得静养，神识躁扰不宁也……即今之癫狂病也。"临床多以精神抑郁或烦躁不安、不寐或少寐、体胖、脘腹痞满或疼痛、口苦、心烦焦虑、大便不畅或干结、舌苔腻等为主要表现，治疗宜理气开郁活血、清热泻火燥湿、宁心安神，方选大柴胡汤加减化裁，并酌加郁金、石菖蒲、远志以宁心安神，同时依据《临证指南医案》"郁证全在病者能移情易性"之训加强心理疏导。

若偏于气郁者加香附、郁金、绿梅花以疏肝理气；偏于痰郁者加胆南星、陈皮以化痰散结；偏于血郁者加丹参、红花或水蛭、蜈蚣、地龙以活血化瘀；偏于湿郁者加茯苓、藿香以化湿泻浊；偏于火郁者加水牛角、玄参、栀子以泻火解毒。

四、结语

《伤寒论》大柴胡汤具有和解少阳、清泄胆腑郁热之功，适用于少阳里实重证，传统上多用于治疗以发热为特征的呼吸道感染、以腹痛为特征的胆囊胰腺炎症。进一步研究发现大柴胡汤具有理气解郁和血、祛湿化痰清热之效，可解气、血、热、痰、湿诸郁，在治疗诸郁相关的内伤杂病如高血压病、冠心病、代谢性疾病和情志异常疾病等疗效确切，从而拓展了大柴胡汤的临床治疗范围，也彰显了传统名方的科学价值。

胡胜根（庆阳市中医院）

大柴胡汤是《伤寒杂病论》中最重要的方剂之一，也是现代临床常用的经典方剂，临床疗效可靠，广泛应用于临床各科疾病。笔者探讨大柴胡汤原方组成、方解、经典方证、方证鉴别及临证发挥，为临床规范、准确地使用大柴胡汤提供依据。

一、大柴胡汤原方药物组成及方解

原方药物组成：柴胡半斤、大黄二两、枳实四枚、半夏半升、黄芩三两、芍药三两、大枣十二枚、生姜五两。

大柴胡汤组方极为严谨，系小柴胡汤去人参、甘草，加大黄、枳实、芍药而成，亦是小柴胡汤与小承气汤两方加减合成，是和解为主与泻下并用的方剂。方中柴胡为君药，重用柴胡解表，祛少阳未解之邪，黄芩为臣药，配合柴胡和解清热，以除少阳之邪；大黄配枳实以内泄阳明热结，行气消痞，亦为臣药；芍药柔肝缓急止痛，与大黄相配可治腹中实痛，与枳实相伍可以理气和血，以除心下满痛，亦为臣药；半夏和胃降逆，配伍大量生姜，以治呕逆不止，共为佐药；大枣与生姜相配，能和营卫而行津液，并调和脾胃，功兼佐使。全方共奏外解少阳，内泄热结之功。

二、大柴胡汤经典方证

《伤寒论》中有关大柴胡汤证的描述有三条。原文第 103 条曰："太阳病，过经十余日，反二三下之，后四五日，柴胡证仍在者，先与小柴胡；呕不止，心下急，郁郁微烦者，为未解也，与大柴胡汤，下之则愈。"第 136 条曰："伤寒十余日，热结在里，复往来寒热者，与大柴胡汤。"第 165 条曰："伤寒发热，汗出不解，心中痞硬，呕吐而下利者，大柴胡汤主之。"《金匮要略·腹满寒疝宿食病脉证第十》中描述为"按之心下满痛者，此为实也，当下之，宜大柴胡汤"。从以上条文中可以看出，大柴胡汤经典方证主要有以下特点。

1."按之心下满痛"

心下，为剑突下三角区，从剑突至两肋弓下，即整个上腹部。这是大柴胡汤方证的主治部位。触之有抵抗感，甚或拒按。

2."呕吐"

"呕吐而下利者""呕不止，心下急"。两处原文提到呕吐，而且从原方生姜的用量至五两，方证中定有呕吐，而且呕吐比较剧烈，或伴有腹泻等。生姜是止呕的关键药物，小柴胡汤证的呕吐程度轻，是心烦喜呕、干呕，所以生姜用三两；大柴胡汤证的呕吐剧烈，是"呕不止"，所以生姜用五两。

3."郁郁微烦"

这是大柴胡汤证的精神心理症状。表现为抑郁、焦虑、失眠等。

4."往来寒热"

原文"往来寒热""发热汗出不解"的表述，提示大柴胡汤主治发热性疾病。"往来寒热"指患者发冷发热持续反复较长的时间。"发热汗出不解"，指内有积热。

以上四个症状，可以说是大柴胡汤证的经典四大证。概言之，即是心下部的胀满拘急疼痛，旁及两胁，触之有抵抗感，甚或拒按，伴呕吐及大便的异常，兼有往来寒热。

此外，日本古方派医家吉益东洞将大柴胡汤证归纳为四个方面，即"呕吐不止，心下急，郁郁微烦者"；"心下痞硬而痛，呕吐下利者"；"心下满痛，大便不通者"；"胸胁苦满，腹拘挛，大便不通者"，概括出了大柴胡汤证的症状特点，也可作为临证辨证参考使用。

三、大柴胡汤方证鉴别

大柴胡汤方证应与小柴胡汤方证、承气汤类方方证及半夏泻心汤方证相鉴别。从病位上讲，大柴胡汤方证以"心下"为主，如"心下急""按之心下满痛"。小柴胡汤主治"胸胁苦满"，其病位在胸胁部，承气汤类方则以中下腹部为著，可见此方证病位较小柴胡汤证偏低，较之承气汤类方证又偏高。"心下"有注家认为是胃，观点较为片面。结合西医学，心下当指剑突之下，两肋弓夹角的范围内。此间除胃以外还包含了肝、胆、胰、十二指肠等脏器，解剖学称之为肝胆胰胃十二指肠区。在这个区间的某一脏器发生疾病，都会影响其他器官的功能状态或诱发疾病。从病理性质上讲，条文描述"热结在里""此为实也"可知大柴胡汤证为里实热证。且还有"与大柴胡汤，下之则愈"的疗效分析。从病理程度上讲，小柴胡汤证"心烦喜呕"、大柴胡汤证"呕不止"，小柴胡汤证"胸胁苦满"、大柴胡汤证心下的"急""痞硬""满痛"等，显然，大柴胡汤证要比小柴胡汤证病势急、病情重，但较之承气汤类方证"腹满痛""谵语""潮热""心烦""绕脐痛""目中不了了，睛不和"而言却又有所不及，其程度介于两者之间。从方剂构成来讲，大柴胡汤也可以看作是小柴胡汤与小承气汤合方的加减方。《伤寒论》大柴胡汤证三条，既没有放在少阳病篇，也没有放在阳明病篇，而是置于太阳病中篇和下篇的变证之中，说明了大柴胡汤证的动态传变特点。"大承气汤最紧，小承气汤次之，调胃承气汤又次之，大柴胡汤又次之……"（黄竹斋《伤寒论集注》）。虽然是腹痛，但大柴胡汤证的腹部症状与大承气汤证、桃核承气汤证等腹部症状是不同的。大柴胡汤证是上腹部满痛，大承气汤证是脐周极其胀满有力，桃核承气汤证是下腹部压痛。半夏泻心汤以心下痞、呕而肠鸣为主治特征，其痞表现为上腹部胀闷不适，但按压并不是硬满如石，也不是腹满如覆瓦，相反很软，其人唇舌红，舌苔多见黄腻，属于"寒热错杂"之证。

四、临证发挥

我常用大柴胡汤治疗急慢性胆囊炎、胆结石、胰腺炎、胃炎、胃及十二指肠溃疡、胃及食管反流病、高血压病、糖尿病、冠心病、脑卒中、肝炎、痢疾、哮喘及皮肤病等，只要辨证属于少阳病兼热结阳明病机的患者，据证活用，皆能收到良好疗效。此外，本人临证发挥，灵活应用大柴胡汤也取得了临床效果，兹举验案三则。

案1：王某，男，61岁，农民，2014年6月26日就诊。患慢性腹泻2个多月，经常晨五至八时大便4~5次，便下稀溏，夹有不消化物和粪沫。曾服抗生素、中药四神丸及补脾固涩止泻剂，屡治无验。现腹泻同前，体质壮实，食后胃脘胀痛不适，肢体倦怠乏力，口苦，舌质略红，苔薄黄，脉弦稍数。此乃肝木克脾，肠中湿热，治以通因通用，大柴胡汤加味，处方：柴胡12g，黄芩9g，姜半夏9g，生大黄9g（后下），炒枳实9g，白芍18g，炒莱菔子9g，神曲15g，鸡内金9g，葛根15g，生姜6g。服用6剂后精神好转，大便正常，胃脘胀痛、口苦消除。

按：泄泻病因繁多，病情复杂，治法各异。我每遇便次增多，或大便不爽，或有粪沫，或有黏液，或臭秽异常，舌苔白腻或黄腻，属于湿热或食积滞留胃肠，常用大柴胡汤治疗，收效甚捷。若兼发热，大便如水，其气臭秽，乃湿热下利，方合葛根芩连汤。

案2：任某，男，60岁，干部，2015年2月1日初诊。主诉近1个月来因生气后眩晕头痛，偶有恶心，梦多心烦，口苦，面红，体形粗壮，语音响亮，腹部充实，大便不爽，舌红苔黄腻，脉弦数。血压180/100mmHg，既往有高血压病史10余年，平日皆在150/90mmHg左右。服吲达帕胺、硝苯地平等降压药物疗效不佳。在庆阳市某医院住院一周，血压时降时高。诊断为高血压病，证属眩晕（肝郁气滞，痰热滞腑），治以和解少阳，通腑泄热。大柴胡汤加味，处方：柴胡12g，黄芩20g，黄连6g，大黄15g，枳实12g，白芍30g，半夏10g，生姜3片，大枣20g，5剂，水煎服。

二诊：眩晕头痛轻，恶心无，大便爽利。血压160/95mmHg。前方加黄柏10g，栀子10g，再进5剂。

三诊：诸证大有缓解。血压 150/90mmHg，患者为调节体质，上方间断服用 1 个月，感觉血压平稳，精神愉悦。

按：高血压病为临床常见病，笔者以前多用脏腑辨证，所用处方多平肝潜阳，清热化痰，感觉疗效平平。跟黄煌学习后，笔者对高血压的治疗强调体质辨证和病的辨证。对于体格壮实，上腹硬满，伴有恶心便秘者多用大柴胡汤合泻心汤治疗。笔者反复实践，效果很好，但要注意方中大黄和白芍量要稍大，必须做到每日大便两次为佳。

案 3：张某，男，38 岁，职员，2013 年 5 月 6 日初诊。发热 1 个月，呈持续性发热，体温 37.5~39.5℃，下午及晚上较甚，无恶寒，纳食减少，腹胀，脐部压痛，大便干结，2~3 日一行，咽痛，口舌干燥，口苦，形体壮实，精神尚好，舌质红，舌苔黄腻，脉弦数。门诊检查血常规和胸部 X 片未见异常，多处求治不效，故来我院住院治疗。做相关疾病检查，如结核、血液病、免疫性疾病、肿瘤、病毒感染均未发现明确异常。曾用清开灵注射液、青霉素等治疗 10 余天无效。入院后辨证属少阳病邪不解，阳明腑实热结将成之证。治以和解少阳，通腑泄热。方用大柴胡加石膏汤加减，处方：柴胡 30g，石膏 50g，黄芩 12g，姜半夏 10g，大黄 8g，白芍 15g，枳实 15g，金银花 20g，青蒿 10g，甘草 6g，荆芥 8g，生姜 8g。服药 2 剂后解大便 2 次，排出顺畅，发热渐退，但仍有波动。上方柴胡减至 20g，大黄减至 6g，续服 3 剂，体温恢复正常，病无反复，诸症若失，痊愈出院。

按：患者持续发热、口干、口苦、脉弦，少阳证备矣，同时又有腹胀，脐部压痛，大便干结，咽痛，口舌干燥，舌质红，舌苔黄腻，脉弦数，乃邪入阳明经腑，阳明腑实热结将成之证。故为少阳阳明合病，与大柴胡汤方证相同，故用大柴胡汤以和解少阳，通腑泄热，加石膏以清阳明气分之热，加金银花、青蒿意在增强透表达邪之意，佐荆芥、生姜，以抑柴胡、石膏之寒凉之性。

靳光荣（陕西省榆林市府谷县中医医院）

大柴胡汤系张仲景《伤寒论》中的名方之一，由柴胡、黄芩、芍药、半夏、枳实、大黄、大枣、生姜组成，主治少阳阳明合病，症见往来寒热，胸胁苦满，呕不能食，郁郁微烦，心下痞硬或满痛，大便秘结或协热下利，舌苔黄，脉弦有力者。现就大柴胡汤的临床应用阐释如下。

一、仲景应用大柴胡汤及其理论探讨

（一）少阳不和兼阳明腑实之证

《伤寒论》第 136 条曰："伤寒十余日，热结在里，复往来寒热者，与大柴胡汤。"热结在里，是热结在阳明，往来寒热，是少阳有邪。此证是一个典型的少阳不和兼有阳明里实，即为少阳阳明合病，故与大柴胡汤和解少阳，清泄阳明。《伤寒论》第 104 条曰："伤寒十三日不解，胸胁满而呕，日晡所发潮热，已而微利，此本柴胡证；下之以不得利，今反利者，知医以丸药下之，此非其治也；潮热者，实也；先宜服小柴胡汤以解外，后以柴胡加芒硝汤主之。"胸胁满，这是少阳经气不利，呕吐是胆热犯胃，胃气上逆，这显然是少阳经腑受邪的表现；日晡所发潮热，这是典型的阳明腑实证的热型。这就是少阳不和兼有阳明里实，是大柴胡汤的适应证之一。

（二）少阳胆腑热实证

《伤寒论》第 103 条曰："太阳病，过经十余日，反二三下之，后四五日，柴胡证仍在者，先与小柴胡。呕不止，心下急，郁郁微烦者，为未解也，与大柴胡汤，下之则愈。"邪气离开太阳，太阳表证已罢，谓之过经。从"柴胡证仍在"可知，邪气离开太阳而入少阳，服小柴胡汤后，症见"呕不止，心下急"，病情进一步加重，探求其病机，应当是由于少阳胆热伤津，津伤化燥，因燥成实，邪热和胆腑精汁相结，而形成胆腑实热结滞所致。胆腑实热迫胃，胃气上逆，则见呕吐，胆腑实热结滞，使中焦气血凝滞，故见心下拘急疼痛，难以忍耐。而胆热和胆腑精汁相结，其热已经内收，内敛，内郁，因而"郁郁微烦"，是少阳气机郁遏，失于疏泄之象。因此本条所述证候，当属少阳胆腑的热实证。第 165 条曰："伤寒发热，汗出不解，心中痞硬，呕吐而下利者，大柴胡汤主之。""心中痞硬"是少阳实热邪气郁结于胆腑的表现，下利是胆腑实火下迫肠道所致。因此，这条所述也是一个少阳胆腑热实证。

（三）治差后复发热而脉沉实者

《伤寒论》第394条曰："伤寒差以后，更发热，小柴胡汤主之；脉浮者，以汗解之；脉沉实者，以下解之。"大病初愈，脏腑气血未复，余邪遗热未了，由于各种原因而造成病情复发又出现发热的，本条中除用"以汗解之"外，又提出了"以下解之"的治法，若脉沉实者，是里有积滞，当泻下和里。大柴胡汤和枢机，解郁结，泻里实，既兼有小柴胡汤的解热效果，又兼有承气汤的泻实作用。对病后复发热、脉沉实、内有里实者是非常对证的。

（四）在一定情况下可以代承气汤治疗阳明腑实证和杂病腹满之实证

仲景用大柴胡汤来代替承气汤使用，如《伤寒论·辨可下病脉证并治》说："阳明病，发热，汗多者，急下之，宜大柴胡汤。""伤寒六七日，目中不了了，睛不和，无表里证，大便难，身微热者，此为实也，急下之，宜大承气、大柴胡汤。""汗出谵语者，以有燥屎在胃中，此为风也。须下者，过经乃可下之。下之若早者，语言必乱，以表虚里实故也；下之愈，宜大柴胡、大承气汤。""病人烦热，汗出则解，又如疟状，日晡所发热者，属阳明也。脉实者，可下之，宜大柴胡、大承气汤。"这都是用大柴胡汤替代大承气汤治疗阳明腑实证的例子。"腹满不减，减不足言，当下之，宜大柴胡、大承气汤。""病腹中满痛者，此为实也，当下之，宜大承气、大柴胡汤。"这是用大柴胡汤代替大承气汤治疗杂病腹满之实证。分析以上条文说明在某些病证中只要符合承气汤证者都可以用大柴胡汤替代治疗，由此更能体现经方的灵活应用。

（五）治热厥属里热实证者

《伤寒论》第335条曰："伤寒一二日至四五日厥者，必发热，前热者，后必厥，厥深者，热亦深，厥微者，热亦微。厥应下之，而反发汗者，必口伤烂赤。"热厥是由于热邪内伏，使阳气内郁而不能外达所致的手足厥冷。本条中论及热厥的治法，提出"厥应下之"，如果里热已成实，症见发热，腹满痛，不大便，手足厥冷，则当用攻下实热的方法，仲景虽未出方药，后世医家多选用大柴胡汤治疗。

二、深入剖析大柴胡汤

大柴胡汤由柴胡、黄芩、半夏、生姜、大黄、枳实、芍药、大枣组成。柴胡味苦，微辛，微寒，《神农本草经》曰："柴胡治心腹肠胃结气，饮食结聚，寒热邪气，推陈出新。"《名医别录》曰："主除伤寒，心下烦热，诸痰热结实，胸中邪逆，五脏间游气。"可见柴胡可以和解少阳，除寒热，梳理气机，疗气血郁滞，化痰热。张锡纯认为"柴胡禀少阳生发之气，为足少阳主药，而兼治足厥阴肝气不舒畅者，此能舒之，胆火甚炽者，此能散之，至外感在少阳者，又能助其枢转以透膈升出之"。黄芩，味苦，平，《神农本草经》曰："治诸热，黄疸，肠澼，泄利，逐水，下血闭，恶疮，疽蚀，火疡。"《名医别录》曰："主治痰热，胃中热，小腹绞痛，消谷。利小肠，女子血闭，淋露，下血，小儿腹痛。"因此可治疗各种热证、血证、痛肿疔疮、腹痛等。柴胡、黄芩相配共解少阳之热，以苦发之，以寒折之。二药相配疏利肝胆，通枢机而泄热，疗腹痛。半夏，味辛，平，《神农本草经》曰："治伤寒，寒热，心下坚，下气，喉咽肿痛，头眩，胸胀，咳逆，肠鸣，止汗。"《名医别录》曰："主消心腹胸中膈痰热满结，咳嗽上气，心下急痛坚痞，时气呕逆……治痿黄。"生姜辛温而散，李东垣说："孙真人云，姜行阳而散气也。"仲景用半夏配生姜合柴胡、黄芩，寒温并用，升降协调，内寓辛开苦降，又可斡旋中焦，调理中焦气机的升降出入运动，有小柴胡汤之意，第230条指出使用小柴胡汤后"上焦得通，津液得下，胃气因和，身濈然汗出而解"，因而大柴胡汤亦可疏利三焦，调达上下，宣通内外，和畅气血。少用大黄泄热通腑，枳实行气破结，二药配伍，内泄热结，取承气汤之用。芍药缓急止痛，配大黄可治腹中实痛，合大枣酸甘化阴，同时大枣和中益气，既可防止苦寒泻下伤阴，又可防木乘中土。大柴胡汤所治之症，是整体与局部的结合。在《冉注伤寒论》中冉雪峰讨论大柴胡汤证时指出，少阳主枢，可主内外上下，病理可由外入内，治疗可由内达外，上下亦然。因而大柴胡汤在临床上之所以可治上下内外诸病，与其作用是密不可分的。临证无论何病，证属少阳阳明合病者，皆可用之。

三、现代用大柴胡汤

本方在现代临床被广泛运用于治疗消化系统、呼吸系统、脑血管系统、循环代谢系统、内分泌系统、免疫系统、生殖系统和其他方面的疾病。其临床运用归纳如下。

（一）和解清热，通里攻下，以治中焦病证

中焦包括脾、胃、肝、胆。《灵枢·营卫生会》曰"此（指中焦）所受气者，泌糟粕，蒸津液"，是升降之枢，气血生化之源。少阳之脉络肝属胆，肝胆相连，脾胃相关，肝胆脾胃在生理上密切相关，在病理上互相影响，肝胆病可影响脾胃，可见"土壅木郁""土虚木乘"。因而凡脾胃肝胆之病，所致腹痛、胃脘痛、黄疸等症，辨证属少阳阳明合病之证，皆可用大柴胡汤加减治疗。

1.治疗急性胰腺炎

中医学认为胰腺炎的病机系气机失调，湿热久羁，热盛燥结。其病变部位在胃脘、膈腹，表现为中焦腑气不通之证，为无形之气机阻滞与有形之积滞内结所致。故用大柴胡汤清少阳之郁热，泻阳明之里实。

中医学并无急性胰腺炎之称，然其证候多表现为腹痛、呕吐、黄疸、便结等脾胃、胆腑之症状；病因多为外感时邪、饮食不节、情志失调等，导致脏腑功能紊乱，气机阻滞，脉络瘀阻，邪毒内生，而出现上腹痛，寒热往来，恶心呕吐，烦满，大便不解诸症，辨证属少阳阳明合病。根据"六腑以通为用""不通则痛"的学说，用大柴胡汤泄热通腑，疏利肝胆，通里攻下，两解阳明少阳之邪而恢复脏腑通降之能，能够迅速缓解患者的症状与体征，缩短病程，减少并发症，降低手术率。

2. 治疗胆系疾病

（1）治疗胆石症、胆绞痛、急慢性胆囊炎：胆石症、胆囊炎属于中医"胁痛""黄疸""胆瘅"等范畴。在生理上，胆附于肝，内藏"精汁"，故《灵枢·本输》称之为"中精之腑"。肝主疏泄，喜条达而恶抑郁，胆能调畅气机、助消化，以通降为顺。在病理上，肝气郁结、脾失健运、湿热内蕴而致肝疏失职，通降不行，导致胆汁郁结，凝聚为砂石，阻滞经络或胆汁泛溢。本病的病因病机为饮食不节、情志抑郁、湿热内蕴而致肝郁气滞、疏泄失常，湿热蕴结于肝胆，肝络失和，胆不疏泄。脾虚肝郁，木气横逆犯脾，升降失常，属肝胆脾胃同病之证。可采用疏肝利胆，清热利湿，通腑攻下兼扶助正气为基本治疗方法。大柴胡汤切合病机，随症加减运用，有较满意疗效。

（2）治疗胆道其他疾病：治疗胆道术后综合征、总胆管扩张、肝内胆管结石等，辨证使用大柴胡汤治疗，有明显疗效，可改善患者的生存质量。

3. 治疗溃疡病穿孔、慢性胃炎

大柴胡汤加减治疗溃疡病急性穿孔，主要用于穿孔的第二期，患者可见舌红苔黄、脉数、发热尿黄、便闭等症，此期临床辨证为里热实证。治疗原则为攻里通下，清热解毒，促进胃肠功能恢复，清除腹腔感染，达到六腑以通为用，通则不痛的目的。

4. 其他

治疗肠道疾病、胆汁反流性胃炎、急性病毒性肝炎、胃石症、肝硬化等。

（二）疏利清宣，通腑降浊，以治心胸肺系病证

手少阳经，入缺盆，布膻中，联络心包，足少阳之脉，下胸中，贯膈；正是由于这些经脉之间的联系，临床某些心悸、胸痹、咳喘等病证，用本方疏利清宣，通腑降浊，有时可收到较理想的效果。诸如治疗某些循环系统疾病、呼吸系统疾病和儿科诸病。

（三）少阳属三焦，和解通里，调畅气机，以治代谢失常及内分泌失调病证

手少阳之脉，通过横膈，从胸至腹，属于上、中、下三焦，三焦通行元气，运行水液。而代谢失常及内分泌失调病证，往往病变范围涉及上、中、下三焦，影响气血津液的输布和运行，因此临床上亦有用大柴胡汤两解少阳阳明，治疗此类病证。如治

疗脂质代谢异常、肥胖症之类疾病。高脂血症病因病机多属饮食不节（嗜食肥甘），内伤脾胃，脾失健运，水谷精微不归正化，化为湿浊充斥血脉所致；湿浊内蕴日久则化热，湿热内蕴必致肝胆疏泄失常。鉴于上述特点，对高脂血症的治疗当以清利肝胆，通腑泻浊，和中健脾为法。大柴胡汤立意为和解少阳、内泄实热。观其组方，同样具备清利肝胆、通腑泻浊、和中健脾的作用，因此大柴胡汤不失为治疗高脂血症的良方。

（四）突出主证，参以病机，随证施治

少阳主决断，解郁泄，热疏肝利胆，以治精神情志病证；少阳可入可出，通达内外，以疗皮肤诸病；调达上下，达邪利窍，治疗神经系统疾病。

四、临床应用举隅

（一）眩晕、胸痹案

郝某，男，55 岁，2012 年 3 月初诊，发作性眩晕、胸胁痛 1 个月，高血压病史 3 年，口服降压药维持。刻下症：头晕目眩，口苦咽干，胁痛，胸痛彻背，颜面潮红，舌红苔黄，大便干，脉弦数。西医诊断：①高血压病；②冠心病，高脂血症。中医诊断：①眩晕；②胸痹，证属肝阳上亢，里热内结。治宜疏肝潜阳，通腑泄热，兼通心脉，以大柴胡汤合失笑散化裁。处方：柴胡 15g，黄芩 15g，枳实 15g，大黄 12g，白芍 15g，郁金 15g，生龙骨 15g，生牡蛎 15g，生蒲黄 15g，五灵脂 15g，3 剂，水煎服。

二诊：服 3 剂之后，诸症减轻，唯胁痛不减，于上方加川楝子 15g，生姜黄 15g，红花 15g，以增强行气活血，通络止痛的作用。

三诊：服 6 剂后，大便日一次，诸症消失。

按： 盖肝为风木之脏，内寄相火，若谋虑太过，或忧郁愤怒，肝失条达，以致肝气郁结。"气有余便是火"，风火相煽，使肝阳上亢，故现头晕目眩、口苦咽干、胁痛、颜面潮红等证，肝病累及心（母病及子），使心气受阻，心脉循行不畅，则见胸痛彻背之证。本方以大柴胡汤转少阳之枢机，开阳明之气结，以达到疏肝解郁之目的，加入龙骨、牡蛎之介类潜阳；郁金疏利肝胆，蒲黄、五灵脂通络止痛，共奏疏肝潜阳，通络止痛之功。

（二）感冒发热案

刘某，男，28 岁，2013 年 4 月 21 日初诊，观其脉证，发热，体温 39℃，时高时低，口渴，食欲不振，腹胀，大便干燥，心烦喜呕，小便黄，舌红苔黄，脉数。前医投抗生素和解热镇痛药，肌内注射柴胡注射液，热退身安，5 小时后，复发热，如此反复，遂来诊治。诊为少阳阳明合病，治以解表通里，表里两解，投以大柴胡汤，处方：柴胡 10g，生大黄 10g，枳实 10g，黄芩 10g，赤芍 10g，甘草 3g，生姜 6g，大枣 6 枚。

水煎服，一日三次，1剂服后，热退脉静，大便通，病已愈，再剂，熟大黄易生大黄，巩固疗效。

按：本例患者感邪后，未经汗解，邪入少阳，表现为寒热往来，心烦喜呕，默默不欲饮食，而腹胀，大便不通，腹中拒按，里实已成，合并阳明，故用解热退热之药无效，是因阳明结滞，里热壅盛，腑气不通，邪无去路，用大柴胡汤和解少阳，泄热通里。用柴胡解少阳之邪热，黄芩清解胸腹之热，大黄通里泄热，枳实破结下气，芍药缓急止痛。诸药配伍，共奏和解通里，泄热止痛之功，故药症对应，疗效显著。

（三）胰腺炎案

韩某，男，56岁，于2011年12月2日初诊。上腹痛，胀满不已，得食尤甚，饮食量锐减，自诉2010年5月患胰腺炎，在某院住院治疗后，痊愈出院至今，由于家庭琐事，心情不畅，加之吃了几次火锅，致使胰腺炎复发，观其脉证，上腹呈持续性隐痛，口苦，不欲饮食，腹胀按之痛甚，大便干燥，小便黄，舌红苔黄，脉滑数。西医诊断：胰腺炎。证属少阳郁热，阳明结滞，以大柴胡汤加减化裁，处方：柴胡12g，黄芩15g，白芍20g，半夏12g，枳实20g，生大黄15g，甘草6g，延胡索20g，木香15g，黄连10g，茵陈20g，水煎服，1日1剂，日服3次。2剂病症减半，再剂症状消失，原方易熟大黄，续服5剂而痊愈。

按：该患者曾患急性胰腺炎，通过治疗痊愈，由于家庭琐事，致情志不调，肝气郁结，加之饮食辛辣之品，热聚中焦，肝气横逆，脾胃升降失常，胰腺消化功能失职，则胰腺炎复发，故上腹疼痛，胀满不已，呈持续性痛，按之痛甚，大便干燥，小便黄，舌红苔黄，脉滑数乃湿热之象，用大柴胡汤既疏肝清热，和解少阳，又通导结滞，药症对应，效果显著。

五、结语

大柴胡汤为少阳阳明二经合病的主方，主要功用为和解少阳，通腑泄热，达到疏利三焦，调达上下，宣通内外，和畅气血的效果。其辨证要点：①往来寒热或发热；②胸胁苦满或心下满痛；③呕吐频繁急剧；④大便多秘结或热利；⑤苔黄，脉弦实有力。见是证，用是药，临床只要具备本方辨证要点，均可随症加减，多有疗效。少阳主枢，可主内外上下，病理可由外入内，治疗可由内达外，上下亦然。本方广泛用于内外妇儿各科，特别对肝、胆、胰、脾、肾等内伤杂病，其病机为少阳不和、阳明里实者，皆可应用而取得良好的疗效。

李玉忠（淄博市中医医院）

《伤寒论》大柴胡汤虽然组方简单，只有区区八味药，但组方严谨，临床应用具有十分广泛的适应证，可以治疗多系统疾病，疗效可靠。历来先贤多有研究发挥，在读经典、做临床、跟名师过程中，笔者深刻体会"方证相应"才是把握大柴胡汤应用规范的捷径。现总结如下。

一、《伤寒论》少阳阳明合病的大柴胡汤方证

《伤寒杂病论》对大柴胡汤的论述共有四处。

《伤寒论》第 103 条曰："太阳病，过经十余日，反二三下之，后四五日，柴胡证仍在者，先与小柴胡。呕不止，心下急，郁郁微烦者，为未解也，与大柴胡汤，下之则愈。"

本条论述少阳病误下后出现的少阳阳明合病，"呕不止"，乃邪热不解，内并阳明，热壅于胃，胃气上逆所致；"心下急"是邪入阳明，胃热结聚，气机阻滞；"郁郁微烦"是气机郁遏，里热渐甚。说明邪由少阳热聚成实，兼入阳明。应用大柴胡汤和解与通下并行，双解少阳、阳明之邪。

第 165 条曰："伤寒发热，汗出不解，心中痞硬，呕吐而下利者，大柴胡汤主之。"

本条论述伤寒发热，若得汗出，则表解而热退，本证汗出不解，更见心中痞硬，呕吐而下利，是少阳郁火内炽，又兼阳明里实。故用大柴胡汤，于和解少阳、宣展枢机之中，兼以通下里实。

第 136 条曰："伤寒十余日，热结在里，复往来寒热者，与大柴胡汤。"

本条论述伤寒十余日，已热结于里，又出现往来寒热症状，是少阳阳明合病，宜与大柴胡汤下之。

《金匮要略》曰："按之心下满痛者，此为实也，当下之，宜大柴胡汤。"

本条论述按之心下满且痛，此为半表半里的里实，宜以大柴胡汤下之。

少阳邪热不解，热扰阳明，胃气内结，则胃脘痞硬；胃气上逆，则呕吐；热迫大肠，下迫下注，则下利；或浊热内结，则大便硬；热结阳明，胃气壅滞，则胃脘拘急或疼痛，或按之痛；胆热扰心，则心烦；胆热上攻，则口苦；胆热逆乱经脉，则胸胁苦满或疼痛；胃气不降，则不欲饮食；正气乘其势而抗邪，则往来寒热或潮热；舌红，苔黄，脉弦数均为少阳阳明郁热之征。其治当清胆和胃，降逆消痞。

故《伤寒论》中大柴胡汤治疗的大多是持续反复发热、汗出不解，并伴有腹胀、呕吐、便秘或腹泻等消化道症状的发热性实证疾病患者。相反，如果是脾胃虚寒证者，应该慎用本方。

二、大柴胡汤的组方特点

《伤寒论》中大柴胡汤的配方组成：柴胡半斤，黄芩三两，半夏半升，枳实四枚，芍药三两，大黄二两，生姜五两，大枣十二枚，以水一斗二升，煮取六升，去滓，再煎。温服一升，日三服。

临床常用剂量：柴胡20g，黄芩10g，制半夏15g，枳壳20g，白芍20g，制大黄10g，生姜15g，红枣20g。以水1200mL，煮沸后调文火再煎煮30~40分钟，取汤液300mL，分2~3次温服。

大柴胡汤为小柴胡汤与小承气汤合方加减而成，方中柴胡为君，与黄芩合用，疏利少阳，清泄郁热，以除少阳之邪；大黄、枳实利气消痞，通下热结，共为臣药。芍药缓急止痛，与大黄相配可治腹中实痛，与枳实相伍可治气血不和的腹痛烦满不得卧；半夏降逆止呕，配伍生姜，以治呕逆不止，俱为佐药。大枣与生姜同用，能调和营卫而和诸药。全方共奏和解少阳、泄热通结之功。

方中柴胡半斤：就是汉制八两，如果按一两等于3g折算，应该24g，如果按一两等于5g折算，就是40g。大柴胡汤属柴胡剂，重用柴胡为君，临床见证必有柴胡证（胸胁苦满，往来寒热，休作有时等）的存在。

方中半夏半升：经推测，汉制一升为五两，半升为二两半，可折算为12.5g。并重用生姜，合用为小半夏汤，半夏下气逐饮，生姜温中降逆，治疗胃中水饮呕吐者。

方中枳实四枚：《伤寒论》中枳实为枳壳，《内经》曰"黄如枳实者死"，枳实成熟为壳才会变黄，宋代沈括《梦溪笔谈》云"古人言枳实者，便是枳壳"。根据实测，原方用4枚枳实，可能重量当在40g以上，甚至到80g。方中有枳实、白芍，即"枳实芍药散"，可治腹挛痛，仲景原文治妇人"腹痛烦满不得卧"，其中枳实之治，又以心下为目标。由此，可以认为大柴胡汤可作为天然的解痉镇痛剂。

方中大黄二两：应该是6~10g，通下热结。"伤寒发热，汗出不解，心中痞硬，呕吐而下利者，大柴胡汤主之。""下利"病变证机是热在少阳阳明而下迫下注，以大柴胡汤清解少阳阳明之热而止下利；"下利"病机是热结旁流，用大柴胡汤清泄少阳阳明之热而止下利，实为通因通用之妙。大柴胡汤应用于心中痞硬，呕吐而下利者，而不见大便秘结，所以大黄之用在泄热而非通便。

三、大柴胡汤的应用规范——方证研究

（一）历代医家对大柴胡汤的方证认识

汪昂认为："此足少阳、阳明药也。表证未除，故用柴胡以解表，里证燥实，故用大黄、枳实以攻里。芍药安脾敛阴，黄芩退热解渴，半夏和胃止呕，姜辛散而枣甘缓，以调营卫而行津液。此表里交治，下剂之缓者也。"（《医方集解》）

经方也有猛将军，大柴胡汤至稳妥。刘渡舟先生曾治疗某女工，患心下坚满，短气胸闷，须太息后而舒，心烦恶心，曾多次服用疏肝调胃之药，但效果不明显。舌边红，脉沉弦有力。此因肝胆气郁，日久化火，兼夹痰饮所致，非大柴胡汤不能克之。处方：柴胡 12g，黄芩 6g，半夏 9g，生姜 15g，枳实 6g，白芍 9g，大黄 6g，大枣 7 枚。药煎成后分温三服，尽剂后则坚满诸证皆消。

准确把握方证是经方应用的基础。胡希恕先生提出方证相应是辨证论治的尖端。先生治病，先辨六经，后辨方证，方证对应，疗效显著。因为善用大柴胡汤而名"大茶壶医生"。他认为大柴胡汤的辨证要点是胸胁苦满、口苦咽干、心下急、里实者。他认为心下痞满、满痛（皆为心下急的一类），以及汗出而发热不解均为应用本方的要证。

胡希恕先生曾会诊一患者，高热 50 余日，西医用尽退热方法不解，其人呕不能食，胸胁满，心下痞，大便难，脉弦有力，予本方 1 剂热退，3 剂痊愈出院。胡希恕先生用本方治喘，多合用桂枝茯苓丸，认为证属少阳阳明合病，兼加血瘀。还用大柴胡汤加生石膏治疗肺炎；大柴胡汤加桂枝茯苓丸、生石膏治疗癫痫等。（《经方传真：胡希恕经方理论与实践》）

南京中医药大学黄煌认为大柴胡汤是古代宿食病的专方，有止痛、除胀、通便、降逆、清热的功效，适用于以上腹部按之满痛为特征的疾病的治疗和实热性体质的调理。

黄煌从方－证－人准确把握经方的应用，方证是以方为名的证，就是用方的指征和证据，大柴胡汤是少阳和阳明并病，必然存在少阳证和阳明证，其方证可以概括为以下几个关键词。

"按之心下满痛"：心下，为剑突下三角区，从剑突至两肋弓下，即整个上腹部。这是大柴胡汤的主治部位。虽然是腹痛，但大柴胡汤证的腹部症状与大承气汤证、桃核承气汤证等腹部症状是不同的。大柴胡汤证是上腹部满痛，大承气汤证是脐周极其胀满有力，桃核承气汤证是下腹部压痛。

"呕吐"：呕吐而下利者，或呕不止，心下急者。两处原文提到呕吐。而且从原方生姜的用量看，方证中必定有呕吐，而且呕吐比较剧烈，或伴有腹泻等。呕吐不是一个症状，而是一种状态，提示胃气上逆，所以可以看作是呕吐综合征，其临床表现包括嗳气、反酸、腹胀、进食后症状加重、流口水、夜半口苦、晨起咽喉有黄黏痰、

口臭等。大柴胡汤就是中医的胃动力药，以本方治疗胆汁反流性胃炎及食管炎，胃切除后的倾倒综合征等。而本方在经文中又治"呕不止"，用半夏、生姜治之，重用生姜，另外，方中的枳实、大黄也有促进胃肠蠕动的作用。

"郁郁微烦"：郁郁微烦是大柴胡汤方证的精神心理症状。表现为抑郁、焦虑、失眠等，另外，头痛、眩晕、麻木、震颤、昏迷、半身不遂等神经系统症状也常见，可以看作是郁郁微烦的延伸，临床发现服用大柴胡汤后，患者情绪趋于稳定。"郁郁微烦"的病变部位既在胃，又在心，胃脘胀满或疼痛因呕吐而减轻，但邪热未去仍有脘腹不舒；"郁郁微烦"的病变部位主要在心，因邪热扰心而为心烦。

"往来寒热"：原文"往来寒热""发热汗出不解"的表述，提示大柴胡汤主治发热性疾病。"往来寒热"指患者发冷发热持续反复较长的时间，也包括对外界环境的过敏状态及那些休作有时的疾病。"发热汗出不解"，指内有积热。

黄煌认为以上四个关键词，是对大柴胡汤方证的经典表述，是用方的证据，是医生下药的时机，不能简单理解为是四个症状。这四大证中，有的是某类疾病的发病特征，有的则是表现某种体质状态。这是古代医家应用大柴胡汤的经验总结，是高度凝练的应用口诀。

大柴胡汤证体质总结如下。

1. 体壮上身宽

体格壮实，面宽，肩宽，颈部粗短，胸宽厚实，肋夹角成钝角，上腹部饱满。中老年多见。

2. 性格双重性

面部肌肉僵硬，表情严肃。易焦虑、易激动、易抑郁、易烦恼，易出现强迫、焦虑不安的心境。常有头痛、眩晕、睡眠障碍等症状。

3. 腹胀、舌苔厚

上腹部充实饱满或有压痛，易腹胀腹痛，进食后更甚。多有嗳气、恶心或呕吐、口苦口臭、反酸烧心、便秘等。舌苔较厚。

4. 易患胰胆代谢病

如高血压病、高脂血症、肥胖、胆囊炎、胆石症、胰腺炎、支气管哮喘、反流性胃炎、乳腺小叶增生等。

（二）大柴胡汤的方证鉴别

1. 大、小柴胡汤的方证鉴别

两方性质有虚实不同，而体质有胖瘦不同。小柴胡汤内有人参、甘草，此二药是补气理虚药，专用于剧烈吐下以后的食欲不振和消瘦，故小柴胡汤适用于体形瘦弱者。大柴胡汤内没有人参、甘草，而有枳实、芍药、大黄，此三药理气通便止痛，多用于实证热证，所谓的"热结在里"，故大柴胡汤适用于体形壮实、腹痛腹胀者。小柴胡汤能主治心烦，大柴胡汤也能主治心烦，而大柴胡汤主治浊热较小柴胡汤为甚，所以大柴胡汤主治心烦比小柴胡汤为重。

2. 大柴胡汤与大承气汤的方证鉴别

大柴胡汤是清热泻下和解剂。大柴胡汤治疗"热结在里"，清的是郁结在里的热，大柴胡汤的清热，不是清，而是解，是散；大柴胡汤泻下，泻的不是肠腑燥屎，泻的是心下的一团郁热之气。所以，郁热是大柴胡汤证的基本病机，大柴胡汤的和解就是解郁开结，让内结的热气散去，让表里之气疏通。大承气汤的功用是峻下热结，应用于阳明腑实证，症见剧烈腹痛，腹坚满拒按，便秘或黏液脓血便；潮热或发热，身热汗出；烦躁、谵语、神志失常；脉实有力，苔干焦黄起红刺。两者存在病位深浅、病情轻重的明显区别。

3. 大柴胡汤与小陷胸汤的方证鉴别

小陷胸汤证的方证为痰热结于心下，"小结胸病，正在心下，按之则痛，脉浮滑"，病变部位"正在心下"，其压痛仅局限于心下部位，而大柴胡汤证的热结在里，心下按之满痛，却有波及两侧亦即胸胁的现象，大柴胡汤证的病变部位更为广泛。

四、大柴胡汤治疗现代疾病

方证相应是应用经方的规范，大柴胡汤可以作为调整体质的经方，不论现代疾病为何，只要适合大柴胡汤的方证或体质均可应用大柴胡汤，重视体质的调理，往往取得意想不到的临床疗效，特别是一些暂时无法确定诊断的疾病。

临床适合应用大柴胡汤治疗的现代疾病有胆石症、胆囊炎、胰腺炎、反流性胃病、慢性腹泻等消化系统疾病，支气管哮喘、肺部感染、肺心病等呼吸系统疾病，高血压、高血糖、高脂血症、高黏血症、痛风、单纯性肥胖等代谢性疾病，乳腺炎、乳腺小叶增生等妇科疾病，肠梗阻、泌尿道结石、心律不齐、外感发热等。

（一）大柴胡汤治疗代谢综合征

代谢综合征患者，与其说是疾病，更像是一种体质状态，既有胸胁苦满的柴胡体质，又有里实热证的大黄体质，常见于体形肥胖壮实的中老年人。从方证相应的角度看，这种体质正是长期安全应用大柴胡汤的有力证据。

此类患者往往同时患有高血压、高脂血症、高血糖、高黏血症、痛风等，临床称之为代谢综合征。男性多见，体格壮实，头大脖子粗，上腹部膨隆，胸胁苦满，进食后加重，面有红光，脉滑有力等。长期间断服用大柴胡汤有降低血糖、降压、降脂，改善体质，防止脑血管意外等效果。治疗高脂血症、高黏血症，大柴胡汤常与桂枝茯苓丸合用，特别是面暗红，舌质紫，血脂高，血糖高，前列腺肥大，小便不畅，存在血瘀症状的中老年人。

（二）大柴胡汤治疗单纯性肥胖

大柴胡汤适用于单纯性肥胖者，以体形肥胖、上腹部充实饱满、按压有力为特征。增加大黄用量，或加牛膝活血通经，引血下行，以大便日 2 次以上为度，能消除肚腩。特别是那些体格健壮、面色红润、上半身特别丰满的女性，出现经前期乳房胀痛，体重持续上升，而且食欲旺盛、烦热者，更适合本方。

（三）大柴胡汤合栀子厚朴汤治疗肺部感染

临床发现，许多肺部感染患者伴有胃及食管反流，特别是老年人和昏迷患者，过量鼻饲或进食难消化食物常常加重反流，从而导致吸入性肺炎。上腹部按压疼痛、便秘、腹胀是其特征。应用大柴胡汤加栀子 15g，厚朴 15g，以栀子清郁热，厚朴降胃气，具有很好的治疗效果；咳黄痰者合用小陷胸汤，可加黄连 5~10g，全瓜蒌 30g 以清热化痰。

五、结论

《伤寒论》大柴胡汤作为少阳阳明合病的经典方剂，既可作为一张调理体质，治疗亚健康的保健处方，又是攻城拔寨，救危难于顷刻的猛将军。《伤寒论》大柴胡汤条文的描述，给我们展现了大柴胡汤体质活生生的形象。在先贤方证相应理论的指导下，我们可以熟练应用大柴胡汤于临床，并扩展其现代应用。

但是，目前对大柴胡汤的研究还远远不够，大柴胡汤的方证研究是否已经足够完善，还需要我们在临证过程中慢慢体会，例如消瘦体质是否存在大柴胡汤证，"至虚有盛候者"大柴胡汤的应用方法等，均需要我们进一步深入研究。作为实热体质的保健调理剂，作为里实热证的和解攻下剂，对大柴胡汤量效关系的把握，需要进一步探讨。如何开发大柴胡汤的保健制剂，预防目前因生活方式不合理而多发的代谢性疾病，也是很好的研究课题。

罗宏伟（郑州市中医院）

大柴胡汤是《伤寒论》中的一张名方，它是在小柴胡汤的基础上减去有补益作用的人参、甘草，加上通腑泄热、缓急止痛之大黄、枳实和芍药而成，既能和解少阳，又能通腑泄热，用于治疗邪郁少阳、阳明里实之证。临床常用于治疗肝胆、脾胃、肺系及情志精神类病症，是一首临床应用广泛、疗效确切的经方。

一、大柴胡汤的理论渊源

在《伤寒论》中有关大柴胡汤的论述共有3条。如第103条曰："太阳病，过经十余日，反二三下之，后四五日，柴胡证仍在者，先与小柴胡。呕不止，心下急，郁郁微烦者，为未解也，与大柴胡汤，下之则愈。"本条主要指出大柴胡汤的适应证。当少阳病证未除，同时兼有心下胀满疼痛等阳明里实证时，可用大柴胡汤和解少阳，通腑泄热。第136条曰："伤寒十余日，热结在里，复往来寒热者，与大柴胡汤。但结胸，无大热者，此为水结在胸胁也。但头微汗出者，大陷胸汤主之。"此条文更侧重大柴胡汤证与大陷胸汤证的鉴别诊断，两者都有腹部胀满疼痛的表现，但大柴胡汤证病变部位主要在两胁及心下，即上腹部，而大陷胸汤证病变部位从心下至少腹，病变涉及全腹部。此外，大柴胡汤证还有往来寒热、胸胁苦满、呕吐等少阳与阳明症状。大陷胸汤证也有发热，但非寒热往来，也不是蒸蒸发热，而是无规律的发热。这样的鉴别更明确了两方的适应证。第165条曰："伤寒发热，汗出不解，心中痞硬，呕吐而下利者，大柴胡汤主之。"本条文虽有呕吐及下利症状，但病机仍属邪郁少阳，阳明里实，故仍可用大柴胡汤治疗，体现了"通因通用"的治法，更彰显了张仲景紧扣病机，辨证论治的精神。《金匮要略》也有关于大柴胡汤的相关论述，如《金匮要略·腹满寒疝宿食病脉证第十》曰："按之心下满痛者，此为实也，当下之，宜大柴胡汤。"这条强调了应用大柴胡汤必须有阳明里证。从以上条文可以看出，大柴胡汤主要治疗少阳阳明合病，气机受阻，疏泄不利，临床可见两胁胀满疼痛或胃脘疼痛，呕吐，口苦较甚，心烦不安，大便干结，舌苔黄腻，脉弦有力等表现。其病机为邪郁少阳、阳明里实；病位在少阳、阳明两经。

二、古今医家对大柴胡汤的认识

对于大柴胡汤，历代名医论述颇多。如张璐在其所著的《伤寒缵论》中认为，此方"治少阳经邪渐入阳明之腑，或误下引邪内犯，而过经不解之证"；何廉臣在《重订通俗伤寒论》中亦有相似的观点，指出"少阳证本不可下，而大柴胡汤于和解中兼以缓下者，是因邪从少阳来，渐结于阳明"；王邈达之《汉方简义》则主张此系"伤寒已传阳明之候"；而王好古认为"大柴胡汤治有表复有里"；柯韵伯则标新立异，他在《伤寒来苏集·伤寒附翼》中提出"此方是治三焦无形之热邪，非治胃腑有形之实邪也"。结合临床实际来看，张璐、王好古的观点较为中肯。当然由于大柴胡汤的临床应用十分广泛，各位医家所处时代及地域不同，所面临的疾病也有所不同，个人临床实践不同，可能导致对本方的认识也不一致。刘渡舟教授指出，大柴胡汤是治疗"少阳兼见阳明里实证"，只是这一阶段阳明里实证相对较轻，不如大承气汤证那么严重。刘渡舟教授认为对于腹部疼痛，兼有两侧腹部疼痛、有严重的胃脘胀满疼痛、心烦、舌苔黄等症状者，应用大柴胡汤更为合适，而对于舌苔白腻，热象尚不明显者，可考虑应用小柴胡汤加减。陈亦人教授也提出本方是治疗"少阳病兼里气壅实证"。也有学者对此提出异议，如郝万山认为本方主要是治疗"少阳胆腑热实证"，他认为本方所治之病证的病位仍在少阳，只是由于少阳胆热较重，热盛伤津，津伤化燥，因燥成实，从而形成了少阳胆腑热实证。

三、大柴胡汤的临床应用

大柴胡汤在临床上应用十分广泛，只要辨证属邪郁少阳，阳明腑实者均可应用，常用于治疗消化系统、呼吸系统、内分泌系统及精神情志等疾病。特别是对于一些急腹症，如急性胆囊炎、急性阑尾炎、急性胰腺炎、肠梗阻、腹部术后肠麻痹、胃溃疡穿孔等疗效显著。此外，据临床报道，大柴胡汤还可用于皮肤科、五官科疾病及脑血管疾病的治疗。

1. 大柴胡汤在肝胆系统疾病中的应用

大柴胡汤为少阳阳明合病而设，少阳内连胆腑，与厥阴肝经相表里，因此大柴胡汤在肝胆系统疾病中的应用最为常见。笔者在临床上常以大柴胡汤加减治疗胆石症并急性胆囊炎，加用郁金、金钱草、海金沙、鸡内金等利胆化石，合用川楝子、延胡索以疏肝理气，并重用芍药以缓急止痛，一般芍药可用至60g，常能收到满意疗效。

笔者曾治1例胆结石合并急性胆囊炎病例，患者张某，男，50岁，2013年2月20日入院。患者进食油腻食物后右上腹部剧痛，向右肩背部放射，胃脘部胀满，寒战发热，体温最高 39.8℃，恶心呕吐，口干口苦，纳差，小便黄，大便干结，2 日未解，舌质红，苔黄腻，脉弦数。血常规示：白细胞计数 $13.5 \times 10^9/L$；彩超提示胆囊炎、胆结石，诊断为胆石症并急性胆囊炎，予胃肠减压、抗感染等治疗。中医辨证为胆热腑实证，治宜和解少阳，通腑泄热，予大柴胡汤加味。处方：柴胡 45g，黄芩 20g，姜半夏 15g，枳实 15g，厚朴 15g，川楝子 15g，延胡索 15g，郁金 15g，鸡内金 15g，金钱草 30g，白芍 60g，生大黄 15g（后下），生姜 3 片，水煎服，日三次。服上药 1 剂后得畅便 3 次，右上腹疼痛明显减轻，体温降至 37.3℃，原方继续服用，5 剂后右上腹疼痛消失，余症均消除，食欲好转，复查血常规正常。于 2015 年 2 月 26 日出院，嘱出院后清淡饮食，避免再次诱发急性胆囊炎。

笔者认为，在应用大柴胡汤治疗急性发热性疾病时，当宗仲景之义，柴胡为君，药量当重，只有大量柴胡才能和解少阳、清退邪热，而少量的柴胡只有疏肝理气、升散之功，若病重而药轻，恐难堪大任。此外，本方中生姜的作用不可或缺，且生姜用量比小柴胡中用量还要大，原方用至五两。生姜一方面能止呕、健胃、散郁，另外它有辛散升提作用，有"火郁发之"的作用。现代药理研究表明，大柴胡汤能明显提高胆汁中胆汁酸含量，降低胆红素、糖蛋白含量，具有疏肝利胆作用，能有效抑制结石性病理胆汁的形成，防止胆结石的形成，促进其排出，同时它还有降低奥狄括约肌张力的作用，这对解除胆汁、胰液的瘀滞是有利的，所以有助于胆管炎症的消退，因此可以治疗急慢性胆囊炎、胆结石、胰腺炎等胆胰系统疾病。如付波[1]在常规性治疗的基础上加用大柴胡汤治疗急性水肿型胰腺炎，研究发现，治疗组患者的总有效率和治愈率均高于对照组，且白细胞恢复和感染状况均好于对照组。笔者在临床中还常用大柴胡汤治疗肝脏疾病，如病毒性肝炎、脂肪性肝炎、酒精性肝炎等，但在治疗时应注意这类疾病湿浊为患的病理基础，适当加用祛湿化浊类药物，如薏苡仁、砂仁、苍术、豆蔻仁等；若黄疸明显，还需加用茵陈、茯苓、泽泻等利湿退黄。

2. 大柴胡汤在脾胃系统疾病中的应用

脾胃位居中焦，主运化水谷，是气机升降之枢纽，与肝胆关系最为密切，临床上既有肝木克土之疾，也有土壅木郁之象。因此，调理脾胃并治肝胆是治疗脾胃疾病的重要方法之一。而大柴胡汤能和解少阳，通腑泄热，兼治少阳与阳明，在脾胃系统疾病中应用广泛，疗效显著。可用于急性胃炎、慢性胃炎、胃食管反流病、急性阑尾炎、习惯性便秘等疾病的治疗。

西医学认为胃酸分泌过多、胃黏膜屏障受损及肠内容物反流是形成胃黏膜损伤的重要因素。实验研究表明，大柴胡汤能提高胃壁黏液蛋白量，对乙醇和阿司匹林引起的胃黏膜损伤具有明显的保护作用，其效果优于西咪替丁；能抑制组胺和五肽胃泌素所引起的胃酸分泌过多，能抑制乙醇和阿司匹林引起的胃出血，有预防胃溃疡的作用。冀秀萍等[2]以大柴胡汤加减治疗胃食管反流病 45 例，临床观察研究表明总有效率为 91.1%，治疗组疗效优于对照组。另张可明等[3、4]报道用本方治疗麻痹性肠梗阻、十二指肠球部溃疡等，均有较好疗效。笔者在临床中常用大柴胡汤加减治疗胆汁反流性胃炎，注重降气和胃，常加用厚朴、枳壳、炒莱菔子，对胆汁反流性胃炎的口苦、腹胀等症状的缓解有明显效果。

3. 大柴胡汤在呼吸系统疾病中的应用

少阳主胸，和解少阳可以治心胸肺病证。《灵枢·经脉》曰：胆足少阳之脉"从缺盆下腋，循胸，过季胁，下合髀厌中"。正是由于这些经脉上之联系，因而咳嗽、咳喘等病证，可以从少阳论治，用大柴胡汤和解疏利，通腑降浊。

笔者曾治 1 例肺部感染病例，患者李某，女，45 岁，发热伴咳嗽咳痰 3 天，曾自服解热镇痛药物治疗，体温有所下降，随后体温再次升高，于 2014 年 5 月 16 日就诊。就诊时体温 39.1℃，建议其住院治疗，但患者因种种原因拒绝住院。刻诊：咳嗽，吐黄黏痰，不恶寒，时有汗出，口干口苦，胁部胀满不适，小便短黄，大便干结，三日未行，舌质红，苔黄腻，脉滑数。患者口干，胁肋胀满，大便干结，辨证为少阳郁热，阳明里实，木火刑金，肺失清肃，予和解少阳，通腑泄热，化痰止咳，以大柴胡汤加减治疗。处方：柴胡 30g，黄芩 15g，法半夏 10g，枳实 15g，厚朴 15g，生大黄 15g，桔梗 10g，陈皮 15g，杏仁 10g，川贝母 6g，生石膏 30g，3 剂，水煎服。3 天后复诊，体温正常，咳嗽、咳痰减轻，胁部胀满及口苦明显缓解，大便日 2~3 次，质稀，舌质略红，舌苔薄黄，脉滑。原方减生石膏再服药 3 剂后，偶有咳嗽、咳痰，余症状基本消失，体温正常。

笔者认为，应用大柴胡汤治疗呼吸系统疾病而能获得疗效，可以从以下两个方面找到理论依据：首先，从五脏生克方面讲，肺属金，肝胆属木，金克木，若肝木过强，亦可刑金；其次，从脏腑表里方面讲，肺与大肠相表里，肠腑不通，也可以影响到肺。故以大柴胡汤清解肝胆、通泄大肠，就能缓解肺系疾病。从这个病例可以看出，在临床实践中，要坚持运用中医的思维方式，根据中医理论进行辨证论治，不管西医的什么病名，只要患者有阳明和少阳的病证，属于少阳郁热、阳明里实的病机，就可应用大柴胡汤进行治疗，而不一定局限于某一种疾病，这就是最具中医特色的异病同治。

4. 大柴胡汤在代谢性疾病中的应用

少阳主枢，位于内外表里之间，能调节全身气机；阳明为水谷之海，主受盛、运化及吸收水谷精微。大柴胡汤能两解少阳和阳明，调节气机及气血津液的转化和吸收，从而治疗代谢失常类疾病。吴荣尼[5]用大柴胡汤加味治疗高脂血症 52 例，治疗期间停服所有影响血脂代谢的药物，结果显示：大柴胡汤加味方具有降低 TC、TG 和升高 HDL-C 的作用，治疗前后三项比较差异有显著性意义。陈涤平[6]以本方加减治疗脂肪肝 40 例，治疗后较治疗前 B 超示肝脏脂肪样变性有显著改善（$P < 0.01$），治疗组与对照组比较亦有显著性差异（$P < 0.01$）。此外，大柴胡汤对于糖尿病也有一定的治疗

效果。糖尿病属中医"消渴"范畴，初期以口干、多饮、多食为主要表现，辨证多属中焦郁热。大柴胡汤能和解少阳，内泄热结，故对中焦郁热的糖尿病患者有一定的辅助降糖作用。也有学者研究发现大柴胡汤对于糖耐量异常有一定的治疗作用，如徐魁等[7]用大柴胡汤加减治疗糖耐量异常临床观察，治疗后空腹血糖及餐后2小时血糖均有所降低。

高尿酸血症没有明显症状，进一步发展可导致痛风。笔者认为，该病患者多有长期嗜食膏粱厚味之病因，最终导致胆胃郁热，故可以大柴胡汤加减调治。笔者曾运用大柴胡汤加川牛膝、木瓜、白茅根等治疗20余例高尿酸血症，1个月后多数患者尿酸水平有不同程度下降，部分患者恢复正常。从治疗有效的患者四诊资料分析，患者之所以有效甚至恢复正常，正是因为其病情切合了少阳郁热、阳明里实的病机。

5. 大柴胡汤在精神情志类疾病中的应用

精神情志类疾病以喧扰不宁、躁妄打骂、动而多怒等为特征，多因痰火郁结而致，其中尤以肝火为多。《素问·至真要大论》曰"诸躁狂越，皆属于火"；《景岳全书·癫狂痴呆》更明确指出"凡狂病多因于火，此或以谋为失志，或以思虑郁结，屈无所伸，怒无所泄，以致肝胆气逆"。大柴胡汤能清肝泄热，疏肝利胆，行气解郁，通腑泻火，因此可以治精神情志病证。其中大柴胡汤中柴胡、黄芩、大黄三药尤为重要。《神农本草经》中指出柴胡"主心腹肠胃结气，饮食积聚，寒热邪气，推陈致新"，临床实践表明少量柴胡有疏肝解郁之效，大量柴胡则有解肌退热之功；黄芩苦寒之性，能清肝胆之热，直折肝胆之火；大黄为峻烈攻下之品，能"破癥瘕积聚，留饮宿食，荡涤肠胃，推陈致新"，《药品化义》曰"大黄气味重浊，直降下行，走而不守，有斩关夺门之力，故号将军。专攻心腹胀满，胸胃蓄热，积聚痰实，便结瘀血，女人经闭"。三药共用，在参以枳实、厚朴等行气之品，能达到清肝泄热，疏肝利胆，行气解郁，通腑泻火之功。临床上用大柴胡汤治疗精神情志类疾病也多有报道，如霸效丹等[8]以大柴胡汤加栀子、龙胆草、牡丹皮、黄连治疗1例狂躁型精神分裂症；郑宣伦[9]以本方加生铁锈磨水煎药，治疗1例精神分裂症。

6. 以辨证论治的思维，用古方治疗今病

以辨证论治的思维，用古方治疗今病。肝癌栓塞术后综合征以发热、恶心呕吐、上腹部疼痛、便秘等为主要表现，临床上十分常见，虽有自限性，但若栓塞面积较大，则常常持续较长时间，甚至月余，严重影响了患者的生活质量，不利于患者病情恢复。笔者认为肝癌栓塞术后综合征的临床表现切合邪郁少阳、阳明里实的病机，常选用大柴胡汤加减进行治疗，取得了显著效果。

笔者曾以大柴胡汤联合血府逐瘀汤治疗1例巨大肝癌动脉栓塞术后发热的患者。任某，男，62岁，以"右上腹不适伴发热3天"入院，经检查诊断为原发性肝癌，因瘤体较大，未能行手术治疗，于2015年4月24日行选择性肝动脉置管药物灌注术及

经皮肝动脉化疗栓塞术。术后第 2 天，患者出现高热，体温最高达 39.5℃，稍有恶寒，右上腹隐痛，胃脘部胀满，恶心欲吐，食欲不振，口干口苦，大便 2 日未解，小便量少，舌红，有瘀斑，苔薄白，中间少苔，脉滑数，经激素治疗后体温降低，数小时后再次升高。根据其症状及舌、脉表现，辨证为少阳与阳明合病，同时兼有血瘀，治以和解少阳，通腑泄热，活血化瘀，给予大柴胡汤合血府逐瘀汤加减。处方：柴胡 45g，黄芩 20g，姜半夏 15g，桃仁 15g，红花 6g，生地黄 20g，川芎 10g，赤芍 15g，枳壳 15g，桔梗 15g，牡丹皮 15g，鳖甲 30g，白薇 15g，生大黄 10g，生甘草 6g，3 剂，水煎服，日 3 次。服药后，大便通畅，胃脘胀满明显减轻，恶心欲吐消失，体温降低，波动在 38℃左右，仍有口干，舌红，有瘀斑，苔薄白，中间少苔。腑气已通，故去大黄；津液耗伤，故加用玄参 15g，麦冬 10g 养阴清热，3 剂。此后体温波动在 37.5℃，仍有右上腹隐痛，但胃脘部胀满基本消失，食欲尚可，二便调。前后共治疗 10 天，诸症悉除。

肝脏肿瘤栓塞后患者多数都有发热、右上腹疼痛、胃脘部胀满、恶心呕吐等症状，分析病机，确为少阳郁热、阳明里实，治疗上可选用柴胡类方加减。对于体质壮实，病程较短者，可选用大柴胡汤加减；对于病程较长，食欲不振，大便稀溏者，可以小柴胡汤合四君子汤加减；对于发热日久，气阴耗伤，气短乏力者，可选用小柴胡汤合补中益气汤或青蒿鳖甲汤加减，总之，仍需根据患者临床表现，辨证论治，务须切合病机，方能获得满意疗效。国内有学者也做过相关的临床研究，如韩冬等[10]对大柴胡汤合六君子汤对于原发性肝癌经肝动脉化疗及栓塞术后出现栓塞后综合征的防治效果进行研究，对照组在栓塞后常规给予西药对症支持治疗，治疗组在上述治疗同时服用中药大柴胡汤合六君子汤加减，观察 2 组患者术后不良反应发生率和程度，结果发现治疗组恶心呕吐、腹痛、发热及肝功能损害的发生率较对照组降低且程度较轻，治疗后生活质量评分较对照组高。

四、结语

大柴胡汤源自仲景，是《伤寒论》中的一首名方，数千年的临床实践证实了大柴胡汤的卓越疗效。历代医家对该方多有发挥，虽然对于它的认识和见解不尽一致，有见仁见智之不同，但终归不离六经的辨证体系，其病位在少阳、阳明两经，病机属邪郁少阳、阳明里实。大柴胡汤可用于多系统疾病的治疗，但核心离不开对病机的准确把握。应用大柴胡汤时应注意药物的配伍及剂量，根据少阳邪热与阳明腑实的轻重，适当增减药物剂量，并根据患者具体情况，以原方为基础进行适当加减。当少阳邪热较重时应当重用柴胡、黄芩；当阳明腑实较重时，可增加大黄、枳实的用量以通腑泄热。同时，应当重视生姜在本方中有止呕、健胃、散郁的作用，绝不是可有可无的药物。在临床中，医者必须以六经辨证的思维模式，细究病机，辨证属少阳阳明合病时，方可以大柴胡汤加减进行治疗，如此则方证相合，必能效如桴鼓。

参考文献

［1］付波. 刍议应用中药大柴胡汤治疗急性水肿型胰腺炎的临床疗效［J］. 环球中医药，2014，7（1）：59.

［2］冀秀萍，马骋宇. 大柴胡汤加减治疗胃食管反流病45例临床观察［J］. 江苏中医药，2013，45（1）：36-37.

［3］张可明. 大柴胡汤治疗麻痹性肠梗阻22例［J］. 中国中医急诊，2001，10（3）：172.

［4］巴雅尔图. 大柴胡汤加减治疗十二指肠球部溃疡34例［J］. 实用中西医结合杂志，1993，2（5）：292.

［5］吴荣尼. 大柴胡汤加味治疗高脂血症52例［J］. 浙江中西医结合杂志，2003，13（1）：30.

［6］陈涤平. 改良大柴胡汤治疗脂肪肝40例［J］. 安徽中医学院学报，2004，23（1）：22.

［7］徐魁，梅武轩，陈婷. 大柴胡汤加减治疗糖耐量异常临床观察［J］. 湖北中医杂志，2009，12（31）：57-58.

［8］霸效丹，郭灿军. 大柴胡汤治验三则［J］. 河北中医，1988（4）：28.

［9］郑宣伦. 大柴胡汤临床治验［J］. 河南中医，1986（2）：37.

［10］韩冬，徐咏梅，于洁，等. 大柴胡汤合六君子汤加减防治肝癌栓塞后综合征的临床研究［J］. 北京中医，2011，11（30）：842-843.

陈琦辉（南平市人民医院）

大柴胡汤出自医圣张仲景所撰之《伤寒杂病论》，主要见于《伤寒论》之103条、136条、165条，主治少阳失和、阳明热结证，症见：寒热往来，胸胁苦满，呕不止，郁郁微烦，心下痞硬或满痛，或协热下利，舌苔黄，脉弦有力者。其中少阳失和而见寒热往来或发热，心烦喜呕，上腹部拘急疼痛或胸胁苦满，心下急，痞硬（肌紧张），阳明之郁郁微热，大便秘结或热结旁流等证。其阳明里热已结，但所结比较轻微，还不到大承气汤证那样"心下硬痛"，而只是心下急，即胃部不宽快；而且也不像白虎汤那样烦躁得厉害，而只是郁郁微烦。其呕吐比小柴胡汤为甚，"呕不止"，所以方剂中生姜量加大，而且还要用大黄通便以导气下行，同时大黄应该后下以增强通便效果。

一、张仲景载大柴胡汤

（一）大柴胡汤的组成和方义

大柴胡汤组成：柴胡半斤，黄芩三两，芍药三两，半夏半升（洗），枳实四枚（炙），大黄二两，大枣十二枚，生姜五两。方中柴胡专入少阳，疏邪透表为君药，黄芩味苦性寒，擅清少阳之郁热，与柴胡同用，能和解少阳，是为少阳病未解，往来寒热，胸胁苦满而设；轻用大黄泄热通腑，枳实行气破结，两者相配，可内泄热结，是为阳明热结之心下痞满硬痛，大便不解，呕不止，郁郁微烦而设，以上共为臣药。芍药缓急止痛，配大黄可治腹中实痛，伍枳实能调和气血，协柴胡、黄芩可清肝胆之热，以防木乘中土；半夏和胃降逆，又重用生姜，止呕之功更著，以治呕逆不止；大枣和中益气，合芍药酸甘化阴，既可防热邪入里伤阴之虞，又能缓和枳实、大黄泻下伤阴之弊，以上俱为佐药。生姜与大枣同用，还可调和营卫及调和诸药，兼为使药。另外，关于本方有无大黄之问题历来有争议，盖因《伤寒论》中所载本方无大黄，而《金匮要略》中则有"大黄二两"。因此后人认为《伤寒论》之方无大黄系传抄脱落所致，其方后注亦云"一方加大黄二两，若不加，恐不为大柴胡汤"（新辑宋本《伤寒论》）。考《备急千金要方》《外台秘要》《注解伤寒论》《金匮玉函经》《本事方》等诸书所载本方均有大黄，故其说可从。

（二）张仲景论大柴胡汤

在《伤寒论》中可见三条曰："太阳病，过经十余日，反二三下之，后四五日，柴胡证仍在者，先与小柴胡。呕不止，心下急，郁郁微烦者，为未解也，与大柴胡汤，下之则愈。"（103）"伤寒十余日，热结在里，复往来寒热者，与大柴胡汤。但结胸，无大热者，此为水结在胸胁也，但头微汗出者，大陷胸汤主之。"（136）"伤寒发热，汗出不解，心中痞硬，呕吐而下利者，大柴胡汤主之。"（165）在《金匮要略·腹满寒疝宿食病脉证第十》中有："按之心下满痛者，此为实也，当下之，宜大柴胡汤。"

（三）张仲景活用大柴胡汤

张仲景使用大柴胡汤有以下几种不同的情形。

1.《伤寒论》第 103 条为病不当下，而反二三下之，是为误治。联系第 149 条及第 264 条看，少阳病误下后，有如下几种转归：其一，误下后，柴胡证仍在。其二，变成大结胸证。其三，变成半夏泻心汤证。其四，变成大柴胡汤证。其五，耗伤气血，变为惊与悸。然上述证候，亦可不因误下而成，故临床需仔细辨证。该条为误下后，病邪兼入阳明，已成少阳枢机不利，兼阳明化燥成实之证。少阳证不解，则不可下，而阳明里实，又不得不下，遂用大柴胡汤，和解与通下并行，以两解少阳、阳明之邪。

2.《伤寒论》第 136 条论水结在胸胁而有类似大柴胡汤证的迹象。但结胸无大热，以及但头微汗出，则与大柴胡汤证的热结在里，复有往来寒热的证候迥然不同。然而结胸是水热互结之征，诚如柯韵伯说"热入里是结胸之因，水结是结胸之本"，水热两者，缺一则不成结胸。

3.《伤寒论》第 165 条为少阳兼里实的另一证型的治法。伤寒发热，汗出不解，非太阳表证不解，而是病入少阳、阳明不解。邪入少阳，枢机不利，气机阻滞，邪结经脉，则心中痞硬。木邪克土，胆逆犯胃，则见呕吐。下利乃热结旁流之候，即阳明燥结已成，热迫津液从旁而下，虽下利而诸证如故，是通因通用，取大柴胡汤两解其邪。

4.《金匮要略·腹满寒疝宿食病脉证第十》中有："按之心下满痛者，此为实也，当下之，宜大柴胡汤。"本条"按之心下满痛"是辨证要点。所谓"心下"，据沈明宗谓"即胃之上脘"，相当于胸腹部分，痛的范围满于胸腹，并多旁及两胁。心下痞满，且又按之作痛，可知内有实邪，实者当下。但由于病位较高，与腹中不同，邪在少阳、阳明，病虽在里，而连及于表，故不宜大承气汤而宜大柴胡汤两解表里，其实乃是以攻下为主。在《伤寒论·辨可下病脉证并治第二十一》中有多条条文提到大柴胡汤，如代承气汤治疗阳明腑实证和杂病腹满之实证：（172）"阳明病，发热汗多者，急下之，宜大柴胡汤"；（182）"病腹中满痛者，此为实也，当下之，宜大承气、大柴胡汤"；（184）"腹满不减，减不足言，当下之，宜大柴胡、大承气汤"。以上条文说明在某些病症中只要符合承气汤证都可以用大柴胡汤代替治疗，由此更加看出经方的灵活运用。有些条文没有明确指出使用大柴胡汤，但是根据条文的上下意思，可以得出使用大柴胡汤的结论，如治差后复发热而脉沉实者：（394）"伤寒差以后，更发热，小柴胡汤主之。脉浮者，以汗解之，脉沉实者，以下解之"。此条文中"以下解之"临床多用泄热导实、宣通气机之法，多以大柴胡汤代替承气汤治疗。又如治热厥属里热实证者：《伤寒论》第 335 条曰："伤寒，一二日至四五日厥者，必发热，前热者后必厥，厥深者热亦深，厥微者热亦微，厥应下之。"此条文是因热邪内伏，使阳气内郁而不能外达，同时里热已成实，应该是使用大柴胡汤的指征。

（四）后世医家对大柴胡汤的认识

历来中医临床家，每多根据辨证论治，使用大柴胡汤。日本汉方医名家矢数道明先生指出，运用大柴胡汤的目标为"实证症状甚剧，体质肥胖或筋骨健壮，且多充实紧张者，压迫季肋部常凹陷等，但自觉胸胁部紧张、痞塞、疼痛等，有便秘倾向，内有气塞，外有胀满之势"。南京中医药大学黄煌对大柴胡体质和腹诊有较详细的描述："适合大柴胡汤的患者其体质较壮实，但亦有较虚弱者，这种虚弱，部分是原本身体虚弱，而更多的是原本壮实之体因病迁延不愈而致虚，其体虽虚，而邪仍实，所谓'大实有羸状'，但两胁下或腹部必有压痛拒按等症。肥胖者抵抗感在深部，而瘦者则腹直肌多呈棒状，触之紧张坚硬。"对此归纳为如下几点：①体质证。性格偏内向，平时比较关注自己的身体状况，喜静不好动，情绪易紧张、焦虑，对外界的各种刺激感受性强而适应性差，表现为痛阈低，睡眠、饮食、情绪易受外界的影响而波动，肌肉易于紧张，不易出汗，肩颈部常有酸重、拘挛感。望诊可见四方脸，嘴较阔，唇较厚，唇色暗红，肤色偏黑，皮肤较干燥，肌肉比较坚紧，体格较壮实，颈部粗短，上腹角偏宽。上述体征均属于紧张性体质。②主诉证。发热或往来寒热，便秘，尿黄或下利，或呕吐，或黄疸，或头痛等。③舌脉证。舌苔黄白、干燥，脉滑数或弦而有力。④腹证。《伤寒杂病论》有关大柴胡汤腹证的描述是"心下急""心中痞硬""按之心下满痛"。"急"是指症状出现的急迫和剧烈；"满"乃他觉症状，说明腹部脂肪较多，外形较圆，呈饱满状，季肋下压迫无凹陷；"痞硬"亦是他觉症状，即用手触之质地较硬，有紧绷感；"痛"乃自觉症状，包括心下或腹部的疼痛。临床考虑用大柴胡汤时可不拘胖瘦，但必须有"心下硬痛"的腹证，即肥胖者腹部厚实不松软，瘦者腹直肌紧张，压之深部均有抵抗感且疼痛。⑤结合西医诊断。肝、胆、胰、胃疾病如脂肪肝、肝硬化、胆囊炎、胆石症、胰腺炎、胃食管反流病、胆汁反流性胃炎、糖尿病胃轻瘫、功能性消化不良等，大柴胡汤亦是的对之方。值得注意的是，临证在选用大柴胡汤时，以上方证并非都要兼备，更多情况下是舍体（体质证）从证（主诉证），或舍证从体，或单凭腹证而选用大柴胡汤。在无证可辨的情况下，还可辨病（即西医诊断）用方。总之，在于医者的灵活权变，慧心独运。《腹证奇览》中介绍了腹诊的体位："令人仰卧，两腿伸展，两手置于股侧，安定心神。医者盘坐或立于患者一侧（此乃常法，倘活动不便者，当取其便位），以右掌覆按患者心下，调息定神，稍待须臾，即专心诊察。"《腹诊证治》中介绍诊查上腹部、两胁的方法"检查心下要注意四个方面：一是检查痞证，区分痞、满、硬、坚、石之象；二是观察有无动悸不安之状；三是看有无振水声；四是察腹肌松软紧张之态。在诊查腹直肌时，紧张涉及何部，是薄而突出，还是深而下陷；压按腹壁，是充实紧张，还是柔弱松弛。通过上述四点检查，可以基本定出腹证的名称。如是心下痞，还是心下痞硬"，"腹诊两胁，重点查其苦满、痞块、硬痛之症的有无，以及程度轻重，涉及何部，与痞之关系"。

（五）大柴胡汤的现代研究

现代药理研究表明：本方具多种作用，被广泛用于胆道系统急腹症，以及消化系统、心血管系统、呼吸系统等多种疾病。①本方化裁的复方大柴胡汤对实验狗进行十二指肠导管灌注，观察药物对胆、胰功能的影响，结果：用药后胆汁流量增加了 3 倍。胰液流量给药前后无变化，括约肌张力降低。表明本方可解除胆汁、胰液的瘀滞。②本方能明显抑制 D– 半乳糖胺所致大鼠急性肝炎模型的 sGPT 升高，呈现出护肝效应。对四氯化碳所致的小鼠肝硬化也有显著的抑制作用，能降低肝胶原量，并可抑制脾指数增加和 sGPT 含量升高，以及肝纤维化的过程。③本方能改善实验大鼠的耐糖功能，抑制倍他米松所致的血液黏度上升，改善血中脂质上升，抑制凝固功能亢进，改善低下的肾上腺功能。临床观察表明，本方可降低高脂血症患者血中的 TXB_2，使 6– 酮 $PGF\alpha$ 上升，降低纤维蛋白原，并改善脂质和脂蛋白。④本方对胶原诱发的血小板聚集呈抑制效应。在体外试验中能抑制 PGH 的合成。对照观察表明，本方对血小板聚集呈甾体样和非甾体样的双重抑制效应。本方在调节脂质代谢的基础上，有一定程度的抗动脉粥样硬化功能。⑤本方对豚鼠离体回肠的正常收缩无明显影响，但对乙酰胆碱所致离体豚鼠回肠痉挛有较强的抑制痉挛作用，并能对抗氯化钡、组胺所致的肠痉挛。⑥本方对大鼠角叉菜胶性足趾肿胀、葡聚糖性足肿胀及热烫伤足肿胀，均有明显抑制作用，其作用近似阿司匹林。本方对急慢性炎症模型具有强烈的抗炎作用，其局部炎症的抑制性是第一作用点，可抑制化学介质的游离，再通过解除皮质酮 –ACTH 分泌的抑制，激活垂体 – 肾上腺轴内分泌系统，调节生物功能而对全身起抗炎效果。

二、后世医家对大柴胡汤的应用发挥

后世医家对大柴胡汤的加减运用极大拓宽了它的适用范围，它常常是临床用于大柴胡汤证同时兼有里实的患者。如《卫生宝鉴》以本方去半夏、枳实、大枣，加人参、当归、甘草（方用大黄），名柴胡饮子，治一切肌骨蒸热，积热发作，或寒热往来，蓄热寒战，以及伤寒发汗不解，或不经发汗传受，表里俱热，口干烦渴，或表热入里，下证未全，下后热未除及汗后余热劳复，或妇人经病不快等。《伤寒绪论》治伤寒发斑已尽，外势已退，内实不大便，谵语者，则以小剂凉膈散或大柴胡汤微下之。另外临床比较常见的加减运用还有以下几种。

1. 大柴胡加石膏汤

胡希恕认为该方是与小柴胡加石膏汤相衔接的一个方，它主治的疾病不但有里实，而且还有里热。对于高热大便干，难解，舌苔黄，有柴胡证者最为合适。

2. 大柴胡加芒硝汤

这个是大柴胡汤和调胃承气汤的合方。临床主要表现有发潮热，大便秘结，有其他的柴胡证，就可加芒硝。

3. 大柴胡加橘皮汤

本方主治伤食，宿食。如果不现柴胡证就不足以用大柴胡加橘皮汤，可用调胃承气汤加橘皮以泻，如果出现大便不通甚至打嗝，现大柴胡汤证者，我们就可以用大柴胡加橘皮汤治之。

4. 大柴胡汤合茵陈蒿汤

这个合方主治黄疸合并有柴胡证之患者，因有柴胡证存在，仅用茵陈蒿汤尚不能解决问题，要配合大柴胡汤，在临床上治疗黄疸型的急性传染性肝炎效果良好。

5. 大柴胡汤合葛根汤

这个合方是现代伤寒大师胡希恕治疗哮喘的常用方，适用于有柴胡证，大便不通，舌苔黄，心下部拒按。它既有表证，又有半表半里证，同时又有里实证，属合病，在哮喘患者中比较多见，临床效果很好。

三、笔者临床应用举例

叶某，男，66岁，2012年8月23日因反复发作性呼吸困难、气喘10余年，加剧1天初诊。

主诉：反复发作性呼吸困难、气喘10余年，加剧1天。

缘于入院前10余年，患者每于受凉或遇刺激性气味后出现鼻痒、喷嚏、咳嗽、咳痰、气喘、胸闷等不适，多次就诊当地诊所，予消炎、解痉平喘等治疗后，患者咳喘症状可缓解；平素时有胸闷、气喘不适，但不影响日常生活；入院前1天，患者受凉后上症再发。刻下：喉中哮鸣有声，气喘，夜间明显，喘甚遍身汗出，痰黏难咳，口苦纳呆，腹胀，大便秘结。实验室检查：支气管激发试验阳性。

望其神志清楚，表情痛苦，体格健壮，端坐喘息，面容潮红，小便短赤，大便秘结，3日未行，舌质红，苔黄微燥；闻其喉中哮鸣有声；询其口苦纳呆，腹胀，小便短黄，大便秘结；诊其脉弦滑数。

此患者长期久病，素有伏痰，此次外感风寒，邪入少阳，枢机不利，阳明胃肠不和，腑气不通，浊气上逆，引动伏痰而作哮喘。乃支气管哮喘，证属少阳阳明合病。法当枢解少阳气机，兼通阳明浊气，以大柴胡汤加味。

处方：柴胡 15g，白芍 12g，大黄 10g（后下），法半夏 15g，黄芩 15g，枳实 10g，麻黄 10g，紫苏子 15g，苦杏仁 10g，大枣 12 粒，生姜 2 片，2 剂，每日 1 剂，水煎服。嘱其避风寒，慎起居，清淡饮食。

2012 年 8 月 25 日二诊：哮喘稍减，已能平卧，咳嗽阵作，但大便仍未通，舌红，苔黄微燥，脉弦滑；守上方大黄用至 15g（后下），加厚朴 10g。2 剂，每日 1 剂，水煎服。

2012 年 8 月 27 日三诊：患者大便已通，哮喘、咳嗽渐平，喉中哮鸣消失；诸症皆平。

患者 1 个月后受凉再次出现喘而腹胀、便秘等症，再投 2 剂大柴胡汤而又获全效。

按： 哮病是一种发作性的痰鸣气喘疾患；发时喉中哮鸣有声，呼吸气促困难，甚则喘息不能平卧；哮病的发生为痰伏于肺，每因外邪侵袭、饮食不当、情志刺激、体虚劳倦等诱因引动而触发，以致痰壅气道，肺气宣降功能失常；病理因素以痰气相搏为主。该患者素有伏痰，外邪内侵致少阳枢机不利，阳明胃肠不和，腑气不通，浊气上逆犯肺而致哮喘。故本案予大柴胡汤加味枢解少阳气机，兼通阳明浊气而收显效。本案患者初诊时喘息憋气，咳嗽，同时伴有口苦纳呆，腹胀，大便干，证属少阳阳明合病，予大柴胡汤加味，其中方以柴胡为君，配黄芩、半夏和解少阳之邪；白芍、大黄、枳实以泄阳明热结之实；生姜、大枣安中；麻黄、杏仁平喘止咳；因腑气未通，二诊加大大黄用量，并加用厚朴，取"小承气汤"之意加强通腑之力。诸药相合，腑气因降，肺气因和，宣降复常，使少阳阳明之邪得解，而咳喘得愈。此患者体格健壮，但容易腹胀，大便秘结，符合黄煌提出的方证理论，属大黄体质，用大柴胡汤治疗有效。今后见哮喘有大黄体质的患者，可放心使用大柴胡汤。现代药理研究证明柴胡、黄芩具有良好的抗炎作用。柴胡抗炎作用与垂体－肾上腺轴系统有一定关系。黄芩中的黄芩苷能显著抑制大鼠腹腔白细胞内白三烯 B_4、白三烯 B_3 的生物合成，以及人工三肽（MfLP）激发的细胞内 Ca^{2+} 升高，并能提高多形核白细胞（PMNL）内 cAMP 水平，说明其显著影响白细胞的多种功能，而白细胞的功能则与抗炎作用机理有关。大黄具有广泛的抗炎、抗感染，以及免疫调节作用；芍药具有缓解平滑肌痉挛，舒缓平滑肌的作用。芍药甘草汤对支气管哮喘小鼠有一定的治疗作用，能够提高哮喘小鼠体内 SOD 的活性，增强抗氧化作用，清除体内产生的过量氧自由基，降低 MDA 水平。本实验证明，芍药甘草汤能够抑制气道炎症介质释放，清除炎症产生的氧自由基，减轻气道损伤，具有预防和治疗支气管哮喘的作用。全方从药理功能上与解除支气管痉挛，强调使用抗炎药物，清除气道炎症的支气管哮喘治疗策略非常吻合。

四、结语

综上所述，大柴胡汤组方严谨，疗效卓著，临床运用很广，从其配伍可见，本方实乃小柴胡汤合小承气汤加减变化而成。

1. 本方是小柴胡汤去人参、甘草，倍生姜，即如《医宗金鉴》所云"柴胡得生姜之倍，解半表之功捷"，又因大黄、黄芩苦寒损伤胃阳，若不倍生姜以制其性，恐半表之邪随阳损陷里，复因攻下而洞泄不止。

2. 本方是小承气汤轻用大黄，去厚朴，加芍药。本方治证虽有阳明热结，但其仅心下痞硬满痛，而未涉及全腹，可见其程度较轻，故方中仅用小承气汤之半（大黄用量减半，并去厚朴），显然其泻下之力较轻，而非急下之用，故《医宗金鉴》又云："枳、芍得大黄之少，攻半表之效徐，虽云下之，亦下中之和剂也。"加芍药是为加强本方缓急止痛之力。可见本方配伍体现了和解与攻下两法的结合运用，其中又以和解少阳为主，泻下之力较缓，故更适宜于少阳初入阳明之证。病在少阳，据仲景所论，应禁用下法，否则会伤及气血而引起惊悸。然而本方证并非单纯的少阳证，乃少阳兼阳明里实，故法当和解与泻下兼顾，即如汪昂所云："少阳固不可下，然兼阳明腑实则当下。"（《医方集解》）不过，本方治证邪气毕竟未离少阳，故攻下亦不可过于峻猛，本方轻用大黄，用药仅取小承气汤之半，不仅仅是因为邪初入里，阳明热结尚轻，亦寓有病兼少阳不可过下之意。后世医家在此基础上进行加减合方，又有创新，如大柴胡加石膏汤、大柴胡加芒硝汤、大柴胡加橘皮汤、大柴胡汤合茵陈蒿汤、大柴胡合葛根汤等，极大地拓宽了治疗范围和适应证。正如仝小林所说：经方新用不仅是对经方的继承，也是对经方运用的创新，应用时抓住辨证之主线，参照西医学疾病的病因病理，使辨症、辨证、辨病三者结合，能最大限度地发展和发挥经方功效，使其更适用于现代疾病的诊治，才是经方经久不衰的关键之处。

胡　沛（河南省洛阳正骨医院）

　　大柴胡汤是中医学宝库里的名方，也是临床常用的经典方，为东汉医学家张仲景所创，它既见于《伤寒论》，又见于《金匮要略》。由此可知，它既可用于外感热病，又可用于内伤杂病。现就大柴胡汤的临床应用阐释如下。

一、大柴胡汤的由来：为外感热病而设

　　大柴胡汤主治少阳阳明合病。《素问·热论》谓："今夫热病者，皆伤寒之类也。"盖言发热病症，乃人体感受寒邪，而致皮肤敛闭，寒邪郁滞不解，化而为热。又曰："人之伤于寒也，则为病热。"人体被寒邪所伤，就会患热性病。前者先言病症，次言病因，后者则先论病因，次论病症。两者有相辅相成，互为印证的作用。

　　《伤寒论》第 7 条云："病有发热恶寒者，发于阳也；无热恶寒者，发于阴也。"此为叙述外感热病初起，依据证候的不同以诊断其疾病属性。而大柴胡汤系由小柴胡汤与小承气汤加减化裁而来。小柴胡汤为治少阳病之主方，小承气汤为治阳明病泻下之剂。大柴胡汤选用了二方之主要药物，主治少阳未解，病入阳明化热之证。故其方药组成：柴胡 15g，黄芩 9g，芍药 9g，半夏 9g，枳实 9g，大黄 6g，大枣 5 个，生姜 15g。

二、大柴胡汤的方义：表里兼治

　　《伤寒论》第 103 条云："太阳病，过经十余日，反二三下之，后四五日，柴胡证仍在者，先与小柴胡。呕不止，心下急，郁郁微烦者，为未解也，与大柴胡汤，下之则愈。"

　　本条当分两节论述。

　　其一，"太阳病……先与小柴胡"。太阳病为发病初期之势，而过经即含有病邪由此经传至他经之意。太阳病传变，一般不外少阳、阳明两途。传入阳明者，当清当下。而此处明言"反二三下之"，一个"反"字，点出未传阳明。未传阳明，则是传入少阳。少阳居半表半里，当以小柴胡汤和解。数次攻下，显系误治。但下后邪气并未因之内陷，故云后四五日，柴胡证仍在。第 101 条告诉医者："凡柴胡汤病证而下之，若柴胡证不罢者，复与柴胡汤。"因此，可再用小柴胡汤治疗。

　　其二，"呕不止……与大柴胡汤，下之则愈"。说明服小柴胡汤后，如枢机得转，

病即可愈。但服后不仅病未见轻，反而加重。由原来的喜呕，变为呕不止；由原来的胸胁苦满，变为心下急；由原来的心烦，变为郁郁微烦，乃为邪气郁滞于里，欲出不出，欲结不结。此时，病机已不仅在半表半里，而且兼有里实症状。少阳忌泻，但有里实，又不得不泻，有斯证则有斯药，故用大柴胡汤以和解枢机，兼下里实。

本方以小柴胡汤中之柴胡、黄芩清解少阳之经为主，《素问·灵兰秘典论》云："大肠者，传道之官，变化出焉。"《伤寒论》第180条曰："阳明之为病，胃家实是也。"故再选小承气汤中之枳实、大黄寒泻阳明之腑实热为辅；半夏和胃降浊，而治呕逆不止；白芍柔肝滋阴，缓急止痛，胆附于肝，相为表里，荣肝而郁烦可解；重用生姜、大枣，既助半夏以散邪降逆而止呕，又能调营卫而和诸药，共为佐使。之所以不用人参、甘草，因两者均为味甘性缓之品，用之则有恋邪之弊。

表证未除，里证又急，不得不下者，则用大柴胡汤，通解表里而缓治之。因此，本方配伍，既不悖于少阳禁下的原则，又可表里同治，使少阳、阳明之邪得以双解，可谓一举两得。汪昂说："此表里交治，下剂之缓者也。"乃一语破的之论。一个"缓"字道出了本方妙义，虽下之而无伤正之虑。于此可见，仲景辨证论治，遣方用药之良苦用心。

另外，本方注明"日三服"，何也？因发病十余日，且已由少阳传入阳明，外邪未解，既不可治内，而里证已具，复不可专外，故于和解之中，加下药微利之。一日之内，三次服药，既可使药力持续发挥作用，又能缓缓进兵，潜移默化为功。诚如《孙子兵法·谋攻篇》所言："故善用兵者，屈人之兵，而非战也，拔人之城而非攻也……此谋攻之法也。"此亦用药如用兵之道也。现代用法，为水煎二次，去滓，再煎，分二次温服。验之于临床施治，可依据证情，古今之法，互为参考，体质壮实者可日三服，体质较弱者可日二服，以获最佳疗效为期。

三、大柴胡汤的临床应用

大柴胡汤，向来为历代医药学家所重视。其在外感热病中疗效卓著，在内伤杂病中也恒有效验。今就本人20余年的临床经验，撷取医案2则，以就教于诸位恩师及同道。

案一： 胁痛（胆结石合并胆囊炎急性发作）

胆石症、胆囊炎，均属中医"胁痛"范畴，其症状总以一侧或两侧胁肋疼痛为主要表现，也是临床比较多见的一种自觉症状。本证早在《内经》中已有记载，并明确指出胁痛的发生主要是由于肝胆病变。如《素问·缪刺论》谓："邪客于足少阳之络，令人胁痛不得息。"而《灵枢·五邪》云："邪在肝，则两胁中痛。"

患者杨某，男，41岁，2013年8月6日就诊。

初诊：据其自诉，不时两胁胀痛或刺痛已5年，时轻时重，缠绵不愈。3日前于劳累后突感右胁剧痛，状如锥刺，且有身热（体温 39℃），呕吐之象，大便 5 日未解。

彩超提示：胆囊壁毛糙，囊内显示有多个大小不等的结石，其最大者为 1.1cm×0.8cm。血常规化验：白细胞计数为 $12×10^9$/L。

压疼和腹肌痉挛位于右上腹，并放射至右肩。面红唇干，舌红，苔黄，脉弦数。

脉证合参，此湿热郁结，肝胆疏泄失司所致。当以疏肝利胆，清热排石治之，投以大柴胡汤加味。

处方：柴胡 12g，黄芩 10g，姜半夏 9g，醋白芍 15g，枳实 10g，大黄 15g，木香 10g，茵陈 15g，龙胆草 9g，黄连 8g，醋郁金 10g，生姜 10g，大枣 5 枚，5 剂。嘱其清水三煎，于每日三餐饭前 30 分钟，温服之。

二诊：服 3 剂后，大便稀薄，日二三行。5 剂尽，胁痛呕吐已止，体温 37.5℃。彩超提示：胆囊壁稍毛糙，囊内仅有一 0.8cm×0.5cm 之结石。

初显成效，未可止步，尚需继续进兵，以求全胜。遵原方再投 3 剂，以善其后。

按：方以柴胡、茵陈、龙胆草，疏肝利胆，清热除湿，溶石排石，而为大军之主帅；枳实、大黄，宽中下行，荡涤胃肠，而为向导之师；黄芩、黄连，清热泻火而燥湿邪为辅佐之旅；木香、郁金，理气行滞而为除胀之助；生姜、姜半夏和胃降逆而行冲和之功；芍药柔肝，缓急止痛而为治标之品；大枣一味，其性甘缓，既可调和营卫，又能固护中州，此顾肝胆而不忘脾胃之意。正如《难经·七十七难》云："见肝之病，则知肝当传之于脾，故先实其脾气，无令得受肝之邪，故曰治未病焉。"

综观本方，诸药合用，清热利湿，行气通腑，溶石排石，祛邪而不伤正，共奏标本兼治之功。

案二：胃脘痛（宿食停滞）

胃脘痛又称胃痛，以胃脘部发生疼痛为主证。古代文献所称心痛，多指胃痛而言。《医学正传·胃脘痛》说："古方九种心痛……详其所由，皆在胃脘，而实不在于心也。"盖因胃脘痛处在心下，故有当心而痛之名。《景岳全书·心腹痛》曰："痛有虚实……辨治之法，但当察其可按者为虚，拒按者为实；痛徐而缓，莫得其处者为虚，痛剧而坚，一定不移者为实。"言简意赅地指出了胃脘痛虚实性质的鉴别要点。

患者黄某，男，38 岁，2014 年 6 月 9 日会诊。

诊见：患者 5 月 30 日摔伤，致腰 1 椎体 Ⅰ 度压缩性骨折，仰卧保守治疗 10 日。伤后仅第 5 天使用开塞露后大便一次，小便量正常色黄。至 6 月 7 日下午出现发热（体温 38~39℃），医生使用复方氨林巴比妥退热，汗出热退。6 月 8 日下午仍又发热。6 月 9 日请中医会诊。见患者心急而烦，恶心呕吐，不时呃逆，胃脘胀满，鼓之有声，疼痛拒按。伤后焦虑，情志不舒，心烦，纳差，失眠。舌质红而乏津，苔黄，脉数有力。

此乃情志抑郁；卧床日久，宿食停滞；骨折出血，血瘀化热，热邪蕴结于内之里实证也。《素问·至真要大论》曰："诸胀腹大，皆属于热……诸病有声，鼓之如鼓，皆属于热。"《伤寒论》曰："伤寒十三日，不解，胸胁满而呕，日晡所发潮热，已而微利，此本柴胡证。"故当以大柴胡汤清热泻火，逐里攻下为治。

处方：柴胡 12g，醋香附 10g，黄芩 12g，姜半夏 12g，醋白芍 15g，枳实 10g，大黄 15g，制乳香 10g，制没药 10g，生姜 10g，大枣 4 枚，3 剂。清水三煎，饭前一小时温服，日三次。嘱其以清淡素食为主，勿进油腻厚味之物。

服两剂，日泻便二次，脘腹舒软；再一剂，体温 37℃，然胃脘犹有隐痛，此宿食未尽之象。

上方大黄减至 10g，加生山楂 20g，生麦芽 20g，续进 5 剂，诸症悉除。

按：患者正当壮年，突遭骨折，卧床治疗，活动受限，生活常规大变，情绪不佳，时有心烦，骨折出血，血瘀化热，实为少阳不和兼有阳明里实，故以柴胡疏肝解郁；香附味辛性散，微苦能降，微甘能和，性平而不寒不热，助柴胡以调理气机；黄芩、柴胡相须，以增强清热泻火之力；芍药既能滋阴柔肝，又能缓急止痛；枳实、大黄攻坚散结而消痞满、除胀痛；生姜与半夏相伍而降冲逆、和胃气；大枣调和营卫，而于攻下之后缓解气机；生山楂健脾胃且有活血之功；生麦芽消痞满而有行气之能。因患者有骨折在先，有宿食停滞而胃脘疼痛在后，故以乳香、没药活血消肿，止痛生肌，新疾旧病，兼而治之。《本草纲目》云："乳香活血，没药散血，皆能止痛、消肿、生肌，故二药每每相兼而用。"

临床体会：大柴胡汤见于《伤寒论》，为治少阳阳明合病的主方，各版教材均将其录入《方剂学》中，作为传道授业解惑的必修之方。

本方在运用时，以往来寒热，胸胁或心下满痛，苔黄便秘为辨证要点。今人对急性胰腺炎、急性胆囊炎、胆石症、胆道蛔虫病合并胆道感染而见上述证候者，亦加减化裁而用之。

依据笔者的临床实践观察，其体会有三。

1. 除少阳阳明合病和宿食停滞之症外，如外伤科、骨科、妇产科等某些病症用之得当，也每有良效，而审证求因，辨证论治至为重要。正如《素问·至真要大论》所言："谨守病机，各司其属，有者求之，无者求之，盛者责之，虚者责之，必先五胜，疏其血气，令其调达，而致和平。"通过辨证论治，使人体气血通畅，阴阳平衡，功能正常。这才是医者职责之所系，也是目的之所在。

2. 大柴胡汤中毕竟有枳实、大黄一类攻下之品，故下法应以祛邪为度，不宜过量，以防正气受损。尤其对年老体弱者，更应审慎从事，并要提醒患者，如大便已通，或水饮、痰邪已去，则止后服。《素问·五常政大论》告诫我们："大毒治病，十去其六；常毒治病，十去其七；小毒治病，十去其八；无毒治病，十去其九。谷肉果菜，食养尽之，无使过之，伤其正也。"当然，这里的所谓"毒药"，并非单指药物的毒性或毒副作用，而是指药物性味的峻猛或和缓而言。

对于骨科患者，往往因长期卧床，出现阳明腑实证，用承气汤类即可。而大柴胡汤证与其主要不同点有二：一是是否有恶心呕吐，胃脘胀满之少阳不和症状；二是患者是否有日晡所发潮热之症。久病烦躁者有之，而伤后情志抑郁，夜夜失眠，两者兼有，即可考虑大柴胡汤证。经文里有"伤寒十三日不解"之说，但笔者认为临床诊治时以症为主，不必拘泥于条文里的时间限制。

总之，用药要根据病情，宜进则进，宜退则退，适当其可而止，然后以饮食水谷调养，使邪气去而正气复。古人所谓，对疾病要"三分治疗，七分调养"，就是这个道理。

3. 有的病，以大柴胡汤攻下后，病情解除，患者脘腹清净，通体舒泰，必见食欲增进，但不可贸然过量饮食，亦不可过度从事体力或脑力劳动，更应慎行房事，以免病愈后的食复、劳复发生。

苏国阳（湖北省中医院）

一、大柴胡汤出处及方解方义

纵观《伤寒杂病论》中论及大柴胡汤的条文主要有四条，即《伤寒论》第 103 条曰："太阳病，过经十余日，反二三下之，后四五日，柴胡证仍在者，先与小柴胡。呕不止，心下急，郁郁微烦者，为未解也，与大柴胡汤，下之则愈。"第 136 条曰："伤寒十余日，热结在里，复往来寒热者，与大柴胡汤。"第 165 条曰："伤寒发热，汗出不解，心中痞硬，呕吐而下利者，大柴胡汤主之。"《金匮要略·腹满寒疝宿食病脉证第十》云："按之心下满痛者，此为实也，当下之，宜大柴胡汤。"故可知《伤寒论》中所载大柴胡汤，乃少阳阳明合病之主方，其症见往来寒热，胸胁苦满，呕不止，郁郁微烦，心下痞硬或满痛，口苦咽干，目眩，大便秘结或协热下利，舌红苔黄，脉弦有力等[1]。其病位居于半表半里，正邪相争，枢机不利，外邪传入阳明，化燥成实，少阳阳明合而为病。大柴胡汤系由小柴胡汤去人参、甘草，加大黄、枳实、芍药而成，亦是小柴胡汤与小承气汤两方加减合成，故大柴胡汤是以和解为主与泻下并用的方剂。而若病在少阳，本当禁用下法，但少阳经证与阳明腑实并见的情况下，当表里兼顾。《医方集解》说："少阳固不可下，然兼阳明腑实则当下。"方中重用柴胡为君药，配臣药黄芩和解清热，以除少阳之邪；大黄配枳实以内泄阳明热结，行气消痞，亦为臣药。芍药柔肝缓急止痛，与大黄相配可治腹中实痛，与枳实相伍可理气和血，以除心下急；半夏和胃降逆，配伍生姜，以治呕逆不止，共为佐药。大枣与生姜相配，能和营卫，并调和脾胃，功兼佐使。总之，本方既可和解少阳，亦能内泄热结，使少阳与阳明合病得以双解，一举两得。正如《医宗金鉴·删补名医方论》所说："斯方也，柴胡得生姜之倍，解半表之功捷；枳芍得大黄之少，攻半里之效徐，虽云下之，亦下中之和剂也。"

二、大柴胡汤的临床应用

1. 大柴胡汤在治疗急慢性胆囊炎及胆石症中的应用

胆囊炎、胆石症均为胆系疾病，属中医"胁痛""痞满""腹痛"等范畴。据中医学"腑以通为用""通则不痛，不通则痛"的理论，胆腑以通降为顺，若气机不畅，即可见胆汁泛逆肌肤，胆气横逆犯胃，致使胃失和降，出现腹痛、呕吐、身目尿黄、便秘等症。

现代研究表明，大柴胡汤能使胆道括约肌放松，加上其显著的利胆作用，增加的胆汁排出量通过内冲洗有助于炎症感染的消退，因此可以治疗急慢性胆囊炎[2]。董桂芬[3]应用大柴胡汤加减治疗胆囊炎40例，结果治愈5例，显效18例，有效15例，无效2例，总有效率95.0%。徐迎涛、孙雪萍[4]用加味大柴胡汤对实验性豚鼠胆囊炎的影响研究表明：加味大柴胡汤具有增加胆囊炎动物胆汁量，降低血浆中白细胞含量和胆囊组织中TNF-α含量和TNF-α mRNA表达的作用，对胆囊炎有一定的治疗作用。

胆石症是胆道系统的任何部位发生结石的疾病。结石的形成与胆汁中胆汁酸及糖蛋白含量增高及胆红素含量密切相关[5]。有研究表明大柴胡汤能明显提高胆汁中胆汁酸含量，降低胆红素、糖蛋白含量，能有效抑制致石性病理胆汁的形成，既可消除结石继续生成的病因，又可加速结石从胆囊、胆管中的排出，具有疏肝利胆作用[6]。临床有大量有关大柴胡汤治疗胆囊结石、胆管结石的报道，总有效率最高可达94.4%[7、8]。

案例：刘某，男性，45岁，2014年8月6日因右上腹痛5小时，伴发热、呕吐、腹胀、便秘来诊。急查彩超提示胆囊炎（胆汁淤积型），泥沙样胆囊结石。血常规：白细胞14.7×10⁹/L，中性粒细胞0.89。诊时症见右上腹胀痛、拒按，伴恶心，呕吐，大便黏滞不畅，小便黄赤，口干苦，舌质红，苔黄腻，脉弦滑数。查体：体温38.6℃，身目黄染，上腹部压痛（+），莫菲征（+），无反跳痛。辨证属肝胆郁滞，湿热内结，腑气不通。故拟大柴胡汤加减，处方：柴胡、白芍、川楝子、延胡索各10g，黄芩、法半夏、郁金、厚朴各12g，枳实15g，生大黄10g（后下），金钱草、茵陈各30g，砂仁6g。服药2剂后，诸症皆缓。续守上方3剂，腹胀痛大减，大便日3次、质稀，再守原方去延胡索，大黄减为3g，继进3剂后诸症尽除。以疏肝健脾、利胆排石之剂调理1个月，复查彩超示胆囊炎、泥沙样胆囊结石征象消失，随访至今未复发。

按：胆石症与胆囊炎关系密切，炎症可以促使结石形成，而结石梗阻又可发生炎症，临床90%胆石症患者并发胆囊炎。在本案中大柴胡汤体现了清、疏、通、降四法，即疏肝胆、清湿热，通腑气、降瘀浊，加之金钱草清热排石，茵陈清热退黄，郁金、厚朴、川楝子、延胡索行气止痛，砂仁和胃止呕。本案例突出地显示了大柴胡汤利胆排石及抗炎止痛的作用。临证时亦可加黄连、蒲公英、夏枯草、龙胆草、虎杖、海金沙、鸡内金、石韦等增强清热利胆排石的作用。

2. 大柴胡汤在治疗胆汁反流性胃炎中的应用

胆汁反流性胃炎主要是由于幽门功能失调，或者实行了胃切除手术等，导致胆汁及碱性肠液逆流入胃部，对胃黏膜产生刺激从而引发的胃部炎性疾病，临床以胃脘满痛、嘈杂、嗳气、口苦、呕吐苦水为主症，属中医"胃脘痛""嘈杂""反酸"等范畴。

治则以疏肝利胆、和胃降逆为主。赵建辉[9]、张军城等[10]均通过使用大柴胡汤化裁治疗胆汁反流性胃炎，总有效率分别为92.72%与95.65%。表明大柴胡汤化裁方治疗胆汁反流性胃炎疗效确切。

案例：江某，女，38岁，2013年7月3日初诊。患者因情志不遂于3个月前感胃脘胀痛，口干口苦，反酸，呕吐黄绿色苦水，纳差，大便秘结，4~5日一行。经服莫沙必利、奥美拉唑等药物，症状未见明显好转。症见胃痛拒按，恶心呕吐，舌边尖红，苔黄厚，脉弦滑。胃镜示：胆汁反流性胃炎。证属肝胆郁热，横逆犯胃。治宜疏肝利胆，和胃降逆，方选大柴胡汤加减。处方：柴胡、黄芩、枳实、法半夏、白芍、青皮、陈皮、栀子各10g，大黄、牡丹皮各6g。服5剂后症状明显好转，守方治疗1个月，症状体征消失。复查胃镜胆汁反流消失，随访1年，未见复发。

按：《灵枢·四时气》云："邪在胆，逆在胃，胆液泄则口苦，胃气逆则呕苦。"肝失疏泄，胆汁逆行。其病在胃，其因在胆，其源在肝。因此，疏肝利胆、和胃降逆是中医治疗本病的基本治则。笔者通过多年胃镜观察，发现胆汁反流性胃炎胃镜下多见黏膜充血，黏液较多，胆汁反流，壅留胃底，潴留液多。故针对本病的病因病机，以大柴胡汤化裁疏肝利胆，和胃降逆，肝、胆、胃同治。笔者还发现胆汁反流性胃炎的患者，多数情志抑郁或紧张，故临证中常选用郁金、合欢皮、香附、青皮、佛手、夏枯草等疏肝解郁药或合用疏肝解郁胶囊以增其疗效。

3. 大柴胡汤在治疗急性胰腺炎中的应用

急性胰腺炎是多种病因导致胰酶在胰腺内被激活后引起胰腺组织自身消化、水肿、出血甚至坏死的炎症反应。该病临床以急性上腹痛、腹胀、发热，伴有呕吐和血胰酶增高为特点，属中医"腹痛""痞满""呕吐"等范畴。其发病多因外感时邪、饮食不节、情志失调等导致脏腑功能紊乱，气机阻滞，脉络瘀阻，邪毒内生，病机为湿、热、毒、瘀蕴结中焦，腑气升降失调。证属少阳阳明合病，故选用大柴胡汤为基本方进行治疗。林景松[11]应用大柴胡汤保留灌肠治疗急性水肿型胰腺炎23例，结果痊愈11例，显效9例，有效2例，无效1例，总有效率95.6%。王传兰[12]、周俊娣等[13]应用大柴胡汤加减治疗急性胰腺炎，治疗组疗效均明显优于对照组，提示在常规治疗基础上应用大柴胡汤加减方治疗，能明显改善急性胰腺炎患者的临床症状，减少并发症，弥补单纯西医治疗的不足，缩短病程，改善患者的预后。

案例：李某，男性，41岁，2014年8月10日初诊。患者2天前因饮酒后骤发上腹部绞痛，伴恶心呕吐，呕吐物为胃内容物，发热恶寒，舌红，苔黄腻，脉弦滑。查尿淀粉酶、血淀粉酶升高，嘱禁食，行胃肠减压，予西药抗感染、抑酸护胃、补液维持水及电解质平衡等治疗。中医辨证为湿热中阻，少阳枢机不利，阳明闭阻不通。治以清肝利胆，泄热通腑。投以大柴胡汤加减，处方：柴胡、赤芍、败酱草、红藤各15g，黄芩、厚朴、枳实、郁金、延胡索、法半夏各12g，生大黄10g（后下），芒硝

244

10g（冲化），炙甘草6g。水煎，取汁100mL行胃管注入，每日2次。2剂后发热退，腹痛明显减轻，排黄色软便2次，仍时有恶心，苔薄黄微腻，脉滑数。续服3剂后腹痛基本消失，排稀便4~5次，舌质转淡红，苔薄白微黄，脉弦滑。于前方去大黄、芒硝，又服3剂，诸症悉除。复查血常规、淀粉酶已复正常。

按：急性胰腺炎符合阳明腑实，当属里实热证，临床治疗中应对其行通里攻下之法。本病因饮酒过度所致，肝胆脾胃功能损伤，湿热蕴结中焦，腑气升降失调。大柴胡汤外解少阳邪热，内泄阳明热结，加用败酱草、红藤，具有清热利湿功效，芒硝助大黄泄下热结，以治阳明腑实证。大柴胡汤的使用可以解除括约肌痉挛，对胰蛋白酶、胰淀粉酶、胰脂肪酶具有较好的抑制作用，改善胰腺血流情况，促进炎症消除和组织吸收。同时促进胃肠蠕动，避免肠麻痹的出现，减少腹胀症状，增加排便次数，能有效消除肠源性内毒素，减少菌群非正常移位，防止肠源性感染的发生，对肠内屏障具有一定的保护作用，减少因肠道功能衰竭而继发全身炎症，并进一步引起多脏器功能衰竭的可能，这对于急性胰腺炎患者具有重要意义。笔者还发现使用大柴胡汤进行保留灌肠，可减少抗生素和抑制胃酸、胰腺分泌药物的使用。

4. 大柴胡汤在治疗肠梗阻中的应用

肠梗阻是指肠内容物在肠道中通过受阻，为常见的急腹症，可因多种因素引起。临床表现为腹痛、腹胀、恶心呕吐、便闭，属于中医"关格""腹痛""鼓胀""呕吐""便秘"等范畴，"六腑以通为用""以降为顺"，凡肠腑外伤、食积、热郁、湿阻等均可导致肠腑气血阻滞，传导障碍，清浊不分，积于肠内，发为本病。大柴胡汤有和解通下之功，故可选用本方为基本方进行治疗。朱奎华等[14]使用大柴胡汤治疗粘连性肠梗阻40例，痊愈32例，好转7例，无效1例，总有效率达97.5%。张可明等[15]用大柴胡汤治疗麻痹性肠梗阻22例，治愈18例，显效3例，好转1例，总有效率95.46%。

案例：张某，男性，50岁，2012年10月20日初诊。3天前因过食羊肉而感中上腹剧痛，腹胀，恶寒发热，停止排便、排气，时有恶心、呕吐，呕吐物为胃内容物，尿黄，舌苔黄厚，脉滑数。有阑尾切除术史。腹平片提示不全性肠梗阻，嘱禁食，行胃肠减压，予西药抗感染、补液维持水及电解质和酸碱平衡等治疗。中医辨证为湿热中阻，少阳枢机不利，阳明热结。予大柴胡汤化裁，处方：柴胡、赤芍、莱菔子各15g，生大黄10g（后下），黄芩、枳实、厚朴、槟榔、延胡索、半夏各10g，芒硝10g（冲化），甘草6g。水煎取汁，以100mL行胃管注入，并予软皂水500mL加上方煎液200mL灌肠，以上两种方法每日均行2次。用药1天后，腹痛、腹胀减轻，已排便、排气，恶心、呕吐明显减轻，减生大黄为8g，续用2天后复查腹部平片提示未见气液平面，肠梗阻解除。上方去大黄、芒硝继服1周，诸症全消。

按：大凡脏腑外伤、食积、热郁、湿阻等均可导致腑气阻滞、传导障碍，蕴滞于肠内，发为肠结。肠结既成，腑气不畅，里实壅盛，升降失常，则腹痛、腹胀、呕吐、便闭诸症蜂起，犹如邪入阳明，化燥成实，故和解攻下法并用。此案例用药乃大柴胡汤加厚朴、芒硝、槟榔、延胡索、莱菔子而成。其中，柴胡、黄芩和解少阳之邪；半夏和胃降逆止呕；因实邪壅滞、心下急迫，故用承气汤以泄下热结而釜底抽薪，急下存阴；赤芍凉血活血，缓腹中急；槟榔、延胡索行气止痛；莱菔子加强行气通便之效。本法寓小柴胡汤合承气汤之意，承气汤有缓解平滑肌痉挛，促进肠蠕动和肠道排空的作用，而小柴胡汤在此所起功用，笔者认为其应具有调节神经功能紊乱，缓解紧张情绪及松弛（解痉）作用，具有调节神经体液的功能；故和解通降不失为治疗肠梗阻的一大妙法。

三、结语

大柴胡汤源于《伤寒论》，本为伤寒少阳阳明合病而设，主少阳兼阳明实证，是少阳邪热未及时和解而传入阳明，为"枢机不利，里热结实"之故。主要功能是和解少阳，通里泄热。其辨证要点：①寒热往来或发热；②胸胁苦满或心下满痛；③呕吐；④腹胀腹痛；⑤便秘或热利；⑥舌红苔黄，脉弦。治宜"外和枢机，里下结实"，治疗时外用和解之法以利枢机，可促腑气之畅行；内下结实之邪也可助枢机运转，两者相辅相成，相得益彰。临床据本方要点，随症加减，热甚者加黄连、石膏、栀子等以清其热；大便硬结者可加芒硝、虎杖、莱菔子以软坚通便；呕吐甚者可加竹茹、代赭石以降逆止呕；气滞心下胀痛者加厚朴、木香等利气除胀；胁肋胀痛者加延胡索、青皮、川楝子等疏肝止痛；黄疸者加茵陈蒿汤清热利湿退黄。本方用于治疗内伤杂病，特别是消化系统疾病，疗效显著。本文证实大柴胡汤治疗急性胆囊炎、胆石症、胆汁反流性胃炎、急性胰腺炎、肠梗阻等病见有少阳阳明合病属实热征象者，疗效甚佳。上述各病，虽病因不同、症状不同，但其病机均为少阳不和、阳明腑实，治疗皆以大柴胡汤化裁，取得良好的疗效，此实乃在同证异病，异病同治的基础上扩大适应证及病种范围，因此深刻领悟《伤寒论》的精髓，自觉将之指导临床，将受益颇多。

参考文献

［1］王天中. 大柴胡汤临床验案 3 则［J］. 山西中医，2010，26（9）：45.

［2］张成良. 大柴胡汤化裁治疗胆系感染 36 例［J］. 新消化病学杂志，1995，3（3）：180.

［3］董桂芬. 大柴胡汤加减治疗胆囊炎 40 例临床观察［J］. 江苏中医药，2011，43（10）：41.

［4］徐迎涛，孙雪萍. 加味大柴胡汤治疗胆囊炎的实验研究［J］. 中国实验方剂学杂志，2013，19（3）：234-237.

［5］陈灏珠. 实用内科学［M］. 北京：人民卫生出版社，1997.

［6］安新，史美缓，郭振武，等. 中药柴胡汤抑制胆石形成的实验研究［J］. 唐山医药，1994，12（2）：1–4.

［7］郑祥光. 大柴胡汤加味治疗胆石症120例［J］. 山东中医杂志，1987（3）：18–19.

［8］何世东. 加减大柴胡汤治疗胆管结石15例［J］. 新中医，1994，26（11）：49.

［9］赵建辉. 大柴胡汤加减治疗胆汁反流性胃炎55例疗效观察［J］. 中外健康文摘，2011，8（9）：414–415.

［10］张军城，黄海. 大柴胡汤化裁治疗胆汁反流性胃炎46例临床分析［J］. 中外医学研究，2011，9（18）：129–130.

［11］林景松. 大柴胡汤保留灌肠治疗急性水肿型胰腺炎23例［J］. 现代中西医结合杂志，2003，12（7）：698–699.

［12］王传兰. 大柴胡汤加减治疗急性胆源性胰腺炎32例［J］. 实用中医内科杂志，2011，25（1）：58–59.

［13］周俊娣，付成华. 大柴胡汤加减方治疗急性胰腺炎的临床研究［J］. 中国医药导报，2011，8（23）：93–94.

［14］朱奎华，汪雪晴，王宗涛. 大柴胡汤治疗粘连性肠梗阻40例［J］. 时珍国医国药，2006，17（2）：255–256.

［15］张可明，邓少永. 大柴胡汤治疗麻痹性肠梗阻22例［J］. 中国中医急症，2001，10（3）：172.

刘阳川（青岛市黄岛区中医医院）

一、《伤寒论》中的大柴胡汤乃解表清里、下中之和剂

《伤寒论》所载大柴胡汤"柴胡半斤，黄芩三两，芍药三两，半夏半升（洗），生姜五两（切），枳实四枚（炙），大枣十二枚（擘）。上七味，以水一斗二升，煮取六升，去滓，再煎；温服一升，日三服。一方加大黄二两，若不加，恐不为大柴胡汤"。意思是说，既然叫大柴胡汤，一定要用大黄。

据考证东汉时期一两相当于现在 15.625g。看来仲景用药量不小，虽然只有八味药物，一煎浓缩，每日分三次服。如今大多医家是这样折算的，东汉一两按现代剂量 3~5g 折算：柴胡 24~40g，半夏 7.5~12.5g，枳实 12~20g（据考，东汉时期的枳实应该是现代的枳壳），黄芩 9~15g，芍药 9~15g，生姜 15~25g，大枣 10~20g，大黄 6~10g。

现代煎中草药通常是日 1 剂两煎，日两服。比古人药量小，提示我们现在用量比较保守。临床上个人用药量上的经验是体质壮实、症状偏重的适当加大用药量，未见不良反应，疗效提高。

大柴胡汤实际上是小柴胡汤去掉人参、炙甘草，加重了生姜的用量，再加上枳实、芍药、大黄。即是小柴胡汤合以下其中之一：（柴胡、枳实、芍药）四逆散；（大黄、枳实）小承气汤。由少阳枢机不利、胆热内郁的小柴胡汤证，发展到气郁化火、少阳火热加重、火热灼伤胆汁（包括胰液、胃液）之胆腑实热的大柴胡汤证。

去掉人参、炙甘草：这两个属于甘温之品，以防温补助热。

重用生姜五两：是因为由喜呕变成呕不止。

加上白芍：是因为有明显的疼痛，白芍具有良好的缓急止痛的作用，能松弛内脏及腹部的平滑肌痉挛；也有解释为防伤阴且止痛。

用上枳实：是为了破气散结，开散郁火，并能通调大便，促使郁热从下而走，邪有出路，以防"闭门留寇"。

是否加大黄？

在《伤寒论》中大柴胡汤是没有大黄的，而在《金匮要略》中大柴胡汤是有大黄的，后世的许多医家都认为大柴胡汤中应该有大黄，如晋代的王叔和、宋代的许叔微这些研究伤寒的"大家"，都主张加大黄二两。对大柴胡汤证的"心下急；心中痞硬；心下满痛；胸胁满"，类似大黄黄连泻心汤证是大黄二两，泄热消痞，治疗"心下痞，

按之濡"；若是热实结胸的大陷胸汤证之大黄是六两，主治"心下痛，按之石硬者""心下因硬""不大便五六日……从心下至少腹硬满而痛不可近者"，其心下"痛、满、硬"明显比大柴胡汤证的重。

仲景是根据证候轻重，善于调剂药量的典范，有是证用是方用是药及药量，个人认为应该是加大黄的理由。大黄是通腑的要药，既通阳明腑（大黄四两，酒洗，后下），又通少阳胆腑（大黄二两）。"六腑（包括阳明腑、少阳胆腑）以通为用"，"通则不痛"。

方中柴胡归肝、胆经，能疏散退热，除少阳之邪，同时又有疏肝解郁利胆之效；黄芩归心、肺、胃、胆、大肠经，可清三焦之热；大黄既可泄少阳胆腑、阳明腑实热，又可活血化瘀，推陈致新；枳实行气消痞除满；白芍柔肝缓急止痛；半夏和胃降逆，配生姜以止呕逆；大枣、生姜配伍能和营卫行津液，调和脾胃。综观全方，当有疏肝解郁、和解少阳、通腑泄热、活血化瘀、和胃降逆之效。

此外，陈明分析，大柴胡汤里含柴胡、枳实、芍药，原来里面还有一个四逆散。也就是小柴胡汤与四逆散的合方，不但治肝胆疾患，也可治五脏六腑之郁滞。

小柴胡汤是和少阳枢机不利，治胆热的；而四逆散是和厥阴枢机不利的，可以疏肝理气。那么，这两个方子合在一起使用，就是不论是阳经、六腑的郁滞，还是阴经、五脏的郁滞，抑或是五脏六腑一起郁滞，大柴胡汤都可以使用。换句话说，小柴胡汤是治三阳经、六腑气机郁滞的；四逆散是治三阴经、五脏气机郁滞的；那么，大柴胡汤所治范围更宽，是治六经、五脏六腑气机郁滞的。也就是不管哪里有气机郁滞，只要郁滞不解，病症较重的，就可以选用大柴胡汤治疗，因为它的解郁作用比小柴胡汤、四逆散都强。比如，现在的抑郁症，病情较重者，就可以选用大柴胡汤了。基于肝胆疾病来讲，小柴胡汤主要治疗少阳胆的疾病，四逆散主要治疗厥阴肝的疾病，而大柴胡汤为两方相合，所以可以通治肝胆的疾病。

清代柯韵伯《伤寒来苏集·伤寒附翼》曰："大、小柴胡，俱是两解表里之剂，大柴胡主降气，小柴胡主调气。"

吴谦《医宗金鉴·删补名医方论》曰："柴胡证在，又复有里，故立少阳两解法也。以小柴胡汤加枳实、芍药者，仍解其外以和其内也。去参、草者，以里不虚。少加大黄，以泻结热。倍生姜者，因呕不止也。斯方，柴胡得生姜之倍，解半表之功捷。枳、芍得大黄之少，攻半里之效徐，虽云下之，亦下中之和剂也。"定位大柴胡汤为解表清里、下中之和剂。

二、《伤寒论》大柴胡汤仲景的经验最为重要，治疗范围可归纳为四点

（一）少阳阳明同病用大柴胡汤治疗

《伤寒论》第104条曰："伤寒十三日不解，胸胁满而呕，日晡所发潮热，已而微利。此本柴胡证，下之以不得利……"胸胁满，这是少阳经气不利；呕吐是胆热犯胃，胃气上逆。这显然是少阳经腑受邪而同病的表现。日晡所发潮热，这是典型的阳明里实证的热型。这就是少阳不和兼有阳明里实。

《伤寒论》第136条曰："伤寒十余日，热结在里，复往来寒热者，与大柴胡汤。"热结在里是热结在阳明，往来寒热是少阳有邪，可见此证也是一个少阳不和兼有阳明里实。

大柴胡汤有小柴胡汤和解少阳的作用，枳实和大黄又可以看成是半个小承气汤，有通泄里实的功效；芍药养血柔筋，缓急止痛。所以说大柴胡汤有和解少阳，通泻阳明的作用，是少阳、阳明双解的和方。

故少阳阳明合病用大柴胡汤治疗。

（二）大柴胡汤治疗少阳腑实证（少阳胆腑热实证）

传统注家并没有"少阳胆腑热实证"的说法，但郝万山认为，少阳胆腑作为六腑之一，也可以有热实证。《伤寒论》第103条曰："太阳病，过经十余日，反二三下之，后四五日，柴胡证仍在者，先与小柴胡汤。呕不止，心下急，郁郁微烦者，为未解也，与大柴胡汤，下之则愈。"不少人认为，这里的"呕不止，心下急，郁郁微烦"是少阳不和兼有阳明里实，是阳明热壅胃实。但郝万山认为就"呕不止"这个症状来说，是少阳病小柴胡汤证"喜呕"的加重，它并不是阳明腑实证的临床特征。阳明腑实证的临床表现中不仅没有呕吐，还曾有"伤寒呕多，虽有阳明证，不可攻之"（第204条）的禁忌。可见呕吐这个症状不仅不属于阳明病的本证，而且在阳明病的病程中，见到呕吐的，还应当禁用承气汤攻下。所以就不能把"呕不止"当成阳明里实证的表现。

"心下急"就是心下拘急疼痛，它是阳明腑实证吗？阳明腑实证中腹部的实证表现是腹满、腹胀满、腹大满不通、绕脐痛、腹满痛，没有一处提到心下胀满疼痛的。所以阳明腑实证的病位在腹部而不在"心下"。其病位不仅不在心下，而且《伤寒论》还有"阳明病，心下硬满者，不可攻之"（第205条）的禁忌。也就是说在阳明病的病程中，如果兼见有心下硬满的，就不可以用承气汤攻下了。可见也不能把"心下急"当作阳明腑实证的表现。心下急这个症状，应当是小柴胡汤适应证中"心下支结"的加重。"心下支结"是胃脘部有一种支撑结聚的感觉，为少阳胆腑气机结滞所致，第146条曰："伤寒六七日，发热微恶寒，支节烦疼，微呕，心下支结，外证未去者，柴胡桂

枝汤主之。"所以"呕不止，心下急"，从病位来说，并没有离开少阳，可是为什么症状加重了呢？这是少阳胆热伤津，津伤化燥，因燥成实，邪热与胆腑精汁相结，从而形成了少阳胆腑热实证的缘故。

阳明胃属于六腑之一，少阳胆也属于六腑之一。邪在阳明，邪热伤津，津伤化燥，因燥成实，邪热和阳明的糟粕相结，我们把它叫作阳明腑实证。热在胆腑，热盛伤津，津伤化燥，因燥成实，邪热和胆腑的精汁相结所形成的证候，称作少阳胆腑的热实证，甚至可以称作少阳腑实证。我们今天在临床上见到的急性胆囊炎、胆道结石症的急性发作及急性胰腺炎一类的病证，临床表现上大多属于胆腑热实证的范畴。

"阳明腑实证"一词出自后人，并不见于仲景原文；为什么我们不可以把少阳胆腑的热实之证称作"少阳腑实证"呢？应该可以。

小柴胡汤适应证是少阳经证、胆腑的郁热证，大柴胡汤适应证之一是胆腑的热实证。大柴胡汤中用小柴胡汤来清解少阳郁热，毕竟热邪已经和胆腑中的精汁相结，而出现了实象，所以才加了大黄、枳实，使胆腑的实热邪气通过肠道排出体外，给邪气以出路。因为胆汁（也包括胰液）原本就是排入十二指肠的，所以胆腑的实热之邪也通过消化道来排出体外，邪有出路。用芍药是养血柔筋，缓急止痛，治疗上腹痛（包括了胆绞痛一类）。

至于条文里的"郁郁微烦"，"郁郁"与"默默"的病机相同，皆为少阳气机郁遏之象，但证情以"郁郁"为重。"微烦"并非轻微之烦，而是指气郁热遏于内，使心烦于外表现轻微。"与大柴胡汤，下之则愈"，下什么呢？不是下阳明的里实，而是下少阳胆腑的实热。

《伤寒论》第165条曰："伤寒发热，汗出不解，心中痞硬，呕吐而下利者，大柴胡汤主之。""心中痞硬"，是少阳实热邪气郁结于胆腑的表现；呕吐是胆腑实火犯胃，胃气上逆的结果；下利是胆腑实火下迫肠道所致。因此这里所说的也是一个少阳胆腑热实证。从临床上看，急性胆囊炎、胆道结石症的急性发作、急性胰腺炎的患者没有不心下硬满疼痛并伴见呕吐、下利的。

大柴胡汤的现代临床应用也证实了这一点。当代医家和笔者常用大柴胡汤加金钱草、海金沙、鸡内金、槟榔片、郁金、芒硝等治疗急性胆囊炎和胆道结石症的急性发作，疼痛重的，再加延胡索、川楝子，疗效很好。大柴胡汤原方也常用于治疗急性胰腺炎，可以说有特效。这都证实大柴胡汤的主要适应证就是少阳胆腑热实证，或者说是少阳腑实证。

（三）仲景还用大柴胡汤来代替承气汤使用，用于治疗阳明腑实及杂病腹满属实证者

如《伤寒论·辨可下病脉证并治》说："阳明病，发热，汗多者，急下之，宜大柴胡汤。"又说："伤寒六七日，目中不了了，睛不和，无表里证，大便难，身微热者，

此为实也，急下之，宜大承气、大柴胡汤。"而在《伤寒论·辨阳明病脉证并治》中用的只是大承气汤。《伤寒论·辨可下病脉证并治》又云："汗出谵语者，以有燥屎在胃中，此为风也。须下者，过经乃可下之。下之若早者，语言必乱，以表虚里实故也。下之愈，宜大柴胡、大承气汤。"又曰："病人烦热，汗出则解，又如疟状，日晡所发热者，属阳明也。脉实者，可下之，宜大柴胡、大承气汤。"这都是用大柴胡汤代替大承气汤治疗阳明腑实证的例子。《伤寒论·辨可下病脉证并治》还有："腹满不减，减不足言，当下之，宜大柴胡、大承气汤。"又曰："病腹中满痛者，此为实也，当下之，宜大承气、大柴胡汤。"这是用大柴胡汤代替大承气汤来治疗杂病腹满中的实证。《伤寒论·辨可下病脉证并治》还有："太阳病未解，脉阴阳俱停，必先振栗汗出而解，但阴脉微者，下之而解，宜大柴胡汤。"此条曰"宜大柴胡汤"在《伤寒论·辨太阳病脉证并治》作"若欲下之，宜调胃承气汤"，可见仲景还用大柴胡汤来代替调胃承气汤使用。（注意：可以用大柴胡汤代替大承气汤用于治疗阳明腑实证，却不可以用大承气汤代替大柴胡汤来治疗少阳腑实证。原因是第204条"呕多者，不可用承气汤攻之"；第205条"心下硬满者，不可用承气汤攻之"，皆是明证。）

（四）仲景用大柴胡汤治疗差后复发热而脉沉实者

大病初愈，脏腑气血未复，余邪遗热未了，由于各种原因而造成病情复发又出现发热的，仲景采用执简驭繁法，这就是《伤寒论》第394条所说的"伤寒差已，后更发热，小柴胡汤主之。脉浮者，以汗解之；脉沉实者，以下解之"。但是在这里没有提到"以下解之"用什么方子。在《伤寒论·辨可下病脉证并治》里说："伤寒后，脉沉。沉者，内实也，下之解，宜大柴胡汤。"大柴胡汤和枢机，解郁结，泻里实，既兼有小柴胡汤的解热效果，又兼有承气汤的泻实作用。对病后复发热，脉沉实，内有里实的，用之是非常合适的。

如上所述，大柴胡汤治疗的范围包括以上四个方面：不离六经辨证的少阳阳明、差后发热之实者；用卫气营血辨证来看属于气分证范畴；用三焦辨证考虑中下焦均在；用脏腑辨证分析与肝、胆、胃、大肠、三焦关系密切；用气血津液辨证看与气、津关系密切；从经络辨证看与胆、三焦经关系密切；八纲辨证分析属阳、热、里、实证。用不同辨证方法看同一个症候群，应该会全面些！

三、《伤寒论》大柴胡汤证的四大主证和基本病机

（一）《伤寒论》中的大柴胡汤证（四大主证）

张仲景的经验最为重要，是经典方证。张仲景是如何用大柴胡汤的？

1. 心下痞满硬痛

心下：剑突下三角区，即整个上腹部。这是大柴胡汤方证的主治部位。

痞满硬痛：由小柴胡汤证的胸胁苦满→心下急、心中痞硬、心下满痛、心下必痛、心下支结。

腹诊：上腹部饱满感、质地较硬、压痛明显。

虽然是腹痛，但大柴胡汤证的腹部症状与大承气汤证、桃核承气汤证等腹部症状是不同的。大柴胡汤证是上腹部满痛，大承气汤证是脐周极其胀满有力，桃核承气汤证是下腹部压痛。

2. 呕吐

由喜呕→呕不止。呕吐而下利者，或呕不止，心下急者。从原方生姜的用量看，方证中必定有呕吐且比较剧烈，生姜是止呕的关键药物，增至五两。

呕吐不只是一个症状，而是一种状态，提示胃气上逆，所以可以看作是呕吐综合征，其临床表现包括嗳气、反酸、腹胀、进食后症状加重、流口水、夜半口干苦、晨起咽喉有黄黏痰、口臭等。

3. 发热

由往来寒热→热结在里、发热汗出不解、发热汗多、日晡所发潮热。提示大柴胡汤主治病在里的发热性疾病。

4. 郁郁微烦

由心烦（喜呕），默默（不欲饮食）→郁郁微烦。这是大柴胡汤方证的精神心理症状。表现为郁闷心烦、抑郁、焦虑、失眠等，临床发现，服用大柴胡汤后，患者感到情绪趋于稳定。另外，头痛、眩晕、麻木、震颤、半身不遂等神经系统症状也常见，可看作是郁郁微烦的延伸。

这四大证，是用方的证据，不要简单地理解为是四个症状。这是古代医家应用大柴胡汤的经验总结，是高度凝练的应用口诀。

《伤寒论》等经典是采用举例的方法，告诉我们如何用好经方，在掌握方证（包括病机）后，可以在临床上扩大经方的使用范围，即以点代面。

（二）基本病机

大柴胡汤证的基本病机：郁热。

大柴胡汤如何散郁热？大柴胡汤为清热泻下降气和解剂。清热，清的是里热，是一种郁结在里的热，用张仲景的话是"热结在里"；泻下，泻的不是肠腑燥屎，泻的是心下的一团郁热之气，气随热降；和解，就是解郁开结，让内结的热气散去，使表里之气疏通，郁热得解。

四、大柴胡汤的现代临床应用

黄煌对经方的理解及经验有深度，仿佛离仲景经方更近了一步，非常可贵。关于大柴胡汤适应证的认识诸多医籍均停留在仲景原文的症状上。黄煌提倡，应以四大证为基础，从多方面归纳大柴胡汤的方证，便于掌握和运用，提高判定方证的准确率，指导扩大临床应用，提高疗效。

许多经方都是多靶点用药的，其药理作用极为复杂，大柴胡汤也不例外。其现代药理作用：有利胆、保肝、保护胰腺、抗溃疡、保护胃肠黏膜及调节小肠运动紊乱、通便、降脂、抗凝、抗动脉粥样硬化、扩张血管、免疫调节、抗炎、抗过敏、抗内毒素、退热、抑菌等多种作用。如此多方面的作用更证实了黄煌的倡导。

临床多用于以下几方面疾病的治疗。

（一）发热性疾病

胆系感染发热、肺部感染发热、乳腺炎发热、肝炎发热、感冒发热、不明原因发热等证属少阳胆腑实热证、少阳阳明合病者，均有应用大柴胡汤的机会，但必须抓住方证，如恶寒发热或汗出热不解，腹胀，大便不通，舌苔厚者。特别是需要按压上腹部，有压痛者，效果最好，往往大便一通，汗出而热退。大柴胡汤用于发热，柴胡须重用40g以上。小柴胡汤能退热，而大柴胡汤退热有时更快。现代经方家胡希恕擅用大柴胡汤退热，他的经验是加生石膏，指征是舌苔黄，大便干。

（二）胰胆疾病

胰腺炎、胆囊炎、胆石症、胰胆部位的肿瘤等，如果出现按之心下满痛者，出现腹胀呕吐者，都可以用本方。大柴胡汤用于治疗胰腺炎，无论急性还是慢性都有效，可以说是胰腺炎的专方。

（三）反流性胃病

如胆汁反流性胃炎、反流性食管炎、功能性消化不良等。临床多表现为上腹部饱胀感、烧心、恶心呕吐、反酸、食欲不振等，大柴胡汤能抑制这种反流状态，可以说，大柴胡汤就是一种天然的胃肠动力剂。

（四）支气管哮喘

大柴胡汤不仅用于消化道疾病，而且对呼吸道疾病也有神奇效果，特别是支气管哮喘。应用指征：①体格健壮；②进食后腹胀或加重气喘；③上腹部按压硬满疼痛；④夜间发生者居多。这四条中，三条与上消化道反流相关。夜间或凌晨发作和加重是哮喘的特征之一，而半数以上的胃食管反流病（GERD）患者存在夜间反流现象。

大柴胡汤治疗哮喘持续发作，舌暗唇紫，合桂枝茯苓丸，这对减轻肺动脉高压状态，对改善肺部循环有利，胡希恕常用此配伍；嗳气腹胀、恶心呕吐，合半夏厚朴汤；吐黄痰者，合小陷胸汤；痰不易吐，加桔梗。

（五）高血压、高血脂

大柴胡汤有通利气机，荡涤郁滞的作用。用于中老年，体形肥胖壮实，上腹部膨隆，面红油亮或面暗油腻，身体困重乏力，口臭，便秘者，特别是伴有胆囊炎、消化不良、脂肪肝、高脂血症最为有用。除原方之外，常与三黄泻心汤合用，适合于面红有光，脉滑有力者。治疗高脂血症、高黏血症，大柴胡汤常合桂枝茯苓丸，特别是面暗红，舌质紫者。大柴胡汤对血脂高、血糖高的代谢病具有调理的功效。

（六）抑郁症

大柴胡汤（郁郁微烦方证）具有抗抑郁和抗焦虑的功效。失眠、郁证常用此方。

（七）乳房病

乳房处在胸部，其肿胀疼痛可以看作是"胸胁苦满"的一种表现，可以考虑使用大柴胡汤。如乳腺小叶增生、产后乳汁淤积。

（八）皮炎湿疹

大柴胡汤也能用于皮肤病，如荨麻疹、神经性皮炎、湿疹、带状疱疹、痤疮、黄褐斑、日光性皮炎等，见腹胀、便秘及情绪低落者。

（九）杂病

如感冒、咳嗽、头晕、头痛、胃痛、腹痛、呕吐、呃逆、便秘、耳聋耳鸣、水肿、胸痹、胁痛、月经不调、不孕、盗汗、鼻炎及咽炎等多种病。

（十）用于多种肿瘤

如肝癌、胆管癌、胰腺癌、壶腹癌、胃癌、肺癌、乳腺癌等有效。

五、典型病例

李某，女，43岁。乳腺癌晚期左颅内多发转移，大者 5.3cm×4.7cm×3.9cm，周围明显水肿带，经头部放疗及伽马刀治疗，头晕、头痛、视物昏花、恶心、呕吐、不能行走，住院以甘露醇、地塞米松、甘油果糖交替脱水降颅压治疗 20 余日，症状减轻，每次减量用药症状即加重，医院告知无特效办法。于是，通过熟人介绍请中医会诊。

刻诊：头晕，头痛，视物昏花，恶心，呕吐，不敢走，体质不弱，怕热，多汗，上腹部胀满压痛，便干，精神抑郁，舌质红，苔白厚干，脉沉弦有力。

辨证：此属大柴胡汤证及苦冒眩证。

选方：大柴胡汤合泽泻汤化裁。处方：柴胡 24g，黄芩 9g，半夏 9g，生姜 15g，大枣 9g，白芍 9g，枳壳 12g，大黄 6g，泽泻 75g，白术 30g，茯苓 25g，猪苓 15g，肉桂 6g。5 剂，水煎，日两服。

5 天后一大早，家属报喜，再请会诊。诊见诸证大减，可扶床行走，效不更方，调治一个半月，诸证缓解，可自行走路、看报，精神佳，生活自理。

六、结语

大柴胡汤不愧是仲景的名方表里双解之和剂。其组方严谨，用药精简，应用广泛，疗效显著，历代医家推崇备至。在临床上，可用的机会非常多，大多可用原方不需加减，只要见"四大证"、郁热病机、属于六经辨证的少阳经腑热实证及阳明部分腑实证者（对于现代临床各科疾病均有应用，以消化系统相关的疾病居多），投以此法、此方辨证治疗，大多会效如桴鼓，非常值得深入学习研究，并推而广之。

包凤芹（满洲里市第一医院）

大柴胡汤系医圣张仲景《伤寒杂病论》名方之一，本方由柴胡、黄芩、白芍、半夏、枳实、大黄、大枣、生姜组成。本方是由小柴胡汤去人参、甘草，加大黄、枳实、芍药而成，是和解为主与泻下并用的方剂。小柴胡汤为治伤寒少阳病的主方，加大黄、枳实、芍药以治疗阳明病热结之证。本方主治少阳阳明合病，症见往来寒热，胸胁苦满，表明病变部位仍未离少阳；呕不止与郁郁微烦，则较小柴胡汤证之心烦喜呕为重。至于心下满痛或痞硬，便秘或热利，苔黄与脉弦有力等，是病邪已入阳明化热成实之象，在治法上，病在少阳，本应禁用下法，但在兼有阳明腑实的情况下，就必须表里兼顾，正如清初医家汪昂在《医方集解》所言："少阳固不可下，然兼阳明腑实则当下。"因此，本方配伍既不违反少阳禁下的原则，又可表里同治。方中柴胡为君，与黄芩合用，和解清热，以除少阳之邪；大黄、枳实泄阳明热结，共为臣药；白芍缓急止痛，与大黄相配可治腹中实痛，与枳实相伍可治气血不和的腹痛烦满不得卧；半夏降逆止呕，配伍生姜重用，以治呕逆不止，共为佐药；大枣与生姜同用能调和营卫而和诸药，共为使药。诸药合用，共奏外解少阳，内泄热结之功。本方在临床运用时，以往来寒热，胸胁或心下满痛，苔黄，便秘，为辨证要点。胆囊炎、胆石症、胰腺炎见上述证候者，均可加减应用，因此大柴胡汤在临床有着广泛的应用。现就临床应用阐述如下。

一、《伤寒杂病论》中大柴胡汤的应用（古代）

1.《伤寒论》第103条曰："太阳病，过经十余日，反二三下之，后四五日，柴胡证仍在者，先与小柴胡。呕不止，心下急，郁郁微烦者，为未解也，与大柴胡汤，下之则愈。"本条是讲太阳表证已罢，邪入少阳当以和解为治，汗吐下诸法皆属禁忌，今反二三下之，显然属误治，所幸患者正气尚旺，少阳病证没有因为误治而发生严重变化，柴胡证仍在者，有是证用是方，因此仍用小柴胡汤和解少阳。服小柴胡汤后，如正胜邪退，病愈；如病情出现新的变化，症见"呕不止"为少阳病原有"喜呕"一证的加重，见"心下急"应为少阳病原来"胸胁苦满""心下支结"之证的发展。其病机为少阳胆热伤津，津伤化燥，因燥成实，而形成胆腑实热结滞所致。胆腑实热迫胃，胃气上逆，则呕不止；胆腑实热结滞，使中焦气滞血结，故见心下拘急疼痛，难以忍耐。胆热内收、内敛、内郁，少阳病的心烦就变成了"郁郁微烦"。用大柴胡汤旨在和解少阳枢机，清泄胆腑实热。

2.《伤寒论》第 136 条曰："伤寒十余日，热结在里，复往来寒热者，与大柴胡汤。但结胸，无大热者，此为水结在胸胁也，但头微汗出者，大陷胸汤主之。"本条是讲述临床大陷胸汤证与大柴胡汤证的鉴别。外感十余日，邪气入里化热，证见"热结在里"，是指热结在阳明，当见不大便，腹胀满，绕脐痛，谵语，心烦等阳明腑实的表现，"往来寒热"为邪在少阳，既然为阳明和少阳同病，故与大柴胡汤，和解少阳，清泄阳明。如果是结胸，则不会出现往来寒热等大热的表现，但可以有身热，结胸为热邪和水邪结于胸膈脘腹的病证，热欲外越而为汗，因受水邪的牵制而不得外越，故身无汗，但头为诸阳之会，阳热上蒸，常可见到头部微微汗出。故应该用大陷胸汤泄热逐水破结。两者都有胸膈脘腹疼痛的临床表现，医圣张仲景为我们后人提出两者的鉴别要点：大柴胡汤证有往来寒热的表现，大陷胸汤证则无往来寒热的特征。

3.《伤寒论》第 165 条曰："伤寒发热，汗出不解，心中痞硬，呕吐而下利者，大柴胡汤主之。"本条论述少阳胆腑实热内迫胃肠的证治。伤寒发热，汗出表解，则会热退身凉，现汗出热不解，提示邪气已不在表。证见心中痞硬，呕吐下利，是邪入少阳化热，热郁胆腑，热伤津液，化燥成实，形成了胆腑的热实证。胆腑在胁下微偏右，实热结滞，气血壅遏，则见心中痞硬，胆腑实火迫胃，胃气上逆，则呕吐，胆腑实热下迫大肠则见下利，这种下利临床所见应是大便臭秽，黏腻不爽。既然属胆腑实热结滞，治用大柴胡汤，和解少阳枢机，通泄胆腑实热。

4.《金匮要略·腹满寒疝宿食病脉证第十》曰："按之心下满痛者，此为实也，当下之，宜大柴胡汤。"本条是论述杂病腹满兼少阳的证治。指邪热结聚在里，部位较高，故心下满痛拒按，临证还当伴见寒热往来等少阳见证，用大柴胡汤既能攻阳明之里，又能解少阳邪热。我们后学治疗杂病腹满痛，只要"按之心下满痛"，根据张仲景"有是证用是药"的思想，就用大柴胡汤，常常取得较好疗效。

5.组成及用法：柴胡半斤，黄芩三两，芍药三两，半夏半升，生姜五两（切），大枣十二枚，大黄二两，枳实四枚。以水一斗二升，煮取六升，去滓，再煎。温服一升，日三服。

二、现代临床应用

1.急性胰腺炎

急性胰腺炎是由多种病因导致胰酶在胰腺内被激活后胰腺组织自身消化、水肿、出血甚至坏死的炎症反应。该病临床以急性上腹痛、有发热或不发热，伴有恶心、呕吐和血尿淀粉酶升高为特点，是常见的消化系统急症之一，属中医"腹痛""心下急""呕吐"等范畴。其发病多由外感时邪、饮食不节、暴饮暴食、情志失调等致脏腑功能紊乱，气机阻滞，脉络瘀阻，邪毒内生，证属少阳阳明合病，故选用大柴胡汤为基本方进行治疗，临床应用时根据胰腺炎的病理特点常加海螵蛸、煅牡蛎、煅瓦楞子以收敛固涩，抑制胰酶的分泌，再根据舌脉辨证加减，多取得较好疗效，弥补单纯西医治疗的不足，而且能缩短病程。

2. 胆囊炎、胆结石

胆囊炎、胆结石均为胆系疾病，属中医"胁痛""痞满""腹痛"等范畴。胆腑以通降为顺，若气机不畅即见胆气犯胃，致胃失和降，症见腹痛拒按、恶心呕吐、大便不通等。大柴胡汤具有利胆和降低括约肌张力的作用，并不抑制括约肌运动功能，因此能治疗胆系疾病[1]。临床运用大柴胡汤治疗胆系疾病要注意灵活辨证加减，必须有心下急，腹部胀满而痛，口干口苦，查体胃脘及右胁下触痛，如果患者大便不干，便溏，平日胃怕凉，此时大黄减量，一般6g，并与其他药同煮，同时加适量干姜5g，常常加青皮、陈皮、郁金、延胡索、大腹皮，枳壳易枳实以增强理气止痛之功；加金钱草，疏肝利胆，如有结石加海金沙、鸡内金，俗称"三金"，以利胆排石，尤其对泥沙样结石有较好疗效。由此可见，大柴胡汤在临床应用过程中，根据体质、大便情况，要酌情调整大黄的用量、用法，如果为虚寒体质，一定要配伍适量干姜，以制约柴胡、黄芩、大黄的寒凉损伤脾阳，这也正是寒热并用，以偏纠偏的具体运用，体现孙光荣国医大师所倡导的"调畅和中"的学术思想。

3. 发热性疾病

发热性疾病包括感冒发热、胆道感染发热、肺部感染发热、乳腺炎发热、不明原因发热等，均有应用大柴胡汤的机会，但在临床应用时，必须抓住方证，如恶寒发热或汗出发热不解，腹部胀满而痛，大便不通，舌苔厚，尤其是查体上腹部饱满有压痛者，疗效很好。根据黄煌所传授的经验，在治发热性疾病时，要重用柴胡25~40g，感冒咽痛而红可以加金银花、牛蒡子以加强清热解毒利咽，牛蒡子又能增强通便之功；经方大家胡希恕根据宋本《伤寒论》第257条曰"病人无表里证，发热七八日，虽脉浮热者，可下之"，而悟出"流感或重感冒，发汗解表后，仍高热不退，脉浮数而大便偏干者，多宜下之，尤以小柴胡汤加大黄、石膏和大柴胡汤加石膏为宜。此证颇多，下之即愈"。此处之浮脉不主表乃主热。临床根据病变部位的不同，进行辨证加减，如急性乳腺炎初期气滞热壅，枳实易为枳壳15g，陈皮20g，可加蒲公英20g，瓜蒌15g，增强清热解毒通便之功；中期热毒炽盛，可合五味消毒饮及透脓散加减，加皂角刺15g，产后体虚加生黄芪20g，当归10g，川芎10g，益气托毒，养血活血，增强托毒排脓之功，加乳香10g，没药10g以活血消肿止痛，临床疗效很好。

4. 肥胖

用大柴胡汤治疗肥胖症是受黄煌讲课的启发，大柴胡汤能减肥，治疗高血脂，其体形特征为体形肥胖壮实，上腹部饱满膨隆，按压有力，面红油亮或面暗油腻，身体困重乏力，口气重，便秘等。在临床笔者发现女同志还常常伴有闭经，闭经的原因很复杂，这里主要是指这种单纯性的肥胖引起内分泌紊乱所导致的闭经。根据"有是证用是方"理论，临床如果遇到这种单纯性肥胖的人群就可以应用大柴胡汤加减治疗，可以酌加泽泻 15g，荷叶 20g，焦山楂 15g，消肉食，降血脂；藿香 10g，佩兰 15g，陈皮 10g，芳香化湿，除口臭，如《内经》言："脾瘅……治之以兰，除陈气也。"如果遇女患者月经数月未潮，再加苏木 20g，泽兰 20g，益母草 30g，刘寄奴 20g，活血利水调经，服药调理数日，体重减轻，月经正常。

5. 胆汁反流性胃炎

胆汁反流性胃炎主要是由于幽门功能失调，或者实行胃切除手术等，导致胆汁、碱性肠液逆流入胃，对胃黏膜产生刺激从而引发的胃部炎性疾病，临床以胃脘胀满而痛、嘈杂、嗳气、口苦、呕吐苦水、烧心、反酸、食欲不振为主症，属中医"胃脘痛""嘈杂""反酸"等范畴；肝失疏泄，胆汁逆行，而致口苦胃伤，其病在胃，其病因在胆，其源在肝，因此治以疏肝利胆，和胃降逆，方用大柴胡汤加减，临证加延胡索 20g，海螵蛸 20g，煅瓦楞子 30g，以理气活血，制酸止痛，比单纯健脾效果好。

综合以上论述可以发现医圣张仲景《伤寒论》原文第 103 条讲述了大柴胡汤旨在和解少阳枢机，清泄胆腑实热；第 136 条警示医家临床应用大柴胡汤时，要与大陷胸汤鉴别；第 165 条是讲述了少阳胆腑实热内迫胃肠的证治；《金匮要略·腹满寒疝宿食病脉证第十》讲述了杂病腹满兼少阳的证治。通过以上四条原文的学习，根据"有是证用是方"的思想，从中悟出了只要有"按之心下满痛""心下痞硬""心下急""呕吐""郁郁微烦""往来寒热"等要点，便可运用大柴胡汤治疗，如胰胆疾病、发热性疾病、胆汁反流性胃炎、肥胖等疾病，总之，临证应用大柴胡汤时我们学习古方，但不拘泥于古方，要灵活辨证加减，合理用药，异病同治，还会发掘出更多的病种应用。

参考文献

［1］朱瑄. 大柴胡汤药理研究及临床新用［J］. 中国中医药，2010，8（17）：272–273.

田中伟（汝阳县中医院）

大柴胡汤为《伤寒论》名方，其方证见于第 103、104、165、136 条，历来为主治伤寒少阳阳明合病（并病）之代表方，具和解少阳，通下热结之功。现代广泛应用于外感热病、内伤杂病。为更好地发扬光大经方，结合笔者读经典、做临床的体会，将《伤寒论》大柴胡汤的临床应用浅论如下，不当之处，敬请各位老师、同道指正。

一、原文浅识

"伤寒十余日，热结在里，复往来寒热者，与大柴胡汤。但结胸，无大热者，此为水结在胸胁也，但头微汗出者，大陷胸汤主之。"（136 条）

"伤寒十三日不解，胸胁满而吐，日晡所发潮热，已而微利。此本柴胡证，下之以不得利，今反利者，知医以丸药下之，此非其治也。潮热者，实也，先宜服小柴胡汤以解外，后以柴胡加芒硝汤主之。"（104 条）

此两条所述为少阳阳明并病，即少阳一经病未罢，又见阳明里证，病机为邪郁少阳，热结在里。症状有往来寒热或日晡所发潮热，胸胁满而吐，大便不通。

"太阳病，过经十余日，反二三下之，后四五日，柴胡证仍在者，先与小柴胡。呕不止，心下急，郁郁微烦者，为未解也，与大柴胡汤，下之则愈。"（103 条）

"伤寒发热，汗出不解，心中痞硬，呕吐而下利者，大柴胡汤主之。"（165 条）

此两条所述为少阳胆腑热实证，病机为少阳经证已罢，邪热循经入里，煎熬胆汁，伤津化燥，因燥成实，胆热犯胃，升降逆乱。症见呕不止，心下急，郁郁微烦，心中痞硬，呕吐而不利。明确指出大柴胡汤有通下作用。

另外，"伤寒差已，后更发热，小柴胡汤主之，脉浮者，以汗解之；脉沉实者，以下解之。"（394 条）《伤寒论·辨可下病脉证并治》曰："伤寒后，脉沉。沉者，内实也，下之解，宜大柴胡汤。"

此两条补充说明了大柴胡汤证脉象沉实，病性属实。

从以上原文可以看出，大柴胡汤证的临床表现：往来寒热或日晡潮热，胸胁苦满，呕吐或呕不止，心下急痛，心中痞硬，郁郁微烦，大便不通或协热下利，脉沉实等。病机为伤寒日久，少阳经邪传里，或郁胆腑，或结胃腑，津伤化燥，因燥成实，属实热证。既可见少阳经腑同病，也可见少阳阳明同病，或胆胃两腑同病，故用大柴胡汤和解少阳，通下热结，经腑同治，胆胃两清，使邪去正安，疾病向愈。

二、临床应用

大柴胡汤由小柴胡汤去人参、炙甘草，加枳实、芍药、大黄而成，寓小柴胡汤、小承气汤之意，以小柴胡汤和解少阳，祛半表半里在经之邪，用小承气汤通下热结，而成两解少阳阳明之代表方，古今用于伤寒热病之少阳阳明并病，效如桴鼓。但细究方中诸药，柴胡味苦，微辛、微寒，《神农本草经》曰"主心腹，去肠胃中结气，饮食积聚，寒热邪气，推陈致新"，《名医别录》曰"除伤寒，心下烦热，诸痰热结实，胸中邪逆，五脏间游气"；黄芩味苦，寒，《神农本草经》曰"主诸热，黄疸，肠澼，泄痢，逐水，下血闭，恶疮，疽蚀，火疡"，《名医别录》曰"主治痰热，胃中热，小腹绞痛，消谷，利小肠，女子血闭，淋露，下血，小儿腹痛"。柴胡、黄芩相伍，共解少阳之热，并能疏利肝胆，通畅枢机，泄痰热，疗腹痛。半夏味辛，平，《神农本草经》曰"主伤寒，寒热，心下坚，下气，喉咽肿痛，头眩，胸张，咳逆，肠鸣，止汗"，《名医别录》曰"消心腹胸膈痰热满结，咳嗽上气，心下急痛坚痞，时气呕逆"。生姜温散行阳，与半夏相伍，即"小半夏汤"，善治痰饮、呕吐，生姜、半夏与柴胡、黄芩共成寒热并用，辛开苦降之法，能调理中焦气机，调达上下内外，祛痰热，畅气血。大黄泄热通腑，枳实行气破结，取小承气汤之意，泄热导滞开结；芍药泻木和营，缓急止痛，大枣和中益气，两者相合酸甘化阴，缓急止痛，泻木补中，调和诸药。全方药虽八味，但配伍严谨，量大力宏，外可和解少阳，内可通下热结，并能导除积滞，畅达气血，因此大柴胡汤在临床上不但用于治疗急性热病，也广泛用于内科杂病。

1. 治疗急性热病

流行性感冒、肠胃型感冒、布氏杆菌病等急性发热性疾病，在病程演变过程中，常可见到寒热往来或寒战高热或午后潮热，口干口苦，纳差，恶心呕吐，上腹疼痛，大便闭结或下利不爽，舌质红，苔黄燥或黄腻，脉沉实滑数等证，六经辨证属典型的少阳阳明合病，用大柴胡汤加减，效果显著。

周某，女，59岁，以"间断发热2个多月"为主诉于2015年6月23日09：05由门诊收住我科。患者2个月前受凉后出现恶寒发热，全身困乏，无鼻塞流涕，无咽痛、咳嗽，热峰不详，在附近诊所按"感冒"治疗，用药后全身困乏减轻，仍间断发热，发热时腰部困痛，双侧腹股沟疼痛，右侧较左侧重，热峰39.0℃，汗出热退后腰部困痛减轻，到县医院就诊，查血常规正常，C反应蛋白18.1mg/L，抗O、类风湿因子均为阴性，血沉68mm/h，按"风湿"治疗，予药物口服，用药后症状无明显改善，后间断中西药口服、抗生素静脉滴注治疗，效果不佳。2个月间曾有手腕及膝关节肿痛，自行贴膏药后症状消失。近6天来，先恶寒，后发热，热峰38.5℃，多午后或夜间发热，晨起体温正常，为求进一步诊治，今来我院，门诊以"发热待查"收入我科，刻下症：神志清，精神差，寒热往来，腰部困痛，口干微苦，上腹疼痛，纳差，眠可，大小便正常，舌质暗红，苔白腻略黄，脉沉细。体温 36.3℃，呼吸 19 次 / 分，血压 140/80mmHg，发育正常，营养中等，全身皮肤、黏膜无黄染、皮疹及出血点，全身浅表淋巴结无肿大，巩膜无黄染，双肺呼吸音稍粗，未闻及哮鸣音及干湿啰音，心音弱，心率 74 次 / 分，律齐，腹平软，上腹部压痛，无反跳痛，肝脾肋缘下未触及，墨菲征阴性，肾区无叩击痛，腰椎轻度压痛。腰椎片：腰椎骨质增生；腰 5 骶 1 间盘病变。彩超：带环子宫，盆腔少量积液。心电图：窦性心律，不排除是陈旧性下壁心肌梗死。初步诊断：①发热待查；②腰椎间盘突出；③陈旧性下壁心肌梗死。中医诊断：湿温，证属湿热郁阻中焦，波及肝胆，六经辨证属少阳阳明合病，治以大柴胡汤合达原饮和解少阳，清化湿热。处方：柴胡 30g，黄芩 15g，枳实 15g，大黄 6g，知母 10g，草果 6g，槟榔 10g，半夏 10g，黄连 10g，5 剂，一日 1 剂，水煎服。

服药至 3 剂，周身汗出，热退身凉，脉静体爽，之后未再发热。实验室检查：布氏杆菌虎红平板凝集试验（++）。确定诊断：布氏杆菌病。

2. 治疗急性胰腺炎

急性胰腺炎多因暴饮暴食、过食油腻、大量饮酒及胆囊结石等诱发，症见急性起病，上腹剧烈疼痛，拒按，恶心呕吐，发热，口苦，腹胀便闭，上腹部压痛，反跳痛，舌质红，苔黄腻，脉弦滑数。其病机为饮食不节，损伤脾胃，湿热痰食壅滞中焦，土壅木郁，气血逆乱，不通则痛，病位在胃脘，涉及肝胆，属实热证，用大柴胡汤清泻胆胃，导滞和营，畅达气机，兼和少阳，则诸症易除。

常某，女，65 岁，因间断心悸、胸痛、气短 7 年，再发加重 10 天入院，患者有"高血压"病史 10 余年，4 年前患"右上肢动脉闭塞综合征"，行球囊扩张术。有"关节炎"病史 2 年。心电图：窦性心律，非特异性 ST-T 异常，心肌酶谱正常。初步诊断：①冠状动脉粥样硬化性心脏病，劳力性心绞痛，慢性心力衰竭，心功能Ⅲ级；②高血压Ⅲ级；③动脉闭塞综合征；④关节炎。中医诊断：胸痹，心气亏虚血瘀证。予卧床休息，吸氧，控制血压，改善循环，抗血小板，减轻心脏负荷，活血化瘀治疗，诸症好转。于 2014 年 6 月 30 日因进食不当后上腹剧痛，恶心呕吐，上腹部压痛明显，无明显反跳痛，彩超示：脂肪肝，胆囊体积增大、张力增高，胰腺回声不均。实验室检查：尿淀粉酶 888U/L，血清淀粉酶 360U/L。考虑急性胰腺炎，胆囊炎。嘱暂禁食，给奥曲肽针、奥美拉唑针、维生素 K、针、左氧氟沙星针静脉滴注。中医辨证属湿热壅阻，胆胃气逆，予大柴胡汤加减以胆胃两清，通下积滞，缓急止痛。处方：柴胡 12g，黄芩 12g，黄连 10g，大黄 10g，枳壳 12g，赤芍 12g，郁金 15g，香附 15g，半夏 12g，栀子 10g，旋覆花 15g，滑石粉 30g，金钱草 30g，甘草 6g，5 剂，一日 1 剂，水煎服。服药后，上腹疼痛逐步减轻，大便通畅，恶心呕吐消失，7 天后痊愈出院。

3. 治疗胆石症、急慢性胆囊炎

胆石症、急慢性胆囊炎属中医"胆胀""胆瘅""胁痛""黄疸"等范畴。多由过食油腻，情志不畅诱发，病机为湿热蕴结，炼津为石，疏泄失职，气机逆乱，升降失常所致，临床多见右胁疼痛拒按，口干，口苦，恶心厌油，呕吐酸苦水，上腹胀满急痛，舌苔黄腻，脉弦滑等。辨证属胆热犯胃，气机逆乱。用大柴胡汤加海金沙、金钱草、鸡内金、茵陈、栀子等，疏利气机，清胆和胃，通下积滞，效果显著。

苗某，女，74 岁，以"发现糖尿病 6 年余，发现胆结石半年，右上腹疼痛、恶心呕吐 3 天"为主诉于 2013 年 12 月 2 日由门诊收住我科。6 年前患者无明显诱因出现多饮多食，口干口渴，夜尿增多，确诊为"2 型糖尿病"，口服格列美脲片、消渴康颗粒，血糖控制一般；半年前在我院住院期间发现胆结石，无明显不适，未进行治疗。3 天前进食油腻食物后，出现右上腹痛，伴恶心、呕吐，无发热，于当地诊所诊治，具体用药不详，效果欠佳，为求进一步治疗，遂来我院就诊，门诊以"2 型糖尿病，冠心病，胆结石并急性胆囊炎"收入我科。刻下症：神志清，精神差，右上腹疼痛，恶心呕吐，饮食差，睡眠差。舌质暗红，苔薄黄，脉弦。体温 36.0℃，呼吸 19 次 / 分，血压 140/90mmHg。全身皮肤、黏膜无黄染、皮疹及出血点，全身浅表淋巴结无肿大，巩膜无黄染，心脏浊音界无扩大，心音弱，心率 68 次 / 分，律齐，各瓣膜听诊区未闻及病理性杂音。腹平软，右上腹明显压痛，无反跳痛，无包块。肝脾肋缘下未触及，墨菲征阳性。彩超：胆囊多发结石，胆囊体积增大，壁毛糙。血常规：白细胞 15.6mmol/L，中性粒细胞 80%，淋巴细胞 20%。

入院诊断：①胆结石并急性胆囊炎；②2 型糖尿病并周围神经病变；③冠状动脉粥样硬化性心脏病；④高血压病。西药以抗炎，止痛，营养支持及对症处理。中医诊断：胁痛，证属胆热犯胃，气机逆乱，治以清热利胆，和胃止呕，疏利气机，缓急止痛为法，以大柴胡汤加减，处方：柴胡 15g，枳实 12g，大黄 6g，白芍 15g，黄芩 12g，滑石粉 30g，半夏 12g，金钱草 30g，茵陈 30g，鸡内金 30g，甘草 6g，蒲公英 30g，生姜 12g，5 剂，一日 1 剂，水煎服。药后症状缓解，后上方加减应用 12 剂，诸症消失出院。

4. 降血脂、预防胰腺炎

大柴胡汤治疗胰腺炎效果确切，药理研究显示其有降血脂作用。我用该方治疗一例因高脂血症诱发胰腺炎反复发作的患者，效果颇佳。杨某，男，28 岁，2014 年 3 月 20 日就诊，患者 2011 年饮酒后诱发急性胰腺炎，住院检查发现血甘油三酯 25.2mmol/L，经积极治疗，胰腺炎症状缓解，甘油三酯一直在 15mmol/L 左右，经用多种降脂药物效果不佳，2 年来胰腺炎反复发作 10 余次，痛苦不堪，为求中医诊治来诊。刻下症：形体肥胖，口苦口黏，纳食尚可，不厌油腻，大便偏干，上腹无压痛，无胆结石病史，舌质红，苔黄腻，脉弦滑。血清甘油三酯 14.4mmol/L，诊断为重度高脂血症。证属痰热蕴结中焦，肝胆疏泄不畅。治以大柴胡汤清泄胆胃痰热，疏利气机，处方：柴胡15g，黄芩15g，半夏15g，枳实15g，白芍30g，大黄10g，红曲30g，山楂30g，生姜20g，大枣6枚，一日1剂，水煎服。上方加减服用3个月，甘油三酯降至5.8mmol/L，胰腺炎未再发作。停药半年，甘油三酯6.9mmol/L，胰腺炎仍未发作。

现代药理及临床研究表明，大柴胡汤具有抗病毒、抗病原微生物、利胆、保护胰腺、保护胃黏膜、调整小肠运动、调节免疫、降血脂等作用，临床应用非常广泛，但辨证论治是经方作用的灵魂，临床运用要抓住以下几点。

（1）抓主症

大柴胡汤证的主要症状可简要概括为热（寒热往来或午后潮热），痛（胁痛、右上腹疼痛、心下痛），满（胸胁满、心下满），呕（干呕、呕吐、呕不止），闭（大便干结、大便黏滞不爽），苦（口苦），黄（舌苔黄腻），实（脉象沉实）。临床但见二三症便是，不必悉具。

（2）抓病位

大柴胡汤证病位在中焦，六经定位在少阳阳明，脏腑定位在胆、胃。临证据病位之兼上兼下，灵活加减用药。

（3）抓病机

大柴胡汤证属实热证，无论外感还是内伤，凡辨证属少阳阳明，胆胃实热证者，无论老人或小儿，无论大便秘结或下利，均可放胆用之。

（4）药量大小宜灵活加减

一般外感热病，柴胡用量宜大，常30g以上，内伤杂病，柴胡用量宜小，12~15g即可；外感热病里结不甚，大黄用量宜小，内伤杂病闭结严重，大黄用量宜大，且需后下。

总之，经方应用，宜谨守病机，方证对应，师古不泥，灵活化裁，方可古为今用，发扬光大。

陈新胜（鄂州市中医院）

  大柴胡汤为张仲景《伤寒论》治疗少阳、阳明二经并病实证的主方，是小柴胡汤的加减方，是小柴胡汤与大承气汤的合方，具有和解少阳、内泄热结之功，主治由于太阳病过经之邪传入少阳，少阳病邪不解，枢机不利，并见阳明胃肠燥实之证。本方是由柴胡、黄芩、大黄、枳实、芍药、半夏、生姜、大枣等八味药组成。方中用柴胡、黄芩之苦寒，清解少阳经腑之邪热；大黄、枳实行气通便，以泄阳明之实热；半夏、生姜之辛苦，以和降胃气；芍药配大黄，酸苦涌泄，于土中伐木，平肝胆之气逆；生姜、大枣以和胃气。诸药配伍，既可疏利肝胆之气滞，又可荡涤肠胃之实热。但是，本方与小柴胡汤相比，重用生姜至五两，重在和胃降逆、开结散饮。与大承气汤相比，大黄仅用二两，且无芒硝，而次于攻下，故虽属两治少阳、阳明，但重在和解少阳。诚如《医宗金鉴》所云："斯方也，柴胡得生姜之倍，解半表之功捷；枳芍得大黄之少，攻半里之效徐。虽云下之，亦下中之和剂也。"临床凡属肝胆胃肠不和、气血凝聚不通所引起的病证，均可使用本方治疗，故其应用范围极广。

一、《伤寒论》大柴胡汤证治及方药

  《伤寒论》第 103 条云："太阳病，过经十余日，反二三下之，后四五日，柴胡证仍在者，先与小柴胡。呕不止，心下急，郁郁微烦者，为未解也，与大柴胡汤，下之则愈。"过经者，表证已解，转入于少阳或阳明之谓也。反二三下之者，以不当泻下之少阳病而下之，故云反也。此虽误下，其后四五日间，尚有柴胡证者，宜先与小柴胡汤。虽与之，而呕吐不止，心下急，郁郁微烦者，以小柴胡汤非其治也，故以大柴胡汤泻下则愈矣。心下急，尾台氏曰："心下急，拘急也。"丹波元坚曰："心下急之急字，无明白之解说。"柯氏曰："急，满也，犹未明了。考'急'是'缓'之对，盖谓有物窘迫之势，非谓拘急也。"李氏《脾胃论》曰："里急者，是腹中不宽快也。盖以所谓'不宽快'释'里急'虽不当，而于'心下急'则其义甚切贴，与桃核承气汤条'少腹急结'之'急'同义。"山田业广曰："《说文》，急，褊也。褊者，如大人着小儿衣服而行也，始能了解'心下急'之义。所谓仲景之文，一字不苟者，实可佩服也。注家皆以急迫解者，犹似隔一层也。"今征之事实，前说非也，后二说当以山田氏说为是。所以致此者，病毒集积于此部故也。郁郁者，小柴胡汤证之默默增进也。微烦者，微微烦闷之意。特加此二字者，为欲示大柴胡汤证，虽比小柴胡汤证之默默增进而至于郁郁之剧，但与大承气汤证之心中懊恼而烦之猛剧者比，则不及焉。由此观之，本条是明伤寒病机，始于太阳病，次转入少阳，由小柴胡汤证进展到大柴胡汤证，且暗示大柴胡汤证有移行于阳明病之机转，皆所以说明大、小柴胡汤之类证鉴别。小柴胡汤内含生姜、半夏，故能治呕证。但其发挥镇呕作用，是限于胸胁苦满，而非心下急者。即无内实之候，邪不内实，故不便秘，是以方中无泻下内实之枳实、大黄也。然大柴胡汤中亦有生姜、半夏，其镇呕作用虽与小柴胡汤类似，但此证不仅有胸胁苦满，且有心下急证，即邪内实而便秘者，故与水邪比较容易下降之小柴胡汤证不同。其上逆之水邪，而为内实之病邪，阻止下降之机，故致呕证增剧，是以方中除有生姜、半夏外，更有枳实、大黄也。夫小柴胡汤证不过默默不欲饮食，心烦喜呕而已；至于大柴胡汤证则呕不止，郁郁微烦，其因心下急，即病邪内实所致。故由小柴胡汤中去病邪止遏性之人参、甘草，加有驱逐病邪作用之枳实与泻下药大黄，且增量生姜以应之，此二方之分别也。但大柴胡汤由小柴胡汤而出发，故共通之药物甚多，其作用亦相类似。仲景关于大柴胡汤之论，亦多由小柴胡汤变通者可知矣。

《伤寒论》第 136 条云："伤寒十余日，热结在里，复往来寒热者，与大柴胡汤。但结胸，无大热者，此为水结在胸胁也，但头微汗出者，大陷胸汤主之。"伤寒经过十余日顷，为现阳明里实证之时期，故云热结在里也。然若纯属阳明证时，当发热或潮热，而无往来寒热也。今以往来寒热，更加以"复"字者，欲示本条之病证非纯阳明证，是少阳、阳明之合病。大柴胡汤是治少阳证之末期兼治阳明证初期之剂也。临床上可应用于风热感冒、小儿高热不退等病的治疗。

《伤寒论》第 165 条云："伤寒发热，汗出不解，心中痞硬，呕吐而下利者，大柴胡汤主之。"伤寒发热，汗出不解者，是伤寒发热时，以发汗而汗出不解之略也。伤寒表证，即有恶寒发热时，当服适证之发表剂，而汗出，病仍不解也。心中痞硬者，胃部自觉停滞膨满，按之则硬固之意，虽非与心下急有别义，但明其自其他方面观察之情状也。呕吐而下利者，示呕吐为主，而下利为客也。本条之病证，无经过由表证而小柴胡汤证至于大柴胡汤证之缓慢次序，即由表证直入于大柴胡汤证者，故为本方证中之最剧者。本方应用于由暴饮、暴食引起的急性胃肠炎、大肠炎、赤痢等机会极多。

二、临床应用举隅

笔者跟随湖北名医朱祥麟临证多年，于临床应用大柴胡汤治疗多种疾病，兹举数案，以见一斑。

（一）黄疸（胆石症、胆囊炎）

黄疸若更兼胁痛，或腹中痛，大便结等，乃湿热瘀滞胆腑所致。唐宗海云仲景治诸黄"止言柴胡汤，未分大小，意者随见证而临时择用也"（《金匮要略浅注补正》），

中医临证思辨录——全国中医临床优秀人才研修项目策论精选（第三辑）

此症可投大柴胡汤。在大柴胡汤方基础上，结合证情拟茵陈柴胡汤，处方：茵陈18g，栀子10g，大黄6g，柴胡12g，半夏10g，黄芩10g，郁金10g，虎杖15g，甘草6g，每日1剂，水煎服。若邪热重者，加重大黄量；湿盛苔白厚，便溏，可去大黄、栀子，加藿香、车前草；若胁痛甚，舌质红暗，血清总胆红素甚高，加茜草、赤芍；若肌肤发痒，加麻黄、白鲜皮；若黄疸两三周仍难消退者，加葛根、丹参；若乙肝转氨酶高者，加败酱草、白花蛇舌草、金钱草；若中虚乏食者，加太子参、谷芽、麦芽；若热毒炽盛者，合三黄解毒汤（黄芩、黄连、黄柏、栀子），去柴胡、半夏。

病案举例： 肖某，女，54岁，1年前因胆石症胁肋绞痛做胆囊切除术。一直面黄乏华，纳食欠佳。前日不慎受凉又发寒热、胁痛、呕吐，经治寒热解，呕稍止，而胁肋仍痛，并目珠发黄，口干尿黄，腹胀，大便不畅。脉缓而弦，舌质暗红，苔薄黄，病属黄疸，证属湿热郁阻少阳经隧，肝气失调，腑气不通所致。治宜和解少阳，利湿通腑。乃取柴胡15g，半夏10g，黄芩10g，白芍10g，大黄10g，枳实10g，鸡骨草15g，虎杖15g，滑石20g，连服7日，大便通行，胁痛渐轻，目黄渐退。仍守原方加茅根、麦芽、鸡内金，再服2周，其病乃愈。

（二）消渴（2型糖尿病）

临床所见以糖尿病来诊者，有许多无明显消渴症状，单以血糖偏高，或并有血脂偏高者，或并有血黏度偏高者。此所谓无证可辨。这种微观指标升高，乃脏腑代谢失调所致，实为内伤伏邪致病。其与肝、胰、肾、三焦关系最为密切。此阶段进行积极治疗，不失为中医治未病的体现，可以调整脏腑间的失衡状态，恢复胰、肝等脏对饮食精微的运化、储藏与利用功能，从而阻断消渴病的进程，使机体恢复到阴平阳秘的境界。

自拟柴胡理胰汤，处方：柴胡12g，黄连5g，白芍10g，枳实10g，乌梅10g，降香6g，茯苓10g，枸杞12g，制首乌15g，附片6g，天花粉15g，大黄3g，水煎服，每日1剂，日分3服，每服120mL。

此方乃大柴胡汤加减而成。仲景大柴胡汤原治"心下满痛"等证，历代医家皆认为此方乃少阳阳明合病的主治方。现代用于治疗急性胰腺炎，有降低尿淀粉酶及血清淀粉酶并解除症状的作用，笔者用之亦效，说明此方不仅治胆，亦可入胰。方中柴胡、枳实可疏肝行气，《神农本草经》云柴胡"主心腹，去肠胃中结气，饮食积聚"，《名医别录》云枳实"消胀满，心下急，痞痛、逆气"等，皆属脾胃痰食积滞之患，柴胡、枳实配白芍，疏肝和脾。张元素云"白芍入脾经补中焦，乃下利必用之药。盖泻痢皆太阴病，故不可缺此"。然则疏肝理脾，实有利于疏土化食散结，亦有利于调节胰脏运化之功能。再柴胡、白芍，鳖甲煎丸中用之，《神农本草经》谓柴胡"推陈致新"，云芍药"破坚积"，是治脾之积聚，有和血疏络之功；方中加降香，《玉楸药解》谓其"入足太阴脾经"，《本草经疏》云其"香中之清烈者也，故能辟一切恶气"。乃取其辛香

268

入络，胰附于脾，降香合柴胡、白芍诸药能改善脾络结聚，故亦可调和胰之血络，使之血行和畅。《血证论·发渴》云："瘀血发渴者……有瘀血，则气为血阻，不得上升，水津因不能随气上布，故而发渴。"胰脏微络瘀血在消渴病发生发展过程中呈进行性加重趋势，故和血疏络在消渴病治疗中占有重要意义。黄连、大黄其味苦，燥湿泄热。《素问·阴阳应象大论》云"酸胜甘"，胰属土，酸木味也，木克土也，乌梅之酸，以胜甘制甜而降糖也。天花粉润燥以滋胰阴；茯苓利水，以祛脾胰之湿。然胰主少火，游行三焦，体阴用阳，必得肾阳温养，是釜底有薪，而利腐熟。肾乃阴阳之脏，故用枸杞、首乌、附片补肾中阴阳而助胰之温暖。且柴胡、枳实行气，芍药、降香和血，茯苓行水，附片温阳，又有利三焦水腑通利，相火游行，气血通畅。故诸药合用，可调节脏腑气机，恢复胰腺功能，改善血液循环，降低血糖，阻断消渴病之病例进程。

若气虚不足者，可加黄芪、党参；若肾虚尿频者，可加菟丝子、肉苁蓉；若大便溏者，可去大黄；若胃气痛、血糖不降者，可加荔枝核，今人研究证实其善降糖；若火气旺者，可去附片；若肥胖、血脂偏高者，可加化痰、消脂药，如半夏、陈皮、山楂、泽泻、厚朴等。

若无明显证候，本方可水泛丸，每日 2~3 服，每服 6~8g。

病案举例：严某，女，56 岁，体检发现血糖增高已两三年，血压偏高不稳定，有家族高血压、糖尿病病史。空腹血糖 8.9~9.6mmol/L，餐后 2 小时血糖 10.2~12.6mmol/L，血压（140~150）/（95~100）mmHg。先服消渴丸血糖下降，停药复又上升。来诊时诉肢软，体力不及从前，食可，夜间口干，少饮水即可。右肋缘偶疼，嗳气则松，大便行。舌淡嫩，少白苔，脉缓弱。病属消渴，乃予柴胡理胰汤原方，每日 1 剂，服 1 个月。查空腹血糖 6.4mmol/L，餐后 2 小时血糖 8.04mmol/L，血压 135/90mmHg。仍予原方 10 倍量水泛丸，每服 6g，日 3 服，巩固疗效。

（三）结胸、黄疸（黄疸型肝炎、胰腺炎、不全性肠梗阻）

病案举例：黄某，女，48 岁，病黄疸 10 余日，近周并发左侧胁肋疼痛，痛及左背胛，向左侧卧痛可减轻，目黄如金，肤黄，尿黄如浓茶而短少，大便二三日未行，脘腹痛不欲食，口干不喜饮。其自左胸以下至脐腹皆满硬疼痛，并拒按。舌苔薄白黄，脉左濡右数实。CT 检查诊断：胰腺炎，胰头癌待排。肝功能：总胆红素 102.0μmol/L，直接胆红素 65.4μmol/L，碱性磷酸酶 1042U/L，谷丙转氨酶 824U/L，谷草转氨酶 656U/L，乙肝表面抗原（+），乙肝核心抗体（+）。B 超：胆囊扩展，胆总管扩张，胰头异常回声。腹部平片：不全性肠梗阻。病为结胸、黄疸。证属湿热邪毒郁阻少阳，并水热互结，阳明腑气不通所致。治宜和解少阳，清泻胆腑，并祛水热。以大柴胡汤合大陷胸汤加减主之。处方：柴胡 18g，赤芍 10g，枳实 10g，郁金 15g，虎杖 15g，半夏 10g，甘遂 6g，大黄 15g（后下），滑石 30g，芒硝 15g（化），生姜 3 片。

患者畏惧服药。取上药 1 剂煎水，保留灌肠。术后得矢气数次，并下燥屎数枚。

自下午至次日清晨痛势大减。次日，嘱取上药服 100mL，并再保留灌肠 1 次。待粪水杂下，其痛遂失，续以黄疸治之。

黄疸并发结胸，自胸胁至脘腹皆胀满而痛，大便不通。本《素问·标本病传论》"小大不利治其标"之旨，用大陷胸汤急速攻下水热，然病因少阳而发，况其痛连左胁，病应木气所主，故又合大柴胡汤以和解少阳，清泻胆腑。两方协力，效果极佳。奈何患者畏服药饵，先以灌肠法，乃权变之策，不若服药取效尤速。再大陷胸汤原方甘遂为研末服，今用为同煎，亦可取效，更为便捷。现代研究表明，大柴胡汤与大陷胸汤都有泻下、抗菌、利胆、消炎等综合作用，急性胆囊炎、胆石症、急性胰腺炎及肠梗阻等病，根据有无发热等症，选用大柴胡汤或大陷胸汤都有较好疗效。

三、结语

总的来说，大柴胡汤临床应用范围极广，如胆囊炎、胆石症、急性胰腺炎、急性阑尾炎、粘连性肠梗阻、胆汁反流性胃炎、经行腹痛、菌痢、疱疹性口腔、高热、支气管哮喘、高血压等病，证属少阳、阳明二经并病实证，均能取得较好的治疗效果。虽然现代药理学已从动物实验等方面阐述了大柴胡汤的临床功用，市面上已有大柴胡颗粒药品出售，但是将其直接作为临床用药的依据还须慎重。这是因为：第一，中医学与西医临床医学理论的人体生理模型不同，因此中药方剂很难在动物和人体获得完全一致的疗效。第二，任何中药方剂的应用都不能脱离中医辨证指导，运用中药治疗疾病时，不能像西药那样按药理作用进行对因治疗。第三，组成该方剂的中药毒副作用需要进一步研究和阐明。因此，如何使配伍更加合理、严谨，趋利避害，也应进一步进行实验和临床验证。

郝万山评按

论《伤寒论》大柴胡汤的临床应用

第三批全国优才研修项目策论"论《伤寒论》大柴胡汤的临床应用"，43 分以上共 17 篇。这些策论文反映了优才学员在深入研习中医经典的基础上，又通过亲自临床治疗实践，把大柴胡汤用于治疗全身多系统多方面疾病的思考和验证，理论依据充分，实践例证翔实，可谓深得大柴胡汤应用的要领。

青海杨翠兰的策论文，归纳总结了《伤寒论》和《金匮要略》应用大柴胡汤的原文，并进行了深入的解释，列举了用此方治疗急性胰腺炎和胆石症合并胆囊炎的案例，以及大柴胡汤现代研究成果。条理清楚，文笔流畅，理论与实践结合紧密。

内蒙古殷玉杰的策论文，从大柴胡汤证的病机及大柴胡汤方药组成的分析入手，探讨了大柴胡汤的临床应用要领，分析中肯得当。所列举临床应用此方治疗急性胰腺炎、胆管癌伴阻塞性黄疸、产后抑郁症、结肠炎、发热伴黄疸，皆辨证明确，用药精当，疗效确切。

河南朱翠玲的策论文，系统归纳解析了张仲景用大柴胡汤的原文，对大柴胡汤证的成因、大柴胡汤方药组成和仲景运用范围进行了详尽的阐述，继而综述了历代运用大柴胡汤的文献，总结了此方现代在呼吸系统、消化系统、内分泌系统、循环系统和其他方面的应用，最后阐述了作者临床应用大柴胡汤的体会。文献收集全面，分析中肯得当，条理清晰，文笔流畅，是一篇佳作。

甘肃王志刚的策论文，梳理了大柴胡汤的应用源流、分析了方药组成与方义，进而阐述了大柴胡汤在《伤寒论》和现代临床中的应用，以及在现代临床应用中存在的问题。条理清晰，剖析深入，归纳全面。用此方加减治疗肺部感染发热、胆石症、急性肾盂肾炎、荨麻疹等案例，皆能使读者受到启发。

青海敬小华的策论文，阐述了大柴胡汤的应用源流及组成、功效，大柴胡汤与小柴胡汤的联系与区别，大柴胡汤在治疗胆道疾病、急性胰腺炎、急性黄疸型肝炎、胆汁反流性胃炎、急性腹膜炎、痛风性关节炎等疾病中的应用。论点明确，论据充分，条理清楚。所述应用大柴胡汤时应当注意的问题，确切恰当。

山东李运伦的策论文，阐述了大柴胡汤证为少阳胆腑热实并兼有血分瘀滞的少阳病重证。在传统临床应用方面，综述了其治疗呼吸道感染、急性水肿型胰腺炎、急性胆囊炎、非梗阻性胆石症等的机理和具体应用经验。进一步阐述了大柴胡汤具有理气解郁和血、祛湿化痰清热之效，在治疗诸郁相关的内伤杂病诸如高血压病、冠心病、代谢性疾病、情志异常疾病等，皆有佳效，为大柴胡汤的推广应用提供了理论基础和实践经验。理解深入，阐释透彻，运用灵活，思路开阔。

甘肃胡胜根的策论文，从大柴胡汤药物组成及方解讲起，进而阐述了大柴胡汤在《伤寒论》中的临床应用，与小柴胡汤、大承气汤、桃核承气汤、半夏泻心汤从病变部位、病变性质、功效应用各方面进行了细致的鉴别。结合自己用大柴胡汤治疗泄泻、高血压病、发热性疾病的经验，深刻阐述了临床应用体会。体现了作者独立思考、深入理解、灵活运用、系统总结的能力。

陕西靳光荣的策论文，依据仲景用大柴胡汤的原文，全面阐述了大柴胡汤用于治疗少阳不和兼阳明腑实、少阳胆腑热实证、瘥后复发热而脉沉实者、代承气汤治疗阳明腑实或杂病腹满之实证，以及治疗热厥属里热实证者。进而深入剖析了大柴胡汤的组成方义。引经据典，说理透彻，条理分明。在现代应用方面，归纳为和解清热，通里攻下，以治中焦脾、胃、肝、胆、胰腺诸病证；疏利清宣，通腑降浊，以治心胸肺系诸病证；和解通里，调畅气机，以治代谢失常及内分泌失调诸病证；突出主证，参以病机，随证施治，以治神经系统及皮肤诸疾病。思路开阔，论证严谨。临床应用举隅，资料翔实，信而有征。

山东李玉忠的策论文，论述了大柴胡汤方证是少阳阳明合病，详细分析了大柴胡汤的组方特点。综述了历代医家对大柴胡汤的方证认识，并将大柴胡汤方证与小柴胡汤、大承气汤、小陷胸汤等方证进行了详细的鉴别。论点明确，论据充分。在大柴胡汤治疗现代疾病方面，列举了治疗代谢综合征、单纯性肥胖、肺部感染等案例，皆能启迪思维。

河南罗宏伟的策论文，全面系统地阐述了大柴胡汤的理论渊源，古今医家对大柴胡汤的理论与临床应用的认识。随后论述了大柴胡汤在临床多方面的应用，其中涉及肝胆疾病、脾胃疾病、呼吸系统疾病、代谢性疾病、精神情志类疾病等，理论分析精当，实践经验丰富，文笔流畅，条理清楚。

福建陈琦辉的策论文，首先阐述了大柴胡汤的组成和方义、张仲景论大柴胡汤和张仲景灵活运用大柴胡汤，综述了大柴胡汤的现代药理研究，进而阐述了后世医家对大柴胡汤的认识及对大柴胡汤加减应用的经典组方配伍，并附入了作者用大柴胡汤治疗支气管哮喘的医案，以验证此方临床应用的奇效。论点明确，论据充分，文笔流畅，条理清晰。

河南胡沛的策论文，从大柴胡汤的出处、方义，以及《伤寒论》和后世对此方的应用分析研究开始，进而谈到个人临床应用的体会。所列举用本方加减治疗胁痛（胆结石合并胆囊炎急性发作）、胃脘痛（宿食停滞），皆辨证准确，用药精当，对方义的分析尤为恰当。

湖北苏国阳的策论文，简明扼要地阐述了大柴胡汤的出处及方解，重点分析了大柴胡汤在临床中的多方面应用，其中涉及急慢性胆囊炎及胆石症、胆汁反流性胃炎、急性胰腺炎、肠梗阻等。综述了大量临床研究的文献，详细地记述了个人的临床经验及体会。资料翔实，分析得当，条理清晰，文笔流畅。

山东刘阳川的策论文，通过对大柴胡汤方药组成的详细分析，认为此方乃解表、清里、下中之和剂。通过全面研究《伤寒论》运用此方的原文，将其适应证归纳为少阳不和兼阳明里实、少阳胆腑热实证、代承气汤使用、瘥后复发热而脉沉实等四大方面；并进而将大柴胡汤适应证归纳为心下痞满硬痛、呕吐、发热、郁郁微烦等四大主症。总结了大柴胡汤在现代临床上用于治疗发热性疾病、胰胆疾病、反流性胃病、支气管哮喘、高血压、高血脂、抑郁症、乳房病、皮炎湿疹、杂病及肿瘤等多方面。论点明确，论据充分，文笔流畅，条理分明。

内蒙古包凤芹的策论文，全面阐述了大柴胡汤在《伤寒杂病论》中的适应证并详细解析了其病变机理，进而综述了现代应用大柴胡汤治疗急性胰腺炎、胆囊炎、胆结石、发热性疾病、肥胖症、胆汁反流性胃炎等病症的临床研究，平正公允，文笔流畅，条理分明。

河南田中伟的策论文，首先从《伤寒论》记载的大柴胡汤应用的原文入手，分析研究了仲景应用大柴胡汤的思路。其次结合文献研究和个人的临床经验，阐述了大柴胡汤在治疗急性热病、急性胰腺炎、胆石症、急慢性胆囊炎、胰腺炎等方面的具体应用。既有理论探讨，又有临床经验，理论与实践紧密结合，条理清楚，文笔流畅。

湖北陈新胜的策论文，分析了《伤寒论》中大柴胡汤适应证的病机及组方用药机理。临床应用则列举了黄疸、胆石症、胆囊炎、消渴（糖尿病）、结胸、黄疸型肝炎、胰腺炎、不全性肠梗阻等的治疗经验和体会，资料翔实，分析中肯，加减灵活，颇有示人以法的作用。

论《伤寒论》寒热并用、攻补兼施的组方要义及临床应用

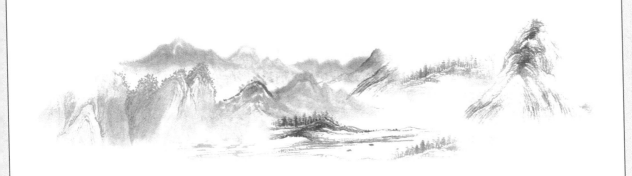

冯　利（中国医学科学院肿瘤医院）

　　寒热并用法，是为仲景一大创举！该法所治，一言以蔽之，乃为寒热错杂证所设。《素问·至真要大论》云"寒者热之，热者寒之"，又言"治寒以热，治热以寒，而方士不能废绳墨而更其道也"，此即明示寒证、热证之治法，但临床上"病热者寒之而热，有病寒者热之而寒，二者皆在"之证为所常见，仲景《伤寒论》原序里曰"乃勤求古训，博采众方，撰用《素问》《九卷》"，其创制寒热并用法以治疗寒热错杂之证，可谓深得《内经》之旨。肿瘤患者病因病机极为复杂，其机体常处于阴阳失衡，脏腑失调的状态，所患之病常易表现为寒热错杂之证，治疗起来殊为棘手，究其因，一为识证之难，二为理异法多。是故探索厘清《伤寒论》寒热并用的组方要义将对治疗肿瘤患者寒热错杂证大有裨益。《伤寒论》创六经辨证，笔者仍依此主线，结合临床实践对寒热并用法进行初步探讨。

太阳病篇

一、表寒里热，表里双解

　　代表方为大青龙汤。大青龙汤所主之证源于风寒外受，闭热于经。《伤寒论》第38条曰："太阳中风，脉浮紧，发热，恶寒，身疼痛，不汗出而烦躁者，大青龙汤主之。"风寒表邪宜辛散，热闭于经当清解。故方中选麻黄、桂枝散表邪，取石膏辛凉解热。此方所立之法即提示表里同病表现为表里寒热不一时，用药当寒热并用、解表清里兼顾，治不为误。大青龙汤临床的辨证要点为恶寒发热脉浮紧之表证合上烦躁之里热内扰证即可选用。临床上使用大青龙汤时需注意：①该方为发汗峻剂，非证相合不可妄用；②取微汗为度；③石膏用量不宜过小，单次剂量当20g以上，一是直清里热除烦，二是兼制麻黄、桂枝之辛热。

二、误下之痞，治之以和

　　痞证为太阳病误治之后所生之变证。《伤寒论》第151条曰："脉浮而紧，而复下之，紧反入里，则作痞。"该条文提示痞证主要是误用下法所致。在表之邪宜散不宜下，下之则邪热内陷，变端蜂起。寒为本虚，热为客热，寒热胶结为核心病机。治疗上当从其本而治其标，据其虚实寒热轻重之别，主之以"和"法，治之以泻心汤寒热并用之类方。

1.阳虚热陷，标本同治

代表方为附子泻心汤。附子泻心汤为表阳虚之痞证而拟。《伤寒论》第155条曰："心下痞，而复恶寒汗出者，附子泻心汤主之。"患者素体阳气不足，卫外不固，复感外邪，本当解表调和营卫，误用下法，邪热内陷，形成外寒内热之寒热错杂证。临床既见心烦、口渴、舌红苔黄之里热证，又见恶寒汗出之表阳虚证，苦寒攻其痞则复伤阳气，温补其阳虚则助热生乱。此时用附子温其阳，大黄、黄芩、黄连清里热，寒热并用，平调寒热，是为良法。李中梓亦曰："以三黄之苦寒，清中济阴；以附子之辛热，温经固阳。寒热互用，攻补并施而不悖，此仲景之妙用入神也。"

2.寒热互结，辛开苦降

脾胃失和之痞证主要有柴胡证误下、水热互结、胃气亏虚三个方面。

（1）柴胡证误下

代表方是半夏泻心汤。《伤寒论》第149条曰："伤寒五六日，呕而发热者，柴胡汤证具，而以他药下之……但满而不痛者，此为痞，柴胡不中与之，宜半夏泻心汤。"柴胡证属于少阳，邪在半表半里，故有"少阳三禁"之说，医者数下之造成两类情况：一为结胸；二为痞。半夏泻心汤即为柴胡证误下之痞证而设。由于心下痞是由寒热错杂之邪痞塞于中焦，脾胃升降失和所致，故当见恶心、呕吐等胃气不降之证，以及肠鸣、下利等脾气不升之证。《金匮要略·呕吐哕下利病脉证治第十七》谓"呕而肠鸣，心下痞者，半夏泻心汤主之"，也是将半夏泻心汤列为治疗呕利痞的主要证据。该方半夏、干姜辛热散邪除痞；黄芩、黄连苦寒除邪热；辅之以人参、甘草、大枣扶正祛邪。全方寒热并用、攻补兼施、阴阳同调，祛邪不伤正，扶正不留邪。

（2）水热互结

代表方为生姜泻心汤。生姜泻心汤由半夏泻心汤减干姜二两，加生姜四两而成。《伤寒论》第157条曰："伤寒，汗出解之后，胃中不和，心下痞硬，干噫食臭，胁下有水气，腹中雷鸣下利者，生姜泻心汤主之。"胃为水谷之海，以降为顺，胃失和降，水谷内停为饮邪，饮为阴邪，久郁化热，遂致寒热错杂。方中倍生姜辛热散水饮，余药合用，寒热并施。

（3）胃气亏虚

代表方是甘草泻心汤。《伤寒论》第158条曰："伤寒中风，医反下之，其人下利，日数十行，谷不化，腹中雷鸣，心下痞硬而满，干呕，心烦不得安。"《灵枢·百病始生》曰"虚邪之中人也……留而不去，传舍于肠胃，在肠胃之时，贲响腹胀，多寒则肠鸣、飧泄、食不化"，胃气亏虚，屡遭误下，胃气更虚。以痞、肠鸣下利日数十行、谷不化为主要表现。甘草泻心汤为半夏泻心汤加重炙甘草而成，炙甘草温中补虚，余药寒热并用，使得中州得运，痞利得瘥。

沈亮宸说："半夏泻心，甘草泻心，皆下后伤气之过也。生姜泻心，因于饮食；大黄泻心，因于内热；附子泻心，因于外寒。证既不同，药亦各异也。"

三、上热下寒，清上温中

代表方为黄连汤。黄连汤，即半夏泻心汤去黄芩加桂枝。主治条文见《伤寒论》第 173 条曰："伤寒，胸中有热，胃中有邪气，腹中痛，欲呕吐者，黄连汤主之。"黄连汤与半夏泻心汤虽仅一药之差，但主治各有不同。半夏泻心汤治寒热错杂，痞于心下，中夹痰气而以呕吐为主；至于黄连汤，乃治寒热之邪分踞于上下，其症以腹中痛、欲呕吐为主，故重用黄连，并加桂枝，黄连清胸胃之热以坚胃阴，桂枝能交通阴阳以温寒邪。

笔者经验，肿瘤患者手术后、化疗后或晚期肿瘤常常可出现消化道反应，如胃脘或腹部胀满、食欲减退、恶心、呕吐、便秘或便稀等症状。深究其因，多是由于手术后、化疗后或晚期肿瘤，体质差异不能耐受，或者放化疗破坏机体阴阳平衡，或是肿瘤晚期后天之本亏虚，原因不一而足，但脾胃升降失调、寒热错杂于中焦则一也。胃气不降则见恶心、呕吐、便秘，脾气不升则见肠鸣、下利。临床上可根据主症选方施治：呕吐，半夏泻心汤加减，合并有表证时可予黄连汤加减；肠鸣、下利，治以生姜泻心汤加减；口疮、口腔黏膜白斑、药物过敏，择用甘草泻心汤加减。其中半夏一味，临床应用关键在于掌握其使用剂量，若取其止呕，常 10~15g 即可；开胃则用至 15~30g；安神用量须大于 30g。

典型案例：陈某，男，62 岁。2012 年 5 月 28 日初诊：咳嗽，咳白痰量多，呕吐，食欲较差，大便稀，3~5 次 / 日。舌淡苔略黄腻，脉弦。2011 年 12 月 29 日于某医院行左上肺癌手术，术后病理示：低分化腺癌ⅡA 期。术后紫杉醇 + 卡铂化疗 4 个周期，2012 年 4 月化疗结束。初治以参苓白术散加减，咳嗽咳痰好转，余症无明显改善。后以半夏泻心汤加减治之，14 剂后，患者呕吐止，食欲明显好转，大便基本成形。

少阳病篇

一、寒热交争，水饮内结

代表方为柴胡桂枝干姜汤。《伤寒论》第 147 条曰："伤寒五六日，已发汗而复下之，胸胁满微结，小便不利，渴而不呕，但头汗出，往来寒热，心烦者，此为未解也，柴胡桂枝干姜汤主之。"伤寒五六日，先用汗法伤阳，再用下法邪陷，邪入少阳，正邪交争，少阳枢机不利，三焦决渎失司，水饮内结。治在和解枢机，温化水饮。少阳之热用柴胡配黄芩得解，水饮之结得栝楼根、牡蛎以散；水饮之寒得桂枝、干姜之辛热以散。刘渡舟教授遇肝胆疾患，只抓胁肋胀痛、口渴、便溏三症即投此方。

二、太少同病，各适其气

代表方为柴胡桂枝汤。《伤寒论》第 146 条曰："伤寒六七日，发热，微恶寒，支节烦疼，微呕，心下支结，外证未去者，柴胡桂枝汤主之。"此证为太阳表证未解，邪热来犯少阳，太阳少阳同病。方中含桂枝汤调和营卫解太阳之表邪，合小柴胡汤和解枢机治少阳。该方太阳之寒选桂枝汤以祛，少阳半表半里之热择小柴胡汤以解。提示两经同病时，当据其病变特点，寒热并用来达到治疗目的。

笔者临床体会，肿瘤患者化疗后容易出现疲乏无力、心烦、失眠、晨起赖床、食欲不振、精神萎靡抑郁、出虚汗且晨重暮轻等症状，笔者将其命名为化疗后证候综合征，属"郁"证范畴。多是由于化疗药物伤及人体心、胆、肝之阳气，痰蒙神窍，从而影响心主神志、肝主谋虑、胆主决断。阳虚者浊阴必乘而为寒，气郁者痰浊必生成痰火，所以患者会出现精神萎靡、乏力阳虚症状的同时伴见心烦抑郁等郁热内扰的症状，是为寒热并见。

典型案例：赖某，男，42 岁。2012 年 10 月 10 日初诊：尿痛、尿灼热感，伴右侧腰部疼痛 1 年余，少腹拘急，后背拘紧不舒，夜尿 5~6 次，大便调，纳可，口干不苦，入睡困难。舌淡苔黄腻，脉弦细。患者因膀胱上皮癌电切术，化疗后，出现反复尿路感染。初治以八正散加减治疗，效果不佳，又予丹栀逍遥散合八正散治疗，效果仍不明显，后治以柴胡桂枝汤加减。服药 21 剂后尿道灼热感、腰痛明显好转。

少阴病篇

阴阳格拒，甚者从之

代表方为白通加猪胆汁汤。《伤寒论》第 315 条曰："少阴病，下利脉微者，与白通汤。利不止，厥逆无脉，干呕烦者，白通加猪胆汁汤主之。"此证为少阴病阴盛戴阳，当直取其病，破阴回阳，通达上下，主药为重剂回阳救逆之品，但出现"利不止，厥逆无脉，干呕烦者"之症时，是为少阴寒盛拒药，《内经》有"甚者从之"之说，故在白通汤（葱白、干姜、附子）的基础上佐以咸寒养阴之品猪胆汁，从阴引阳，消除格拒。该方寒热并用，主以温药，稍佐咸寒，温药治其本，咸寒引药达病所，相反相成，临床用药多可借鉴。

厥阴病篇

一、寒热错杂，分而治之

代表方为乌梅丸。《伤寒论》第338条曰："伤寒，脉微而厥，至七八日肤冷，其人躁，无暂安时者，此为脏厥，非蛔厥也。蛔厥者，其人当吐蛔。令病者静，而复时烦者，此为脏寒……蛔厥者，乌梅丸主之。又主久利。"此证属膈间有热，胃肠有寒，当上下分治寒热。方中用乌梅安蛔止痛；附子、干姜、桂枝、川椒、细辛辛热以胜下寒，同时暗合"肝欲散，急食辛以散之"之意，从厥阴之气而用之；用黄连、黄柏之苦寒以清泄膈热；人参、当归益气养血。诸药配合，使寒热邪去，阴阳协调，蛔安胃和，气血恢复。

《伤寒论》附此方于厥阴病篇，用治蛔厥与久利，笔者体会，乌梅丸主治范围远不止此两类疾病。厥阴，其本阴，其标热，体木用火，临床症状表现复杂，治疗不易，故当"伏其所主，先其所因"，综合运用散、收、逆、从，调其中气。笔者常用该方治疗化疗后引起的寒热错杂证，效果肯定。

典型案例： 蔡某，女，55岁。2013年1月30日初诊：患者因左下牙龈肿胀2个月伴疼痛于2012年5月7日于北京口腔医院手术，后病理诊断为：左下牙龈鳞状细胞癌，T1N2M0，IVA，放疗3次，化疗2次。刻下症：两嘴角内侧口腔糜烂，牙床肿痛，晴天时感里热蒸腾，外面发凉，阴天缓解，后背怕冷，胸前发热，纳食少，二便调，入睡困难。近半年体重下降3.5kg左右。脉细，舌淡苔黄腐。辨证属于寒热错杂，胆郁痰阻。拟行乌梅丸分治寒热，柴胡桂枝汤和解少阳，两方交替服用。尽剂后，患者诉口疮已愈，脚抽筋好转，关节疼痛好转，纳食增，眠转佳，体重增加。

二、寒热格拒，清温并举

代表方为干姜黄芩黄连人参汤。《伤寒论》第359条曰："伤寒，本自寒下，医复吐下之，寒格，更逆吐下，若食入口即吐，干姜黄芩黄连人参汤主之。"本条用"伤寒"二字冠首，以着重说明该病证始于伤寒表证，继言其变证，原因有二：一是患者素有虚寒在里、在下，邪热乘虚内陷；二是医者误用吐下之法，引邪内陷。上热被下寒格拒，形成脾胃升降失调之证。选用干姜辛温散寒，温补脾阳，脾阳得补乃升，津液恢复正常布散；黄芩、黄连苦寒泄热，胃气得和而降。升降有序则吐利自止。寓有清上热，温下寒，通格拒，一方多功，是为温清并举，补泄兼施之法度。临床上，患者若出现呕吐不止，脉弱而沉即可选用此方。

三、解表和里，温虚清实

代表方为麻黄升麻汤。《伤寒论》第 357 条曰："伤寒六七日，大下后，寸脉沉而迟，手足厥逆，下部脉不至，喉咽不利，唾脓血，泄利不止者，为难治。麻黄升麻汤主之。"伤寒六七日，大下后，阴气遂虚，阳气下陷，阴阳并伤，且不相顺接，故虚实寒热混杂，救其阴则损其阳，补虚则留实，是当寒热并用、攻补兼施，方为良法。麻黄、升麻升阳举陷；当归、知母、葳蕤、天冬补已虚之阴；桂枝、干姜辛热通阳复厥；黄芩、石膏清在里之燥热；余药补中，顾护胃气。该方特点：温清补泻于一炉；多脏同调，虚实兼顾；升降相因，重视恢复气机。肿瘤晚期患者常是太阴、少阴、厥阴同病，阴阳俱损，若出现手足逆冷、咳嗽咯血、纳食差、泄泻无度、脉沉迟时即可选用该方。

结语

笔者据六经之异，选用有代表性的寒热并用方剂，结合临床实践，从理法方药多个层面浅析了寒热并用的组方要义。寒热并用法实为多法并用之治法，用治于寒热错杂之证，从病因病机来看，有表里寒热、内外寒热、上下寒热、虚实寒热之异；从选方用药来看有寒热药多寡、剂量轻重、性味各异之别。法虽多，平调机体阴阳气血则一；药虽繁，据病情变化灵活使用无异。深谙寒热并用的组方要义，同时在辨证准确的基础下，温清并施、寒热并用，对于治疗病机复杂、表现多端的寒热错杂证效当如桴鼓！

赵德喜（长春中医药大学附属医院）

《素问·至真要大论》曰"寒者热之，热者寒之""坚者削之，客者除之"，这是治疗疾病的基本原则，但是，在《伤寒论》中却有许多寒热并用、攻补兼施的方剂，据统计，仅寒热药配伍者57方。寒热药同用、攻补药同用会不会互相掣肘，影响疗效？临床实践中，我们看到仲景方的疗效是肯定的，但是，张仲景又是如何把这些互相矛盾的药物统一在一方中的？其间是否有规律可循？吾辈能否按规则自制此类方剂以应新病？为了破解诸多疑问，我们需要探寻仲景学术思想体系，细细揣摩先人的药物应用思路。

一、《伤寒论》的基本学术体系

张仲景在《伤寒论》创立了"三阴三阳病"辨证论治理论体系，后世称之为"六经"，认为其理论来源于《黄帝内经》的经络学说，这是目前学术界对六经的主流认识。胡希恕先生经过多年研究，对六经进行了诠释，认为六经来自八纲，而八纲中表里最重要，六经就是以表里为基本的分类，分成表、里、半表半里三个病位。表里之中又分阴阳，即表阳为太阳、表阴为少阴；半表半里阳为少阳，半表半里阴为厥阴；里阳为阳明，里阴为太阴，构成了三阴三阳病，即六经病。外感病总是先侵犯表，如体壮气盛则为太阳证，如体弱气虚则成表阴少阴证。少阴病是表阴证，只是人体功能沉衰，因此，要应用麻桂剂加附子治疗，这是与我们当初学习的少阴属里证不同的。太阳病不解，则由表传入半表半里，成为阳证少阳病或阴证厥阴病；半表半里不解，则入里而成里阳证即阳明病，或里阴证即太阴病。这是一般规律，也有由表直接传里，更有二部或三部同病的，即合病和并病。以上是仲景学术理论的骨架，要解决寒热并用、攻补兼施的问题，还要明确三阴三阳病的特征。

《伤寒论》以三阴三阳病"脉证并治"分篇，根据各自的提纲和辅助提纲等条文，我们可以认识三阴三阳病的特征。

太阳病为表阳证，反映其特征的有以下条文。第1条：太阳之为病，脉浮，头项强痛而恶寒。即无论西医诊断为什么病，或脏腑辨证为什么病，只要出现第1条的表现，都称之为太阳病，太阳病又分为太阳中风证和太阳伤寒证。第2条：太阳病，发热，汗出，恶风，脉缓者，名为中风。第3条：太阳病，或已发热，或未发热，必恶寒，体痛，呕逆，脉阴阳俱紧者，名伤寒。

由上可知，以发热、恶寒、身痛、脉浮为主证的方证为表阳证，即为太阳病，其治法为发汗法，可以应用桂枝汤、桂枝加桂汤、桂枝加芍药汤、麻黄汤、葛根汤来治疗。

少阴病为表阴证，反映其特征的有以下条文。第281条：少阴之为病，脉微细，但欲寐也。第302条：少阴病，得之二三日，麻黄附子甘草汤微发汗，以二三日无（里）证，故微发汗也。第301条：少阴病，始得之，反发热，脉沉者，麻黄附子细辛汤主之。

由上可知，以恶寒、无热、脉微细、但欲寐为主证的都是表阴证，即少阴病，它与表阳证即太阳病的区别在于少阴病是人体功能衰弱时所患的外感病，因此，其治法也是发汗，但是，因为患者身体的功能衰弱，治疗要用振奋阳气的药物。少阴病要用麻黄附子甘草汤、麻黄附子细辛汤、桂枝加附子汤等方治疗。

阳明病为里阳证，反映其特征的有以下条文。第180条：阳明之为病，胃家实是也。第182条：阳明病，外证云何？答曰：身热，汗自出，不恶寒反恶热也。

所以，阳明病的特征是发热、汗出、口渴、大便难、脉数等，其治法是清法，或清泄阳明之热，或清泻阳明里实，要用白虎汤、大承气汤、大黄黄连泻心汤类等方剂治疗。

太阴病为里阴证，反映其特征的有以下条文。第273条：太阴之为病，腹满而吐，食不下，自利益甚，时腹自痛，若下之，必胸下结硬。第277条：自利不渴者，属太阴，以其脏有寒故也，当温之，宜服四逆辈。

即腹满而吐、食不下、自利不渴等证为里阴证，即太阴病，其治法是以温法为主，要用理中汤、四逆汤、吴茱萸汤等方治疗。

少阳病为半表半里阳证，其特征为第263条：少阳之为病，口苦，咽干，目眩也。第264条：少阳中风，两耳无所闻，目赤，胸中满而烦者。

所以，凡往来寒热、口苦咽干、胸胁苦满、目眩等证为半表半里阳证，即少阳病，其治法为和法，要用小柴胡汤、小柴胡去半夏加栝楼汤、四逆散类方剂治疗。

厥阴病为半表半里阴证，其特征为第326条：厥阴之为病，消渴，气上撞心，心中疼热，饥而不欲食，食则吐蛔，下之利不止。第329条：厥阴病，渴欲饮水者，少少与之，愈。

凡口渴、气上撞心、心中疼热、饥而不欲食、四肢厥冷等证为半表半里阴证，即厥阴病。其病机是上热下寒，寒热错杂，故其治法是温下清上，寒温并用。不论什么病，无论发病后症状有哪些，在病位则不出于表、里、半表半里，在病情则不出于寒、热、虚、实、阴、阳，在类型则不出于三阴三阳。张仲景治病处方以病位为第一要素，配合不同病性，从而使三阴三阳病的用方用药几乎具有唯一性，如前述三阴三阳各有其主方，麻黄、桂枝是太阳病药；石膏、大黄是阳明病药；柴胡、黄芩是少阳病药；附子是少阴、厥阴病药，亦是太阴之药；干姜是温太阴里寒之热药，人参是补太阴气虚之药；等等。结合"合病""并病"的理论，就可以破解寒热并用、攻补兼施的疑难了。

二、仲景方分析

1. 解表清里

在《伤寒论》中，最先遇到的复杂方证要数大青龙汤。第38条：太阳中风，脉浮紧，发热恶寒，身疼痛，不汗出而烦躁者，大青龙汤主之。若脉微弱，汗出恶风者，不可服之。服之则厥逆，筋惕肉瞤，此为逆也。分析条文，脉浮紧、恶寒、身疼痛、不汗出是太阳伤寒的主证，发热，以至于烦躁则是阳明病的外证，所以，本方所治证为太阳阳明合病。其治疗以辛温发汗兼清阳明里热，应用治疗太阳伤寒的麻黄汤加清阳明里热的生石膏是属必然。所以，全方熔寒温之药于一炉，却是各归其病位，各取其病性，解表与清里各得其所，临床用之必验。解表清里的方剂根据表寒里热轻重的不同还有其他一些方剂。如太阳伤寒兼太阴里饮及阳明里热者以小青龙加石膏汤治之，其麻黄、桂枝辛温解太阳之表，干姜温太阴以治饮，生石膏清阳明以解热；如风水，浮肿，脉浮，恶风，身热属太阳阳明合病，以麻黄、生姜解太阳之表，以石膏清阳明之里，即越婢汤；如汗、下之后，汗出、喘、身热，是太阳表证未罢又兼阳明里热，必用麻黄以解表，石膏以清里，加杏仁以治喘，即麻杏石甘汤。以上均是麻黄加石膏配伍的方剂，是解表清里的代表。

2. 温下清上

本法针对寒热错杂之厥阴病而设。厥阴病是千古疑案，该篇中罗列了大量四肢厥冷为主要症状的条文，足见厥是本经病的重要特征。但是，本病又不同于太阴病之但厥不热，而往往伴有上热表现，其下寒是本，上热是标，是因邪居半表半里，无有出路，郁而化热所致，故其治法称为温下清上，而非清上温下，代表方是乌梅丸。方中以干姜、附子、细辛、蜀椒辛温以温下寒为主，黄连、黄柏清上热为辅，人参、当归以补气血，桂枝降冲气，苦酒渍之乌梅大酸，助人参、当归以补虚，又助黄连、黄柏以治泄，并制热药之辛散。亦是诸药各归其病位，各施其寒热，各行其补泻之路。第338条：伤寒，脉微而厥，至七八日肤冷，其人躁，无暂安时者，此为脏厥，非蛔厥也。蛔厥者，其人当吐蛔。令病者静，而复时烦者，此为脏寒。蛔上入其膈，故烦，须臾复止，得食而呕，又烦者，蛔闻食臭出，其人常自吐蛔。蛔厥者，乌梅丸主之。又主久利。本条虽言治蛔厥，实是以蛔厥标明厥阴病的证治。如笔者曾治姜某，女，59岁，2012年3月4日就诊。发作性心前区疼痛2年，其痛如以原木撞击，每次发作时自服速效救心丸、复方丹参滴丸可获一时缓解，然反复发作。每年住院2~3次，活血化瘀中药注射液几乎用遍，发作频率却在增加。除心前区疼痛外，还有口苦、咽干、恶心、心烦、肢冷、畏寒、食欲不振、大便溏，舌质暗，苔白，脉沉弦。患者口苦、咽干、恶心、心烦是上热之证；肢冷、畏寒、食少、便溏为下寒之证。虽然主诉为心痛，但就其临床反应却是厥阴病，而且，厥阴病提纲证中也有"气上撞心"的症状，因此，治疗以乌梅丸为主方。处方：乌梅20g，细辛5g，桂枝10g，黄连5g，黄柏10g，党参20g，川椒10g，附子10g，干姜10g，丹参10g，7剂。一周后，患者复诊，自诉心前区疼痛频率明显下降，奇怪的是，患21年的结肠炎腹泻症状竟消除，已经有4天没有腹泻。回顾原文，已明言乌梅丸"又主久利"。所以，蛔厥和久利均为寒热错杂之厥阴病表现，故均可以乌梅丸治之而收效。患者症状多端，病机却是一个，因此，只要抓住病机，辨准方证，即可达到"开一把锁，进百扇门"的效果。

柴胡桂枝干姜汤是温下清上的又一代表方。第147条：伤寒五六日，已发汗而复下之，胸胁满微结，小便不利，渴而不呕，但头汗出，往来寒热，心烦者，此为未解也，柴胡桂枝干姜汤主之。本方以小柴胡汤去半夏、人参、大枣，加瓜蒌、牡蛎、桂枝，以干姜易生姜而成，治半表半里阴证之厥阴病。以本方温下则寒饮得化，使其不致化热而上干诸窍。

似此温下清上之剂还有半夏泻心汤治胃寒饮停而致的呕吐、肠鸣、心下痞硬；甘草泻心汤治下利伤中，腹痛肠鸣，口舌生疮；生姜泻心汤治寒饮较重，心下痞硬，干噫食臭，肠鸣下利；黄连汤治腹痛，呕吐；干姜黄芩黄连人参汤治下后复吐致胸中烦热，恶心呕吐而大便溏；栀子干姜汤治大下之后，身热、微烦等。

3. 攻补兼施以和解

此法用于少阳病。第96条：伤寒五六日，中风，往来寒热，胸胁苦满，默默不欲饮食，心烦喜呕，或胸中烦而不呕，或渴，或腹中痛，或胁下痞硬，或心下悸，小便不利，或不渴，身有微热，或咳者，小柴胡汤主之。方中柴胡在《神农本草经》中记载：主心腹，去肠胃中结气，饮食积聚，寒热邪气，推陈致新。因此，它是行气导滞药，可以治疗胸胁苦满之证，这是少阳病的特征性症状；黄芩除热止烦，二药为攻药。同时，方中有人参，补太阴。因为少阳病的机理为第265条：伤寒，脉弦细，头痛发热者，属少阳。第97条：血弱，气尽，腠理开，邪气因入，与正气相搏，结于胁下。正邪分争，往来寒热，休作有时，嘿嘿不欲饮食，脏腑相连，其痛必下，邪高痛下，故使呕也。所以，少阳病是在正气不足的前提下，邪气才由表入里的。本方证为少阳病，而含有与太阴合病之意，人参即为补太阴气虚之药。

与此相类的有柴胡桂枝汤治发热，微恶寒，支节烦疼，微呕，心下支结，外证未去者，即太阳少阳合病；四逆散治四逆，或咳，或悸，或小便不利，或腹中痛，或泻痢下重等症状；黄芩汤治发热，腹泻，腹痛等；黄芩加半夏生姜汤治自下利而呕者；柴胡加龙骨牡蛎汤治胸满，烦惊，小便不利，谵语，一身尽重不可转侧等。

4. 攻补兼施以治渴

清热与补气法同用，以滋养胃阴，清热泻火。第 26 条：服桂枝汤，大汗出后，大烦渴不解，脉洪大者，白虎加人参汤主之；第 168 条：伤寒，若吐若下后，七八日不解，热结在里，表里俱热，时时恶风，大渴，舌上干燥而烦，欲饮水数升者，白虎加人参汤主之；第 169 条：伤寒无大热，口燥渴，心烦，背微恶寒者，白虎加人参汤主之；第 170 条：伤寒脉浮，发热，无汗，其表不解，不可与白虎汤。渴欲饮水，无表证者，白虎加人参汤主之；第 222 条：若渴欲饮水，口干舌燥者，白虎加人参汤主之。凡发热，汗出过多，用白虎汤清热则可，然则汗出伤津，口渴难解，必以益胃方可使津有化源，因此加人参以益胃健脾，是为正阳阳明与太阴合病，人参为太阴之药。

5. 攻补兼施以治胀

理气与补气同用。第 66 条：发汗后，腹胀满者，厚朴生姜半夏甘草人参汤主之。胡希恕认为，本方中厚朴行气消胀，生姜、半夏降逆止呕，甘草、人参安中健胃，故此治胃虚腹胀满而呕逆者。从条文来看，本方是为太阳病汗不得法伤及中气致腹胀满而设立，其实，与大多数经方一样，杂病中只要病机相合，同样能够取效。如治程某，女，72 岁，2012 年 11 月 12 日来诊。因生气后出现腹胀 3 年余，每于食后加重，不敢多食，身体消瘦，身高 1.60m，体重 40kg。3 年来，一直坚持治疗，患者保存了所服过的 100 多个汤药方，其中应用最多的是以理气为主的方剂，可以看出柴胡疏肝散、越鞠丸、逍遥散等方底。也有补气类方的，如补中益气汤、归脾汤等。还有的医生应用了承气类方，但是，患者症状几无动摇。就诊时见：面白少华，睑结膜苍白，腹部胀大，按之虚软，无压痛，大便 3~4 天一次，不干，但排便不畅，舌质淡暗，苔白，脉沉。辨证为虚胀，处方：厚朴 30g，半夏 15g，党参 10g，生姜 15g，甘草 10g，当归 15g，茯苓 15g，白术 10g。服药后，腹胀症状持续好转，一周后即消除，饮食增加，后以当归芍药散加减调养，体重增至 51kg，贫血症状渐渐消除。该病虽以生气为主因，然而，病史较长，已由实转虚，虚实错杂。

6. 攻补兼施以祛饮

攻伐的同时健胃以祛饮，适用于胃虚有停饮之证。如第 152 条：太阳中风，下利，呕逆，表解者，乃可攻之。其人漐漐汗出，发作有时，头痛，心下痞硬满，引胁下痛，干呕短气，汗出不恶寒者，此表解里未和也，十枣汤主之。此指表已解，但素有太阴不足而饮停心下及胸胁。所以，单泻水饮则更伤太阴，扶助太阴则饮邪不去，故必攻补兼施，以大枣扶助太阴，以大戟、甘遂、芫花攻逐水饮。

7. 攻补兼施以降逆

补虚与降气之药同用治疗胃虚气逆。如第 161 条：伤寒发汗，若吐若下，解后，心下痞硬，噫气不除者，旋覆代赭石汤主之。本条是说误治导致胃气虚，客气结于心下，因而噫气不止。方中以人参、甘草、大枣安中养正，旋覆花温中分健胃而下结气，代赭石降逆，半夏、生姜开结逐饮，治胃虚有饮而呕逆者，本方证属太阴病。

8. 攻补兼施以防伤正

此类最多，是仲景保胃气，存津液重要学术思想的体现。凡用攻药，即使正未虚，亦必以大枣、甘草之类以护正。如桂枝汤、调胃承气汤、小承气汤、大柴胡汤等，在仲景方中比比皆是，不一一列举。

综上，仲景制寒热并用、攻补兼施之方并非杂乱无章，而是有规律可循的，其规律就在于凡病先辨病位，再辨病性，他所创立的合病和并病的概念，正是面对患者，仔细辨别三阴三阳病的结果，这是学习《伤寒论》的重要法门。所以，只要牢牢掌握三阳三阴病的特征及各自的主方、主药，就能看懂、学会仲景的组方思路，而不会被经方的纷繁复杂所困扰，进而能灵活应用经方。

徐　浩（中国中医科学院西苑医院）

医圣仲景作《伤寒杂病论》于东汉末年，后毁于战乱之中，经西晋王叔和整理后有《伤寒论》。在《伤寒论》中，张仲景提出了很多独具特色的学术思想，对后世的影响极其深远。其中，寒热并用、攻补兼施之法论之甚详。《黄帝内经》中提出"治寒以热""治热以寒""虚则补之""实则泻之"之说。然而，面对临床上复杂的病证，往往是寒热并见、虚实夹杂。张仲景在《伤寒论》中创新性地提出寒热并用、攻补兼施，是对方剂学的一大创举，探讨和掌握寒热并用、攻补兼施的配伍规律和特点，对继承和发扬中医配伍理论和用药经验，提高组方水平和临床疗效具有重要的意义。

一、如何理解《伤寒论》寒热并用、攻补兼施

寒热并用法始于《内经》，《素问·至真要大论》谓："奇之不去则偶之，是谓重方；偶之不去则反佐以取之，所谓寒热温凉，反从其病也。"张仲景据此理论并加以发挥，将寒热并用法广泛地用于方药配伍。所谓寒热并用，是指用寒凉药与温热药相互配伍，使之相反相成而发挥治疗作用的方法。攻补兼施，是于攻伐药物中加入补益之剂，以期祛邪而不伤正、扶正与祛邪并举。如《伤寒论》第149条曰："伤寒五六日，呕而发热者，柴胡汤证俱，而以他药下之……若心下满而硬痛者……但满而不痛者，此为痞，柴胡不中与之，宜半夏泻心汤。"太阳病妄施攻下，损伤脾胃，且在外之邪热亦易乘机内陷，以致脾胃升降失调，寒热错杂于中，而患心下痞兼呕利之证。方中半夏、干姜辛温散结，祛除寒气，黄芩、黄连苦寒泄热，人参、炙甘草、大枣补益脾胃，寒热并用、攻补兼施、辛开苦降以扶正祛邪，解寒热互结，复脾胃升降之职。由以上半夏泻心汤的方证分析，《伤寒论》寒热并用、攻补兼施的组方配伍思想可见一斑。

二、《伤寒论》寒热并用、攻补兼施的组方要义

（一）配伍特点

1.寒热并调，扶正祛邪

此种组方常采用寒热并用、攻补兼施药物配伍以治疗寒热错杂、邪实正虚者，如表寒里热、上热下寒、寒热错杂、体虚感邪、邪盛伤正等。《伤寒论》第359条曰："伤

寒本自寒下，医复吐下之，寒格，更逆吐下；若食入口即吐，干姜黄芩黄连人参汤主之。"本证原为胃热脾寒，当温脾清胃，调其寒热，而医者误用吐下之法伤脾，致使寒热未除，脾阳已伤，病机更加复杂，此时单投寒热则难救正虚，因而张仲景在选黄芩、黄连苦寒清泄里热、干姜暖脾散寒的同时，又伍人参救已伤之脾胃。《伤寒论》第357条曰："伤寒六七日，大下后，寸脉沉而迟，手足厥逆，下部脉不至，喉咽不利，唾脓血，泄利不止者，为难治，麻黄升麻汤主之。"此证既有寸脉沉迟，手足厥逆，下部脉不至和大下病史，又有唾脓血，喉咽不利，当属正伤邪陷，脾寒肺热。故以麻黄、升麻伍桂枝发越郁结之阳，以黄芩、知母、石膏清肺热，干姜、桂枝、甘草救已伤之脾阳，恰合本证病机，故可使纷繁复杂之重症"汗出愈"，堪称复杂病证用药之典范。

2. 辛开苦降，和中消痞

痞证临床常见，其成因颇多，然其病机则多为中焦气机不利，升降失常。中焦，脾胃之地，脾为湿土主升，胃为燥土主降。痞证病因单纯者治之尚易，宗"寒者热之，热者寒之"即可，寒者予桂枝人参汤，热者予大黄黄连泻心汤。但对寒热错杂结于中焦者，仲景常以辛热之干姜或附子，配伍苦寒之黄芩、黄连，制成大寒配大热之剂，如半夏、生姜、甘草三泻心汤、附子泻心汤等。《伤寒论》第157条曰："伤寒，汗出解之后，胃中不和，心下痞硬，干噫食臭，胁下有水气，腹中雷鸣，下利者，生姜泻心汤主之。"本方适用于汗后邪未尽，胃虚不和，水饮与饮食搏结。方中生姜辛散，走而不守；干姜辛热祛寒积；半夏辛温，利胸膈散痞满；黄芩、黄连苦寒泄热；人参、大枣、甘草味甘补脾胃之气。甘草泻心汤更加重炙甘草的用量，以取调中补虚之意，主治因屡用攻下，中虚较重，痞利俱见之证。《伤寒论》第155条曰"心下痞，而复恶寒汗出者，附子泻心汤主之"，本方适用于痞证夹杂卫阳不足之证。尤在泾在评附子泻心汤时叹曰："寒热异其气，药虽同行，而功则各奏，乃先圣之妙用也。"

3. 调和阴阳，以平为期

疾病的过程实质上是人体正气与致病邪气之间矛盾双方相互斗争的过程。疾病在其发展过程中，正邪之争每因患者体质、治疗经过、感邪轻重等因素，而表现出阴阳的偏盛偏衰，治疗目标即利用药物偏性，纠正诸病证之偏，重在调"和"，以恢复"阴平阳秘"。如桂枝汤中桂枝辛温，辛能散邪，温从阳而扶卫；芍药酸寒，酸能敛汗，寒走阴而益营，合则调和营卫。生姜之辛，佐桂枝以解肌；大枣之甘，佐芍药以和营。甘草甘平，有安内攘外之能，用以调和中气，且调和诸药。又如小柴胡汤证，邪在太阳，当以汗解，邪入阳明或清或下，倘邪踞少阳，既有入里化热之机，又有走表外解之势，唯正邪势均力敌，致使邪气留连，既不能入里，又不能出表。有半里之热，以寒药黄芩清之，有半表之邪以辛凉柴胡散之；邪正交争于半表半里，缘于正虚不足以鼓邪外出，故以甘温之人参、甘草匡扶正气，以助祛邪。本方散中有收，升中有降，寒温并用，攻补兼施，药虽七味，照顾全面，堪称和法经典。

4. 佐制纠偏，以防伤正

为祛除寒邪或热邪，在临床组方用药中，往往用大剂热药或大剂寒药，在其中少佐以相反的寒热之品，不仅可以据证取舍利弊，还可以防止过偏伤正，解除药证格拒。如真武汤中附子、白术、生姜温阳、燥湿、行水，其辛温燥热有伤阴之弊，故佐以酸苦寒之芍药，既补益营阴又缓附子、白术、生姜之燥，使补阳而不亢烈，水去而不伤阴。若阴气极盛而阳极衰，热药下咽，或不能与合而罔效，或入口即吐。对于此种情况，仲景创白通加猪胆汁汤、通脉四逆加猪胆汁汤，均以辛热之附子、干姜为主破阴回阳，佐以苦寒之猪胆汁引附子、干姜入阴，防止格拒。后世以此方为准绳创许多不朽名方，或于大热之中佐苦寒，或于大寒剂中佐辛热，均以"甚者从之"为理论依据。

（二）选药思路

1. 主辅分明

由于寒热性类水火，虚实分为两端，用之得当可使错杂之寒热冰释雪融，虚实并调，用之不当寒热牵制，虚虚实实，反失其功。仲景在寒热并用、攻补兼施时，或变化药味，或增减药量，总以切合病情、分清主辅为根本宗旨。阳明胃热津伤之证，《伤寒论》创白虎加人参汤、竹叶石膏汤，乃视邪正盛衰而设的补清兼施剂。

其中白虎加人参汤除含石膏、知母清解阳明里热外，伍入人参、甘草、粳米则在于救胃津之虚，抑石膏之悍，适于里热兼气津受伤者。若以气津受伤为主，余热未清者，则以竹叶石膏汤为治，方中人参、甘草、粳米、麦冬益气养阴，调和胃气，与竹叶、石膏合用，清热而兼和胃，补虚而不恋邪，被古人称为"以大寒之剂，易为清补之方"（《医宗金鉴》）。

2. 性味兼顾

仲景擅寒热并用、攻补兼施，在选方用药时常性味兼顾。如麻黄杏仁甘草石膏汤证系外有表寒，内有肺热，故用麻黄汤去桂枝加石膏，寒热并用治之。去桂枝辛温发汗之力大减，不助长里热。加石膏尤其体现仲景的匠心，石膏寒凉而辛散，既清里热，又不影响散寒，迎合了"肺欲散"的特性，若用黄芩、黄连，虽有清肺热之效，却无散热宣肺之功。在仲景诸寒热并用方剂中，散表寒多用麻黄，温中寒多用半夏、生姜或干姜；表寒兼里热清热用石膏，寒热错杂于中焦清热用黄芩、黄连。这种选药方法既考虑药物的功效，又考虑药物的性味和归经，深刻体会其用意，对临床寒热并用组方大有裨益。

3. 制性存用

许多中药在某种功效上具有特长，如大黄攻积，茵陈退黄，生姜止呕，半夏化痰，但这些药物均有寒热之偏，临床运用时若出现药性与病性不符的情况，可配伍与该药性相反者以去其性而存其用。如大黄附子汤重用大黄为君，同时又伍以附子、细辛，用于主治寒积便秘。大黄虽苦寒与病性相悖，但配伍附子、细辛辛散大热之品，则寒性被制而泻下之功犹存，为制性存用之法。方中温热药物两味，且用量数倍于大黄，使其通下而不助寒邪。越婢汤与越婢半夏汤均用麻黄、生姜，不配桂枝，而与石膏为伍，其意在于抑其辛温发表之力，取其宣肺利水之功。

三、寒热并用、攻补兼施的临床应用

寒热并用、攻补兼施是仲景遣方用药的一大特色，体现了中医辨证论治的基本特点和祛邪扶正、三因制宜、调理阴阳的治病求本原则，成为临床广泛应用的有效治法。戴北山在《广温热论》中指出："寒热并用之谓和，补泻合剂之谓和。"因此，寒热并用、攻补兼施当属为八法中的"和"法。除用于治疗寒热错杂、虚实并见之证，对气机升降失调、阴阳不和之证也有很好的疗效，为后世制定和应用寒温并用、攻补兼施的药方提供了理论基础。《韩氏医通》交泰丸用黄连、肉桂组方，治疗心肾不交的失眠；一冷一热，一阴一阳，寒因热用，热因寒用，阴阳相济，最得制方之妙。近代名医张锡纯，其用甘温黄芪多伍苦寒知母，认为"用知母以济黄芪之热，则药性和平，始能久服无弊"。

现代中医学者也广泛应用寒热并用、攻补兼施之法。如国医大师孙光荣倡"中和思想"，创制扶正祛邪中和汤[1]，由生晒参、生黄芪、丹参、柴胡、郁金、香附、法半夏、陈皮、黄芩、生姜、大枣、生甘草组成，寒热并用、攻补兼施，作为临证基本方，疗效确切。龚其森等[2]对反复发作尿路感染的患者，考虑长期服用清热利湿药伤及阳气，故在八正散清利湿热基础上，加巴戟天、小茴香、制附子等温阳之品，总有效率为96.04%。彭培初教授[3]治疗高尿酸血症，以温补肾阳的附子、肉桂、炮姜，辅以清热化湿、泻浊化瘀之黄芩、黄连、黄柏、制大黄，一寒一热大相径庭，一攻一补治各有别。仝小林应用干姜黄芩黄连人参汤治疗瘦型糖尿病，抓住本方脾虚胃热的核心病机，降糖效果明显[4]。王江等[5]实验研究发现，半夏泻心汤在治疗胃溃疡时，方中寒凉药与温热药配伍能消除单用的局限和不足，通过不同的途径和作用靶点来发挥对胃溃疡的治疗作用，为寒热并用配伍的合理性提供了实验依据。

四、寒热并用、攻补兼施——逆转动脉粥样硬化斑块的新思路

临床许多疾病往往具有多元性、复杂性、顽固性等特点，《伤寒论》寒热并用、攻补兼施的组方思想无疑为提高难治病临床疗效提供了新思路。心脑血管病为人类健康的重要杀手，而动脉粥样硬化（AS）斑块为心脑血管病的重要病理基础。斑块的形

成是一个漫长的过程，治疗难度极大，如何消减甚至逆转斑块始终是西医学研究的热点[6]。目前认为强化他汀治疗可能逆转斑块，但从临床试验结果看，其对斑块的缩减作用有限[7]。中医学认为，AS 为本虚标实之证，本虚为气虚、阴虚、阳虚，标实多为瘀、痰、浊、毒等，治疗多从活血化瘀、化痰散结、清热解毒、扶正补虚等治法入手，但逆转斑块疗效并不满意。

2006 年笔者在跟随陈可冀出诊时，接诊一位下肢动脉闭塞患者，坐轮椅就诊，下肢疼痛、麻木、发凉，同时有口苦、便干、急躁，一派寒热错杂之象，陈可冀给予补阳还五汤合四妙勇安汤加减。3 剂药后患者脚麻减轻，7 剂后腿麻减轻，其他症状也逐渐减轻，1 个月后能自行步行几米，服药几个月，血管功能检查部分下肢闭塞动脉开通。显著的疗效让我思考处方中寒热并用、攻补兼施的配伍特点。在学习周仲瑛、张炳厚两位老师临床经验时也发现，治疗病情复杂的疑难病症时该法很常用，且效果甚佳。在认真学习《伤寒论》寒热并用、攻补兼施的组方要义后，我才理解该法在 AS 治疗中的精妙所在——"和"法与"消"法的有机结合。一方面，寒热并用、攻补兼施可调节机体阴阳失衡（和法），提高自身抗病愈病能力，扶正以托毒祛邪，是 AS 患者长期用药有效性及安全性的基础；另一方面，斑块为虚、瘀、痰、毒日久胶结而成，难消难化，寒热并用、相反相成、相激相制，才得以在益气活血主方基础上发挥攻毒破结（消法）之功，是逆转斑块取效的关键环节。此后，我应用该法治疗百余例颈 AS 斑块、冠状 AS 斑块患者，在补阳还五汤基础上，应用附子、桂枝、薤白、红花等温药与金银花、连翘、夏枯草、牡丹皮等寒凉药并用，以发挥相反相成、解毒散结之功，再合用地龙、穿山甲、僵蚕、水蛭等搜剔通络药物，患者坚持服药半年至一年，斑块多有不同程度缩小，效果满意。《伤寒论》中寒温并用、攻补兼施之法在临床上应用十分广泛，其法如航海之明灯，给予后辈诸多启示。其法之所以能用之得效，根本原因在于其思想的正确性。事物的两面性决定了单纯的寒、热、攻、补未必能收到良效。在临床复杂的疾病中，寒热并见、虚实夹杂者十之八九，调和阴阳平衡也始终是治疗的目标，因此在临床实践中要特别重视寒热并用、攻补兼施之法，尤其是在疑难杂症中的应用，在传承经典中力求有所创新，不断提高临床疗效。《伤寒论》为中外医者之宗，古今方书之祖，其奥义无穷，需当进而深求之。

参考文献

[1] 杨建宇，李彦知，孙文正，等. 孙光荣教授学术思想初探 [J]. 光明中医，2009，24（12）：2239-2240.

[2] 龚其淼，苏秀荣. 寒热并用治疗复发性尿路感染 [J]. 中医药学报，2004，32（5）：44.

[3] 陈敏，要全保. 彭培初教授寒热并用治疗高尿酸血症经验谈 [J]. 中医药学报，2012，38（4）：88-89.

［4］金末淑，陈欣燕，姬航宇，等. 仝小林运用干姜黄芩黄连人参汤治疗 2 型糖尿病辨证要点分析［J］. 云南中医学院学报，2011，34（1）：32-34.

［5］王江，周永学，谢勇波. 半夏泻心汤拆方对胃溃疡大鼠细胞因子的影响及其寒热并用配伍的意义研究［J］. 中华中医药杂志，2015，30（3）：743-746.

［6］Arsenault BJp, Kritikou EAp, Tardif JC. Regression of atheros clerosis［J］. Curr Cardiol Rep, 2012, 14（4）: 443-449.

［7］Koskinas KC, Windecker S, Räber L. Regression of coronary atherosclerosis : Current evidence and future perspectives［J］. Trends Cardiovasc Med，2015（10）: 1016.

王捷虹（陕西中医药大学附属医院）

寒热错杂证是指寒证与热证交错在一起同时出现。它是机体脏腑阴阳失调的结果，属于《灵枢·根结》所说的"阴阳相错"。"寒热错杂"一词，原本用于对《伤寒论》诸痞证的病机概括，半夏泻心汤是寒热并用、辛开苦降、补虚泻实、调和脾胃气机升降的代表方剂。在临床中，患者病情复杂，往往单用寒热法不能完全满足寒热错杂病情治疗的需要，而半夏泻心汤寒热并用，配伍精当，疗效显著，在脾胃病治疗中运用广泛，获得了非常好的疗效，现就半夏泻心汤的理论基础、组方要义及临床应用总结如下。

一、半夏泻心汤证的源流、产生的原因

半夏泻心汤源于汉代张仲景《伤寒杂病论》，书中载"伤寒五六日，呕而发热者，柴胡汤证具，而以他药下之，柴胡证仍在者，复与柴胡汤。此虽已下之，不为逆，必蒸蒸而振，却发热汗出而解。若心下满而硬痛者，此为结胸也，大陷胸汤主之。但满而不痛者，此为痞，柴胡不中与之，宜半夏泻心汤"；在《金匮要略》中载"呕而肠鸣，心下痞者，半夏泻心汤主之"。半夏泻心汤证是少阳证误下后出现的心下痞证，心下者，即胃脘，心下痞是由外邪内陷、情志不畅、饮食内停等导致中焦脾胃气机升降失常，而出现自觉胃脘部痞闷不舒、有物堵塞的症状。

二、半夏泻心汤的组方特点

对半夏泻心汤证候病机，目前大多医家认同清代医家柯韵伯《伤寒来苏集》中提出的"寒热之气互结"观点。对于寒热互结，早在《内经》中就有寒热互结相关症状的简要记述，如"胃欲寒饮，肠欲热饮，两者相逆"，直到张仲景《伤寒论》的出现，才对寒热错杂证进行详细的描述，并提供了具体的治疗方药，代表方剂首推半夏泻心汤。

从半夏泻心汤的组方特点上看，方中辛开之半夏、苦寒之黄连为君药，配以辛散之干姜、苦寒之黄芩辅助半夏、黄连辛开苦降、降火散寒、调整气机为臣药，人参、大枣益气和中以复升降之职为佐，炙甘草和中、调和诸药为使药。全方寒热并用，补泻联合，使中焦气机升降得健。全方配伍精当，辛开苦降甘调，泻不伤正，补不滞中，使脾胃调和，气机通畅，充分体现了仲景用药的圆机妙法。仲景组方原旨，主要是运

用辛、苦两类性质完全不同的药物，同时达到辛以开结，苦以降气，即辛开苦降的目的。总之，半夏泻心汤是集辛开苦降、补泻于一体的方剂，适用于治疗寒热互结、虚实夹杂之证。

三、半夏泻心汤治疗脾胃病的作用机制

1. 脾胃病容易出现寒热、虚实错杂证

（1）脾胃的生理特性与病理特点

脾胃同居中焦，通过纳化升降化生以输转水谷精微，降泄谷粕湿浊，完成对饮食的消化吸收转输。脾与胃升与降、纳与运、燥与湿特性相反，脾胃互为表里，常相累为病。脾为太阴阴土，多虚多寒；胃为阳明阳土，多实多热。故脾胃同病易形成寒热错杂之证。

（2）脾胃易受邪气侵犯

外感寒邪、暑邪可经口鼻而入直犯脾胃，饮食生冷，过食辛辣、油腻之品亦伤及脾胃，故脾胃易寒也易热。另外，脾易受情志所伤，思虑伤脾；恼怒伤肝，肝气乘脾。也因素体脾胃虚弱，皆可造成运化失司，易生邪滞，如脾虚易致水湿内停，湿滞日久可化热；胃弱易见食积，食积亦可化热，从而造成寒热、虚实互见的证候特点。

2. 半夏泻心汤证的证候特点

半夏泻心汤证的病机特点是寒热互结、虚实夹杂。寒热错杂证一般是从性质互逆症状的并见为着眼点进行确诊的。其主要证候表现多以自觉症状为主，如恶心呕吐、腹胀肠鸣、心下痞、嗳气、下利为其特征性症状，舌苔黄腻或黄白相兼，脉弦为其常见的舌脉特征。脾胃同居中焦，为气机升降之枢纽；脾升胃降，枢纽运转，清阳上升，浊阴下降，共同维持人体气机之运行。若少阳病误下苦寒药物损伤脾阳，或素体脾胃虚弱，正气抗邪无力，热由外陷而寒自内生，寒热、虚实错杂于中焦，脾胃气机升降失和，从而出现一系列气机逆乱、阴阳不和之证。脾胃气机升降失常，气机阻滞，故心下痞硬；脾胃气机升降失常，气机逆乱，则肠鸣；脾之清气不升，则下利腹泻；胃中浊阴不降，则恶心呕吐；脾胃运化失司，湿浊中阻，则舌苔必腻。半夏泻心汤证，属于脾胃病寒热错杂证，更具体、确切的为脾（虚）寒胃热证及脾胃虚寒并大肠湿热证。

四、读经典，临床应用心得

笔者通过读经典，用经方，将仲景寒热并用之法，用于临床屡屡见效，由衷赞叹仲景的伟大、经方的神奇，现举例如下。

1. 半夏泻心汤治疗反流性食管炎

患者李某，男，62岁，2013年1月24日初诊：因胸骨后灼痛，泛酸，烧心，呃逆2个月为主诉求治，患者2个月前因食过量辣椒后感胸骨后灼痛，泛酸，烧心，呃逆，伴纳差，乏力，口苦，大便稀溏，舌红苔黄稍腻，脉沉滑。既往体健。胃镜示：反流性食管炎（B级）。西医诊断：反流性食管炎B级，中医诊断：吐酸，辨证为寒热错杂、痰气交阻型。治宜寒热并用，降气化痰。方选半夏泻心汤加味，用药：党参10g，干姜6g，法半夏10g，黄连6g，黄芩10g，浙贝母10g，海螵蛸15g，煅瓦楞子15g，大枣5枚，炙甘草5g。7剂，水煎分早、晚服。2013年2月6日二诊：患者泛酸、烧心明显减轻，余症状亦减轻，仍纳呆，舌红苔稍腻，脉沉细。上方去制酸之品海螵蛸、煅瓦楞子，加佩兰10g，陈皮10g以醒脾化湿，7剂，水煎服。2013年2月15日三诊：患者除乏力、纳差外，余症状基本消失，舌稍红苔薄白，脉沉细。再服二诊方加减，去苦寒之黄连，加炙黄芪30g，炒山药15g以加强健脾益气之功。服用2周，症状消失，复查胃镜示：食管黏膜未见异常。

按： 反流性食管炎在中后期多为虚实并存的证候状态。本病病位在食管，食管属胃，为胃气所主，故重点在胃。本病例证见胸骨后灼痛，泛酸，烧心，呃逆，伴纳差，乏力，口苦，大便稀溏，舌红苔黄稍腻，脉沉滑，病机为寒热错杂，痰、气、热郁结于食管、胸膈。治疗上寒热并用，清热化痰，行气降逆，方选半夏泻心汤。半夏泻心汤之用，不可局限于治痞，虽然仲景原文以心下痛与不痛作为鉴别结胸与痞的指征，但临证当灵活应用。只要是病变脏腑在胃，胃脘的胀、满、闷、痛、嘈杂、吐酸等，都可用半夏泻心汤。关键在于辨准病机，病机为寒热错杂，脾胃气机升降失调。

2. 半夏泻心汤治疗消化性溃疡

患者张某，女，34岁，2012年9月15日初诊：间断性上腹胀满隐痛，饱食，嗳气5年，胃脘常有凉感，泛吐清水，时轻时重。2周前病情加重，行胃镜检查，诊断为十二指肠溃疡（活动期）。经中西药治疗后症状减轻，1周前因饮食不慎，上腹痞满疼痛，嘈杂，吞酸，食后3小时左右疼痛尤甚，呕吐酸水，不思饮食，大便稀，舌淡红苔黄白相兼，脉弦数，大便隐血（弱阳性）。西医诊断：十二指肠溃疡活动期，中医辨证：寒热错杂证。治法：辛开苦泄，和降胃气。方选半夏泻心汤加减，处方：党参15g，炙甘草6g，法半夏10g，干姜8g，大枣5枚，黄芩10g，黄连6g，吴茱萸4g，苏梗10g，佛手10g，蒲公英15g，侧柏炭20g，白及10g。6剂，水煎服，早、晚服。2012年9月22日二诊：上腹疼痛、呕吐大减，大便转正常，大便隐血阴性，胃时胀满，纳食少，但夜间上腹偶发隐痛，体倦肢软，舌质暗淡有齿痕，脉沉细略弦。证属脾虚气滞。治法：健脾益气，理气化瘀。处方：黄芪15g，党参15g，白术10g，炙甘草6g，法半夏10g，干姜8g，黄连6g，吴茱萸4g，苏梗10g，佛手10g，丹参10g，没药10g。6剂，水煎服，早、晚服。2012年10月2日三诊：上腹空腹时偶然隐痛，遇凉不适或发疼痛，得热痛减，偶尔呕吐清水，纳食少，体倦乏力，舌质淡苔白，脉虚缓。证属脾胃虚寒，胃失和降。治法：温中养胃。处方：炙黄芪 30g，肉桂 5g，白芍 18g，饴糖 30g，高良姜 10g，百合 30g，乌药 8g，没药 10g，益智仁 10g，党参 10g，炙甘草 5g。12 剂，水煎服，早、晚服。2012 年 11 月 12 日四诊：服上药后胃脘凉感消失，无疼痛胀满出现，食量增加至病前，精神好转，共服 30 余剂，要求复查，复查胃镜示十二指肠炎（轻度）。

按： 本病第一诊证见：上腹痞满疼痛，嘈杂，吞酸，呕吐酸水，不思饮食，大便稀，舌淡红苔黄白相兼，脉弦数，为寒热错杂证，可用辛开苦降，平调寒热之法药。方中炙甘草、党参甘温补中，扶助胃气；半夏、干姜辛温开结以除其寒；黄连、黄芩苦寒降泄以除其热；吴茱萸温胃降逆开郁气；佛手疏肝理气，降逆和胃；蒲公英清热解毒，抗菌健胃；大枣甘滋养脾。全方共奏寒热并用平寒热，辛开苦降调升降，补泻兼施调阴阳，以寒热平调，胃纳降复常，脾升运复健。后三诊，依据四诊合参，患者平素脾胃虚寒，经一诊用黄连、黄芩、蒲公英后，脾胃湿热已除，证型转为脾胃虚弱（兼虚寒）为主，经理法方药的及时调换，患者治愈。

3. 半夏泻心汤治疗胃癌前病变

患者杨某，女，56 岁，2013 年 7 月 27 日初诊：自诉患"胃病"10 余年，反复发作性胃脘胀满、反酸、嗳气，多处求医，时轻时重。近日胃脘疼痛，灼热，饱胀，嘈杂，嗳气频作，精神疲惫，口干苦，似饥不欲食。西安某医院查胃镜报告，慢性中度萎缩性胃炎，黏膜片状糜烂，HP（++），病理报告：慢性萎缩性胃炎，中度异型增生。舌红苔黄燥，脉虚弦。临床诊断：慢性萎缩性胃炎伴异型增生。辨证：寒热错杂兼气阴不足。治以寒热并用，养胃益气。方选半夏泻心汤加味，处方：半夏 10g，干姜 6g，黄连 6g，黄芩 10g，炙甘草 6g，大枣 5 枚，太子参 20g，黄精 12g，麦冬 10g，石斛 12g，吴茱萸 4g，刺猬皮 15g，佛手 10g。12 剂，水煎，早、晚服。2013 年 8 月 10 日二诊：胃脘疼痛、嘈杂、反酸消失，口干减轻，食欲增加，精神好转，舌红少津，苔薄黄，脉沉细弦。守法治疗，调整方药，注重消散毒瘀凝结，输散脾精。处方：半夏 10g，干姜 6g，黄连 6g，黄芩 10g，炙甘草 6g，大枣 5 枚，太子参 20g，黄精 12g，麦冬 10g，石斛 12g，吴茱萸 4g，刺猬皮 15g，佛手 10g，莪术 15g，半枝莲 30g，枸橘 15g，穿山甲 5g。18 剂，水煎，早、晚服。2013 年 9 月 24 日三诊：饮食不慎时偶有饱胀，夜间口干，余无不适，舌红少津，苔薄黄，脉沉细。从益气养阴，消散毒瘀治疗。处方：黄芪 300g，黄精 200g，石斛 150g，天花粉 200g，半夏 150g，枸橘 200g，莪术 200g，守宫 50g，半枝莲 300g，山慈菇 150g，白蔻仁 60g，制成胶囊剂，日服 30g。嘱连服 3 个月后复诊查胃镜、病理。2014 年 1 月 28 日复诊，偶有胃脘不适，口稍干，舌红，苔薄黄，脉细数弦，胃镜报告：慢性浅表性 - 萎缩性胃炎。病理报告：浅表性胃炎，部分腺体轻度萎缩。

按： 慢性萎缩性胃炎伴异型增生，称为胃癌前病变（PLGC）。多有日积月累胃病史，在漫长的病程中，疾病多处于本虚标实，滞损交加的证候状态，病机是本虚标实，本虚以脾胃气阴两虚为主，标实的病理特征是毒瘀、湿热交阻。故治疗予半夏泻心汤加味，以辛开苦降、祛邪又兼扶正，共奏养阴补气，清热化湿，解毒化瘀之效。

五、结语

《伤寒论》寒热并用法是以《内经》为理论基础，从条文中可知六经证治均有运用，但以脾胃病的证治运用最广。因脾胃病易形成诸多复杂的寒热错杂证，且寒与热两种性质相反的邪气不是同时共存于同一脏腑，而是分别存在于不同的脏腑中。寒热并用、攻补兼施的代表方半夏泻心汤，是以脾胃寒热错杂为基本病机，临床体会：治疗不仅限于痞证的治疗，而且可扩展治疗范围到全消化道，尤其对于胃肠同病，证属寒热错杂、虚实夹杂者，效果甚佳。

张华东（中国中医科学院广安门医院）

　　《伤寒论》为医圣张仲景所著，是一部理法方药俱备的经典著作，奠定了中医学辨证论治的基础，被称为"方书之祖"。书中辨证思想极为丰富，不但辨证细腻准确，而且组方严密，用药精当，用之恰当，疗效卓著。尤其是寒热并用一法独具特色，至今仍指导着中医的临床实践。因此，结合指导老师的学术思想，深入研究《伤寒论》寒热并用方证及寒热错杂证治规律，对笔者在临床实践中避免误诊误治，提高临床辨证论治的疗效，大有裨益。

一、《伤寒论》寒热错杂证的证候特征

　　寒热并用法始于《内经》，《素问·至真要大论》云"寒者热之，热者寒之""治寒以热，治热以寒"，然而临床病情的复杂性，又常使单用寒热不能完全满足寒热错杂之病情需要，《素问·至真要大论》曰："奇之不去则偶之，是谓重方；偶之不去则反佐以取之，所谓寒热温凉，反从其病也。"因此，寒热并用之法备受古代医家推崇。

　　寒热错杂证为寒邪与热邪共存于一体，病情复杂，其发病多与患者感受不同外邪、素体禀赋及病程漫长有关。如患者素为内热之体复感寒邪，或外感寒邪不解入里郁而化热，均可形成外寒内热之寒热错杂证。此外，在疾病的发展过程中，随着正邪斗争，体内正虚邪实的格拒也会不断变化。如余热未尽，脾肾阳气亏虚可表现为上热下寒证；平素患者体内阳热内盛，贪食生冷，损伤脾肾阳气，亦会导致寒热错杂之证，其表现如口干渴欲饮水、口苦、舌红、苔黄、脉滑等热证，同时又有腹泻、下肢恶寒、乏力、下肢浮肿等寒证。因此，寒热错杂证的发生往往是体内与体外病因兼杂为患，同时寒热交错作用于人体，从而导致上热下寒、外寒内热、寒热错杂诸证。路志正治疗风湿病的寒热错杂痹中，强调中医病因病机中必辨清寒、热孰轻孰重，方可辨证准确，选方合理，疗效彰显。笔者临床亦常有此体悟。

二、《伤寒论》寒热并用方证探析

　　寒热错杂证的治疗，单纯治疗寒证或热证往往难以取效，《伤寒论》为我们提供了许多治疗寒热错杂证的经方。《伤寒论》所载 113 方中，寒热并用者多达 53 首，其组方内涵颇有科学价值，我们将《伤寒论》中寒热并用方证分为外寒里热方证、中焦寒

热错杂方证、上热下寒方证和真寒假热方证分述于下。

1. 外寒里热方证

外寒里热证是表里寒热错杂证候的一种表现，其发病多为患者素有内热而又感受风寒，或外感寒邪未解传里化热而致，多表现为既有恶寒、无汗、发热、头痛、身痛、脉浮紧等表寒证，又有烦躁、口干、口渴、尿黄、便结等里热证。常见的方证有大青龙汤、桂枝二越婢一汤、麻杏石甘汤和麻黄连翘赤小豆汤方证。

《伤寒论》[1]第 38 条曰："太阳中风，脉浮紧，发热恶寒，身疼痛，不汗出而烦躁者，大青龙汤主之。若脉微弱，汗出恶风者，不可服之，服之则厥逆，筋惕肉𥆧，此为逆也。"第 39 条曰："伤寒，脉浮缓，身不疼但重，乍有轻时，无少阴证者，大青龙汤发之。"这两条均论述太阳病兼里有郁热之证治及其禁忌证，本证见脉浮紧（浮缓）、发热、恶寒、身疼痛、不汗出，系典型的太阳伤寒证，为外邪束表所致。此外，"烦躁"是本方证的辨证要点之一，以方测证，本方系麻黄汤加石膏而成，反证该证烦躁为里有热外无宣泄之路。故证属表寒里热，治以大青龙汤，是方是在麻黄汤的基础上加石膏、生姜、大枣而成，麻黄汤重用麻黄加生姜，能速散风寒之外邪，生石膏辛寒清凉，清解内热。《伤寒论》[1]第 27 条曰："太阳病，发热恶寒，热多寒少，脉微弱者，此无阳也，不可发汗，宜桂枝二越婢一汤。"以方测证，其病机当为表寒里热，郁而不发。外邪不解则恶寒发热，郁而不发则热多寒少，症见口渴、烦躁。然其外邪不重或将解，故弃麻黄之峻汗，取桂二越一之微汗。本方由桂枝汤原方剂量 1/4，越婢汤原方剂量的 1/8 组成，依此估计，则其比例为 2∶1，故名桂枝二越婢一汤，方中桂枝汤量小，辛温取汗，调和营卫，越婢汤辛凉清透，发越郁阳，寒热并用，祛邪而不伤正。《伤寒论》[1]第 63 条曰："发汗后，不可更行桂枝汤，汗出而喘，无大热者，可与麻黄杏仁甘草石膏汤。"第 162 条曰："下后，不可更行桂枝汤，若汗出而喘，无大热者，可与麻黄杏仁甘草石膏汤。"本方证的基本病机为表邪化热入里壅肺，肺失肃降，故见气喘之证，肺外合皮毛，今邪热壅于肺，蒸迫津液外走毛窍，故见汗出之证，汗出与喘并见，可为肺热壅盛之明证。方选麻杏石甘汤，取麻黄轻清上浮，解表宣畅气机，石膏辛甘寒，用以清透肺胃邪热，麻黄与石膏相伍，功具清透肺热而平喘，炙甘草调和诸药，又可兼制麻黄、石膏之悍性。综观全方，寒热并用，共奏解表清里、宣肺平喘之功。《伤寒论》[1]第 262 条曰："伤寒，瘀热在里，身必黄，麻黄连轺赤小豆汤主之。"伤寒表邪未解，当有发热恶寒、无汗、身痒等表证，又因热不外泄，与湿相合，湿热郁遏于里，势必发黄，此是阳黄兼表之证，治宜解表散邪，清利湿热以退黄，故主用麻黄连翘赤小豆汤，方中用麻黄、杏仁、生姜以辛温宣发，解表散邪；连翘、赤小豆、生梓白皮苦寒清热除湿以退黄；炙甘草、大枣甘平和中，全方共奏解表清里之功。

2. 中焦寒热错杂方证

中焦寒热错杂证候主要指患者平素脾胃虚弱，或误治失治使中焦脾胃升降失常，气机痞塞，寒热之邪错杂于中的证候，其表现有口干、口苦、口腔溃疡、咽痛、舌红等热证，心下痞塞、恶心、呕吐、肠鸣、腹泻、腹胀等寒证。《伤寒论》中治疗中焦寒热错杂的方有半夏泻心汤、生姜泻心汤和甘草泻心汤。

《伤寒论》[1]第149条曰："伤寒五六日，呕而发热者，柴胡汤证具，而以他药下之……但满而不痛者，此为痞，柴胡不中与之，宜半夏泻心汤。"此言病在少阳，误用下法，损伤脾胃，致邪热乘机内陷。脾胃升降失司，寒热错杂中焦，阻滞不通，则心下痞满。此皆因寒热互结、升降失常所致。另根据《金匮要略·呕吐哕下利病脉证治第十七》曰："呕而肠鸣，心下痞者，半夏泻心汤主之。"半夏泻心汤证仍有呕吐及肠鸣，故治以半夏、干姜辛温燥热，除中焦之寒；黄芩、黄连苦寒降泄，清中焦之热；人参、甘草、大枣补中焦之虚，如此寒热并用，辛开苦降，攻补兼施，则寒热调、升降顺、脾胃和，痞呕利自愈。《伤寒论》[1]第157条曰："伤寒，汗出解之后，胃中不和。心下痞硬，干噫食臭，胁下有水气，腹中雷鸣，下利者，生姜泻心汤主之。"生姜泻心汤即半夏泻心汤减干姜用量加生姜而成，功与半夏泻心汤相似，而散水气止呕之力增强。再有下后脾胃俱虚，邪气内陷，寒热错杂，痞利俱盛者，《伤寒论》[1]第158条曰："伤寒中风，医反下之，其人下利，日数十行，谷不化，腹中雷鸣，心下痞硬而满，干呕，心烦不得安。医见心下痞，谓病不尽。复下之，其痞益甚，此非结热，但以胃中虚，客气上逆，故使硬也，甘草泻心汤主之。"用半夏泻心汤加重甘草用量，以增强其补中益气之功。此半夏、生姜、甘草三泻心汤实则同一治法的三种加减，针对邪热内陷、脾胃虚弱、寒热互结、上下阻隔之机理，予以辛开苦降、寒热并用、攻补兼施之法，既相互制约，又相互促进，共奏消痞散结之效。

3. 上热下寒方证

上热下寒证候表现为同一时期胸膈以上热性证，而胸膈以下表现为寒性证。《伤寒论》中论及的上热下寒方证主要有柴胡桂枝干姜汤、乌梅丸、附子泻心汤、黄连汤、麻黄升麻汤、干姜黄芩黄连人参汤和栀子干姜汤等。

《伤寒论》[1]第147条曰："伤寒五六日，已发汗而复下之，胸胁满微结，小便不利，渴而不呕，但头汗出，往来寒热，心烦者，此为未解也，柴胡桂枝干姜汤主之。"伤寒五六日，经发汗攻下后，出现往来寒热、胸胁满、心烦等症，无发热恶寒，故知病邪传入少阳而太阳已罢，据"但见一证便是，不必悉具"推测，则上述证候已属柴胡证范畴，较之柴胡证稍有差异，知非纯属少阳，而是少阳兼有其他证候。少阳枢机不利，胆火内郁，疏泄失常则三焦决渎之职必为之阻滞，以致水液不得下行，则小便不利，复与少阳之邪相结，故胸胁满微结，水蓄于下，膀胱气化失职，故小便不利，气不化津，则见口渴。总之，该方的主要病机为少阳兼水饮，治宜和解少阳兼以化饮。方选柴胡桂枝干姜汤，方中柴胡、黄芩和解少阳，清疏郁火，畅达枢机，饮乃阴邪，故加桂枝、干姜辛散通阳化饮；牡蛎、栝楼根破结逐饮，炙甘草调和诸药，且助桂枝、干姜以通阳。诸药合用，共奏清疏郁火、温化水饮之功。《伤寒论》[1]第338条曰："伤寒，脉微而厥，至七八日肤冷，其人躁，无暂安时者，此为脏厥，非蛔厥也。蛔厥者，其人当吐蛔，令病者静，而复时烦者，此为脏寒，蛔上入其膈，故烦，须臾复止，得食而呕，又烦者，蛔闻食臭出，其人常自吐蛔，蛔厥者，乌梅丸主之。又主久利。"仲景针对以上主证及病机特点，施以乌梅丸分治寒热，安蛔止痛，方中乌梅用醋浸，目的在于增强其敛阴止渴之效，用附子、干姜、桂枝、川椒、细辛以散寒，用黄连、黄柏之苦寒以清泄肝胆之热，人参、当归益气养血，又可培土以御木，养血以滋肝，以固厥阴之本。综观本方，功具寒温同治，攻补兼施，清上温下，并可治疗上热下寒之下利。

《伤寒论》[1]第155条曰："心下痞，而复恶寒汗出者，附子泻心汤主之。"以方测证，该证当属热痞兼下焦虚寒、表阳不固，故用附子泻心汤泄热消痞，扶阳固表。方中大黄、黄连、黄芩苦寒以泄热消痞，附子辛温以温经扶阳固表，寒热并用，可收攻补兼施之功。《伤寒论》[1]第173条曰："伤寒，胸中有热，胃中有邪气，腹中痛，欲呕吐者，黄连汤主之。"胸中有热，指邪热偏上，包括胃脘、胸膈部位。胃中有邪气，是指腹中有寒气，包括脾和肠。今邪热在上，胃气上逆，故欲呕吐，寒邪在腹，脾与肠皆寒，以致寒凝气滞，脉络不和，故腹中痛。本方证病机为上热下寒，胃热气逆，腹寒凝滞，故治以清上温下之法，以黄连汤为主方，方中黄连为君，以清上热，干姜以温下寒，半夏降逆止呕，人参、甘草、大枣益胃和中，调理脾胃，以复其升降之职，桂枝辛温既助姜以散寒，又可宣通上下之阳气，则呕可止，痛可除，合而成方，有清上温下、辛开苦降、补泄兼施、扶正祛邪之效。《伤寒论》[1]第357条曰："伤寒六七日，大下后，寸脉沉而迟，手足厥逆，下部脉不至，喉咽不利，唾脓血，泄利不止者，为难治，麻黄升麻汤主之。"下后阴阳两伤，寒热错杂，内陷之阳上扰，则见喉咽不利、吐脓血，是为上热。阳气内虚而不能主持于下，故见泻痢不止，是为下寒。方中麻黄、石膏、炙甘草发越郁阳，升麻佐麻黄以散郁升清，与黄芩、天冬、知母相伍又能清肺解毒，当归与玉竹相伍，滋阴养血，又可防发越之弊，至于桂枝、芍药相伍能和营解肌，干姜与炙甘草相伍，又能温中祛寒。《伤寒论》[1]第359条曰："伤寒，本自寒下，医复吐下之，寒格，更逆吐下，若食入口即吐，干姜黄芩黄连人参汤主之。"医者误用吐下之法，损伤脾胃，从而形成了上热下寒之证，方中黄芩、黄连清上热，干姜、人参温下寒。《伤寒论》[1]第80条曰："伤寒，医以丸药大下之，身热不去，微烦者，栀子干姜汤主之。"太阳病伤寒误下，损伤脾胃阳气，而致中焦虚寒，同时其人身热不去，反映邪热未全入里，微有心烦，为热郁而不甚，是为胸表之热未解，因而形成胸膈有热，中焦虚寒之证。治以栀子干姜汤清上温下，方中栀子苦寒以清上焦胸膈之郁热而除烦，干姜辛热以温中散寒而止利。

4. 真寒假热方证

所谓真寒假热证，是指阴寒内盛、格阳于外所产生的证候。对于真寒假热证的论述始见于《伤寒论》。《伤寒论》[1] 第 11 条曰："病人身大热，反欲得衣者，热在皮肤，寒在骨髓也。身大寒，反不欲近衣者，寒在皮肤，热在骨髓也。"这就是对真寒假热证和真热假寒证寒热特点的概括。《伤寒论》中治疗真寒假热的方证主要有通脉四逆汤和白通汤。《伤寒论》[1] 第 317 条曰："少阴病，下利清谷，里寒外热，手足厥逆，脉微欲绝。身反不恶寒，其人面色赤，或腹痛，或干呕，或咽痛，或利止脉不出者，通脉四逆汤主之。"少阴病，下利清谷，手足厥逆，脉微欲绝，是里寒；身反不恶寒而面色赤是外热，系阳虚，阴寒内盛，把虚弱的阳气格拒于外使然。腹痛、干呕是因阳虚寒盛、胃气上逆所致；咽痛是阴盛格阳、虚阳浮越于上之故。第 314 条云："少阴病，下利，白通汤主之。"第 315 条云："少阴病，下利，脉微者，与白通汤。利不止，厥逆无脉，干呕烦者，白通加猪胆汁汤主之。"张仲景在治疗阴盛格阳证时，往往附子、干姜同用，且用量较大，取此大辛大热之剂，速破在内之阴寒，而除阴阳格拒之势。但又恐损及阴液、躁动浮阳，故加入猪胆汁益阴和阳，药物虽少，配伍精当。

三、名医治寒热错杂术验

路志正治疗风湿病的寒热错杂痹中，强调中医病因病机中必辨清寒、热孰轻孰重，方可辨证准确，选方合理，疗效彰显。薛伯寿治疗白塞病喜用经方泻心汤类方，但要重视寒热错杂痹中寒热虚实之因机为变，如水热互结用黄芩泻心汤，虽有热但见脾中虚寒选甘草泻心汤，又如黄连泻心汤等辈必当辨清。李济仁治寒热错杂证强调祛邪不忘扶正。朱良春治疗风湿病的寒热错杂痹中，提出当寒热用药为难时可以选择虫类药等活血通经之药，其大法宜通。张炳厚治寒热错杂证中强调寒与热当分清在内与在外，方能用方精准。娄多峰提出热易伤阴，寒易伤阳，治寒热错杂证选方用药时清热散寒中当顾护患者之阴阳。张鸣鹤提出寒热错杂证中上热下寒治其中，从中焦论治。刘景源认为治寒热错杂证温病学中取其清，《伤寒论》中取其温，温病学与《伤寒论》互为补充，临证选方用药随证组合，可以提高疗效。

四、寒热错杂证的临证体悟

1. 谨守病机，重视辨证

方证对应，是张仲景《伤寒杂病论》的一大特点，亦是运用经方的一大原则。临证时有是证则用是方，方证紧密结合，乃临床取得疗效的关键。《伤寒论》[1] 第 16 条亦提出："观其脉证，知犯何逆，随证治之。"这既是对中医辨证论治思想的高度概括，又是寒热并用方法的指导原则。治疗寒热错杂证，亦必须遵循这一原则，必须辨析到寒证和热证同时存在。辨证时不能想当然，凭空推测，而要仔细搜集患者的脉症和主诉，辨析出患者具体的病因病机及病位，才能处方用药。比如我们不能简单地认为病程长的就是寒热错杂证，病程短的就是单纯的寒证或热证，必须有明确的寒证或热证的指征。

2. 注重时时顾护脾胃

从寒热错杂的证候特点来看，其形成与脾胃关系最为密切。脾主升清，喜燥恶湿，若脾虚清阳不升，温煦失职则生内寒，若湿困脾阳，脾阳受损则虚寒内生，中焦虚寒，所谓"虚则太阴"，若脾阳虚损伤及肾阳，则引起下焦虚寒，所以脾虚是引起寒证的主要病理基础。胃主通降，喜润恶燥，胃气易于壅滞，郁而化热，所谓"实则阳明"，若胃火上炎则波及上焦，所以胃气壅滞是引起热证的主要病理基础。脾与胃，一脏一腑，互为表里，升降相因，纳运相协，燥湿相济，脾胃同病常出现寒热错杂证，若病情进展，极易形成上热下寒证。半夏泻心汤主治中焦寒热错杂之痞证，充分体现了仲景对中焦脾胃病证的理解和治疗经验，方中半夏、干姜不仅温中散寒，散结除痞，而且照顾到脾阳易伤、脾气喜升的特性；黄芩、黄连不仅清胃热、降腑气，而且照顾了"六腑以通为用"的特性。人参、甘草、大枣三味使用，充分体现了仲景重视脾胃的观念。纵观仲景治疗寒热错杂的经方，大部分的经方如生姜泻心汤、甘草泻心汤、柴胡桂枝干姜汤等均有顾护脾胃的药如党参、炙甘草、生姜、大枣等。因此，治疗寒热错杂证候时要注意顾护脾胃。

3. 重视辨别寒热错杂证的具体部位

寒热错杂证包括外寒里热、上热下寒、寒热错杂等，具体到每种类型，处方用药是不同的。需根据药物的性味归经合理选择方药，因为药物的性味归经不同，进入人体后有走表走里、上升下降的不同趋势。因此，治疗寒热错杂证时应根据寒热的表里上下病位不同，有选择地运用清热药和散寒药，使之各行其道，就可以同时收到寒以治热、热以治寒的效果。如大青龙汤，为治疗外寒里热的经方，方中麻黄、桂枝辛温走表，石膏辛寒走里，同时服用，麻黄、桂枝走表以散寒，石膏走里以清热，不但各不相扰且互相呼应，故能奏双解表寒里热之效。假如走表的药物不用麻黄和桂枝，用荆芥、防风，而清热的药物不用生石膏，而用黄连、黄芩，可能就不能达到表里双解的目的。

4. 重视寒热药物的比例和剂量

寒热并用的处方中寒药与热药的配伍比例及剂量往往影响着临床疗效的发挥。因为同为寒热错杂证，寒证与热证的程度不同，即使是同部位的寒热错杂证，都需要调整寒热药物的比例和剂量。《伤寒论》中所载经方的药物比例和剂量是相对的，临床应用时不是一成不变的，而是要根据患者寒热比例的不同进行相应的调整。

　　以上有关《伤寒论》寒热并用方证的论述，充分体现了仲景谨守病机、方证对应之妙，这也是仲景留给我们的宝贵临床经验的一个组成部分。在处方过程中，我们需要谨守病机，重视辨证，重视辨别寒热错杂证的具体部位，并时时注意顾护脾胃，根据患者寒热错杂证寒证与热证的程度适当调整寒热药物的比例和剂量，以期能做到有是证用是方，方证对应，才能获得满意的疗效。

参考文献

［1］张仲景. 伤寒论［M］. 北京：人民卫生出版社，2005.

冯树军（济南市中医医院）

寒热，是中医学用于辨别疾病性质的两纲。《素问·阴阳应象大论》指出："阳胜则热，阴胜则寒。"针对寒证、热证的治疗，《素问·至真要大论》提出了"寒者热之，热者寒之"的治疗法则。虚实，是中医学用于辨别邪正盛衰的两纲。《素问·通评虚实论》指出："邪气盛则实，精气夺则虚。"一般来说，临床新发、暴病、病情急剧及体质壮实者多属实证。久病、势缓、耗损过多、体质虚弱者多属虚证。治疗上《灵枢·经脉》提出"盛则泻之，虚则补之"的治疗大法。

但是临床上由于感邪的性质、疾病传变的途径、机体先天禀赋的不同，往往导致疾病性质不可能单一化，而多属寒热错杂、虚实互见，医圣张仲景首创辨证施治，提出"观其脉证，知犯何逆，随证治之"的治疗法则，在《伤寒论》113方中，寒热并用方剂24方，补泻兼施方剂更是尤其多。笔者不揣浅陋，归纳如下。

一、寒热并用，补偏救弊

（一）外寒里热

1. 大青龙汤证

大青龙汤用于太阳伤寒兼里热证之治疗。方中以麻黄汤重用麻黄加生姜，辛温发汗，以散表寒；以石膏辛寒清里热；大枣和中，以资汗源。为表里双解之剂。其中麻黄加量至6两，以启闭发汗，轻用石膏鸡子大，兼清里热，发汗之力较麻黄汤更加峻猛，仲景云"一服汗者，止后服"，故只能用于表寒里热，表里俱实之证。

2. 桂枝二越婢一汤证

桂枝二越婢一汤用于太阳邪郁兼里热轻证治疗。为桂枝汤与越婢汤2：1用量之合方。方中桂枝汤外散表邪，越婢汤发散郁热，量小力轻，为表里双解之轻剂，与大青龙汤太阳伤寒兼里热烦躁证虽相类似，但病情轻重、药量轻重悬殊，不可混淆。

（二）上热下寒

1. 栀子干姜汤证

栀子干姜汤治疗热扰胸膈兼中寒下利之证。栀子苦寒清热除烦，干姜辛热，"守而不走"，温中焦之虚寒以止利，清上温中，寒热并用，药性虽反，并行不悖，功则合奏。

2. 黄连汤证

黄连汤用于上热下寒之腹痛欲呕吐证之治疗。邪热在上，逼使胃气上逆，故欲呕吐；寒邪在腹，脾气受伤，寒凝气滞，故腹中疼痛。以黄连汤清上温下，和胃降逆。黄连汤即半夏泻心汤去黄芩加桂枝。以黄连苦寒，清在上胸胃之热以坚胃阴，以干姜辛热，温在下之寒。桂枝辛温，既能散寒，又能交通上下之阳气，协调上下之寒热。

3. 干姜黄芩黄连人参汤证

干姜黄芩黄连人参汤用于胃热与脾寒相格证之治疗。表现为食入口即吐、腹痛腹泻等。治以苦寒泄降，辛温通阳。陆渊雷曰："凡朝食暮吐者，责其胃寒，食入即吐者，责其胃热。胃热故用芩连。本方证胃虽热而肠则寒，故芩连与干姜并用。"文中"食入即吐"表明上热尤甚，故用苦寒倍于辛热的干姜黄芩黄连人参汤。此乃寒温并用，攻补兼施之剂。

4. 麻黄升麻汤证

麻黄升麻汤用于上热下寒（肺热脾寒），正虚阳郁之证治。证见寸脉沉而迟，手足厥逆，下部脉不至，咽喉不利，唾脓血，泻痢不止者。治以发越郁阳，清上温下。本证病机为正伤邪陷，肺热脾寒，不但虚实混淆，而且寒热错杂。方中重用辛温之麻黄、升麻为君，发越郁阳；以当归为臣，取其温润养血以助汗源，且防发越之弊；此三味是本方主药，故用量较重。他药则用量极小，其中除知母、黄芩、葳蕤用十八铢以外，余八味仅用六铢，堪称主次分明。喉痹唾脓血，乃肺热阴伤，故佐甘苦寒之知母、黄芩、葳蕤、天冬、石膏、芍药、甘草等以清肺滋阴；泻痢不止，为脾伤气陷，故佐白术、干姜、茯苓、桂枝等以温阳理脾。程扶生曰："与升麻、麻黄、桂枝、干姜、甘草以升阳，而复以茯苓、白术调其下利，与当归、白芍、天冬、葳蕤、知母以滋阴，而复以石膏、黄芩清其内热，盖传经热邪，从外入之于内者，仍当从内出之于外也，故曰汗出愈。观此而可知治热病厥逆之大法也。"

（三）去性取用

1. 栀子豉汤、栀子生姜豉汤证

栀子豉汤、栀子生姜豉汤治疗热郁胸膈之心烦不得眠，心中懊侬，反复颠倒。栀子苦寒清热，豆豉、生姜均为辛散温通以助郁热宣散。

2. 麻杏石甘汤证

麻杏石甘汤用于汗出而喘，无大热之邪热壅肺作喘证之治疗。方中麻黄配石膏，

清宣肺中郁热而定喘，一热一寒，石膏用量多于麻黄一倍，借以制麻黄辛温之性，取其平喘之力，而转为辛凉清热之用。

3. 桃核承气汤证

桃核承气汤用于太阳蓄血证之治疗。以桃仁活血祛瘀，桂枝辛温，《素问·调经论》云"血气者，喜温而恶寒，寒则泣不能流，温则消而去之"，温通血脉，助桃仁通经活血；大黄、芒硝苦咸寒以通下郁热。为泄热逐瘀轻剂。

4. 桂枝加大黄汤证

桂枝加大黄汤用于太阴病脾气滞而不运，出现腹部"大实痛"。治以桂枝加大黄汤通阳益脾，活血和络，泻实导滞。以桂枝温阳通络，大黄通腑导滞，活血化瘀止痛，系去性取用之意。

5. 竹叶石膏汤证

竹叶石膏汤用于伤寒解后，余热未清，气液两伤之证治。证见虚羸少气，气逆欲吐，心烦、发热、口渴等。以竹叶、石膏清热除烦；人参、麦冬益气生津；甘草、粳米和中养胃；半夏降逆止呕，并行人参、麦冬之滞而调和胃气，系去性取用之意。

（四）并行不悖

1. 小陷胸汤证

小陷胸汤用于治疗痰热互结之小结胸证。方中黄连苦寒，以清泄心下之热，痰饮为阴邪，得温易化，得辛易散，半夏辛温，散结化饮涤痰，瓜蒌甘寒，清热涤痰开结兼润下。三药配伍，使痰热各自分消，而祛其结滞之患。

2. 附子泻心汤证

附子泻心汤用于治疗热痞兼阳虚之证。方中大黄、黄连、黄芩苦寒，以麻沸汤浸渍，少顷，绞去滓，取其味薄气轻，以清泄上部之邪热，达消痞之目的，附子辛热，别煮久煎取汁，发挥温经扶阳固表之功。尤在泾曰："按此证，邪热有余而正阳不足，设治邪而遗正，则恶寒益甚，若补阳而遗热，则痞满愈增。此方寒热补泻并投互治，诚不得已之苦心，然使无法以制之，鲜不混而无功矣。方以麻沸汤渍寒药，别煮附子取汁，合和与服，则寒热异其气，生熟异其性，药虽同行，而功则各奏，乃先圣之妙用也。"

3. 和解剂

凡具有和解少阳、调和肝脾、调和肠胃等作用，治疗少阳证、肝脾不和证、肠胃不和证之方剂，为和解剂。《伤寒论》中共有7个和解剂，均具有寒热并用，攻补兼施，和枢机，解郁结之力，其中生姜泻心汤、半夏泻心汤、甘草泻心汤、旋覆代赭汤和解中焦半上半下枢机；小柴胡汤、大柴胡汤、柴胡桂枝干姜汤和解半表半里少阳枢机。方后注均要求煮后"去滓再煎"，其目的在于使药性合和，不偏不烈，而利于和解。

（1）半夏泻心汤

半夏泻心汤用于治疗寒热错杂之邪痞塞于中焦，脾胃升降失职所致心下痞证，表现为恶心呕吐等胃气不降之证及肠鸣、下利等脾气不升证之治疗。《金匮要略·呕吐哕下利病脉证治第十七》谓"呕而肠鸣，心下痞者，半夏泻心汤主之"，将半夏泻心汤列为治疗呕利痞之主要依据。痞因寒热错杂，气机痞塞而成，故用黄连、黄芩苦寒泄热，干姜、半夏辛温散寒，人参、大枣、甘草甘温补脾胃之虚以复其升降之职。诸药配合，为辛开苦降，寒温并用，阴阳并调之法，从而达到恢复中焦升降之机，消除痞满之目的。

（2）生姜泻心汤

生姜泻心汤用于脾胃气虚不运，水邪流于胁下，或走于肠间，见心下痞硬，嗳气带有食臭味，肠鸣有声，泻痢，胁下阵痛或下肢浮肿，小便不利等证。由半夏泻心汤减少干姜用量，加入生姜为主药以化饮消水、健胃降逆而消痞满，半夏与生姜相配则降逆化饮和胃之力更强。

（3）甘草泻心汤

甘草泻心汤用于脾胃气虚，痞利俱甚之证治。脾胃不和，升降失常，气机痞塞，寒热错杂，故心下痞硬而满，干呕，心烦不得安。心烦者，火热扰于上也，下利者，水寒注于下也。心烦不得安与下利谷不化同见，正是脾胃气虚，升降失常，阴阳不调，上热下寒之反映。以甘草泻心汤和胃补中、消痞止利。因本方治痞利俱甚之证，故以炙甘草和中为主药。本方组成为半夏泻心汤加大甘草用量，由3两至4两。

（4）旋覆代赭汤

脾胃气虚，运化腐熟功能失常，痰饮内生，胃虚气逆，升降失和，则致心下痞硬，噫气不除之胃虚痰阻痞，以旋覆代赭汤和胃降逆，化痰下气。方中旋覆花性温而能下气消痰，降逆止呃；代赭石质重沉降，善镇冲逆，但味苦气寒；生姜药量独重，一以和胃降逆止呕，二以宣散水气以助祛痰，三可制约代赭石寒凉之性，使其镇降气逆而不伐胃；半夏辛温，祛痰散结，降逆和胃；人参、甘草、大枣益脾胃，补气虚。

（5）小柴胡汤

小柴胡汤用于少阳病之证治。证见往来寒热、心烦喜呕、胸胁苦满、默默不欲饮食等。以柴胡、黄芩和解少阳半表半里之邪，半夏、生姜调理胃气，降逆止呕，人参、甘草、大枣益气和中，扶正祛邪。该方寒温并用，升降协调，有疏利三焦、调达上下、宣通内外、和畅气机之作用。方用去滓再煎之法，取其气味醇和且有和解少阳枢机之作用，故属于和剂。

（6）大柴胡汤

大柴胡汤用于少阳病兼里实之证治。证见呕不止，心下急，郁郁微烦等，证由少阳胆热伤津，兼入阳明，化燥成实。治以和解少阳，通下里实。系和解与通下并行之法。本方系小柴胡汤去人参、炙甘草加芍药、枳实、大黄组成。因少阳病未罢，故以小柴胡汤和解少阳，又兼阳明里实，故去人参、炙甘草以免补中益邪，加芍药缓腹中急痛，加枳实、大黄利气消痞，通下热结。为少阳兼里实双解之剂。

（7）柴胡桂枝干姜汤

柴胡桂枝干姜汤用于少阳病兼水饮内结病证之治疗。证见胸胁满微结，往来寒热，小便不利，但头汗出，渴而不呕，心烦等。以柴胡桂枝干姜汤和解少阳兼化饮解结为治。方中柴胡、黄芩同用，以和解少阳之邪，桂枝、干姜温化寒饮，瓜蒌、黄芩清内郁之火。

4. 麻黄连翘赤小豆汤

麻黄连翘赤小豆汤用于治疗伤寒表邪未解，证见发热恶寒，无汗身痒等表证，又兼湿热郁遏于里身黄，治以麻黄、生姜辛温宣发，解表散邪，连翘、赤小豆、生梓白皮苦寒清热除湿以退黄，解表与祛湿热并行不悖，系表里双解之剂，表证一罢，麻黄、生姜等辛温药即须去掉，不宜久服。

5. 柴胡桂枝汤

柴胡桂枝汤用于少阳病兼表之证治。证见发热、微恶寒、支节烦痛等太阳桂枝证，同时伴见微呕、心下支结之少阳柴胡证。以桂枝汤、小柴胡汤各半量合剂组方。以桂枝汤温散表邪，调和营卫，解肌辛散，治太阳之表；以小柴胡汤和解少阳，宣展枢机，治半表半里。本方属太少表里双解之轻剂。

6. 柴胡加芒硝汤

柴胡加芒硝汤用于少阳兼里实轻证治疗。亦属和解少阳、泻下里实双解之剂。方用小柴胡汤和解少阳，加芒硝泄热祛实，软坚通便。因正气较虚，里实未甚，故较之大柴胡汤，不取大黄、枳实之荡涤破滞，而用人参、炙甘草以益气和中，但药量较轻，为和解枢机兼通下实热之轻剂。

（五）反佐之用

白通加猪胆汁汤

白通加猪胆汁汤用于少阴病阴盛戴阳，服热药发生格拒的治疗。证见利不止，厥逆无脉，干呕而烦，乃阳药被阴邪所格拒，故于辛热之葱白、干姜、附子组成白通汤中加入咸寒苦降之猪胆汁、人尿，以引阳入阴，即可避免再发生格拒，从而达到破阴回阳之目的。章虚谷曰："阴阳之气，互相为根，故可互相为用，此方即《内经》反佐之法也。以其下利脉微，先与白通汤辛热助阳，以辟寒邪；而利不止，反厥逆无脉，干呕而烦者，其本身阳微欲绝，寒邪格拒，故辛热之药不能入，而反佐咸苦阴寒为引导，然后热药得入，以回垂绝之阳……盖寒热之药同煎，则气味相合，化为温平，此方热药煎好，然后和入寒药，则各行其性，导引阳药入阴，使阴阳交通而无格拒之患，此阴阳互相为用，由其互相为根故也。"

综上所述，寒热并用主要表现在外寒里热、上热下寒、并行不悖、去性取用、反佐之用等五个方面。外寒里热多见于素体阳盛之人外感风寒之邪，治以发散风寒兼清里热，以大青龙汤为代表方剂。上热下寒系由心肺居于阳位，心为火脏，肺为娇脏，不耐邪侵，感邪后易于化火伤津，《伤寒论》中下寒多系脾阳亏虚，而见腹痛、腹泻等，治以清上温下，以栀子干姜汤为代表方剂。由于禀赋、感邪等不同，有时寒热并存，势均力敌，无明显上下、内外之分，可清热与散寒并举，各行其力，并行不悖，以附子泻心汤为代表方剂。又有去性取用之用，以麻杏石甘汤为代表方剂，方中石膏用量大于麻黄，以制约麻黄温散之性，取其止咳平喘之效用。尚有反佐之用，顺其病性选药以导引药力直达病所，防止格拒发生，以白通加猪胆汁汤为代表方剂。

二、攻补兼施，以平为期

1. 顾护胃气

《伤寒论》中，仲景顾护胃气思想贯穿始终。处方中常用甘草、姜、枣、茯苓、白术、粳米、人参等健脾和中；另有方后注嘱药后啜热粥等均系保胃气之用。

2. 白虎加人参汤证

白虎加人参汤用于阳明热盛，气阴两伤证之治疗。白虎汤清阳明之热，加人参以益气生津。

3. 厚朴生姜半夏甘草人参汤证

厚朴生姜半夏甘草人参汤用于脾虚气滞腹胀之证治。方中行气消满之厚朴半斤、生姜半斤、半夏半升用量大于健脾益气之人参一两、甘草二两，为治疗脾虚气滞之实七虚三之证，消补兼施，寓有治标宜急，治本宜缓之意。

4. 黄连阿胶汤证

黄连阿胶汤用于少阴病阴虚阳亢之证治。证见心中烦，不得卧，舌红绛等。治以清心火，滋肾阴。正如成无己所说"阳有余以苦除之，黄芩、黄连之苦以除热，阴不足以甘补之，鸡黄、阿胶之甘以补血；酸，收也，泄也，芍药之酸，收阴气而泄邪热"。为泻南补北之法。

5. 乌梅丸证

乌梅丸用于蛔厥证之证治。证见肢厥，当有吐蛔，静而复时烦，须臾复止，得食而呕又烦者。治以滋阴泄热，温阳通降，安蛔止痛。蛔虫得酸则静，得苦则下，得辛则伏。故治蛔剂大多酸苦辛同用。本方重用乌梅、苦酒之酸，配伍蜀椒、干姜、细辛、桂枝、附子之辛与黄连、黄柏之苦，并且佐当归、人参、米粉、白蜜以养血益气，则祛邪而不伤正，扶正有助祛邪，因而后世奉为治蛔祖方。仲景方后言"又主久利"，柯韵伯指出："乌梅丸为厥阴主方，非只为蛔厥之剂矣。"《医宗金鉴》、章虚谷等皆强调乌梅丸为厥阴正治之主方，本方重用乌梅，既能滋肝，又能泻肝，酸甘相合则滋阴，酸苦相合则泄热，是乌梅丸配伍意义之主要方面。另辛甘相合以温阳，辛苦相合以通降，故用之于厥阴病阴阳两伤，木火内炽，最为允当。

三、脾胃少阳"和解"为治

在诸多寒热并用方剂中，有一类为和解剂，温中与清热并用，前已并入并行不悖之大类中。盖由脾胃共居中州，互为表里，脾气主升，胃气主降，脾胃升降不息乃独有之功；胃主受纳，脾主运化，共同完成饮食物之消化吸收。若升降失司，受纳运化不及，则水反聚为湿，谷反停为滞，故脾胃病之共有症状乃痞满胀饱痛，且多虚实夹杂。脾为阴土，性喜燥而恶湿，脾病多见气虚、阳虚；胃为阳土，主纳，能磨谷，体阳而用阴，喜润而恶燥。程应旄曾概括"阳气即胃中所禀之性"，犹如"灶中之火"；叶桂提出"阳明阳土，得阴自安"。故胃病多实证、热证。脾胃致病常交互为患。仲景深谙脾胃病变真谛，故于中焦脾胃病变治疗处方中多寒热并用，攻补兼施，创立泻心汤类方，用之临床，效如桴鼓。

少阳包括手少阳三焦、足少阳胆并分别与手厥阴心包、足厥阴肝相表里。少阳为一阳，小阳，阳气始生，气血未充，抗病能力较弱，易于感邪及传变；肝为东方乙木，为脏属阴，胆为东方甲木，为腑属阳，生理上相互依存，疏泄之职肝胆所共主。肝胆内寓相火，宣通三焦气化，通调水道，可使上焦如雾，中焦如沤，下焦如渎，各有所司；肝胆疏泄有度，木德敷和，才能阳舒阴布，气机调畅，诸脏和谐而使上下通泰；少阳为枢，居半表半里之位，为阴阳气机升降出入开阖之枢纽。少阳病提纲"口苦、咽干、目眩"，反映少阳火气为病之特点。少阳病不在表，故不可发汗；不在阳明之里，故不可攻下；不属胸之邪阻滞，故不可涌吐；唯宜和解之法，以小柴胡汤为主方。方中柴胡辛散以疏木，使半表之邪得以外宣；黄芩清火，使半里之邪得以内彻；半夏温降，能开结痰，降浊气以还其轻清之气；人参以补其虚。

脾胃居中焦，和畅上下气机；少阳居半表半里之位，燮理内外之枢机，脾胃与少阳感邪均变化多端，邪易传变，均多有寒热互见，病证多有兼夹，故脾胃肝胆病变临床多见，十有七八，治疗上应注意协调上下内外，平衡阴阳虚实，寒热并用，补泻兼施，以"和"为顺，以"和"为治。如复发性口腔溃疡，多劳后加重或复发，既有心胃（脾）积热口疮反复，又常有劳后易发，少气纳呆，面黄等脾气（阳）亏虚之候，治疗即宜寒热并用，补泻兼施，多采用甘草泻心汤合三才封髓丹加减获效。笔者曾治马某，女，56岁，反复口腔溃疡6年余。患者素性急躁易怒，多于劳累及着急后溃疡复发或加重，时有头晕，耳鸣，心烦，视物模糊，眼眵较多，胃纳可，夜寐欠安，二便正常。察其脉弦滑，舌质红，舌苔薄黄。证由患者素体性情急躁易怒，肝阳偏亢，心胃积热，而致口疮反复；肝旺克犯脾土，脾虚内生湿热，循经上扰，而见心烦，夜寐不宁，头昏晕，视物模糊，眼眵多；久病气阴亏虚，而劳后易复，缠绵难愈。诊为口疮（心胃积热、肝旺脾虚），治以补土伏火，清利湿热。以甘草泻心汤合三才封髓丹加减：法半夏12g，黄连12g，黄芩9g，干姜6g，党参15g，甘草9g，砂仁9g，盐黄柏6g。水煎服，每日1剂。方中甘草、党参补脾益气；黄连、黄芩清热燥湿；半夏、干姜辛温以宣畅胸中气机；黄柏坚阴泻火，砂仁行滞醒脾，诸药相合，以达苦寒泄热而不峻，辛温温通不伤正。加减化裁服用10余剂获愈。其后，稍有复发，即以该方加减间断服用均可获效。

临诊中，只要在同一病患中寒热共见，虚实并存，即宜在抓主要病机施治，解决主要矛盾之同时，可视其寒热之多寡，虚实之轻重，观其是上热下寒、外寒里热，还是寒热并重，均可按一定之比予以寒热分治，补泻兼施。一张处方也应像一个人体一样，应力求达到阴阳动静之和谐，处方切合病机，应依据药物之归经、性味及寒热属性，既不使温热过度而见耗气、动血、助阳、伤阴，又不使药物寒凉凝滞而致气郁、水停、血滞、寒凝等。若药物配伍寒热虚实失衡，不仅不能很好地治疗疾病，反而可能变生新病证。仲景寒热并用，补泻兼施治法方药正是遵循了《内经》"谨察阴阳所在而调之，以平为期"的思想，故处方用药应观其阴阳虚实，宜寒热动静相结合，补偏救弊，力求平衡。

刘　辉（河南省安阳市脉管炎医院）

　　《伤寒论》是一部融理、法、方、药于一体的临床辨证论治专著，以其卓越的临床疗效，备受历代医家所推崇，书中方药虽历经久远，但仍能有效地指导临床辨证施治，故其方被尊称为经典之方，其中独具特色的是寒热并用、攻补兼施的用药方法。《伤寒论》方剂 113 方，其中寒热并用者达 53 方，占 46.90%。不少经方中既有大辛大热的附子、干姜与大苦大寒的黄芩、黄连相配，又有辛温之桂枝与辛凉之葛根相伍；既有大热的附子与微寒的白芍相合，又有大寒的石膏与性辛温的麻黄相用；既有补气固本的人参配下气消胀的厚朴，一补一行，攻补相济，又有桂枝与白芍一温一寒，一散一收，调和营卫，平调阴阳。习先圣仲景之书，其汇寒热之品为一炉，融攻补之法为一体，相反相成之妙用随处可见，仲景辨证之准确，用药之精当，由此可见一斑。今以半夏泻心汤、小柴胡汤、黄连汤、乌梅丸为例试论《伤寒论》中寒热并用、攻补兼施组方之要义，以陈管见，愿就正于时贤。

一、半夏泻心汤、小柴胡汤、黄连汤、乌梅丸组方要义

1. 半夏泻心汤

　　半夏泻心汤始载于《伤寒论》第 149 条，曰："伤寒五六日，呕而发热者，柴胡汤证具，而以他药下之，柴胡证仍在者，复与柴胡汤。此虽已下之，不为逆，必蒸蒸而振，却发热汗出而解。若心下满而硬痛者，此为结胸也，大陷胸汤主之。但满而不痛者，此为痞，柴胡不中与之，宜半夏泻心汤。"这里把半夏泻心汤证和大结胸证、少阳病相鉴别。结胸证是心下痛，按之石硬，病位在心下，而心下痞病位也在心下，所以要鉴别。半夏泻心汤证是中焦半上半下的枢机不利，而小柴胡汤证是少阳半表半里的枢机不利。少阳半表半里的枢机是调整人体气的出入的，而中焦半上半下的枢机主要是调整人体气的升降的，两个枢机发生了病变，一定要鉴别清楚哪个是少阳枢机不利，哪个是中焦半上半下枢机不利，可见仲景辨证辨病之精细。伤寒，病本在表，经五六日，邪气有内传之机。症见"呕而发热者"，说明邪入少阳，"柴胡汤证具"，应用和解之法，但若误用下法，因患者体质差异和用药之偏颇，可以发生三种转归：①虽误用下法，但未引邪深入变生他症，即"柴胡证仍在者"，故曰"此虽已下之，不为逆"，仍可与柴胡汤。但误下必损伤正气，服柴胡汤后，正气得药力之助，奋起鼓邪外

出，以致出现"蒸蒸而振，却发热汗出而解"的情况。②误下之后，症见心下满而硬痛，按之石硬，为误下之后少阳邪热内陷入里，与水饮等有形之邪互结于胸膈，形成了大结胸证，则应以大陷胸汤医之。③误下后损伤脾胃之气，邪热内陷，中焦寒热错杂，脾胃升降失常，气机痞塞，出现"但满而不痛"的心下痞证。此痞满在于心下，不在胸胁，是中焦气机痞塞，如仲景言"按之自濡，但气痞耳"，而非邪在少阳半表半里之间，故不能再用柴胡汤，用半夏泻心汤调中焦半上半下的枢机不利。半夏泻心汤的适应证在这个条文里写得很少，在《金匮要略·呕吐哕下利病脉证治第十七》里有"呕而肠鸣，心下痞者，半夏泻心汤主之"。以方测证，它的主证是心下痞，成因是胃虚。它以半夏为君药，主要用以和降胃气，同时半夏又是个化痰的药。胃虚痰扰，中焦斡旋失司，枢机不利，中焦气机堵塞导致了心下痞。人体心在上，上焦阳气盛，下焦阴气盛，是通过中焦来协调上下的寒热。中焦一堵，上热不得下达，下寒不得上奉，胃热气逆而呕吐，脾寒气陷则下利，这就是半夏泻心汤证三个主证的临床特点和它的病机，故《灵枢·口问》曰："中气不足，溲便为之变，肠为之苦鸣。"

半夏泻心汤，由"半夏半升，黄芩、干姜、人参、甘草各三两，黄连一两，大枣十二枚"共7味药组成。半夏、干姜味辛而散，辛开散其结，气机阻结在中焦得解；黄连、黄芩，苦味有降泄的作用，苦泄通降除满；辛开散其结，苦泄除其满，中焦气机壅滞之心下痞可解；人参、甘草、大枣甘缓调补中焦之虚，以恢复中焦的斡旋功能。《素问·至真要大论》曰："辛甘发散为阳，酸苦涌泄为阴。"苦能降能泄，辛能开能通，合而并用，寓升于泄，通而能降。仲景发挥了《内经》这一学术思想，将这种配伍应用于半夏泻心汤。从性味的角度来讲，这个方子是辛开、苦降、甘调并用，调和中州，恢复中焦的斡旋功能，和解半上半下枢机之主方。

本证的证治要点为"但满而不痛"，用其治疗中焦脾胃寒热错杂证，使药效各趋其所，多获良效。后世历代承古拓新，将其广泛应用于临床，上热下寒、胃热脾寒、胃寒脾热等多种病证均可收效。临床应用涉及口舌生疮、慢性咽炎、反流性食管炎、贲门炎、急慢性胃炎、胆汁反流性胃炎、消化性溃疡、功能性消化不良、慢性肠炎、菌群失调性肠炎、霉菌性肠炎、慢性肝炎、慢性胆囊炎等病症。这类病症，可见恶心呕吐、心下痞胀疼痛、嘈杂不适、食欲不振、腹胀腹泻诸多症状表现。在应用其方时重点掌握寒热虚实四点：①寒，胃阳不足见恶食生冷，脘腹痛，冷痛。②热，脾胃运纳不健，食积化热上蒸见口舌生疮，口干口苦，舌红苔黄，脉数等。③虚，脾气虚，胃阳弱，见乏力，便溏，泄泻。④实，气机升降失常见胃脘痞满，腹胀。凡见以上四点即可大胆使用半夏泻心汤。

2. 小柴胡汤

《伤寒论》第96条曰："伤寒五六日，中风，往来寒热，胸胁苦满，嘿嘿不欲饮食，心烦喜呕，或胸中烦而不呕，或渴，或腹中痛，或胁下痞硬，或心下悸，小便不利，或不渴，身有微热，或咳者，小柴胡汤主之。"从少阳三焦经气生理上讲，三焦是"元气之别使"，是水火气机的通道。"三焦膀胱者，腠理毫毛其应"，说明三焦和太阳主表的关系，太阳的阳气化生于下焦，在肾阳的温煦作用下，通过膀胱的气化，化生太阳的阳气，太阳阳气通过膀胱经脉，也通过三焦向体表输布，输布到体表以后，起到温养肌表、调节体温和防御外邪的作用，所以当三焦气机调畅的时候，太阳表气就会调和。从少阳腑来说，胆腑精汁排放有规律，阳明之气可降，太阴之气可升，阳明可以受纳，太阴可以运化，少阳三焦气机调畅，太阳表气调和，阳明、太阴亦和。少阳气机调畅和表有关，和里也有关，所以少阳主枢。少阳不和，常常兼有太阳、阳明和太阴之气的不和。少阳不和也常常兼有三焦水道的失调而生痰生饮生水。第96条下面的这些或见证，就是说明少阳病容易兼夹太阳、阳明，与三焦水道的失调。"或胸中烦而不呕"，是胆热上扰；不呕是胆热没有犯胃。"或渴"是胆腑郁火伤津；"腹中痛"是木郁土壅、脾络不和，气滞血结；"胁下痞硬"是少阳经所过部位气血郁结；"或不渴"是没有明显的伤津液；"身有微热"是有太阳表气不和，三焦失调，小便不利以后就有水饮邪气内生，水邪犯肺就可以出现咳嗽，水气凌心就可以出现心下悸。

小柴胡汤是由"柴胡半斤，黄芩三两，人参三两，甘草（炙）三两，半夏（洗）半升，生姜（切）三两，大枣（擘）十二枚"七味药组成。第一组药是柴胡和黄芩。柴胡苦辛微寒，透表泄热解经邪，黄芩苦寒清腑热，柴胡解经邪，黄芩清腑热，正是针对了少阳病经腑同病的第一个特点；柴胡又是解郁的药，黄芩是清火的药，这又是针对了少阳病容易气郁、容易化火的特点。第二组药是半夏和生姜。这两味药都是辛散的，凡是辛散的药都可以疏通气郁，半夏和生姜助柴胡以解郁，这是半夏和生姜的第一个作用；柴胡疏肝解郁，再配伍上半夏和生姜这两味辛味的药，就提高了疏肝解郁、梳理少阳气郁的作用。半夏和生姜的第二个作用是化痰、消饮、祛水，这就针对了少阳病三焦不畅以后容易生痰、生饮、生水的这种病变特点；半夏和生姜的第三个作用是和胃降逆止呕，针对了少阳病喜呕的这个临床特点。第三组药是人参、甘草、大枣，甘缓补中助正气，一是助少阳正气以祛邪，二是补太阴脾气，防止少阳之邪内传太阴。小柴胡汤中这七味药配伍严密、寒热并用、攻补兼施、寒而不凝、温而不燥、补而不腻，针对了少阳病的主要病变特点，故枢机和畅，邪去正安。

少阳病变特点及小柴胡汤的组方用药思路决定了小柴胡汤有广泛的适应证：第一是少阳经腑受邪，经气不利，在《伤寒论》第96条、第97条、第226条有明确的论述。第二是少阳病兼有太阳表气的不和（第101条"伤寒中风，有柴胡证，但见一证便是，不必悉具"），三阳同病（第99条"伤寒四五日，身热，恶风，颈项强，胁下满，手足温而渴者，小柴胡汤主之"），通过用小柴胡汤，和解少阳，畅达枢机，在外可以调和太阳经气，在里可以疏达阳明郁热，因和而解。第三是少阳病兼有阳明里气的不和（第229条"阳明病，发潮热，大便溏，小便自可，胸胁满不去者，与小柴胡汤"，第230条"阳明病，胁下硬满，不大便而呕，舌上白苔者，可与小柴胡汤，上焦得通，津液得下，胃气因和，身濈然汗出而解"），用小柴胡汤和少阳、畅三焦，津液能够输布，胃气因和而解。第四是治疗发热性疾病。在《伤寒论》里，小柴胡汤治往来寒热、发潮热、头痛而发热、呕吐而发热、瘥后复发热。

综合临床文献资料，应用小柴胡汤加减主要治疗：第一是多种类型的发热性疾病；第二用于消化系统疾病，包括了肝、胆、胰、胃、肠整个消化系统。刘渡舟在小柴胡汤的基础上，再加一些清热解毒的药像草河车、凤尾草、土茯苓、垂盆草、叶下珠，再加一些血分药物，像茜草、土鳖虫，抗肝纤维化，治疗慢性乙型肝炎，刘渡舟长期用这种柴胡解毒汤治疗慢性乙型肝炎有很好的效果；胆道结石、胆囊炎，常在小柴胡汤的基础上加金钱草、海金沙、郁金、鸡内金；慢性胰腺炎常用小柴胡汤，通过疏肝解郁，利胆和胃来达到缓解慢性胰腺炎的症状，改善胰腺功能的效果；各种慢性胃肠炎用小柴胡汤的机会都很多。第三是用于精神、神经系统的疾病。用小柴胡汤疏肝解郁，调畅气机，治疗神经官能症、精神抑郁症、神经性多食症、神经性厌食症、神经衰弱，都有很好的疗效。

小柴胡汤为和解三焦枢纽之剂，少阳首方，外可治表，内可治脏，中可和半表半里；寒热并用，攻补兼施，升降散敛并用，非杂乱无法也，正法之妙也。

3. 黄连汤

《伤寒论》第 173 条曰："伤寒胸中有热，胃中有邪气，腹中痛，欲呕吐者，黄连汤主之。"根据此条描述之症状，乃为胃热肠寒之证，正如陆渊雷云："此条即胃热肠寒之病，胃热故呕吐，肠寒则腹中痛。"黄连汤由黄连、桂枝各三两，人参二两，半夏五合，干姜、甘草（炙）各一两，大枣十二枚组成。黄连苦寒，以清在上之热；干姜辛温，以散在下之寒，一寒一热，一升一降。用半夏来和胃降逆止呕，伍桂枝辛温走窜，疏调气机，以交通上下阴阳寒热，兼散脾寒；参、枣、草甘温，调补中气之虚，健运中州，而成清上温下、辛开苦降，补散相合之剂，此和在中焦也。清代吴谦曰："伤寒邪气入里，因人脏气素有之寒热而化病……此则随胃中有寒，胸中有热而化。腹中痛欲呕吐，故以是方主之。君黄连以清胃中之热，臣干姜以温胃中之寒，半夏降逆，佐黄连呕吐可止，人参补中，佐干姜腹痛可除，桂枝所以安外，大枣所以培中也。然此汤寒温不一，甘苦并投，故必加甘草协和诸药。此为阴阳相格，寒热并施之治法也。"（《医宗金鉴·订正伤寒论注》）。清代费伯雄曰："变姜、连泻心之法而为升降阴阳之法。寒热并用，补散兼行，和法之最佳者。"（《医方论》）。

本证的证治要点为"胸中有热，胃中有邪气，腹中痛，欲呕吐者"，或心下痞，或心中烦，或不得卧。用其治疗胃热肠寒或上热下寒等寒热错杂证，使药效各趋其所，多获良效。常用于治疗糖尿病胃轻瘫、伤食、醉酒后、慢性胃炎、胃溃疡、心肌炎、快速性心律失常、胃肠型感冒发热等病。

4. 乌梅丸

《伤寒论》第 338 条曰："伤寒，脉微而厥，至七八日肤冷，其人躁，无暂安时者，此为脏厥，非蛔厥也。蛔厥者，其人当吐蛔。令病者静，而复时烦者，此为脏寒。蛔上入其膈，故烦，须臾复止；得食而呕又烦者，蛔闻食臭出，其人常自吐蛔。蛔厥者，乌梅丸主之。又主久利。"李士懋（本人本次研修项目的导师）认为：厥阴病的本质是肝阳虚导致寒热错杂。肝中之阳，乃春生少阳之气，始萌未盛，故易受戕伐而肝阳馁弱，形成脏寒。然又内寄相火，相火郁而化热，于是形成寒热错杂之证。乌梅丸实由数方组成。蜀椒、干姜、人参乃大建中汤之主药，大建中脏之阳；附子、干姜，乃四逆汤之主药，功能回阳救逆，肝肾乃相生关系，子寒未有母不寒者，故方含四逆，母虚则补其母；当归、桂枝、细辛为当归四逆汤主药，因肝阳虚，阳运痹阻而肢厥，以当归四逆汤；柏连参姜附，寓泻心之意，调其寒热复中州斡旋之功、升降之职。乌梅丸集数方之功毕于一身，具多种功效，共襄扶阳调寒热，使阴阳臻于和平，故应用广泛。若囿于驱蛔、下利，乃小视其用耳。厥阴病之表现，纷纭繁杂。阳弱不升，郁火上冲，可头脑晕、头痛、目痛、耳鸣、口渴、心中热疼；经络不通而胁肋胀痛、胸痛、腹痛、肢痛；木不疏土而脘痞不食、呕吐、嗳气、下利；肝为罢极之本，肝虚则懈怠、困倦、萎靡不振、阴缩、抽痛、拘挛转筋；寒热错杂，则厥热胜复或往来寒热，诸般表现，不一而足。据临床报道现多用于胃热肠寒、蛔虫上窜胆道所致之蛔厥证；虚实错杂，气血两伤，肝脾不调，土虚木克腹痛（肠神经官能症），肠胃失调，厥气上逆之久泻久利；厥阴病上热下寒之消渴，肝之阴血不足而不能上荣的头痛、眩晕杂见寒、热之证，虚实寒热错杂、气血阴阳失调之情志病；寒热错杂、气血失和之痛经，肝肾亏损而化源不足之继发性闭经，寒热错杂于内、冲任不固之崩漏等多种疑难杂病。

李士懋案：冀某，女，54 岁，工人。1993 年 9 月 17 日初诊：寒热往来 5 年余，昼则如冰水浸，自心中冷，寒栗不能禁；夜则周身如焚，虽隆冬亦必裸卧，盗汗如洗。情志稍有不遂，则心下起包块如球，痞塞不通，胸中憋闷，头痛，左胁下及背痛。能食，便可。年初经绝。脉沉弦寸滑。曾住院 11 次，或诊为绝经期综合征，或诊为内分泌失调，或诊为自主神经功能紊乱、神经官能症等。曾服中药数百剂，罔效。此寒热错杂，厥气上冲，乃乌梅丸证。方予乌梅丸：乌梅 6g，细辛 4g，干姜 5g，川椒 5g，桂枝 10g，黄连 10g，黄柏 6g，党参 12g，当归 12g，炮附子 15g（先煎）。2 剂寒热除，汗顿止，心下痞结大减，4 剂而愈。5 年后得知生活正常，未再发作。

按： 厥阴证，是由于肝虚而形成的寒热错杂证，以厥热胜复判断阴阳进退、寒热之多寡。此案昼夜寒热往复，同于厥阴病之手足寒热胜复。心下痞结者，乃厥气上逆；汗泄者，以阳弱不能固护其外，致津泄为汗。脉弦者，以弦则为减，乃阳弱不能温煦，经脉失柔而脉弦。寸滑者，伏阳化热上逆，致上热下寒，寒热错杂。张锡纯曾论肝虚证见寒热往来。乌梅丸用桂枝、细辛、附子、蜀椒、干姜温煦肝阳，当归补肝体，人参益肝气，黄连、黄柏折其伏热，乌梅敛肺益肝，敛肝虚耗散之真气，方与病机相合，疗效显著。

二、《伤寒论》寒热并用、攻补兼施组方的启示

《素问·六微旨大论》曰："气之升降，天地之更用也……是以升降出入，无器不有。故器者，生化之宇，器散则分之，生化息矣。故无不出入，无不升降。"气之在人，和则为正气，失和则为邪气，表里虚实，逆顺缓急，无不因气而至，故百病皆生于气，气机逆乱，阴阳失衡。仲景洞察经旨，匠心独运，以寒热并用、攻补兼施之方药，调人体气机之平衡，至精至微至理，妙法妙方妙用，施之病黎，效如桴鼓。《方解别录·序》云："元明以来，清逐淆乱，而用药者专尚偏寒、偏热、偏攻、偏补之剂，不知寒热并进，攻补兼投，正是无上神妙之处。后世医家未解其所以然，反谓繁杂而不足取法。"偶方的应用，恰似天上神妙的交响乐，阳春白雪，较之奇方，别有一番境地。《素问·至真要大论》曰："调气之方，必别阴阳，定其中外，各守其乡，内者内治，外者外治，微者调之，其次平之，盛者夺之，汗之下之，寒热温凉。衰之以属，随其攸利，谨道如法，万举万全，气血正平，长有天命。"气机调畅、阴平阳秘是为"和"。戴北山说："寒热并用谓之和，补泻合剂谓之和，表里双解谓之和，平其亢逆谓之和。"

（一）和上焦调气之开阖升降，重在肺卫

上焦关乎肺卫。"卫气者，所以温分肉，充皮肤，肥腠理，司开阖者也"，然太阳主外，腠理毫毛其应，可知肌腠之开阖为太阳与肺卫同主。大青龙汤、桂枝二越婢一汤所治之证皆为太阳伤寒，卫阳被郁，开阖失常，腠理闭塞，方用麻黄、桂枝辛温散寒发表，开启毛窍，解被郁之卫阳；生石膏辛寒而清泄里热。如此寒温并用，外闭得解，气机疏通，卫气开阖复常，而邪有出路。麻杏石甘汤主治太阳病误治后，卫阳郁而化热，邪热壅肺作喘证，药用生石膏量二倍于麻黄，使麻黄辛温之性转为辛凉清热之用，如此，麻黄辛散上行以宣发肺卫，石膏甘寒沉降以清泄肺热。两者配伍，一升一降，使郁热得清，肺之宣肃如常。此方与大青龙汤相比，彼重用麻黄、桂枝，意在解表开郁，此则重在宣发卫气之郁热，肃降肺气而治喘，是治在上焦也。后世温病学名方银翘散、桑菊饮皆仿此意而立。

（二）和中焦调枢机，重在脾胃，取决于胆

《素问·太阴阳明论》云"阳道实，阴道虚"，高度概括了脾病多虚，胃病多实之变，脾病多因阳气不足，阴气有余，寒证多见；脾胃同居中焦，为后天之本，为中焦气机升降出入之枢，易受肝胆之气影响，故易形成寒热错杂、虚实兼见之病证。《医方概要》曰："脾与胃同居中焦，一阴一阳，一升一降，中焦气机调和。若脾升胃降失

调，则气机痞塞于中，则致心下痞。"仲景半夏、生姜、甘草三泻心汤、干姜黄芩黄连人参汤、黄连汤、乌梅丸等方，辛开苦降，集泄热祛寒于一方，攻补兼施，阴阳并调，使中气得和，上下得通，从而恢复中焦气机升降，使痞满消，呕吐止，腹痛解，蛔厥除，泻痢停。此即《本草纲目》所云"此皆一冷一热，一阴一阳，寒因热用，热因寒用，君臣相佐，阴阳相济，最得制方之妙，所以有成功而无偏盛之害也"学术思想的发挥。脾胃为一身气机的枢纽，两者皆居中央而属土，脾以阴土而升于阳，胃以阳土而降于阴。升降之权，在于中气。脾主升，胃主降，脾气升，则水谷精微得以输布；胃气降，则水谷及其糟粕才得以下行，正如叶天士在《临证指南医案》中所说："纳食主胃，运化主脾，脾宜升则健，胃宜降则和。"然脾能升、胃能降全赖于胆之精汁，胆之精气清味苦，气清益脾之升，味苦助胃之降，因此脾升胃降取决于胆。笔者认为《素问·六节藏象论》"凡十一脏，取决于胆也"之论应为"凡土脏，取决于胆"。笔者在临床体会到寒热并用、攻补兼施之方治疗中焦病变时，黄芩必不可少。黄芩苦寒清胆腑之热，使胆腑清净，从而发挥助脾升胃降之功。

（三）和下焦衡出入，调气机治在二便

下焦主要指下腹部，包括肾、膀胱及大小肠。《难经·三十一难》说："下焦……主分别清浊，主出而不内，以传道也。"这是说下焦的主要生理功能为传导糟粕，排泄二便。糟粕的排泄，一是从大肠排出大便，二是从膀胱排出小便。如《灵枢·营卫生会》说："下焦者，别回肠，注于膀胱而渗入焉。故水谷者，常并居于胃中，成糟粕而俱下于大肠，而成下焦。渗而俱下，济泌别汁，循下焦而渗入膀胱焉。"水液不行，小溲不利；腑气不降，大便不通，则下焦气机升降出入失常。通大便者，莫若承气。大黄苦寒，泄热祛实；厚朴辛温，行气除胀；芒硝咸寒软坚，助大黄以荡涤燥屎；枳实苦寒下气，佐厚朴以行气破积。或谓三寒一温，厚朴其用量最大，以辛温善行之先导而助苦寒速解阳明之热结，若纯用苦寒，恐有阴不入阳，形成寒热格拒之势。因此仲景取"治热以寒，温而行之，甚者从之"之意，独用辛温善行之厚朴与寒降的大黄、枳实、芒硝相伍，寒温并用，相反相成，因势利导，消除寒热格拒而荡涤下焦肠腑热结；行降相合，而复气机调畅之机。

太阳病不解，邪气化热入里，循经深入下焦，与瘀血结于少腹之膀胱，其人如狂为太阳蓄血证。治疗下焦蓄血之桃核承气汤、抵当汤、代抵当汤能够泻下焦瘀血从二便而出。如桃核承气汤，仲景以调胃承气通便，桃仁活血祛瘀。桂枝一味，用之最妙，以辛温之品加入众多寒凉药中，药用桂枝乃意在温通活血，以血得热则行故也，《素问·调经论》所谓"血气者，喜温而恶寒，寒则泣不能流，温则消而去之"。寒温相激，有活跃气机之功，使瘀热内结之险证竟随燥屎出而获安。《素问·通评虚实论》云："邪气盛则实，精气夺则虚。"邪盛者，当以祛邪为主，或透邪于表外，或泄热于前后二阴，病邪去，则升降复常。又有阳虚水停，气机阻滞。或凌于心，发为心悸；或泛

中焦，发为腹痛；或在下焦，小便不利。仲景以真武一方，温补肾阳，化气行水。方中附子辛热，主入心肾，能温壮肾阳，复肾命气化之常，为君药。茯苓淡渗利水以通调水道，生姜宣散肺气以布行水津，协君药化气行水，为臣药；白术苦甘而温，健脾燥湿，复脾运化之职，白芍酸而微寒，敛阴缓急利小便，制附子之温燥，为佐药。五药相合，共奏温阳利水之功，使阳复阴化水行。全方温中佐寒，通中有敛，散中有收，复气化则下焦出入衡常。

此外，《伤寒论》寒热并用、攻补兼施方药之配伍组合并非简单地将寒药、热药、攻下药、补益药杂投，而是付诸了很多的实质内涵于其中，包括从不同的药物、不同的剂量、不同的配伍上，不但可以从中反映出病因、病机寒热虚实不同属性，寒热虚实之所因、之所在、之轻重、之因果，也可以反映出疾病寒热病邪的不同病位和正虚邪实之病势。因此，寒热并用、攻补兼施、散收结合、动静相随、升降有序、辛开苦降等，在这类组配过程中，既应注意对立双方的均衡性，又当据病机重心所在而予适当偏重，以达到对寒热虚实等兼杂病证的并治，且可相互制约而减轻其毒副作用。从另一角度而论，这种配伍规律亦可称为阴阳对立统一原则。

三、运用寒热并用、攻补兼施法治疗重症脱疽的体会

笔者从事周围血管疾病的临床工作 20 余年，用寒热并用、攻补兼施之法治疗下肢缺血感染、急性深静脉血栓形成等重症，常获显效。下肢缺血坏死合并感染属中医之"脱疽"范围，患者常抱足而坐，彻夜难眠，疼如汤泼火燃，剧烈的疼痛迫使患者呻吟痛哭，如生活在地狱里一般，身心受到严重摧残，不少患者有过轻生的念头。有些不得不高位截肢而造成终身残疾，既给患者带来终身的痛苦，也给家庭和社会造成严重的负担。有些甚至因此而丧失生命。清代时世瑞《疡科捷径》指出："脱疽一证最非轻，房欲膏粱化毒成。肾竭血枯生足指，十人患此九难生。"初治此疾，常以四妙勇安汤合五味消毒饮加减，但取效缓慢，且患者更不欲饮食，甚则数日粒米不进，体质迅速衰竭，因此有些患者不得不截肢保命。正所谓"不衰。急斩之，不则死矣"。

后深思此证，患者久病，气虚血弱，易受寒湿之邪侵袭，寒为阴邪，易袭阴位；湿性趋下，侵及下肢脉络，营卫失和，逆于腠理，气血运行不畅，脉络瘀滞不通，瘀久化热，热盛肉腐，伤骨烂筋而成脱疽之脉络热毒证。寒为阴邪，易伤阳气，肌肤失于阳气之温煦、滋养。此时患者虽热毒深重，但多为寒热错杂、虚实兼见之复杂病机。应用大剂量清热解毒之剂效果不显，而苦寒却更伤胃气，致患者不欲饮食，胃气衰败，气血化源匮乏，更无祛邪外出之力。此时虽有血脉瘀阻，但是不宜用大剂量活血化瘀药，否则坏死不易控制，且迅速向近端蔓延而导致截肢。于是笔者试用桂枝芍药知母汤，取其散寒温经，祛风除湿，兼清里热之功，合四妙勇安汤，取其清热解毒、化瘀通络，寒热并用、攻补兼施，后经多例观察疗效确切，基本处方：桂枝、白芍、知母、

麻黄、防风、甘草、防己、黄芪、白术、制附子、大黄、金银花、玄参、当归、忍冬藤、川牛膝。适应证：脱疽热毒型，症见肢体溃烂，发黑坏死，红肿疼痛，气味臭秽如腐尸，不思饮食，舌红，苔黄腻，脉弦数者。辨证使用效果良好。

典型病例：患者李某，男，51岁，2015年3月7日入院，住院号：201500226。四肢发凉怕冷、麻木疼痛5年，左足发黑坏死3个月。初诊：患者诉5年前无明显诱因出现四肢发凉怕冷、麻木疼痛（双足为甚），在我院确诊为"血栓闭塞性脉管炎"，住院治疗后，诸证缓解，病情稳定；3个月前上述症状复发，左足第一、二、三趾发黑坏死，疼痛明显，入院时见：患者痛苦病容，形体瘦，营养稍差，四肢发凉怕冷、麻木疼痛，夜间痛甚，左足尤重；左足肿胀，肤色暗红，第一、二、三趾发黑、坏死，波及足背，边界不清，第四、五趾末节可见小脓疱，压痛明显；目前患足坏死呈五趾相传之征，可闻及异常臭味；右足第二趾、小趾末节缺失。发病以来患者神志清，精神可，纳可眠差，二便如常。舌质暗红，苔黄腻。专科检查：四肢汗毛脱落，指（趾）甲增厚；双足足底皮肤干燥，可见多处表浅裂口；双侧寸口脉、足背动脉、胫后动脉搏动消失；双侧肱动脉、腘动脉搏动减弱；双侧股动脉、腋动脉搏动尚可。此乃为脱疽之脉络热毒证。治宜清热解毒、活血化瘀、通络止痛。中医治疗：中成药（院内制剂）解毒化瘀丸、活血化瘀丸、活血止痛丸各7.5g，日两次；中药汤剂：金银花30g，蒲公英30g，地丁30g，连翘30g，土鳖虫20g，乳香10g，没药10g，忍冬藤50g，赤芍30g，当归20g，玄参30g，生甘草20g。水煎服，日1剂。西医治疗：以抗凝、抗炎抗渗出、减轻患足肿胀、改善四肢血液循环为主。畅情志，慎起居，戒烟，普食，注意患肢防寒保暖，防外伤。2015年3月14日查房：患者神志清，精神可，纳可眠差。诉双足发凉怕冷、麻木症状减轻，左足肿胀、疼痛缓解不明显，夜间较重，需口服镇静类药物方可勉强入眠。查体：左足肿胀，肤色暗红，第一、二、三趾发黑、坏死，波及足背，界限不清；第四、五趾末节小脓疱尚未吸收，舌脉同前；因局部感染明显，配合静脉滴注抗生素，中药再守上方。2015年3月22日查房：患者一般状况可，生命体征平稳。诉患肢夜间疼痛难忍，仍需口服艾司唑仑片方可入眠。查体：患足肿胀，前1/3肤色暗红，第一、二、三、五趾发黑、坏死，第四趾末端发黑、坏死，有现近端蔓延之势；患者久病，且体形消瘦，局部虽有瘀热之毒，但病本因体虚血弱，外感风寒湿之邪，营卫失和，逆于腠理，气血运行不畅，脉络瘀滞不通，瘀久化热，热盛肉腐所致本病，中药汤剂在清除局部瘀热之毒的同时，应补先天气血之不足，温通阳气以达四末，患者虽非中风历节病，但其病机病理相同，故取桂枝芍药知母汤散寒温经，祛风除湿，兼清里热之功，可选桂枝芍药知母汤合三仁汤、四妙勇安汤加减。处方：桂枝20g，白芍40g，知母15g，麻黄15g，防风20g，甘草20g，防己30g，黄芪50g，白术30g，制附子10g，大黄8g，金银花30g，玄参20g，当归20g，忍冬藤80g，川牛膝20g，杏仁20g，薏苡仁30g，白豆蔻15g，每日1剂。2015年4月2日查房：患者神志清，精神可，纳可眠差。口服上述中药汤剂后患足肿胀消退，疼痛较前明显减轻；

查体：患足部分坏死组织开始分离，第四趾及小趾坏死固定。又经上方加减治疗1个月，患足坏死组织分离，边缘可见新鲜肉芽及上皮组织生长。择期行坏死组织清创手术。术后给予益气养血、通络止痛、祛腐生肌等疗法。

按： 患者男性，51岁，以"四肢发凉怕冷、麻木疼痛5年，左足发黑坏死3个月"为主诉，双侧寸口脉、趺阳脉消失，当属中医"脱疽"范畴。患者久病，气虚血弱，加之发病于秋分之时，寒湿之邪渐盛，寒为阴邪，易袭阴位；湿性趋下，侵及下肢脉络，营卫失和，逆于腠理，气血运行不畅，脉络瘀滞不通，瘀久化热，热盛肉腐，伤骨烂筋而成脱疽之脉络热毒证。寒为阴邪，易伤阳气，肌肤失于阳气之温煦、滋养，故见患肢麻木、发凉、怕冷；寒性凝滞，寒主收引，脉络气血运行不畅，脉络滞涩不通，故见患肢疼痛；瘀久化热，热盛肉腐，故见患足肤色暗红、发黑、坏死；湿性重浊黏腻，故见患足肿胀，病久不愈；患者舌质暗红，苔薄黄腻，亦属脉络热毒之征。初诊以清热解毒、活血化瘀、通络止痛之法，效果不甚理想，且有病情蔓延之势。脱疽之病乃为气虚血弱，风寒湿之邪外袭，营卫失和，逆于腠理，气血运行不畅，脉络瘀滞不通而成。瘀久则化热，热盛肉腐，伤骨烂筋而成脱疽之脉络热毒之势。中药汤剂在清除局部瘀热之毒的同时，应补先天气血之不足，温通阳气以达四末，患者虽非中风历节病，但其病机病理相同，故取桂枝芍药知母汤散寒温经，祛风除湿，兼清里热之功，合四妙勇安汤取其清热解毒、化瘀通络，取三仁汤中的杏仁、薏苡仁、白豆蔻从上、中、下三焦分消湿热，三方合用加减则有散寒温经，祛风除湿，补气血通阳气，清热解毒，化瘀通络之功，深合本案病机。此乃受仲景寒热并用、攻补兼施组方思想之启发，灵活施用寒温并用、攻补兼施之法之验案。

四、结语

观当今临床，许多疾病往往具有多元性、复杂性、顽固性等特点。寒热并用、攻补兼施法，既可平寒热之失衡，又可理气机之失序，协阴阳之失调。正如《素问·至真要大论》所说："谨察阴阳所在而调之，以平为期。"气机调畅、阴平阳秘是为"和"。《中庸》曰："中也者，天下之大本也；和也者，天下之达道也。致中和，天地位焉，万物育焉。"寒热并用、攻补兼施组方思路最能体现仲景"观其脉证，知犯何逆，随证治之"这一灵活辨证施治的学术思想。寒热并用、攻补兼施法为后世学者临床辨证论治带来了勃勃生机，为治疗慢性病、疑难病、危重病提供了一把利器。

刘喜德（杭州市红十字会医院）

中医学中的阴阳、表里、寒热、虚实八纲及汗、吐、下、和、温、清、消、补八法在《伤寒论》的辨证论治中得以灵活运用，如张仲景巧妙运用了寒热并用、攻补兼施组方之法。寒热并用、攻补兼施之法，肇始于《汤液经法》，成熟于张仲景《伤寒论》。

所谓寒热并用、攻补兼施之法，指对寒热虚实夹杂病证辨证立法时，同一方剂之中寒性药物与热性药物同时并用，祛邪与扶正同时并举的情况。正如《灵枢·官能》云"寒与热争，能合而调之"，又如《素问·标本病传论》曰"谨察间甚，以意调之；间者并行，甚者独行"，这对于寒热并用、攻补兼施以治寒热虚实夹杂之证有借鉴和启发意义。

一、寒热并用，扶正祛邪，和解少阳

笔者临证善用柴胡剂。曾治一 52 岁女性患者。心烦、潮热 2 个月，加重 1 周。症见心烦易怒，烦躁不宁，烦甚则即刻外出行走，不分昼夜，潮热汗出，五心烦热，胸闷心悸，口干舌燥，神疲乏力，夜寐不安，大便干结，一日一行，小便调，舌质红，苔少，脉弦细数。方以柴胡加龙骨牡蛎汤合青蒿鳖甲汤加减治疗，处方：柴胡 6g，黄芩 6g，制半夏 9g，茯苓 10g，龙骨 30g（先煎），牡蛎 30g（先煎），肉桂 1g（后下），炙鳖甲 15g（先煎），青蒿 12g，知母 6g，牡丹皮 10g，太子参 15g，制大黄 6g（后下），炙甘草 3g。该例患者以柴胡加龙骨牡蛎汤为主加减治疗 1 个月，病愈。辨证属寒热错杂，虚实夹杂之证，施以柴胡加龙骨牡蛎汤寒热并用、攻补兼施而取效。

《伤寒论》中和解少阳之柴胡剂组方配伍，体现了寒热并用、攻补兼施之法。如《伤寒论》第 96 条云："伤寒五六日，中风，往来寒热，胸胁苦满，嘿嘿不欲饮食，心烦喜呕，或胸中烦而不呕，或渴，或腹中痛，或胁下痞硬，或心下悸，小便不利，或不渴，身有微热，或咳者，小柴胡汤主之。"该方针对枢机不利而创制，方中柴胡升清以透少阳之邪，黄芩清热而除胸腹烦满，正如《神农本草经》曰"柴胡……寒热邪气，推陈致新"，黄芩主"诸热"者是也，柴胡、黄芩相伍，一则疏解半表之郁滞，一则清泄半里之郁热，可加强透邪之力；半夏、生姜调理脾胃，降逆止呕，与黄芩相伍，具有辛开苦泄作用；人参、炙甘草、大枣益气和中，既能助正以达邪外出，又防外邪向内传变。本方寒温并用，攻补兼施，具有和解少阳，疏利三焦，调达气机，宣通内外，运转枢机之作用。正如章虚谷曰："邪客少阳，则升降不利，柴胡味薄气清，专疏肝胆之郁，以升少阳之气，黄芩味薄苦降，凉而解热，同半夏从肺胃散逆止呕，此三味通调阴阳以利升降之气也，人参、甘草补中，姜、枣调营卫，则上下表里之气皆调达，故为少阳和解之主方。"

又如《伤寒论》第146条治疗太阳少阳并病轻者之柴胡桂枝汤，第147条治疗少阳兼水饮内结之柴胡桂枝干姜汤，第104条治疗少阳兼里实误下之柴胡加芒硝汤，第107条治疗伤寒误下，病入少阳，邪气弥漫，烦惊谵语之柴胡加龙骨牡蛎汤，均为寒热并用，扶正祛邪，和解少阳之方剂。笔者在临床上运用柴胡剂治疗郁病、不寐、胁痛、心悸、脏躁、痹病、耳鸣耳聋等病证，取效者甚多。

二、寒热错杂，泄热温阳，治痞安蛔

笔者临证喜用半夏泻心汤。曾治一45岁男性患者，胃脘痞塞不适3个月，加重2周。症见胃脘痞塞，食后尤甚，遇冷后症状明显，偶有胃脘隐痛，口干口苦，咽中不适，嗳气泛酸，纳差，二便调。察其舌质暗红，苔薄黄腻，诊其脉弦细略数。方用半夏泻心汤加减治疗，处方：太子参15g，茯苓15g，制半夏9g，黄芩6g，黄连3g，干姜3g，砂仁6g（后下），海螵蛸15g，大枣10g，炙甘草6g。治疗3周，诸症悉除。辨证为脾胃虚弱，湿热中阻，寒热错杂，施以寒热并用、攻补兼施之半夏泻心汤而取效。

《伤寒论》中治疗寒热错杂之泻心汤类方，组方配伍体现了寒热并用、攻补兼施之法。如《伤寒论》第149条云："伤寒五六日，呕而发热者……复与柴胡汤……大陷胸汤主之。但满而不痛者，此为痞，柴胡不中与之，宜半夏泻心汤。"此为寒热错杂于中焦，脾胃升降失常而致的痞证，方中半夏降逆止呕、散痞，干姜之辛配半夏温脾之寒，黄芩、黄连苦寒清热；因下后正伤，佐以人参、大枣、甘草甘温补益脾胃，助其健运之功，全方寒温并用，消补兼施，共奏辛开苦降、甘温调补之功。在半夏泻心汤基础上，第157条之生姜泻心汤证偏于水气，而重用生姜健胃消水散饮，第158条之甘草泻心汤证偏于胃虚，而重用甘草益中州之大虚，缓客气上逆。以上三方实为"辛开苦降甘调法"，余临床上用于治疗胃痛、胁痛、泄泻、呕吐、口疮、不寐等病证，取效者甚多。

又如《伤寒论》第338条云："……蛔厥者，乌梅丸主之。又主久利。"蛔厥是肝胆郁滞化热、肠中阳虚生寒的寒热错杂证，治疗用温清并用之乌梅丸。方中药用苦性之苦酒、乌梅，苦辛之黄柏、黄连，辛性之细辛、干姜、桂枝、附子、蜀椒，甘性之米粉、白蜜，又用益气养血之当归、人参。酸甘、酸苦相配伍，可滋阴泄热，辛甘、辛苦相合，可温阳、通降。乌梅丸不仅能主治寒热夹杂之蛔厥，而且能治寒热错杂，虚实并见之久利等缠绵不愈的内伤杂病。笔者曾治一24岁男性患者，大便溏泻6年余，一日数行，遇冷尤甚，神疲乏力，口干口苦，舌红，苔薄黄腻，脉细。他处治疗罔效，笔者以乌梅丸泄热温阳、攻补兼施，治疗 3 个月，病愈。

叶天士《临证指南医案》用本方化裁治疗厥阴寒热错杂、呕吐、胃痛、泄泻、痢疾、久疟及温病暑邪不解陷入厥阴等。

三、上热下寒，清上温下，止利止呕

笔者曾治一 52 岁女性患者。腹泻伴腹痛 2 年，加重 1 周。症见腹泻，一日四五行，肛门灼热，遇寒尤甚，伴腹痛，胃脘痞胀，精神萎靡，面色萎黄，肠鸣有声，夜寐不安，纳呆，小便调。察其舌质红，舌苔黄白相兼，诊其脉细滑。方用干姜黄芩黄连人参汤合葛根芩连汤加减治疗，处方：炒党参 15g，黄芩 10g，黄连 5g，干姜 5g，煨葛根 30g，大枣 15g，陈皮 6g，炙甘草 6g。治疗 2 个月，利止病愈。辨证为寒热错杂，下迫大肠，清浊不分所致，施以寒热并用、攻补兼施之干姜黄芩黄连人参汤而取效。

《伤寒论》第 173 条云："伤寒，胸中有热，胃中有邪气，腹中痛，欲呕吐者，黄连汤主之。"正如成无己《注解伤寒论》释云："此伤寒邪气传里而为下寒上热也，胃中有邪气，使阴阳不交，阴不得升而独治于下，为下寒腹中痛；阳不得降而独治于上，为胸中热，欲呕吐。"方中以黄连苦寒，清在上之热，干姜辛热，温在下之寒，桂枝辛温散寒，宣通上下之阳气，人参、甘草、大枣益气和中，恢复中州升降之机，半夏降逆止呕，全方配伍，寒热并用，攻补兼施，使上热下寒之寒热错杂证得以缓解。正如柯韵伯在《伤寒来苏集·伤寒附翼·少阳方总论》谓："用黄连泻胸中之热，姜桂去胃中之寒，甘枣缓腹中之痛，半夏除呕，人参补虚，虽无寒热往来于外，而有寒热相搏于中，所以寒热并用，攻补兼施。"

《伤寒论》第 359 条曰："伤寒本自寒下，医复吐下之，寒格，更逆吐下，若食入口即吐，干姜黄芩黄连人参汤主之。"干姜黄芩黄连人参汤证为胃热脾寒、寒热相格之证，方中用黄连、黄芩之苦寒清泄胃热，干姜温脾祛寒，又可起反佐作用，加强黄芩、黄连苦寒泄降作用，配伍人参要在补中益气，既能加强苦泄辛开作用，又防苦寒伤胃，寒热并用，攻补兼施。根据临证寒热之邪有所偏重，治疗上有所不同，如第 173 条之黄连汤就偏于和中，第 359 条之干姜黄芩黄连人参汤却偏于苦降。该方临床上广泛用于治疗胃痛、泄泻、呕吐、胁痛、腹痛等疾病。

《伤寒论》第 80 条曰："伤寒，医以丸药大下之，身热不去，微烦者，栀子干姜汤主之。"该证为伤寒误用丸药大下，损伤脾胃，导致中焦虚寒，且下后外邪乘机内陷，留扰胸膈，形成寒热错杂之证。治疗上单清上焦邪热，会导致中焦虚寒加重；单温中焦阳气，会导致上焦更热，故方中用栀子苦寒，清热除烦，以清上焦之热，干姜辛热，温散脾寒，以祛中焦之寒，二药性相反，为寒热并举、攻补兼施之组方之法。

《伤寒论》第 155 条曰："心下痞而复恶寒汗出者，附子泻心汤主之。"以大黄、黄芩、黄连清热消痞；附子辛热，温经扶阳而固表，合奏寒热并用、攻补兼施之功。正如尤在泾在《伤寒贯珠集》中云："此证邪热有余而正阳不足，设治邪而遗正则恶寒益甚，或补阳而遗热则痞满愈增，此方寒热补泻，并投互治。"又有肺热脾寒证，如《伤寒论》第 357 条云："伤寒六七日，大下后，寸脉沉而迟，手足厥逆，下部脉不至，喉咽不利，唾脓血，泄利不止者，为难治，麻黄升麻汤主之。"尤在泾在《伤寒贯珠集》中谓本证"阴阳上下并受其病，虚实寒热混淆不清，欲治其阴必伤其阳，欲补其虚必碍其实"，麻黄升麻汤证为肺热脾寒，治上热会碍脾气，温脾阳会助上热，故以麻黄、石膏相伍，发越郁阳，清泄肺热。升麻助麻黄升散之力，引黄芩等苦寒之味以清肺热，且可举脾气下陷，当归、天冬等滋肺燥，桂枝、茯苓、白术、干姜、炙甘草等温中阳。全方共奏清上（肺）温下（脾），寒热并用，攻补兼施之功。

四、热伤气阴，滋阴清热，护胃存津

《伤寒论》第 26 条云："服桂枝汤，大汗出后，大烦渴不解，脉洪大者，白虎加人参汤主之。"此为热盛伤正，正邪相峙，或因平素体虚，张仲景在白虎汤中加人参以益气生津，扶正祛邪。当高热渐退，正虚邪恋，余热未清之际，立法则以补为主，补中有攻，以白虎加人参汤为基础，加入竹叶、麦冬、半夏，重在滋阴益气，清热养阴。正如《伤寒论》第 397 条云："伤寒解后，虚羸少气，气逆欲吐，竹叶石膏汤主之。"这反映了张仲景重辨证论治，根据病情变化，寒热偏重，邪多邪少，来动态把握寒热并用，攻补兼施这一组方之法。

竹叶石膏汤证要顾及余热未尽及气阴两虚两个方面。如滥用苦寒清余热，会致气阴更虚；纯用甘温大补益气阴，会致余热复燃。故仲景方中用竹叶之甘寒、石膏之大寒清热除烦，麦冬养阴清热；人参、粳米、炙甘草益气护胃扶正；半夏和胃降逆止呕，可调补药之滞。全方配伍具有寒热并用、攻补兼施之特点。

五、真寒假热，回阳佐寒，以防格拒

笔者曾治一 35 岁女性患者。口、外阴生疮 1 年，加重 1 周。症见口、外阴生疮伴疼痛，皮肤斑疹，踝关节肿痛，口干舌燥，夜寐不安，纳可，大便干结，两日一行，溲黄。察其舌质暗红，有瘀斑，中有裂纹，少苔，诊其脉细数。方用百合地黄汤合增液汤加减治疗，处方：百合 12g，麦冬 12g，生地黄 15g，玄参 15g，煨葛根 15g，白及 10g，赤芍 12g，半枝莲 15g，丹参 10g，淡竹叶 10g，肉桂 2g（后下）。辨证为阴虚火旺，毒瘀阻络，法当滋阴清热，解毒化瘀，施以攻补兼施的同时，反佐一味大辛大热之肉桂，佐制大队药物之寒凉，又有如张景岳所谓"善补阴者，必于阳中求阴，阴得阳助则源泉不竭"之意，同时鼓舞生机，使生肌更速。实为《伤寒论》中寒热并用，攻补兼施组方之法。

张仲景以《素问》"逆而从之，从而逆之"之理，变正治为从治。如《伤寒论》第315条曰："少阴病，下利脉微者，与白通汤。利不止，厥逆无脉，干呕烦者，白通加猪胆汁汤主之。服汤脉暴出者死，微续者生。"该条为阴盛戴阳证，服药发生格拒之证治，该方在白通汤中加入猪胆汁、人尿，以白通汤破阴回阳通达上下，加入猪胆汁、人尿咸寒苦降，引阳入阴，使药物不被寒邪所格拒。另外，《伤寒论》中通脉四逆加猪胆汁汤与白通加猪胆汁汤雷同，借鉴此法，在"甚者从之"理论基础上，或于大热剂之中佐以苦寒，或于大寒剂中佐以辛热。

六、借鉴《伤寒论》寒热并用，攻补兼施组方之法临证拓展应用

《伤寒论》寒热并用，攻补兼施组方之法对中医临证具有重要指导意义。笔者在长期诊治类风湿关节炎患者临床实践基础上，借鉴《伤寒论》寒热并用，攻补兼施组方之法，总结出本虚标实，寒热错杂，痰瘀痹阻为其基本病因病机。该病寒热错杂证主要表现：①周身关节畏寒，外有热痹。②内有虚热、外有风寒。③内有实热、外有风寒湿。④内有湿热、外有风寒湿。寒热错杂证病因、病机复杂，可因机体阴阳偏盛与病邪属性不同而形成，或由于风寒湿邪郁久易化热而致，或是其他痹证失治误治演化而来。

借鉴《伤寒论》寒热并用，攻补兼施组方之法，采用温经通络，清热化湿，兼补肝肾治法，在大队温经散寒药物基础上，佐用忍冬藤、薏苡仁、丹参等清热化湿活血之品，或佐用滋阴清热药，或佐用清利湿热药，同时活动期兼用小量补肝肾，强筋骨之补益药，组成温而不燥，凉而不凝，补而不腻之方剂。在病情缓解期，以补肝肾，强筋骨为主，根据患者病情变化，调节寒热药物配比及扶正祛邪之力度，实为《伤寒论》寒热并用，攻补兼施组方之法的拓展应用，笔者用此法治疗类风湿关节炎取得满意疗效。

《伤寒论》中寒热并用，攻补兼施这一组方之法，对中医临证治疗多种疾病具有重要启示和借鉴作用，但要明辨寒热之部位，寒热之多少，虚实之程度，且要在病情变化中动态把握这一组方要法。做到师古不泥古，灵活运用，方能效如桴鼓。

李　晓（山东中医药大学附属医院）

方剂的寒热配伍是在辨证论治指导下，将寒凉药与温热药并用的一种配伍方法。掌握寒热配伍的依据、组方形成、运用规律，对正确分析和理解方剂配伍、指导临床组方遣药都有重要意义。《伤寒论》对寒热错杂的证治对后世医家有着广泛而深远的影响。

一、寒热并用、攻补兼施组方要义简述

寒热错杂证是患者个体在同一时间既有寒证表现，又有热证表现，寒证与热证混杂而成的一类症候群。

所谓寒热并用，是指将寒热异性的药物合并起来应用。寒与热，温与凉，药性截然相反，若其归经相同，作用部位一样，则在同一方中配伍会减其寒热之性，若其归经不同，作用部位不一，则不会减其寒热之性，《素问·至真要大论》曰"寒者热之，热者寒之"，又曰"治寒以热，治热以寒，而方士不能废绳墨而更其道也"。临床上单纯热证或寒证固然不少，寒热真假及寒热格拒亦复不少，诸寒之而热不去，诸热之而寒不去甚或更甚者，只有寒热并用，寒热共调，方可并治，正如《医碥》曰"寒热并用者，因其人有寒热之邪夹杂于内，不得不用寒热夹杂之剂"，确为经验之谈。

清代张璐《张氏医通》云："有药之奥，全在配合得宜，不可拘于药性，或随佐使，或相反激，或用和解，或寒因寒用、热因热用，或补中寓泻、泻中寓补，或寒热交错、补泻陈杂，种种各具至理。"历年《方剂学》教材在谈及方剂的组成时亦云："药有个性之专长，方有合群之妙用。"

张仲景用药如用兵，各方主要散见于太阳、少阳、厥阴病篇。查《伤寒论》有方有药之112方中，凡寒热并用者31方。计痞证5方，少阳证6方，上热下（中）寒证（包括蛔厥证）5方，热扰胸膈证4方（其中栀子干姜汤既属上热中寒证又属热扰胸膈证），表寒里热证3方，以及治疗格阳证、戴阳证、小结胸证、蓄血证、阳明腑实证、心阴心阳两虚证、黄疸病余热未清兼气液两伤证、脾约证、太少合病热利兼呕证等证各1方。

外寒内热的代表方分别为大青龙汤、桂枝二越婢一汤、麻黄连翘赤小豆汤、桂枝加大黄汤、附子泻心汤、白虎加桂枝汤、小青龙加石膏汤。上热下寒、寒热错杂代表方为黄连汤、干姜黄芩黄连人参汤、半夏泻心汤、生姜泻心汤、甘草泻心汤、麻黄升

麻汤、乌梅丸。又可笼统地分为三大类：表寒里热类、痞证泻心汤类、上热下寒类。

《伤寒论》寒热并用方证应用规律可概括为八个方面：表里双解、清上温下、辛开苦降甘调、取性取用、去性取用、对药配伍、反佐反治、多法联用。临床上不仅可应用于常见病、多发病，而且对于多种疑难杂病、危重病则更是常用。寒热并用是《伤寒论》中极具特点的一部分内容，对后世影响很大，后世医家师此法而创立了许多名方，如左金丸（黄连与吴茱萸）、二妙散（黄柏与苍术）、越鞠丸等，虽然和经方的格调不尽相同，仍不失为上乘之品，笔者认为应当互相借鉴，兼收并蓄。

陆渊雷说："中医学上所谓寒与热，别有意义，与一般的寒热之观念不同。例如热水与冷水合并，则相混而中和成温水……而药性之寒热则不然，一方中寒热并用则各奏其效，并不中和成温凉适中之剂。"徐灵胎也说："盖药之性各尽其能，攻者必攻强，补者必补弱，如大黄与人参同用大黄必能逐去坚积，决不反伤正气……以此类推，无不尽然……凡寒热并用之法，亦同此义。"

以大青龙汤为例，其外有寒邪，内有壅热，表寒里热，所以治疗上采用寒热并用，将寒热之药熔于一炉，其寒者针对里热，热者以除表寒。该证烦躁为里有热外无宣泄之路，证属表寒里热，表里俱实而偏于表实，治以大青龙汤，是方是在麻黄汤的基础上加石膏、生姜、大枣而成，麻黄汤重用麻黄加生姜，峻猛取汗，冠盖群方，能速散风寒之外邪，生石膏辛寒清凉，直清郁伏之内热，又麻黄配石膏，寒温并制，极具特点，麻黄与杏仁，辛苦相合，一升一降，宣肺平喘，使肺经郁滞得以宣开，炙甘草、大枣健脾益胃以资中焦化源之地，诸药协同，共奏解表清里之功。

麻杏石甘汤中麻黄与石膏固定配比，麻黄长于解表发汗走表，石膏大寒，清热，两者相反相成，相互制约而又相互协同。临床肺热壅盛，取麻黄轻清上浮，专疏肺郁，宣畅气机，石膏辛甘寒，用以清透肺胃邪热而生津，麻黄、石膏相伍，功具清透肺热而平喘，炙甘草调和诸药，又可兼制麻黄、石膏之悍性。综观全方，寒热并用，共奏解表清里，宣肺平喘之功，辛凉透散之效。

泻心汤类主心下痞，是寒热错杂之象，皆以苦寒的芩连之品佐以辛温生姜、干姜、附子、半夏合用，一寒一热，对寒热互结之痞证，可相互协同，斡旋中焦，调理气机，升清降浊，疏通肠胃，共收辛开苦降，散结消痞之功。从寒热药物配伍的角度来说，寒热两种药物在其配伍过程中，充分发挥了药物之间的相互制约，又相互依赖的协同作用，使其相反相成。如半夏泻心汤，方中重用半夏降逆，配以干姜助半夏温胃和中。寒温并用，补泄兼施，集泄热、散寒、扶正为一体。

麻黄升麻汤证属厥阴，从寒热虚实兼治出发，以宣发阳郁之邪，滋润肺胃之阴。方由麻黄、升麻、当归、知母、黄芩、葳蕤、芍药、天冬、桂枝、茯苓、炙甘草、石膏、白术、干姜组成。方中麻黄、升麻剂量最大，用以宣发陷下阳郁之邪；黄芩、石膏清肺胃之邪热；桂枝、干姜通阳温中以祛寒；当归、芍药养血和阴；知母、天冬、葳蕤滋阴降火以和阳；甘草、白术、茯苓不仅能健脾益气而止泻痢，且能安胃和中而交通上下。此方汇寒热补泻而成汤，药味虽多，但繁而不杂，相助而不相悖，立法寓意精当。

乌梅丸为伤寒厥阴病的主方，厥阴病，寒热错杂，以膈间有热（上热），胃肠有寒（下寒）为主要病机特点。蛔虫常因避寒就温而上窜，表现为蛔厥，厥阴疏泄不利，气机不畅，阴阳不相顺接可见手足厥冷，仲景针对以上主证及病机特点，施以乌梅丸以分治寒热，和胃安蛔。

二、乌梅丸寒热并用、攻补兼施的临床应用阐释

笔者认为，从寒热并用、攻补兼施诸方证的发病机理看，寒邪侵体后，机体阴阳气血调节紊乱，多为表寒里热，寒热错杂。中焦脾胃气机升降失常，寒热互结心下，而为痞证。如果阴阳转化升降失常，则多为上热下寒，"两阴交尽，谓之厥阴"，厥阴病多表现为上热下寒，笔者在学习《伤寒论》之余，对乌梅丸的应用兹结合病案略陈管见。

乌梅丸为《伤寒论·辨厥阴病脉证并治》中的名方，其病机关键在于阴气渐消，阴尽阳生，若阳气虚衰而致阳气难复，则阴阳之气不相顺接，患者常表现为寒热错杂，四肢厥冷，躁动不宁。笔者在常规中西医药物治疗心系疾病效果不明显时，采用该方治疗，取得显著疗效。现以验案两例说明。

病案1：乌梅丸加减治疗高血压病案

曹某，女，54岁，高血压病史10年，患者诉阵发性头痛、眩晕反复发作，平素自服拜新同（硝苯地平）（30mg，qd）或可力洛（贝尼地平）（4mg，qd），血压控制一般。近3个月血压持续在（170~180）/（110~120）mmHg，降压药物控制效果不显，症状较前加重，阵发性头痛以颠顶及后枕部为主，头晕耳鸣，耳部疼痛，目赤，心下胀满，乏力，四肢厥冷，恶寒，少气懒言，口干，饥不欲食，失眠，夜晚心中烦躁，不得入睡，近来凌晨1时至3时常胸闷而醒，测血压180/120mmHg，伴心烦，牙关发紧。舌淡红有瘀斑，脉沉紧。遂于2013年1月26日来我处就诊。首诊考虑为阳气被郁，血行不利所致，治宜温经散寒，养血通脉。方用当归四逆汤合交泰丸加减：当归12g，白芍20g，桂枝15g，细辛3g，通草9g，炙甘草10g，天冬15g，黄连12g，肉桂6g。二诊诸症未得明显缓解，仔细分析病情，患者颠顶疼痛为厥阴经巡行部位，四肢逆冷，并且每日凌晨1时至3时发病，为厥阴经病变欲解时，故考虑为厥阴经病变，上寒下热，遂采用乌梅丸加减：乌梅20g，细辛3g，肉桂9g，黄连12g，黄柏9g，党参30g，炮附子9g，花椒9g，山茱萸肉12g，白芍30g。服药6剂后，四肢转温，头痛已无，眩晕减轻，血压稳定在150/80mmHg左右，继服数剂以巩固疗效。

按：《素问·至真要大论》云"帝曰：厥阴何也？岐伯曰：两阴交尽也"，《伤寒论》云"厥阴之为病，消渴，气上撞心，心中疼热，饥而不欲食，食则吐蛔，下之利

不止"，病至厥阴，两阴交尽，由阴转阳，若阳气不能来复，则阳气难出，导致阴盛阳衰。若阴阳两气不相顺接，则阴阳失调，《诸病源候论》云"阴阳各趋其极，阳并与上则热，阴并与下则寒"，故寒热错杂。故患者常有以寒热错杂，虚火上炎为兼次证，如四肢厥冷，颠顶疼痛，口干，心烦失眠，躁动不宁等。

该患者有高血压病史多年，此次发病头晕耳鸣，耳部疼痛，目赤，心下胀满，四肢厥冷，少气懒言，口干，饥不欲食，属上热下寒症状特点，符合厥阴经病病机，尤其是夜晚心中烦躁，在凌晨1时至3时常胸闷而醒。"厥阴病，欲解时，从丑至卯上"，患者于丑时发病，故改用厥阴经主方乌梅丸加减，取得良效，笔者也感惊奇，既往中药治疗高血压病，多从平肝潜阳治疗，而本方中细辛、肉桂、附子、花椒之品皆属温热之品，常常是高血压病治疗禁忌，却取得疗效，深感经方之妙用。笔者认为，厥阴肝为风木之脏，主藏血而内积相火，性喜条达，功值疏泄。厥阴生理为由阴出阳，和风以生，其应于肝，则阴阳相贯，阳输阴布，风和木达，水火调匀。病入厥阴，则肝失条达，阳亢风动，表现为血压升高。

病案2：乌梅丸合炙甘草汤加减治疗扩心病、心律失常案

于某，女，51岁，2013年10月3日初诊，患扩张性心肌病10年余，频发室性期前收缩10年余，服倍他乐克、科素亚等常规西药，中药常用益气活血方药及炙甘草汤加减，症状有所控制。近来症状加重，期前收缩频发，心悸，乏力，气短，畏寒肢冷，耳鸣，常常在凌晨2~3时因阵发胸闷心慌而醒，醒来自觉心跳有间歇感，心慌，口苦口干，纳一般，眠差，二便调。面色暗，舌质淡暗，苔薄白，脉沉。心电图示：频发室性期前收缩、ST-T改变。以乌梅丸合炙甘草汤加减：乌梅30g，细辛3g，桂枝30g，黄连10g，当归12g，党参30g，干姜6g，附子9g，麦冬30g，熟地黄30g，麻子仁9g，黄芩15g，6剂而平，再6剂，畏寒肢冷、耳鸣等得解，复再饮数剂以善后。

按：患者病情夜间2时至3时加重，且病情缠绵不愈多年，"厥阴病，欲解时，从丑至卯上"，夜间1时至7时均为厥阴主时，此时阳气欲张，阳气虚衰而阴阳之气不相顺接，阳气未复，则胸阳失于温煦，故胸闷、心悸加重，以乌梅丸合炙甘草汤加减取得良效。

以上高血压、冠心病、心肌病、心律失常，均是重病久病，病势缠绵，常规的中西药物治疗效果不显著，用乌梅丸加减，收到良好效果。柯韵伯云："肾者肝之母，椒附以温肾，则火有所归，肝得所养，是固其本，肝欲散，细辛、干姜辛以散之，肝藏血，桂枝、当归引血归经也，寒热杂用，则气味不和，佐以人参，调其中气。"乌梅丸重用乌梅，酸平，入厥阴肝经，是伏其所主。细辛、干姜、附子、蜀椒、桂枝以温下寒，人参、当归益气养血，以辛甘之品助阳复，黄连、黄柏以清上热，全方酸苦辛甘并投，寒温兼用。全方从厥阴病机立法，因症增损，寒温同施，诸药相伍，搭配得当，故可奏效。笔者临床体会，只要明确判断其证属厥阴，阴阳失调，寒热错杂，皆可使用乌梅丸加减，可取得异病同治之功。

蔡春江（唐山市中医医院）

《内经》提出"寒者热之""热者寒之""虚者补之""实者泻之"的治疗原则，属于中医"正治法"的范畴，对中医临床治疗疾病有着重要的指导意义。但随着现代社会的发展，人们生活和饮食习惯的改变及治疗方法繁多，中西医杂合以治，单纯的寒证、热证、虚证、实证较少出现，而"变证""坏证""坏病"多见，某些疾病似寒非寒、似热非热、似虚非虚、似实非实，虚实错杂和寒热错杂证型的患者越来越常见，所以我们除了要掌握一套单方面从寒、从热、从虚、从实论治的方法外，也要精通从虚实错杂、寒热错杂论治的方法。

所谓寒热并用，是指同时用温热、寒凉两类药性相反的药物治疗疾病的一种治疗方法。攻补兼施是指扶正与祛邪并举针对疾病过程中正邪交争的状态而提出的辨证立法。

《伤寒论》中提出了寒热并用、攻补兼施的方剂，为我们今天治疗疾病提供了新的思路和借鉴。

一、《伤寒论》中治疗上寒下热证，并用攻补兼施的方剂

1. 干姜黄芩黄连人参汤

《伤寒论》[1]原文论述："伤寒本自寒下，医复吐下之，寒格，更逆吐下；若食入口即吐，干姜黄芩黄连人参汤主之。"论述了上有胃热，下有脾寒的上热下寒证，用黄芩、黄连泄热，人参、干姜补中温下，其治疗和用药特点为攻补兼施、寒热并用、辛开苦降、调理脾胃。《伤寒论本旨》[2]论述其治疗患者"阻在上脘，阴阳不相交通"。辨病机为"上热下寒，脾胃虚弱，升降失司"的患者，症见呕吐、腹泻、心下痞硬等症状，不必悉俱，但见一症便可用之。陈修园曰："芩连苦寒借姜开，济以人参绝妙哉！四物平行各三两，诸凡格拒此方赅。"简单概括病机为"胃热脾寒、寒热格拒"。

现代常用于治疗消化性溃疡、胆囊炎、肠易激综合征、痢疾、溃疡性结肠炎等见上述症状者。

2. 麻黄升麻汤

《伤寒论》[1]原文论述："伤寒六七日，大下后，寸脉沉而迟，手足厥逆，下部脉不至，喉咽不利，唾脓血，泄利不止者，为难治。麻黄升麻汤主之。"该方治疗脾阳不

足，清阳不升，虚火上炎，郁于肺络所导致的手足厥逆、喉咽不利等症状。方中麻黄宣肺之郁热；升麻利咽，助麻黄散火，又能升脾胃清气止泻。两者共达升阳散火之功。当归辛温，养血活血，与桂枝、芍药同用，和血通络；黄芩、知母清热泻火。石膏、麻黄寒热同用，共清肺热。玉竹、天冬味寒清肺热；干姜、桂枝、白术、甘草性味甘温，温运脾阳，益气和中。全方寒热并用，补泻兼施，共奏宣肺清热、升阳止泻、温脾益气之功。

辨病机为"邪陷阳郁，上热下寒"的患者，简单概括病机就是"肺热脾寒"，症见手足厥冷、下有泻痢不止、上有咽喉干燥疼痛、吐脓血等症状。

现代常用于咽痛、肺癌、痢疾、溃疡性结肠炎等疾病见上述症状者。

3. 栀子干姜汤

《伤寒论》[1]原文论述："伤寒，医以丸药大下之，身热不去，微烦者，栀子干姜汤主之。"方中栀子清热除烦，干姜温中散寒。主治上焦有热、中焦虚寒之证。

辨病机为"上焦有热，脾胃虚寒"的患者，症见身热、微烦、下利、腹痛等症状，便可用之。

现代常用于胃脘痛、肝炎、胆囊炎、慢性胃肠病等疾病见上述症状者。

4. 黄连汤

《伤寒论》[1]原文论述："伤寒，胸中有热，胃中有邪气，腹中痛，欲呕吐者，黄连汤主之。"本方为平调寒热，和胃降逆的代表方剂。主治胸中有热、胃中有寒之证。方中黄连苦寒，上清胸中之热；干姜、桂枝辛温，下散胃中之寒，两者合用，辛开苦降，寒热并投，上下同治，以复中焦升降之职；更以半夏和胃降逆；人参、甘草、大枣益胃和中。合而用之，能使寒散热消，中焦得和，阴阳升降复常，痛呕自愈。

辨病机为"胸中有热、胃中有寒"的患者，症见呕吐、腹痛等症状，不必悉俱，但见一症便可用之。

现代常用于胃炎、肝炎、胆囊炎等疾病见上述症状者。

二、《伤寒论》中治疗寒热错杂证，并用攻补兼施的方剂

1. 乌梅丸

《伤寒论》[1]原文论述："蛔厥者，其人当吐蛔。今病者静，而复时烦者，此为脏寒。蛔上入其膈，故烦，须臾复止；得食而呕又烦者，蛔闻食臭出，其人常自吐蛔。蛔厥者，乌梅丸主之。又主久利。"方中乌梅、苦酒配伍，蛔虫得酸则静；黄连、黄柏配伍蛔虫得苦则下；附子、干姜、肉桂、细辛、蜀椒配伍，蛔虫得辛则伏；人参、当归、米粉、白蜜，扶助正气。《伤寒论类方汇参》[3]记载用本方治疗"腹痛饮冷，睾丸

肿痛，颠顶痛"等厥阴病；《千金方》[4]记载治疗冷利久下。

辨病机为"寒热错杂，正邪交争"的患者，症见腹痛、腹泻、颠顶痛等症状，不必悉俱，但见一症便可用之。

现代常用于胆道蛔虫病、蛔虫性肠梗阻、过敏性结肠炎、痢疾、胃肠功能紊乱、睾丸炎、黄疸等见上述症状者。

2. 柴胡加龙骨牡蛎汤

《伤寒论》[1]原文论述："伤寒八九日，下之，胸满烦惊，小便不利，谵语，一身尽重，不可转侧者，柴胡加龙骨牡蛎汤主之。"本方主治伤寒往来寒热，胸胁苦满，烦躁惊狂不安，时有谵语，身重难以转侧等症。方中柴胡、桂枝、黄芩和里解外，以治寒热往来、身重；龙骨、牡蛎、铅丹重镇安神，以治烦躁惊狂；半夏、生姜和胃降逆；大黄泄里热，和胃气；茯苓安心神，利小便；人参、大枣益气养营，扶正祛邪，全方共成和解清热，镇惊安神之功。全方寒热并用，补泻兼施，共奏清热除烦、养心安神之功。

辨病机为"寒热错杂，热扰心神"的患者，症见胸满、心烦、惊悸等症状便可用之。

现代常用于癫痫、心脏神经官能症、梅尼埃病，以及高血压病、失眠、耳鸣、眩晕、唇颤、手麻不用等疾病见上述症状者。

三、《伤寒论》中治疗内热外寒证，并用攻补兼施的方剂

1. 附子泻心汤

《伤寒论》[1]原文论述："心下痞，而复恶寒汗出者，附子泻心汤主之。"本方功用为温经回阳，扶阳固表，泄热消痞。方中大黄、黄连治上，但渍以麻沸汤，取其清轻之气易于上行也，清泄上部之邪热。以附子治下，则煎取浓汤，欲其重浊之汁易于下降也，以治胸部之痞结。服下热不妨寒，寒不妨热，分兵施治，共奏良效。

辨病机为"热痞兼阳虚"的患者，症见心下痞满，恶寒汗出，脉沉，不必悉俱，但见一症便可用之。

现代常用于胃溃疡、慢性肾衰竭、肠炎、神经性头痛、口腔溃疡等见上述症状者。

2. 柴胡桂枝干姜汤

《伤寒论》[1]原文论述："伤寒五六日，已发汗而复下之，胸胁满微结，小便不利，渴而不呕，但头汗出，往来寒热，心烦者，此为未解也，柴胡桂枝干姜汤主之。"本方具有和解散寒，生津敛阴的功效。方中柴胡、黄芩清胆热，以干姜、炙甘草温补脾阳，而桂枝则有交通寒热阴阳的作用。用于治疗伤寒少阳证，往来寒热，寒重热轻，胸胁

满微结，小便不利，渴而不呕，但头汗出，心烦；或寒多热少，或但寒不热等症。

辨病机为"胆热脾寒"[5]的患者，症见往来寒热，胸胁苦满，渴而不呕，不必悉俱，但见一症便可用之。

现代多用于胁痛、腹胀、便溏、泄泻、口干及消渴病等见上述症状者。

四、本人对于寒热并用、攻补兼施的看法

在治疗疾病的过程中，笔者越来越发现中医与哲学之间存在着密切的关系。学好哲学，可以为中医的思辨方式提供强大的理论后盾。

中医辨证论治思想就是哲学二分法与三分法统一作用的结果。毛泽东同志的《矛盾论》讲矛盾的对立统一，讲矛盾的普遍性、特殊性，书中肯定了"一分为二"是辩证法的实质的观点，二分法是中国传统哲学的精髓，在历史实践中得到了验证和升华。中国古代《易经·系辞上》就有"易有太极，是生两仪，两仪生四象，四象生八卦""分而为二以象两"的说法。隋代杨上善注《黄帝内经》时写道："一分为二，谓天地也。"中医阴阳学说就是古代哲学思想"二分法"的代表。二分法矛盾对立的双方，既对立，又统一。中医治疗疾病亦是如此，总体原则就是调整矛盾双方的平衡，补其不足，泻其有余。以寒治热，以热治寒，在各代医家诊疗时随处可见，"寒者热之，热者寒之"之治法是谓正治，即是用矛盾双方、对立双方互根互用、相互制约的理论来平衡双方力量，以达阴平阳秘之效。《矛盾论》提倡将事物"一分为二"，但是没有将"二分法"绝对化，在实践中也广泛地运用了"一分为三""三分法"哲学理念。"一分为三"肯定了"中间形态""混合观念""立体思维"，又称为"立体矛盾观""鼎立统一论"等。《道德经》里有"道生一，一生二，二生三，三生万物"。可能是目前文献可考的关于"三分法"哲学思想的滥觞。"三分法"可以说是中国文化的根，自古以来中国式的文明基本上是根据"三分法"发展而来，其基本内容：一个事物分有矛盾的正反两面，最终处理该事物时不是采用选择正面或者是选择反面的二选一的"二分法"思维模式，而是采用把正反两面统筹起来，将其看成第三面，也就是正反合一。在中医学诊疗体系中"一分为三"的思想更普遍、更深刻、更基本。中医治法又有"寒热并用""温凉相复"之说。寒热并用理论是矛盾双方统一应用治法的体现，著名医家何廉臣在此基础上提出"辛温复辛凉法"治疗外感疾病，临床体会，实施应用于寒热症状同时存在，或寒热性质不甚明显的疾病中得效显著。"辛温复辛凉法"是"二分法"矛盾双方相统一的结果，也是"三分法"全面看待问题的体现，因此，在中医学诊疗体系中"二分法"和"三分法"不可分割。中医辨证论治是"二分法"与"三分法"统一作用的结果。中医理论集众医家之大成，历经精练浓缩，是一种综合性很强的知识，所以充分理解二分法、三分法思想，对于把握中医理论体系的核心思想和规律特点，从而指导中医临床实践有着重要意义。

单纯从寒、从热、从虚、从实论治的方法属于哲学一分为二"二分法"的范畴，而用寒热并用、攻补兼施的方法来论治疾病，属于哲学家黑格尔提出的"正→反→合"的三分法的范畴，无论是二分法还是三分法，只要是从疾病的本质出发，都是非常有必要的。

《伤寒论》寒热并用、攻补兼施的方剂属于复合病因和复合治法，多用于病因病机复杂，即寒热虚实错杂的疾病的治疗，属于矛盾特殊性的范畴，要求我们具体问题具体分析。

在现代多种疾病的诊断及治疗过程中，我们除了要采取简单的线性思维方式外，还要学会用复杂的发散性思维去解决相对顽固的疾病，两种思维方式相结合，才能达到"剑锋所指、所向披靡"的治疗效果。

五、临床应用举隅

笔者在临证过程中发现外感病、急危重症、慢性病、脾胃病多见寒热错杂、虚实夹杂症状，所以在这些疾病及其他疾病的治疗过程中，尤当重视对病邪性质的判定，准确运用寒热并用、攻补兼施之法。

1. 感冒（上寒下热证）

浦某，男，43 岁，主因"发热、流涕、咽痛 10 天"就诊，时症见鼻流清涕，连绵不绝，咽痛并咽唇口干燥，咯吐血丝，发热，舌红苔薄黄，脉弦。诊断为感冒，上寒（鼻寒）下热（咽热）证。治法为散寒通窍，清咽利肺。主方为麻黄附子细辛汤合翘荷汤加减。药服 3 剂愈。

本案例抓主症后辨为上寒下热证。经方麻黄附子细辛汤祛"上寒"与温病时方翘荷汤清"下热"结合，参考寒热并用的治疗方法，辨证准确，用药得当，取得药到病除之效。

2. 溃疡性结肠炎（寒热错杂证）

溃疡性结肠炎，主要临床表现为腹痛，腹泻或便秘，黏液脓血便，常伴厌食、饱胀等消化不良症状。严重者可出现全身水电解质功能紊乱。在临证的过程中，根据症状及体征多辨为寒热错杂，虚实交争证，我常用乌梅丸加减，效果比较满意。

另外，在治疗溃疡性结肠炎的过程中，对于那些长期服用激素类药物的患者，笔者一般会加入威灵仙、徐长卿、甘草、秦艽、锁阳等类激素中药，药量要足够大，30g 左右，逐渐替代激素。相关临床及实验研究"抗风湿中药复方灌肠治疗溃疡性结肠炎研究"获得唐山市科学技术局奖励。临床推广，疗效尚满意。

六、小结

《伤寒论》寒热并用、攻补兼施的组方要义在于一个"和"字，具有"和解"及"调和"意义，"和者，和其不和者；解者，解化之，使之不争而协其平者也"，调和者，用药寒热并用、攻补兼施或上下同治、升降合调等，作用较为平和。属于祛邪扶正并用之法，平和之中皆有针对性，切不可因其平和，随意扩大，无限制应用，以免贻误病情。

无论是经典中提供的治法及方剂，还是自身在临床实践过程中在经典基础上总结出来的治法和方剂，其根本前提就是能够正确地辨病、辨证、辨方及辨药。只有把四者有机地结合起来，才能达到治愈疾病的目的。

对于经典方剂我们在学习利用的同时，又不拘泥于此，对其拓展应用，改良创新，并结合现代药理研究，融入哲学思辨规律，才能达到对中医药最大程度地继承与创新。

参考文献

［1］张仲景. 伤寒论［M］. 北京：人民卫生出版社，2005.

［2］章虚谷. 伤寒论本旨［M］. 北京：中医古籍出版社，2013.

［3］左季云. 伤寒论类方汇参［M］. 北京：人民卫生出版社，2012.

［4］孙思邈. 千金方［M］. 成都：四川大学出版社，2014.

［5］刘渡舟. 伤寒论临证指要［M］. 北京：人民卫生出版社，2013.

丁海燕（沈阳市中医院）

《伤寒论》是一部理、法、方、药较为完备的医籍经典，被后世医家誉为方书之鼻祖，创辨证论治之先河，其所创制的寒热并用，攻补兼施的大法备受古今医家推崇，是张仲景为临床各种寒热错杂证，半表半里证而设，散见于《伤寒论》太阳病变中的痞证，里热外寒证，上热下寒证，以及厥阴病寒热错杂证中，所涉及的方剂有半夏泻心汤、生姜泻心汤、甘草泻心汤、干姜黄芩黄连人参汤、小柴胡汤、大柴胡汤、柴胡桂枝汤、乌梅丸、麻黄升麻汤等，这些方药经过几千年的临床检验，疗效显著，有很高的临床价值，至今仍被广泛应用。虽然《素问·至真要大论》云"寒者热之，热者寒之""治寒以热，治热以寒"，为治疗寒证、热证确立了总纲，但因为临床病情比较复杂，单用寒药或者热药不能完全满足寒热错杂病情的需要。

第149条半夏泻心汤主治柴胡证误下后胃气不和致痞证；药用干姜、半夏辛开温散，黄芩、黄连苦寒清热降下。第157条生姜泻心汤主治胃虚不化，水气致痞证；药用生姜、半夏与黄芩、黄连配伍辛开苦降，开泄寒热痞塞之结滞。第158条甘草泻心汤主治胃气虚，痞利俱盛证；药用黄连苦寒清上热，重用甘草消虚痞。第177条炙甘草汤主治心阴阳不足之心悸证；药用甘草、人参补气，桂枝、生姜辛温通阳化阴，生地黄、阿胶、麦冬、麻仁滋阴养血，全方补阴配阳，以阳促阴，意在阴阳互根互生。第359条干姜黄芩黄连人参汤，主治胃热脾寒证；药用黄芩、黄连苦寒降泄以泄上热，干姜辛温以祛下寒。第338条乌梅丸主治厥阴病上热下寒蛔厥证及久利；药用黄连、黄柏苦寒清上热，桂枝、细辛、干姜、附子、花椒辛热温下，乌梅酸以安蛔。第357条麻黄升麻汤主治上热下寒，正虚阳郁证；药用石膏、知母、黄芩辛苦寒清上热，麻黄、桂枝辛温发越阳郁，干姜温下暖脾。这么多方子都是寒热并用，攻补兼施，你得把握它的一个特点，我们就从这些方子的特点来学习仲景的组方思路。

1.泻心汤类：半夏泻心汤、生姜泻心汤、甘草泻心汤"寒热并用，攻补兼施"，但"偏于和中消痞"。——偏于和。

2.乌梅丸是"寒热并用，攻补兼施"，但"偏于酸收，祛蛔"。它有"偏于和"的，有"偏于收"的，实际上是在调整气的运动。——偏于收。

3.干姜黄芩黄连人参汤是"寒热并用，攻补兼施"，"偏于苦降止呕"，因为它的特点是食入口即吐，随吃随吐，所以用它来止呕，它是"偏于降"。——偏于降。

4.麻黄升麻汤的药物组成比较杂，对应证候比较奇特，现在临床应用极少。但它的组方，有它的特色。它是"寒热并用，攻补兼施"，但"偏于辛散祛邪"。——偏于散。

"寒热并用，攻补兼施"，是这类方子的共同特点。但是在这个前提下，上面四类方子的作用倾向都有特点，第 1 个是偏于和，第 2 个是偏于收，第 3 个是偏于降，第 4 个是偏于散。仲景的组方除注重调整全身的气机，根据具体患者：是气逆的，就寒热并用，攻补兼施，偏于降；是气郁的，就寒热并用，攻补兼施，偏于散；是气耗散而不能内收的，就寒热并用，攻补兼施，偏于收；是寒热错杂的，就寒热并用，攻补兼施，偏于和。

5. 柴胡汤类是"寒热并用，攻补兼施"，主要治疗少阳半表半里证，具有和解表里，和畅气机，通里达外，调达上下的作用。——偏于和。

基于以上组方特点，上述方剂对于调理人体脾胃功能，治疗人体消化系统疾病具有很好的疗效，在临床上，寒、湿、食为脾胃病的常见病因，饮食停滞、寒湿内停、湿热内蕴是气机升降失调的常见病机，饮食生冷肥甘，或过用寒凉药物，以及素体气虚，久病失养，劳倦过度，均可导致脾气耗伤，脾阳不振，运化升清无权；涉水淋雨，坐卧湿地，过食生冷，或内湿素盛，中阳被困，可导致脾失健运，寒湿内停；外感时邪，或饮食不节，暴饮暴食，以致食积不化，伤及脾胃，致脾失健运，胃失和降，湿热内蕴，甚则熏蒸肝胆。脾与胃互为表里，脾主运化，胃主受纳腐熟，脾升胃降，燥湿相济，共同完成水谷的消化、吸收与输布。饮食积滞肠胃，寒湿内停或湿热内蕴困脾，均可导致脾气当升而不升，胃气当降而不降，清浊之气壅滞于心下。脾胃升降失常，则水谷的受纳、腐熟、转输等功能发生障碍，因而出现呕、利、痞等病证。正如叶天士提出"脾胃之病，虚实寒热，宜燥宜润，固当详辨，其于升降二字尤为紧要"之辨治要点。《伤寒论》第 273 条曰："太阴之为病，腹满而吐，食不下，自利益甚，时腹自痛……"即是太阴脾虚寒，寒湿阻滞，脾胃气机升降失调所致病症。在脾与胃的病理关系上，古人概括为"实则阳明，虚则太阴"。阳明胃病多为实证，太阴脾病多为虚证。病变初期以实证为主，随着病变发展，脾气受损，出现虚实转变，或相互夹杂的病理变化，最终致脾气虚亏，阴阳耗损，由实转虚。寒热失调是引起脾胃病的重要病理变化，病变中又可见寒热错杂的复杂病证。如《灵枢·小针解》云："寒温不适，饮食不节，而病生于肠胃。"《灵枢·师传》云："胃中热则消谷，令人悬心善饥，脐以上皮热……胃中热，肠中寒，则疾饮，小腹痛胀。"胃肠之热由六淫之邪入里化热；或脏腑功能失调，劳倦内伤，七情过度化热而致。胃肠之寒由寒邪直中，或饮食生冷过度，或阳虚寒从内生而致。寒热既可相互转化，又可相互夹杂。

从脾胃病的病理生理上看，胃多实，脾多虚，脾胃为后天之本，为中焦气机升降出入之枢，易受肝胆之气影响，加之六经气化之变和六经阴阳表里寒热虚实的相互作用，构成了脾胃病（消化系统病）诸多复杂的寒热错杂证。在人体五脏六腑之中，是不存在着寒与热两种性质截然相反的邪气同时共存于同一脏或同一腑中的。而是寒与热两种邪气分别存在于脾和胃，存在于不同的脏腑之中。或胃热肠寒，或肠热胃寒，或胃热脾寒，或肝热脾寒，或肝热胃寒，或肝寒胃热，或胆热脾寒诸多错杂。临床脾胃病多应用寒热并调的三泻心汤，小柴胡汤及加减方，乌梅丸，干姜黄芩黄连人参汤等方剂治疗。所谓泻心汤类的寒热错杂心下痞，实际上是脾寒与胃热两个方面的错杂。脾寒则清阳不升而腹泻下利，胃热不降则呕，脾升降之机失司则气机痞塞于中，心下痞乃成。因而寒热错杂的心下痞证临床表现为上见呕，中见痞，下见利。只不过呕明显者，乃半夏泻心汤证；下利较重者，为甘草泻心汤证；干噫食臭，胁下水气，腹中雷鸣者，为生姜泻心汤证。小柴胡汤证实际上就是少阳胆热累及肝、脾、胃诸脏腑。"往来寒热、胸胁苦满"，是少阳胆热证；"嘿嘿不欲饮食"，乃肝气郁结不疏，木郁成土，脾气不振之候；"心烦喜呕"乃肝气横逆于胃所致，实属肝脾不和，肝胃不和之证；七个或见之症，分别责之肝胆气郁化热，或肝脾不和，或水气凌心，或气逆于肺等。乌梅丸证实际就是厥阴寒热错杂证并胃肠有寒之蛔虫证。"吐蛔"为上热下寒，蛔虫避寒就温而上窜所致；"手足厥冷"为厥阴疏泄不利，气机不畅，阴阳气不相顺接所致；"心烦"为蛔虫上扰；"久利"为厥阴疏泄不利，肠寒所致。干姜黄芩黄连人参汤证为患者有虚寒在里、在下，导致邪热内陷，或是医者误用吐下之法，引邪内陷，形成上热下寒格拒，脾胃升降失调，上热胃气逆则"呕吐"；下寒格热于上则"食入即吐"；下寒津液下流则"下利"。诸如此类，不一一道出。另外，上述各种脾胃寒热错杂证大多具有病程渐进、迁延难愈、易复发等特点。

笔者在临床上运用寒热并用，攻补兼施法治愈了消化系统的许多疾病，现以半夏泻心汤为例进一步说明该法的应用，半夏泻心汤由半夏、黄芩、干姜、人参、甘草、黄连、大枣共7味药组成，具有寒热并用，辛苦并进，补泻兼施，和中降逆，开痞散结的功效，以辛开之半夏，苦寒之黄连为君，配以辛散之干姜，苦寒之黄芩辅助半夏、黄连辛开苦降，降火散寒，调整气机为臣药，人参、大枣益气和中，以复升降之职为佐，炙甘草和中为佐使药。制方之法本于"辛开苦泄"，能调和阴阳，和畅气机，使脾升胃降，中焦纳运正常。临床应用时要抓住心下痞满的主症，以胃脘痞塞不通，但满不痛，按之濡为特点。

病案举例：

1. **胃脘痛**

患者陈某，男，72岁，2013年10月19日来诊，主诉：胃脘部疼痛，反酸2个多月。现病史：该患于2个多月前因过食辛辣后出现胃脘部疼痛，自行口服奥美拉唑胶囊，病情缓解不显，曾在某医院做胃镜示：胆汁反流性胃炎，现症见胃脘部疼痛，反酸伴烧灼感，胃脘胀满，嘈杂，嗳气，口干苦，大便溏2~3次，质稀，纳差，夜眠可。查：舌质淡红，苔黄腻，脉滑数。中医诊断：痞证（脾胃虚弱，寒热错杂，胃失和降），予半夏泻心汤加减。处方：半夏10g，黄连10g，黄芩10g，茯苓20g，党参10g，白术15g，枳壳10g，海螵蛸20g，煅瓦楞子20g，沉香5g，厚朴10g，鸡内金20g，浙贝母 10g，连翘 15g，川楝子 10g，甘草 5g，7 剂。10 天后复诊：胃脘疼痛、烧灼感明显减轻，仍食欲不振，嗳气，二便调。查：舌质淡红，苔薄黄腻，脉弦滑。于上方加焦三仙各 15g，青皮 10g，莪术 15g，10 剂后痊愈。

按：该患者为中焦寒热错杂，胃气失于和降所致，在临床中，痞证因误下引起或单纯热气痞结者极少，而由于情志不畅，饮食不节，药物所伤者占绝大多数，病位在胃，涉及肝脾，故治疗时当以"和"为要，重视调和胃肠，调畅气机。本方寒热并用以和其阴阳，辛苦并进以恢复其升降，补泻兼施以调其虚实，使脏腑功能恢复。其标本兼顾，扶正祛邪，温中不助热，清热不伤阳，补益不碍邪，化湿不伤脾，是临床治疗脾胃病的良方。另外，中焦脾胃升降功能正常，离不开肝气的疏泄作用，故在本方中加用疏肝解郁之川楝子，收到满意疗效。现代药理研究显示海螵蛸 20g，煅瓦楞子 20g，有抑制胃酸、止痛的作用。

2. 泄泻

患者楼某，女，25 岁，公司职员，2013 年 4 月 23 日来诊，主诉：大便溏泄反复发作 1 年，加重 1 周。近 1 周来因情志不畅而加重，自服黄连素、整肠生未见好转来诊，现症见大便次数增多，黏滞不爽，质稀，夹有黏液，每日 3~4 次，进食油腻食物多或饮酒后症状加重，无脓血便，左少腹部隐隐作痛，时腹胀，四肢不温，口干，夜眠尚可，小便调。查：舌淡红，苔薄白，脉沉细。电子肠镜示：慢性结肠炎。中医诊断：泄泻（脾胃虚寒，肠中湿热）。治法：温中健脾，清热化湿。方药以半夏泻心汤加减：干姜 5g，半夏 10g，黄芩 10g，黄连 5g，党参 15g，白术 10g，柴胡 10g，白芍 10g，枳壳 10g，麦芽 10g，鸡内金 15g，败酱草 15g，木香 15g，槟榔 15g，炙甘草 10g，7 剂。

二诊：大便日一行，质稀，黏液消失，余症好转，继服上方去败酱草，7 剂。

三诊：大便正常，仍有手足不温，上方将黄芩改为 5g，干姜改为 10g，10 剂，患者病情稳定，大便正常。

但临床并不局限于此，凡恶心呕吐、下利、腹胀、嗳气、反胃、便秘、咳嗽、喘证、失眠等，只要证属中焦虚实互见，寒热错杂，湿热中阻，气机升降功能失常均可使用，举例如下。

3. 不寐

患者栾某，女，54 岁，大学教师，2014 年 3 月 20 日来诊，主诉：失眠伴胃胀 3 个月。现症见该患者 3 个月来失眠，入睡困难，易醒，伴胃胀不舒，嗳气，晚间加重，时有夜眠多梦，晨起疲倦，纳差，头晕，大便三日一行。查：舌淡，苔白，脉沉细。中医诊断：不寐（脾胃不和，痰湿内盛）。治宜健脾和胃，化痰除湿，宁心安神，方以半夏泻心汤加减，具体如下：半夏 15g，黄连 5g，黄芩 15g，干姜 5g，茯神 15g，党参 15g，蒲公英 20g，刺五加 30g，木香 10g，砂仁 5g，陈皮 10g，石菖蒲 10g，首乌藤 30g，酸枣仁 20g，小黄米 20g，水煎服。上药服 10 剂后，胃胀减轻，间断睡眠约 5 小时，于上方加沉香 5g，川楝子 10g，服 10 剂后诸症均缓解。

4. 咳嗽

患者梁某，男，49 岁，建筑工人，2014 年 6 月 20 日来诊，主诉：咳嗽，痰多，色白，反复发作 2 年，加重 1 周。现病史：该患者 1 周前因过食生冷而复发咳嗽，咳痰，未予治疗来诊。现症见咳嗽剧烈，夜间咳甚，咳痰，质黏，色白，量多，易咳，偶有喘促，胸闷，时有恶心，大便溏，舌体胖大，舌尖红，舌苔白腻，脉滑数。中医诊断：咳嗽（痰湿蕴肺），治以化痰散结，健脾和胃，方以半夏泻心汤加减，处方：半夏 10g，生姜 5g，黄芩 15g，黄连 5g，党参 15g，茯苓 20g，白术 10g，五味子 10g，苏子 10g，葶苈子 15g，炙麻黄 5g。服药 10 剂后，患者喘促减轻，仍有白痰，故上方加陈皮 15g，桑白皮 15g，去苏子、麻黄，7 剂后病情缓解。

综上所述，寒热并进，攻补兼施法是张仲景灵活运用"寒者热之""热者寒之"治疗原则的典范，本法寒热并用以和其阴阳，辛苦并进以恢复其升降，补泻兼施以调其虚实，使脏腑功能恢复。其标本兼顾，扶正祛邪，温中不助热，清热不伤阳，补益不碍邪，化湿不伤脾，是临床治疗脾胃病的良方。因本病寒热错杂，故清热药用量不可过大，治疗时间宜短，中病即止，以免过用苦寒之味，伤阳败胃，耗伤阴液，脾虚久泻者尤为注意。另外，对于脾胃虚寒，又有大肠湿热泄泻，虚实寒热并见，并非单纯虚证，不宜使用涩肠之法，以防"闭门留寇"。观当今之临床，许多疾病往往具有多元性、复杂性、顽固性等特点，故一方多能尤为重要，而寒热之药、攻补之药配伍于同一处方中，除寒热、攻补之药原本作用外，还可通过相互作用产生新的整体功能，这大大拓展了温热药和寒凉药的主治范围，为治疗慢性病、疑难病、危重病提供了新的思路。可广泛用于包括消化、呼吸、泌尿、生殖、循环等多个系统的病证，尤其是消化系统病证更为常用，效果显著，是历代医家公认的治疗方法。

李慧臻（天津中医药大学第二附属医院）

《伤寒论》是中医学四大经典之一，为东汉末年著名医家张仲景所著，书中辨证思想丰富，组方用药精当。《伤寒论》诸方中，寒热并用极具特色，为重要的组方、治则。所谓寒热并用，是指将寒热异性的药物合并使用，在八法中属温清两法，亦称温清并用。据初步统计，《伤寒论》中寒热并用的方剂达 53 首，可见其使用广泛。其内在构建规律极具科学价值，对后世方剂创建及临床辨证影响深远。笔者通过读经典，做临床，拜名师，温习文献，结合临床，浅论寒热并用的组方要义及临床应用。

一、寒热并用组方要义

1. 表寒里热方证要义

表有寒，里有热，寒热并见，称为"表寒里热"，应用表里双解法。《伤寒论》第38 条曰："太阳中风，脉浮紧，发热恶寒，身疼痛，不汗出而烦躁者，大青龙汤主之。"第 39 条曰："伤寒，脉浮缓，身不疼但重，乍有轻时，无少阴证者，大青龙汤发之。"两条均论述太阳病兼里有郁热之证治，本证系典型的太阳伤寒证，缘于外邪束表，卫阳失于温养之故，既不能用风寒外束，闭郁于表解释，又不是邪郁于表，正邪斗争的反映，以方测之，本方为麻黄汤加石膏而成，证属表寒里热。本方在麻黄汤的基础上加石膏、生姜、大枣，麻黄汤重用麻黄加生姜，能速散风寒之外邪，生石膏辛寒清凉，直清内热，又麻黄配石膏，寒温并制，麻黄与杏仁辛苦相合，一升一降，宣肺平喘，使肺经郁滞得以宣开，炙甘草、大枣健脾益胃以资中焦化源之地，诸药协同，共奏解表清里之功。《伤寒论》第 27 条曰："太阳病，发热恶寒，热多寒少，脉微弱者，此无阳也，不可发汗，宜桂枝二越婢一汤。"病理为外寒里热，用麻黄、桂枝辛温解表，生石膏辛寒以清里热，寒热并用，使表邪得解，里热得清，共奏表里双解之功。表寒当用温热之药散之，但里有热，恐其助热，里热当用寒凉之药清之，但纯用清热，恐其表寒不解，因此寒热并投，外散表寒，内清里热。

2. 上热下寒方证要义

上热下寒临床较为常见，应用清上温下法。《伤寒论》第 155 条曰："心下痞，而复恶寒汗出者，附子泻心汤主之。"本条从"复恶寒汗出"可知，在"心下痞"之前就有过恶寒汗出，而前恶寒汗出乃表之证，复恶寒汗出，绝非表证可比，"复"实言其变。

据附子泻心汤证推测，证属热痞兼表阳不固，故用附子泻心汤泄热消痞，扶阳固表。是方药见大黄、黄连、黄芩、附子，三黄苦寒以泄热消痞，附子辛温以温经扶阳固表。《伤寒论》第173条曰："伤寒，胸中有热，胃中有邪气，腹中痛，欲呕吐者，黄连汤主之。"胸中有热，指邪热偏上，包括胃脘、胸膈部位，胃中有邪气，指腹中有寒气，邪热在上，胃气上逆，故欲呕吐，寒邪在腹，脾与肠皆寒，致寒凝气滞，脉络不和，故腹中痛。病机为上热下寒，胃热气逆，腹寒凝滞，故治以清上温下之法，以黄连汤为主方，方药见黄连、甘草、人参、桂枝、干姜、大枣、半夏。方中黄连为君，以清上热，干姜以温下寒，半夏降逆止呕，人参、甘草、大枣益胃和中，调理脾胃，以复其升降之职，桂枝辛温既助姜以散寒，又可宣通上下之阳气，则呕可止，痛可除，有清上温下，辛开苦降，补泄兼施，扶正祛邪之效。

3. 寒热错杂方证要义

寒热错杂应用辛开苦降法，辛开苦降多用于痞证。痞的主证为心下痞，按之濡，但满而不痛。《伤寒论》第149条曰："伤寒五六日，呕而发热者，柴胡汤证具，而以他药下之，柴胡证仍在者，复与柴胡汤，此虽已下之，不为逆，必蒸蒸而振，却发热汗出而解。若心下满而硬痛者，此为结胸也，大陷胸汤主之。但满而不痛者，此为痞，柴胡不中与之，宜半夏泻心汤。"此方运用对比法将半夏泻心汤证与大结胸证及小柴胡汤证做出了病机与病证方面的鉴别，强调了"心下满而不痛"是半夏泻心汤证的特异性指征。《伤寒论》第147条曰："伤寒五六日，已发汗而复下之，胸胁满微结，小便不利，渴而不呕，但头汗出，往来寒热，心烦者，此为未解也，柴胡桂枝干姜汤主之。"伤寒五六日，经发汗攻下后，出现往来寒热，胸胁满，心烦等证，无发热恶寒，故知病邪传入少阳而太阳已罢，据"但见一证便是，不必悉具"推测，则上述证候已属柴胡证范畴，较之柴胡证稍有差异，知非纯属少阳，而是病有兼夹，所兼何证？从小便不利等证候分析，当是兼水饮内停，盖少阳分司手足二经，胆与三焦皆属之，少阳枢机不利，胆火内郁，疏泄失常则三焦决渎之职必为之阻滞，以致水液不得下行，则小便不利，复与少阳之邪相结，故胸胁满微结，水蓄于下，膀胱气化失职，故小便不利，气不化津，则见口渴，头汗出是因水道不调，枢机不利，阳郁不能宣达于外，反蒸腾于上所致。少阳兼水饮为患，治宜和解少阳兼以化饮。方选柴胡桂枝干姜汤，方药见柴胡、桂枝、栝楼根、黄芩、牡蛎、干姜、炙甘草。柴胡、黄芩和解少阳，清疏郁火，畅达枢机。干姜辛散通阳化饮，牡蛎、栝楼根破结逐饮，炙甘草调和诸药。诸药配合，共奏清疏郁火，温化水饮之功。

二、寒热并用临床应用

1. 表寒里热方证临床应用

临床治疗感冒，见发热，即投银翘、桑菊之属，甚投苦寒重剂，使一般的感冒本可汗解却迁延不愈，或生变病。其实外感风寒，桂枝汤、麻黄汤发汗解之；入里化热者，寒热并用，表里双解，才更有效。临床常用柴胡桂枝各半汤加减治疗感冒，柴胡、黄芩与桂枝、生姜并用，也是寒热并用和解表里之法，非常有效[1]。

病案举隅：

蒋某，女，57岁。患者诉1个多月前因感受风寒而发热，鼻塞，流清涕，咳嗽。经治疗后，诸症均已好转，唯咳嗽缠绵难愈至今已1个多月。现症：咳嗽，痰少色黄而黏，纳少，寐可，大便干，两三日一行。舌淡红，苔白腻，脉滑略浮。X线检查：肺炎。

诊断：感冒（表寒里热）。

治则：寒热并用，和解表里。

处方：止嗽散合银翘散加减。

柴胡10g，荆芥10g，紫菀15g，桑白皮15g，芦根30g，杏仁15g，百部12g，金银花20g，生甘草5g，瓜蒌15g，前胡12g，连翘20g，炒莱菔子20g，枳壳20g，黄芩10g，大贝母15g，牛蒡子10g，白前12g，桔梗10g。

水煎服，分早晚10时服，7剂。

二诊：患者诉服药后咳嗽明显减轻，仍痰少色黄而黏，纳食渐增，寐可，大便干，一两日一行。舌淡红，苔薄黄腻，脉滑。

前方加瓜蒌为20g，前胡为15g，白前为15g，桑白皮为20g，牛蒡子为15g。水煎服，分早晚10时服，7剂。

按：方中柴胡、黄芩表里双解，紫菀、百部味苦，入肺经，其性温而不热，润而不腻，皆可止咳化痰；桔梗、荆芥味苦辛而性平，善宣肺解表，白前味辛甘性亦平，善降气化痰，一宣一降，以复肺气之宣降；金银花、连翘性寒清热解毒，疏风解表；桑白皮甘寒泻肺平喘，芦根、大贝母、瓜蒌苦微凉，化痰止咳，杏仁苦温，化痰止咳。诸药合参，共奏表里双解，祛痰止咳之效。

2. 上热下寒方证临床应用

乌梅丸治上热下寒之蛔厥。麻黄升麻汤以寒凉之石膏、黄芩、知母与辛温之麻黄、干姜配伍，上清肺咽，下温脾阳止利。

病案举隅：

戴某，女，54岁。初诊：腹痛泄泻，腹中攻窜作痛，矢气频作，泻后痛减，胸胁胀满，嗳气，食少，反酸，烧心，舌淡苔薄黄，脉弦滑。患者素有痰气交阻，肝气不舒，加之情绪刺激，肝郁日重，横克脾土，脾失健运，湿热内生。为虚实并见之证。腹痛泄泻为病，脾虚湿热为其发病根本。治疗以运脾化湿除热为大法。据虚实寒热辨证治疗。

诊断：腹痛（肝气乘脾，上热下寒）。

治则：疏肝和胃，温脾止泻。

处方：痛泻药方加减。

柴胡12g，白芍15g，白术12g，陈皮12g，沉香10g，佛手12g，砂仁10g，郁金12g，薏苡仁15g，紫苏梗15g，清半夏15g，厚朴10g，浙贝母15g，枳壳15g，瓜蒌皮15g，茯苓15g，黄芩10g。

水煎服，分早晚服用，7剂。

二诊：腹痛腹泻稍减，仍有胸胁闷胀，舌淡苔薄，脉弦。

前方加山药15g，扁豆12g，木香10g，水煎服，分早晚10时服用，7剂。

三诊：症见时腹胀，咽堵，嗳气。舌淡胖大，苔薄，脉弦细。此为肝郁脾虚。以加味逍遥散善后。

按：腹痛泄泻病因有五，感受外邪、饮食所伤、情志失调、脾胃虚弱、肾阳不足。病位在脾胃、大小肠。湿邪为其主要发病因素，脾虚湿盛为其病机关键。在补脾、健脾、运脾上，更应重视健运脾气，而不能一味地补脾，容易加重湿滞，此外仍强调脾升胃降为脾胃的生理功能。

3. 寒热错杂方证临床应用

（1）呕吐

呕吐有寒热虚实之不同，但临床以虚实互见、寒热错杂为多。以党参、甘草、干姜、半夏与黄芩、黄连合用，以党参、甘草甘缓补虚；干姜、半夏温胃止呕；黄芩、黄连清胃止呕。热象不显者，也用黄连，效仲景之法，舍性取用。

（2）痞证

《伤寒论》对痞证的论治，多用半夏泻心汤、生姜泻心汤、甘草泻心汤、黄连泻心汤。笔者师从李永成教授，临床应用半夏泻心汤治小柴胡汤证误下成痞，处方：半夏12g，黄芩12g，干姜3g，党参30g，炙甘草5g，黄连10g，红枣9g。临床运用时，视寒热之孰轻孰重，灵活调整干姜、黄芩、黄连的用量或取舍，常增白芍配炙甘草以缓急止痛[2]。

（3）胃脘痛

笔者师从邵祖燕，治疗胃脘痛擅用清法，胃脘痛寒郁化热者多见，因此多寒热并用，以半夏泻心汤合左金丸加减，依据寒热调节吴茱萸、黄连的剂量，寒重加荜澄茄，热重加栀子，寒热并调，辛开苦降。邵祖燕认为胃为水谷气血之海，多气多血。气机不畅，胃气失于和降，可导致胃痛反复发作。邵祖燕指出外感六淫，内伤七情，均可致胃之气机阻滞，不通则痛。脾虚气滞，胃中积热，寒热错杂于中焦，致脾气不升，胃气不降而作痛。治当平调寒热为法。宗半夏泻心汤以平调寒热，散结消痞而止痛，常获佳效[3]。

病案举隅：

张某，女，65 岁。初诊：胃痛反复发作 3 个月。诉胃痛，胀痛为主，反酸烧心，呃逆嗳气，纳差乏力，大便溏，寐差。舌红，苔薄腻微黄，脉弦滑。平素易焦虑，2012 年 8 月胃镜示：食管白斑，慢性胃炎，胃息肉（内镜下切除）。诊断为寒热错杂之胃痛。胃为水谷气血之海，多气多血，脾虚气滞化热，寒热错杂致胃气失于和降，不通则痛。治以平调寒热，和胃止痛为法，则疼痛自除。

诊断：胃痛（寒热错杂）。

治则：平调寒热，和胃止痛。

处方：半夏泻心汤合五磨饮子加减。

处方：半夏 15g，黄芩 9g，黄连 6g，干姜 6g，鸡内金 20g，焦神曲 20g，党参 20g，白术 15g，木香 15g，茯苓 20g，炒莱菔子 20g，厚朴 15g，枳壳 15g，沉香 10g，煅瓦楞子 30g，延胡索 20g，远志 10g，炒酸枣仁 30g，甘草 5g。

水煎服，分 2 次服用，7 剂。

二诊：诉胃脘部仍有胀痛，反酸烧心略减，呃逆好转，睡眠好转，大便可，1~2 次/日，时不成形。舌红，苔薄腻，脉弦滑。原方加薏苡仁 20g，山药 15g 以健脾止泻，浙贝母 10g，海螵蛸 20g，此二味药合为乌贝散以健脾抑酸，保护黏膜。水煎服，分 2 次服用，7 剂。

三诊：诉诸症好转，进食不当时仍胃胀，烧心，大便 1~2 次/日，时不成形，舌红，苔薄，脉弦滑。原方基础上加入白及 6g 继续调理，7 剂。并嘱服用香砂六君子汤以善后。

按：胃为水谷气血之海，多气多血。气机不畅，胃气失于和降，可导致胃痛反复发作。邵祖燕指出外感六淫，内伤七情，均可致胃之气机阻滞，不通则痛。据症分析，当为脾虚气滞，胃中积热，寒热错杂于中焦，致脾气不升，胃气不降而作痛。治当平调寒热为法。宗半夏泻心汤以平调寒热，散结消痞而止痛。因患者以胀痛为主，考虑气滞而致，故合用五磨饮子以除胀止痛，畅达气机。后期因此患者反复患病，存在脾虚的根本，故以香砂六君子汤健运脾气，体现了中医治本的辨证思路。

三、小结

《伤寒论》是一部理、法、方、药兼备的临床著作，有效地指导着临床辨证论治，并且蕴含了丰富的药物配伍知识，其中寒热并用的配伍方法是中医学辨证论治思维和组方配伍思维中尤为重要的方法。虽然历代医家对《伤寒论》的寒热并用法进行了阐发和解释，但是见解不一，力求寻找其中的运用规律，探求仲景寒热并用的精髓所在。笔者通过对寒热并用药物配伍规律的总结，了解到寒热并用配伍不单是为寒热错杂证而设，亦有针对药物配伍而设，通过历代医家对典型寒热并用方剂的临床应用，进一步探讨了寒热错杂证的辨证方法，寒热并用法的运用规律，寒热药物的配伍特点。通过对《伤寒论》寒热并用法的探讨和研究，对我们在临床实践中不断开拓药物配伍思路，灵活掌握辨证论治思想，为善用经方、巧用经方起到很好的示范作用。在课题研究的过程中笔者发现，药物配伍规律本身是多方面的问题，因此研究《伤寒论》的寒热并用法，是从源头上梳理中医学有关寒热并用的配伍问题和临床应用。随着对仲景寒热并用法的深入研究，将会进一步提高中医临床的辨证论治水平及疗效。

参考文献

[1] 周永学. 中药寒热并用在方剂配伍中的应用 [J]. 中华中医药杂志，2010，25（10）：1543-1545.

[2] 李慧臻. 李永成教授应用半夏泻心汤加味治疗慢性胃炎的经验 [J]. 天津中医药，2006，23（6）：448-449.

[3] 祁向争，李慧臻，赵双梅，等. 邵祖燕教授治疗慢性萎缩性胃炎经验拾零 [J]. 陕西中医，2014（3）：341-342.

刘长发（黑龙江省中医研究院）

大凡疾病，若病情单一，或寒或热，或虚或实，则辨证施治非难，治疗也简，"治热以寒""治寒以热""虚则补之""实则泻之"，则方证相合。

但临证所见则非此简单，患者有阴阳偏胜之不同，脏腑有气血多少之差异；病邪有六淫杂至，内伤外感合患等，寒热并见，虚实共存于一体，临床不少见，如此，则非温、清、消、补一法可为之。

寒温并用，攻补兼施，源于《内经》；施治于临床，始自仲景。以病机为依据，以辨证为准绳，融攻补寒温于一方，取相反相成之妙用。《伤寒论》是一部理、法、方、药较为完备的医籍经典，其所创寒热并用、攻补兼施法是张仲景为各种寒热虚实错杂而设，其散见于《伤寒论》太阳病变中痞证、上热下寒证，厥阴病寒热错杂证等篇中，涉及的方剂有三泻心汤、黄连汤、干姜黄芩黄连人参汤、乌梅丸、麻黄升麻汤等。半夏泻心汤就是治疗中焦脾胃气虚，寒热错杂之痞证的代表方剂。

观当今临床，许多疾病往往具有多元性、复杂性、顽固性等特点，这就需要中医治疗一方多能。而寒热之药、攻补之药配伍在同一处方中，发挥它们的整体功能，拓展了它们的主治范围，为治疗慢性病、疑难病、危重病提供了一把利剑，故寒热并用、攻补兼施乃临床常用之法，为众多医生青睐。

一、《伤寒论》论述寒热并用、攻补兼施的组方要义

《伤寒论》一书早已论之，寒热并用、攻补兼施合用之法随处可见，辨证精当，组方严谨，对临床寒热虚实错杂之证治，确有总纲，代表之典范作用。

纵观《伤寒论》，寒热并用、攻补兼施的共有以下五类方。

1.《伤寒论》第 173 条

乃为脾胃虚弱，胃热肠寒之证，用黄连汤主之。黄连苦寒，清胃热降逆，桂枝、干姜、半夏温中开结，人参、甘草、大枣益胃和中，本方寒热并用偏重，虽有补益胃气之药，但不是重点。与三泻心汤证相比，寒热上下阻隔，寒自为寒，热自为热，以欲呕吐，腹中痛为主症，并无心下痞。而三泻心汤是寒热虚实错杂之证，中气不足，复受邪气，中焦气机不利，痞结心下，继而导致上热下寒，升降紊乱，以心下痞为主症。

2.《伤寒论》第 338 条

乌梅丸证亦是寒热虚实错杂之证，仲景取乌梅、苦酒之酸制蛔安蛔，附子、细辛、川椒温中除寒、辛开气机，黄连、黄柏泄热下蛔，人参、当归、米粉、白蜜益气养血，润燥生津。此方寒温并用，攻补兼施，不仅可以治疗蛔厥，还可以治疗寒热错杂的久利。但与三泻心汤相比，本方酸甘辛苦并投，刚柔并用，主治厥阴病。而三泻心汤方以辛开、苦降、甘补合方，主治寒热虚实互结的痞满证，临床多用于治疗消化系统疾病。

3.《伤寒论》第 357 条

麻黄升麻汤主治肺热脾寒，正虚阳厥。该证正虚邪陷，肺热脾寒，阴阳错杂，故文中曰"难治"。以麻黄、升麻为君，发越郁阳，石膏、知母、黄芩泻火解毒，清解肺热；桂枝、干姜温运脾阳，祛除下寒；天冬、玉竹、当归、芍药清金润肺；白术、茯苓、甘草健脾益气。此方看似杂乱无章，虽药物众多，却配伍严谨，具有清上、温中、和中、开郁之功。何梦瑶《医碥》曰："寒热并用者，因其人寒热之邪，夹杂于内，不得不用寒热夹杂之剂。古人每多如此，昧者訾为杂乱，乃无识也。"

4.《伤寒论》第 359 条

干姜黄芩黄连人参汤是由于误治脾胃受伤，寒热错杂于中焦之病，但又出现下利且食入口即吐之胃热和脾寒相格、阴阳寒热不得交通之候。尤在泾《伤寒贯珠集》曰："若从寒治逆，则寒下转增，或仅投温剂，必格拒而不入。"故以黄芩、黄连之苦以通寒格，人参、干姜之温以复正气而逐阴邪也。干姜黄芩黄连人参汤用药寒热补益，各得其所。

5.《伤寒论》第 149 条、第 157 条、第 158 条

三泻心汤证，针对寒热错杂，脾胃不和之病证的痞满、呕逆、肠鸣泄泻等消化系统疾病，仲景设以半夏泻心汤、生姜泻心汤、甘草泻心汤治之。三泻心汤虽病因、症状略有不同，但病机相近，均为脾胃虚弱，寒热错杂，升降失常，中焦痞塞，所以采用辛开苦降，泄热消痞，补益脾胃之法。三方中辛、苦、温并用，半夏、生姜、干姜辛散结气；黄连、黄芩苦寒泄热；人参、甘草、大枣保护胃气。寒热两解，攻补兼施，即泻心下之邪热，开中焦之气壅，又护脾胃之正气。其中半夏泻心汤以半夏为君，重在降逆止呕；生姜泻心汤重用生姜减干姜，意在散水消滞；甘草泻心汤增加炙甘草的用量，增强补中之力，健脾止利。三者为同病异治之法。

二、寒热并用、攻补兼施法在脾胃病证治中的应用

笔者从事的中医脾胃病诊治中，在临床观察到寒热错杂、虚实并存的证型十分

常见。

随着现代社会人们的生活水平的提高和医疗卫生条件的改善，纯寒和纯热、纯虚和纯实证已不多见，这也是现代中医的整体状态，中医也要发展，与时俱进，因时、因地、因人制宜的体现。

现代脾胃病常见的病因病机及症状表现如下。

1. 脾胃虚弱

随着当今社会快速发展，人们有饮食不节。"饮食自倍，肠胃乃伤"(《素问·痹论》)，导致脾胃虚弱，以气虚为主。症状表现：食少纳呆，口干，脘腹不适，面色㿠白或萎黄，气短乏力，体倦懒言，舌淡苔白，脉虚大无力。

2. 脾胃阳虚

脾胃运化功能以阳为主，脾胃病多见脾胃阳虚。症状表现：阳虚生外寒，故厌食冷饮，脘腹自觉发冷，脘腹隐隐冷痛，畏寒，喜温喜按，大便溏泄，舌淡苔白，脉缓弱。

3. 饮食积滞

脾胃虚弱后，过饮过饱，脾胃运化不力，造成饮食积滞，因虚而致实。症状表现：脘闷不适，嗳腐吞酸，或恶心呕吐，腹满拒按，舌苔厚腻，脉缓滑。

4. 寒邪犯胃

感受寒邪，过食寒冷之物，《灵枢·口问》曰："邪之所在，皆为不足。"同气相求，易感受寒湿实邪。胃主通降，以降为和，所以胃不降浊，"浊气在上，则生䐜胀"(《素问·阴阳应象大论》)，心下痞满。胃气失于通降，进而形成胃气上逆，症状表现：嗳气，恶心，呕吐，呃逆，口臭，舌淡，苔白厚腻，脉沉迟。

5. 食积化热

食积化热于胃，出现烧心、泛酸。食积化热于肠，出现黄泄。舌红，苔黄厚腻，脉滑数或弦数。

6. 七情失和

情志失和，气机乖乱，多思气结，暴怒气上，悲忧气郁，惊恐气乱，使脾胃升降气机逆乱，胃不降浊，脾不升清，症状表现：心下痞满，恶心，呕吐，嗳气，腹胀，大便不畅，舌淡，苔薄白，脉弦缓。

以上是脾胃病常见的寒热虚实错杂证，寒热并用、攻补兼施是脾胃病常用的治疗原则和方法，是脾胃病方剂的指导原则。

这些证型往往同时存在，是由脾胃的生理特点所致，胃多气多血，为六腑之一，"六腑者，传化物而不藏，故实而不能满也"(《素问·五脏别论》)，故胃病多实，多实热、多实寒、多气机壅滞，以降为和。脾以阳为用，属于脏，"五脏者，藏精气而不泻也，故满而不能实"（《素问·五脏别论》），其病多虚，多虚寒，多气陷，脾以升清阳为主。《灵枢·师传》曰："胃中热，则消谷，令人悬心善饥，脐以上皮热；肠中热，则出黄如糜，脐以下皮寒；胃中寒，则腹胀；肠中寒，则肠鸣飧泄。胃中寒，肠中热，则胀而且泄；胃中热，肠中寒，则疾饮，小腹痛胀。"这些都是脾胃病多见的寒热虚实错杂证。

脾升胃降，中焦本身含有气的运动的四个方式升降出入，脾胃虚弱，气机痞塞，寒热错杂是脾胃病常见的证候，对于这种复杂的证候，则非补不能扶正，非攻不能祛邪，非温不能开，非寒不能降，须寒热并用，攻补兼施。笔者在临证中发现，患慢性胃肠病，大多先有脾胃气虚，然后气机升降失常，有寒热错杂等表现，如症见食少纳呆，神疲乏力，面色萎黄，脘腹部喜温喜按，饮食不慎或稍受寒凉易发作，脉有虚弱之象等脾胃气虚，中阳不足证候；胃脘痞满或胀痛，嗳气或烧心反酸，口苦，小便黄，或伴有肠鸣，腹泻或大便不畅，舌红，苔白厚，脉弦缓或缓滑等湿热积滞之证。单用清热化湿，恐伤脾肾之阳，单用益气温中，又恐助湿生热，所以常常合用清化温补为一体而调治，临床常用半夏泻心汤温中健脾通阳。寒热并用、攻补兼施的方剂，若辨证精当，遣方正确，则每每用之有良效。

三、半夏泻心汤组方要义及临床应用

1. 半夏泻心汤组方要义

《伤寒论》第149条曰："伤寒五六日，呕而发热者，柴胡汤证具，而以他药下之……但满而不痛者，此为痞，柴胡不中与之，宜半夏泻心汤。"原文是邪在少阳误用下法出现三种转归，其中误下后损伤脾胃之气，少阳邪热内陷，中焦寒热错杂，脾胃升降失职，气机痞塞，虚实共存，可用半夏泻心汤和中补虚，温寒清热，降逆消痞。

痞证是指心下痞塞、胸膈满闷、触之无形、不痛的证候。仲景所言痞证乃为表证误下，先虚其里，脾胃气虚，在表之邪乘机内陷，影响脾胃升降功能而使气机痞塞，遂成痞证。但也有不是误下而成痞者，如第157条说："伤寒，汗出解之后，胃中不和，心下痞硬。"说明伤寒汗后，表邪已解，入里之邪化热，气机痞塞而致痞证。但前提也是中焦脾胃气虚，邪才能入里。半夏泻心汤之"泻心"，从方药分析来看实非"泻心"，李时珍说："泻心者，亦即泻脾胃之湿热，非泻心也。"半夏泻心汤证的主症是心下满而不痛。与脾、胃脏腑有关，伴有干呕、食少纳呆、腹胀、嗳气、口臭、畏冷饮、肠鸣、腹泻、苔厚腻等症。其病因病机大凡有两途：一为脾胃素虚，随病势自然演变而来；二为误用汗下伤脾胃正气而来。这样最终导致表邪内陷，脾胃升降失司，阴阳不调，脾胃阳虚为寒，寒湿积滞化热，心火下移，中虚痞满，寒热错杂的病机格局。在治法治则上，张仲景用半夏泻心汤以补益脾胃之虚，辛开苦降条畅气机，寒温并用调和阴阳以复脾胃升降斡旋之力。临床上痞证因误下引起或热气痞结很少，而脾胃虚弱、情志不畅、饮食不节引起很多，病位在胃和肠，涉及肝脾，其病机为脾胃虚弱，脾阳不足，升降失司，寒自内生，湿热积滞，或心火下移，气机不畅，而成虚实并存、寒热错杂的痞证。

半夏泻心汤为寒热并用、攻补兼施的代表方剂，属和法范畴，本证的证治要点是"但满而不痛"，用其治疗脾胃虚弱，寒热错杂证，多获良效。广泛用于临床：复发性口疮、慢性咽炎、反流性食管炎、贲门炎、急慢性胃炎、胆汁反流性胃炎、萎缩性胃炎、浅表性胃炎、糜烂性胃炎、十二指肠球炎、胃溃疡、功能性消化不良、急慢性肠炎、慢性胆囊炎等病症。这些病症可见恶心呕吐、嗳气、烧心泛酸、心下痞满胀痛、嘈杂、食少纳呆、腹胀腹泻等症状。其证型为脾胃虚弱、上热下寒、脾寒胃热、脾热胃寒等。

心下痞满是半夏泻心汤应用的主要依据。升降失常和中焦气结可以互为因果，其中半夏降逆止呕，黄连、黄芩燥湿止泻。这样的患者平素常常具有脾胃气虚的特点，稍有饮食不节，就易发生腹痛腹泻，方中人参、甘草、大枣补气健运。嗳气口臭、腹中雷鸣者加用旋覆代赭汤，下利较重者可加白头翁、诃子，噎塞者加入白芍、延胡索，烧心泛酸者加海螵蛸、牡丹皮、紫草，口苦者加龙胆草。

半夏泻心汤配伍精妙，辛开苦降甘调，共奏泄热补虚，升清降浊之功，开治疗脾胃病虚实寒热错杂之大法。凡属虚实寒热错杂或中虚湿热的病机，皆可以用半夏泻心汤加减治疗，体现了中医学异病同治的原则。

2. 半夏泻心汤临床应用

典型病例：患者，男，32岁，2014年3月9日初诊。患者胃脘部隐痛嘈杂不适3个月，近1周来过饮生冷啤酒，胃脘痞满胀痛，伴有烧灼感，泛酸，嗳气，口臭，口干，口苦，食少纳呆，小便黄，肠鸣，大便溏泄，伴有不畅感，脘腹部发凉，饮凉加重，舌红苔厚腻，脉弦缓。在我院做胃镜：胃黏膜充血，红白相兼，诊断为慢性浅表性萎缩性胃炎。肠镜：乙状结肠黏膜充血，诊断为乙状结肠炎。胃肠电检查：胃蠕动缓慢，肠蠕动紊乱。中医诊断：痞满。中医辨证：脾胃阳虚，寒热错杂，积滞内停，胃失和降。治则：温运脾阳，降逆和胃，清热燥湿，消食化积（寒热并用，攻补兼施）。处方：半夏15g，陈皮15g，苍术15g，茯苓25g，炙甘草15g，干姜15g，肉桂15g，高良姜25g，香附15g，枳实15g，厚朴15g，黄连15g，黄芩15g，羌活15g，草果25g，白芍25g，党参25g，黄芪30g，木香15g（后下），海螵蛸30g，牡丹皮25g，紫草15g，生姜15g，7剂，水煎服，日1剂，早饭前及晚饭后分服。3月16日复诊，自诉药后诸症减轻，脘腹不胀，偶有嗳气、烧灼、泛酸，口苦口干已无，食量增加，舌苔已变薄，舌淡红，脉弦缓。续服前方7剂，诸症消失，继续饮食调养。

　　《内经》"谨察阴阳所在而调之，以平为期"，张仲景关于寒热并用，攻补兼施的运用正是遵循《内经》的宗旨，临证时详察脏腑气血阴阳的多少，邪寒热之性。治则上，虚则补之，实则泻之，寒者热之，热者寒之。治法上，温、补、清、消、和等法之用，方证合拍。

　　寒热并用，攻补兼施皆在识证精准，方药配伍精当，才能诊之不失，治之不殆，使虚得补，邪得去，寒得散，热得清，阴阳平衡，脾胃调和。

陆　灏（上海中医药大学附属曙光医院）

　　理、法、方、药是对中医临证思维的高度概括，而其核心是方，因为方是理、法的载体，是药的组合，故中医治疗疾病是在中医理论指导下，根据选择的治法，将中药有机组合成方（方剂）后处方给患者，因此方剂是中医临床治疗疾病的主要形式与手段，而如何将药物有机组合则是方剂的灵魂。《伤寒论》被后世誉为方书之祖，书中记载了有名有药的方剂共 112 个，其选药之精确，配伍之严谨都是后人的楷模。其中，尤为值得我们体味的是其寒热并用、攻补兼施的组方方法，尤其是在治疗慢性病、复杂性疾病时，这种组方原则很值得我们效仿。

　　《内经》中曾明确提出"寒者热之，热者寒之""实则泻之，虚则补之"的治疗方法，但临床实际是复杂的，在临床实践中经常会遇见寒热错杂、虚实兼夹的情况，面对这种复杂的情势我们如何处方用药呢？《伤寒论》给出了很好的范例。

　　《伤寒论》中，寒热兼施、温清并用的情况主要有三种：一是寒热错杂证，温清并用。针对表寒不解，内有郁热者，麻黄、桂枝与石膏同用，如大青龙汤；针对外有表寒，内有阳明结实者，桂枝与大黄同用，如桂枝加大黄汤；针对中焦寒热错杂，或上热下寒者，温阳散寒药与清热泻火药同用，如栀子干姜豉汤（栀子与干姜），麻黄升麻汤（石膏、黄芩、知母与麻黄、桂枝、干姜），半夏泻心汤（黄连、黄芩与干姜），附子泻心汤（黄连、黄芩与附子），乌梅丸（黄连、黄柏与干姜、蜀椒、附子），干姜黄芩黄连人参汤（黄连、黄芩与干姜、人参）等。二是药物反佐配伍，如白通加猪胆汁汤、通脉四逆加猪胆汁汤等，方中以大量辛温之干姜、附子通阳破阴，又配苦寒之猪胆汁，既能滋阴降火，又能引阳入阴，以解寒热格拒之势。三是根据证候特点及治疗的需要，常常灵活伍用寒热之剂，或为兼制他药以防药性偏亢；或为相互制约，相反相成，如桂枝汤中的桂枝与芍药，小柴胡汤中的柴胡与黄芩等。

　　攻补兼施在《伤寒论》中体现得非常充分，有时是为了防止攻伐太过，耗损人体正气，如十枣汤中的大枣；更多时候则是针对虚实夹杂的证候，如白虎加人参汤、厚朴生姜半夏甘草人参汤、黄连阿胶汤等。

　　通过对《伤寒论》的进一步学习，结合笔者治疗糖尿病十余年的心得，笔者体会《伤寒论》这种寒热并用、攻补兼施的组方原则在治疗 2 型糖尿病及其慢性并发症方面有非常大的指导意义，将之运用于临床实践，的确能提高临床疗效。

　　2 型糖尿病是一种慢性进展性疾病，其起病往往隐匿，如不通过体检，往往只有在患者症情加重出现明显症状，或已发生眼、肾、周围神经并发症，甚或出现足坏疽、心脑血管疾病时才被诊断，这个时候患者往往既有气血阴阳的亏虚不足，也存在血瘀、痰湿、燥热等邪实。从 2 型糖尿病的病因看，患者一方面过食肥甘厚味，肥者令人内热，甘者令人中满，其气上溢，转为消渴；另一方面，精神压力过大，情志失调，郁而化热，所谓"心移热于肺，发为鬲消"；因此发病初期以郁热邪实为主，但日久热则耗气，热则伤阴，甚者阴损及阳，最终成虚实夹杂、寒热错杂之证。再从疾病的演变规律看，多数专家共识 2 型糖尿病存在郁、热、虚、损四个阶段，其病机演变存在因实致虚、由热转寒的变化规律。因此，在 2 型糖尿病的治疗上如能抓住患者的这些规律，组方时注意寒热并用、攻补兼施，从而达到见微知著，先安未受邪之地的目的，则可提高临床疗效。

举例而言：

在 2 型糖尿病发病初期，部分患者血糖控制较差，临床表现为较明显的口干多饮、多食易饥、小溲频数、体重下降等所谓"三多一少"症状，舌象多红，甚或红绛，脉数或弦数，其病机以燥热邪实为主，但患者同时多有体倦乏力、饮不解渴等气阴两伤的见证，因此，组方时在抓住燥热邪实的主要矛盾，用苦寒、辛寒清热药物如黄连、黄芩、石膏、知母等，直折其热的同时，也需适当兼顾其气阴不足的情况，常可加用党参、白术、生地黄、玄参、麦冬等，其组方原则不妨参考《伤寒论》中白虎加人参汤及后世玉女煎之意。另外，在这个阶段，尤其是用苦寒药较多或药量较重时，不妨加入一些温热药，反佐以治之，即可预防苦寒败胃，兼制其苦寒之性。同时，现代药理研究也证明，肉桂等温热药物有一定的降糖作用，用大队苦寒药与少量温热药配伍，可起到相反相成，"去性存用"的作用。

另外，一些 2 型糖尿病患者，病程或短或长，但素体脾的运化功能不足，不能为胃行其津液，而致津液运化失司，滞而为湿，留而为痰，停而为饮，久而化热、化浊，临床表现可见形体肥胖、大便鹜溏或黏滞不爽甚或臭秽、口气秽、舌或淡或红、舌质胖大齿痕、舌苔或白腻或黄腻或浊腻、脉多弦滑，对这种患者就需要攻补兼施，有时也需寒热并用。一方面健脾益气，以复其脾的运化功能，可选用四君子汤、六君子汤等；另一方面燥湿化痰、清热利湿、淡渗利湿相机而用，选药时虽比较强调以淡渗利湿之品为主，如茯苓、泽泻、薏苡仁等，但也可以用苍术、半夏等温燥之品，针对湿郁化热的黄连、黄芩、知母、黄柏也是常用的，当然在用后两者时，应该注意药物配伍，如苍术配玄参、黄连配肉桂等，既可制约苍术、黄连的温燥、苦寒之性，又可相反相成，提高临床疗效。对湿郁化热、热甚伤阴者还需适当给予甘寒救液之品，如石斛、玉竹等。

2 型糖尿病可引起慢性并发症，其中周围神经病变、周围血管病变十分常见，这些患者多数有较长的糖尿病病史，一般血糖控制多不理想，其常见的病因病机一为气血亏虚，血行仄涩，瘀血阻络；二为消渴日久，肝肾精血亏耗，肝阳化风，内风窃络；临床患者多有肢体麻木、疼痛、冷感，甚或步履困难、肌肉萎缩等。同时，患者可见气血亏虚、肝肾不足的见证，如倦怠乏力、腰膝酸软、头晕等。因此，治疗上一定要攻补兼施、寒热并用。针对气血亏虚、瘀血阻络的，可以用黄芪桂枝五物汤；针对肝肾精血亏耗的可以用虎潜丸，但在临床加减时一定要加用活血通络之品，如鸡血藤、桃仁、苏木等。对症情较重的更要加用虫类药物，如全蝎、僵蚕、地龙等以达到搜风剔络之效。对疼痛顽固、剧烈者，可加用乌头、附子等大辛大热之品，达到宣痹止痛的效果。

糖尿病肾病是2型糖尿病患者重要的慢性并发症，也是导致患者肾衰竭，进而进展到需人工透析治疗的重要原因。临床患者早期以蛋白尿为主要表现，后期则可以出现高血压、水肿、肾功能不全。中医病机多为脾肾不足、肝肾亏虚，同时，可见血瘀、痰湿、浊毒等邪实，到终末期则往往脾肾阳虚，水饮泛溢。治疗上，一方面要扶正补虚，选用黄芪、党参等健脾益气，怀山药、山茱萸肉、生地黄、熟地黄等滋补肝肾，菟丝子、淫羊藿、补骨脂等温补肾阳，肾阳虚重者可加用鹿角霜（胶）、附子等；另一方面要针对邪实给予活血化瘀、化痰利湿、化浊解毒之品，如桃仁、川芎、地龙、益母草、冬葵子、车前子、牵牛子、土茯苓、虎杖等。组方上一定需要攻补兼施。虽然温补之品多用，但对于浊毒内停的患者多数会在温补基础上加用大黄、虎杖等，当然，由于有大量温补之品，可以兼制这些药物的苦寒之性，同时又可存其荡涤浊毒之用。

从上述所举的几个例子可以看到，对2型糖尿病这种慢性复杂性疾病，患者临床表现常常虚实夹杂、寒热错杂，因此，在临床处方用药上也一定需要针对患者特点，攻补兼施、寒热并用。这方面，《伤寒论》的组方方法及其加减用药的法度是值得我们好好学习借鉴的。

总之，《伤寒论》攻补兼施、寒热并用的组方要义在于辨证求因，不是简单、机械地套用成方，而是针对患者病情，抓住病机关键，以临床有效为关键目的。当然，攻补兼施、寒热并用，并不是不同功效、不同性味中药进行简单堆砌，针对患者正虚邪实的轻重、寒热的多少，在药味、药量的使用上就一定会有不同，而这些不同也决定了不同功效药物在全方中的地位和其发挥的作用，在这方面《伤寒论》给我们做出了最好的范例。精研《伤寒论》中方剂的组成及其药量、煎煮方法，将有助于我们更深刻地认识其组方要义，如能掌握好这些要义，并或用到临床上，就一定能提高我们的临床疗效。

杨雨民（内蒙古自治区中蒙医院）

一、寒热并用、攻补兼施治法的理论渊源

《内经》云："寒者热之，热者寒之，微者逆之，甚者从之，坚者削之，客者除之，劳者温之，结者散之……损者温之，逸者行之，惊者平之，上之下之，摩之浴之，薄之劫之，开之发之，适事为故。"（《素问·至真要大论》）这里给出了中医治疗疾病的各种治法，温、清、补、泻、汗、下、吐、外治法、攻邪法、正治法、反治法、镇逆法等。这些治疗法则是中医治病的基本法则和指导原则，也是临床经常用到的中医治疗方法。对于单纯的寒证、热证、虚证、实证等用以上的基本治则治疗就可收到预期疗效，然而临床病种并非都是单纯的寒热虚实证，患者体质的差异，或由于环境、社会、心理、气候、饮食、误治等因素使得其病因病机复杂化，很大一部分患者存在寒热错杂、虚实兼夹的情况，其治疗用药往往需寒热并用和（或）攻补兼施。

寒热并用是指寒凉药与温热药相互配伍运用相反相成从而发挥治疗作用的方法。此法是寒者热之、热者寒之治法的进一步升华，既保留了药物固有四性及功用的优势，又通过合理的组合搭配抑制了各自在治疗中的弊端。"寒者热之，热者寒之""寒病用热药，热病用寒药"是方剂配伍的指导原则，但临床上往往证情复杂，病因多变，常兼夹而患，如寒热错杂，或寒热格拒，或上热下寒等，若单用寒凉药或温热药均很难取效。《伤寒论》灵活巧妙地运用了寒热并用配伍方法，散寒之中配以清热，清热之中伍以温散，温清两法并投。

《素问·通评虚实论》曰"邪气盛则实，精气夺则虚"，所以治疗当以"实则泻之，虚则补之"。疾病的发生是一个邪正斗争的过程，正虚邪实是疾病的关键，而补法和泻法是治疗疾病的基本方法。攻与补是对立的统一，攻是攻邪，又称祛邪，是指消除病邪对机体的不利影响而言；补是补正，亦称扶正，是指补益或扶助人体正气而言。

攻补兼施法是指攻邪与扶正药物相互配伍运用的治疗法则。此法是损者益之，实者泻之治法的综合应用。用于治疗虚实兼夹的病证，以期达到攻邪不伤正、扶正不恋邪的目的。寒热并用、攻补兼施法体现了中医辨证论治的基本特点和祛邪扶正、三因制宜、调理阴阳的治病求本原则，是方剂配伍的精华，是常见病、慢性病、复杂病的常用有效治法。

二、《伤寒论》寒热并用方剂汇总

张仲景用药如用兵。查《伤寒论》有方有药之 112 方中，凡寒热并用者 28 方。计痞证 4 方，少阳证 4 方，上热下（中）寒证（包括蛔厥证）5 方，热扰胸膈证 4 方（其中栀子干姜汤既属上热中寒证又属热扰胸膈证），表寒里热证 3 方，以及治疗格阳证、戴阳证、小结胸证、蓄血证、阳明腑实证、心阴心阳两虚证、黄疸病余热未清兼气液两伤证、脾约证、太少合病热利兼呕证等证各 1 方。

痞证 4 方：半夏泻心汤、生姜泻心汤、甘草泻心汤、附子泻心汤。

少阳证 4 方：小柴胡汤、柴胡桂枝干姜汤、柴胡加芒硝汤、柴胡加龙骨牡蛎汤。

热扰胸膈证 4 方：栀子豉汤、栀子干姜汤、枳实栀子汤、栀子厚朴汤。

上热下（中）寒证 5 方：黄连汤、栀子干姜汤、干姜黄芩黄连人参汤、麻黄升麻汤、乌梅丸。

表寒里热证 3 方：桂枝二越婢一汤、大青龙汤、麻黄连翘赤小豆汤。

另有通脉四逆加猪胆汁汤、白通加猪胆汁汤、小陷胸汤、桃核承气汤、麻黄杏仁甘草石膏汤、大承气汤、炙甘草汤及麻子仁丸均为寒热并用方剂。

三、《伤寒论》攻补兼施方剂汇总

《伤寒论》所确立的辨证论治体系中，十分重视攻补兼施法的运用，并创制了不少确有实效的方剂。据笔者统计，《伤寒论》112 方中，用于虚实夹杂证，选药祛邪、扶正并举的方剂有 32 首。这些方剂配伍既灵活多变，又有一定规律可循，尤其补益药的运用，药味精纯，配伍确当，对后世影响颇深。

《伤寒论》中补益药与解表药配伍的方剂有 7 首，分别是桂枝加附子汤、桂枝去芍药加附子汤、麻黄附子细辛汤、麻黄附子甘草汤、桂枝人参汤、桂枝加芍药生姜各一两人参三两新加汤及桂枝加芍药汤；补益药与清热药配伍的方剂有 12 首，分别是小柴胡汤、附子泻心汤、半夏泻心汤、生姜泻心汤、甘草泻心汤、黄连汤、干姜黄芩黄连人参汤、麻黄升麻汤、白虎加人参汤、竹叶石膏汤、黄连阿胶汤及栀子甘草豉汤；补益药与利水药配伍的方剂有 6 首，分别是茯苓桂枝甘草大枣汤、茯苓甘草汤、茯苓桂枝白术甘草汤、真武汤、附子汤及猪苓汤；另有麻子仁丸、厚朴生姜半夏甘草人参汤、当归四逆汤、当归四逆加吴茱萸生姜汤、吴茱萸汤、旋覆代赭汤及乌梅丸等均属攻补兼施之方剂。

四、《伤寒论》寒热并用、攻补兼施方证分析

《伤寒论》创六经辨证，开中医辨证论治之先河，首次将理、法、方、药融为一体，因证立法，以法统方，所载112方被后世尊为经方。《伤寒论》被誉为方书之祖，可见其遣方用药严谨，君臣佐使严格，加减变化灵活。诸方历代阐释发挥颇多，且代有烛幽发微之论，今就其中寒热并用、攻补兼施之半夏泻心汤、生姜泻心汤、甘草泻心汤、附子泻心汤、黄连汤、小柴胡汤、干姜黄芩黄连人参汤、麻黄升麻汤及乌梅丸9方用药规律探讨一二。

杂病中寒热并用、攻补兼施首推半夏泻心汤，该方本为寒热错杂，心下痞满证而设，《伤寒论》原文叙证简单，后世用之将其定格为呕利痞。笔者认为这样局限了半夏泻心汤的运用范围。心下痞满见呕吐下利只是此方的一个适应证，只要病机符合寒热错杂而见心下痞满俱可应用之，当然临证需参合患者的具体情况分辨寒热的多少、虚实的程度而调整各组药物的用量以切合病情。半夏泻心汤，由半夏、黄芩、干姜、黄连、人参、甘草、大枣组成。方中重用半夏降逆止吐，配以干姜助半夏温胃和中。二药相伍增强胃中阳的温动性，且直接降低胃中阴的凝聚性、静性，从而增强开痞散结之力；由于邪热结于肠中，为引苦寒泄热药入肠，配黄芩、黄连煎煮而不浸渍，以降低肠中阳的温动性而止下利肠鸣；因其中虚，用人参、大枣、甘草养脾胃之正气，促进减弱的阴阳得以平衡。本方实为寒温并用，补泄兼施，集泄热、散寒、扶正于一体的经效良方。半夏泻心汤类方还有生姜泻心汤、甘草泻心汤，生姜泻心汤也治心下痞满，此证胃虚食滞兼有水气内停，以心下痞，干噫食臭，腹中雷鸣下利为特征；甘草泻心汤适用于心下痞，脾胃虚转重者，以痞利俱甚，干呕心烦为主。

寒热杂揉互结于心下，仲景创三泻心汤辛开苦降除痞满，但若寒热分踞上下，胃中有热而呕吐，脾经有寒而腹中疼者，泻心汤似不确切，仲景于半夏泻心汤中去黄芩加桂枝，重用黄连三两，名黄连汤。以黄连清上热，干姜温下寒，桂枝交通上下之阳气，兼散脾寒，人参、甘草益胃和中，半夏和胃降逆，共成清上温下、和胃降逆之剂。黄连汤与半夏泻心汤药仅一味之差，而主治各异，足见仲景匠心。

附子泻心汤治疗热痞兼表阳虚，病机为上焦有热，下焦有寒，下焦阳虚有寒，阳气不能温肌表、固摄阴液，所以恶寒、汗出，用大黄、黄连、黄芩清热泻火，附子辛热温阳固表。

小柴胡汤在《伤寒论》中主要用于少阳证，由于本方表里同解，肝胆脾胃共调，祛邪扶正，故临床用途非常广泛。方中柴胡、黄芩为寒凉药物，升散开郁，清热泻火，以透半表半里之邪；半夏、生姜温中和胃，散寒降逆。寒热并用，各有所图，共同祛除少阳之邪气；邪从太阳传入少阳缘于正气虚，故佐以人参、大枣益气健脾；炙甘草助人参、大枣扶正，取其扶正以祛邪，益气以御邪内传，使正气旺盛，则邪无内向

之机。

麻黄升麻汤是为上焦有热，中焦有寒而设，即治肺热脾寒之证，证见"伤寒六七日，大下后，寸脉沉而迟，手足厥逆，下部脉不至，喉咽不利，唾脓血，泄利不止者"。因大下之后，阴阳两伤，伤其阳，则在表之寒内陷，伤中而致脾虚气陷，中焦虚寒，出现下部脉不至、泻痢不止；伤其阴，则邪热内陷，阳气不能达于四肢，故有手足厥逆，邪热郁于胸中，故肺中热，寸脉沉而迟、咽喉不利、唾脓血，以麻黄升麻汤主之。方用麻黄、升麻以发越郁阳；石膏、知母、黄芩泻火解毒，清解肺热，桂枝、干姜祛除中寒，两组药一清上热，一温中寒；天冬、玉竹、当归、芍药清金润肺，白术、茯苓、甘草健脾益气，令汗出而愈。此方与附子泻心汤相反，附子泻心汤治中焦有热，上焦在表之阳虚，而此方治中焦阳虚有寒而上焦阳热内郁之证，故除麻黄和升麻、当归外，其他药物的剂量都很小，体现其主要作用为发散郁阳。麻黄升麻汤不但是《伤寒论》用药最多之方，也是组方最为复杂之方，同时又是药量最少之方，因此是极具特点的。对于上热，采用了两种用药配伍的方式进行治疗。一是常规的清热法，如石膏、知母、黄芩之属；二是变通的"发越"法，即如麻黄、升麻之属，后者无疑是针对本证阳气内陷而郁"寸脉沉而迟"所设的。

干姜黄芩黄连人参汤主治的重点是胃热呕吐，"若食入即吐"，就是审证用药的确据。但是还兼有虚寒的一面，所以在重用苦寒泻降的同时伍以人参、干姜益气温中，一以顾护正气，二以防止苦寒伤阳，药虽四味，实邪正兼顾的良剂。《伤寒论》厥阴病乌梅丸方也为临床常用方剂，方中用乌梅味酸制蛔，蜀椒、细辛味辛驱蛔并可温下寒；黄连、黄柏味苦下蛔并可清下热，再用干姜、附子、桂枝温脏祛寒，人参、当归补益气血。全方寒热并用，阴阳并调，邪正兼顾。服之蛔下而厥止，邪去而正安。现代常用本方治疗胆道蛔虫病，有较好疗效。本方又有酸涩固脱之功，还可治疗寒热错杂之久利证。

五、《伤寒论》寒热并用、攻补兼施用药体会

读张仲景《伤寒论》寒热并用、攻补兼施之法，有五点启迪。

一是辨证施治，当以"和"为第一要务。是否失"和"？失"和"几何？如何调和？必须层层辨析，方得要领。若气机调畅，阴阳和调，则正气各充其所、各守其责，邪气又何惧哉？

二是谨守病机，辨证论治，《伤寒论》第16条曰："观其脉证，知犯何逆，随证治之。"这既是对中医辨证论治思想的高度概括，也是寒热并用、攻补兼施方法的指导原则。一般来讲，寒热并用的前提是证候的病机有寒和热的存在。因此，"观其脉证，知犯何逆"非常重要。临证时要仔细搜集脉症，不忽略可能体现内在原因的症状，认真推理病因病机，做出证候的推断。

三是善于扶阳益阴。《伤寒论》在补益方面，总体来讲，不外乎扶阳气、存阴液。仲景在祛邪的同时，十分注重阳气的盛衰和阴液的消长，从而灵活配伍组方，以达邪去正安之目的。其扶阳善用附子，益阴善用白芍，并创制了不少卓有成效的方剂，至今仍被医家广为运用，其中养阴清热法对后世温病学的发展影响颇深。

四是制方寓"治未病"思想。综观前述攻补兼施方，有些方剂中伍入补益药物在于"寓防于治"，如乌梅丸中之用人参、当归并不纯在于证之已虚，其选用意旨如《伤寒寻源》所说，在于恐"厥后气血不免扰乱，故加人参、当归奠安气血"，防止因邪扰而正气随之受损。

五是重视调护胃气。从上述寒热并用、攻补兼施方所主病证看，多数系因汗、吐、下法使用不当损伤脾胃所致，因此《伤寒论》十分强调胃气强弱对六经病发生、发展、预后的主导作用，时刻注重调补脾胃。据统计，攻补兼施 32 方中使用补益药物 13 味，而直接用为调补脾胃的就有 6 味，从选用的味次来说，20 方含甘草、14 方含人参、12 方含大枣、5 方含白术，其他如粳米、麦冬等亦助胃气、养胃津而被选用。就其配伍运用看，人参、甘草、大枣并用以调补脾胃的方剂最多（5 方），其作用一则取其健脾和胃，合辛开苦降药，或解寒热互结之痞满呕利，或清上温下以止呕吐腹痛；二则合诸消痰降逆药以和胃消痰，可见三味并用能兼补脾胃之虚。但由于该组药物皆味甘，尤其大枣甘润腻滞，用之不当则有碍气机升达，故厚朴生姜半夏甘草人参汤中只用参、草，而无大枣；白虎加人参汤、竹叶石膏汤中亦无大枣，而用粳米或麦冬滋养胃津。可见，《伤寒论》运用上述补益药物多随证灵活变通。其他如正虚邪实而致泻痢、停水之证，《伤寒论》常用人参、白术、甘草，或白术、甘草等配伍形式，立足于健脾胃、调升降，以收祛邪扶正之功效。

六、结语

"寒者热之，热者寒之""实则泻之，虚则补之"，是方剂配伍的基本指导原则。然而临床上病因多端，证候多变，病机复杂，往往兼夹为患。或寒热错杂，或虚实互见等，如单用寒凉药与温热药，或补益药与祛邪药，只针对病情的一端，很难取效。故经方及时方中常常寒热药物并用，补益药与祛邪药共投在同一个处方中配合运用，以消除患者复杂矛盾的病情。寒热并用既保留了药物固有四性及功用的优势，又通过合理的组合搭配，抑制了药物各自在治疗中的偏性。寒热并用法体现了中医辨证论治的基本特点，以及祛邪扶正、三因制宜、调理阴阳的基本治则，是中医学治疗理论的精华所在，同时也是方剂配伍的精华所在。

临床病证错综复杂，凸显出寒热并用、攻补兼施的重要性。因此，无论从理论还是临床来说，寒热并用、攻补兼施是中医方剂药物配伍的重要法则，探讨和掌握寒热并用、攻补兼施的用药规律和特点，对继承和发扬中医配伍理论和用药经验，提高组方水平具有重要的临床意义。在辨证论治遣药组方时，要全面有效地利用药物的药性与功用，寒凉药与温热药、补益药与祛邪药合理配伍，有机结合，扩展其运用范围，广泛治疗多种病证。

刘金民评按

论《伤寒论》寒热并用、攻补兼施的组方要义及临床应用

单就《〈伤寒论〉寒热并用、攻补兼施的组方要义及临床应用》这一策论题目来说并不算太新颖，但是要清晰深入地阐明论题要义，非有扎实的中医基本功和深谙此道者所不能。可喜的是，此次评选的策论中足有十五篇优秀者，其中不乏精彩论点。

十五篇策论，细细品来，大有可圈可点之处。对于寒热并用、攻补兼施之法，大都依据《内经》"奇之不去则偶之是谓重方；偶之不去则反佐以取之"及《伤寒论》原文"观其脉证，知犯何逆，随证治之"等理论，以经解经，确为可法。

如冯利据此理论总结到"法虽多，平调机体阴阳气血则一；药虽繁，据病情变化灵活使用无异"的论点清晰扼要。赵德喜提倡以张仲景"合病、并病"的理论，破解寒热并用、攻补兼施的疑难问题，认为其规律就在于凡病先辨病位，再辨病性，确实是学习《伤寒论》的重要法门。丁海燕认为"寒热并用以和其阴阳，辛苦并进以恢复其升降，补泻兼施以调其虚实"的论点亦是点睛之笔。

对于仲景用药配伍方面研究，徐浩总结的"寒热并调，扶正祛邪""辛开苦降，和中消痞"等配伍特点，以及"主辅分明、性味兼顾、制性存用"等用药思路大有阐发仲景遗意之风。刘长发则从脏腑寒热上分析仲景用药组方特点，认证准确，辨析老练。

临证应用方面：张华东指出"谨守病机，重视辨证，重视辨别寒热错杂证的具体部位，并时时注意顾护脾胃，根据患者寒热错杂证中寒证与热证的程度适当调整寒热药物的比例和剂量"，可谓是善用活用经方的基本大法。王捷虹单就寒热并用、攻补兼施的代表方半夏泻心汤，从源流到临床应用进行分析，根据脾胃寒热错杂的基本病机，推广应用治疗范围至全消化道，验之临床确可借鉴。刘喜德根据《伤寒论》寒热并用、攻补兼施组方之法，采用温经通络，清热化湿，兼补肝肾治法，在大队温经散寒药物基础上，佐用忍冬藤、薏苡仁、丹参等清热化湿活血之品，系经验之谈。李晓应用乌梅丸加减治疗重病久病、病势缠绵的心血管疾病，为寒热错杂、攻补兼施法的临床应用好案。

策论中也有一些论点尚需进一步深入探讨，如杨雨民从《内经》角度探析了"寒热并用、攻补兼施"之理论渊源，立论准确，论点需进一步羽翼。蔡春江论中关于"中医辨证论治思想就是哲学二分法与三分法统一作用的结果"的论据分析，值得进一

步深究。冯树军"脾胃少阳'和解'为治"的论点论据充分，临证应用亦符合法度；论中"攻补兼施，以平为期"的论点论据尚需丰富。刘辉从《内经》偶方的角度分析，建议进一步深究，后转而论及"和"的观点，从三焦立论，论点新颖，但尚需深入探讨。李慧臻亦从表里、上下、错杂立论分析，方义分析清晰，若就攻补兼施立论分析，则显完整。

要厘清仲景"寒热并用、攻补兼施"的组方要义，首先需要明白中医学的标本理论。《素问·标本病传论》谓"病有标本，刺有逆从""知标本者，万举万当，不知标本，是谓妄行"，其后又多次提出了先治后治的问题。可知中医学对于疾病的认识及治疗大法是非常重视标本的。标本不是固定不变的，甚至可以出现"标本相移"现象。那么怎么把握标本治疗大法呢？经文后面总结到应遵守"谨察间甚，以意调之，间者并行，甚者独行"的原则。

张仲景勤求古训，博采众方，撰写出了千古名著《伤寒杂病论》。论中篇幅最大的是开篇第一太阳病篇，而篇中大部分内容不是太阳脏腑经络病本证，而是记载了各种兼症、并病、合病、坏病。对于这些变证，除少数病证张仲景采取标本先后救治之法外，其他都采取的是《内经》"杂合以治"的方法。《内经》提出五脏所欲、所苦问题，如"肝欲散""心欲软""肝苦急""心苦缓"等，正因为这些变证，脏腑病证的寒热错杂不同，脏腑之气偏盛、偏衰不同，所以对应的治法用药就必然有寒热温凉之异。

另外，要理解"治未病"思想，张仲景在《金匮要略》中指出"夫治未病者，见肝之病，知肝传脾，当先实脾"。五脏相互制约，脏腑病可以相传，一脏一腑有病，势必传变，要在传变之前，预先了然于胸，才是上工。上工治病必然"治未病"，所以处方用药必然就有攻补兼施不同的法度。

"知其要者，一言而终，不知其要，流散无穷"，可以说《伤寒论》中寒热并用、攻补兼施的思想，体现了中医学的整体观，是中医治病组方的基本思路。

论"五脏元真通畅，人即安和"

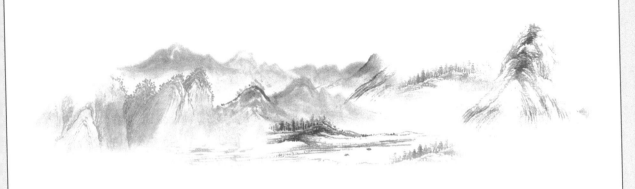

姜丽娟（云南省中医医院）

近代以来，中医事业始终面临着如何传承、振兴、发展的问题，不少仁人志士都对此出过高见、献过良策。按理说这些思路与观点，的确是对症于中医发展的。可事实上，中医的现状还是不太令人满意。这其中一个根本的原因就是缺少高质量的中医人才。而高质量中医人才的评价标准就是这个人才是否具备中医理论体系，是否能按照这套理论体系支撑下所形成的疾病观、诊疗观去思考及处理临床上各种疾病。换一个角度来说，具备什么样的疾病观、诊疗观，其实是关乎是否培养出了合格的、优质的中医人才的核心问题之一。

自《内经》始、仲景出，后世近两千年的医家，均奉其为医道圭臬，究其原因，就在于仲景书中蕴含着大量的中医理论知识，学到学懂仲景学术思想，就能培养出能够支撑其成为上工的疾病观与诊疗观。正如仲景在《金匮要略》首篇第 2 条原文开宗明义提出"若五脏元真通畅，人即安和"，其实就很好地体现了仲景的疾病观与诊疗观。尽管从表面来看，这句话是很普通的、很简要的，但是寓意很深刻，是仲景学术思想高度凝练的体现，对后世的部分医家影响很大，还有挖掘的空间与价值，能够让更多的中医人认识它、理解它，乃至应用它。仲景这个学术思想其实是贯穿于《金匮要略》全书的首尾，《医宗金鉴》的作者就直言：这条乃一书之纲领，只不过前人误编为次篇，先后失序，只有冠于篇首，以统大意。细绎全文，这是很值得深究的。尤其是要把这个问题提高到方法论的层次，才会认知到位，理解深透。据此，本文从健康态、疾病观、治疗观三个层面来对"五脏元真通畅，人即安和"论之。

一、"五脏元真通畅，人即安和"是仲景对人体健康态的概括

（一）五脏元真通畅的含义

1. 何谓五脏元真

"元真"最早见于《金匮要略》，多解作"元气或真气"。细看《金匮要略》中"五脏元真通畅，人即安和"，"元真"不能简单地拆解为单个的"元"与"真"的复合体，而应包括《内经》"精气学说"中之"精气"，即包括了人体正常的功能代谢和形态结构。《金匮要略广注》曰："元真者，藏真之元气，《经》云藏真散于肝，通于心，濡于脾，高于肺，下于肾。所谓天真是也。"可见，"五脏元真"遍布全身，与天地自然相

应。"元真"是源于先天，通于自然的。仲景用"元真"突出了人体正气中属于先天禀赋的那部分的重要性，他是把人体看成和天地自然协调一致的相对完整的整体，人体的生理病理方面的任何变化都会受到大自然的影响。

2. 何谓"通畅"

"通"《说文解字》为"达也"。《易经》曰："往来不穷谓之通。""畅"，除有"通达"之意外，还有"充实、旺盛"的意思，即生命物质充裕、生理功能正常、抗病能力强盛。"通畅"是人体新陈代谢的一种生理状态。机体可以维持自身气血津液和脏腑经络的信息流和能量流的"通畅"状态。

3. 何谓"安和"

《广雅》道："和，谐也。""和"是中国传统文化的重要理念，也是中医理论的重要概念。《素问·调经论》曰："血气不和，百病乃变化而生。"《素问·生气通天论》曰："凡阴阳之要，阳密乃固，两者不和，若春无秋，若冬无夏，因而和之，是谓圣度。"《素问·上古天真论》曰："二八肾气盛，天癸至，精气溢泻，阴阳和，故能有子。"《灵枢·脉度》曰："肺气通于鼻，肺和则鼻能知臭香矣；心气通于舌，心和则舌能知五味矣；肝气通于目，肝和则目能辨五色矣；脾气通于口，脾和则口能知五谷矣；肾气通于耳，肾和则耳能闻五音矣。"《内经》中"和"体现在人体阴阳气血、五脏功能及时令等方面，是维持人体正常生命活动的基本条件。仲景《伤寒杂病论》继承发展了《内经》"和"之理论，在《伤寒论》和《金匮要略》中，"和"字约出现 81 次，正体现了仲景对人体生理病理的认识之重视。这也是《金匮要略》之所以提出"若五脏元真通畅，人即安和"，正因为仲景认识到"和"的深刻含义，并用来说明人体正气充盛，五脏六腑营卫气血相互协调，才能维持稳定的内环境而处于"安和"状态。

（二）"五脏元真通畅"是人体健康态

若五脏元真通畅，人即安和，"和"是健康的基础

"夫人禀五常"，仲景首先从人与自然的密切关系谈起，指出人体健康离不开自然环境。人体的五大功能系统与外环境通过其共有的物质基础"元真"来保持和谐统一。若五脏本身的元真及其与之密切联系的外环境的元真均充实、调畅，人体抗病能力就强，就不会被邪气侵犯而保持健康。首先，"五脏元真通畅"体现人体精气处于和畅流通的状态，人体与外环境之间时时交流沟通；其次，"五脏元真通畅"强调人体内部精气之间的充实、通畅是保证人体新陈代谢正常运行的必备条件。如此把人体的局部与整体统一起来，把人与外环境统一起来，体现出中医的整体观念。

用"若五脏元真通畅，人即安和"表达人体健康，可体现在如下几方面。

（1）"气血和"（人体内环境的和谐）

《素问》曰："五味入口，藏于肠胃，味有所藏，以养五气，气和而生，津液相成，神乃自生。"说明人体之气和谐有序，生理功能才能正常运转，精气神和谐则人体正常，故"和"是健康的保证。精气神和谐是五脏功能正常的保证，精气神与五脏关系同样需要和谐。

善养生者保持精气神的安宁和谐，如《素问》曰："其知道者，法于阴阳，和于术数，食饮有节，起居有常，不妄作劳，故能形与神俱，而尽终其天年，度百岁乃去……恬淡虚无，真气从之，精神内守，病安从来，是以志闲而少欲，心安而不惧。"《内经》根据疾病的基本原因，视调整人体阴阳五行的太过和不及为首务，提出"因而和之，是谓圣度""法于阴阳，和于术数"。

（2）"志意和"（心理与生理的和谐）

孔子强调人际相处应"礼之用，和为贵"。正常的七情对五脏有良好的调节作用，《灵枢》中说："志意者，所以御精神，收魂魄，适寒温，和喜怒者也……志意和则精神专直，魂魄不散，悔怒不起，五脏不受邪矣。"提出"志意和"的思想，"和"即调和，使七情保持正常状态。《内经》曰"人有五脏，化五气，以生喜怒思忧恐"，七情产生于五脏的活动及外界环境的刺激。志意失和可引起机体的阴阳失调，气血不和，经络阻塞，脏腑功能失常，导致各种疾病发生。

（3）"寒温和"（人体与自然的和谐）

人与天地自然之"和""天人合一""天人相应"思想是我国传统文化的一个核心思想，揭示人与自然的统一关系，其基点在强调天、地、人的和谐发展。《内经》重视人与自然环境之间的密切联系，提出了"人与天地相应"的观点。"和"的内涵，是"多元的统一、动态的协调、变化的适度"。

二、发（疾）病观，若五脏元真不通畅（失和），"失和"人即生病

《金匮要略》作为现存最早的论述诊治杂病的专书，一直有效地指导着临床。"若五脏元真通畅，人即安和"体现了仲景发病观。《金匮要略·脏腑经络先后病脉证第一》第2条原文曰："夫人禀五常……若五脏元真通畅，人即安和；客气邪风，中人多死。"从人体的正气与外界的邪气两方面着眼，既强调了正气的御邪作用，又指出了邪气对人体的伤害。后文的"若人能养慎，不令邪风干忤经络……不遗形体有衰，病则无由入其腠理"则可看出，仲景的发病观是将正气的御邪作用放在首位的，即强调内因的主导作用。历代注家皆从发病观的角度将此理论加以阐发。笔者在仔细研读此句原文后意识到，此句话不应当仅仅作为仲景的一个发病观点，还当由其发病观进而指导预防疾病的发生。

三、防病观（防五脏元真不通畅、防失和）体现治未病思想

"五脏元真通畅，人即安和"是对"治未病"的启示。中医学认为，元气主要由肾藏的先天之精所化生，通过三焦而流行于周身，以推动和调控人体各脏腑、经络、形体、官窍的生理活动，"五脏元真通畅，人即安和"意谓五脏之精气充沛、畅达，则脏腑功能协调有序，人体平安康健而无病。推而广之，实施防病时，应当详察其五脏之精气是否充盛、畅达，乃至协调，然后一一究其所虚或不通达之处，加以补益、疏通，才能使人体五脏的精气处于协调有序的状态，而免受疾病之苦。仲景在《金匮要略》中构建了杂病防治诊疗体系，其中"治未病"思想是很重要的一部分，在首篇即提出"上工治未病"，说明"治未病"是评判医者医术高明与否的标准。继而又指出"若五脏元真通畅，人即安和"，更进一步为"治未病"提供了指导原则。通过对相关文献的整理和中医理论的探讨，我们发现与"治未病"相关的诸多问题大都离不开"五脏元真通畅"的指导原则。

（一）"五脏元真通畅"与"未病先防"

"五脏元真通畅"指导下的"未病先防"方法，首先强调如何顺应天地阴阳的变化来调节我们的饮食、起居、衣着、劳逸、精神等多个方面，做到"顺时摄生"，使人类生命个体、群体与主体以外的生存环境高度和谐统一，即人法地，地法天，天法道，道法自然的方法。

（二）"五脏元真通畅"与"既病防传"

"五脏元真通畅"对"既病防传"的指导意义主要体现在：一是把握五脏在生理和病理相通的特点。一脏有病，除治疗本脏外，还要考虑从他脏论治，以控制疾病发展的趋势，防止传变。二是重视脾胃对整个机体的滋养和对人体气机的中枢调节作用，强调脾胃之气对促进康复，防止疾病传变的影响。

综上所述，中医学始终重视"和"，并体现为生命观——精气神的和谐，人体内部及人与自然天地的和谐为特征；失和则为致病的根本原因，治未病就是防失和，治疗的目的在于达到"和"，保持五脏通和，就可以从不同层次达到"治未病"的目的。这些理论最终发展形成完整的体系，为中医学之核心准则，千余年来，一直有效地指导着中医的临床实践活动。

四、治病观（调五脏致和，使元真通畅）

既然"若使五脏元真通畅，人即安和"，那么医者就当调其和，使其通畅，使人处

于安和状态，达到健康。仲景的这一学术思想一直指导着临床实践。

（一）"安和"是治疗疾病的总法则

论治疾病要把握其调节之法度，首先须掌握天之五气、人之五脏生克规律，即如《内经》曰："必先五胜，疏其血气，令其调达，而致和平。"《灵枢》曰"阴盛而阳虚，先补其阳，后泻其阴而和之""阴虚而阳盛，先补其阴，后泻其阳而和之"，也是为了达到阴阳平和。因为"失和"是人体疾病产生的根本原因，扭转失和的状态，将人体恢复到阴阳气血调和，并与环境和谐相处的健康状态，是治疗疾病的关键。

和谐脏腑是《内经》治疗原则的又一方面。治疗当抑有余，补不足，协调脏腑，维持平和。《金匮要略》中也常以"和"来描述人体的正常生理状态，如"身和，汗自出，为入腑即愈"，"不和"乃为人体的病理状态。把"和"与"不和"作为审视疾病转归的基本准则；"和则愈，不和则不愈"。仲景的组方法度也体现了"和"，且贯穿六经辨证的全过程。仲景所论"和"含义至广，还包括治则、治法，体现于六经辨证论治之理、法、方、药中，然仲景之"和"在于持调和为基点，以"和"为法度，调和机体之阴阳、表里、营卫、气血、津液、寒热、虚实，即以"调和"为总则、为目的，达到扶正祛邪而愈病，使人体功能恢复和谐正常。

《内经》和《伤寒杂病论》的"和"思想，对后世医家产生了深刻的影响，在辨证论治和处方用药上都体现"和"的主导思想，如成无己、张景岳、程钟龄等人均立足于张仲景之"和"法，并将其含义进一步拓展。朱丹溪认为，阴阳升降，既有阳升阴降，也有阴升阳降，其对阴虚阳盛之证，指出"补养阴血，阳自相附，阴阳比和，何升之有"，故治疗重视补阴抑阳，采用补阴血使阳降的治法，使阴升阳降，达到"阴阳比和"的目的。张景岳继承了张仲景之"和"法，认为"和方之制，和其不和者也。凡病兼虚者，补而和之；兼滞者，行而和之；兼寒者，温而和之；兼热者，凉而和之，和之为义广矣。亦犹土兼四气，其于补泻温凉之用，无所不及。务在调平元气，不失中和之为贵也"。可谓以"和"法囊括其他七法，使其义远远超出狭义所限。《医学心悟》将"和"法定为"医门八法"之一，"有清而和者，有温而和者，有补而和者，有燥而和者，有润而和者，有兼表而和者，有兼攻而和者，和之义则一，而和之法变化无穷焉"。此外，寒热并用谓之和，攻补兼施谓之和，调理气血谓之和，协调阴阳谓之和。在历代医家的不同医疗实践中，"和"法始终是主轴。"和"的本意是指保持和恢复人体的自身调节机制，使阴阳、营卫、气血、津液、脏腑等系统功能协调而维持正常的生理活动，且贯穿理、法、方、药的全过程。也即不和则病，病则治，治则和，和则寿。

"五脏元真通畅"是人体健康的表现。而如果脏腑经络病变，导致气滞、水停、血瘀，致使五脏元真不畅就会出现各种疾病。因此，通畅五脏元真是杂病治疗的关键。我们对该理论进行了深入系统的研究，认为通畅五脏元真是攻克诸多临床难题的可行性思路，杂病治疗是仲景医学的特色之一，继承发展仲景杂病治疗的理论有重大的现实意义。科学虽已发展到今天，但对某些生理和病理现象尚不能完全解释，这体现了人是自然属性和社会属性组成的复杂体。仲景《金匮要略》中"五脏元真通畅，人即安和"理论很好地解决了人体这一复杂体的病理难题。目前困扰医学界的几大难题，如恶性肿瘤、慢性肝炎、慢性肾炎、自身免疫性疾病等的防治问题困难重重，我们不妨从仲景医学中找思路，这些难治性疾病尽管临床表现多端，但其病机都离不开气滞、水停、血瘀，离不开五脏元真不畅的基本状态。从通畅五脏元真这一思路出发，有望对肿瘤细胞的持续性增生、慢性炎症时器官的纤维化难题找到解决办法。

（二）五脏元真通畅为治病贵通奠定了生理学基础

《金匮要略》治病贵通有别于一般的方法。它是基于中医对人体升降出入的生命活动协调有序状态的认识，故治病的关键在于使不通者通。

《素问》道："主不明则十二官危，使道闭塞而不通，形乃大伤。"无论对"使道"做何种解释，可以说"道塞"与"形伤"的内在联系的共识是存在的。道塞与形伤的病理模式反映了中医学对疾病认识的深化，是对疾病本质特征的深刻认识。

《灵枢》云："五脏坚固，血脉和调……各如其常，故能长久。"为《金匮要略》治病贵通的学术思想奠定了生理学基础。人体是否安和，不外乎内外两个方面的因素。如果外能慎养以避客气邪风，内能调养五脏元真气血，并令其充盛通畅，则人可相安无事，反此则疾病丛生。可以说，仲景对人体抗病能力的认知，不是笼统地归之于正气，而是落实到五脏元真气血的作用；不是用静止的观点分析它的抗病能力，而是用运动的观点强调五脏元真气血环流不休、升降不止、出入不已这样一种有序的通畅状态对于抵御病邪入侵、保持人体安和所具有的重要作用。以此说明了"正气存内"之所以"邪不可干"的病理生理机制。故而《素问》云："开鬼门，洁净府，精以时服，五阳已布，疏涤五脏，故精自生，形自盛，骨肉相保，巨气乃平。"通过开鬼门、洁净府，达到五脏阳气输布，五脏阻滞得以疏涤，精生形盛，身体健康。此外，对于五脏元真通畅的生理状态，还要从五脏元真气血是否充盛和是否通畅这两个方面来理解，两者紧密相依，缺一不可，这可从疾病的不同情况看出它们有轻重主次的区别。正虚之证主要是五脏元真气血在量上的不足，它仅能维持低水平的运动状态，因虚而滞，使机体各种功能活动受到不同程度的影响，进一步发展，可由虚致实。而邪盛之证，主要是由于邪盛妨碍了五脏元真气血的通畅，进而可以影响到五脏元真气血的充盛，这种量的减少，也就是由实致虚的过程。《金匮要略》云："阴阳相得，其气乃行，大气一转，其气乃散。"这就是对五脏元真通畅的具体运用。本条虽载于《水气病脉证并治第十四》，其理却不仅囿限于水气病的论治。

（三）治病贵通的方法与途径

1.祛邪外出使之通

五脏元真通畅则人体安和无病，一旦病邪入侵，势必影响到机体元真气血的通畅，而要使滞塞得解，必使邪有所出。五脏元真气血的通畅与否，与六腑气机的通畅亦密切相关，故治疗上采取疏畅六腑闭塞，令不通者通，是恢复五脏元真气血通畅的重要途径。大黄是仲景攻下法的代表药，《神农本草经》谓大黄有荡涤肠胃，推陈致新，通利水谷，调中化食，安和五脏的功能，仲景使用攻下之品，也正是通过推荡秽浊积滞以达到推陈致新、腑气顺畅、五脏安和的目的。

2.利尿泻秽浊使之通

《素问》云："其下者，引而竭之。"水湿痰饮之病，因水性趋下，故纵观仲景治湿诸方，如五苓散、木防己汤、己椒苈黄丸等，在淡渗利小便的同时，均考虑宣通化气以利尿。

3.畅达脏腑使之通

五脏六腑各司其职，各具特性，又相互联系，相互影响，构成一个完整的系统结构。从五脏病的证治来看，除考虑病因、病性等外，还要极为重视五脏功能的畅发通达，这是仲景治病贵通的重要内容。

4.温阳通脉，调和血气使之通

《素问》云："五脏之道，皆出于经隧，以行血气，血气不和，百病乃变化而生，是故守经隧矣。"经脉血气通畅是维持机体正常生理功能的基础，疾病的发生没有不影响到气血运行的，疾病的治疗更离不开对经脉血气功能状态的考察。仲景之所以极为重视通其经脉、调其血气，是由《金匮要略》所治之疾病多是内科、妇科、杂病所决定的。这些杂病以慢病、久病多见。久病必瘀，瘀在经络气血。如薯蓣丸治风气百疾，用桂枝、芍药、川芎、当归等则能起到调营和血、祛滞行瘀的作用。

在阴阳的关系上，仲景更重视阳气的作用，与《内经》重阳的理论、阳主阴从的理论是一脉相承的。通阳离不开温，又不限于温。辛香温通的药物在《金匮要略》中广泛运用，在所有辛香温通药物中，桂枝、附子的运用尤为瞩目，是使阳气通达病变局部以发挥其作用。

总之，《金匮要略》治疗贵通的宗旨就是重视脏腑功能的通达，而气血元真的流畅和使邪有出路是仲景对疾病发生发展的整体态势和对患者自身进行综合考察的结果。

五、五脏元真通畅的临床实践

（一）五脏元真通畅是治中安中的指导原则

1. 仲景治疗杂病非常重视调理脾胃的作用

国医大师路志正在学术上崇尚脾胃学说，认为脾胃为后天之本，气血生化之源，气机升降的枢纽，人以胃气为本，治病注重调理脾胃。求阴阳之和者，必于中气，求中气之立者，必以调中也，中气和，则五脏安。笔者通过半夏泻心汤的临床运用，体会到脾胃和合作用对五脏功能活动的影响。务在调平元气，不失中和之为贵也。该方临床治用体现在：调四运之枢，和阴阳之机，增强脾胃功能，化生和敷布精血津液，使肺及皮毛得以养润；五脏和合赖脾胃气机升降之调节功能。

2. 气血和、志意和则五脏元真通畅

此可应用于临床各科，尤其是妇科中，情志与妇科发病及疾病的转归有明显的关系，所以调节患者情志是治疗中重要的一环。《灵枢》提出"志意和"，则七情保持正常状态。《灵枢》说"多阴者多怒"，说明女子易产生不良情志，情志因素是妇科疾病的常见病因。情志与妇科疾病是相互作用的，即情志失调可导致妇科疾病，妇科疾病的发作又可表现为情志异常。治疗方面，《素问》说"一曰治神"，所以医生必先医其心，而后医其身，或者身心并治。

（二）促进后世学术流派（中和医派）的形成

纵观中医发展史，经典的价值就在于揭示出中华先民对疾病认知本质性、规律性的结晶，还在于对后世各种中医学术流派均能够提供理论上强有力的支撑作用。比如国医大师孙光荣首创中和医派，其学派的核心理念是"中和思想"，其主旨：辨识其偏盛偏衰，矫正至其中；察知其太过不及，燮理达其和。以阴阳为总纲、以气血为基础、以神形为主线，把握对立统一的"失中失和"的基本元素，进行中医辨证。以"调平燮和"为目的，以扶正祛邪、补偏救弊为总则，根据临证实际化裁经方，针对"失中失和"组方用药。中医治疗的关键是调理，而调理之方药应该是"平和"的方药组合。当前医源性、药源性疾病越来越多，大多是由于遣方用药没有合理组合，而导致对机体严重伤害，乃至死亡。"中和"组方用药就是要强调谨守病机，以平为期。方药中要阴阳结合、动静结合、升降相应、收散兼容、寒热共享等，以期在保证用药安全的前提下，达到药到病除的目的。应该说，将"五脏元真通畅，人即安和"与"中和"理念联系起来看待，就会发现两者之间有着明显的传承与创新的轨迹在其中，这应该就是我们学习经典与体现经典价值的关键所在吧。

六、结论

综上所述，"五脏元真通畅，人即安和"有三层意思：①讲人与自然的关系，以帮助我们理解中医为什么能够治病。②是人的健康的表述。为医者，首先要明确的并不是人的病理问题，而是人的健康与生理。因为，中医论病是"以常衡变"，只有知道人的健康态，才会有后续可靠的论治效果。③揭示仲景的治疗观。以"五脏元真通畅"为人体健康的基本条件，这是预防疾病、治愈疾病的最终目的。这一学术思想精髓在紧扣五脏元真不通畅的前提下，可有效指导临床辨证施治，为中医各科疾病的辨证治疗提供一个有效的理论平台。

中医学悠久的历史表明，继承与创新是一个长期存在的矛盾。客观来说，之所以中医学在近代以来的阶段上发展不理想，应该与继承不够是有密切关联的，是与没有切实重视经典有联系的，是与没有培养出一批批高质量的临床人才相关联的。作为中医人，应该能够冷静地思考并认知到：中医发展历史已经表明，研读经典是培育高质量中医人才不容忽视的一条道路。

邓皖利（新疆维吾尔自治区中医医院）

《金匮要略》作为中医四大经典之一，其论言简意赅，内容博大精深，其中所蕴含的科学性、实用性及诊治杂病的临床思维方法一直被后世奉为楷模。"五脏元真通畅，人即安和"出自《金匮要略·脏腑经络先后病脉证第一》，历代医家对此进行过颇多探讨，该论不仅概括了人体脏腑生理功能的变化，并为《金匮要略》奠定了发病学的基础，更重要的是以整体观、动态观揭示了疾病发生发展及病机动态演化的规律，为后世医学难题的攻克提供了可行性思路。本文不揣简陋，略论一二。

一、"五脏元真通畅，人即安和"的内涵

"五脏元真通畅，人即安和"一句见于《金匮要略·脏腑经络先后病脉证第一》第2条原文，曰："夫人禀五常，因风气而生长，风气虽能生万物，亦能害万物。如水能浮舟，亦能覆舟。若五脏元真通畅，人即安和；客气邪风，中人多死……不遗形体有衰，病则无由入其腠理。腠者，是三焦通会元真之处，为血气所注；理者，是皮肤脏腑之文理也。"

不难看出，该条原文从天人相应的整体观念出发，阐明了杂病的发生发展过程，包括发病原因即常见病邪、致病途径及应对措施等。该理论的提出，为后世医家"重视预防、早期图治"的治未病思想奠定了基础。文中的"五脏元真通畅，人即安和；客气邪风，中人多死"从人体的正气与外界的邪气两方面着眼，概括了疾病发生的内因与外因，仲景此处既强调了正气的御邪作用，又指出了邪气对人体的伤害，指出了"元真"即保养正气的重要性，同时对"通畅"的动态平衡及脏腑协调的整体观也给予肯定。

1."五脏"释义

"脏"原作"藏"，《说文解字》云："藏，匿也。"或指"收藏财物的府库"，如《周礼》中说："掌官契以治藏。""五脏元真通畅"中的"五脏"就是指泛化的五脏，即以心、肝、脾、肺、肾五个脏器为中心，外应五方、四时、六气、五化、五味、五色，内系六腑、五体、九窍、五志、七情等相互联系，内外统一的人体功能系统。如《灵枢·本脏》所言："五脏者，所以参天地，副阴阳，而运四时，化五节者也。"《白虎通德论·性情》曰"人本含六律五行气而生，故内有五脏六腑"和《白虎通德论·五行》

曰"天人欲相向而治""人有五脏六腑，法五行六合也"等论述均提示五脏是一个功能概念。关于中医"五脏"内涵，有学者认为是机体的一种调节控制系统的功能表现，概况为五类，是指人体内能吸收、贮藏"精气"，以供机体生命活动之用的脏器，并非实质的脏器。

五脏的性质是与六腑相对而言的，如《灵枢·本脏》云："五脏者，所以藏精神血气魂魄者也。六腑者，所以化水谷而行津液者也。"实际上，脏腑的藏泻功能是与阴阳理论相符合的，即对立又统一，藏中有泻，泻中有藏。就五脏自身的性质来说，不是绝对的"藏"，而是"藏中有泻"。即五脏的功能是以藏精气为主，同时也兼有疏泄、泻浊的作用。这种藏泻之间的协调统一构成了脏腑之间的输布、布散、运化、化生、贮藏、利用、传输、疏泄、化浊、排泄等动态功能变化，五脏之间是否协调，关键在于各脏器本身以及联系他脏的通道是否通调和畅，当这种通调和畅一旦被破坏，就会出现一系列的疾病反应。

2. "元真"的真谛

"元"：在古代哲学概念中指天地万物的本原。《春秋繁露·重政》曰："变一谓之元，元犹原也，其义以随天地终始也。""真"：《说文解字》解释"真"为"仙人变形而登天也"，有道家"存养本性或修真得道"之意。如《老子》曰："修之身，其德乃真。"即证实了这一点。"元真"一词最早见于《金匮要略》，但于《内经》中有许多关于"真"和"真气"的论述。如《灵枢·刺节真邪》曰："真气者，所受于天，与谷气并而充身也。"由此可知，"真"或"真气"是源于先天而运行于全身脏腑经络之中，用来抵抗邪气的物质。将"元气"引入中医学的论述首见于《难经》，《十四难》曰："譬如人之有尺，树之有根，枝叶虽枯槁，根本将自生，脉有根本，人有元气，故知不死。"《三十六难》曰："命门者，诸神精之所舍，原气之所系也。"可见，《难经》中的元气是指一身脏腑经络之根本，可以通过三焦布达于全身。

历代医家对"元真"的含义也有发挥，金元时期李东垣指出："真气又名元气，乃先身而生之精气也，非胃气不能滋之。"

明清时期学术争鸣活跃，如明代戴思恭在《推求师意·内伤》中明确指出"仲景所谓五脏元真"就是元气，具体到各脏腑就是"在肝则温化，其气升；在心则热化，其气浮；在脾则冲合之化，其气备；在肺则凉化，其气降；在肾则寒化，其气藏"。明代赵以德注曰："人在气交中，禀地之刚柔，以成五脏百骸之形；禀天之阴阳以成六经之气。形气合一，神机发用，驾行谷气，出入内外，同于天度，升降浮沉，应夫四时。主宰于身形之中者，谓之元真。"清代徐大椿认为元气禀受于先天，在《医学源流论·元气存亡论》里说：元气在"其成形之时"。清代喻嘉言认为人体内冲和之气即正气，亦称真气或元气，分布于上中下三处，分别由肺脾肾三脏主司，"但真气所在，其义有三：曰上中下也。上者所受于天，以通呼吸者也。中者生于水谷，以养营卫者也。

下者气化于精，藏于命门，以为三焦之根本者也。已有定数"。清代张志聪认为"五脏元真之气"是先后天之气在人体结合的产物，又名"真气"。现代医籍和教材中也有相似的解释。如何任的《金匮要略语译》注释"元真"为"元气或真气"。《金匮要略讲义》中注释"元真"为"五脏的元气和真气"。清代李珥臣认为："元真者，藏真之元气，《经》云藏真散于肝，通于心，濡于脾，高于肺，下于肾。所谓天真是也。"

结合明清时期的医家观点归纳如下：①"五脏元真"是元气或真气在全身的分体，与天地之气相应。②"五脏元真"是指五脏中藏而不露的"脏真之气"。③"五脏元真"指驾驭身形的神机。

现代医家对于"元气""原气""真气"的阐释有不同见解，但大多数医家认为，"原气"或"元气"有部分是源于先天的，是秉先天之精所化，得后天之精所养，具有促进人体发育和生殖的功能，是生命的原动力，而真气是指正气，是与邪气相对，是人体正常生理功能和抗病能力的概括。而生理功能又激发了元气，真气的盛衰取决于元气的充足与否。

以上观点充分证实，历代医家都十分重视"真气"和"元气"，取决于先天之禀，得益于后天之养，唯有元真之气生生不息，人体才能维持正常的脏腑生理功能。

3. "通畅"的真实所在

张仲景认为："若五脏元真通畅，人即安和。"也就是说只要五脏元真充实，营卫通畅，人就能安和健康。那么，什么是"五脏元真通畅"？

"通"在《说文解字》中解释为"达也"。《易经》中说："往来不穷谓之通。""畅"的本义是畅通，无阻碍，与"郁""滞"相对。《内经》对"通"做了较多论述，指出①各脏腑系统与其相应的天地之气相通。②脏腑经络之气血通畅调达。③九窍通畅。纵观"通"字之义，古今都有畅通、通达之意；而"畅"，除古今都有"通、达"之意外，在古代还有"充实、旺盛"的意思。本句所言"通畅"，在当今教材中释义为："元真通畅，即生命物质充裕、生理功能正常、抗病能力强盛。"所以，"五脏元真通畅，人即安和"意谓五脏之精气充沛、畅达，则脏腑功能协调有序，人体便平安康健而无病。

由此可见，临床在防病时，应当详察其五脏之精气是否充盛、畅达，乃至协调，然后一一究其所虚或不通达之处，加以补益、疏通，总之，使人体五脏的精气恢复协调有序的状态，则可免受疾病之苦。此句对于诊治疾病的启示更为丰富，对于"通畅"的理解，可有以下发挥。

（1）脏腑藏泄功能通畅

人体通过脏腑、经络、形体、官窍的功能相互交通而维系各种生理功能，"所谓五脏者，藏精气而不泻也，故满而不能实；六腑者，传化物而不藏，故实而不能满也"。精气为满，水谷为实，五脏但藏精气，故"满而不能实"；六腑受盛和传化水谷，故

"实而不能满"。

五脏之间的精气除了应保持充满状态外，还需流通散布而不能呆实阻滞，不仅要各脏之气流通，五脏之间及脏腑之间亦应达到平衡，这种协调各脏腑之间的介质即为"元真"之气，它是一身脏腑之根本，运行于人体全身，其性状也随分布而异，故包含气血两种成分，在不同脏腑发挥着不同的生理功能。如心气通达，能行其升降。如心阳下降，以温肾水，使肾水不寒，助肾水的上腾濡养，心肾相交，维持心肾间功能的平衡，心气的畅通，是心完成其功能活动的基础。肺宣降脾运湿，津液得以输布；肺气降肝气升，升降相因，气则上下环流；肺水肃降肾水蒸腾，方能升清降浊，水道通调，阴液互滋；只有肺气通畅宣降和谐，肺的主气司呼吸、通调水道、朝百脉的功能才能得以实施，肺与他脏才能共济。故言气血津液的畅通无阻是脏腑联系的中介，也是脏腑之间协调的条件。

（2）"元、真"之间的补给通畅

古代医家都把元气和真气看成是异名而同体的一种物质，这种物质包含气血两种成分，《金匮要略》首篇论述所谓"元气"和"真气"，曰"腠者，是三焦通会元真之处，为血气所注"，一语以代之，亦即元真是通过三焦布达于全身，而"通会元真之处"，又为"血气所注"。即"元真"不仅是气的功能的体现，也体现了血的某些功能。清代喻嘉言认为人体内冲和之气即正气，亦称"元气"和"真气"，分布于上中下三处，分别由肺脾肾三脏主司。李东垣最先提出中焦之气可以培补先天之元气。《脾胃论·脾胃虚则九窍不通论》曰："真气又名元气，乃先身生之精气也，非胃气不能滋之。"《脾胃论·脾胃虚实传变论》曰："元气之充足，皆由脾胃之气无所伤，而后能滋养元气，若胃气之本弱，饮食自倍，则脾胃之气既伤，而元气亦不能充，而诸病之所由生也。"此后各医家从不同的角度补充了后天培补先天的方法。古今医家对"五脏元真"的解释可以综述为：具有先天自然属性的，遍布于全身的运行不止的气；元真可通过三焦布达于全身，内而脏腑，外而肌腠皮毛，分布于某脏腑或某经络即为某一脏腑或某一经络之气；其自身会自然消亡，但通过培补后天，可以在一定程度上弥补先天之气。这些理论给我们启示：元气、真气通畅，其实是先天和后天的相互关系发挥正常，维持着人体的各项功能。

（3）人体与自然界阴阳之气通畅协调

《素问·生气通天论》曰："夫自古通天者，生之本，本于阴阳。天地之间，六合之内，其气九州、九窍、五脏、十二节，皆通乎天气。其生五，其气三，数犯此者，则邪气伤人，此寿命之本也。苍天之气，清静则志意治，顺之则阳气固，虽有贼邪，弗能害也，此因时之序。故圣人抟精神，服天气而通神明。失之则内闭九窍，外壅肌肉，卫气散解，此谓自伤，气之削也。"文中"生气通天"一词反映了人体阴阳之气与自然界阴阳相互通应的协调统一关系。说明人体内的各种生理功能无不与自然界息息相通。强调养生必须以"生气通天"为要领。自然界的阳气在一昼夜中有生发、隆盛、虚衰的变化规律，人身阳气与自然界阴阳变化息息相关。提示人要随自然界的阴阳变化来调节生活起居，以保持阳气的充沛，防止疾病的发生。

由此看出，仲景所说的"通畅"一方面反映了人与自然界之间协调一致的整体观念；另一方面，也说明人体脏腑气血之间的相互沟通和联系，亦是整体观、动态观的表现。

二、"人即安和"是人体理想状态

《素问·调经论》曰："血气不和，百病乃变化而生。"《素问·生气通天论》曰："凡阴阳之要，阳密乃固，两者不和，若春无秋，若冬无夏，因而和之，是谓圣度。"《灵枢·脉度》曰："肺气通于鼻，肺和则鼻能知臭香矣；心气通于舌，心和则舌能知五味矣；肝气通于目，肝和则目能辨五色矣；脾气通于口，脾和则口能知五谷矣；肾气通于耳，肾和则耳能闻五音矣。"由此可以看出《内经》中"和"是从人体阴阳气血、五脏功能及时令等方面，论述了"和"是维持人体正常生命活动的基本条件。

仲景《伤寒杂病论》继承发展了《内经》"和"之理论，"若五脏元真通畅，人即安和"中"和"即指机体之阴阳、表里、营卫、气血、寒热、虚实等人体功能处于阴阳动态平衡之正常生理状态。此种解释与《内经》中"阴平阳秘，精神乃治"有相通之处。

三、思考

五行生克关系说明人体是一个统一的整体，五脏之气相互贯通，在生理病理上都有密切的联系，任何一脏发病，皆能传变至其他脏腑。因此在诊断时，要了解各脏腑病变的规律，从而做到诊断明确，能根据病情预见其传变，及早采取治疗措施，避免病情恶化。治疗疾病的目的即"五脏元真通畅，人即安和"。人体的内在功能与外环境通过其共有的物质基础"元真"来保持和谐统一。若五脏本身的元真及其与之密切联系的外环境的元真均充实、调畅，人体抗病能力就强，就能够适应内外环境的变化，就不会被邪气侵犯而保持健康。

黄　伟（重庆市渝北区人民医院）

　　"五脏元真通畅，人即安和"首见于张仲景的《金匮要略》一书，在该书的首篇《脏腑经络先后病脉证第一》中说："夫人禀五常，因风气而生长，风气虽能生万物，亦能害万物，如水能浮舟，亦能覆舟。若五脏元真通畅，人即安和，客气邪风，中人多死。"

　　那么，何为"五脏元真通畅"呢？《灵枢·本脏》曰："五脏者，所以藏精神血气魂魄者也。"虽然《黄帝内经》中有许多关于"真"和"真气"的论述，但"元真"一词最早还是见于张仲景的《金匮要略》。"元"：在古代哲学概念中指天地万物的本原。《春秋繁露·重政》曰："变一谓之元，元犹原也，其义以随天地终始也。""真"：《说文解字》解释"真"为"仙人变形而登天也"，有道家"存养本性或修真得道"之意。《灵枢·刺节真邪》曰："真气者，所受于天，与谷气并而充身也。"由此可知，"真"或"真气"是源于先天而运行于全身脏腑经络之中，用来抵抗邪气的物质。金元时期李东垣《脾胃论》指出："真气又名元气，乃先身而生之精气也，非胃气不能滋之。"何任的《金匮要略语译》注释"元真"为"元气或真气"。《金匮要略》五版教材中注释"元真"为"五脏的元气和真气"。

　　《金匮要略》首篇"腠者，是三焦通会元真之处，为血气所注"中，一语以点清，即元真是通过三焦布达于全身，而"通会元真之处"，又为"血气所注"。即"元真"不仅是气的功能的体现，也体现了血的某些功能。李东垣最先提出中焦之气可以培补先天之元气。《脾胃论·脾胃虚则九窍不通论》曰："真气又名元气，乃先身生之精气也，非胃气不能滋之。"《脾胃论·脾胃虚实传变论》曰："元气之充足，皆由脾胃之气无所伤，而后能滋养元气，若胃气之本弱，饮食自倍，则脾胃之气既伤，而元气亦不能充，而诸病之所由生也。"

　　由上可知，大部分医家在这方面的认识虽不尽相同，但都认为仲景所谓"元真"可以用中医中广泛使用的"元气"或"真气"来解释。

　　何为"通畅"呢？"通"在《说文解字》中解释为"达也"。《易经》中说："往来不穷谓之通。""畅"的本义是畅通，无阻碍，与"郁""滞"相对。从中医的整体观念出发，笔者理解有两层意思：第一，人与自然界息息相通，即人体与自然界阴阳之气是相互通应的，《素问·生气通天论》中的"生气通天"一词反映了人体阴阳之气与自然界阴阳相互通应的协调统一关系。说明人体内的各种生理功能无不与自然界息息相通。强调养生必须以"生气通天"为要领。自然界的阳气在一昼夜中有生发、隆盛、虚衰的变化规律，人身阳气与自然界阴阳变化息息相关。提示人要随自然界的阴阳变化来调节生活起居，以保持元真的充沛，防止疾病的发生。第二，是指人体表里、内外、上下、五脏、六腑及经络、三焦之间气、血、精、津液的充足和畅通的一种内环境阴阳平衡的正常生理状态。

人体健康贵在通畅，纵观《金匮要略》整篇条文，虽然方法各异，汗、吐、下、和、温、清、消、补八法尽在其中，其治疗手法虽多，但笔者认为八法是路径，其目的是达到人体元真平衡、充足、畅通的生理正常状态，其中论述与"通法"直接相关的条文达十多处，其实这就是解释人体元真必须通畅的典范。从《金匮要略·脏腑经络先后病脉证第一》开始，即指出了人体要保持"通畅"的必要性，曰："若五脏元真通畅，人即安和，客气邪风，中人多死。千般疢难，不越三条：一者，经络受邪，入脏腑，为内所因也；二者，四肢九窍，血脉相传，壅塞不通，为外皮肤所中也；三者，房事、金刃、虫兽所伤。以此详之，病由都尽。"其实仲景在本段原文中给我们表达了两层意思，一是导致疾病发生的外在条件有"客气邪风"，二是防止疾病发生的内在力量是"五脏元真通畅"。

《金匮要略》条文还以方证对应的形式，融以"畅通"之大法，采取不同的通法治疗不同的疾病。在汗、吐、下、和、温、清、消、补八法中均喻有"通"法的身影。《金匮要略·脏腑经络先后病脉证第一》云："诸病在脏欲攻之，当随其所得而攻之。"告诉我们在临床具体运用时，应根据体内气结、瘀血、痰积、湿积、水积、火积、宿食等有害物质，而分别施以行气、活血、化瘀、祛湿、利水、泻火、消食等法畅通三焦血络。《金匮要略·腹满寒疝宿食病脉证第十》：第13条曰："腹满不减，减不足言，当须下之，宜大承气汤。"此条是说有肠胃湿热，积滞内结，腑气不通而致腹满疼痛者，要用苦寒峻下的大承气汤通腑泻下，达到通腑泻实以消胀满腹痛之目的。本篇第15条曰："胁下偏痛，发热，其脉紧弦，此寒也，以温药下之，宜大黄附子汤。"其证为寒湿内结，阳气受阻，腑气不通导致的胁下偏痛，恶寒肢冷，大便不通，故以大黄附子汤温下之。本篇第11条厚朴三物汤（厚朴、大黄、枳实）和第9条厚朴七物汤（厚朴、大黄、枳实、大枣、桂枝、生姜、甘草），均为内实气滞之证，其法在气通则痛止也。还有《金匮要略·五脏风寒积聚病脉证并治第十一》的第15条曰："趺阳脉浮而涩，浮则胃气强，涩则小便数，浮涩相搏，大便则坚，其脾为约，麻子丸主之。"其证为肠燥津枯之大便难，用通结润燥养阴之麻子仁丸治疗。《金匮要略·胸痹心痛短气病脉证治第九》第3条曰："胸痹之病，喘息咳唾，胸背痛，短气，寸口脉沉而迟，关上小紧数，栝楼薤白白酒汤主之。"论述的是阳气不足，痰饮停聚之象，用的是通阳散结法；《金匮要略·血痹虚劳病脉证并治第六》曰："血痹，阴阳俱微，寸口关上微，尺中小紧，外证身体不仁，如风痹状，黄芪桂枝五物汤主之。"论述的是气血不足，感受外邪所致以肢体局部麻木为主证的病症，用的是益气温阳通痹法。《金匮要略·呕吐哕下利病脉证治第十七》第45条，若现"下利清谷，里寒外热，汗出而厥者，通脉四逆汤主之"，是指虚寒性泄泻患者出现阴寒内盛，格阳于外之象，此时有顷刻亡阳之险，治宜大剂温通回阳之品，以急救回阳。《金匮要略·痰饮咳嗽病脉证并治第十二》曰："脐下有悸，吐涎沫而癫眩，此水也，五苓散主之。"本条是说痰饮结于下焦，膀胱气化不行，水气上逆，证见小便不利者，治宜通阳化气利水。还有如瘀血内停致妇人经水不调，证见少腹满痛，按之有硬块，月经量少，色紫有块，舌质紫暗，脉涩者，治宜土瓜根散以活血通瘀。痰饮聚结胃肠，若病偏于上，水饮停于胃，证见心下坚满，自利反快，脉伏，虽利而心下续坚满，宜用甘遂半夏汤散结逐水；若病偏于下，饮结肠间，证见腹满，肠鸣而便秘，口干舌燥，宜己椒苈黄丸前后分消，使肠间水气从大小便分利等条文，都充分体现了仲景因势利导、圆机活法、以通为安、以畅为和之观念。古人云"流水不腐，户枢不蠹""出入废则神机化灭，升降息则气立孤危"，而中医学恰恰是以动态的眼光去观察和辨别疾病，认为人体动态平衡是健康的重要标志，而这个重要标志主要靠人体内脏腑气机的通畅。也就是说，若脏腑气血及水谷运化障碍，表里内外气机闭塞，即会产生疾病，乃至危及生命。以上种种发病情况，说明五脏元真充实、通畅在治疗中的重要作用，"以通为顺"或"以通为安"的观念，就是"若五脏元真通畅，人即安和"的充分体现。

笔者在临床上，常常见到脏腑三焦通畅受阻，变生多种疾病。有的脏腑虚弱，气血停滞，饮食停滞，变为邪气浊气；有的浊气邪气之滞塞，在人身之内，元真之气通畅受阻，如头中浊阴不降，肝火上炎，湿热上蒸，脾胃湿热，肝胆湿热，大肠湿热，湿热下注，有胃浊、脾湿、肠垢，又有心火上炎，心火下移小肠，血浊入脑、血浊入心、血浊入肝等浊气阻塞之病。恶浊之气腐化脏腑，腐化经络，可生恶病。比如，头中浊阴不降，肝火上炎，湿热上蒸，可成头痛头晕，头目皆胀之病，或生其他头中恶病；大肠湿热，多年肠垢，可成结肠炎、痔疮、肠内息肉，或生其他肠内肿瘤；胃中湿热火毒，多种浊气，可成胃痛、呃逆、泛酸等病，甚至发生胃癌；过度膏粱厚味入胃，吸收入血，可为血浊，临床常见高脂血症、高血糖、高尿酸等。

笔者参与抢救过许多危急重症，如急性胰腺炎、急性胆囊炎、急性胃炎、化脓性阑尾炎、中毒性肺炎、大量心包积液伴心衰等，治疗一是顾护正气，二是保持呼吸、大便、小便、汗液及血流的通畅，还有用针灸保持经络的通畅，特别是有一例化脓性脑膜脑炎患者和一例坏死性胰腺炎患者，家属和西医都准备放弃积极治疗了，我们硬是坚持"保元气、促畅通"原则，用中药鼻饲＋灌肠＋针灸等方法，最后抢救成功。

笔者的体会是：第一人体真气要充足，第二要通畅。而通畅既是生理要求，也是我们治疗的目的。五脏与六腑要通畅，而脏腑与经络相通，一身上下内外，元真之气畅通无阻，元真之气沿其常道而流动，人体就健康。

通过学习《金匮要略》，进一步加深了笔者对人体生理及发病和治疗原则的正确认识，笔者认为，张仲景在2000多年前提出的"五脏元真通畅，人即安和"观点，就已为我们人类的健康做出了高度的概括，于临床有原则性的指导作用。

1. 对我们的养生有明确的指导作用。人在未病状态时，保持五脏元真通畅就不会发生疾病。诸多外在的致病因素能否导致疾病的发生，要看人体正气是强是弱，只要五脏元真之气充实，六腑气道通畅，人体的精、气、血、津液充足、平衡、通畅，人体的经络系统通畅，人体的上、中、下三焦通畅，人体的内、外、表、里及腠理玄府通畅，营卫畅通，抗病能力就强，就能适应外在因素的影响，而不至发生疾病。同时人体内也不会产生气滞、血瘀、痰阻、水停、湿淫之乱象，我们人体就既能平息外乱，也能平息内乱，从而健康长寿，不发生疾病，而尽享天年。正如《素问遗篇·刺法论》说"正气存内，邪不可干"，只有当人体相对虚弱，内环境失调不足以抵抗外邪时，邪气才能乘虚而入，侵犯人体导致疾病的发生，此即《素问·评热病论》所谓"邪之所凑，其气必虚"。

2. 如果处在已病状态，我们首先是根据中医的治疗原则，急则治其标，缓则治其本，无论是扶正祛邪还是标本兼治，都要时时不忘顾护人体元真之正气，辨识其气血、阴阳、表里、脏腑之偏盛偏衰，矫正至其中，察知其太过不及，燮理达其和，畅通其元真之气，则可达到扶正祛邪、补偏救弊之目标，从而人即安和，健康长寿。也即《素问·至真要大论》曰："谨察阴阳所在而调之，以平为期。"

杨百京（兵团中医医院）

《金匮要略》曰"五脏元真通畅，人即安和"，意为五脏元真运行通畅，人体就健康不病。

元真，指元气、真气，是人体最基本、最重要的气，是人体生命活动的原动力，是维持生命活动的基本物质。主要由肾所藏的先天之精化生，又通过后天脾胃运化的水谷精气补充培养而壮大。元气通过三焦而循行全身，内至脏腑，外达肌肤腠理，无处不在。元气主要有推动和调节人体的生长发育和生殖，以及温煦和激发各个脏腑、经络等组织器官的生理活动的功能。元气的盛衰变化体现于机体生、长、壮、老、已的自然规律。元气充沛与否受先后天因素决定。先天禀赋和后天补给正常，元气自然充沛；先天禀赋不足，后天补给失常，元气自然亏损而虚衰。

气的运动称为气机。人体之元气同营气、卫气、宗气、脏腑经络之气一样，是不断运动着的具有极强活力的精微物质。气的运动形式，因气的种类与功能的不同而有所不同，但总以升、降、出、入四种形式为基本的运动规律。升降出入是机体生命活动的基本过程，存在于生命过程的始终，是生命规律的高度概括。由于人体各脏腑之气的升降出入运动相互协调，从而保证了机体不断从自然界中摄取人体生命活动所需物质，并通过气化作用，升清降浊，摄取精微，排泄废物，共同完成机体的新陈代谢，以维持生命活动的正常运行。《素问·六微旨大论》曰："出入废则神机化灭，升降息则气立孤危。故非出入，则无以生长壮老已；非升降，则无以生长化收藏。是以升降出入，无器不有。"正由于气机对机体如此重要，所以《金匮要略》说："五脏元真通畅，人即安和。"元气贵在充沛，运行通畅。元气充沛和运行通畅不是孤立的，而是互为因果关系。元气充沛，运行就会通畅，机体各脏腑、经络等组织器官的活力就旺盛；反之，元气虚衰，就会运行不畅，就会产生相关的各种病理变化。同时元气运行通畅，就为元气的充沛创造了条件；而元气运行不通畅，机体各脏腑、经络等组织器官的活力就会下降，元气就会虚衰。所以"五脏元真通畅，人即安和"强调的是元真通畅的一种状态，而不能简单地只强调"通"，而应理解为元气充沛，运行通畅才可。下面围绕着"五脏元真通畅，人即安和"对养生保健和临床辨证论治的指导价值做一探讨。

一、首重"养慎"防病，以"治未病"为要

《金匮要略》提到"五脏元真通畅，人即安和"，指的就是人体五脏元气充沛，运

行通畅，即健康不病。后文把常见致病因素进行了归类，认为"千般疢难，不越三条"，接着提到"若人能养慎，不令邪风干忤经络；适中经络，未流传脏腑，即医治之"。可见仲景认为"养慎"，无病预防，有病防变是保证"五脏元真通畅，人即安和"的关键。这充分体现了"治未病"的思想，也合乎《内经》"养生"的思想。《素问·上古天真论》是《内经》的第一篇文章，开篇即讲："上古之人，其知道者，法于阴阳，和于术数，食饮有节，起居有常，不妄作劳，故能形与神俱，而尽终其天年，度百岁乃去。"《素问·四气调神大论》曰："夫四时阴阳者，万物之根本也……逆其根，则伐其本，坏其真矣。故阴阳四时者，万物之终始也，死生之本也，逆之则灾害生，从之则苛疾不起，是谓得道。"人生天地间，生理及生活等都受到自然四时阴阳寒暑变化的巨大影响，古人用生长化收藏高度概括这种规律。按照春生夏长，秋收冬藏的规律，顺从四时阴阳变化调养精神情志和生活起居，则体健神旺，可以减少疾病的发生。若违背四时阴阳，则内伤五脏，可能发生疾病。"养慎"和"养生"根本思想都在于"治未病"，但仲景强调"养慎"，而不是"养生"，是因为"养生"更强调目的，而"养慎"更侧重于方法，这符合仲景一贯以解决临床实际问题为目的的治学思想。

"法于阴阳，和于术数"是养生的基本规律和方法，具体概括地讲就是：一是要调理生活起居，做到"食饮有节，起居有常，不妄作劳"，戒除"以酒为浆，以妄为常，醉以入房，以欲竭其精，以耗散其真，不知持满，不时御神，务快其心，逆于生乐，起居无节"等不良生活习惯。二是对六淫等外在致病因素，特别是各种具有传染作用的"疫疬"之气，一定要"虚邪贼风，避之有时"。三要恬淡虚无，精神内守。即"志闲而少欲，心安而不惧，形劳而不倦""美其食，任其服，乐其俗"等，追求淳朴自然的生活，情志自然平和而少病。四是正如《素问·生气通天论》所说："苍天之气，清净则志意治，顺之则阳气固，虽有贼邪，弗能害也，此因时之序。"所以善养生者一定要顺应自然四时阴阳变化的规律"春夏养阳，秋冬养阴，以从其根"。五是要未病先防，既病防变。《素问·四气调神大论》曰："是故圣人不治已病治未病，不治已乱治未乱……夫病已成而后药之，乱已成而后治之，譬犹渴而穿井，斗而铸锥，不亦晚乎！"《金匮要略》曰："问曰：上工治未病，何也？师曰：夫治未病者，见肝之病，知肝传脾，当先实脾。"

这些防病先于治病的思想无疑是先进的、科学的，是人类同疾病斗争智慧的结晶。现在的医患双方对"治未病"思想的重视都远远不够，总是过多地强调了医学的治疗作用。所以在理解"若五脏元真通畅，人即安和"这句话时，不能只是看到对临床治疗疾病的指导价值，而要确定其对养生保健、养慎防病，未病先防、既病防变等"治未病"理论的指导价值。

二、病本在正虚，正气充沛，邪无所凑

结合《金匮要略》的前后文，以及中医基本理论，都可以清楚地知道"五脏元真通畅，人即安和"的关键在于元真充沛和运行通畅，两者对"人即安和"而言是缺一不可的。另外，这条经文中的元真，当然是指元气、真气，但理解为"正气"也未尝不可。《灵枢·口问》曰："邪之所在，皆为不足。"《素问·评热病论》曰："邪之所凑，其气必虚，阴虚者，阳必凑之。"正所谓"正气存内，邪不可干；邪之所凑，其气必虚"。这就指导我们临床辨证论治疾病时，千万不可认为欲"元真通畅"，就只需要用祛邪、理气、活血等"通"的方法，而忘了"补能助通"，甚至"补即是通"的思想。对于许多虚证，或因虚致实，或虚实夹杂，以虚为主的疾病，都可以补虚为主，或只需补虚，恢复正气，保证五脏元真充沛，促进五脏元真通畅，达到人即安和的目的。仲景是非常重视"正气"在疾病发生发展和预后中所起的作用的，从《伤寒论》《金匮要略》中可以看出，扶正、护正、养正的思想和方法常常贯穿其辨证论治的全过程。

三、祛除六淫，邪去则正安

《金匮要略》曰："夫人禀五常，因风气而生长，风气虽能生万物，亦能害万物，如水能浮舟，亦能覆舟。若五脏元真通畅，人即安和。客气邪风，中人多死。"这段经文翻译过来，大意是：人生长在自然界中，禀受着自然界的恩赐而繁衍生息。正常的气候为万物生长提供了条件，但异常的气候也会不利于万物的生长。如"水能浮舟，亦能覆舟"。若五脏元气真气通畅，人即健康不病。不正常的自然气候侵犯人体就会导致疾病，甚至死亡。而正虚邪中是仲景对疾病发生的基本认识。可见人体患病与五脏的元气通畅与否有关，也与气候异常变化，人体感受外邪有关。《素问·至真要大论》曰："夫百病之生也，皆生于风寒暑湿燥火，以之化之变也。"可见经典认为百病皆生于"风气"的异常剧烈变化，即风寒暑湿燥火"六淫"侵犯机体所致。因为"六淫"侵犯机体后会导致营卫不和，经气不畅，脏腑气机失常，产生痰饮水湿瘀血等病理产物，就会导致五脏元真失去通畅，人体有违安和，成为疾病状态。所以，治疗疾病就是要看气候有无太过不及的异常变化，验之于脉证，如"五邪中人，各有法度，风中于前，寒中于暮，湿伤于下，雾伤于上，风令脉浮，寒令脉急，雾伤皮腠，湿流关节，食伤脾胃，寒极伤经，热极伤络"。再根据不同情况给予辨证论治和护理。由于《金匮要略》是以治疗杂病为重点的，侧重不同，对祛除六淫疾病的治则治法不可能有全面的论述，这就要我们结合《伤寒论》《内经》，以及后世其他医家的经验和著述，全面地学习。祛除六淫邪气，邪去则正安，即邪去则"五脏元真通畅，人即安和"。

四、调理情志，情志调达，则脏腑气机和顺

七情是指人的喜、怒、忧、思、悲、恐、惊七种情志变化。人体的情志活动与脏腑气血的功能活动有密切的关系。《素问·阴阳应象大论》说"人有五脏化五气，以生喜怒悲忧恐"，可见情志活动的物质基础是五脏之精气津血。不同的情志变化对脏腑功能活动有不同的影响；反之，脏腑气血的变化，也会影响情志的变化。七情内伤，直接影响相应的内脏，使脏腑气机逆乱，气血失调，导致种种病变的发生。《素问·举痛论》曰："余知百病生于气也，怒则气上，喜则气缓，悲则气消，恐则气下，寒则气收，炅则气泄，惊则气乱，劳则气耗，思则气结。"正是由于七情与脏腑气血这种密切的关系，五脏元真若要通畅，情志活动就必须正常，如情志失常，就会直接影响相应的内脏，使脏腑气机逆乱，气血失调，元真运行就不通畅，种种病变就会发生，人就不安和。

五、祛除痰饮、食积、瘀血等病理产物

致病因素除外感六淫、内伤七情、饮食劳倦及其他致病因素外，在疾病过程中形成的病理产物，如痰饮、水湿、瘀血、食积、结石、燥屎等，同时又会成为重要的致病因素。

痰饮水湿是人体津液输布和排泄障碍，停留于体内而形成的病理产物。一般认为津停为湿，湿聚为水，积水成饮，饮凝成痰。痰较稠浊，饮较清稀；水清澈澄明，湿乃弥散浸渍。多由外感六淫，或饮食、劳逸、七情内伤等，使肺、脾、肾、三焦等脏腑气化功能失常，水液代谢障碍，以致水津停滞而成。痰饮水湿一旦形成，又不能及时祛除，就会影响脏腑气机，阻碍气血的运行，且致病广泛多端，如咳嗽、哮喘、眩晕、胸痹、癫痫、中风、痰核、流痰、水肿、肿瘤等疾病。由于其性重浊黏滞缠绵，导致疾病病程长，反复发作，缠绵难愈。

瘀血是指体内有血液停滞。离经之血积存体内；或血液运行不畅，阻滞于血脉、经络及脏腑组织内的血液，均称为瘀血。多由气虚无力推动血液运行，或气滞阻碍血液运行，则血液停滞而成。若寒凝血脉，或热邪煎熬壅迫等，均可使血行不畅结滞而成瘀。另外，由于外伤、气虚不能统摄，或邪热逼迫血液妄行等，使血离经脉，积存体内而形成瘀血。瘀血所致病症极为广泛，常因瘀血阻滞的部位不同而异，但多有疼痛、肿块、出血、肌肤爪甲失荣、舌脉异常等共同特点。

由于饮食不节，暴饮暴食等，超过了脾胃收纳运化与六腑传化的能力，可导致饮食停滞，脾胃损伤，升降失司，或腑气不通，出现脘腹胀满、嗳腐吞酸、厌食、矢气腐臭、呕吐、泄泻或便秘等食积症状。食积日久，可酿成疳积。由于阳明积热，或肠

道津液不足等会导致大肠传化糟粕功能失常，形成燥屎等。

结石主要是由于体内湿热浊邪，蕴结不散，或久经煎熬形成。常以胆囊、肾与膀胱等脏腑中多见。易致疼痛，易惹湿热，病程较长，时起时伏。

痰饮、水湿、瘀血、食积、结石、燥屎等病理产物虽然形成原因不同，症状各异，但机理有一点是相同的，它们一旦形成，都会阻滞脏腑经络气血正常的运行，如此自然脏腑元真不能运行通畅，人体也必然患病而不能安和。这里尤其要强调的是痰饮、水湿、瘀血、食积、结石、燥屎等病理产物形成原因有虚有实，但形成之后都有"实"的问题，所以祛除病理产物是避不开的问题，如祛痰蠲饮、化湿利水、活血化瘀、消食化积、理气排石、通腑泻浊等。只有祛除了这些病理产物，脏腑经络气血才能正常的运行，如此自然脏腑元真运行恢复通畅，人体必然安和。

总之，《金匮要略》曰"五脏元真通畅，人即安和"是仲景继承了《内经》的思想，是对人体生理病理的高度概括，对养生防病、辨证论治都有很重要的指导意义。首先要确立"养慎"，即养生防病，无病先防，既病防变的"治未病"思想；其次，因为"正虚而邪中"是疾病发生的基本原理，所以在辨证论治时应当遵循《素问·至真要大论》曰"谨守病机，各司其属，有者求之，无者求之，盛者责之，虚者责之，必先五胜，疏其血气，令其调达，而致和平"的原则，辨清虚、实，辨清六淫、七情、饮食劳倦，或是痰饮、水湿、瘀血、食积、结石、燥屎等病理产物，给予辨证论治。在辨证论治时尤其要重视脏腑气血，"必先五胜，疏其血气，令其调达，而致和平"。"必先五胜，疏其血气，令其调达，而致和平"与"五脏元真通畅，人即安和"强调的侧重点不同，但本质相同，正好可以相互注解。

吕　均（广元市中医医院）

　　《金匮要略·脏腑经络先后病脉证第一》云："夫人禀五常，因风气而生长。风气虽能生万物，亦能害万物。如水能浮舟，亦能覆舟。若五脏元真通畅，人即安和；客气邪风，中人多死。千般疢难，不越三条……若人能养慎，不令邪风干忤经络，适中经络，未流传脏腑，即医治之；四肢才觉重滞，即导引吐纳、针灸膏摩，勿令九窍闭塞，更能无犯王法、禽兽灾伤，房事勿令竭之，服食节其冷热，苦酸辛甘，不遗形体有衰，病则无由入其腠理。腠者，是三焦通会元真之处，为血气所注；理者，是皮肤脏腑之文理也。"指出人与自然关系密切，一方面，自然界提供人类赖以生存的基本条件；另一方面，自然界亦存在致病因素可使人发病。仲景以"水能浮舟，亦能覆舟"生动地说明了人与自然界的这种关系。人体正气具有抗病能力，若五脏元真通畅，则机体之阴阳、表里、寒热、虚实及营卫气血等人体功能就处于阴阳动态平衡之正常生理状态，人体各脏腑经络等组织器官功能就会协调，不易感受邪气发病；若元气不足，脏腑功能失调，则客气邪风等各种致病因素易侵犯人体导致疾病发生，甚至使人死亡。并进一步提出治疗和调养的方法。

　　五脏元真通畅，脏腑功能协调，整体生命处于相对动态平衡，则人体安和，不易受邪发病，否则，自然界致病因素易侵犯人体导致发病。现将"五脏元真通畅，人即安和"的内涵外延及对临床的指导意义分析如下。

一、关于"五脏元真"的含义

　　《灵枢·本脏》曰："五脏者，所以参天地，副阴阳，而运四时，化五节者也。""五脏"应是以肝心脾肺肾五个脏器为中心，外应四时五方，内应脏腑经络、五官九窍的五个生理功能系统。烟建华[1]也指出中医常说的"五脏"的内涵是指机体的一种功能调节控制系统，古人将机体功能调节系统的功能表现概括为五种赋予解剖的脏器，但并非具体实质的"脏"。

　　"元真"一词最早见于《金匮要略》，明代赵以德注《金匮要略》曰："人在气交中，禀地之刚柔，以成五脏百骸之形；禀天之阴阳以成六经之气。形气合一，神机发用，驾行谷气，出入内外，同于天度，升降浮沉，应夫四时。主宰于身形之中者，谓之元真。""元真"即元气、真气或元真之气。它是由肾中精气所化生，推动人体的生长和发育，温煦和激发各个脏腑、经络等组织器官的生理活动，维持生命活动的基本物质。

"元"，在古代哲学概念中指天地万物的本原。《春秋繁露·重政》曰："变一谓之元，元犹原也，其义以随天地终始也。"《素问·天元纪大论》云"太虚寥廓，肇基化元，万物资始，五运终天，布气真灵，摁统坤元"，涉及"元"的概念。将"元气"引入中医学的论述首见于《难经》。《难经·三十六难》云："命门者，诸神精之所舍，原气之所系也。"进一步提出"原气"的概念。元气在《难经》中论述较多，又如《难经·十四难》云："譬如人之有尺，树之有根，枝叶虽枯槁，根本将自生，脉有根本，人有元气，故知不死。"指出元气是人体重要的精微物质，对机体具有重要的生理功能。"真"，在《说文解字》中解释为"仙人变形而登天也"，意为道家修炼得"道"，是一种状态。《素问·上古天真论》云："今时之人不然也……以欲竭其精，以耗散其真……故半百而衰也。"此处的"真"指的是"真气""真元""元气"，主要来源于肾气。《素问·上古天真论》云："恬恢虚无，真气从之。"进一步提出"真气"的名称，即真元之气。

《素问·六元正纪大论》云："食岁谷以全真气，食间谷以辟虚邪。"《灵枢·刺节真邪》云："真气者，所受于天，与谷气并而充身也。"提出真气是源于先天肾气而运行于全身脏腑经络之中，用来抵抗邪气的物质，依靠脾胃水谷之气的充养和滋润来补充。人身真气无处不在。真气只有布达于全身（"充身"）才能发挥它的生理作用，否则就会产生疾病。《难经·六十六难》云："三焦者，原气之别使也，主通行三气，经历于五脏六腑。"《灵枢·周痹》曰"真气不能周，故名曰周痹"，提示真气通过三焦，分布于全身各处。

金元时期李东垣在《脾胃论》中直接提出："真气又名元气，乃先身而生之精气也，非胃气不能滋之。"明确提出真气和元气异名而同类。历代医家认为，元气或真气是人体最重要、最根本的气，来源于先天，受后天水谷之气的充养。明代戴思恭在《推求师意·内伤》中明确指出"仲景所谓五脏元真"就是元气，其在各脏腑的具体表现就是"在肝则温化，其气升；在心则热化，其气浮；在脾则冲合之化，其气备；在肺则凉化，其气降；在肾则寒化，其气藏"。明代赵以德[2]注曰："人在气交中，禀地之刚柔，以成五脏百骸之形；禀天之阴阳以成六经之气。形气合一，神机发用，驾行谷气，出入内外，同于天度，升降浮沉，应夫四时。主宰于身形之中者，谓之元真。"清代张志聪[3]认为"五脏元真之气"是先后天之气在人体结合的产物，又名"真气"。现代医籍和教材中大多支持这些观点，认为"元真"就是"元气""真气""原气"。

"五脏元真"是指具有先天自然属性的，遍布于全身的运行不止的气，即元气；元真可通过三焦布达于全身，内而脏腑，外而肌腠皮毛，分布于某脏腑或某经络即为某一脏腑或某一经络之气；"五脏元真"本身会自然消亡，但通过培补后天，可以在一定程度上弥补先天之气。

二、"通畅"的含义

"通"，《说文解字》解释为"达也"。《易经》说"往来不穷谓之通"。《孟子·滕文公下》曰"子不通功易事"，此处"通"作"交流"讲，意为你不交流成果互换产品。"畅"有"通达""畅通""无阻碍"之意，如《韩非子·说林上》曰"登台四望，三面皆畅"，还有"充实、旺盛"之意，如《礼记·月令》曰"（仲冬之月）名之曰畅月"，郑玄注"畅，犹充也"。《论衡·效力》云："草木畅茂。""通畅"在《金匮要略》中结合"五脏元真通畅"原文，应当指元气在机体内循行过程中，能通过多种渠道的调节和补充，来保证其在体内充足、流畅、和调，维持机体自身气血津液和脏腑经络信息和能量的正常生理功能，达到"通畅"状态。有两层含义：一是指人与自然界相应，人体与环境之间时时交流沟通；二是指五脏系统表里内外的联系，以及各脏腑之间的相融相通。

三、"安和"的含义

"安"，《说文解字》曰"安，静也"。"安"还有"平静安稳、安静和平""安宁"之意。《新唐书·卓行传·元德秀》曰："颖士呼吸折节而获重禄，不易一刻之安易。"《金匮要略·百合狐惑阴阳毒病证治第三》曰"狐惑之为病，状如伤寒，默默欲眠，目不得闭，卧起不安"，指安静平和之意。

"和"指"和谐"，如《老子》曰"音乐相和"，还有"和睦、协调"之意，如《荀子·王制》曰"百姓和"。《素问·调经论》云："血气不和，百病乃变化而生。"《素问·生气通天论》云："凡阴阳之要，阳密乃固，两者不和，若春无秋，若冬无夏，因而和之，是谓圣度。"《内经》中用"和"来描述气血津液、脏腑阴阳等正常生理功能活动的状态，即《内经》的"阴平阳秘，精神乃治"。

"安和"即"安定和平，安定和睦"。《晏子春秋·问上第三》曰："未免乎危乱之理，而欲伐安和之国，不可，不若修政而待其君之乱也。"《韩诗外传》曰："百姓皆怀安和之心，而乐戴其上。"还有"平安，安好"之意。唐代韩愈《与大颠师书》曰："孟夏渐热，惟道体安和。"还可作"犹晴和，温和"讲。《云笈七签》曰："天气安和，芝草常生。"结合上下文，在此"安和"当为安定平和，和谐顺畅，健康和达之意，指人在心理、生理及与环境的关系上，处于稳定平和、健康和谐的状态。

四、"五脏元真通畅，人即安和"的含义

"五脏元真通畅"有三方面含义：一是指人体的五大功能系统与宇宙、自然这两个

相应的大小系统也保持和谐统一；二是指人体各脏腑之间气血的相互流通，生理和病理变化相互关联；三是指人体内部脏腑经络与五体、五官、九窍、四肢百骸之间的关系保持协调统一。

从"五脏元真通畅"上下文来看，张仲景强调先天对后天的依赖，后天对先天的滋养作用，强调饮食、起居、药物及其他人为努力对先天的补养和辅助作用，尤其注重脾胃之气对促进康复，防止疾病传变的重要作用；同时强调五脏在生理和病理上相通，相互影响，一脏有病，可波及他脏，也可从他脏论治；要求机体"元真"应顺应四时，弛张有度，体内气血要能在全身内外上下流通畅达，并能与外界环境协调和谐相融，达到内外平衡状态。

"五脏元真通畅，人即安和"，意为脏腑经络之精气充沛、畅达，则脏腑功能协调有序，人体便平安康健。若五脏六腑之内，经络血脉之中，三焦腠理之中，尽是元真之气，清灵之气在其中正常流动循行，人即平安祥和无病。体现了仲景的发病观：将正气的御邪作用放在首位，强调内因的主导作用。根据其精神，在临床预防内伤病时，注重调补人体的正气，如精气虚者补之，气血津液不畅达者疏导之，务必保持其气血津液充沛、畅达，脏腑功能协调，使其正气御邪的能力明显增强，则痰饮、水湿、瘀血等病理产物（内生五邪）不能形成，外邪不能侵袭，自然就不会得病，或得病后也会自动修复痊愈。

张仲景提出脏腑经络的病变，尽管临床表现多端，都离不开气滞水停血瘀、五脏元真不畅的基本状态，因此，通畅五脏元真也是各种杂病治疗的关键[4]。

五、"五脏元真通畅"在冠心病心绞痛防治方面的指导作用

冠心病心绞痛是临床常见急危重症之一，常发于40岁以上人群，随着社会进步和人们生活水平的提高，肥胖、高脂血症、糖尿病、高血压病患者明显增多，冠心病心绞痛发病年龄年轻化趋势明显。关于本病的病机，普遍认为，其病位在心，发病与肝肺脾肾密切相关。主要因老年体虚，心脾肝肾亏损，阴阳失衡引起。心脉痹阻不通，不通则痛是胸痹的病机关键。发作时以标实为主，如瘀血、痰浊突出；平素以心气虚、心阳虚最常见。而其病理基础则是血脉壅塞不畅，气血循行受阻。"五脏元真通畅"思想强调脏腑元气的通畅，机体才能正常安康，本病的发生存在一定的病理基础，那就是血脉壅塞不畅，痹阻不通，所以本病在早期要注意高危因素的早期控制，促进气血的流通，血脉的通畅，而其重点又在于饮食起居的调适。

由于心主血脉，奇恒之腑"脉（络）"与心相连，与心脉相联通，通过心脏的推动作用，血液通过脉络向全身输送，同时也向心脏自身的脉络输送血液和精微物质[5]。现代研究发现，冠心病心绞痛是由于心脏血脉斑块形成，导致血管内腔狭窄，心脏血管内血流减少（或减慢），引起心肌的供血供氧处于不足或相对不足状态（即心络郁滞

和心络虚滞）。当心跳加快，心脏做功增加，就会导致心肌供血供氧相对不足，或心脏血管发生痉挛，血流减少，出现心脏元真之气瘀滞耗损壅塞，导致心肌供血供氧减少，引发胸部不适或疼痛。其根本原因在于心脏脉络结构和功能出现异常，在此基础上由于寒凝、气滞、瘀血或痰浊痹阻，加重脉道壅塞或不通，引起心绞痛，甚至发生心肌梗死。引起脉络结构功能异常的原因在于血液中的异常成分（痰浊、水饮）留结脉道，壅塞脉络。其本在水液气化异常，气机升降不利，痰饮水湿壅阻。"五脏元真通畅"思想强调脏腑元气的通畅，本病发生后主要在于血脉不畅，故要及时疏通血脉，包括调整血液成分和清理脉道壅塞之痰瘀积聚，除以药物疏通血管外，还应包括非药物方法、手术方法和饮食疗法。

治疗冠心病心绞痛最好的办法就是预防和避免本病的发生，其关键就是保持"五脏元真通畅""不遗形体有衰"，所以急性发作时应以疏通脉道，促进气机通畅为主，缓解期则以祛痰散结化饮，滋养扶助元气为主。因心主血脉，统领和推动一身之血液在脉道中运行，容易受多重因素干扰，同时又可能生成多种病理产物，日久则留结于脉道，形成恶性循环，故本病在急性发作和缓解期的治疗虽然各有侧重，但又需同时兼顾，针对"心主血脉"之"通阳化饮，活血通脉"应贯穿本病防治始终，体现"五脏元真通畅"的思想。

随着病情进展，脉道壅塞加剧，心脏推动血液在脉道内运行时会耗损更多元气，使心脏元气的补充与耗损之间出现不平衡，加剧脉道壅塞，血流减少或减慢，心失濡养，心气生成更不足，恶性循环，引起心气亏虚不足以推动血液在脉道内运行，则水饮痰浊壅塞全身脉道，迁延反复可出现心绞痛频繁、反复发作，并可能出现心累、浮肿等慢性心衰表现。由于元气需要靠后天水谷之气的滋养补充，脉道内瘀滞壅塞的血液成分来自肝脾心肾对生血、行血、主血功能调节的失常，所以本病尤其要注意平时的调理，要注重"未病先防"，即未病时要注意气机的流畅和饮食的调理。

六、结语

"五脏元真通畅，人即安和"学说从中医整体观出发，是元气学说和中医整体观思想的体现。强调天地阴阳之气的消长变化直接影响着人体阴阳之气的生长收藏。"五脏元真通畅"承认先天对后天的依赖，肯定后天饮食、起居、药物及其他人为努力对先天的补养和辅助作用。人体脏腑经络与内外环境之间协调统一，处于阴阳动态平衡状态是健康的标志，"五脏元真通畅"是人体健康的表现，五脏元真不畅是多种杂病的内在病理表现，通畅五脏元真是各种杂病治疗的关键。通畅五脏元真也是治疗和预防冠心病心绞痛的有效思路，对冠心病心绞痛的预防和治疗，具有重要的指导作用，临证当深入体会，传承发扬。

参考文献

［1］烟建华.《黄帝内经》五脏概念研究［J］. 中医药学刊，2005，23（3）：395-399.

［2］元·赵以德. 金匮方论衍义［M］. 王玉兴，王洪武，校注. 北京：中医古籍出版社，2012.

［3］苏宝刚. 金匮要略讲义［M］. 北京：学苑出版社，1995.

［4］张再良. 治气治水治血、通畅五脏元真［J］. 上海中医药杂志，2001（4）：43.

［5］吴以岭. 络病学［M］. 北京：中国中医药出版社，2006.

庆　慧（河南省中医药研究院）

"五脏元真通畅，人即安和"出自张仲景《金匮要略》首篇，这一理论高度概括了张仲景在养生、防病、治病方面的思想精髓。

一、射策

"元真"最早见于《金匮要略》。"元"，本义指"头""开端"。如《春秋繁露·重政》曰："变一谓之元，元犹原也，其义以随天地终始也。"后有《论衡·辨祟》曰："人，物也，万物之中有智慧者也。其受命于天，禀气于元，与物无异。"即指天地万物禀于元气，人亦如此，禀受先天之元而成。

"真"，《妙真经》有"自然者，道之真也"。《庄子·渔父》有"真者，所以受于天也，自然不可易也"。《黄庭经》亦谓"积精累气以为真"。

对"五脏元真"历代医家有不同的注解，明代戴思恭在《推求师意·内伤》明释"仲景所谓五脏元真"就是元气；清代张志聪认为"五脏元真之气"是先后天之气在人体结合的产物，又名"真气"；清代魏念庭认为"元真"即是"精与血"，有云"盖精与血，莫作五脏之元真也"；清代李珥臣认为"元真者，藏真之元气，《经》云藏真散于肝，通于心，濡于脾，高于肺，下于肾。所谓天真是也"；明代赵以德则注为"神机"，曰："人在气交中，禀地之刚柔，以成五脏百骸之形；禀天之阴阳以成六经之气。形气合一，神机发用，驾行谷气，出入内外，同于天度，升降浮沉，应夫四时。主宰于身形之中者，谓之元真。"尽管历代医家的认识不尽相同，但都可以概括为仲景所谓"元真"是"元气""真气""元阳"来解释。

"五脏"不仅指心、肝、脾、肺、肾五脏，而是指以五脏为中心的，与自然五行相通的五大功能系统。"五脏元真"源于先天，充于后天，通于自然。

"通"者"达也"。《易经》中说"往来不穷谓之通"；"畅"者顺而无碍。《素问·调经论》曰："五脏之道，皆出于经隧，以行血气，血气不和，百病乃变化而生，是故守经隧焉。""通畅"既指人与自然界四时阴阳相通，又强调人体脏腑气血的充盛与通畅，如此才能保证人体正常的生命运动。人体生命活动的基本形式是升降出入，《素问·六微旨大论》曰"升降出入，无器不有"，又曰"出入废则神机化灭，升降息则气立孤危，故非出入，则无以生长壮老已；非升降，则无以生长化收藏"。因而五脏精气充沛、畅达，机体功能协调有序，元真之气内溉脏腑，外濡肌腠，人体则安和无恙。"安和"有指人体的生命活动平衡而和谐之意。人体阴阳平衡、功能协调有序是身强体健的标志。

二、对策

"五脏元真通畅，人即安和"的思想与《素问·上古天真论》中"真气从之，精神内守，病安从来"的理论是一脉相承的。五脏元真的通畅是人体健康和疾病向愈的重要条件。

三、论策

在正常生理情况下，人体维持着"五脏元真通畅"，注重"养慎，不令邪风干忤经络"，"虚邪贼风，避之有时"，"无犯王法、禽兽灾伤"，"勿令房事、金刃、虫兽所伤"，顺应四时阴阳，食饮有节，劳逸有度，做到未病先防，使"正气存内，邪不可干"。反之，在病理情况下，五脏元真虚衰，或壅塞闭阻，郁滞不通，则百病丛生。即所谓"百病生于气"，"邪之所凑，其气必虚"。因此，在"五脏元真通畅，人即安和"理论思想的指导下，我们在养生、防病、治病中要始终谨记内养元真，畅通经隧，使"阴平阳秘，精神乃治"。《灵枢·天年》有云："五脏坚固，血脉和调，肌肉解利，皮肤致密，营卫之行，不失其常，呼吸微徐，气以度行，六腑化谷，津液布扬，各如其常，故能长久。"

"五脏元真通畅，人即安和"理论在疾病治疗中具有重要的指导意义。如在情志致病中，《素问·阴阳应象大论》云"人有五脏化五气，以生喜怒思忧恐"，情志与五脏有着密切的关系，情志分属五脏，情志过极必然影响五脏之气的变化。故《素问·举痛论》云："余知百病生于气也，怒则气上，喜则气缓，悲则气消，恐则气下，寒则气收，炅则气泄，惊则气乱，劳则气耗，思则气结。"正常的情志变化是不会令人发病的，但其过极则会导致脏腑气机紊乱进而影响全身而产生疾病。《素问·五运行大论》说"气相得则和，不相得则病"，因此，五脏气机通畅，人即安和。临床所见一病例，以调畅气机而获效显著。

病案：邹某，女，36岁，2011年4月21日初诊。

初诊：主诉情绪不宁，常无故悲伤哭泣，不能自制10余日。伴见心烦，郁闷失眠，或嬉笑无常，每发作数小时，不犯病时如常人，但情绪低落，脘腹胀满，不思饮食，不愿与人交往。舌质红，苔薄白，脉微数。西医诊断：癔症；中医诊断：脏躁证（郁证）；辨证属阳郁厥逆，肝脾不和；治以透邪解郁，疏肝理脾，养心安神；方用四逆散合甘麦大枣汤。处方：柴胡10g，芍药10g，枳实10g，炙甘草6g，淮小麦30g，白术15g，怀山药30g，炒酸枣仁30g，大枣15g，7剂，每日1剂，水煎服。

2011年4月29日二诊：服上方7剂后，哭笑无常已不发作，焦虑郁闷减轻，睡眠有改善。但有时还感胸闷，常叹息，脘腹胀满。在上方基础上加郁金10g，八月札10g，川厚朴10g，陈皮10g，姜半夏10g，7剂，每日1剂，水煎服。

2011年5月6日三诊：服药后感郁闷已解，胸宽闷解，脘腹不胀，纳食增加，舌质红，苔薄白，脉数。效不更方，再续服上方3剂，以巩固疗效。

该女性患者主要系七情所伤，致肝郁气滞，一时不得离散，至阳郁厥逆，肝脾不和，故治疗当以透邪解郁，疏肝理脾，养心安神。其表现为情志不宁，无故悲伤哭泣，或嬉笑无常，不能自制，属张仲景谓之"脏躁"。《金匮要略》中谓："妇人脏躁，喜悲伤欲哭，像如神灵所作，数欠伸，甘麦大枣汤主之。"脏躁乃因五脏俱亏，阴阳失调所致，心为五脏六腑之主，故治取养心，用甘麦大枣汤补心气，养心安神，和中补脾。因其肝郁气滞，而用四逆散（柴胡、芍药、甘草、枳实），透邪解郁，疏肝理脾。加用了宽胸理气药郁金、八月札，使解郁效果倍增，加用姜半夏、川厚朴和陈皮，行气以散消除脘腹胀满。全方治疗结果反映了五脏之气顺畅，人安和。

"五脏元真通畅，人即安和"也体现了在营卫运行与人体睡眠节律变化方面。营卫之气在人体运行有着各自的规律，如《灵枢·营卫生会》曰："营在脉中，卫在脉外，营周不休，五十度而复大会。阴阳相贯，如环无端。卫气行于阴二十五度，行于阳二十五度，分为昼夜，故气至阳而起，至阴而止。"营卫的运行规律与睡眠有着密切的关系，《灵枢·口问》曰："阳气尽，阴气盛，则目瞑。阴气尽而阳气盛，则寤矣。"但若出现营卫之气运行不相顺接，出入通道受阻，则睡眠节律就会发生紊乱而导致失眠。正如《灵枢·大惑论》曰："卫气不得入于阴，常留于阳。留于阳则阳气满，阳气满则阳跷盛，不得入于阴则阴气虚，故目不瞑矣。"在失眠病因病机和治疗方面，《灵枢·邪客》也载有"半夏秫米汤"，其治疗失眠机理即"此所谓决渎壅塞，经络大通，阴阳得和者也"，"饮以半夏汤一剂，阴阳已通，其卧立至"。可见失眠的治疗大多以调畅脏腑功能，安和营卫，交通阴阳为主要治疗法则。临床一例印证此法收效甚佳。

病案：许某，男，43岁，于2012年10月5日初诊。

初诊：主诉失眠6个多月。半年前不慎跌倒致脑震荡，嗣后即失眠，每晚乱梦纷纭，兼有情志不乐，时喜叹息，每晚仅能入睡2~3小时，饮食与二便无异常，曾服多种中药宁心安神未能收效。诊见面色灰暗，下肢肌肤甲错，舌紫，苔薄黄，脉弦。诊断：失眠。辨证：肝郁日久，气滞血瘀。治以疏肝理气，活血化瘀。方以血府逐瘀汤合四逆散加减。处方：桃仁12g，红花10g，当归10g，生地黄10g，川芎6g，赤芍6g，柴胡6g，桔梗10g，枳壳6g，牛膝10g，白芍6g，甘草3g，3剂，水煎服，日1剂。

2012年10月9日二诊：3剂后自觉精神舒畅，夜可入睡4~5小时，多梦减少。诊见面色灰暗有改善，舌紫，苔薄黄，脉弦。效不更方，再服7剂，睡眠可达6小时以上，乱梦亦平。患者坚守上方，共35剂，失眠告愈，面色复常色，舌质转为淡紫，肌肤甲错转轻。

患者有外伤史，兼因情志不遂致肝失疏泄，气机郁结，致气滞血瘀，凝滞脑气，神明受扰而失眠，乱梦纷纭，用血府逐瘀汤合四逆散能平衡气血，调和阴阳，治疗血瘀失眠者常可获显效。此方含桃红四物汤组成为君，功在活血化瘀，臣以四逆散疏肝理气，方中枳壳、桔梗一升一降，调畅气机，牛膝导血下行；甘草调和诸药，全方共奏，气通血和，则肝顺条达，瘀血去、气郁散，脏气得平和，阴阳达平衡，神魂自安而得安眠。

四、结论

总之，"五脏元真通畅，人即安和"是养生、防病、治病都应遵循的法则。"五脏元真"充润和濡养着五脏及其所属的六腑、形体、官窍，以开启和维持着人体正常的生命活动。正如清初医家高学山在《高注金匮要略》注"五脏元真通畅，人即安和"时解"此句为养生治病之要……盖元真通畅，卫气自固，经络自不受邪，岂能入脏腑，是无脏腑之内因。又元真通畅，而神机流贯四肢九窍，血脉不致瘀塞，是无皮肤之外因"。所以，我们在养生和治病时要"法于阴阳，和于术数，食饮有节，起居有常，不妄作劳"，保持"五脏元真通畅，人即安和"，"故能形与神俱，而尽终其天年，度百岁乃去"。

孙塑伦评按

论"五脏元真通畅，人即安和"

　　"五脏元真通畅，人即安和"见于《金匮要略·脏腑经络先后病脉证第一》，曰："夫人禀五常，因风气而生长，风气虽能生万物，亦能害万物。如水能浮舟，亦能覆舟。若五脏元真通畅，人即安和；客气邪风，中人多死……不遗形体有衰，病则无由入其腠理。腠者，是三焦通会元真之处，为血气所注；理者，是皮肤脏腑之文理也。"张仲景以"水能浮舟，亦能覆舟"说明人既依附于自然界生存，也因自然界致病因素而发病。在指出疾病发生的外因、常见病邪及致病途径的同时，强调了正气的御邪作用。五脏、元真、通畅、安和，简明扼要，重点突出，寓意深刻。结合上下文理解张仲景"五脏元真通畅，人即安和"的深刻内涵，主要体现在人体五脏精气既要充足，还要和畅流通，才能保持"人即安和"的健康状态。这既是中医认识人体功能、认识疾病、防治疾病的基本原则，也是治疗杂病的总纲。在继承《内经》学术思想的基础上，张仲景对人体的生理功能和病理状态进行了凝练和提高，对后世中医临床医学的发展产生了深远的影响。

　　姜丽娟医师从"五脏元真通畅，人即安和"是对人体健康状态的概括；五脏元真不通畅，人即"失和"的发病观；预防五脏元真不通畅引发人体失和的防病思想；调和五脏，使元真通畅的治疗原则，以及在临床实践中应用等五个方面进行了全面论述。强调仲景这个学术思想贯穿《金匮要略》全书，还引用《内经》等文献中有关元气、"通""和"之法、治未病等内容进行了分析，展现了从《内经》到《金匮要略》这一学术思想的传承发展脉络及对后世学术流派形成的影响。

　　邓皖利医师引用《内经》《脾胃论》等经典文献，对"五脏""元真""通畅"的含义进行了诠释，揭示其内涵。从人与自然之间协调一致、人体脏腑气血之间相互联系与沟通两个方面来说明仲景"通畅"所体现的整体观、动态观；还从人体正气与外界邪气两方面分析了疾病发生的内因与外因，强调了正气的御邪作用和保养正气的重要性。

　　黄伟医师梳理了《金匮要略》全书方证对应所用的治疗法则，针对不同病邪所致的不同疾病，虽然采用汗、下、和、消、补等不同治法，但均以"畅通"为要，融"畅通"之大法于其中，以达到人体元真平衡、充足、畅通的正常状态。结合在临床上治疗多种疾病特别是急危重症所取得的经验，发挥了"五脏元真通畅，人即安和"学术思想对临床的指导作用。

　　本命题还有杨百京、吕均、庆慧等医师提交的论文，基于文献资料结合自己的学习体会及临床实践，分别从中医整体观、治疗观、预防观的理论和临床实践等方面对"五脏元真通畅，人即安和"学术思想的源流、内涵及外延，对中医临床防治疾病的指导作用等方面进行了论述，强调了"五脏元真通畅，人即安和"是人体健康的基本条件，是预防疾病、治愈疾病的最终目的，也是养生、防病、治病都应遵循的法则。可供读者参阅。

论《金匮要略》中的痰饮与水气

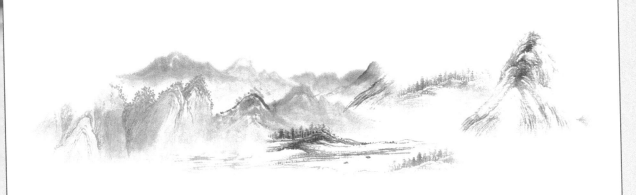

姜寅光（东港市中医院）

津液正化生成阴津，津液异化形成痰饮水气。痰饮与水气同源而不同化，两者皆为阴邪，因此临床上两者在治疗方面常相互借鉴。"病痰饮者，当以温药和之"是仲景为痰饮病所设，本科教材将"病痰饮者，当以温药和之"释义为痰饮病的总原则，临床上治疗水气病也常常温化。但是，无论痰饮，还是水气，既可为寒邪所致，也可为温邪所为，既可为寒证，也可为热证。临床上痰饮水气温化无效，而清润等法常可取得较好疗效。将"病痰饮者，当以温药和之"释义为痰饮病总治则，有些许泛化，值得商榷。笔者曾发表了相关论文[1]，现进一步完善。

一、对"病痰饮者，当以温药和之"释义的存疑

1. 仲景治痰饮用药用方并非局限温化温药

《金匮要略》治痰饮具体方法概括为温、汗、利、下，发汗用大青龙汤、小青龙汤；温化、利小便用苓桂术甘汤、肾气丸、五苓散、泽泻汤和小半夏加茯苓汤等；攻下用十枣汤、甘遂半夏汤、己椒苈黄丸等。分析这些方剂，用药既有大热之附子、肉桂等，也有大寒之石膏、葶苈子，更有甘遂、大戟、芫花等有毒之品。多数方剂为寒凉与温热并用，只有两方不同，一是苓桂术甘汤，用药桂枝、白术为温，茯苓、甘草为平，方中无寒凉之品，为一温化之剂；二是己椒苈黄丸，葶苈大寒，余三味性皆寒，此乃纯寒无阳之剂。从仲景治痰饮用药看，药有大寒大热，甚至有毒之品，不是用纯温性药，也不是以温性药为主，甚至一个方中没有一味温性药；从用方看，方剂有纯温化之剂，有寒温并用之剂，有纯寒无阳之剂；从治法上看有温、汗、利、下四法，并非仅用温法。从前面的论述看，温法和温药难以囊括仲景治痰饮的用药、用方、治法，也不是主要的用药、用方、治法。

2. "以温药和之"作为痰饮病总原则与仲景的温病理论相违

仲景著《伤寒杂病论》，后人因撰次而分为《伤寒论》和《金匮要略》，两者在基础理论、诊法治则、配伍理论、方药应用等方面都是相通的，研究《金匮要略》可与《伤寒论》相互参合、相互印证。《伤寒论》虽详于寒略于温，但对于温病的病因、主证、治则及部分治疗方药均有论述，奠定了后世温病学的发展基础。主要体现在以下几个方面：其一，论述了温病的病因，规范了病名；其二，概括了温病初期的主症及

与伤寒的区别；其三，论述了对温病误用辛温发汗、误用攻下、误火等导致的坏证；其四，直接论述了多种温热证候，并提供了有效的治法与方药，广泛适用于温病，并为后世温病学家习用。总之，仲景重视温病，运用清泄等法治疗温病，并强调注意温病误火等导致的坏证，仲景不可能对寒邪和温邪都能导致的痰饮只用温热不用寒凉，而以温助温。因此，将"以温药和之"作为痰饮病总原则与仲景的温病理论相违。

3. 痰饮水气与阴虚并存同病而温药伤阴

痰饮水气与阴虚有四种情况，笔者在已发的论文已有论述[2]。

（1）从痰饮水气生成看

津液正化生成阴津，津液异化形成痰饮水气，从这个意义讲，两者同源不同化。痰饮水气的生成必然导致阴津的化源不足而阴亏。正如《冯氏锦囊秘录》所言："津液生痰不生血。"《医碥》在解释"素盛今瘦"时言"由津液尽化痰饮，不外复充形体也"，也是此意。

（2）从脏腑功能整体性看

津液代谢需要肺、脾、肾等脏腑功能正常，无论阳虚，还是阴虚，都能使脏腑功能减退，不能正常发挥其效能。即阴虚可以使脏腑功能减退而导致痰饮水气生成，此符合中医的整体观。

（3）从阴阳互根看

《灵枢·本神》言"阴虚则无气"，阳气的化生是以阴精为基础的，阴虚则阳气化生不足，即阴虚使阳也虚，从而导致津液异生痰饮水气。

（4）从已成痰饮水气对阴津的影响看

痰饮水气的形成阻碍津液输布与排泄而引起和加重阴亏，痰饮水气伴吐泻咳痰而丢失阴津，痰饮水气久蕴化热也耗伤阴津。"素盛今瘦"就是很好的例证。

从前面的论述可以看出，痰饮水气与阴虚相伴而生，痰饮水气伴有阴亏、潜在阴亏、被掩盖的阴亏。治疗阴虚，当以护阴养阴为主，而温药温法，都可引起和加重阴亏。

4. 燥邪与痰饮水气互化并存[3]，温化温药所用非宜

（1）燥因收敛致干的同时伴随津液的停聚而为饮为湿

燥为秋季的主气，秉承秋季之性，以收敛为用为化。津受燥邪，过于收敛，致津液不布。而津液不布能表现出两种形式：一是津液不能布达之处，津液不足而干，即"燥胜而干"；二是不能敷布的津液，收而停聚而为饮为湿，总之，燥邪致干的同时即伴湿饮的产生而同病。

（2）燥伤脏腑，脏腑失用而致湿

燥即可伤津，也可直接伤及脏腑，使脏腑不能正常发挥其功能而失用，异化为湿饮。燥伤肺，肺气萎弱不振，而成肺痿，现咳浊唾涎沫等痰湿之征。燥伤肾，肾不合

而为肿为泻，正如《存存斋医话稿》评燥泻曰："凡物润则坚密无缝，燥则绽裂有痕，肾开窍于二阴，肾耗而燥，其窍开而不合，藁矣。"

（3）燥与湿相互转化

燥湿的转化，《素问·六元正纪大论》有"燥极而泽"之论，即燥至极点反见湿象。清代医家石寿棠对此也有精辟的论述，曰："燥郁则不能行水而又化湿，湿郁则不能布津而又化燥。"[4]

无论从医学理论探讨与溯源，还是从临床典型病例所见与佐证，燥与湿相伴而生，相互转化，呈现"燥中有湿，湿中有燥"（《读医随笔》）[5]的复杂局面。

对燥与湿饮同病治疗，《医原》有指导性论述，曰："燥为湿郁者，辛润之中，参苦辛淡以化湿，湿为燥郁者，辛淡之中，参辛润以解燥。"[4]而温化温药所用非宜。

总之，痰饮水气可由寒邪、温邪、燥邪等所致；可表现为寒证、热证，可表现为燥证、湿证，也常见错杂等证；可见阳虚、阳郁，也见阴虚、燥热。其治疗很难以温法温药所囊括，而温法温药又非仲景治疗痰饮仅用和主要之法之药。因此，有必要对"病痰饮"当以温药和之者，再释义。

二、"病痰饮者，当以温药和之"再释义

1."和之"与"温药"的主从

教科书等释义"病痰饮者，当以温药和之"，强调以"温药"为原则，"和"为"温药"使用的规范。关于"和"之义，张介宾有很好的论述，曰："和方之制，和其不和者也。凡病兼虚者，补而和之，兼滞者，行而和之，兼寒者，温而和之，兼热者，凉而和之，和之为义广矣。"治疗痰饮水气，只要能化饮化水，逐饮逐水即可，治法用方用药多种，仲景治疗痰饮水气即是如此。据此，"病痰饮者，当以温药和之"可释义为：痰饮病治疗以"和之"为原则，"温药"只是"和之"方法之一，即以温药而和之，不能泛化温药。痰饮水气久治不愈，常常因为温药的泛化。

2.温药和之意在通阳

《金匮要略》治痰饮具体方法有温、汗、利、下，为什么不用汗而和之、利而和之、下而和之，而用"温药和之"？痰饮水气皆为水液的停聚与泛溢，形成了阳气阻遏的征象。《素问·汤液醪醴论》将水肿的病机概括为"五脏阳以竭也"，即是此意。竭即阳气被阻绝之意，尽管有的文献将竭释义为阳气衰竭，只是阳气衰竭更易被痰饮水气阻隔而已，两者都形成了阳气不布。因此，治疗痰饮水气，通阳是关键。温药能振奋阳气而具通阳之力，易被医者理解。"温药和之"提示治痰饮应通阳，其实治疗水气也是如此。仔细理解，汗、利、下皆因祛邪而通阳。

三、"病痰饮者，当以温药和之"再释义的临床意义

痰饮水气停聚易造成津液充盈的假象，同时饮属阴邪，易伤阳气，湿胜则阳微。临床多以阳气阻遏和阳虚从温施治，这是医者的思维惯性。在这种惯性下，治疗所有的痰饮水气，必用温法温药，甚至发展到大剂补阳为主，使病情久治不愈。从前面论述看，治疗痰饮水气，温药主在提示通阳，阳通即可，"适事为故"。通阳之法多种多样，辨证施用，不唯用温。

中医诊病，一般依据临床表现等四诊内容，辨析出相应的病机，此类病机可称为显性病机；如果病机不能或不易从四诊中辨析出，则称为隐性病机。隐性病机多存在于复杂病症中，或受限于医者的思维惯性，而疾病的难治难愈常常由于隐性病机。

对痰饮水气而言，阳气被遏（包含阳虚）为显性病机，阴虚、燥热等为隐性病机。临床上不要被痰饮水气停聚造成津液充盈的假象所迷惑，而忽视了阴虚与燥热等。

对痰饮水气壅盛证偏实者，宜速战速决，邪去则阳通，邪去则阴存。如十枣汤和葶苈大枣泻肺汤等。但应衰其大半则止，防其伤阴，防其伤阳。

对痰饮水气不盛者，温、汗、利、下等辨证施用，温法温药意在通阳，不宜泛化。

对痰饮水气已有阴虚症状，应养阴润燥以祛邪。《血证论》所谓的"水阴不滋则水邪亦不能去"，程门雪《金匮篇解·水肿》提出的"利水当顾其阴，阴复而溲自利"均是此意。

对痰饮水气阴虚症状不明显的，辅以养阴润燥，使精化为气，有助于水湿痰饮之化，同时防止温燥伤阴。真武汤与小青龙汤中芍药即属此例。

对燥与湿饮同病的治疗，应遵前述《医原》之论，曰："燥为湿郁者，辛润之中，参苦辛淡以化湿，湿为燥郁者，辛淡之中，参辛润以解燥。"[4] 而温化温药所用非宜，如用温药，也是借其辛通之性，不可多用。

经典指导临床，对经典的释义极其重要，不仅要参考相关文献的注释，还要不断地总结经典指导下临床的得失以升华。此为一种尝试，请老师与同行予以斧正。

参考文献

[1] 姜寅光. 病痰饮当以温药和之再思考 [J]. 世界中西医结合杂志，2010，5（12）：112.

[2] 姜寅光. 论燥邪与津液异生 [J]. 新中医，2013，45（7）：188.

[3] 姜寅光. 浅议燥胜也湿 [J]. 中国中医基础医学杂志，2014，20（11）：1470-1471.

[4] 石芾南. 医原 [M]. 上海：上海浦江教育出版社，2011.

[5] 周学海. 读医随笔 [M]. 北京：人民军医出版社，2010.

王禹增（德州市中医院）

　　"痰饮"概念为仲景首创，"水气"一名则首见于《内经》。在文献中"痰饮"和"水气"二词既可指病因、症状，也可指疾病，本篇所论除特别注明外，均为后者。在《金匮要略》中，仲景系统论述了两者的病因、病机、脉象、症状、治则、方药，特别是两者的治法理念对包括骨科在内的临床各科有着重要的指导作用。

一、痰饮的治法述要

（一）痰饮的名称与分类

　　《金匮要略·痰饮咳嗽病脉证并治第十二》首次明确提出了"痰饮"的名称，其名称有广义和狭义之分，今之所论乃为广义"痰饮"。且《金匮要略》中的"痰饮"不同于《仁斋直指方》中"稠浊者为痰，清稀者为饮"的概念，论述中重在论"饮"，而"痰"字仅为修饰限定之作用。仲景论饮有四，分别为痰饮、悬饮、溢饮和支饮。其人素盛今瘦，水走肠间，沥沥有声，谓之痰饮；饮后水流在胁下，咳唾引痛，谓之悬饮；饮水流行，归于四肢，当汗出而不汗出，身体疼痛重，谓之溢饮；咳逆倚息，短气不得卧，其形如肿，谓之支饮。另外根据病情的新久深浅，又有"留饮"和"伏饮"的不同称谓。

（二）痰饮的形成

　　痰饮的形成，首责于脾，同时涉及肺、肾和三焦。《素问·经脉别论》阐述了脾、肺在水饮运化和输布中的作用，曰："饮入于胃，游溢精气，上输于脾，脾气散精，上归于肺，通调水道，下输膀胱。"《本经疏证》在此基础上进一步明确了脾、肺、肾和三焦的具体作用，曰："饮入于胃，分布于脾，通调于肺，流行于三焦，滤于肾，出于皮毛，归于膀胱。水者，节制于肺，输引于脾，敷布于肾，通调于三焦、膀胱。"脾失健运，升降失常，使水饮上不能通调于肺，下不能滤化于肾，三焦水道通利失司，便可随处留积而成痰饮。若有暴饮，发病更为便捷，如《金匮要略》曰："夫病人饮水多，必暴喘满。凡食少饮多，水停心下，甚者则悸，微者短气。"

　　痰饮不论是发于外，还是发于内，总属阳虚阴盛，本虚标实之候，其本在于脾肺肾阳气虚弱。虽然有时兼有外邪与里水相搏，或饮邪郁久化热，表现为湿热相杂之候，但究属变局[1]。

（三）痰饮的治法

《金匮要略》曰："病痰饮者，当以温药和之。"这一著名的论断阐明了痰饮的治疗大法，即"温法"与"和法"，至今仍有效地指导着临床实践。

"温法"即温肾健脾暖肺，主治本虚。盖饮为阴邪，得阳则行，得寒则凝，得温则化。且痰饮病的形成，总有脾肺肾阳气虚弱，气化不利，水液停聚而成，故温法当为治本之举。此举借助"温药"振奋阳气，升清降浊，外可开发腠理，内可通调水道，痰饮之邪，尽可去之，犹如离阳当照，阴霾自消。同时，阳气振奋，也可绝痰饮生发之源，可谓治防相兼。如脾阳不运，用苓桂术甘汤健脾利水；肾阳虚衰，用肾气丸温肾化水；肺寒内饮，用小青龙汤温肺化饮。

"和法"即行消开导，随证施治，兼治邪实。由于痰饮病以本虚标实为病理特征，治疗必须标本兼顾才能取得更好的疗效。同时临床上又有表里寒热，标本缓急，病情微甚，饮邪走向及停留部位的不同，故临证之时应具体分析，仔细甄别，行消开导。如肠间饮聚成实，用己椒苈黄丸攻逐水饮，前后分消；溢饮外寒里热，大青龙汤发汗兼清里热；下焦饮逆，用五苓散利水降逆等，不胜枚举，贵在观其脉证，知犯何逆，随证治之。周衡教授从病邪的微与甚、病性的标与本、病体的刚与柔、病位的主与从、病势的顺与逆、病证的隐与显、病脉的奇与恒、病变的寒与热、病情的缓与急、病传的静与动[2]等十个方面进行了辨析，为我们临证辨析树立了典范。

二、水气的治法述要

（一）水气的分类

《金匮要略·水气病脉证并治第十四》对水气病进行了分类，曰"师曰：病有风水、有皮水、有正水、有石水、有黄汗"，即将此病分为风水、皮水、正水、石水、黄汗五类。另外根据水停的部位和与气血的关系，还有五脏水及气分、水分、血分等不同称谓，实则均可归于五水之中。

（二）水气的形成

水气的形成，首先源于脏腑功能虚弱。《金匮要略·水气病脉证并治第十四》曰"寸口脉沉而迟，沉则为水，迟则为寒，寒水相搏。趺阳脉伏，水谷不化，脾气衰则鹜溏，胃气衰则身肿"及"少阴脉紧而沉，紧则为痛，沉则为水"，论述了肺脾肾阳气不足是水气发生的重要因素。

其次源于气血功能失调，这就是本篇提出的气分、血分和水分。气虚、气滞和血瘀均可引发水气。《金匮要略·水气病脉证并治第十四》曰："师曰：寸口脉迟而涩，迟则为寒，涩为血不足。趺阳脉微而迟，微则为气，迟则为寒，寒气不足，则手足逆冷……实则失气，虚则遗尿，名曰气分。"经文以脉论病，从寸口脉的"迟而涩"与趺阳脉的"微而迟"阐述了阳气不足、气虚血少可导致气机不利，水饮内停，产生"气分"病；不仅如此，从"心下坚，大如盘，边如旋盘，水饮所作"可知气滞也是产生"气分"病的因素。气病及水，血病亦然。"少阳脉卑，少阴脉细，男子则小便不利，妇人则经水不通，经为血，血不利则为水""经水前断，后病水，名曰血分"。

最后，水气的形成还与感受外邪有关。如"寸口脉弦而紧，弦则卫气不行，即恶寒，水不沾流，走于肠间"，指出寒邪外袭，卫阳郁遏，肺失通调，水气内生。

总之，水气病可发于内，也可发于外。内有肺脾肾阳气不足，气血功能失调；外有邪气袭表，水气内生。

（三）水气的治法

仲景在《金匮要略·水气病脉证并治第十四》中明确提出的治疗水气病的大法有三：其一，"诸有水者，腰以下肿，当利小便；腰以上肿，当发汗乃愈"；其二，"夫水病人，目下有卧蚕，面目鲜泽，脉伏，其人消渴。病水腹大，小便不利，其脉沉绝者，有水，可下之"；其三，"阴阳相得，其气乃行，大气一转，其气乃散"。也可概括为"补法"和"攻法"。

"补法"即温阳散寒，温通阳气，以治本虚。气分为阳气虚弱、阴寒内阻所致的水气内停，治疗应重在温通阳气，散寒行水。篇中用桂枝去芍药加麻辛附子汤和麻黄附子汤治疗阳虚型气分病。

"攻法"即发汗、利小便和逐水，专治标实。宗《内经》"其在皮者，汗而发之"之旨，使用汗法，篇中用杏子汤和越婢汤等宣肺散水；依《内经》"其下者，引而竭之"之义，使用利小便法，篇中用蒲灰散和防己茯苓汤等清利小便；遵《内经》"其实者，散而泻之"之谕，使用逐水法，篇中虽无相应方药，但临证之时，十枣汤、己椒苈黄丸等均可借而用之（有关此项内容在后续篇幅中将有专门论述，此处不赘）。此法即因势利导，是对《内经》"开鬼门，洁净府"和"去宛陈莝"的继承和发展。

应当说明的是：①由于病情的复杂性，临证之时，上述治法并非截然分开使用。如使用汗法时，可适当配合少量利小便之品，兼有气虚时，可适当加用补气之剂；如使用利小便法时，可适当配合少量发汗之药，兼有阳虚时，可适当加用温阳之物。攻补兼施，多法并举，可相得益彰，事半功倍。②除上述仲景在《金匮要略·水气病脉证并治第十四》中明确提出的治疗水气病的方法外，还有一些方法散见于其他条文中，如健脾行气法、前后分消法、化瘀行水法等，临证之时，当审时度势，随证选用。

三、痰饮与水气治法在骨科的应用

（一）痰饮与水气治法的比较和通假互用

痰饮和水气作为两种不同的病症，仲景在论述时理法方药，各有详略。特别是在治法方药上，或详于法，或略于药；或详于本，或略于标；有时甚至有法无方。就痰饮和水气病篇综合考量，痰饮以健脾暖肺为主，主治本虚，兼顾标实；水气以发汗利尿逐水为主，主治标实，兼顾本虚。痰饮治本之法明确，水气治标之法详细。两者名称虽然不同，治疗上各有侧重，但都为水液运化或气化异常的病变。水停体内局部称为饮，饮泛体表全身名曰水。由于两者有相同的病理基础及其演变转化关系，因此痰饮和水气病的治疗原则基本类似，治疗上都用温药，均注重顾护阳气。因而临证之时，其治法既可循经遵古，单独使用；也可相互借鉴，通假互用[3]。

另外，对于《伤寒论》《温病条辨》等古籍中有关"痰、饮、水、湿"的治法也可参考应用。

对于经典的学习，不但要看到（病的）区别，更要看到联系。用其方，学其法；习其术，得其道。如国医大师孙光荣所言"心中存大道，笔下无死方"。

（二）在骨科的应用

痰饮与水气，在立说之初主要基于内科系和妇科疾病的诊治。然其治法非常适用于骨科的肿胀性疾病。如骨折、脱位、软组织损伤、慢性脊柱与关节退变性疾病及某些骨科疾病围手术期的处理；也可见于风湿性关节病、感染性疾病、代谢障碍性关节病等。尽管这些疾患临床表现各异，但都存在肺、脾（胃）、肾等脏腑功能异常，人体津液运行障碍导致水湿停聚、水液潴留的因素，或表现为痰饮的特征，或呈现出水气的特点。故在临床应用时只要这类疾病表现为患肢（指）或（和）关节及躯体其他部位的肿胀，有时伴有麻木或（和）疼痛，或伴有腹胀和大小便异常等，且与水湿停聚有关，均可按痰饮与水气的治疗理念和方法对这些骨科疾病进行论治。

丁郁仁通过随机对照的研究方法，用苓桂术甘汤加减治疗脾胃阳虚、痰湿阻滞型眩晕（颈椎病）。按照颈椎病专题座谈会拟定的颈椎病诊断标准，以及中医证型辨证标准，纳入年龄在 20~70 岁之间的患者 60 例，随机分为两组，每组各 30 例，治疗组使用苓桂术甘汤加减，对照组服用盐酸氟桂利嗪胶囊。采用中医证候量化评分，并结合 SF-36 量表检查结果对两种方法治疗眩晕进行临床观察。治疗后，治疗组总有效率为 93.3%，对照组总有效率为 80%，两组总有效率比较，差异有显著性意义（$P<0.05$），治疗组疗效高于对照组[4]。

笔者认为"血不利则为水"是仲景在《金匮要略·水气病脉证并治第十四》中提出的重要的学术思想。此"血不利"当理解为所有血不能正常循经运行的一切状态，此常见于妇人，而不独见于妇人[5]，与西医学的血液微循环障碍相类似[6]，而由此引起的骨科的肿胀性疾病也可参照这一学术思想来指导诊疗。赵建根等即在这一学术思想的指导下用自拟化瘀利水方治疗创伤后肢体肿胀患者 184 例，取得较好临床治疗效果[7]。

综上所述，痰饮与水气治法对骨科临床有着重要的指导作用，这也是学习和继承经典的目的。为了将这些治法更好地应用于临床，笔者认为还应注意以下问题。

第一，注意因时、因地、因人制宜。

《素问·至真要大论》曰"天地之大纪，人神之通应也"，即人的生命活动与自然界遵循着同一变化规律。故有《素问·五运行大论》曰："上下相遘，寒暑相临，气相得则和，不相得则病。"疾病的发生与运气的盛衰有关，治疗亦不能忽视岁气（即五运六气）的影响，临证之时"必先岁气，无伐天和""审察病机，无失气宜"，才能法时而治。正如宋代刘温舒说："识病之法，以其病气归于五运大气之化，明可见矣。"

我国幅员广大，地域辽阔，东西南北有着不同的地域特点。东方之域，鱼盐之地；西方之地，沙石之处；南方者，天地盛阳之处；北方者，天地闭藏之所。不同的生存环境，易引发不同的病症，要"得病之情，知治之大体"，学"圣人杂合以治"，才能达到"各得其所宜"。随着中医走向世界，应用范围的进一步扩大，这种因地而治的理念会愈发明显。

由于先天禀赋等原因的不同，造就了人的不同体质。"同时得病，其病各异""或病此，或病彼"，皆因"人之有常病也，亦因其骨节、皮肤、腠理之不坚固者"，"因形而生病"也，故治疗也应因人制宜。

第二，注意加强理论研究和临床研究。

《金匮要略》中痰饮和水气病篇有很多条文文义晦涩，至今未能得到满意的解读，势必影响学习和继承，希望有识之士从理论上进一步研究、挖掘，还经典以真实的全貌。在临床应用方面，缺乏大数据、循证医学方面的深层次的实验研究，今后尚有待加强。只有这样才能让经典更好地服务于临床，这也是对经典更好的继承。

参考文献

[1] 陈延江，张连娣."病痰饮者当以温药和之"再识[J].中国中医药现代远程教育，2014（5）：24.

[2] 周衡.痰饮病机十辨[J].湖南中医学院学报，1994（1）：3-5.

[3] 周仲瑛.痰饮治法述要[J].南京中医学院学报，1985（1）：3-5.

[4] 丁郁仁.加味苓桂术甘汤治疗眩晕（颈椎病）的临床研究[D].广州：广州中医药大学，2011.

[5] 王禹增."血不利则为水"的学术思想在骨科的应用[J].中医药通报，2014（2）：14-15.

[6] 韦衮政."血不利则为水"病机含义之我见[J].环球中医药，2011（6）：455-456.

[7] 赵建根.化瘀利水方治疗创伤后肢体肿胀184例[J].浙江中医杂志，2004（2）：30.

刘建和（湖南中医药大学第一附属医院）

痰饮与水气病都是《金匮要略》中的重点疾病，均设专篇论述，并且是现存最早记录了完整理法方药的文献，对目前临床仍有指导意义。

一、痰饮与水气的概念

痰饮之名最早见于《金匮要略》，古时"痰"以"淡"代之[1]，《说文·水部》解"水摇也"[2]。痰饮病的实质即流动的水液，因其所处部位相异而名各有异，如四饮之名，流于肠间为痰饮、留于胁下为悬饮、泛溢于肌肤为溢饮、停于心下支撑胸膈为支饮。

水气之名最早见于《素问》，《素问·评热病论》云："诸有水气者。"但《素问》所讲的水气是指水湿之邪，而对水气病临床表现及理法方药进行比较全面具体论述的应首推仲景。

二、痰饮与水气的病机相同点

从两者病名可以直观看出，其均与水相关，都是水液代谢异常引起的疾病，可以从病因病机着手分析，痰饮的病因为水液摄入过多超过脾胃运化能力稽留于体内而致病，所以说脾胃为痰饮形成的始动环节，如《金匮要略·痰饮咳嗽病脉证并治第十二》载："夫病人饮水多，必暴喘满，凡食少饮多，水停心下，甚者则悸，微者短气。"水气的形成主要与肺脾肾三脏相关，如《金匮要略·水气病脉证并治第十四》载："寸口脉弦而紧……水不沾流，走于肠间。少阴脉紧而沉，紧则为痛，沉则为水，小便即难。"又曰："趺阳脉伏，水谷不化，脾气衰则鹜溏，胃气衰则身肿。"两者在脏腑上有一定的相关性，同一个脏腑的病变既可以引起痰饮也可以引起水气，而其最根本原因是其始终遵循《素问·经脉别论》所载水液在人体内运行的规律，"饮入于胃，游溢精气，上输于脾，脾气散精，上归于肺，通调水道，下输膀胱，水精四布，五经并行"。既然痰饮与水气都是同一系统异常导致的疾病，又为何分而论之？中医病名多以症状命名，所以病与病之间虽然病因病机相似若症状相异，那么也分而论之，如中医的眩晕、头痛，病位相同，病因病机基本一致，但因眩晕以头晕为主、头痛以头部疼痛为主，所以分而论之。痰饮与水气亦是如此。

三、痰饮与水气的鉴别重点——停留水液的多少

痰饮与水气鉴别的重点在于体内停留水液的多少，如果量较少停于身体某一部位进而影响气血阴阳运行而表现出一系列症状，叫痰饮；量较多，表现出头面部、下半身或周身水肿者，叫水气。但两者又相互包含，不能截然分开，需仔细鉴别，不能见到水肿即言为水肿，某些痰饮病亦可引起水肿，如《金匮要略·痰饮咳嗽病脉证并治第十二》载："身体疼重，谓之溢饮；咳逆倚息，短气不得卧，其形如肿，谓之支饮。"反而言之也不能认为水肿都是痰饮引起的，以免产生误治，如《金匮要略·水气病脉证并治第十四》曰："病者苦水，面目身体四肢皆肿……医以为留饮而大下之……其病不除。"所以笔者从水液的多少考虑认为痰饮与水肿是可以相互转化的，水液停留较少为痰饮，久治不愈水液渐增出现水肿即为水气，反之亦成立，水气病为水液停留较多，经治获效而患者仍有不适，为水液未完全清除，而此时无水肿故不能叫水气病，所以此时可从痰饮论治。综上所述，停留水液少者从痰饮论治，多者从水气论治，如《金匮要略·肺痿肺痈咳嗽上气病脉证治第七》云："咳而脉浮者，厚朴麻黄汤主之……脉沉者，泽漆汤主之。"厚朴麻黄汤以半夏、干姜、细辛温化痰饮之邪，泽漆汤以泽漆、紫参通利小便逐水邪。

四、痰饮与水气的治疗

痰饮治疗遵仲景"温药和之"之旨，为诸饮治疗提出了总的原则。即在治疗痰饮病时，要注意选用性温的药物，既要温阳扶正，又得祛饮以治标，即温补行消同施，标本兼顾。处方以苓桂术甘汤为代表，笔者多用健脾益气、温散饮邪的《外台》茯苓饮加减，本方不仅有温、散、利的作用，同时还有人参健脾益气，适于长期服用。

水气治疗遵"诸有水者，腰以下肿，当利小便，腰以上肿，当发汗乃愈"。而对于心力衰竭患者，以下肢水肿为主，且伴有阳气亏虚的表现，所以在临床上多用真武汤为基础方治疗。

五、痰饮与水气在心力衰竭治疗中的综合运用

在此理论基础上，笔者结合水液停留于上（心肺），中（脾），下（肾）三焦部位的不同论治心力衰竭。因心肺同居上焦，心（阳）气虚，不能推动血液运行，心病日久累及肺，不能助心行血，肺失通调水道，水津失布，甚则上焦气滞水停，水瘀互结，不得开发，而见喘气胸闷、咳嗽咳痰、不能平卧，伴有心悸；上焦心肺不能宣发敷布水谷精气，灌溉全身各组织脏腑，则上病及中，影响脾的运化水湿功能，水饮壅塞中

焦，气机不畅，而见面色苍白、食欲不振、恶心、脘腹胀满，甚则鼓胀腹水，或伴有心悸；上病及下，肾失于肺之肃降、心火之济，则肾不主水，膀胱开阖失司，水留下焦，而见下肢浮肿、身体困重、二便艰涩，甚则全身肿胀，或伴有心悸。这与西医学心力衰竭渐进发展的不同时期（左心衰时肺瘀血、肺水肿，右心衰或全心衰时胃肠道瘀血、肝瘀血、下肢静脉回流障碍）的症状几乎相互对应。心气不足是心力衰竭发生的始动因素，心气不足无力推动血液而成瘀血，《灵枢·经脉》云："手少阴气绝则脉不通，脉不通则血不流。"瘀血使水行不畅，而成水肿，《灵枢·百病始生》曰："凝血蕴里而不散，津液涩渗，着而不去而积皆成矣。"水肿是导致该病进一步发展的重要环节，因心力衰竭而使体静脉瘀血，体静脉压力升高致使皮肤等软组织出现水钠潴留，即导致水肿、小便减少，又致心脏容量负荷加重，心功能渐失代偿，最终成为难治性心力衰竭。因此，基于水肿这一体征，可将中医学与西医学慢性心力衰竭相联系。

笔者从上、中、下三焦同调入手，选择能够开宣上焦、健运中焦、通利下焦的三仁汤作为治疗心衰的基本方。此方可上焦治肺，开肺化湿，宗气助心行血；中焦治脾，健脾燥湿，气血生化有源，使心气血足；下焦治肾，护肾利水，上助心阳。若心阳亏虚较甚者，合用桂枝甘草汤以温通心阳，《伤寒论》第64条言："发汗过多，其人又手自冒心，心下悸，欲得按者，桂枝甘草汤主之。"若脾阳亏虚较甚者，合用苓桂术甘汤以通阳利水、健脾渗湿，《金匮要略·痰饮咳嗽病脉证并治第十二》曰："夫短气，有微饮，当从小便去之，苓桂术甘汤主之。"若肾阳亏虚较甚者，合用真武汤以温阳化气行水，《伤寒论》第316条云："小便不利，四肢沉重……此为有水气，其人或咳，或小便利，或下利，或呕者，真武汤主之。"

以上都是心力衰竭伴有水肿即水气病的治疗，而经治疗水气病缓解无水肿者按痰饮治疗。为何按痰饮治疗？痰饮何在？因水肿虽消，但仍有乏力、气促、活动后加重、不欲饮食等情况，更重要的一点是其体重超过正常体重，提示仍有水液停留，如何得知？因为通常体液增加超过体重10%以上才会出现水肿[3]，所以提示心力衰竭患者长期处于脾虚痰饮内停的阶段，根据其主要临床表现选用《金匮要略·痰饮咳嗽病脉证并治第十二》的附方《外台》茯苓饮以善后，本方温阳利饮，益气健脾，主"治心胸中有停痰宿水，自吐出水后，心胸间虚气，满不能食，消痰气，令能食"。由"茯苓、人参、白术各三两，枳实二两，橘皮二两半，生姜四两"组成。兹附典型病案以飨同道。

李某，男，70岁，离休干部，于2014年劳累后出现胸闷、心慌、气促等症状，休息后可缓解，在当地医院诊断为扩张型心肌病、心衰、心律失常。常在劳累后或受凉后加重，多次入院治疗，经西医常规抗心衰治疗后好转出院，但仍反复发作。2012年2月，患者不慎受凉后胸闷、心慌、气促等症加重，出现下肢水肿。为求治疗，特来我院就诊。症见：心慌，胸闷，气促，咳嗽，咳白色黏痰，动则呼吸困难，少量汗出，夜难平卧，疲倦乏力，怕冷，肢凉，间或恶心干呕，纳呆，食后腹胀，腰膝酸软，双下肢中度浮肿，小便量少，大便不爽。舌暗淡，散见瘀点，苔白腻，脉结代。查体：

血压 100/70mmHg，口唇发绀，颈静脉怒张，双肺可闻及湿啰音，心界向两侧扩大，心率 125 次 / 分，心律绝对不齐，第一心音强弱不等，二尖瓣、三尖瓣区可闻及收缩期 3/6 级杂音。肝于肋缘下 2 指可触及，双下肢中度水肿。测 BNP（B 型钠尿肽）8000pg/mL。心电图：心房颤动。胸片：①心影增大；②符合心功能不全，肺瘀血表现；③双侧少量胸腔积液。心脏彩超：①全心扩大，左心更为明显，室壁运动异常；②二尖瓣、三尖瓣中度反流，肺动脉瓣、主动脉瓣轻度反流；③左心功能减退，LVEF（左心室射血分数）38%；④双侧胸腔积液。冠脉造影未见明显狭窄。中医诊断：心胀，心悸，心衰病，证属心肾阳虚，水湿泛滥，三焦不畅。其病机变化：心肾阳虚，心火不能下济肾水，肾气不能蒸腾气化，关门不利，使水湿内阻三焦，引起三焦气化不利，气血水互结，水溢三焦，上凌心肺，中滞脾胃，下留肝肾，而出现脏腑失和的各种症状。治宜通利三焦，温阳化气，利水活血，方予三仁汤、苓桂术甘汤合真武汤化裁。处方：杏仁 15g，白蔻仁 6g，生薏苡仁 18g，茯苓 10g，桂枝 10g，白术 10g，附子 25g（先煎），葶苈子 10g，厚朴 10g，泽泻 10g，猪苓 10g，桃仁 10g，泽兰 10g，炙甘草 6g，水煎服，日 1 剂。连续服药 10 天后，患者乏力改善，小便量增多，水肿消退，咳喘明显减轻，活动后可出现胸闷、心慌、气促，腹胀，纳差，大便调。复查 BNP1800pg/mL，LVEF45%。患者水肿虽却，但痰饮内停、脾气亏虚之证仍在，续以《外台》茯苓饮加三仁，处方：茯苓 20g，人参 10g，白术 10g，枳实 6g，陈皮 10g，生姜 3 片，杏仁 10g，豆蔻 12g，薏苡仁 10g，水煎服，日 1 剂，连续服药 10 天后，患者气促、乏力较前改善，精神、食欲较前转佳，体重减轻 1kg。上方去生姜，改用颗粒剂 30 剂，每 2 天服 1 剂，长期服用，病情稳定。

按： 先予三仁汤、苓桂术甘汤合真武汤化裁治疗，方中杏仁、葶苈子为上焦用药，杏仁宣利上焦肺气，气行水行湿化，葶苈子泻肺气而止喘咳，通调水道，利水消肿；白蔻仁芳香化湿，行气宽中，畅中焦之脾气，白术健脾气以燥湿；薏苡仁、茯苓、泽泻、猪苓渗湿利水，使水湿从下焦而去；厚朴归属上、中二焦，能行气化湿，消痞除满；附子、桂枝温补心肾以助阳，使气化水行；桃仁、泽兰活血化瘀利水。全方体现了宣上、畅中、渗下，三焦同治的配伍特点，且标本兼顾，使阳复气行瘀化水行。服上方后患者病情缓解，肿虽消退但饮邪仍在，续以《外台》茯苓饮加三仁善后，其中人参、茯苓、白术健脾益气，陈皮、枳实理中焦之气，以复升降，生姜温中，茯苓配生姜使饮邪可利可散，三仁以宣通三焦。

综上所述，本文主要以"饮入于胃，游溢精气，上输于脾，脾气散精，上归于肺，通调水道，下输膀胱。水精四布，五经并行"为立论依据，根据水液停留的多少鉴别水气与痰饮，并认为水气与痰饮是可以相互转化的，治疗遵仲景"病痰饮者，当以温药和之"及"诸有水者，腰以下肿，当利小便，腰以上肿，当发汗乃愈"的原则，将其运用于临床以水气和痰饮病先后调治心力衰竭，取得了良好的效果。

参考文献

[1] [日本] 森立之. 神农本草经（附考异）[M]. 上海：上海科学技术出版社，1962.

[2] 柴剑虹，李肇翔. 中国古典名著百部语言文字类说文解字下 [M]. 北京：九州出版社，2001.

[3] 刘长建. 下肢水肿病因和鉴别诊断 [J]. 中国实用外科杂志，2010，30（12）：1072–1074.

江　红（大连市中医院）

　　《金匮要略》中的痰饮（即水饮）与水气病都是论述人体由于水液代谢障碍产生的疾病，在临床上有非常广泛的运用。《金匮要略》中的痰饮（广义）主要包括痰饮（狭义）、悬饮、溢饮和支饮四饮，系指水饮停聚在人体不同部位，大多肉眼看不到水肿，有人提出此为细胞内水肿，其脉多见单侧弦而有力或者平脉，治则当以温药和之。《金匮要略》中的水气病以身体浮肿为主症；主要分为风水、皮水、正水、石水、黄汗；大多肉眼可明显看到水肿，有人提出此为细胞外水肿；风水、皮水见浮脉，正水、石水脉多沉或沉迟；治则以发汗、利小便、攻下逐水为主。黄汗为表虚湿滞热郁肌腠，脉沉迟，治以益气固表，和营卫，散水湿。实际临证中两者治疗原则可以互参，总以温化水（饮）、利水、逐水为目的，同时波及气分可参考"大气一转，其气乃散"，血分参考"血不利则为水"进行治疗。笔者认为，湿聚为水，水聚为饮，饮聚为痰。言痰饮与水气，实则即言水湿停留在人体内形成的水浊代谢障碍，其基本治疗方法可归纳为化水、燥水、渗水、利水、逐水法。下面就《金匮要略》中的痰饮和水气病的产生及临床应用阐述如下。

一、《内经》中关于水液代谢的论述

　　《素问·经脉别论》云："饮入于胃，游溢精气，上输于脾。脾气散精，上归于肺，通调水道，下输膀胱。水精四布，五经并行。合于四时五脏阴阳，揆度以为常也。"《素问·灵兰秘典论》曰："三焦者，决渎之官，水道出焉。膀胱者，州都之官，津液藏焉，气化则能出矣。"《素问·水热穴论》云："肾者，胃之关也，关闭不利，故聚水而从其类也。"可见人体水液代谢与肺、脾、肾、胃、膀胱、三焦皆有密切的关系。

　　以上经文与《素问·阴阳应象大论》曰"地气上为云，天气下为雨"联系来看就可以形象地描绘水液在人体这个小周天内的代谢：水入于胃，赖胃的腐熟将水液移行于下，并摄取水中之精气上输于脾。脾胃互为表里，脾能为胃行其津液，又能把水精上归于肺，上归于肺之水精可以理解为"地气上为云"。肺为水之上源，通过宣发和肃降功能将水液通过三焦敷布全身。这个过程可以理解为"天气下为雨"。下降之水最后归于肾，肾有气化功能，能使水之清者上升于肺，水之浊者下输于膀胱，通过膀胱气化功能，再次升清降浊。反复体现"地气上为云，天气下为雨"。即水化气、气化水这个过程。整个过程中各脏腑的阳气功能尤为重要，通过人体正常的气化达到水液在人体的升降出入，使体内的水成为活水，而非死水——水液停滞形成湿邪、饮邪、水肿及变生水气上冲等病变。可见水液代谢中肺、脾、肾、三焦功能正常尤其重要，《素问·至真要大论》曰"诸湿肿满，皆属于脾"，郑钦安云："脾是水火之枢纽。"其作用尤其不可忽视。

《素问·汤液醪醴论》云："帝曰：其有不从毫毛而生，五脏阳以竭也。津液充郭，其魄独居，精孤于内，气耗于外，形不可与衣相保，此四极急而动中，是气拒于内而形施于外，治之奈何？岐伯曰：平治于权衡，去宛陈莝，微动四极，温衣，缪刺其处，以复其形。开鬼门，洁净府，精以时服，五阳已布，疏涤五脏。故精自生，形自盛，骨肉相保，巨气乃平。"本段明确指出所言水肿由内伤所致。阳气阻遏或阳虚水泛是导致水肿的病机。浮肿以四肢为甚，以致影响内脏功能而出现咳嗽、喘息、心悸等水邪内迫五脏的症状。这些与《金匮要略》中痰饮与水气病所言症状极为吻合。最后提出治疗以"去宛陈莝"去除体内郁积的水邪废料以治标，"平治于权衡"为本，调整阴阳的偏盛偏衰为治则。具体治法："开鬼门"宣肺利水发汗，使水化为气。"洁净府"：利小便法。温肾化气行水，使气化为水。"缪刺其处"祛除络中郁滞。刺络放血泻水，活血化瘀利水。"微动四极"振奋阳气，"温衣"保护阳气。物理学上认为水通过加热汽化形成水蒸气，这个过程需要吸收热量，在人体内如同阳气的气化作用。液体的温度、表面积、液体上方空气流动得越快，水液蒸发亦愈快，可联系到中医学通过辛温药物蒸腾发散水液。

二、《金匮要略》中痰饮与水气病治疗方法总结

《金匮要略》中对痰饮与水气之论述妙义无穷，为千古之绝唱；内容众多，令人目不暇接。但根据水饮量的多少，水饮、水气与水湿是不同的，水湿如自然界之雾气，水饮如水集聚成洼，水气如雨后水停地面或洪水肆虐。笔者认为，湿聚为水，水聚为饮，饮聚为洪水形成水气病。治水要做大禹，非鲧也。根据水浊的特点，治疗方法基本上可归纳为化水、燥水、渗水、利水、逐水法。

化水法：水湿不甚，用温阳化气的方法，通过温阳药或者芳香药将水湿蒸化掉。燥水、渗水法：水停渐多，仅靠温化难以速去、尽去，这时便要燥湿、渗湿。燥水即以干燥的药物燥以祛湿。渗水是以健脾培土达到用土填坑，使水渗到土内的过程。通常化水、燥水、渗水联合使用，代表处方：小半夏加茯苓汤化水、燥水治疗饮逆致呕。苓桂术甘汤治疗心下有痰饮，胸胁支满，目眩。近代伤寒大家刘渡舟在临床尤其善用苓桂术甘汤治疗水心病（水气上冲型心脏病）。水心病的特征：一是水舌，舌质淡嫩，舌苔水滑。二是水色，面色暗滞黧黑或有黑褐色斑。三是水脉，脉沉弦。苓桂术甘汤是治疗水气上冲型心脏病不可多得的方剂。本方减白术加杏仁治水心病伴咳喘、面目浮肿、小便不利等症者，减白术、甘草加杏仁、薏苡仁，主治水心病伴咳嗽痰多、头

重如裹、胸闷似塞、周身酸楚、不欲饮食、小便不利等痰浊重者。本方减白术、甘草加茜草、红花，主治水心病兼血瘀胸背刺痛者。本方加半夏、陈皮，主治水心病兼咳嗽、呕吐、不寐、头目眩晕不止者，如头眩较重的，可加泽泻；若头面有烘热之象的，可加白薇；若血压偏高的，可加红花、茜草、益母草、牛膝；若脉见结代，则减去白术而加五味子；若痰湿作咳，则减去白术而加薏苡仁；若见惊悸不安的，可加龙骨、牡蛎。本方加附子主治水心病兼后背恶寒酸重或痛者。本方去甘草加猪苓、泽泻，主治水心病兼下肢肿胀重者。本方加党参主治水心病症见心悸而颤、胸中空荡、气不够用、脉软气虚者。该方亦可以治疗水气上冲头目，常见视力下降、目见昏花、耳聋、鼻塞不闻香臭等五官科疾病。如眼科疾病像青光眼眼压高，可用本方加车前子、牛膝。慢性鼻炎、换季性鼻炎的治疗可用本方合理中汤化裁。见大便秘结，数日一行，坚如羊屎，口中干燥，小便短少不利，下肢浮肿，自觉有水气从心下上冲，心悸头晕，胸满气短，舌肥胖而淡嫩，苔则水滑，脉弦而沉，可苓桂术甘汤与真武汤交替服用，使小便通利，则大便自调，其他诸症，亦迎刃而解。

利水法：如果体内水湿较多，用化水、燥湿、渗湿的方法就比较费时、费事，这时候就采取利水法，即挖沟排水法。代表处方：五苓散，主证瘦人，脐下有悸，吐涎沫而癫眩。临床亦可用于水逆证：小便不利，口中烦渴，喜饮水，水入则吐，吐后又渴，其脉弦，舌质淡，苔水滑。水渴证：患者烦渴能饮，饮后又渴，证像"消渴"，唯小便不利，舌淡或胖，苔则水滑而不相同。水泻证：大便泻下如水，而小便反短少不利，肠鸣而腹不痛，口渴时欲饮水，饮后则泻，泻而复饮，为本证之特点，其舌苔水滑，而脉弦细；五苓散加苍术以增强利水燥湿的功效。前列腺肥大的早期用春泽煎即五苓散加人参，治疗排尿无力或无力排出。高脂血症用茵陈五苓散加山楂、丹参、桃仁、红花、地龙降脂作用非常明显。汗多异常、过食冷饮水湿内停、水湿蓄积小便不利的水肿、癃闭；水饮上冲的眩晕、晕厥、过敏性鼻炎、顽固性头痛、三叉神经痛、视网膜水肿、梅尼埃病、急性吐泻；水湿外溢，郁于肌肤的湿痹、湿疹、风疹等病症，见舌苔白滑或腻，脉弦紧者，以五苓散加减治疗均有效。脑积水用本方加清震汤，白长川主任治疗低钠血症用本方合五皮饮，疗效奇佳；因为五苓散并非单纯的利水剂，而是有调节机体内水液代谢平衡的作用，矢数道明对五苓散的作用做了如下解释："它能调节细胞及血液之水分，缓解因渗透压降低所致之抗利尿作用。尤其对于本方证血液中之水分、血管外之水分，即体腔及组织内水分平衡被破坏时，组织及体腔内有多余之水分，血液浓稠不能滋润时，本方有调节作用。五苓散能将胃内及其他体腔腔管外之水分送入血中；滋润血液而止口渴；血液滋润则自能利尿，也能除烦安眠。"（《临床应用汉方处方解说》）

肾气丸、猪苓汤证：对肾阳虚而生寒，气化失司，小便不利，心悸头晕，周身浮肿，其脉多沉，则用真武汤温阳、祛寒、利水。帕金森病如果阳虚水泛，肢体䏨动，则用真武汤治疗身体颤动，疗效亦佳。对肾阴虚而生热，热与水结，症见：小便不利，水肿、渴、呕、咳、心烦少寐，脉来多浮，则用猪苓汤育阴、清热、利水，效果明显，令人满意。失眠患者合并虚热、小便不利用猪苓汤疗效佳。

逐水法：如果水湿太重，甚至泛滥成洪水或排泄道路堵塞严重，需要疏导泄洪。在治疗上可采取腰以上肿当发汗、腰以下肿当利小便，攻逐水饮的治法。其中风水与皮水多有汗法之用，如皮水的甘草麻黄汤、风水的杏子汤，以麻黄、杏仁、甘草为基础，宣肺散水，通达气机，可恢复肺之通调功能。若内有郁热者当用越婢汤、越婢加术汤或麻杏石甘汤，方中既有麻黄之温散，又有石膏之清热，两者相合共奏宣肺清热、发越水气之功。若肾阳不足，水寒内盛，须温经助阳以发散者，又有麻黄附子汤。另外风水表虚的防己黄芪汤、皮水阴盛阳郁的防己茯苓汤、皮水湿热郁阻的蒲灰散等皆可视为通利之剂。留饮欲去予甘遂半夏汤，饮聚肠间之结肠炎以己椒苈黄丸从大小便分化水饮，有意想不到之功效。

小青龙汤是发汗逐水法治寒饮咳喘的名方，然而其性辛烈发散，用之不当则有伐阴动阳之弊，在使用本方时应掌握以下关键环节：①辨气色：水色即面部黧黑之色；水环即两目周围黑圈；水斑即面部黑斑。②辨脉：脉弦，弦主饮病；脉浮紧，示表寒里饮俱在之证；脉沉，为寒饮内伏，浸循日久。但患者尺脉迟或微，两寸皆濡弱无力者则不可用，以防发虚人之汗。③辨舌：舌质淡嫩，苔水滑。④辨痰涎：痰涎清稀不稠，形如泡沫；或明亮晶彻，若蛋清；或冷痰如凉粉。⑤辨兼证：水寒上犯，阳气受阻，则兼"噎"；水寒中阻，胃气不和，则兼"呕"；水寒滞下，膀胱气化不利，则兼"少腹满而小便不利"；若外寒不解，太阳气郁，则兼"发热""头痛"；小青龙汤只在喘急必需之时一用，一旦病情缓解，即改用苓桂剂类温化寒饮，则疗效理想亦无流弊。

另从病位深浅可考虑：苓桂术甘汤、肾气丸健脾温肾，为治本之法。饮邪上犯，用小半夏汤、小半夏加茯苓汤、葶苈大枣泻肺汤以治其标；兼表里证，可用大青龙汤、小青龙汤以发汗；饮在下焦，可用五苓散、泽泻汤以利小便；饮邪深痼难化，可用十枣汤、甘遂半夏汤以逐水，并可用厚朴大黄汤、己椒苈黄丸以祛其实；痰饮久留，每多虚实错杂，如木防己汤、木防己去石膏加茯苓芒硝汤以攻补兼施。"留饮"为气水相裹之实证，在治法上多以消饮逐水为法，仲景之"十枣汤""甘遂半夏汤"等可以选择使用。"伏饮"属于寒性的，治用小青龙汤；如果夹湿化热，面目黧黑，则治以木防己汤；木防己汤证辨证要点是"喘满，心下痞坚，面色黧黑"。以木防己为君药，味苦而行，利湿化饮；桂枝为臣，通行阳气，资助心肺，利呼气，畅咽喉，协助防己利湿化饮；因"痞坚之处，必有伏阳"故加石膏；佐以人参以复正气之虚。伏饮长根，形成囊窝，则用十枣汤。

三、结合《伤寒论》、络病、刘河间玄府理论及后世医家对水液病的治疗

　　《伤寒论》中治疗水饮方药亦较多，临证可配合使用，如茯苓甘草汤以生姜为君药通阳利水，健胃散饮，治疗心下悸动，胃中有振水音，脉弦，苔白者；可配合藿香、佩兰芳香化湿，温化水饮；兼见心下痞满，手足厥冷，可加枳实消饮散结。苓桂甘枣汤利水降冲治疗水蓄下焦，脐下欲作奔豚或已作奔豚，见水气冲胸：心慌气闷、呼吸困难、心神恐怖，伴见小便不利。其中茯苓量很大，功偏利水。大枣在中焦筑土拦坝，必不可少。后世医家有疏凿饮子、控涎丹、实脾饮、五皮饮、舟车丸、胃苓汤等皆可灵活运用。

　　叶天士《临证指南医案》中提出"经主气，络主血"，"初为气结在经，久则血伤入络"。这就是著名的"久病入络"理论。由络病可及血水病。叶氏记载了多种行之有效的治络方法，"考仲景于劳伤血痹诸法，其通络方法，每取虫蚁迅速飞走诸灵，俾飞者升，走者降，血无凝著，气可宣通，与攻积除坚，徒入脏腑者有间"，"络以辛为泄"，"久病在络，气血皆窒，当辛香缓通"。后归纳为辛润通络、辛温通络、辛香通络及虫蚁搜络等治法，在水饮病治疗中亦可用以上方法活络治水。

　　"玄府"首见于《内经》，原指汗孔而言。金代刘完素在《素问玄机原病式》中借用"玄府"旧名，提出了一个全新的玄府概念，曰："然皮肤之汗孔者，谓泄气液之孔窍也，一名气门，谓泄气之门也。一名腠理者，谓气液出行之腠道纹理也；一名鬼神门者，谓幽冥之门也；一名玄府者，谓玄微府也。然玄府者，无物不有，人之脏腑、皮毛、肌肉、筋膜、骨髓、爪牙，至于世之万物，尽皆有之，乃气出入升降之道路门户也。"河间以玄府作为气液血脉、营卫、精神升降出入的通道，赖玄府的通利才能得以维持营卫的流行、气血的灌注、津液的布散和神机的运转。基于玄府在生理上的重要性，刘完素在《素问玄机原病式》中进一步指出："人之眼耳鼻舌身意，神识能为用者，皆由升降出入之通利也。有所闭塞者，则不能为用也。若目无所见，耳无所闻，鼻不闻香，舌不知味，筋痿骨痹，齿腐，毛发脱落，皮肤不仁，肠不能渗泄者，悉由热气怫郁，玄府闭密而致气液、血脉、荣卫、精神不能升降出入故也。"这样，"玄府闭密"便成了各种病症中的一个共有的基本病理环节。玄府闭塞除了引起气机郁滞、血脉瘀阻外，尤其能造成津液的输布障碍，所谓水瘀玄府；更能引起神机运转失常，导致神识不用病症的发生。对于玄府闭塞的治疗，刘完素主张开发郁结，宣通气液，"以辛散结"，"所谓结者，怫郁而气液不能宣通也"，"令郁结开通，气液宣行"，辛味药可开发玄府郁结。具体到病症治疗，刘完素明确提出主张辛苦寒合用，"若以辛苦寒药，按法治之，使微者甚者皆得郁结开通，湿去燥除，热散气和而愈，无不中其病而免加其害"，"盖辛热能发散开通郁结，苦能燥湿，寒能胜热，使气宣平而已"。玄府应

属于中医学经络系统中细小的孙络的进一步分化，是迄今为止中医学有关人体结构层次中最为细小的单位活动。络脉的重点在于血，而玄府的主要生理功能定位于流通气液，并与神机的运转密切相关。

治疗上，两者均着眼于一个"通"字。"络以通为用"，玄府亦贵在开通。通络用药包括辛味通络、虫类通络、藤类通络、络虚通补类药物，以及麝香、冰片、菖蒲等芳香开窍药外，主要仍为辛味药与虫类药。具体治疗中强调解除引起玄府闭塞的原因，对于因虚而导致玄府衰萎自闭者，亦用通补之法。

四、结语

综上，在痰饮和水气病的治疗中应以《素问·阴阳应象大论》阴阳理论因势利导指导治疗，可视具体情况灵活使用：辨别水浊之轻重，分别采用宣散解表、化水、燥水、渗水、利水、攻下逐水法；辨别形虚和精亏，选择温补阳气或填补真精的治法；辨别病在上、中、下的不同部位，运用因势利导的治则，分别采用消导、攻泻等方法；辨别邪实的不同情况，在表用汗法，入里用泻法，急而猛者宜及时制伏病势；辨别病之阴阳不同，从相对的一方治之；辨别气血之虚实，分别以活血、理气法治之。治疗上"谨守病机，各司其属，有者求之，无者求之，盛者责之，虚者责之，必先五胜，疏其血气，令其调达，而致和平"。

张先茂（安阳县中医院）

"痰饮"与"水气"病，在《金匮要略》中独立成篇，两个病均为脏腑功能失调，机体水液代谢功能失常而引起，只是病变脏腑不同，邪聚部位不同，它们隶属于"水湿痰饮"病系统，具有相同的病机特点，因此其治疗实证当发汗、利尿、逐水，虚证"当以温药和之"。凡在临床各科疾病或疾病的某阶段，表现为"痰饮""水气"者，均可在"水湿痰饮"理论指导下分别施治之，以冀解决临床上某些复杂、疑难问题，拓展其应用范围。

一、痰饮水气的概念及历代认识

《素问·五常政大论》曰："太阳司天……湿气变物，水饮内稸，中满不食。"《素问·气交变大论》曰："岁土太过，雨湿流行，肾水受邪……甚则……饮发，中满食减。"《素问·至真要大论》曰："岁太阴在泉……民病饮积。"《内经》中"水饮"和"积饮"是有关"饮"的最早记载，实是痰饮理论的起源，仲景在《内经》理论的基础上，专设《金匮要略·痰饮咳嗽病脉证并治第十二》，首创"痰饮"病名。唐代以前的"痰"字作"淡"字解释，如《脉经》《千金翼》等书将"痰饮"作"淡饮"。唐代慧琳所著的《一切经音义》谓："痰饮谓胸上液也。""淡"通"痰"，《说文解字》曰："澹，水摇也。"系水饮流荡摇动之貌。这与张仲景所论之痰饮的含义是一致的，与后世医家所论痰饮证是有区别的，如《杂病广要》中提道："古方详于饮而略于痰，后世详于痰而略于饮。"直至宋代杨仁斋《仁斋直指方》将痰与饮一分为二，认为"稠浊者为痰，清稀者为饮"，一般医家多宗其说；《备急千金要方》载有陷胸汤治"淡饮"在心下，筑筑而悸，短气而恐；《圣济总录》提出：脉道闭塞，津液不通是形成痰饮的主要原因；元代王隐君对"顽痰怪症"多有研究，创礞石滚痰丸；朱丹溪认为治痰应根据痰在人体的不同部位和痰的性质而定；张景岳辨证重固本，以绝生痰之源；喻嘉言批评见痰治痰，妄用辛燥之剂，并制定了治痰的吐禁十二则，药禁十则，律三条；叶、薛、吴等温病学家，习用分消上下（宣上、畅中、渗下），清热涤痰，开窍辟秽之法。

《金匮要略·痰饮咳嗽病脉证并治第十二》的痰饮实以论"饮"为主，痰饮一词，按偏义复词解释，重点在"饮"；该篇第1条曰"夫饮有四"，而不提"痰"，说明广义的痰饮泛指痰饮、悬饮、溢饮、支饮四大类。狭义的"痰饮"是四饮之一，即"其人素盛今瘦，水走肠间，沥沥有声"。更与后世有形痰饮与无形痰饮的概念不同。伏饮、留饮乃饮病日久伏而不出，留而不去之意，其症散见于四饮之中的不同称谓，非四饮之外另类也。

水气病首见于《内经》，《素问·评热病论》曰："诸有水气者，微肿先见于目下也。"《素问·逆调论》也说："不得卧，卧则喘者，是水气之客也。夫水者，循津液而流也。肾者水脏，主津液，主卧与喘也。"《灵枢经》有《水胀》《卫气失常》诸篇，《诸病源候论》有《水肿病诸候》，《黄帝内经太素》有《气论》专章。古代医家对水气的概念，有人认为水气是水之寒气，如成无己注"水气上冲""水寒相搏，肺寒气逆"；也有人认为水气即是水饮之气，如钱天来注："水气，水饮之属也。"刘渡舟则指出："水气的概念，应是既有水饮，又有寒气，因水与寒，水与饮往往协同发病。水指其形，寒指其气，饮则指其邪。两者相因，故不能加以分割。"[1]

历代对"痰饮""水气"病的认识比较深刻。

二、"痰饮""水气"的形成

《素问·经脉别论》曰："饮入于胃，游溢精气，上输于脾。脾气散精，上归于肺，通调水道，下输膀胱。水精四布，五经并行，合于四时五脏阴阳。"《素问·灵兰秘典论》曰："三焦者，决渎之官，水道出焉。"人体在正常生理情况下，水液的代谢依赖于脾胃对饮食物的运化功能；水液的输布，依靠脾的"散精"和肺的"通调水道"功能；水液的排泄，主要是依靠肾的"气化"功能和三焦的"决渎"排出水液。可见水液的运行与脾、肺、肾、三焦有着密切关系。在病理情况下，水液在体内运化输布失常，停积于人体某些部位而成，外感寒湿（久卧湿地、冒雨、涉水、气候潮湿），使中阳受困，运化无力，水湿停聚；或暴饮暴食，恣食生冷，阻恶阳气，中州失运，湿聚为饮；或年高体虚，久病房劳，脾肾阳虚，水饮不化，留而成饮。其生成，首先责在正气不足，脏腑失于协调，其中肺、脾（胃）、肾、三焦至关重要，若一处失调，则可相互影响，导致水液停滞。其次，四者之中，又以脾气为主，如果脾气的运化失司，不能尽散水精上归于肺，以敷布全身内外，濡养百脉，则肺气不能正常下降，三焦之决渎迟缓，气亦不能下交于肾，肾气不能照常泌清别浊，以尽涤其水，残留水液，停滞中焦，泛溢表里，即可积液为饮。

痰饮形成之后，因其饮停部位不同，各具致病特点：饮留肠间则肠中水声沥沥、泄泻；饮停于胃则心下痞坚、呕吐；上凌于心则心悸；上蒙清窍则头晕目眩；胸阳被困则背寒冷如掌大；积于胸胁则咳唾引痛；留于胸膈则咳逆倚息，短气不得卧，其形如肿；溢于四肢则不汗出，身体痛重。饮属阴邪，易阻遏阳气，饮多湿邪，留着不去，缠绵难愈，总为阳虚阴盛，本虚标实之证。

水气病的病因有内外二端，内与阳气虚衰、阳气郁滞、肺脾肾三焦膀胱等脏腑气化失司有关，也可血病及水；外与感受风寒或风热等邪气相关。两者互相影响，有时又互为因果[2]。水气病以身体浮肿为主症。水气一字强调了病机，若气不行水，水不化气，水泛肌表为病，将其分为风水、皮水、正水、石水、黄汗，还有五脏水及气分、水分、血分等。

"痰饮""水气"涉及脏腑相同，皆因水液代谢失常，形成"水湿痰饮"，进而导致各种变证，然其理一也。

三、痰饮水气病的治疗原则

"温药和之"是张仲景为治疗痰饮病而确定的总则，后世医家多遵此原则，并指导临床实际应用，倍加推崇，奉为圭臬。在此总则指导下，根据饮停部位，虚实兼夹，所涉脏腑，饮病的久暂，人体禀赋，饮食居处，感邪深浅的不同，分别采用温、汗、利、下等祛邪扶正，攻补兼施的具体治法。狭义痰饮为饮停中州，阻碍气机升降之机，当温阳化饮，健脾利水。悬饮为饮邪积聚在胸胁，气与饮相搏而成，急则攻逐水饮为治，但需顾护正气，中病即止。支饮乃饮邪上逆迫肺，心阳不布，气机不利使然，利水降逆，扶正补虚为先。溢饮多因感受风寒外邪，或口渴暴饮，肺气闭郁，饮溢四肢肌表所致，采用发汗法，使外溢肌表的水湿从表而解。痰饮是本虚标实之证，必须标本兼顾才能适合病情。文中提出了用苓桂术甘汤、肾气丸健脾温肾，为治本之法。饮邪上犯，用小半夏汤、小半夏加茯苓汤、葶苈大枣泻肺汤以治其标；兼表里证，可用大青龙汤、小青龙汤以发汗；饮在下焦，可用五苓散、泽泻汤以利小便；饮邪深痼难化，可用十枣汤、甘遂半夏汤、厚朴大黄汤、己椒苈黄丸以祛其实；痰饮久留，每多虚实错杂，如木防己汤、木防己去石膏加茯苓芒硝汤以攻补兼施。

水气的治疗，仲景根据水气的病位、病势提出发汗、利尿及攻下逐水的治则，即"腰以下肿，当利小便，腰以上肿，当发汗乃愈"。"病水腹大，小便不利，其脉沉绝者，有水，可下之"，"夫水病人，目下有卧蚕，面目鲜泽……有水，可下之"。仲景根据水气病的兼夹，分别施以行气、活血法。如"心下坚，大如盘，边如旋盘，水饮所作"之枳术汤证，即为脾虚气滞之气分病水。仲景还认为"血不利则为水"，提示应加入活血之品。

总之，仲景治"痰饮"以温化为主，治"水气"以发汗、利小便、攻逐水饮为常，两法又可兼而施治，当根据病位、病势，邪正的强弱，临床表现的不同，权衡扶正祛邪的多寡。

四、高血压病从"饮"诊治

中医典籍中无"高血压病"之病名，从"饮"病之"眩冒""心悸""小便不利"为辨，多能取效。无症可辨时，应用健脾化饮之法，亦能见功，既能平稳降低血压，又能改善相应症状表现，实为预防"中风""胸痹"等常见疾病的一条新的重要途径。

高血压病大多以肝阳上亢、肾精不足、气血虚弱、痰浊内蕴、瘀血阻络等证型论治，笔者根据高血压病的常见临床表现、体征、病史等观察，与现代生活方式的改变有着密切的关系。如恣食生冷油腻、膏粱厚味、水果甜食，暴饮暴食，空腹偏食，嗜好烟酒等损伤脾胃；社会竞争激烈，心理压力较大，思虑过度，思则气结，气机不畅；运动量减少或不运动，体内阳气得不到激发，水饮易于流滞；劳累，熬夜，夜生活致体质下降，邪气乘虚而入。上述因素皆能导致肺、脾、肾三脏功能失调，水液代谢失常，饮邪作祟，而罹患高血压病之眩晕等症。因此，从"饮"诊治高血压病，并视其所涉脏腑的不同，分别采用温肺化饮、温脾蠲饮、温肾散饮、渗湿利水等法，以扶正祛"饮"，也体现了"温药和之"之旨。

1. 脾虚水停，症见头沉重昏聩不清，如帽裹头，眩晕时作，神疲乏力，形寒肢冷，胃脘不适，大便稀溏，舌淡胖，脉细，为脾虚饮停，阻蒙清阳，方用苓桂术甘汤，温阳健脾，运化水湿（饮邪）。

2. 肾虚水泛，症见眩晕，耳鸣，尿频余淋，小腹畏寒，下肢浮肿，四肢颤动，腰膝酸软，舌苔白腻，脉沉细，此为肾不化气而化水，清阳不升，方用肾气丸（或真武汤），温肾壮阳，利尿化饮。多见于老年单纯收缩期高血压病，病程较长者。

3. 肺寒饮聚，症见咳痰稀白，胸胁胀满，眩晕频作，易感冒，舌苔薄白腻，舌质淡，脉紧，此属肺失通调，清阳不升而成，当用茯苓五味甘草去桂加姜辛夏汤，宣肺散寒，辛温化饮。

病案举例

贠某，男，51 岁，电信公司经理，以"阵发性眩晕伴呕恶 1 年，加重 10 天"为主诉就诊。患高血压病 10 年，血压最高 200/130mmHg，服用多种降压药物，血压仍波动在（200~180）/（130~115）mmHg 之间，血压下降不明显，1 年前因"轻微脑出血"住院治疗，血压也未达到控制，恐其进一步发展成重病，经友人介绍（2013 年 9 月 13 日）为其诊治。现症见眩晕、呕恶成阵发性发作，头部沉重、紧缩感，如帽箍头，睡眠、饮食较差，时或心悸，胃脘部胀满不舒，按之有振水音，嗜酒、嗜烟、嗜盐、嗜甜，舌质淡，舌苔薄黄根稍腻，血压 200 /120mmHg。辨为脾虚饮停，胃失和降，阻遏清阳之眩晕，方用苓桂术甘汤合小半夏加茯苓汤。

处方：茯苓 20g，桂枝 20g，白术 12g，半夏 15g，生姜 20g，甘草 6g，3 剂，水煎服。

2013 年 9 月 16 日二诊：眩晕上午减轻，下午眩晕仍作，呕恶平复，胃脘部阵水音消失，心悸仍作，小便短频，舌暗红少苔，血压 170/110mmHg，上方加泽泻 30g，5 剂。

2013 年 9 月 21 日三诊：眩晕下午稍作，胃脘部偶不适感，心悸减不明显，上方加生龙骨 15g，生牡蛎 15g，远志 15g，7 剂。

电话随访，眩晕等症状消失，血压维持在 140/90mmHg 左右。

按：高血压病之眩晕，多病程较长，并发症较多，顽固性高血压更是棘手，从脾从饮诊治应为常法，这与当下人们的饮食结构、居处环境、社会竞争等诸多因素有关。水果、饮料、蜂蜜、甜食的大量增加，则水湿困脾（胃）；大量饮酒则助湿生热；暴饮暴食、饥饱无常则脾胃不济；思虑过度，劳伤心脾，则脾虚饮凝，长期则脾胃升降失常，阳虚不运，聚湿为饮，变生他患，成为高血压性眩晕的主要类型。健脾温阳，运湿化饮，为其要务，将《金匮要略》之苓桂术甘汤、小半夏加茯苓汤、泽泻汤合治，正切合其病机。"心下有痰饮，胸胁支满，目眩，苓桂术甘汤主之。"为温阳化饮主方。"卒呕吐，心下痞，膈间有水，眩悸者，半夏加茯苓汤主之。"蠲饮降逆，宁心镇悸。"心下有支饮，其人苦冒眩，泽泻汤主之。"脾虚饮泛，蒙蔽清阳。其中"眩晕""眩悸""冒眩"等症状描述和高血压病之眩晕十分类似，高血压病亦"饮"邪为患无疑。方中茯苓淡渗利水，化饮降浊，为祛饮要药；桂枝辛温通阳，振奋阳气，以消饮邪；白术健脾燥湿，使水湿温化，乃敦厚脾土，温而化之之意；半夏辛温，涤痰化饮，降逆止呕，治饮之主药；重用泽泻，利水渗湿，使水饮从小便而去，乃开沟渠而疏导之意，且利水通淋而无伤阴凝涩之弊；生姜辛散，消散寒饮，温中降逆，又制半夏之毒。诸药合用具有温阳化饮，健脾和胃的作用，使阳气得通，饮邪尽除，脾升胃降有序，开阖之枢适度，气血调匀，眩晕等症状消失，则血压平稳，不变生枝节，身体得健。从"饮"诊治高血压病实为可效之法。

总之，"痰饮""水气"皆因肺、脾、肾三脏功能失调，三焦通调失职，膀胱气化不利，邪之"水湿痰饮"聚而为患，停积于脏腑经络，四肢百骸，表现为咳嗽、水肿等不同的临床症状，只是"痰饮"以内伤为主，"水气"在内伤的同时也有感受外邪入侵的因素，其治疗在病之初期，多实证、阳证，当发汗、利尿、逐水，因势利导，以祛邪为先，但不能伤及正气，亦急则治其标。"温药和之"是治本之法，注意养护脾胃，重视温阳，顾护阴液，兼顾脏腑特点，因"痰饮""水气"俱为阴邪为患，此方法当贯彻调治本病的始终，并根据其兼夹情况，施治以行气、活血，以调畅气机，使血脉通达，而无"水饮痰湿"停聚之虞。从"饮"治疗高血压病之"眩晕"等症，是将治疗"痰饮""水气"的理论引入治疗高血压病中，是拓展临床应用范围的一种尝试，经方既能改善、消除症状，又能平稳降压，避免了西药的毒副作用和不良反应，值得进一步探讨。若结合临床，反复研读经典，挖掘宝藏，就能寻觅到治疗现代一些复杂疑难病症的金钥匙。突出灵活的思辨特点，是解决临床重大问题的一条根本途径。

参考文献

［1］郑波，安鹏，肖洋，等. 仲景水气所致病证治疗浅论［J］. 甘肃中医学院学报，2007，24（2）：18-19.

［2］范永生. 金匮要略［M］. 北京：中国中医药出版社，2002.

陈朝霞（福建省南平市人民医院）

《金匮要略》对痰饮病及水气病的证治进行了系统的论述，具有重要的理论和实践价值。本文试从五个方面浅谈自己的一些粗浅认识，不妥及谬误之处，敬请斧正。

一、痰饮病及水气病的命名和分类

1. 痰饮病的命名和分类

"痰饮"病名始见于《金匮要略》。汉晋唐时期，"痰"字与"淡""澹"相通。《说文解字》曰"澹，水摇也"，用以说明水液动荡之貌。《脉经》与《千金翼方》中均作"淡饮"。至宋代杨仁斋《仁斋直指方》才将黏稠浓浊的水津称为"痰"，清稀的水津谓之"饮"，故《金匮要略》所论"痰（淡）饮"即饮邪为病，且偏于寒饮。篇名是指广义的痰饮而言，病机是因脾阳虚衰导致水饮停聚体内局部脏腑经络而致病。而狭义的痰饮是指其分类的四饮之一，为饮停心下、肠胃的病变。

痰饮病分类的依据有二：一是饮邪停聚人体的部位（即饮停部位）；二是临床表现的主要症状（即临床主症）。其分类有四：狭义的痰饮、悬饮、溢饮和支饮。

狭义的痰饮为饮停心下（胃）肠。临床主症为素盛今瘦，水走肠间，沥沥有声。悬饮为饮停胸胁（胁下），临床主症为咳唾引痛。溢饮为饮停四肢、肌表，临床主症为无汗，身体疼重，肢体轻微浮肿。支饮为饮停胸膈，临床主症为咳逆倚息，短气不得卧，其形如肿。

此外，留饮与伏饮均系病程较长，饮邪停留部位较深，病势较重，一般药物难以攻除的饮病。留饮有留而不去之意，指饮邪深痼于里，因其部位（心下、胁下、胸中、四肢）不同，临床表现各有不同，它分属于四饮之中。

2. 水气病的命名和分类

水气病的病名缘于《内经》。如《素问·评热病论》曰："诸有水气者，微肿先见于目下也。"可见，所谓水气病，即是指因水停而导致有浮肿证候的疾病，相当于现在的水肿病。《内经》还简称为"水"，如《素问·阴阳别论》云："三阴结谓之水。"由是而知，《内经》所载的水气和水病，两者异名同类，实指水肿病。本病的分类，《内经》有风水、石水、涌水之设。根据水气病的病因、病机、病症及病位的不同，分为风水、皮水、正水、石水、黄汗五种证型。此外，尚有五脏水，以及水分、气分、血分之立。

二、关于痰饮病及水气病的病因病机

1.痰饮病的病因病机

从病因病机来看，痰饮病的形成，就脏腑而言，与肺、脾、肾三脏均有密切关系，但尤以脾（胃）最为重要。因为痰饮为体内水液代谢失常所致。痰饮与津液密切相关，津液的生成、运化、输布依赖脾胃。水谷入胃，经过胃的受纳、腐熟与脾的运化，其中津液中精微部分在其他有关脏腑配合下，布散全身，以滋养各脏腑、经络。其中津液中浑浊部分在其他相关脏腑配合下，排出体外。正如《素问·经脉别论》所云："饮入于胃，游溢精气，上输于脾。脾气散精，上归于肺，通调水道，下输膀胱，水精四布，五经并行。"若脾胃功能失常，饮食入胃而不能运化、输布，则津液反聚而为痰饮，随处留积为患，发生诸种病证。而脾胃对津液的运化功能，主要取决于脾胃阳气之盛衰。脾胃阳气旺盛，津液方可得以正常运化；若阳气虚衰，则津液不化而易成痰饮。故脾胃阳虚乃痰饮病病机之关键。此外，《济生方·痰饮》曰："肾能摄水，肾水温和，则水液运下。"由此可知，正常人体水液代谢包括脾的升清降浊、肺的通调肃降、肾的蒸腾气化、三焦的决渎通道、膀胱的开阖排出等重要环节，故痰饮的病因病机与其有至为密切的关系。如人体素体阳气不足，肺、脾、肾功能低下，则水液气化无力而停滞于身体的各个部位则成痰成饮；或因寒湿之邪久侵人体，克伐阳气；或恣饮生冷之物，则中阳受遏，从而导致脏腑运化无力，三焦气化不利，水精不能四布，聚而为饮，凝而成痰。脾不健运，气化不利是导致痰饮的关键。故有"脾为生痰之源，肺为贮痰之器"之论。临床上由痰湿困脾，脾阳失运，脾虚夹湿而引发的病证及由脾及肺，由肺及肾而致人体水液代谢失常所产生的一系列疾病不乏所见。

2.水气病的病因病机

关于水气病的形成机理：《素问·水热穴论》云："肾者至阴也，至阴者盛水也，肺者太阴也，少阴者冬脉也。故其本在肾，其末在肺，皆积水也。"又曰："肾者，胃之关也，关闭不利，故聚水而从其类也。"因肾主水而称水脏，主气化而布散水津，位居下焦；肺主气，司宣发肃降而通调水道，居上焦而位处水之上源。体内水液的代谢，必须赖肾之气化蒸腾，肺之宣发肃降，才能运化正常而不致停聚。若肾气虚衰，不能化气行水，则水液停积，且逆而上客于肺，使其肺之通调失职，致水液溢于肌表而形成水气病。且肾主前后二阴，主开阖，司二便，肾气足，则二便通调，若肾气虚，开阖失常，二便不利，关门闭塞，必致胃气上逆，脾胃升降出入失常，致水液糟粕不能排出体外，而停聚于内，水泛溢于皮肤而为水肿。故而《经》云"其本在肾，其末在肺""肾者胃之关也"。由此得知，水气病的形成，其病机主要与肺、脾、肾的三脏功能失调，尤其与肾脏的功能失职有着密切的关系，与三焦、膀胱亦有不可分割的关系。

三、痰饮病、水气病的病理机制及致病区别和联系

痰饮病与水气病既有区别又有联系，它们皆可因肺、脾、肾、三焦的通调、转输、蒸化功能异常，引起津液运行障碍而形成痰饮或水气而得。但两者可以相互转化，有时亦不能截然分开，临床有先病痰饮而后变生水肿，亦有先病水肿而后渐生饮病。对痰饮病我们主要责之于脾，对水气病我们主要责之于肾。痰饮病与水肿病的另一区别是饮病因病灶局限，虽根据其饮停部位的不同有其相应脏腑的病变，但在其证较轻时，可不出现相应脏腑的症状。如仅有素盛今瘦，或仅背寒冷如手大，或仅嗜睡，或仅局部肌肉皮肤轻微跳动，或仅脐下筑筑动悸，或仅腹大如棉絮等，各症独立出现，识病较难。而水肿病识病虽易，但因其停水远较痰饮之病为著，病情相对严重，脏腑功能被累及的现象亦较明显，故其疗效与预后相对不佳。一般而言，水重于饮，但两者异名同类，即同属阴邪，皆能伤人阳气。

四、关于痰饮病及水气病的治则

关于痰饮的治则，《金匮要略·痰饮咳嗽病脉证并治第十二》第 15 条明确提出"病痰饮者，当以温药和之"。因为饮为阴邪，最易伤人阳气，反之阳能运化，饮亦自除。温，指振奋阳气、开发腠理、通行水道之义；和，指温之不可太过，应以调和为原则，寓有行、消、开、导之义，从而使温而不燥，温而不腻，水有出路。行者，行其气也；消者，消其饮也；开者，开其阳也；导者，通导二便也。正如《金匮要略方论本义》曰："言和之则不专事温补，即有行消之品。"充分体现了中医辨证论治的原则性和灵活性。从标本的角度来说，"温药和之"是一种标本兼治的方法。一方面，治本以温行的方法消除痰饮，温药可以调和脏腑，恢复气化，体现了治本的原则性；另一方面，治标以开泄的方法导邪于外，针对不同病情予以行消开导，祛除饮邪，反映了治标的灵活性。痰饮既是病理产物，又是致病因素，且为有形之邪，必须使邪有出路，根据饮停部位不同，因势利导。痰饮的病位并不在脏而在腑者，以通为用。脾虽非蓄水之器，但总司水饮输化，在痰饮病机中处于核心地位。《内经》云："脾胃大肠小肠三焦膀胱者……此至阴之类，通于土气。"脾即至阴，而诸腑皆至阴之类，则反映出水饮在各腑中的转输流布都离不开脾气的推动。所以，饮邪在腑，治宜通泄；阳虚在脾，法宜温化。正如张景岳所云："故治痰者，必当温脾、强肾，治痰之本，使根本渐充，则痰将不治而自去矣。"治本之法有治脾、治肾之分。如脾阳不运，用苓桂术甘汤健脾利水；肾阳不化者，用肾气丸温肾化水。两方均是"温药和之"治则的具体应用。苓桂术甘汤，方中茯苓淡渗利水，桂枝辛温通阳，两药合用，可以温阳化水。肾气丸，温肾化水，使肾中阳气蒸腾，水饮随小便而去。治标之法以"行、消、开、导"为主

要治则，以攻下逐水、发汗为主要治法。"和"有调和之意，即配合温药，使其作用恰到好处。如单纯地温补扶阳，易碍邪；单纯地温散，太过易伤阳气；单纯地温化，水饮的排出尚无出路等，所以必须要使用"和"药。原文第 18 条提出甘遂半夏汤应"顿服"，意味着中病即止，以免伤正。原文第 22 条十枣汤方后"不下者，明日更加半钱"说明药物峻猛，不可多服，即便需要再次使用也得等次日再给药。"和"为法度，既不可不及，也不可太过。"温"是常法，"和"讲究的是全面，两者需有机结合。《金匮要略》痰饮所用的基本药物有两大类：一是温中补阳治脾肾本虚；二是温散荡涤治肺胃标实。在组方用药上以桂、苓、姜、辛、夏、术六味为核心，辅以他药共成五大治法：①温阳化饮法，如苓桂术甘汤；②表里两解法，如小青龙汤；③疏导胃肠法，如己椒苈黄丸；④泻水逐饮法，如甘遂半夏汤；⑤扶正祛邪法，如木防己加茯苓芒硝汤。既有"温药和之"的原则性和规律性，又有"行、消、开、导"攻补兼施的灵活性。为后世治疗痰饮病在用药组方方面奠定了基础。

水气病的治疗：《素问·汤液醪醴论》云："平治于权衡，去菀陈莝……开鬼门，洁净府。"仲景承《内经》的这一思想，提出了"腰以下肿，当以小便，腰以上肿，当发汗乃愈"和"有水，可下之"的发汗、利小便及攻逐水邪三大法则。发汗、利小便、逐水均为损其有余之法，而具体处方又发挥了《内经》相关理论，体现了发汗、利小便、温阳利水三大法则，实是有常有变。

水气病的治疗原则：①身半以上发汗，身半以下利尿，腹水属实热者可下之。②通表里之阳。③通经化瘀。风水属表虚卫气不固的，当用补卫固表、利水除湿的防己黄芪汤；属表实而夹胃郁热的，当用发汗行水兼清郁热的越婢汤；属风邪袭表，肺气不宣的，当用发汗宣肺、祛风除水的杏子汤。皮水属阳气失宣，水气不行的，用通阳化气、分消水湿的防己茯苓汤；属湿热较盛，阳气被郁而手足逆冷的，用清湿热、利小便的蒲灰散；皮水夹郁热的重证，用发汗散水、清热除湿的越婢加术汤；属风寒表实，肺气不宣，里无郁热者，用发汗宣肺、散水和中的甘草麻黄汤。正水属肾虚不能化气行水，水寒射肺而脉沉者，用助阳温经、发汗散水的麻黄附子汤。石水多为肾阳大衰，肝气郁结，可用温肾化气、疏肝化瘀法治之。气分属阳气大虚，表里同病，用温阳散寒、通利气机、宣发水饮的桂枝去芍药加麻辛附子汤。血分当通经佐以利水。

水气病发汗、利小便、攻下祛除水邪，只是一种阶段性应急措施，是治标的方法，因为水邪因脏腑功能失调所产生，单纯祛除水邪的方法并不能使新的水邪不再产生。水邪除后，应进一步补肾固本，因为"水者，肾之制也，肾者，人之本也，肾气壮，则水还于海，肾气虚，则水散于皮"。即使肺脾之变形成的水肿，其治疗亦离不开温肾益气。

五、对辨治肾脏疾病的指导意义

笔者在长期临床实践中体会到：由于痰饮、水气在病理上的多种联系，故"温药和之"实为津液存留体内类疾病皆可适用的根治大法。"病痰饮者，当以温药和之。"仲景言温药，言和之，就是宜温而不宜燥，恰到好处，不伤阴津的意思。为了防止伤阴，仲景在助阳的基础上，酌加和阴养血之药，一则使"精化为气"，有助于痰饮水气的潜消、外出；二则可免除温燥伤阴之弊。我们临床上用生地黄、知母、甘草，以及知柏地黄丸等滋阴泻火药配合肾上腺皮质激素治疗原发性肾病综合征，既能发挥激素的治疗作用，又能免除激素劫阴之弊，临床疗效满意。《金匮要略·水气病脉证并治第十四》从风水、皮水、正水、石水描述了水气病由表及里、由轻到重的发展过程，与原发性肾病综合征（由于劳累、感染等原因诱发）所形成的颜面四肢水肿、全身水肿、胸腔积液、腹水的发展变化相一致。在水气病的病理机制方面仲景提出"血不利则为水"的论点，以及血水并治之法，道出了"治水不忘调血，活血以促利水"的学术思想在肾病综合征的治疗中具有重要指导意义。瘀血是水肿的重要病因，经脉瘀滞又是水肿发展过程中的一个重要病理环节，将活血化瘀之法贯穿于肾病综合征的始末，不仅利于水肿及蛋白尿等症状的减轻，还能控制病理上的传变，以防积重难返。仲景曰："诸有水者，腰以下肿，当利小便，腰以上肿，当发汗乃愈。"本人临证治疗肾病水肿时体会到需知常达变，分清寒热虚实，证属实者，施以常法，即利小便、发汗法；证属虚者，施以变法，如心脾俱虚或虚中夹瘀之证，肿势在下，则应补脾养心，佐以化瘀，不可单纯利水；如肺肾气阴两虚、兼有血瘀者，则应益肾补肺，佐以化瘀利水以治之；若遇渴而下利，小便频数，津液已伤之水肿，则禁用汗法，否则可导致津液枯竭，变生他病，导致病情恶化。

慢性肾病是临床治疗较为棘手的疾病，尤其在慢性肾衰竭晚期，由于脏腑衰败，湿、痰、瘀、毒潴留体内，出现诸多与中医痰饮及水气相类似的综合症候群，如湿蕴中焦则恶心呕吐；水气凌心则心悸怔忡；痰瘀阻肺则喘息短气；水湿泛滥则浮肿、腹水、胸腔积液；血毒入脑则神识昏蒙、手足抽搐等。笔者通过长期的临床实践认为本病邪实以湿浊水饮壅盛停积为主，饮为阴邪，得温则行，所以无论中药内服还是灌肠，都不能过于苦寒，即使是病从热化，转化为湿热证者，在清热燥湿的同时，也要佐以温药、顾护阳气之药。西医学认为，肾单位高滤过与肾小球硬化与进行性肾功能下降有密切关系，而寒冷又是加重单个肾单位高滤过的因素之一。至于辨治本虚，更要谨调五脏六腑的阴阳气血。因此，《金匮要略》中"以温药和之"，也适用于慢性肾衰竭晚期的中医治疗。如小半夏汤、泽泻汤、葶苈大枣泻肺汤、己椒苈黄汤、五苓散、茯苓桂枝白术甘草汤、真武汤、肾气丸等常被作为治疗慢性肾衰竭晚期的常用方，根据临床病证、病情、病位的不同，选择加减运用，在临床中屡屡取得肯定的疗效。

医案选例：

陈某，女，53岁。退休工人，南平人，2013年2月15日因反复全身浮肿10年余，加剧半月初诊。

主诉：反复全身浮肿10年余，加剧半个月。

初诊：患者10年前开始劳累后反复出现眼睑及双下肢浮肿，查尿常规：蛋白（++）、潜血（+），拟诊断为慢性肾炎，治疗上予盐酸贝那普利（10mg，qd）降蛋白、保肾，3年前查血肌酐293μmol/L，血尿素氮8.7mmol/L，停用盐酸贝那普利，平素服用尿毒清颗粒，偶有服用中药治疗，此次于半月前劳累后出现全身浮肿，就诊私人诊所给予呋塞米利尿消肿，症状未见明显改善，今就诊我院门诊，查血肌酐693μmol/L，血尿素氮22mmol/L，内生肌酐清除率8.2mL/L，刻下症：腰酸腰痛，双下肢水肿，按之凹陷不起，手足不温，形寒怕冷，颜面水肿，面色㿠白无华，小便短少，舌质淡胖苔白水滑，脉沉细无力。实验室检查：血肌酐693μmol/L，血尿素氮22mmol/L，内生肌酐清除率8.2mL/L（2013年2月15日）。

望其面色㿠白无华，倦怠乏力，全身浮肿，舌质淡胖苔白水滑；询其腰酸腰痛，手足不温，形寒怕冷，小便短少；诊其脉沉细无力。

此患者久病损伤肾阳，肾阳不足，膀胱开阖不利，则见小便短少，气化失常，水泛肌肤，发为水肿；阳虚则见手足不温，形寒怕冷，舌质淡胖苔白水滑，脉沉细无力为脾肾阳虚，水寒内聚之象。法当温肾健脾，温阳化气利水，以真武汤加减。

处方：制附片10g（先煎），茯苓20g，白术20g，白芍20g，生姜皮15g，泽泻15g，车前子20g（包煎），黄芪30g。水煎服，日1剂。7剂，每日1剂，水煎服。

2013年2月22日二诊：患者尿量增加，水肿减轻，仍恶寒，在原方基础上加淫羊藿、巴戟天温补肾阳。

处方：制附片10g（先煎），茯苓20g，白术20g，白芍20g，生姜皮15g，泽泻15g，车前子20g（包煎），黄芪30g，淫羊藿15g，巴戟天15g。7剂，每日1剂，水煎服。

2013年3月5日三诊：水肿、四肢不温改善，疲劳乏力明显。舌质淡苔薄白，脉细，上方加党参健脾益气。

处方：制附片10g（先煎），茯苓20g，白术20g，白芍20g，生姜皮15g，泽泻15g，车前子20g（包煎），黄芪30g，淫羊藿15g，巴戟天15g，党参20g。7剂，每日1剂，水煎服。

2013年3月17日四诊：患者症状好转，水肿消失，尿量增加，每日约1800mL，复查肾功常规：血肌酐220μmol/L，血尿素氮9mmol/L，内生肌酐清除率47mL/L，能进行轻微体力活动，嘱其服金匮肾气丸继续巩固治疗。

按：阳虚水肿是慢性肾炎、肾病综合征、慢性肾衰竭的常见证候之一，临床以水肿，腰以下为甚，按之凹陷不起，畏寒肢冷，面色㿠白，腰酸乏力，舌质淡胖或边有齿痕，苔白水滑，脉沉细无力为辨证要点。肾病水肿之形成与"肾主水"之功能障碍有着密切关系。《素问·水热穴论》曰："肾者，胃之关也，关闭不利，故聚水而从其类也，上下溢于皮肤，故为胕肿。"《中藏经》记载："水者，肾之制也，肾者，人之本也，肾气壮，则水还于海，肾气虚，则水散于皮。"这些论述为温肾利水之法的应用提供了理论依据。即使肺脾之病变形成的水肿，其治疗亦离不开温肾益气。正如赵献可《医贯》所云："盖脾土非命门之火不能生，肺气非命门之火不能化。"由此可见，温肾利水是治疗肾病水肿的重要治法。温肾利水之代表方有真武汤等。真武汤出自《伤寒杂病论》，由茯苓、白芍、白术、附子、生姜5味药物组成，为温阳化气利水之剂。方中附子辛热以壮肾阳，使水有所主，白术燥湿健脾，使水有所制；生姜宣散，佐附子之助阳，是于主水中有散水之意；茯苓淡渗，佐白术健脾，于制水中有利水之用；白芍既可敛阴和营，又可制附子刚燥之性。方中加用黄芪、泽泻、车前子加强益气健脾、利水消肿之功；温化应用时附子当先煎30分钟，去其毒性，增强温阳之力。诸药合用，共成温肾健脾，温阳化气利水之剂。二诊、三诊加用淫羊藿、巴戟天、党参加强了温肾健脾之功。后以金匮肾气丸温肾助阳，化气利水继续巩固治疗。由于本案方药对证，故收效显著。

六、小结

痰饮病及水气病源于《黄帝内经》，至《金匮要略》始为痰饮病及水气病理论奠定了基础。在论治观点上，《金匮要略》提出"病痰饮者，当以温药和之""诸有水者，腰以下肿，当利小便，腰以上肿，当发汗乃愈"的法则，以及"血不利则为水"的论点，一直为后世推崇。各家学说又有补充和完善，在治疗痰饮方面，如朱丹溪独辟门径，倡"顺气为先，治脾为本"；张景岳认为"痰之化无不在脾，痰之本无不在肾"，推崇"治痰者，必当温脾，强肾，以治痰之本"。张仲景开创了益气利水、健脾利水、温阳利水、活血利水、滋阴利水的先河；并创造了行之有效的治疗方药，为我们治疗水气病指明了方向，为后世张景岳提出水肿证"其本在肾""其标在肺""其制在脾"和唐容川"病水者未尝不病血""瘀血化水，亦发水肿"等论点提供了启迪，对我们在肾病的临床治疗上有着重要的指导意义。国医大师孙光荣创建的"中和医派"将"和之"之法广泛应用于各种疾病的治疗，对我们临床实践也有重要的临床指导意义。

王世荣（山西省中医院）

《金匮要略》对痰饮病与水气病进行了较系统的论述。对两种病的分类、病因病机、治则及证治的阐述，奠定了中医诊治水液代谢失常所致疾病的理论基础并指导着临床的治疗。我们要学习并探究仲景诊治痰饮与水气病的思维脉络，梳理其证治的核心思想，并拓展其临床运用。

一、《金匮要略》对痰饮、水气病病因病机的认识

痰饮与水气病均为人体水液代谢失常所致的疾病。中医学对水液代谢的认识最早见于《内经》。《素问·经脉别论》云："饮入于胃，游溢精气，上输于脾。脾气散精，上归于肺，通调水道，下输膀胱。水精四布，五经并行，合于四时五脏阴阳，揆度以为常也。"《素问·灵兰秘典论》曰："三焦者，决渎之官，水道出焉。"《灵枢·营卫生会》曰："上焦如雾，中焦如沤，下焦如渎。"以上《内经》所言分别从肺、脾、肾、三焦在水液代谢中的作用论述了津液的生成、输布和代谢的全过程，奠定了中医对水液代谢认识理论的基础。《内经》强调阳气在水液代谢中的作用。《素问·汤液醪醴论》曰："其有不从毫毛而生，五脏阳以竭也。"并提出"开鬼门""洁净府""去宛陈莝""微动四极""温衣""缪刺其处"等治疗法则。

《金匮要略》进一步阐述了痰饮、水气病的分类及发病机理。仲景所言"痰饮"实只言饮，包括了痰饮、悬饮、支饮、溢饮四饮。对水气病，从表里分为风水、皮水、正水、石水；从水饮影响到五脏而出现相应的病变而分为五脏水：心水、肝水、肺水、脾水、肾水；从气血水的关系分为气分、水分、血分。从气血水的关系论述水气病是仲景在《内经》基础上对水气病病因病机认识上的发扬。《金匮要略·水气病脉证并治第十四》云："师曰：寸口脉沉而迟，沉则为水，迟则为寒，寒水相搏，趺阳脉伏，水谷不化，脾气衰则鹜溏，胃气衰则身肿，少阳脉卑，少阴脉细，男子则小便不利，妇人则经水不通。经为血，血不利则为水，名曰血分。"从寸口脉、趺阳脉、少阳脉、少阴脉的沉迟、伏、卑、细论述了肺、脾、三焦、肾功能的失常是水肿发生的主要原因。并指出气虚则血不利，血不利则为水。从病机的角度阐释了气、血、水的关系，并确立了难治性水肿的治疗大法。在气与水的关系上，曰："阴阳相得，其气乃行，大气一转，其气乃散。"明确阐明人体阴阳气相互顺接，气机则畅通，并提出治疗水气病的治疗大法益气行水法，"大气一转，其气乃散"，为水气病的治疗指出了立法处方的基本

思路。

纵观痰饮病与水气病之成因，两种病证有着共同的基本病因病机：其一，外邪袭肺，肺失通调；寒湿困脾，脾运失职。水饮泛溢肌表。其二，肺、脾、肾三脏气虚，三焦水道不利，水液不归正化，饮停水泛。其三，阳气虚损，或阳遏不行，温运化气失职，水寒而聚。其四，血病凝涩不行，血不利而为水。

二、"温药和之"当为痰饮与水气病的共同治则

痰饮与水气均为水液代谢失常的病理产物，外感风、湿及里阳虚损、肺失通调、脾失运化、肾失气化、三焦决渎失职、膀胱开阖失司是其发病的主要病理基础。其性属阴，其质清稀，具流动、停聚之性。《素问》言："诸病水液，澄彻清冷，皆属于寒。"水、饮为阴寒之邪，停则阻遏阳气，令阳气郁遏，甚则伤人阳气。饮邪性寒易凝，故宜停聚于人体局部。水气变动不居，随气行止，常随气机的升降出入而逆流横溢，随处为患。均得温则行，得寒则凝，得气则运，得阳则化。阳气虚损则寒饮不运，水气内生，故运用温法温阳化饮行水成为其主要治疗大法。

"温药和之"是指运用性温之药，针对脾肾阳虚而致水饮内停的基本病机，振奋阳气，温化水饮，"益火之源，以消阴翳"。《素问·生气通天论》曰："阳气者，若天与日，失其所则折寿而不彰，故天运当以日光明。"人与自然相谐，与天地同道。肺、脾、肾各脏腑功能的正常运转，三焦水道的通调，气血的流行，水液代谢的正常进行，均有赖于阳气的温煦、推动、统领、镇摄。阳气虚则阴寒内生，水饮不化，流荡停聚，随水饮停、聚、流、留、伏之不同部位、不同脏腑而变生诸症。以温药治之，温以行之、运之、化之、燥之，使阳气复而水饮化，阴翳消。故病痰饮者，当以温药和之，是治疗一切水液代谢失常所致疾病的根于本、基于源之治本之则。

三、《金匮要略》痰饮与水气病证治核心法则探析

1.温通阳气利水法

温通阳气，化饮利水法是《金匮要略》痰饮与水气病的主要治疗大法。《金匮要略·痰饮咳嗽病脉证并治第十二》言："心下有痰饮，胸胁支满，目眩，苓桂术甘汤主之。"又曰："夫短气，有微饮，当从小便去之，苓桂术甘汤主之，肾气丸亦主之。"《金匮要略·水气病脉证并治第十四》曰："气分，心下坚，大如盘，边如旋杯，水饮所作，桂枝去芍药加麻辛附子汤主之。"又曰："水之为病，其脉沉小，属少阴；浮者为风，无水虚胀者，为气。水，发其汗即已。脉沉者，宜麻黄附子汤。"治疗肾阳虚水泛的正水以麻黄附子汤。其基本病机为脾肾阳虚，阴寒凝滞，水饮留聚，故治以温通阳

气，温复脾肾之阳，散寒化饮，利水消肿。选用桂枝、附子、麻黄、生姜等辛温药温阳通阳，化气行水；以白术、甘草甘温之品健脾益气，扶土制水；并予茯苓、泽泻等淡渗利水。使阳复阴消，水饮得化。

《金匮要略》对水饮的治疗也非常重视通阳法的运用。治疗膈间支饮的木防己汤，在以木防己利水、人参补虚、石膏清热的基础上，加用桂枝通阳化饮。治疗"皮水为病，四肢肿，水气在皮肤中，四肢聂聂动者"，以防己茯苓汤治之，方中以防己、茯苓利水消肿，以桂枝、黄芪通阳化气，表里分消。而对于皮水阳郁的证治中，言"厥而皮水者，蒲灰散主之"。通过蒲灰散清利湿热，而通阳行气，亦即后世吴鞠通所言"通阳不在温，但在利小便"之意。

2. 益气健脾行水法

益气健脾行水法主要见于《金匮要略·水气病脉证并治第十四》，也见于痰饮病的处方用药中。《金匮要略·水气病脉证并治第十四》提出"大气一转，其气乃散"的治疗原则。文中言："风水，脉浮身重，汗出恶风者，防己黄芪汤主之。"仲景以防己黄芪汤用治于风水表虚证，方中以防己、黄芪共为君药，防己祛风行水，黄芪益气固表，利水。以白术健脾益气燥湿，生姜走表，发汗散水，大枣、甘草健脾和中。共奏益气行水，祛风胜湿之效。在皮水的治疗中，以越婢汤加一味白术以增健脾除湿之功。在防己茯苓汤中加用黄芪益气行水治疗脾虚水阻之皮水证。痰饮病主要由于脾虚失运所致，故痰饮病的治疗以温阳蠲饮，健脾利水为主，苓桂术甘汤是治疗痰饮病的代表方。方中白术、茯苓、甘草相配健脾益气，渗湿利水。治疗脾虚饮泛之痰饮冒眩证，以泽泻汤治之，方中泽泻利水除饮以导浊下行，白术健脾燥湿以制水饮上泛，渗利饮邪，健脾益气。治疗膈间支饮的木防己汤中，以木防己、茯苓利水化饮，人参益气补虚，气行则水行。仲景方中多以黄芪、白术、人参益气健脾，以防己、生姜、茯苓、泽泻行水、散水、利水，标本同治，气复健运而水饮自消。

3. 活血化瘀行水法

《素问·汤液醪醴论》提出"去宛陈莝"即除去郁久的水邪恶血为治疗水肿病的方法之一。《金匮要略·水气病脉证并治第十四》明确阐明"血不利则为水"。并言："经水前断，后病水，名曰血分，此病难治。"奠定了活血化瘀治疗难治性水肿的理论基础。活血化瘀行水法成为由瘀致水的主要治疗法则。《金匮要略·妇人妊娠病脉证并治第二十》以桂枝茯苓丸治疗妇女血瘀水阻滞癥瘕病，方中以芍药、桃仁、牡丹皮与桂枝、茯苓同用，活血化瘀，温阳化气，通经行水，血水同治。《金匮要略·妇人杂病脉证并治第二十二》曰："妇人少腹满如敦状，小便微难而不渴，生后者，此为水与血俱结在血室也，大黄甘遂汤主之。"方中大黄攻瘀下血，甘遂攻下逐水，阿胶养血扶正，破血逐水治疗水血互结。对于由湿热瘀结所致之厥而皮水者，以蒲灰散凉血化瘀，利湿行水。对于热盛血瘀，膀胱不利，少腹拘急，水肿者，予滑石白鱼散清热化瘀利水，恢复膀胱气化功能。

4. 辛温发汗散水法

《黄帝内经》首先提出"开鬼门""其有邪者，渍形以为汗""其在皮者，汗而发之"的水肿治疗法则。《金匮要略》进一步明确"腰以上肿，当发汗乃愈"。在痰饮病及水气病的治疗中，对于水饮停聚偏上、偏表的病证均以辛温发汗散水为主要治法。"病溢饮者，当发其汗，大青龙汤主之，小青龙汤亦主之。"溢饮以身痛、恶寒、肢肿等为主症，由风寒闭遏，饮水流行，归于四肢而致。依外寒内有郁热与寒饮内停的不同而分别予以大青龙汤、小青龙汤治疗。在水气病风水与皮水的治疗上，根据不同病机选用越婢汤、越婢加术汤、防己黄芪汤、甘草麻黄汤，甚至在正水的治疗中亦认为"水，发其汗即已"。运用麻黄附子汤温经发汗。辛温发汗药多选用麻黄、桂枝、细辛、防己、生姜温以通阳，开发腠理，辛以发汗，消散水饮。

四、临证运用——从气血水同病论治难治性肾病综合征

1. 气血水同病是导致难治性肾病综合征的基本病机

肾病综合征是以高度浮肿、大量蛋白尿、低蛋白血症、高脂血症为特征的临床综合征。难治性肾病综合征则是反复发作，迁延不愈，难以取效的肾病综合征。患者或因先天禀赋异常，素体脾肾柔弱；或因后天调摄失宜日久，而致脾肾亏虚；或久病不愈，脾肾之气渐衰。《景岳全书·肿胀》说："凡水肿等证，乃脾、肺、肾三脏相干之病。盖水为至阴，故其本在肾；水化于气，故其标在肺，水惟畏土，故其制在脾。今肺虚则气不化精而化水，脾虚则土不制水而反克，肾虚则水无所主而妄行，水不归经则逆而上泛，故传入于脾而肌肉浮肿。"因脾为制水之脏，功在升清降浊；肾为主水之脏，职司封藏泻浊。故脾气虚衰则水无所制而泛滥，肾气衰惫则水失所主而妄行，以致水湿泛滥，外淫肌肤则见面肢水肿；内浸脏腑，则致胸腹腔积液。又脾虚则清阳不升，精微下陷，肾虚则精微失藏而外泄又可导致蛋白尿。故脾肾气虚为本病发生发展之基本病机。气为血帅，气行则血行，脾肾气虚既久则不能化生宗气，以致宗气不足，无以激发心气以推血行，从而使血行缓慢而滞涩，气病及血，形成血瘀证。王清任《医林改错》言："元气既虚，必不能达于血管，血管无气，必停留而瘀。"瘀水既成，可阻滞经络，障碍气化，出现水病及血、血病及水之势，以致水、瘀互为因果，交相济恶，形成瘀水互结之病机。日久则气虚益甚，瘀水互结日趋加重，出现水肿或蛋白尿加重，甚至出现血尿和静脉血栓形成等并发症。《金匮要略·水气病脉证并治第十四》说："血不利则为水。"《血证论·阴阳水火气血论》说："瘀血化水，亦发水肿，是血病兼水也。"又说："水病则累血，血病则累气。"由此可见，气血水三者互为因果，交互为病，是导致肾病综合征迁延难愈的基本病机。

2. 益气活血利水是难治性肾病综合征的治疗大法

《金匮要略·水气病脉证并治第十四》提出"大气一转，其气乃散"，在多年的临床实践中，运用中医的辨证思维，结合本病的西医发病机理及肾脏病理特征，宏观与微观相结合，笔者认为难治性肾病综合征，脾肾气虚是其始动病机，瘀血水互结是导致蛋白尿、水肿持久不消的根本原因。以益气活血利水为治疗大法。方以补阳还五汤为基本方加减而成。补阳还五汤为王清任所创的益气活血名方，方中重用黄芪补气，合小量当归、赤芍、川芎、地龙、桃仁、红花六味活血化瘀药，其意不在活血，而在于借其活血之力通络，加水蛭、地龙活血利水。并加穿山龙、鬼箭羽活血化瘀利水；加生山楂既活血化瘀，又具降脂化滞之功。诸药合用，共奏益气活血，畅达血运，瘀去络和，水行肿消之效。为难治性肾病综合征提供了新的诊治方法。

五、结语

综上所述，《金匮要略》对痰饮与水气病的分类、病机、证治进行了系统的阐述，首创了"病痰饮者，当以温药和之"的治疗法则，并成为痰饮病、水气病等水液代谢所致疾病的证治大法。其论治痰饮病、水气病的核心思想，具有以下特色：重视阳气在水液代谢中的作用，提出"温药和之""大气一转，其气乃散"的治疗法则，采用温通阳气利水法，益气健脾行水法治疗水饮；从病机上，明确提出"血不利则为水"。从气分、水分、血分论治水气病，尤重气血水交互为病在水肿发病中的意义，为活血化瘀治疗难治性水肿奠定了理论依据；治疗水饮采用就近原则，因势利导，"诸有水者，腰以下肿，当利小便，腰以上肿，当发汗乃愈"。仲景治疗痰饮病、水气病的认识理论及证治方法指导着临床实践，进一步深入探究并拓展运用，将为某些难治性水液代谢疾病的治疗提供新的诊治思路。

严世芸评按

论《金匮要略》中的痰饮与水气

《金匮要略》中的痰饮和水气是历代医家各执一是，尚未有统一认识的 2 个病证。策问提出这一命题，是希望优才班学员通过研究，从概念、病因病机、临床证候、治则治法、方药等方面分别对 2 个病证进行分析辨识，并通过比较，厘清两者的异同。

本策问共收录了七篇策论，观点分歧还较明显。

1. 在概念方面，除 2 个病证的分类基本没有异议外，有认为痰饮重在"饮"，"水气是水之寒气""是水饮之气"；痰饮总属阳虚阴盛，本虚标实之候，水气分五类外，还有五脏水及气分、水分、血分等不同，但均可归于五水之中；痰饮与水气的鉴别重点在体内停留水液的多少。

2. 在病因病机方面，对肺、脾、肾三脏的功能异常的观点基本一致，但有认为痰饮病责之于脾，水气病责之于肾；脏腑功能虚弱，气血功能失调；水饮病的形成不外内外两端，内与阳气虚衰，阳气郁滞有关，外与感受风寒、风热之邪有关；湿聚为水，水聚为饮，饮聚为痰，终因水浊代谢障碍；饮邪性寒易凝，故停聚于局部，水气变动不居，随气行止，并提出 2 个病证的 4 个共同病机：①外邪袭肺、寒湿困脾；②肺脾肾气虚，三焦水道不利；③阳气虚衰或阳遏不行；④血病凝涩不行。痰饮水气由寒邪或温邪所致，可为寒证或热证，痰饮水气与阴虚并存，与燥邪互化并存。在证候方面，除《金匮要略》中有记载的以外，有认为痰饮病灶局限，水气病水肿而易识，并可相互转存。在治则治法方面，除《金匮要略》所载之外，提出痰饮病"温"是常法，"和"是全面，与行、消、开、导等同用，水气病则以发汗、利尿、化瘀、逐水治标，温肾益气治本。基本治法为化水、燥水、渗水、逐水。强调"大气一转，其气乃散"为水气病立法处方的基本思路，核心治则为温通阳气利水法、益气健脾行水法、活血化瘀行水法、辛温发汗散水法等。痰饮之治，"温法"即温肾健脾暖肺，治本，"攻邪"即发汗、利小便和逐水，治标。有认为"病痰饮者，当以温药和之"被视为总则，有悖仲景本意，分析相关方剂，有纯温化之剂，有寒温并用之剂，有纯寒无阳之剂，治法上也有温、汗、利、下诸法，并非仅用温法，应从临床辨证出发，灵活把握，不应僵化。同时，学员们都列举了诸多治法、用药，凡此种种。

从七篇策论可以看出，每位学员都努力对"痰饮"和"水气"进行了深入研究和论证，并系统地论述和表达了各自的论点。其治学态度，钻研精神，可嘉可佩。

在仔细阅读之后，有几点意见，供学员参考。

1.策论的撰写，必须紧扣策问，根据"四步"要求展开，不应偏离策问的要求，随意发挥。本策论的"痰饮""水气"就应围绕《金匮要略》中的这个策问展开分析、阐述、论证，而所见策论中相去之处较多。

2.策问不应被改换命题内容，如将策问改为对"温药和之"泛化问题的讨论，尽管其所提出的论点颇具见地，但改题是不应该的。该文所论观点完全可以按策问展开，在谈到痰饮、水气的治则治法时加以表述。

3.在七篇策论中，有五位学员结合临床的西医病种，谈痰饮、水气的治疗经验，包括高血压、慢性心力衰竭、骨科、肾脏病、难治性肾病等。对此，要注意契合度及应用的范畴、方法。如骨科损伤致肿、三仁汤治疗慢性心力衰竭，是否属于《金匮要略》的痰饮、水气范畴，尚可商榷。

4.在策论撰写发挥过程中，要严肃、谨慎、一丝不苟，不能没有依据地随意发挥，此为治学之大忌。例如，"开鬼门"，宣肺利水发汗，使水化为气；水之浊者下输膀胱，通过膀胱气化功能，再次升清降浊；温肾化气行水，使气化为水；将宣肺发汗之法之方列入"逐水法"；引用后世医家治痰之论以喻痰饮、水气；水气病经治获效，仍有不适，为水液未完全清除，此时无水肿，故不能叫水气病；等等，均须商榷。

论小青龙汤在《金匮要略》中的应用

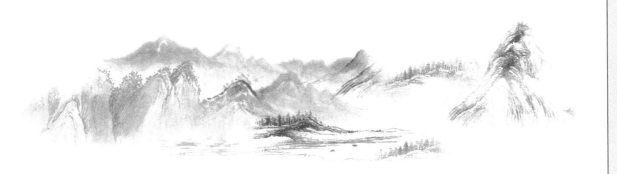

王　健（乌鲁木齐市中医医院）

一、小青龙汤在《金匮要略》中的论述

《金匮要略·痰饮咳嗽病脉证并治第十二》第 35 条曰："咳逆，倚息不得卧，小青龙汤主之。"

第 23 条曰："病溢饮者，当发其汗，大青龙汤主之，小青龙汤亦主之。"

《金匮要略·妇人杂病脉证并治第二十二》第 7 条曰："妇人吐涎沫，医反下之，心下即痞，当先治其吐涎沫，小青龙汤主之；涎沫止，乃治痞，泻心汤主之。"

在《金匮要略·肺痿肺痈咳嗽上气病脉证治第七》中又有小青龙加石膏汤方证一条曰："肺胀，咳而上气，烦躁而喘，脉浮者，心下有水，小青龙加石膏汤主之。"

二、小青龙汤组成、方解和加减

（一）小青龙汤组成

麻黄三两（去节），芍药三两，干姜三两，五味子半升，甘草三两（炙），桂枝三两（去皮），半夏半升（洗），细辛三两。

上八味，以水一斗，先煮麻黄减二升，去上沫，内诸药，煮取三升，去滓。温服一升。

本方的配伍特点可归纳为：以麻黄、桂枝解表散寒，配白芍酸寒敛阴，使散中有收；干姜、细辛、半夏温化痰饮，配五味子敛肺止咳，令开中有合，使之散不伤正，收不留邪。

（二）小青龙汤方解

最早对小青龙汤作方解者，当推成无己。《伤寒明理论》曰："麻黄味甘辛温，为发散之主，表不解应发散之，则以麻黄为君。桂味辛热，甘草味甘辛，甘辛为阳，佐麻黄表散之，用二者所以为臣。芍药味酸微寒，五味子味酸温，二者所以为佐者，寒饮伤肺，咳逆而喘，则肺气逆。《内经》曰：'肺欲收，急食酸以收之。'故用芍药、五味子为佐，以收逆气。干姜味辛热，细辛味辛热，半夏味辛微温，三者所以为使者，心下有水，津液不行，则肾气燥。《内经》曰：'肾苦燥，急食辛以润之。'是以干姜、

细辛、半夏为使，以散寒水。逆气收，寒水散，津液通行，汗出而解矣。"此为"以经解论"之典范。

麻黄、桂枝、甘草治疗"伤寒表不解"，芍药、五味子治疗"咳逆而喘"，干姜、细辛、半夏治疗"心下有水气"。方解平实明朗，多为后世医家所遵从。清代医家尤在泾在《伤寒贯珠集》中指出："麻黄、桂枝，散外入之寒邪；半夏、细辛、干姜，消内积之寒饮；芍药、五味，监麻、桂之性，且使表里之药，相就而不相格耳。"在成无己方解的基础上，对芍药、五味子的作用有所延伸。

《重订通俗伤寒论》中何秀山指出："风寒外搏，痰饮内伏，发为痰嗽气喘者，必须从小青龙加减施治。盖君以麻、桂辛温泄卫，即佐以芍、草酸甘护营。妙在干姜与五味拌捣为臣，一温肺阳而化饮，一收肺气以定喘。又以半夏之辛滑降痰，细辛之辛润行水，则痰饮悉化为水气，自然津津汗出而解。若不开表而徒行水，何以解风寒之搏束；若一味开表，而不用辛以行水，又何以去其水气？此方开中有阖，升中有降，真如神龙之变化不测。设非风寒而为风温，麻、桂亦不可擅用，学人宜细心辨证，对证酌用也。"

应该说，痰饮与"寒饮""水饮"尚有区别。方解中把半夏的作用解为"辛滑降痰"，似无不可。但小青龙汤实为治寒饮之方，如痰证较显，也许不是小青龙汤证。

还有从小青龙汤组方的来源进行方解者，如《医宗金鉴》曰："太阳停饮有二，一中风有汗为表虚，五苓散证也；一伤寒无汗为表实，小青龙汤证也。表实无汗，故合麻桂二方以解外。去大枣者，以其性滞也。去杏仁者，以其无喘也，有喘者仍加之。去生姜者，以有干姜也，若呕者，仍用之。佐干姜、细辛，极温极散，使寒与水俱得从汗而解。佐半夏逐痰饮，以清不尽之饮。佐五味收肺气，以敛耗伤之气。"小青龙汤加杏仁，即内含麻黄汤，较不加杏仁发汗力为强。呕者去干姜用生姜，似无不可，但需注意方中温散力量的变化。事实上，用干姜也有很好的止呕作用。这是基于小青龙汤治疗表寒里饮证。

（三）小青龙汤证的病机

小青龙汤出自《伤寒论》第 40 条，曰："伤寒表不解，心下有水气，干呕，发热而咳，或渴，或利，或噎，或小便不利，小腹满，或喘者，小青龙汤主之。"又见于《伤寒论》第 41 条，曰："伤寒，心下有水气，咳而微喘，发热不渴。服汤已渴者，此寒去欲解也。小青龙汤主之。"

通常认为，"伤寒表不解，心下有水气"为小青龙汤证之病机。如陈修园在《长沙方歌括》中指出："此伤寒太阳之表不解而动其里水也。麻、桂从太阳以祛表邪，细辛入少阴而行里水，干姜散胸前之满，半夏降上逆之气，合五味之酸、芍药之苦，取酸苦涌泄而下行，即欲下行而仍用甘草以缓之者，令药性不暴，则药力周到，能入邪气水饮互结之处而攻之。凡无形之邪气从肌表出，有形之水饮从水道出，而邪气水饮一并廓清矣。"

"伤寒表不解，心下有水气"，可解读为既有"伤寒表不解"，又有"心下有水气"。也可解读为"伤寒表不解"的原因是"心下有水气"。后一种解读强调了本证中的重点在于"心下有水气"。从临床角度来看，这两种解读都是可行的。

水气，方有执在《伤寒论条辨》中指出："水气，谓饮也。"成无己在《注解伤寒论》中直接称为"心下有水饮"。张志聪在《伤寒论集注》中指出："《经》云：在天为寒，在地为水。水气即寒水之气而无形者也。"冉雪峰在《冉氏方剂学》中用"从化"理论作解："大青龙乃治太阳从标气，郁而化热。本方是从太阳本气，郁而化水……仲景条文，水气二字须着眼。盖气郁化水，而尤未甚，故曰水气。"从临床角度来看，水气可以理解为我们通常所说的"寒饮"。

心下，通常我们理解为胸膈下之胃脘部。"心下有水气"，显然"心下"是水气所停部位。那么，本证之水气是停于胃脘部？张志聪在《伤寒论集注》中说："水气逆于心下，故干呕。"从干呕这一症状反推，张志聪认为心下应该是胃脘部。《伤寒指掌》中邵评："发热无汗是表不解，干呕而渴是水气为患，饮寒相搏，逆于肺胃之间也。"此注认为水饮停于肺胃之间。《医宗金鉴》认为："太阳受邪，若无水气，病自在经；若有水气，病必犯腑。病腑，则膀胱之气化不行，三焦之水气失道……小青龙汤外发太阳之表实，内散三焦之寒饮……"此注中水气停留部位是三焦。日本人馆野健认为，古人对心下有水气的思想是从鼻涕、喘咳、咳痰（稀薄水样、黏液性的）、心窝部振水音建立起来的综合性病理观。这种解释足具新意，但已属个人的超常发挥了。

当然，很多注家采取了回避策略，不明言心下究竟为何处，只是用一"里"字概括。于是"伤寒表不解，心下有水气"就被解读为我们通常所说的"表寒里饮"。成无己在《注解伤寒论》中并没有明确指出"心下"在何处，但从其以"形寒饮冷则伤肺"来解读小青龙汤证可知，水气所停部位当然是肺。

从临床角度来看，如以八纲解读六经，水气所停部位在里，小青龙汤证的病机为表寒里饮；如以脏腑经络解读六经，水气所停部位在肺，小青龙汤证的病机是风寒外感，寒饮停肺。

（四）用方原理

三焦主水液代谢，其中肾为阳气之根，主化气行水；肺为水上之源，主通调水道；脾为湿土之脏，主运化传输，所谓"饮入于胃，游溢精气，上输于脾，脾气散精，上归于肺，通调水道，下输膀胱，水精四布，五经并行。"（《素问·经脉别论》）水饮多为阳弱不化津液所引起，与肺、脾、肾三脏的输化不及有关。饮具有流动不居的特性，可外溢于经脉关节肌表而为肢体沉重、关节疼痛、肌肤水肿；内流于脏腑如心、肺、胃、肠而见心悸、咳嗽喘逆、呕吐痰涎、肠鸣泄泻，或停聚于腔隙如内耳、胸胁、腹腔而发为头眩耳闭、胸胁满痛、大腹肿胀等症。本方温肾而行水气，暖脾而运水湿，温肺而布津液，使表里三焦通畅，津液布化，水行饮消，诸症得解。

（五）小青龙汤的加减

小青龙汤方后有加减法："若渴，去半夏，加栝楼根三两；若微利，去麻黄，加荛花，如一鸡子，熬令赤色；若噎者，去麻黄，加附子一枚，炮；若小便不利，少腹满者，去麻黄，加茯苓四两；若喘，去麻黄，加杏仁半升，去皮尖。且荛花不治利，麻黄主喘，今此语反之，疑非仲景意。"

渴，在小青龙汤证中经常可以见到，多谓口渴不甚，不喜多饮，服小青龙汤后口渴自解，笔者通常不去半夏，也不加栝楼根。如口渴较甚，也许不是小青龙汤证，或者是小青龙加石膏汤证，笔者也不去半夏，不加栝楼根。

微利，在小青龙汤证中很少见。如有，用小青龙汤温化寒饮，寒饮去则利可自止，似不必专治利。而临证中经常可以见到大便干。部分患者也许初诊时不会诉说大便干，而服小青龙汤后会说："我服药后大便不干了。"寒饮去，阳气行，大肠腑气顺畅也在预料之中。如果大便干结较甚，也许不是小青龙汤证，如是，笔者常加炒莱菔子、全瓜蒌（或瓜蒌仁），也有加大黄者。

噎，如理解为"饭窒也""塞喉曰噎"，笔者在小青龙汤证中没有见到。倘把"噎"理解为咽喉不利，小青龙汤证中则较为常见，笔者多在方中加用射干利咽，或不做加减。

小便不利、下腹部胀满，为下焦水蓄不行，可加茯苓，配以桂枝化气行水。笔者也常用五苓散加干姜、细辛、五味子加减治疗。

喘，在小青龙汤证中，可作为兼症，也可作为主症。在后世医家笔下，小青龙汤为治喘名方，也有部分医家指出喘证慎用小青龙汤。盖喘证多见上实之喘和下虚之喘，小青龙汤宜治疗上实之喘，而不宜（甚或是禁忌）用于治疗下虚之喘。

至于喘证用小青龙汤，是否需要去麻黄加杏仁？多数医家的回答是否定的。如果去掉麻黄，没有解表的药物，表不解，喘就不易平。有医家认为麻黄具有很好的平喘功能，为治喘要药，没有肯定的理由去掉麻黄。

三、小青龙汤的临床应用

（一）咳逆倚息不得卧

《金匮要略·痰饮咳嗽病脉证并治第十二》曰："咳逆倚息不得卧，小青龙汤主之……青龙汤下已，多唾口燥，寸脉沉，尺脉微，手足厥逆，气从小腹上冲胸咽，手足痹，其面翕热如醉状，因复下流阴股，小便难，时复冒者，与茯苓桂枝五味甘草汤，治其气冲……冲气即低，而反更咳，胸满者，用桂苓五味甘草汤，去桂加干姜、细辛，以治其咳满……咳满即止，而更复渴，冲气复发者，以细辛、干姜为热药也。服之当遂渴，而渴反止者，为支饮也。支饮者，法当冒，冒者必呕，呕者复内半夏，以去其水……水去呕止，其人形肿者，加杏仁主之。其证应内麻黄，以其人遂痹，故不内之。若逆而内之者，必厥，所以然者，以其人血虚，麻黄发其阳故也……若面热如醉，此为胃热上冲，熏其面，加大黄以利之。"

以上这段描述是用小青龙汤治疗后出现变证的医案。通常，后世注家认为，这是"下虚"用小青龙汤后的变证。如清代医家尤在泾在《金匮要略心典》中指出："服小青龙汤已，设其人下实不虚，则邪解而病除。若虚则麻黄、细辛辛甘温散之品虽能发越外邪，亦易动人冲气。冲气，冲脉之气也。冲脉起于下焦，挟肾脉上行至喉咙。多唾口燥，气冲胸咽，面热如醉，皆冲气上入之候也。寸沉尺微，手足厥而痹者，厥气上行而阳气不治也。下流阴股，小便难，时复冒者，冲气不归，而仍上逆也。茯苓、桂枝能抑冲气使之下行，然逆气非敛不降，故以五味之酸敛其气，土厚则阴火自伏，故以甘草之甘补其中也。"

从临床实际来看，小青龙汤证多发生于素体阳虚之人。或者说，小青龙汤证的形成多与阳气不足有关。并且，小青龙汤证以体弱之小儿和老人更为多见。也就是说，真正"下实不虚"者使用小青龙汤的机会不是很多。临证使用小青龙汤时要注意保护正气。

（二）小青龙汤治饮

清代医家陈修园从《金匮要略·痰饮咳嗽病脉证并治第十二》中悟出"水饮二字，为咳嗽之根"，小青龙汤方中干姜、细辛、五味子三味药是治疗饮咳之核心药物。他在《医学三字经》中指出："《金匮》治痰饮咳嗽，不外小青龙汤加减。方中诸味皆可去取，唯细辛、干姜、五味不肯轻去。即面热如醉，加大黄以清胃热，及加石膏、杏仁之类，总不去此三味，学者不可不深思其故也。"又在《医学实在易》中指出："《金匮》以小青龙一方加减为五方，皆以行水为主也。麻黄、桂、芍可以去取，干姜、细辛、五味子三味必不可离。寒者可加附子，热者可加石膏、大黄，湿者可加白术、茯苓，燥者可加天门冬、麦门冬、阿胶、玉竹、枇杷叶，下虚者可加巴戟天、鹿角胶，上虚者可加黄芪、白术，痰多者可加桑白皮、茯苓。孙真人颇得其秘。"

小青龙汤专于治饮。关于这一点，历代医家也多有论述。如清代医家徐灵胎在《伤寒类方》中指出："此方专治水气。盖汗为水类，肺为水源，邪汗未尽，必停于肺胃之间。病属有形，非一味发散所能除，此方无微不到，真神剂也。"尤在泾在《伤寒贯珠集》中指出："夫饮之为物，随气升降，无处不到。或壅于上，或积于中，或滞于下，各随其所之而为病。而其治法，虽各有加减，要不出小青龙之一法。"

把小青龙汤看作一张专治寒饮之方，其意义在于更便于我们解读小青龙汤证中的"或然证"，更便于解读小青龙汤可以治疗痰饮证之咳逆倚息不能平卧者、治疗溢饮浮肿者。同时，方中麻黄、桂枝之用，也并非专为解表而设，可以解表，也可以温化寒饮、温散寒饮。那么，治疗也并不一定要以汗出为目的。

关于寒饮的表现，刘渡舟在《伤寒论诠解》中做过如下论述，可供临证体会。"根据临床经验，凡内有寒饮而造成喘咳的患者，常有下述临床表现：患者面色多见青色或黧黑之色，或下眼睑处呈青暗之色，因属水寒郁遏阳气之象，故称之谓'水色'；若寒饮阻滞，营卫气血运行不利，则面部可出现对称性的色素沉着，谓之'水斑'；还有的患者，由于水气内留而见面部虚浮，眼睑轻肿，谓之'水气'。水色、水斑、水气的出现，是使用小青龙汤时在望诊上的辨证依据。这类患者大多见弦脉与水滑舌苔。咳喘是本方证的主要见证。寒饮射肺的咳喘，往往是咳而多痰的，且这种寒饮之痰多具有以下特点：一是咳吐大量白色泡沫样痰，落地成水；或是咳吐冷痰，自觉痰凉如粉，痰色似蛋清样半透明，而连续不断……"

遇心下悸动而咳吐涎沫、不喜多饮者，每用苓桂术甘汤合干姜、细辛、五味子加减治疗，取效良好。张璐所著《伤寒绪论》中有"心下悸"为小青龙汤适应证之一，曰："如水与表邪相合而咳，则干呕、发热而悸，小青龙汤。"在经文"干呕、发热而咳"中加一"悸"字。

见表证、发热用小青龙汤似好理解，而无明显表证见心下悸，则不易想到用小青龙汤。

用于治疗"吐涎沫"，原文见于《金匮要略·妇人杂病脉证并治第二十二》第7条，曰："妇人吐涎沫，医反下之，心下即痞，当先治其吐涎沫，小青龙汤主之。涎沫止，乃治痞，泻心汤主之。"在此条原文中仲景为什么在这里提出"妇人"吐涎沫？难道只有在妇人吐涎沫时才能用此方，或者此方只能用于妇人吐涎沫的病症吗？以笔者臆意显然不是，只不过这条原文列于"妇人杂病"篇当中，故而被习惯性地冠以"妇人"二字罢了，如果我们真的如此理解，就无疑人为地大大缩小了本方的主治应用范围，更是违反了读书活、活读书的良好思维模式；另外，从吐涎沫而仲景用小青龙汤来进行治疗的角度思考，说明这个吐涎沫的病理生理仍为"心下有水气"所致，否则仲景也不会在其后断言要用小青龙汤来"主之"了；但是我们再回到这条原文发现这里似乎应该存在着语病，因为正如上述，这个吐涎沫是由于心下有水饮所致的，正常情况下应该用小青龙汤"主之"方为正确之选，而医者却失察于此，"反下之"——不当下而下之故谓之"反"，更其是由于医者的这个误治，造成了随之而来的"心下痞"，那么既然此心下痞由于"反下之"的错误治疗而来，根据"知犯何逆，随证治之"的原则，理所当然可以用"泻心汤主之"，可是令人不太容易理解的是，仲景在原文中在"泻心汤主之"之前插入了"当先治其吐涎沫"而用"小青龙汤主之"，待"涎沫止"后"乃治痞"，再予"泻心汤主之"。要是按照这种阅读、理解此条原文的话，仲景这条原文其实还是一种推导性列举，其真实目的还是给我们后学一个引导，在临床当中如果遇到了此种情况时的正确处理方法，即应该有这么一种可能，即医者"反下之"之后导致了心下痞发生的同时，其原来的吐涎沫症依然存在，这时仲景告诉我们仍然要先治疗吐涎沫这个原发症状，即用小青龙汤来治疗心下之水，后再用泻心汤来治疗由于医者误治后造成的心下痞。

四、结语

小青龙汤是来自《伤寒论》的传统经方，至今仍有确切的临床指导意义。它是治疗外寒里饮证的要方，其在立法上散寒化饮，表里兼治；配伍上采用辛散温通，佐用酸收、甘缓，即寓助卫护营于温通发散之中，具有温散而不伤气津的特点。全方以"温通布散"为作用特点，有温肺化饮止咳喘、解表散邪退寒热、振奋心阳除胸痹、通阳行水消肿满等效用。值得注意的是，方中细辛通启少阴（肾）之阳气，善散深伏的水寒之邪；干姜温肺暖脾，尤能温化寒饮；五味子酸收，既防干姜、细辛之燥散耗伤气津，又能敛肺而止咳喘。此三味相配，温化痰饮，止咳平喘，不伤气津，即所谓的"姜辛五味"药法，为治疗寒饮咳喘的常用药对。虽然小青龙汤的传统方义在于解表散寒、温肺化饮，实际上，在临床上适当辨证加减，合理应用，可适用于寒、热、痰、饮等各型哮喘。现代研究认为小青龙汤可以缓释肺内细支气管、终末支气管腔及周围炎性细胞浸润及分泌物阻塞，恢复纤毛粘连、倒伏、脱落，从而改善气道高反应性和气管重塑。亦可抗组胺，抑制 IgE 产生，解除支气管平滑肌痉挛，抗过敏，提高机体免疫力。在临床运用中能发挥良好的治疗作用。

师卿杰（河南中医药大学第三附属医院）

小青龙汤在《伤寒论》《金匮要略》中是非常重要的方剂。古贤近哲对其方义多有精辟的论述，其在临床上如果应用得当，效如桴鼓，其应用也在不断得到开发与拓展。

一、小青龙汤在《金匮要略》《伤寒论》中的应用

[**医文汇要**]

伤寒表不解，心下有水气，干呕，发热而咳，或渴，或利，或噎，或小便不利，小腹满，或喘者，小青龙汤主之。（《伤寒论》第 40 条）

伤寒，心下有水气，咳而微喘，发热不渴。服汤已渴者，此寒去欲解也。小青龙汤主之。（《伤寒论》第 41 条）

病溢饮者，当发其汗，大青龙汤主之，小青龙汤亦主之。（《金匮要略·痰饮咳嗽病脉证并治第十二》第 23 条）

咳逆，倚息不得卧，小青龙汤主之。（《金匮要略·痰饮咳嗽病脉证并治第十二》第 35 条）

妇人吐涎沫，医反下之，心下即痞，当先治其吐涎沫，小青龙汤主之。涎沫止，乃治痞，泻心汤主之。（《金匮要略·妇人杂病脉证并治第二十二》第 7 条）

[**组成用法**]

麻黄三两（去节），芍药三两，干姜三两，五味子半升，炙甘草三两，桂枝三两（去皮），半夏半升（洗），细辛三两。

上八味，以水一斗，先煮麻黄减二升，去上沫，内诸药，煮取三升，去滓。温服一升。若渴，去半夏，加栝楼根三两；若微利，去麻黄，加荛花，如一鸡子，熬令赤色；若噎者，去麻黄，加附子一枚，炮；若小便不利，少腹满者，去麻黄，加茯苓四两；若喘，去麻黄，加杏仁半升，去皮尖。

临床上，笔者常顾忌寒入太阴脾经而加生姜、大枣，寒入少阴肾经而加附片。

[**适应证候**]

恶寒发热，头身疼痛，无汗，咳喘，痰涎清稀量多，干呕，或头面浮肿，或渴，或下利，或咽痒有噎塞感，或小便不利，小腹胀满，舌质淡红，苔白滑，脉浮紧或脉滑。

[**类证辨析**]

1. 本证与大青龙汤证同属表里俱病之证，但所主各有不同，大青龙汤证热闭于内，

451

表证为多，以不出汗而烦躁为特点，小青龙汤证是饮伏于内，外受风寒，里证为主，临床以咳嗽干呕为特点。

2. 本证与麻黄汤证虽都为表寒之证，但麻黄汤以表寒为主，其咳嗽为寒束体表，毛窍闭塞，肺气不降所致，故咳吐痰涎清稀但量较少。小青龙汤证重在寒饮犯肺，肺气不降，故其咳嗽痰涎清稀量多。

3. 本证与太阴中风兼证相比，虽有咳喘，但彼为太阳表虚兼证，有汗而无水饮内停。此乃太阳表实兼寒饮而致喘，无汗而有水饮内停。故两者治法也不同。

［**方药功效**］

辛温解表，蠲化寒饮。

二、仲景论治咳喘

1. 审因测机，注重寒邪

寒自外侵者，如《伤寒论》谓"太阳病，头痛发热，身疼腰痛，骨节疼痛，恶风，无汗而喘者，麻黄汤主之""伤寒表不解，心下有水气，干呕，发热而咳……小青龙汤主之""少阴病，四逆，其人或咳……四逆散主之"等条，其主要脉证，俱属因寒所致。《伤寒论》是以论治外感风寒为主的外感病辨治专著，《伤寒论》所列咳喘的其他脉证，亦大多与寒相关，如风寒袭卫、寒郁化热、寒邪直中、寒邪伤阳等，其咳喘上气者，每以寒邪为先导。寒自内生而致咳喘者，《金匮要略》涉及数篇，以痰饮咳嗽篇为代表，足可体现仲景咳喘病因认识之一斑。该篇谓"水走肠间""水在肺""膈上病痰""膈间支饮""夫患者饮水多"，皆因而作喘或咳，实则饮为标而寒为本。水饮内停，上泛于肺，源于肾阳不化，脾阳不健，肺气虚衰，阳虚寒凝，饮邪阻肺，肺气闭塞，但得温热以行之。故仲景提出"当以温药和之"的治疗原则，一语道破内伤痰饮咳喘以寒为因的本质。其他内伤咳喘，亦必循由肾到脾而极于肺的规律，其根本为肾阳之虚之寒，详忆仲景之说，则显而易见。金代张子和说："嗽分六气，毋拘以寒说。"但须知咳喘以寒为病因之首，这是无可非议的，仲景强调因寒而咳喘的基本观点，并未忽视从火、热、燥、湿等方面论治的方法，故绝不可偏执一见。

2. 辨证立法，宣散为纲

《素问·咳论》虽已论及咳喘的病因、病机及症状表现，但直至《伤寒论》和《金匮要略》始立法用药，且治则严谨，组方考究，针对病因以寒为主，紧扣肺气闭郁病机，治则力倡宣散。

如寒邪表郁，里阳内阻，经气不畅，正邪抗争，皮毛与肺气俱束而咳喘之际，则立麻黄汤以散之。麻黄辛温发散，为伤寒之圣药；麻黄、桂枝协同，共资辛散；杏仁苦泄以利肺气；诸药配合，令寒邪去而肺气达，咳喘自平。若寒郁化热，外寒里热，则创立麻杏石甘汤，以辛透宣散见长。麻黄、杏仁散寒利气，石膏辛散内热。综上原则，假若外寒里饮咳喘诸恙，仲景遂出小青龙汤及小青龙加石膏汤，其中麻黄、桂枝、干姜、细辛、半夏辛开宣散，祛寒逐饮，石膏辛透，使肺气得宣为旨，此皆属外感初期，邪在太阳的基本治则。

3. 组方遣药，推崇麻黄

仲景在确认咳喘病因以寒为主，治当以宣散为宜的基本观点指导下，组方选药概以麻黄为先，诸如麻黄甘草汤、麻黄汤、小青龙汤、射干麻黄汤、厚朴麻黄汤、小青龙加石膏汤、麻杏石甘汤、越婢汤等，均功于麻黄而效于麻黄。

4. 配伍严谨，开敛相依

仲景论治咳喘方药，注重开敛相依，使祛邪不伤正，扶正不恋邪，因之效如桴鼓。如麻黄附子细辛汤治阳虚外感风寒咳喘，麻黄、细辛宣通解表，附子温经助阳，鼓邪外出，并防止麻黄、细辛发散之际而阳气随汗外泄，有亡阳之虑。此麻黄、附子并用，则发中有补，使表解而阳无以损，一开一补，共济助阳解表之功。《金匮要略》中主治表寒引动内饮，寒水射肺，咳痰清稀，喘息胸满，甚则喘不得平卧的小青龙汤，实属麻黄汤与桂枝汤组合的变化配方，仲景加干姜、细辛、半夏，以配合麻黄汤温经散寒、蠲饮降浊、化痰利水，同时增入五味子敛肺止咳，以防肺气耗散太过，使实邪得开，正虚得敛，咳喘得宁。此方的奥妙更在于用麻黄汤配桂枝汤合解肌与表之风和寒，然不去水饮停蓄之邪，非特不能廓清其源，且麻桂之功力，亦必被停蓄之水饮所阻挠，故必用干姜之温，半夏之降，细辛之提升，方可使附着水液之寒邪，随麻桂以外出。同时，在使邪气由里达表中，又必借五味子之收敛，以保真气不随之俱泄。此小青龙一方中，泻实与补虚，散寒与固真，升提与降逆，安内与攘外紧密配合，无不体现仲景组方的开敛配合原则。仲景每遇咳喘，在首选麻黄的基础上多加干姜、细辛、五味子，开敛得法，故所用辄效。然而，大凡治寒咳初起，却鲜用五味子子，若用五味子，必配干姜或细辛，详审其理，势必是防五味子闭塞寒邪之弊，足见仲景于治咳喘造诣之深。

三、小青龙汤的临床研究

1. 现代药理研究

据现代药理研究，麻黄有抗 5- 羟色胺作用，细辛、干姜有抗组胺及乙酰胆碱的作用，桂枝、麻黄能阻止抗原抗体相结合，甘草具抗炎抗过敏作用，麻黄、桂枝、半夏、芍药、细辛、干姜具有气管扩张剂的作用，甘草、干姜可促进呼吸道黏膜排泌功能，芍药、五味子、细辛可作为祛痰剂。有医生[1-3]用小青龙汤煎剂进行了动物实验研究，结果显示其具有显著的抗组胺引起的离体豚鼠气管平滑肌收缩作用；具有上调哮喘大鼠肺组织糖皮质激素（GCR）和 B 受体（B AR）水平的作用；具显著增加致敏小鼠中脑 AD 和 DA 分泌量，显著减低 HIS、5-HT 分泌量，稳定肥大细胞膜，抑制肥大细胞脱颗粒。倪力强等[4]就小青龙汤对哮喘大鼠 THlfrH$_2$ 型细胞因子水平的影响进行研究，结果显示其能降低哮喘大鼠 glt 浆中 IL-4 水平及 IL-4flFN-1 值，提示小青龙汤具有抑制 TH$_2$ 细胞亚群优势反应和调节免疫平衡的作用，其可能的作用机制为：抑制 TH$_2$ 细胞的分泌功能，降低炎性细胞因子 IL-4 水平，减少嗜酸性粒细胞的活化和浸润，降低 IL-4flFN-y 值，减少体内 IgE 的合成，从而减轻气道炎症，降低气道高反应性，减轻哮喘的症状或减缓哮喘的发作，达到防治哮喘的目的。通过临床观察[5]小青龙汤具有改善肺功能的作用，以一秒用力呼气容积（FEV$_1$）和峰速值（PEF）的改善最明显。还有研究证实[6]用小青龙汤能使外周血嗜酸性粒细胞明显降低；能降低血液黏稠度，改善血液流变性；能抑制小鼠皮肤与肺促癌剂的作用；能显著降低 T 细胞系，尤其是 CD3、CD4、CD8 阳性细胞所占的比例，增加 B 细胞（CDl9）。

2. 关于毒副作用

有报道[7]小青龙汤引起假性巴特综合征 1 例，表现为低钾性肌病，血气分析示代谢性碱中毒，认为可能与服小青龙汤后，血浆肾素活性增加有关。亦有报道服用小青龙汤致胸闷气急 2 例。综上所述，小青龙汤在临床多用于治疗肺系疾病，疗效确切，毒副作用小。主症为咳、痰、喘，症状多样性主要表现在或兼症、舌象、脉象上。临证运用时应随症加减，适当调整药物剂量以提高疗效，同时应参考现代药理研究结果，准确掌握其适应证，使其有效击中疾病的"靶点"。

四、小青龙汤的临床新用

1. 夜咳

王某，女，38 岁，某公司职员，2011 年 11 月 30 日就诊。1 周前洗衣感冒发热，吃西药，热退后遗留夜咳，一症不愈，整夜咳嗽，无法睡觉，白天松些，痰清稀白，口渴喜热水，舌红，唇红。处方：麻黄 10g，桂枝 15g，炙甘草 15g，五味子 5g，细辛 10g，干姜 15g，半夏 15g，熟附片 15g，紫菀 10g，大枣 10g，生姜 10g。一剂咳大减，夜卧安静，再一剂康复如初。

2. 哮喘

于某，女，31 岁。初诊：1983 年 12 月。自幼哮喘，每年春秋发作，发作时大汗淋漓，不能平卧，咳嗽剧，白痰多，病情严重时，静脉注射氨茶碱、地塞米松，无效。本次天冷后大发作，西药无效，症见面色㿠白，口唇青紫，苔薄白润，脉细数。治以温肺化饮平喘，处方：麻黄 9g，白芍 12g，干姜 4g，细辛 3g，半夏 9g，陈皮 6g，白芥子 9g，川椒目 9g，熟附片 12g（先煎），甘草 6g。3 剂后症状明显减轻，汗亦减少，又服 7 剂症状基本控制，又治疗数月，至今未发作。

3. 过敏性鼻炎

马某，男，50 岁。自诉流涕喷嚏 10 天，伴鼻塞鼻痒，但寒不热，无汗纳呆，口不渴，疲乏无力。西医诊断为过敏性鼻炎。经常口服马来酸氯苯那敏及中药，久治不愈。刻诊：体质瘦弱，面色白，舌质淡，苔白薄，脉浮濡。辨证：气血两虚，肺感风寒。治宜辛温解表，温肺补气。小青龙汤加味：麻黄、桂枝、半夏、白芍各 9g，细辛 3g，五味子、干姜、甘草各 6g，党参 15g。3 剂后复诊，诸症大减，继用原方 3 剂以善后，随访数年未复发。

4. 小儿多唾症

刘某，男，4 岁，2001 年 10 月初诊。患儿素体脾虚，易于感寒，故有感冒、咳嗽等反复呼吸道感染史。于 2 个月前出现多唾，为白色唾沫或涎水，常不由自主地唾，以致颔下及前胸部衣裳常被浸湿，臭味难闻。伴面色渐黄，形体日渐消瘦，皮肤干燥，且有多动，注意力不集中，精神时烦躁，以及食纳呆滞，口渴欲饮等。刻诊：神清，精神不宁，面色稍黄，毛发稍枯，皮肤弹性稍减，面部有眨眼、耸鼻等动作。咽微红，舌微红而苔滑，脉滑。笔者先以脾虚兼肾虚不固辨治，投以四君子汤加芡实、山茱萸肉、金樱子、覆盆子、益智仁，服 1 周微效，再投则无效，症状如初。进一步辨之，患儿素有反复咳嗽史，说明平素痰饮内伏，一遇风寒则引动宿饮而发，或咳或唾。细诊之，患儿恶寒收引，唾时喉中有痰鸣声，面色黄中带青，舌苔滑，脉滑稍浮，其病位在肺与胃（肠），病因病机为痰饮内伏，外感风寒，故宜从痰饮论治，以温化痰饮为大法，投以小青龙汤酌加健脾补肾固涩之品，处方：炙麻黄 4g，半夏 6g，白芍 4g，桂枝 4g，干姜 4g，细辛 4g，茯苓 8g，五味子 4g，炙甘草 4g，焦白术 8g，茯苓 8g，益智仁 6g，覆盆子 6g，山药 8g，乌药 5g，胡桃肉 1 个。服 3 剂而大效。又在上方加黄芩防止化热，或针对已出现的化热之象，继服 8 剂而愈。

5. 鼻窒并鼻鼽

张某，男，62 岁，工人，1999 年 11 月门诊。患鼻塞流涕 30 年，加重伴打喷嚏 10 年。患者于 30 年前因感冒而致鼻塞、流涕反复发作，屡治不愈。近 10 年来鼻塞及流涕逐渐加重，发作时间延长，以致不能平卧及夜不能寐，更有频繁打喷嚏，以早晚为重。或有"心下逆满，气上冲胸"之感，或有吐涎，背部恶寒及腰酸等全身症状。曾于 1998 年经笔者诊治，其证候如上，其脉沉紧，辨为苓桂术甘汤证，投以苓桂术甘汤 3 剂，诸症减轻。然遇感冒或过劳时又发。今再诊。精神稍差，面色稍黄中带青，鼻黏膜灰白，水肿，鼻甲肥大，鼻翼肥大，舌体稍胖，舌质暗，苔白，脉弦紧。西医诊断：慢性鼻炎。中医诊断：鼻鼽。证属痰饮内伏，风寒外束兼中阳虚弱。治宜温化痰饮，方用小青龙汤加茯苓、白术，亦即小青龙汤合苓桂术甘汤之义。服3剂后即感鼻塞、流涕、喷嚏及"心下逆满，气上冲胸"等症明显减轻。查：舌质由淡转为淡红，苔白，脉弦稍紧。再遵上方之治，并加黄芩以防辛温药化热及已出现的化热倾向；加桃仁、红花活血化瘀，以针对久病入络，以痰瘀并治。每日1剂，连服7剂，诸症大减，几近消失。复查：精神气色转好，面色泛红，舌质稍红、稍暗，苔白或稍黄，脉小弦，尺脉稍浮大。治宜温化痰饮与补肾阳。

6. 咽喉源性咳嗽

咽喉源性咳嗽系指因咽喉疾病所导致的以咳嗽为主症的疾病。临床常见咽部不适、咽痒引咳、异物感引起咳嗽，反复发作或久咳不愈，咳嗽无痰或痰质稀薄。胸部X线检查无异常或仅为肺纹理增粗，属西医学慢性咽炎、过敏性咽炎、慢性咳嗽等范畴。该病证临床中多数为干咳无痰但口不渴，或有唾液样痰，遇凉饮冷、闻及异味则加重；久咳不愈可伴有咳且汗出，甚则咳时遗尿等。检查咽部黏膜色淡、舌淡红苔白润、脉无热征象者，多属风寒闭肺，肺气失宣，邪阻咽喉证。常以小青龙汤方加入防风、桔梗和杏仁祛在表、在上之风寒，宣肺散邪以利咽喉而止咳，又可视为小青龙汤与三拗汤的合方。

五、小青龙汤的应用体会

小青龙汤是《伤寒论》十大名方之一，临床应用较为广泛，小青龙汤临床多用于治疗慢性支气管炎、过敏性鼻炎、支气管哮喘、慢性阻塞性肺气肿、肺心病及慢性支气管炎急性发作等呼吸系统疾病。临床应用进展大概如：①治疗咳嗽变异性哮喘；②预防慢性阻塞性肺疾病急性发作；③治疗小儿哮喘急性发作；④治疗急性发作期支气管哮喘；⑤治疗肺心病；⑥治疗发作期小儿寒性哮喘。辨证准确时疗效十分可靠，现就小青龙汤的有关情况谈谈个人看法。

1. 小青龙汤的临证病机

《伤寒论》曰："伤寒表不解，心下有水气。"即寒伤太阳寒水之经，表邪不解，入里造成"心下有水气"而发病，发病根本在于外有寒、内有水，这是小青龙汤证的根本病机。

2. 小青龙汤证的成因

小青龙汤证的根本原因既然是"外有风寒，内有水气"，那么是怎样形成的呢？笔者研读前贤著作并结合现代人们的生活情况，总结如下。

（1）因游泳而得水气。

（2）因冒雨露远行而得水气。

（3）因患痰饮，为风寒所激（以上为曹颖甫归纳总结）。

（4）现代化社会，热天因空调冷饮，看似热，但常常感寒而得水气。

（5）时医吊针输水（西医如此，不少中医也如此），病本有寒，有水气在内，吊针输水，直接把寒冷的水液送入人体，寒和水气液固加重，病情将加重。

（6）药误寒凉。

（7）冬天雾露为患，感寒而得水，川渝两地、长江中下游一带，冬天常起雾露，加之感寒而生病，这种情况在冬天十分普遍。

3. 小青龙汤的组成剂量

（1）剂量

笔者常用麻黄、桂枝 10~30g，芍药 20~30g，细辛 10~15g，干姜 15~30g，半夏 10~20g，五味子 5~10g，效果很好。

（2）方解

方中麻黄、桂枝散寒发热，温散表邪，半夏、干姜、细辛温化水饮，又恐辛散太过而加芍药以兼制，麻黄、桂枝、五味子收敛肺气，甘草调中和胃，组方严谨。

4. 小青龙汤的临床应用体会

小青龙汤治疗外有寒、内有水气造成的干呕，发热而咳，或渴，或利，或噎，或小便不利，少腹满，或喘等症状，用得最多的是咳嗽和哮喘，效果不错。《伤寒论》中小青龙汤为温法及表里同治的代表方剂，主治外有表寒、内有停饮，为肺系咳喘病证专用之方。中医学认为肺开窍于鼻，鼻与耳同属清窍，肺金受邪，为风冷所伤，在耳为聋；在鼻其气不和，津液壅塞而为鼻病；喉乃肺系，肺金受邪则喉窍闭为喑。说明风寒外邪闭肺，肺气失宣可衍生耳鼻咽喉诸多疾病。因此以小青龙汤之温法用于耳、鼻、咽喉诸病寒证者，如变应性鼻炎。在其并发哮喘时选用小青龙汤适当加减两病同治，可达到较满意的临床疗效，充分体现中医"异病同治"的治疗思想。

笔者在运用小青龙汤治疗临床相关疾病的实践中体会到，在耳鼻咽喉科疾病辨证治疗中，要注重局部望诊，通过观察局部组织形态及分泌物的色泽、性状等变化进行局部辨证，再结合整体辨证施治，会大大提高临床辨证的准确性及疗效。同时，在临床中要充分认识耳鼻咽喉疾病的发病特点，强调辨证辨病相结合。全面地认识疾病，认真分析疾病的发展变化过程，使中医学的辨证思想在耳鼻咽喉科临床治疗中得以充分显现。

由于耳鼻咽喉临床病症特点表现为在上，并常伴有疼痛症状，故往往认为耳鼻咽喉常以火热为患，热证居多。当首选清热法。常以生冷饮食以祛火，寒凉药泻火，则热被寒遏，寒郁于表而热阻于内。孰不知寒与热当辨证而得，有其证用其药。小青龙汤在耳鼻咽喉科临床治疗的广泛应用，应该可以说明温法在耳鼻咽喉临床辨证治疗中地位不可忽略。

5. "心下"部位辨析

①"心下"部位指"胸腔"。②"心下"部位指心下。③"心下"部位指胃。前贤曹颖甫认为："小青龙汤证之病所虽似在肺，而其病源实属于胃。本病实属于胃犯肺加表寒以激之，若是而已。"由此看"心下"属胃。人体解剖看，心之下有隔膜，一部有肝，有整个胃，心下有胃，"心下"指"胃"。从小青龙汤证的临床症状来看，涉及肺、胃肠、泌尿系统，究其致病原因，源于外有寒、内有水气，停于胃，逆于上而干呕，胃气上逆，肺气不降则咳、则喘，水气逆于咽喉则噎，肺气不降津不上承咽舌则渴，下注入肠则利，入少腹，则少腹满等情况看，"心下有水气"的"心下"指"胃"比较确切。综上所述，小青龙汤"心下有水气"的"心下"指"胃"比较确切。

参考文献

[1] 黄坚，陈长勋，李仪奎，等. 用血清实验法观察小青龙汤对离体豚鼠平滑肌的作用 [J]. 中药药理与临床，1996（6）：12.

[2] 童舜华，崔一丽，许建华，等. 小青龙汤对哮喘大鼠肺组织 β_2- 肾上腺素受体作用的研究 [J]. 中国中医药科技，2001，8（2）：77-78.

[3] 唐灿，沈映君. 小青龙汤平喘作用研究 [J]. 中成药，1998，20（3）：32.

[4] 倪力强，张宁霞，童瑶，等. 小青龙汤对哮喘大鼠 Th_1/Th_2 型细胞因子水平的影响 [J]. 辽宁中医杂志，2003，30（9）：703-704.

[5] 童舜华，吴敦序，陈书雯，等. 小青龙汤对哮喘大鼠气道阻力，肺动态顺应性和血嗜酸细胞数的影响 [J]. 中国中医药科技，1999，6（2）：74.

[6] 万勇，刘素红，胡主花，等. 小青龙汤加减治疗慢性喘息型支气管炎41例 [J]. 陕西中医，2002，23（4）：310.

[7] 金航. 小青龙汤引起的假性巴特综合征1例 [J]. 国外医学·中医中药分册，1996，18（1）：22.

郭　英（昆明市中医医院）

　　小青龙汤为张仲景所著《伤寒论》《金匮要略》中的一张名方，为仲景治疗"外寒内饮证"的代表方，该方解表化饮，散收并用，配伍精当。

　　《伤寒论》第40条指出："伤寒表不解，心下有水气，干呕，发热而咳，或渴，或利，或噎，或小便不利，小腹满，或喘者，小青龙汤主之。"第41条曰："伤寒，心下有水气，咳而微喘，发热不渴。服汤已渴者，此寒去欲解也。小青龙汤主之。"由此可见，小青龙汤在《伤寒论》中应用于太阳伤寒兼水饮的治疗。外有表邪，内夹水饮是其病因病机。

　　《金匮要略·痰饮咳嗽病脉证并治第十二》指出："病溢饮者，当发其汗，大青龙汤主之，小青龙汤亦主之。"又曰："咳逆，倚息不得卧，小青龙汤主之。"将本方用于溢饮及支饮的治疗。溢饮多因感受风寒外邪，肺气郁闭，津失布散，停为饮邪，外溢四肢肌表，当汗出而不汗出所致；支饮的病机为素有水饮内停上焦，复感寒邪郁闭于外，外寒引动内饮，肺气郁闭。

　　又有《金匮要略·妇人杂病脉证并治第二十二》曰："妇人吐涎沫，医反下之，心下即痞，当先治其吐涎沫，小青龙汤主之。"病机主要为上焦素有寒饮，复感寒邪，又经误下导致多吐涎沫。

　　综上所述，不论是伤寒表证，或是内伤杂病，小青龙汤所治疾病的病机关键为外寒兼内饮，病位主要在上焦肺脏。

一、小青龙汤证的性质

　　有诸内必形诸外，表现于外的方证必有其内在病理本质。中医学认为，肺位于上焦，在人体脏腑中位置最高，故称为华盖。其生理功能主要是主气、司呼吸；通调水道；宣散卫气；朝百脉，主治节。肺的生理特性是清肃，肺的清肃之性是保证肺气的宣降运动正常进行的重要条件。若不能保持清肃，则可影响肺司呼吸的功能，导致呼吸不畅，咳嗽气喘等症状的发生。人体内的水液虽由脾胃而来，但水液的输布、运行和排泄，又依赖于肺的疏通和调节，以维持动态平衡，故有"肺主行水""肺为水之上源"之说。如果肺失清肃，痰湿阻滞，肺和呼吸道不能保持洁净、通畅，水道不通，则水液上下、内外的输布、运行和排泄受阻，也会出现小便不利、水肿等临床表现；而且水液不行，也会聚而成痰，或停留于肺，或流注于身体其他部位，出现多种痰饮

459

之证。小青龙汤辛散并用，解表化饮，顺应了肺脏的生理病理特性，这有助于我们进一步理解本方方证，同时也印证了本方被历代医家广泛用于治疗呼吸系统疾病和过敏性疾病的理论依据。

"伤寒表不解，心下有水气""伤寒，心下有水气"明确地指出了疾病的病机，其病理变化有两个方面：一是外感，即"伤寒表不解""伤寒"，明确地告诉我们有表证，即"发热而咳""咳而微喘，发热不渴"，除此之外，还当见有恶寒等表证。二是内有寒饮，即"心下有水气""干呕""不渴""咳"或"咳而微喘"。诚如刘渡舟说："伤寒表不解，言有寒邪束表；心下有水气，言素有水饮之邪在于心下。外有表寒，内有水饮，即是本条病机所在。发热是表邪未解；干呕是水邪犯胃；外寒引动内饮，内外合邪，水寒上舍，迫使肺气不得宣降，则见咳嗽或喘息。"由此可知，小青龙汤证是表里同病，以里证为主，即以寒饮为主，是寒饮射肺而兼表不解，而非表证兼寒饮射肺，多版《伤寒论讲义》将其列入太阳病兼证中讨论实属不妥，是在混淆了兼证的概念。"本方在临床运用上，有表证可用，无表证也可用，关键在于证属寒饮射肺。"陈亦人曾指出："徐氏明确提出此方专治水气，尤有见地。因临床运用本方主要针对肺胃水气，表证不是必具，所以，切勿被表不解印定眼目。"《金匮要略学习参考资料》明确指出："溢饮是饮停于里，溢于肌表，当汗出而不汗出，以致有身肿疼痛等证。饮邪既已溢于肌表，故治疗当发其汗，亦即因势利导之法。"并指出："用小青龙汤的目的，在于行水、温肺、下气……小青龙汤证，以寒饮咳喘为主。"仲景治支饮亦有用小青龙汤治之者，谓"咳逆，倚息不得卧，小青龙汤主之"。是以刘渡舟说："小青龙汤是温化寒饮的一张名方。"

二、方解

小青龙汤由麻黄（去节）三两（9g），芍药三两（9g），细辛三两（9g），干姜三两（9g），甘草（炙）三两（9g），桂枝（去皮）三两（9g），五味子半升（12g），半夏（洗）半升（12g）所组成。学用小青龙汤既要诠释用药要点，又要剖析方药配伍，更要权衡用量比例，以此才能娴熟地运用小青龙汤辨治诸多疑难杂病。诠释用药要点：方中麻黄解表散寒，宣肺平喘；桂枝解表散寒，温肺化饮；半夏温降肺气，化饮止咳，醒脾燥湿；干姜温肺散寒，温阳化饮；细辛温阳化饮；五味子收敛肺气；芍药补血敛阴；甘草补益中气。方中用麻黄、桂枝、细辛、干姜辛温，麻黄偏于宣散，桂枝偏于温通，细辛偏于温化，干姜偏于温中；半夏苦温降肺止逆；芍药、五味子敛阴，芍药偏于酸寒补血，五味子偏于酸甘益气；炙甘草益气和中。细辛与麻黄、桂枝配伍，旨在辛温解表发汗，与干姜配伍，旨在温肺化饮；麻黄、桂枝、细辛发挥治疗作用，有表解表，无表尽在治里。方药相互为用，以解表散寒，温肺化饮为主。剖析方药配伍：麻黄与桂枝、细辛，属于相须配伍，治表散寒，治里温肺；麻黄与干姜，属于相使配伍，温肺宣肺化饮；干姜与细辛，属于相使配伍，温肺化饮；五味子与干姜、细辛，属于相反相畏配伍，相反者，五味子敛阴，干姜、细辛化饮，相畏者，五味子制约干姜、细辛温化伤阴；麻黄与半夏，属于相使配伍，麻黄治肺偏于宣发，半夏治肺偏于降泄；麻黄与五味子，属于相反相畏配伍，五味子收敛制约麻黄宣发耗散，麻黄宣散制约五味子敛肺留邪；麻黄与芍药，属于相反相畏配伍，相反者，麻黄宣发，芍药益血，相畏者，芍药制约麻黄宣发伤血；麻黄与甘草，属于相反相畏配伍，相反者，麻黄宣发，甘草补益，相畏者，甘草制约麻黄宣肺伤气；五味子与芍药，属于相使配伍，敛阴益血；五味子与甘草，属于相使配伍，酸甘化阴，益气缓急。

三、随症加减

水饮内停，随气机之上下，无处不到，故除射肺咳喘之证，还会出现诸多或然证，论中所列，只是举例。而对于或然证的病理分析，应结合仲景方后加减的药物，不要想当然，如前述"或渴"就是其例。至于方后加减法，有些难以用常规去解释，这正是仲景"详于言变，略于言常"特点的体现，叔和不解其意，故有"疑非仲景意"，林亿等校注则认为："小青龙汤，大要治水。又按：《本草》荛花下十二水，若水去，利则止也。又按：《千金》形肿者应内麻黄，乃内杏仁者，以麻黄发其阳故也。"最后得出"以此证之，岂非仲景意也"，纠正了叔和的看法。笔者认为，对方后注中加减法的理解，应该从动态中去分析，《金匮要略》自"咳逆，倚息不得卧，小青龙汤主之"以下，后连续 6 条，就是"采取病案形式讨论支饮咳嗽服小青龙汤后的各种变化，以及处理方法"，其中就有"水去呕止，其人形肿者，加杏仁主之。其证应内麻黄，以其人遂痹，故不内之。若逆而内之者，必厥。所以然者，以其人血虚，麻黄发其阳故也"的论述，《金匮要略学习参考资料》说："以上六条，是在治疗支饮过程中可能出现的一些变证。在变证的病机上，或为外感触发，或为上实下虚，或为饮邪内发，或为饮邪外溢，或为胃热上冲等，都必须全面考虑，既要治疗实证，更要注意虚证。在虚实并存时，又当分别缓急，进行处理。总之，病无定候，治无定法，以上所述，亦仅举例而已，并不是一定不变之法，目的在于启发临床家，要随机应变，灵活应用。"可见始时是小青龙汤证，后已变成非小青龙汤证，加之正虚，所以可去麻黄，仲景明确指出："其证应内麻黄，以其人遂痹，故不内之。若逆而内之者，必厥。所以然者，以其人血虚，麻黄发其阳故也。"这就更进一步彰显了《伤寒杂病论》的辨证论治思想。

四、结语

小青龙汤既能辨治寒饮郁肺证，又能辨治溢饮寒证，更能辨治太阳伤寒证与肺寒证相兼等；既能辨治咳而微喘、咳逆倚息不得卧、咽噎等肺咽部症状，又能辨治吐涎沫、干呕等中焦症状，还能辨治少腹满、小便不利、下利等腹部症状，更能辨治溢饮、发热不渴、渴等全身症状。尤其是在临床中又如何因病证变化以变应变而衍生用方，还需医者不断总结经验加以提高。

李巨琪（新疆伊犁州中医医院）

小青龙汤载于张仲景《金匮要略·痰饮咳嗽病脉证并治第十二》第 23 条，曰："病溢饮者，当发其汗，大青龙汤主之，小青龙汤亦主之。"第 35 条曰："咳逆，倚息不得卧，小青龙汤主之。"

一、小青龙汤证的病机

痰饮是水液代谢障碍的病理产物，其形成与肺、脾、肾三脏密切相关。肺居上焦，主宣布津液，通调水道，若肺失宣肃，津液不能输布，则停聚而成痰饮；脾胃居于中焦，津液的生成、运化、输布有赖于脾的运化。《素问·经脉别论》云："饮入于胃，游溢精气，上输于脾，脾气散精，上归于肺，通调水道，下输膀胱，水精四布，五经并行。"若脾胃受病，运化无力，则水湿不行，停而形成痰饮。肾居下焦，主蒸化水液，若肾病蒸化无力，即停而为痰饮，且膀胱亦居下焦，与肾互为表里，同司津液之气化，若膀胱气化失司，亦可致水液停滞成饮。人体阳气与水液代谢密切相关，阳气不足，肺、脾、肾功能低下，则水液气化无力而停滞于身体的不同部位而成痰饮；或因风寒外袭，皮毛闭塞，阳气不得宣发；或寒湿之邪久侵人体，克伐阳气；或恣饮生冷之物，致中阳受遏，从而导致脏腑运化无力，三焦气化不利，水精不布，聚为痰饮。临床上因各种原因而引发病证，以及由肺及脾，由肺及肾，由脾及肺而致人体水液代谢失常，产生一系列疾病。

二、小青龙汤的类方

《金匮要略》治疗咳嗽上气，在小青龙汤的基础上进行临证加减，又衍化出了三首方。

1. 小青龙加石膏汤

《金匮要略·肺痿肺痈咳嗽上气病脉证治第七》第 14 条曰："肺胀、咳而上气，烦躁而喘，脉浮者，心下有水，小青龙加石膏汤主之。"用于外感风寒，内有水饮，郁而化热；以小青龙汤发汗解表，温肺化饮，止咳平喘，加石膏清泄里热。

2. 射干麻黄汤

《金匮要略·肺痿肺痈咳嗽上气病脉证治第七》第6条曰："咳而上气，喉中水鸡声，射干麻黄汤主之。"用于外受风寒，闭塞肺气，水饮内发，痰阻其气，气触其痰。方中射干开利咽喉气道，麻黄、细辛温经散寒，开肺化饮，款冬花、紫菀温肺止咳，半夏、生姜涤痰降逆，五味子酸收肺气而降气逆，大枣安中扶虚。用于寒饮咳喘等证，但已减轻了小青龙汤的温燥。

3. 厚朴麻黄汤

《金匮要略·肺痿肺痈咳嗽上气病脉证治第七》第8条曰："咳而脉浮者，厚朴麻黄汤主之。"用于表邪未解，肺有停饮，兼有郁热，故以小青龙汤去桂枝、芍药、甘草，加厚朴、杏仁利肺理气，石膏清热，小麦养心和胃以扶正气。

《金匮要略》因痰饮所致的咳嗽之证，治疗有小青龙汤、小青龙加石膏汤、射干麻黄汤、厚朴麻黄汤、苓甘五味姜辛汤、茯苓五味甘草去桂加姜辛夏汤、茯苓甘草五味姜辛汤及茯甘姜味辛夏仁黄汤八方，诸方使用干姜、细辛、五味子三药。《医学三字经》云："《金匮》治痰饮咳嗽，不外小青龙汤加减。方中诸味皆可去取，唯细辛、干姜、五味不肯轻去。即面热如醉，加大黄以清胃热，及加石膏、杏仁之类，总不去此三味，学者不可不深思其故也。"细辛伍干姜，一表一里，一走一守，借其共具辛温之性以温化表里各个部位的寒饮痰浊之邪，再配以功专敛涩的五味子，使之开阖有度，攻补相宜。小青龙汤作为痰饮咳嗽的基本方，根据体质、邪气的情况加减干姜、细辛、五味子之外的药物，经加减即可扩大经方的应用范围。如对寒饮郁久化热者加石膏便成为小青龙加石膏汤；而射干麻黄汤即是以生姜易干姜而增发散表寒之力；厚朴麻黄汤在小青龙加石膏汤基础上加厚朴、杏仁、小麦，梳敦阜之土，使脾气健运，而水自下泄。

三、小青龙汤证的治法治则

《金匮要略·痰饮咳嗽病脉证并治第十二》曰："病痰饮者，当以温药和之。"此为医圣张仲景首创的治疗痰饮病的证治大法，也是治疗痰饮病证的总原则。痰饮病的形成，是因为人体阳气虚弱，气化不行，水液停聚所致，以脾肾阳虚为本。由于胃虚不能游溢精气，上输于脾，脾虚不能散精，上归于肺；肺虚则不能通调水道，下输膀胱；肾阳虚弱，故不能化气行水，水精不能四布，水湿停留，则积为水饮。水饮多在肺、脾、肾所虚之处，停留为患。饮为阴邪，遇寒则聚，遇阳则行，得温则化。《素问·至真要大论》云："诸病水液，澄彻清冷，皆属于寒。"饮邪最易损伤人体阳气，阳气被伤则寒饮难以运行。如《素问·生气通天论》述："阳气者，若天与日，失其所，则折寿而不彰，故天运当以日光明。""温药"可以振奋阳气，化饮为气，使水气流行，水饮消散，津液布达，以致和平。肺气温则腠理开发，通调水道，使饮邪从表以下，分消而去；脾气温运则化输精微，饮不致集聚内停；肾气温煦，则清阳蒸腾，暖泽脏腑，疏泄正常，则水无泛滥之虑。正如《金匮玉函经二注》所言"痰饮由水停也，得寒则聚，得温则行，况水从乎气，温药能发越阳气，开腠理，通水道"。

四、临床应用

临床上支气管哮喘、慢性阻塞性肺疾病、肺间质疾病、支气管扩张等疾病缠绵反复，多在气候寒冷季节或因饮冷、劳倦、情志因素而发病或加重，与仲景所言的"伏饮""支饮""留饮"极为相似。而痰饮伏肺则为肺系疾病的"夙根"，它涵盖了气道慢性炎症、气道高反应性及气道重塑等主要病理生理过程。

临床所见，外感咳嗽以风寒居多，《景岳全书》指出："六气皆令人咳，风寒为主。"《医学心悟》强调："咳嗽之因，属风寒者，十居其九。"随着现代生活水平的提高，夏季空调的广泛使用，冷饮食品的增多，特别是抗生素、输液的广泛使用，甚至滥用，使咳嗽因寒（风）邪所致的比例进一步增大。外感咳嗽以病毒感染者为多。从临床辨证来看，病毒感染以风寒的证候表现多见，治疗则应以辛温解表，温散肺寒为主，宣肺解表以祛邪外出，切忌大队清热解毒，凉润遏肺的方药，避免闭门留寇。

应用温法和温药治疗咳喘在古代及近代的医籍中均记载较多，医圣张仲景更是应用温法治疗咳嗽的鼻祖。《金匮要略》治疗咳喘的方剂中，使用温法的比例高达90%以上。即使是小柴胡汤证兼咳者，也"加干姜、五味子"治之。治疗咳喘的著名方剂如小青龙汤、桂枝加朴杏汤、射干麻黄汤等均是以温法为组方思路。小青龙加石膏汤证、麻杏石甘汤证、越婢加半夏汤证等虽是邪热郁肺之证，但仍坚持了温清并用的原则。

被誉为"伤寒泰斗"、经方大家的刘渡舟对小青龙汤的应用有独特见解，他认为掌握小青龙汤的辨证关键要抓以下几个环节。

1. 辨气色

面色黧黑或两目周围呈现黑圈，或在额头、鼻柱、两颊、颏下显现黑斑。

2. 辨脉

脉弦或浮紧，日久可见脉沉。

3. 辨舌

舌苔多呈水滑。

4. 辨痰涎

痰涎清稀不稠，形如泡沫，落地则顷刻化水，或咳出之痰，明亮晶初，形同鸡蛋清状。

5. 辨咳喘

咳重而喘轻、喘重而咳轻或咳喘皆重。

6. 辨兼证

可兼见"噎""呕""少腹痛""小便不利""发热""头痛"等。

小青龙汤的药理实验证实，其煎剂有较强的抗组胺、乙酰胆碱作用，可松弛支气管平滑肌，明显抑制嗜酸性粒细胞的生存率及其脱颗粒，小青龙汤中还含有某种能抑制浆细胞或大淋巴细胞产生的物质，并能直接或间接地刺激机体产生某种抑制因子，使血清 IgE 下降。同时，还能扩张外周血管，升高皮肤温度，改善肾上腺皮质功能及肺功能，降低血流阻力和促进血液循环等。

五、病案分析

病案一 张某，64 岁，2014 年 5 月 16 日初诊。

患者自记事起即咳嗽不断，每年入冬、感寒或饮食生冷后加重，平素易感冒，服用中西药对症治疗，病情未能控制。本次发病咳嗽加重已月余，咳嗽较频，咳痰稀白，胸部憋闷，呼吸不畅，怯寒背冷，伴咽痒，夜咳影响睡眠，舌质淡红，苔薄白，脉弦滑。

辨证：寒痰阻肺，肺失宣降。

治法：温肺化痰，宣肺止咳。

治以小青龙汤加减，处方：麻黄 10g，姜半夏 10g，细辛 3g，桂枝 6g，干姜 6g，五味子 6g，款冬花 10g，蝉蜕 6g，僵蚕 10g，地龙 10g，枇杷叶 10g，旋覆花 6g，平地木 15g，炙甘草 6g，每日 1 剂，水煎服。

6 剂后复诊，咳嗽减轻，夜间可安睡，上方去麻黄、桂枝，加茯苓 10g，白术 10g，肉桂 6g，淫羊藿 15g，继服 6 剂，咳嗽明显减轻，肩背无明显畏寒感。以此方稍做加减，续进 30 剂后诸证基本消失。后因感寒、饮冷等诱发咳嗽，以此法加减服用 3~6 剂即愈。

按：患者素体阳虚，咳痰稀白，脉弦滑，为寒痰证，怯寒背冷为肺气虚寒。咳嗽、憋闷、呼吸不畅为寒饮阻肺，肺失宣降所致，咳前咽痒，为里有水气，在表为咳。二诊去麻黄、桂枝以防发散太过，加茯苓、白术、肉桂、淫羊藿以健脾利湿，温阳化气，温补肺肾。

病案二 王某，女，9 岁，2014 年 7 月 12 日初诊。

患儿受凉后患"大叶性肺炎""胸腔积液"，在某医院住院治疗，先后口服、静脉滴注抗生素近 1 个月，来诊时患儿由其父背入诊室，精神萎靡，两目下呈淡黑色，少言懒语，咳声连连，痰涎清稀，食欲不振，舌质淡嫩，苔水滑，脉沉细。

辨证：水饮凝滞，肺寒气逆。

治法：温阳化饮，散寒降逆。

治以小青龙汤加减，处方：麻黄 6g，桂枝 6g，生姜 6g，细辛 3g，五味子 6g，姜半夏 6g，炒谷芽 10g，茯苓 10g，射干 6g，杏仁 6g，附子 3g，佛手 3g，旋覆花 6g，炙甘草 6g，每日 1 剂，水煎服。

3 剂后复诊，患儿咳嗽减轻，饮食增加，精神好转，已开始玩耍。上方去麻黄、生姜，加白术 6g，干姜 6g，淫羊藿 6g，再进 6 剂。

三诊时咳嗽已基本消除，饮食如常，精神如初。以此方加调理脾肾之品，续进 6 剂，1 周后其母来电，称已经康复。

按： 患儿感受外寒后，又复输注大量液体，且服用、注射了大量"苦寒"之抗生素，造成外寒内饮之"抗生素坏病"。方用麻黄、桂枝为君，发汗解表，除外寒而宣肺气；细辛、生姜、附子、茯苓温肺化饮，并助麻黄、桂枝解表；然而，肺气逆甚，纯用辛温发散，既恐耗伤肺气，又须防温燥伤津，故用五味子敛肺气，配半夏交通阴阳，祛痰和胃，合射干、杏仁、旋覆花降逆化痰，谷芽、佛手开胃理气，炙甘草益气和中，又能调和辛散酸收之间，诸药相配，使风寒解，水饮去，肺气复苏，宣降有权，诸证自平。

综上所述，小青龙汤具有解表蠲饮，止咳平喘的作用，用于风寒客表，水饮内停之证。此方虽为外解表寒，内散水气，表里两解之方，亦能治无表证之"寒饮"内伏，出现或喘或咳等症。小青龙汤是千百年来用于治疗寒饮咳喘的名方，无论有无表证皆有特效，用之得当则效如桴鼓。随着现代生活水平的提高，夏季冷气的广泛使用，冷饮食品的层出不穷，加之大队（市售）清热解毒及抗生素的滥用，使"外寒内饮"之证又赋予新的内涵，从而使小青龙汤的应用更加广泛。在临床应用中需通常达变，以药之变以印证之变，只不过其证的变化不越痰饮之范围，干姜、细辛、五味子则必当并用之。正如《素问·生气通天论》所言"阳气者，若天与日，失其所，则折寿而不彰，故天运当以日光明"。

严世芸评按

论小青龙汤在《金匮要略》中的应用

　　小青龙汤是中医学界人人皆知，应用广泛，临床疗效可靠的名方，历朝历代中医名家对该方议论颇多，研究颇深，而见解相左、各执一是之处也不少，是值得研究的一张名方。本策问重点在应用，要阐明《金匮要略》中本方应用的特点。策论应选一重点展开。以下所涉四篇策论均有较好表现。师卿杰策论把《伤寒论》《金匮要略》的小青龙汤的应用合并分析，把小青龙汤的功能概括为辛温解表，蠲饮化饮；对仲景论治咳喘总结为审因测机，注重寒邪；辨证立法，宣散为纲；组方遣药，推崇麻黄；配伍严谨，开敛相依等四个方面，并提出小青龙汤的临床应用，可谓简明清晰。李巨琪注意到从小青龙汤类方的证候和药物配伍的变化，分析小青龙汤的临床应用。王健从小青龙汤的方解、病机、用方原理、临床应用等几个层面，广征博引，结合自身感悟，进行深入分析，发表了有创意的见解。郭英改了策问的命题，认为小青龙汤是治寒饮射肺而兼表证之剂，把小青龙汤证作为太阳病兼证显然不妥。诸此体现了学员的理论结合临床的研究能力。

　　对于本策问，应就以下几个方面进行讨论和表述：①系统归纳整理《金匮要略》中小青龙汤证的临床表现及小青龙汤的应用。②与《伤寒论》小青龙汤证进行对照分析研究，以论其异同，彰显《金匮要略》小青龙汤应用的特点。③从临床表现和临床应用的特点出发，分析病因病机及方义。④论述小青龙汤变证的处理及临床思维方法。⑤分析小青龙汤类方的临床证候特点及类方的临床应用，小青龙汤与类方的区别。如是方能使小青龙汤在《金匮要略》中的应用得以全面的总结和提炼。

　　此外，策论的撰写与论文一样，必须严谨，一丝不苟，不能随心所欲，随意表达。如有的策论在对小青龙汤方解中，对桂枝、半夏、干姜、五味子等药的功用主治，前后表述相互矛盾，析药诸多不一，差别很大；又有"麻黄宣发伤血"之说，"君药制约佐药"之谓，或者有小青龙汤"本方温肾而行水气"之释，有随意欠妥之处，请斟酌。

论肾气丸在《金匮要略》中的异病同治

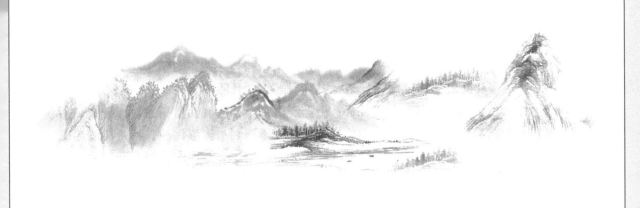

刘冬梅（山东中医药大学附属医院）

一、肾气与肾气丸

（一）肾气

"肾气"一词，在《内经》中论述颇多，且较为详尽。最有代表性的如《素问·上古天真论》曰："女子七岁，肾气盛，齿更发长……三七，肾气平均，故真牙生而长极……丈夫八岁，肾气实，发长齿更；二八，肾气盛，天癸至，精气溢泻……肾者主水，受五脏六腑之精而藏之。"其中详细描述了"肾气"的充盛与否支配着人体正常的生长壮老及生殖功能。结合《内经》中"精化为气"（《素问·阴阳应象大论》）及上述"肾藏精"的相关论述，"肾气"是肾中所藏之精发挥其推动、温煦等作用的部分，是由肾中所藏之精化生而来。人体先有肾中所藏之精，然后才有肾气。只有肾中所藏之精充盛，肾气才化源充沛。所以，从某种意义上讲，肾气是肾脏功能活动的外在表现，正如心气、肺气、脾气、胃气分别代表着各自脏腑的功能活动一样。

肾为水火之脏，内藏真阴真阳而主水液代谢。肾阳蒸化肾阴，生成肾气。肾阴肾阳的盛衰决定了肾气的强弱，肾之阴阳宜以平秘，相互为用，化生肾气。若肾阴肾阳偏盛或偏衰，则病证可偏阴偏阳；若阴阳两虚则肾气不足，肾的功能活动下降、生理功能虚衰，而产生各种病证。肾之主水的功能是由肾气来完成的，肾阴虚或肾阳虚皆可导致肾气虚，从而影响水液代谢，发生小便不利或小便过多等病症。

（二）肾气丸

肾气丸是著名经方之一，方出《金匮要略》。原方组成"干地黄八两，山茱萸四两，薯蓣四两，泽泻三两，茯苓三两，牡丹皮三两，桂枝一两，附子（炮）一两。上八味末之，炼蜜和丸梧子大，酒下十五丸，日再服"。功具阴阳双补，平补肾气。

方中以干地黄八两为君，滋阴补肾；山药、山茱萸补肝脾而益精血，加桂枝、附子之辛热，四药为臣，助命门以温阳化气；茯苓、泽泻利水渗湿泻浊，牡丹皮清热凉血，实为仲景"血不利则为水"之意，三药为佐，寓泻于补，使邪去则补乃得力，并防滋阴药之腻滞。

在大队滋阴药中，桂枝、附子两味温热药，仅占全方用量的2/27，用意不在"补火"，而在"微微生火以生肾气"，这恐是之所以起名为"肾气丸"的原因。诚如《医宗金鉴》曰："此肾气丸纳桂、附于滋阴剂中十倍之一，意不在补火，而在微微生火，即生肾气也。"《景岳全书》曰："善补阳者，必于阴中求阳，则阳得阴助而生化无穷。"

全方配伍，阴阳并补，然着眼点在于"肾气"，同时着眼于"治水"。补肾气即恢复肾的生理功能，尤其肾主水的生理功能。本方平补肾气，以调整水液代谢为主。临床主要治疗肾气虚，肾主水生理功能下降，有小便异常症状者。

总之，肾气丸之组方具有以下特点。其一是以滋阴药为主，地黄、山茱萸、山药三补，并补肾、肝、脾之阴。其二是配以少许附子、桂枝，"意不在补火，而在微微生火，即生肾气也"。其三是佐以茯苓、泽泻、牡丹皮三泄，使滋而不腻，温而不燥。所以全方应是阴阳平补而略偏于温的调补剂，适用于肾阴阳两虚偏于阳虚证者。

二、肾气丸在《金匮要略》中的应用

（一）肾气丸在《金匮要略》中的具体应用

《金匮要略》中肾气丸通治五种疾病。一主虚劳，二主痰饮，三主消渴，四主转胞，五主脚气。

1.《血痹虚劳病脉证并治第六》第 15 条

"虚劳腰痛，少腹拘急，小便不利者，八味肾气丸主之。"

从病症上分析，可知是肾阳虚衰，肾阳不足则腰失温煦，腰痛绵绵不休；肾阳虚衰不能化气行水，致小便不利，少腹拘急。命门火衰，精血虚少，肾之阳气已损，此乃总病机，故用肾气丸助阳之虚以化水，滋肾阴之虚以生气，益火之源，以消阴翳，肾阳充而肾气蒸腾，运化水湿，则病可愈。

2.《痰饮咳嗽病脉证并治第十二》第 13 条

"夫短气有微饮，当从小便去之，苓桂术甘汤主之；肾气丸亦主之。"

微饮而短气，是因饮邪为患，脾阳不运，以致水饮停聚；肾阳虚衰不能蒸化水液，以致水泛心下所致。其本在于脾肾阳虚。仔细推敲，本病除了短气、小便不利外，还应有心下悸、胸胁支满、目眩、腰痛、少腹拘急等证。治水必自小便去之，苓桂术甘汤益土气以行水，肾气丸养阳气以化阴，气化则饮从小溲而去，诸证岂有不除之理。

3.《消渴小便利淋病脉证并治第十三》第 3 条

"男子消渴，小便反多，以饮一斗，小便一斗，肾气丸主之。"

中医有"三消"之论，上消和中消属于热证，下消则有寒热之分。肾阴虚损，固然可以导致下消，相反肾阳不足，亦可以形成渴引多溺的下消。本条所论即属于后者。本病乃肾阳不足，不能蒸腾津液以上承，化气摄水无权，而"饮一溲一"。《外台秘要》记载，消渴亦有小便不利证，今小便多，故曰"反"，用以区别其他原因的消渴。沈金鳖曰："若无火力，则水气不能上升终不能润。火力者，腰肾强盛，常须补肾气。饮食得火力则润上而易消，亦免干渴之患，宜肾气丸。"治宜补肾之虚，温养其阳。金匮肾气丸对下消证的作用，主要是振奋下焦阳气，使肾阳旺盛而能蒸化水液，上升而为津液，则消渴止而小便渐复如常。

4.《中风历节病脉证并治第五》

"崔氏八味丸，治脚气上入，少腹不仁。"

寒湿脚气，循经上犯，聚于少腹，以致少腹不仁；肾气已虚，病已入腹，故用肾气丸补肾中之气，以生阳化湿。尤在泾曰："肾之脉，起于足而入腹，肾气不治，寒湿之气，随经上入，聚于少腹为之不仁，是非祛湿散寒之剂所可治者，须以肾气丸补肾中之气，以生阳化湿之用也。"

5.《妇人杂病脉证并治第二十二》第18条

"问曰：妇人病，饮食如故，烦热不得卧而反倚息者，何也？师曰：此名转胞，不得溺也。以胞系了戾，故致此病，但利小便则愈，宜肾气丸主之。"

转胞的病因有因妊娠压迫膀胱所致，有因忍溺致使胞系了戾等。本病系由肾气虚弱，膀胱气化不行所致。其主证为脐下急痛，小便不通。由于病不在胃，故饮食如故。病在膀胱，故不得溺。水气不化，阳浮于上，故烦热；水气不得下行，饮邪上逆，故倚息不得卧。方用肾气丸以壮肾温脾，补肾阳，肾气恢复则小便自通。

肾气丸中寒热并用，水火兼补，一开一阖，使水去而阴不伤，扶阳而火不升。总之，以肾气丸辨治肾气虚证，则闭者能开，开者能约，积者能利，燥者能润。

（二）肾气丸在《金匮要略》中的运用宗旨——异病同治

辨证论治是中医的精髓，是指导临床诊治疾病的基本法则。然一首经方肾气丸，在《金匮要略》中统治病名不同、见症各异的五种病，看似有违辨证论治的基本法则，其因何在？

纵观《金匮要略》中肾气丸通治的五种疾病，虚劳、痰饮、消渴、转胞、脚气，病名不同，临床表现各异，然有其共同之症，即小便异常，或小便不利，或小便频数、量多；其病机皆属于肾气虚，气化功能减退，故皆治宜补肾利水，温阳化气。虽然形式上表现为一方可治多病，但实质上反映了张仲景病与证相结合的辨证论治精神，体现了异病同治的治则。病虽不同然病机相同，只要谨守病机，灵活辨证，定获捷效。《金匮要略》对肾气丸的运用可视为"异病同治"的典范。

"异病同治"是中医学的特色之一，是指不同的疾病，在其发展过程中，由于出现了相同的病机、证候，因而采用同一方法治疗的法则。中医治病，不是着眼于病的异同，而是着眼于病机证候的区别。异病可以同治，既不决定于病因，也不决定于病症，关键在于辨识不同疾病有无共同的病机、证候。只要病机相同，就可采用相同的治法。

由此可见，中医治病主要不是着眼于病的异同，而是着眼于证的异同。相同的证可用相同治法，不同的证就必须用不同治法，即"证同治亦同，证异治亦异"。

中医学辩证地看待病和证的关系，既重视同一种疾病可以包括几种不同的证，又重视不同的疾病在其发展过程中可以出现同一种证，因此在临床治疗时，在辨证论治原则指导下，采取同病异治或异病同治的方法来处理。

再如久痢脱肛、子宫下垂、胃下垂等，属不同的病，但如果均表现为中气下陷证，就都可采用升提中气的方法，给予补中益气汤治疗。

三、辨证施治与异病同治

（一）治病求本

"治病求本"之论，首见于《素问·阴阳应象大论》，曰："阴阳者，天地之道也，万物之纲纪，变化之父母，生杀之本始，神明之府也，治病必求于本。"然何者为"本"，历来观点多歧。《内经》有"本于阴阳""本于四时"及先病后病等标本之"本"；补土派李杲等以脾胃为本，主张"补肾不如补土"；张景岳、赵献可等则以肾为本，认为"补脾不如补肾"。说法种种，难衷一是。笔者根据临床实践和中医经典研讨认为，"本"是指决定这个疾病发展变化的病机。治病求本，本于病机。

（二）辨证施治

辨证论治是中医认识疾病和治疗疾病的基本原则，是中医学的特色和精髓。证，是机体在疾病发展过程中的某一阶段的病理概括。由于它包括了病变的部位、原因、性质，以及邪正关系，反映出疾病发展过程中某一阶段的病理变化的本质，因而它比症状更全面、更深刻、更正确地揭示了疾病的本质。"辨证"就是把望、闻、问、切四诊所收集的资料、症状和体征，通过分析、综合，辨清疾病的病因、病性、病位，以及邪正之间的关系，概括、判断为某种性质的证。论治，又称为"施治"，即根据辨证的结果，确定相应的治疗方法。辨证是决定治疗的前提和依据，论治是治疗疾病的手段和方法。

中医临床认识和治疗疾病，既辨病又辨证，但主要不是着眼于"病"的异同，而是着眼于"证"的异同，遵循"证同治亦同，证异治亦异"。

（三）异病同治

"异病同治"是指不同的疾病，若病机相同，即可用同一种方法治疗。也就是说，异病可以同治主要是因为不同疾病在其自身发展过程中出现了相同的病机、病证，便可采用相同的治法。由此可见，"异病同治"并不悖于"治病求本"这一治疗原则，而且是在"治病求本"原则指导下产生的。"治病求本"之理论，为"异病同治"提供了理论依据。

"异病同治"作为中医最基本的治疗原则之一，在临床实践中，对于提高临床疗效具有十分重要的指导意义。不管何原因引起的何种疾病，只要病机病证相同，就可以用相同的治疗方法。如胃下垂、肠炎、哮喘患者都可以出现中气下陷证，都可以用升提中气法，处以补中益气汤治疗。

四、异病同治，辨证活用肾气丸

仲景肾气丸，一气贯阴阳，是通调肾阴肾阳、水火既济的千古名方。历代医家经过反复临床实践，不断扩大了肾气丸的临床应用范围，如用于呼吸、心血管、消化、泌尿、生殖、内分泌系统及性功能障碍、男女更年期综合征等病。总之，任何杂病，凡符合肾气不足病机者，均可用肾气丸随证治之。略述心得如下。

（一）顽固性口腔溃疡

一中年男性患者，口腔溃疡反复发作，经年不愈而来诊。自诉其间服用多种清热解毒药、抗生素、维生素等，均无果。刻下症：口疮位于唇颊黏膜及舌底，肿而淡红，上覆白苔，疼痛难忍，兼见四末冰冷、神疲乏力、腰膝冷痛，舌淡胖，苔薄白，脉沉尺弱。考虑患者经久服用大量清热解毒药、抗生素等寒凉之品，苦寒折中，脾阳受损，穷必及肾。肾气虚衰，虚阳上浮而发病。治以金匮肾气丸加减，以补肾化气，引火归原。守方加减30余剂而愈。

（二）中焦虚寒证

当今社会，世人不知自持，贪凉饮冷，恣用生冷，久居低温之室，中阳受损，脾胃虚寒者众也。"虚者补之""寒者温之"，当予温中健脾，多予建中辈、理中辈治疗。遵"肾为先天之本""脾为后天之本"之理论，补先天以资后天，在予建中辈、理中辈温中健脾的同时，加服肾气丸，每每收到事半功倍之效。

（三）养生防衰老

《素问·阴阳应象大论》曰："年四十，而阴气自半也，起居衰矣。"这里的"阴气"指的是肾气，意指人到40岁左右，肾气开始由盛转衰至一半了。另，《素问·生气通天论》云："故阳气者，一日而主外，平旦人气生，日中而阳气隆，日西而阳气已虚，气门乃闭。"为了养生防衰，同时顺应天阳的昼夜变化规律，提出如下保养精气之法：晨服肾气丸一丸，助人体之阳顺应天阳而生，晚服六味地黄丸一丸，助阴纳阳。中午交替服用人参归脾丸、三七粉。如是阴阳并补，先后天同滋，益气活血，以期尽终其天年。坚持应用，效果满意。

（四）其他系统疾病

30 年的中医临床工作，笔者除专于脾胃病之外，临证之时勤于思考，谨守病机，活用肾气丸。如肺胀、喘证、咳嗽、水肿、鼓胀、虚劳、眩晕、耳鸣、癃闭等诸病，只要表现为肾气不足证，即选用肾气丸加减治疗，每获良效。

《伤寒论》第 101 条曰："伤寒中风，有柴胡证，但见一证便是，不必悉具。"那么，临证诊病，不拘内外妇儿各科，有肾气丸证，但见一证便是，不必悉具。此"一证"，必须是反映肾气虚衰之病机的一证。总之，临证务必辨证与辨病相结合，但见"肾气不足"一证，即给予肾气丸加减，定获满意效果。

五、结语

辨证论治是中医治疗学的基本指导思想，方证对应是临床遣方用药的基本思维模式。由于不同疾病在各自发生、发展过程中可能表现出某种相同的证候，而采用异病同治之法。金匮肾气丸在多系统、多病种的应用恰恰证明了这一点，内、外、妇、儿、骨各科治验病例不胜枚举。现代药理研究证实，肾气丸可明显延长小鼠常压耐缺氧存活时间，改善心肌供血，抗心律失常，抗血小板聚集；具有类似性激素样作用，使大鼠附睾重量、精子数、活动精子百分率及睾丸组织环磷酸腺苷量、血清睾酮明显增加；可以保护肾功能和减轻肾小管损害；抗纤维化、抗自由基损伤、抗衰老和防突变；能加速胶原的合成与分泌，促进钙盐沉积，促进成骨细胞增殖，从而加快骨折愈合；能增强造血功能，增强机体的免疫力。肾气丸可明显提高小鼠脑和肝超氧化物歧化酶（SOD）活性，降低肝、心、脾、肾丙二醛（MDA）含量，抑制脑和肝单胺氧化酶（MAOB）活性。肾气丸的多重生物学效应，也为肾气丸的异病同治提供了药理学基础。

李　军（新疆昌吉州中医医院）

　　"异病同治"是中医学中重要的治疗原则之一。它充分体现了中医辨证论治的精神。《素问·五常政大论》曾明确提出"同病异治"，曰："西北之气，散而寒之；东南之气，收而温之，所谓同病异治也。"而对"异病同治"并无明确的文字表述，但与"同病异治"相对已体现了这种治疗思想。虽然张仲景的《伤寒杂病论》也没有明确提出"异病同治"的概念，但学者一致认为张仲景的《伤寒杂病论》是最早在临床治疗上体现了"异病同治"原则的医学著作，尤其在《金匮要略》中体现得更为充分，其中有70多条与"异病同治"相关的条文，涉及处方有30余首。尤其是肾气丸，分别在《金匮要略》五个篇章中出现，分别治疗五种不同的疾病。

　　在《血痹虚劳病脉证并治第六》第15条指出："虚劳腰痛，少腹拘急，小便不利者，八味肾气丸主之。"从中可看出，主病为虚劳，主要症状包括腰痛、小腹拘急、小便不利，腰为肾之府，肾主二便，结合选用肾气丸，可知以上病证主要病机为肾阳虚衰。肾阳不足则腰失温煦，故腰痛；肾阳虚衰，不能化气行水，故见小便不利，少腹拘急；肾阳为人体之元阳，如《金匮要略直解》说："腰者，肾之外候，肾虚则腰痛，肾与膀胱为表里，不得三焦之阳气以决渎，则小便不利而少腹拘急，州都之官亦失其气化之职，此水中真阳已亏，肾间动气已损。与是方以益肾间之气，气强则便溺行而小腹拘急亦愈矣。"张景岳说："天之大宝只此一丸红日，人之大宝只此一息元阳。""水中真阳已亏，肾间动气已损"是形成腰痛，少腹拘急，小便不利的主要机理，而肾气丸有滋阴助阳之功，滋阴之虚，可以化气助阳之弱，可以行水，故曰"肾气丸主之"，使肾气振奋，诸证自愈。

　　《痰饮咳嗽病脉证并治第十二》第13条曰："夫短气有微饮，当从小便去之，苓桂术甘汤主之；肾气丸亦主之。"此证为痰饮。痰饮是因阳气不化，水饮内停，而脾肾阳虚实为停水留饮为患之根。若肾中阳气虚衰，不能化气行水，以致水停心下，形成短气有微饮之证，其本在肾，故用肾气丸以化阳气，蒸津液，利小便，使饮有出路，意在调动阳气以逐饮，其本在于脾肾阳虚。仔细推敲，本病除了短气、小便不利外，还应有心下悸、胸胁支满、目眩、腰痛、少腹拘急等证。赵以德指出："苓桂术甘汤主饮在阳，呼气之短；肾气丸主饮在阴，吸气之短。盖呼者出心肺，吸者入肾肝。茯苓入手太阴，桂枝入手少阴，皆轻清之剂，治其阳也。地黄入足少阴，山茱萸入足厥阴，皆重浊之剂，治其阴也。一证二方，岂无故哉！"他对仲景用一证二方治疗本病推崇备至。尤在泾认为："饮，水类也。治水必自小便去之，苓桂术甘汤益土气以行水，肾气丸养阳气以化阴，虽所主不同，而利小便则一也。"一语道出仲景此方治疗本病的绝妙之处。通过引经据典，可知治疗本病二以苓桂术甘汤健脾益土以行水，二以肾气丸温养肾阳以行水，气化则饮从小溲而去，诸证岂有不除之理。

《消渴小便利淋病脉证并治第十三》第3条曰："男子消渴，小便反多，以饮一斗，小便一斗，肾气丸主之。"中医有"三消"之论，上消和中消属于热证，下消则有寒热之分。肾为水火之脏，内寓真阴真阳，所以肾阳虚，肾阴虚，肾阴阳两虚，均可导致本病。肾阴虚损，固然可以导致下消，相反肾阳不足，亦可以形成渴引多溺的下消。本条所论即属于后者。本病乃肾阳不足，不能蒸腾津液以上承，化气摄水无权，而"饮一溲一"。《外台秘要》记载，消渴亦有小便不利证，今小便多，故曰"反"，用以区别其他原因的消渴。沈金鳌曰："若无火力，则水气不能上升终不能润。火力者，腰肾强盛，常须补肾气。饮食得火力则润上而易消，亦免干渴之患，宜肾气丸。"本条所论是属于肾阳虚而致的下消证，阴无阳而不升，阳无阴而不降，肾阳虚弱，既不能蒸腾津液以上润故渴，又不能化气以摄水故小便反多，治宜补肾之虚，温养其阳。金匮肾气丸温阳药和滋阴药并用，而《医贯·消渴论》更对本方在消渴病中的应用做了较详细的阐述，曰："盖因命门火衰，不能蒸腐水谷，水谷之气，不能熏蒸上润乎肺，如釜底无薪，锅盖干燥，故渴。至于肺亦无所禀，不能四布水精，并行五经，其所饮之水，未经火化，直入膀胱，正谓饮一升溺一升，饮一斗溺一斗，试尝其味，甘而不咸可知矣。故用附子、肉桂之辛热，壮其少火，灶底加薪，枯笼蒸溽，稿禾得雨，生意维新。"

《妇人杂病脉证并治第二十二》第18条曰："问曰：妇人病，饮食如故，烦热不得卧而反倚息者，何也？师曰：此名转胞，不得溺也。以胞系了戾，故致此病，但利小便则愈，宜肾气丸主之。"转胞的病因有多种，本条所述转胞是由于肾气虚弱，膀胱气化不行所致的脐下疼痛，小便不利，并伴烦热，倚息不得卧等症，由于病不在胃，故饮食如故，病在膀胱，故不得溺。水气不化，阳浮于上，故烦热；水气不得下行，饮邪上逆，故倚息不得卧。方用肾气丸振奋肾中阳气，使气化复常，小便通利，其病自愈。

《中风历节病脉证并治第五》曰："崔氏八味丸，治脚气上入，少腹不仁。"由于足少阴肾经，起于足小趾之下……上腘肉……入脊内……从脊内分出一支，由会阴上行入腹，寒湿脚气，循经上入，聚于少腹，以致少腹不仁；肾气已虚，病已入腹，故用肾气丸补肾中之气，以生阳化湿。故正如尤在泾曰："肾之脉，起于足而入腹，肾气不治，寒湿之气，随经上入，聚于少腹为之不仁，是非祛湿散寒之剂所可治者，须以肾气丸补肾中之气，以生阳化湿之用也。"肾气已虚，病已入腹，单用祛散寒湿之剂，是谓不治，故用肾气丸补肾中匮乏之气，以生阳化湿。

以上诸证，病名不同，见证各异，为何同用一方治之？这是因为病证虽异，然皆由肾阳不足所致，其病机具有一致性，即可按"异病同治"之法投治。《金匮要略》中肾气丸的组成为桂枝、炮附子各一两，干地黄八两，薯蓣、山茱萸各四两，泽泻、茯苓、牡丹皮各三两。八味药物剂量比例为 1：1：8：4：4：3：3：3。方中附子大辛大热，为温阳诸药之首；桂枝辛甘而温，乃温通阳气要药；二药相合，补肾阳之虚，助气化之复，共为君药。然肾为水火之脏，内寓元阴元阳，阴阳一方的偏衰必将导致阴损及阳或阳损及阴，而且肾阳虚一般病程较久，多可由肾阴虚发展而来，若单补阳而不顾阴，则阳无以附，无从发挥温升之能，正如张介宾所说"善补阳者，必于阴中求阳，则阳得阴助而生化无穷"，故重用干地黄滋阴补肾；配伍山茱萸、山药补肝脾而益精血，共为臣药。君臣相伍，补肾填精，温肾助阳，不仅可借阴中求阳而增补阳之力，而且阳药得阴药之柔润则温而不燥，阴药得阳药之温通则滋而不腻，两者相得益彰。方中补阳之药少量轻而滋阴之药多量重，可见其立方之旨，并非峻补元阳，乃在微微生火，鼓舞肾气，即取"少火生气"之义。正如《医宗金鉴》所云："此肾气丸纳桂、附于滋阴剂中十倍之一，意不在补火，而在微微生火，即生肾气也。"再以泽泻、茯苓利水渗湿，配桂枝又善温化痰饮；牡丹皮苦辛而寒，善入血分，合桂枝则可调血分之滞，三药寓泻于补，俾邪去而补药得力，为制诸阴药可能助湿碍邪之虞。诸药合用，助阳之弱以化水，滋阴之虚以生气，使肾阳振奋，气化复常，则诸证自除。所以本方的应用范围甚广，一方竟治多病。治宜补肾助阳为法，即王冰所谓"益火之源，以消阴翳"，而肾气丸组方寒热并用，水火兼补，不湿不燥，一开一阖，使水去而阴不伤，扶阳而火不升。正能切中病机，所以能够异病同治。现代药理研究证实，肾气丸可明显延长小鼠常压耐缺氧存活时间，改善心肌供血，抗心律失常，抗血小板聚集；具有类似性激素样作用，使大鼠附睾重量、精子数、活动精子百分率及睾丸组织环磷酸腺苷量、血清睾酮明显增加；可以保护肾功能和减轻肾小管损害；抗纤维化、抗自由基损伤、抗衰老和防突变；能加速胶原的合成与分泌，促进钙盐沉积，促进成骨细胞增殖，从而加快骨折愈合；能增强造血功能，增强机体的免疫力。肾气丸可明显提高小鼠脑和肝超氧化物歧化酶（SOD）活性，降低肝、心、脾、肾丙二醛（MDA）含量，抑制脑和肝单胺氧化酶（MAOB）活性，也为肾气丸的异病同治提供了药理学基础。

清代程文囿在《医述·方论》中对"异病同治"做了明确的阐释，曰："临床疾病变化多端，病机复杂，证候多样，病势的轻重缓急各不相同，故治法须变化万千。人有强弱之异，病有新旧之分，时有四季之差，地有五方之别；有时同病须异治，有时异病须同治，而同一病的各个阶段治法又不同。因此，只有随证立方，随病用药，惟变所适，才能纵横自如。"综上所述，可以看出对"异病同治"的统一在"证同治同"这个中心内涵上，这充分体现了中医的辨证论治精神。异病同治的基础是证同治亦同，证是决定治疗的关键。无论是理论上还是临床应用报道中，关于"异病同治"强调的都是证同治同。笔者认为，证同治同有其合理内涵，但过分强调往往会造成一种假象，就是中医治病是可以忽略"病"的，无论是什么病，只要证相同，就可以用同一方法治疗。事实上，临床中以这种思路治疗有效的病例也不少见，但如果只是一贯用这种思路治病，那么是否能一直取得良好疗效就值得怀疑了。"异病"虽然可以"同治"，但既然为"异病"其必有不同疾病的特点和表现，构成证候的主症、次症和兼症也必有所区别，如果均以同一方药治疗，那其疗效可想而知是必定有差别的。如果以同一治法来治疗不同疾病，就要根据疾病本身的特点，运用更适合疾病本身的中药来治疗。

田　耘（陕西省中医医院）

一、浅析肾气丸的源流及配伍

肾气丸因出自东汉医家张仲景所著《金匮要略》，所以后世称为金匮肾气丸、八味地黄丸、桂附地黄丸等，其方配伍严谨、构思独特，具有补肾助阳的功效。金匮肾气丸由附子（炮）一两、桂枝一两、干地黄八两、山茱萸四两、山药四两、泽泻三两、茯苓三两、牡丹皮三两八味药物组成；其药物剂量比例为 1 ∶ 1 ∶ 8 ∶ 4 ∶ 4 ∶ 3 ∶ 3 ∶ 3；纵观整个方剂，其性温，味以甘酸辛为主，具有甘温、酸温、辛温而微淡微苦的特点，有温补下元、壮肾通阳、化气行水、消肿止渴、引火归原、纳气固本等功用。方中附子大辛大热，为温阳诸药之首；桂枝为辛甘而温，乃温通阳气要药，二药相合，补肾阳之虚，助气化之复，共为君药。肾为水火之脏，内寓元阴元阳，阴阳一方的偏衰必将导致阴损及阳，或阳损及阴，若单补阳而不顾阴，则阳无以附，无从发挥温升之能，正如张介宾在《景岳全书》所言："善补阳者，必于阴中求阳，则阳得阴助而生化无穷。"故重用干地黄滋阴补肾，配山茱萸、山药补肝脾而益精血，共为臣药。君臣相伍，补肾填精，温肾助阳，不仅可借阴中求阳而增补阳之力，而且阳药得阴药之柔润则温而不燥，阴药得阳药之温通则滋而不腻。方中补阳之品药少量轻而滋阴之品药多量重，可见其立方之旨乃为"少火生气"。正如《医宗金鉴》所云："此肾气丸纳桂、附于滋阴剂中十倍之一，意不在补火，而在微微生火，即生肾气也。"赵养葵亦认为："水火得养则肾气复矣。"再以茯苓、泽泻利水渗湿，牡丹皮泻肝火，三阴并补并泻。整方补中有泻，寓泻于补，故补而不滞，是补通开阖之剂；阴中求阳，阳中求阴，实为阴阳双补之剂。一方面发挥滋补肾阴、温补肾阳的作用，另一方面又照顾到肾主水，参与水液代谢方面的功能。张景岳曰："肾气丸能使气化于精，即所以治肺也；补火生土，即所以治脾也；壮水利窍，即所以治肾也。"复肾之气，助肾化气，补脏腑之精，泻体内之浊。除补肾外，很多医家认为其还有益脾、育肝、通络等作用。

所谓"异病同治"，指几种不同的疾病，在其发展变化过程中出现了大致相同的病机，大致相同的证，故可以用大致相同的治法和方药来治疗。中医治病的法则，不是着眼于病的异同，而是着眼于病机的异同。异病可以同治，既不决定于病因，也不决定于病证，关键在于辨识不同疾病有无相同的病机。病机相同，即可采用相同的治法。

正如《简明中医辞典》说：“不同的疾病，若促使发病的病机相同，可用同一种方法治疗，即证同治同，证决定治疗的关键。”

二、仲景对肾气丸的应用

仲景以金匮肾气丸为通治之方，异病同治，治疗多种疾病。本方通治五种病：一主寒湿脚气，二主虚劳腰痛，三主痰饮病，四主消渴病，五主女子转胞。

1. 寒湿脚气

《金匮要略·中风历节病脉证并治第五》曰：“崔氏八味丸，治脚气上入，少腹不仁。”此处的脚气当指在下的寒湿之气，而少腹不仁为膀胱气不利。《灵枢·经脉》曰：“肾足少阴之脉，起于小趾之下，邪走足心，出于然谷之下，循内踝之后，别入跟中，以上踹内，出腘内廉，上股内后廉，贯脊，属肾，络膀胱；其直者，从肾上贯肝膈，入肺中，循喉咙，挟舌本；其支者，从肺出络心，注胸中。”肾气虚衰，寒湿之气，循经上入，聚于少腹，以致少腹不仁；既然肾气已虚，病已入腹，单用祛散寒湿之剂，是谓不治，故用肾气丸补肾中匮乏之气，以生阳化湿，水湿得化，脚气得除之。诚如尤在泾所说：“肾之脉，起于足而入腹，肾气不治，寒湿之气，随经上入，聚于少腹为之不仁，是非祛湿散寒之剂所可治者，须以肾气丸补肾中之气，以生阳化湿之用也。”

2. 虚劳腰痛

《金匮要略·血痹虚劳病脉证并治第六》第 15 条曰：“虚劳腰痛，少腹拘急，小便不利者，八味肾气丸主之。”所谓虚劳，是指多种原因所致的，以脏腑亏损，气血阴阳不足为主要病机的多种慢性衰弱证候的总称。《金匮要略直解》说：“腰者，肾之外候，肾虚则腰痛，肾与膀胱为表里，不得三焦之阳气以决渎，则小便不利而少腹拘急，州都之官亦失其气化之职，此水中真阳已亏，肾间动气已损。与是方以益肾间之气，气强则便溺行而小腹拘急亦愈矣。”腰为肾之府，肾阳不足，腰失温煦，则腰痛绵绵。肾阳虚弱，不能化气利水，水停于内，则小便不利、少腹拘急。曹颖甫说：“肾脏虚寒则水湿不能化气，膨急于上则腰痛，膨急于下则少腹拘急。”尤在泾认为：“虚劳之人，损伤少阴肾气，是以腰痛，少腹拘急，小便不利，程氏所谓肾间动气已损者是矣。八味肾气丸补阴之虚，可以生气；助阳之弱，可以化水；乃补下治下之良剂也。”故用金匮肾气丸助肾阳之弱以化水，滋肾阴之虚以生气，使肾阳振奋，气化复常，则诸证自除。此乃王冰所谓“益火之源，以消阴翳”之理。

3. 痰饮病

《金匮要略·痰饮咳嗽病脉证并治第十二》第 13 条曰：“夫短气有微饮，当从小便去之，苓桂术甘汤主之；肾气丸亦主之。”微饮是水饮之轻微者。微饮之病外证不明显，仅见短气，饮邪虽轻微，但水饮内阻，阳气不化，其本在于脾肾，必须早为图治。痰饮是因阳气不化，水饮内停，而脾肾阳虚为停水留饮为患之根。肾气虚弱，气化失司，不能化气利水，水饮内停，水气上泛心下而为短气。肾气不足，气化不行，则可见小便不利。"欲引其气，必蠲其饮"，故"当从小便去之"为本证治法，宜化气利小便，气化水行，饮有出路，则短气自除。用肾气丸温肾蠲饮，化气利水，以增强肾的气化功能，从而达到小便利、微饮去、短气平的目的。

4. 消渴病

《金匮要略·消渴小便利淋病脉证并治第十三》第 3 条曰："男子消渴，小便反多，以饮一斗，小便一斗，肾气丸主之。"消渴病以口渴多饮、多食易饥、小便频多，久则形体消瘦为主要特征，临床上根据其症状及病理变化分为上、中、下"三消"。本条所论是下消的证治。《医宗金鉴》曰："饮水多而小便少者，水消于上，故名上消也。食谷多而大便坚者，食消于中，故名中消也。饮水少而小便反多者，水消于下，故名下消也。上、中二消属热，惟下消者寒热兼之，以肾为水火之脏也。饮一溲一，其中无热消耗可知矣。故与肾气丸从阴中温养其阳，使肾阴摄水则不直趋下源，肾气上蒸则能化生津液，何消渴之有耶？"肾为水火之脏，内寓元阴元阳，所以肾阳虚、肾阴虚、肾阴阳两虚，均可导致本病发生。本条所论是属于肾阳虚而致的下消证，阴无阳而不升，阳无阴而不降，肾虚阳气衰微，既不能蒸腾津液以上润，又不能化气以摄水，水尽下趋，因而"以饮一斗，小便一斗"。故用肾气丸补肾之虚，温养其阳，真阴益则不弱，少火壮则阳自生，恢复其蒸津化气之力，则消渴自解。《医贯·消渴论》对本方在消渴病中的应用做了较好的诠释，曰："盖因命门火衰，不能蒸腐水谷，水谷之气，不能熏蒸上润乎肺，如釜底无薪，锅盖干燥，故渴。至于肺亦无所禀，不能四布水精，并行五经，其所饮之水，未经火化，直入膀胱，正谓饮一升溺一升，饮一斗溺一斗，试尝其味，甘而不咸可知矣。故用附子、肉桂之辛热，壮其少火，灶底加薪，枯笼蒸溽，稿禾得雨，生意维新。"

5. 女子转胞

《金匮要略·妇人杂病脉证并治第二十二》第 18 条曰："问曰：妇人病，饮食如故，烦热不得卧而反倚息者，何也？师曰：此名转胞，不得溺也。以胞系了戾，故致此病，但利小便则愈，宜肾气丸主之。"转胞的病因病机极其复杂，此条所述妇人转胞之证的病机是肾气不举，膀胱气化不行所致。由于病在下焦，中焦无病，故饮食如故；病在膀胱，故脐下拘急，小便不通；由于小便不通，水气不得下行，浊气上逆，虚阳上扰，故烦热不得卧，只能倚靠着呼吸。治以肾气丸振奋肾阳，恢复膀胱气化功能，蒸化水气，使小便通利，则妇人转胞之证随之而解。

三、《金匮要略》肾气丸异病同治的临床应用

以上五病，虽然症状不同，但病机皆属于肾气亏虚，气化失职，故而运用肾气丸补肾中之精气，调肾中之阴阳，温肾化气而治之。其组方之精、意理之深、治病之广、效用之显，为后世"证同治同"树立了典范，临床上除运用肾气丸治疗原方之五大疾病外，还得到了更为广泛的发挥。现代很多医家根据辨证论治、异病同治的原则对金匮肾气丸加减运用来治疗很多疾病。通过对金匮肾气丸加减运用，陈科用其治疗膀胱过度活动症（证属肾气不足，膀胱失约），男性乳腺增生症（证属肾阳亏虚，气阻痰凝），ABO 血型不合（证属肾气不足，湿热内蕴），泌尿系结石（证属肾气亏虚，湿热下注）；景常林用其治疗胸腔积液（证属脾肾阳虚，水气凌心射肺），眩晕（证属肾虚，髓海不足）；董坚、蔡敏用其治疗盗汗（证属阳气虚衰，阴寒内盛），高热（证属肾气亏耗，虚阳外越），均取得了很好的疗效。笔者在临床上治疗慢性肾小球肾炎、慢性肾衰竭、糖尿病肾病等属于肾阳虚衰者，疗效显著。尤其对肾阳虚衰的水肿、腰痛，治之奇效，症状立即缓解。尽管这些疾病的病名不同，症状不同，但是探究这些疾病的病机均与肾气虚衰有关，病机基本相同，根据"异病同治"的理论，通过用肾气丸温补肾阳，滋补肾阴以化生肾气来治疗疾病，这便是"异病同治"临床应用的根本。

四、结语

肾气丸在《金匮要略》中所治之五种病证，病名不同，症状亦异，但同一方剂何以既治寒湿脚气、虚劳腰痛、痰饮、消渴，又治妇人转胞，究其原因，上述病证的临床表现虽不尽相同，但证候所反映的病因病机无异，其病位在肾，病性属虚，病因都是肾气不足，病机均为肾气虚衰、气化失司、水失摄纳、小便蓄泄无常，可以认为其证候相同，故均以肾气丸补肾助阳，温阳化水，意在使肾气充盈，肾阳振奋，气化复常，取"异病同治"之效。由此可见，病机相同是异病同治的根本所在。由张仲景对肾气丸的应用到现今临床上在多系统多疾病的治疗过程中应用肾气丸获效的大量的案例，充分体现了"异病同治"的理论价值和实践意义，体现了"异病同治"拓展应用的广大空间。辨证论治是中医治疗学的基本指导思想，方证对应是临床选方用药的基本思维模式。由于不同疾病在各自发生、发展过程中可能表现出某种相同的证候，而采用异病同治之法。针对不同疾病的相同证候而施用同一处方又常常能收到令人满意的治疗效果，可以预见，源远流长的金匮肾气丸的临床应用，由于中医"异病同治"原则的精妙，将在临床医疗实践中得到更为广泛的拓展。

陈明达（荆门市中医院）

仲景所著《金匮要略》一书是我国医学文献中最早的一部辨治杂病的方书。全书贯穿的基本治则是辨证论治，主要体现在"同病异治"和"异病同治"。而"异病同治"思想在该书中展卷可见，肾气丸的运用便是其中之一例。所谓"异病同治"是指"不同的疾病，若促使发病的病机相同，就可用同一种方法治疗[1]"。其思想渊源导源于春秋战国时期，在《内经》中开始萌芽异病同治的思想，至东汉张仲景的《伤寒杂病论》对此开始临床实践[2]，尤其是在《金匮要略》中体现得更为突出。清代程文囿在《医述·方论》中记载："临床疾病变化多端，病机复杂，证候多样……有时同病须异治，有时异病须同治。"[3]明确提出了异病同治。此后，虽无专著专论，但异病同治这一法则已广泛应用于临床并不断得以充实和完善。

仲景在《金匮要略》中，在对病证结合的辨证论治方法上、具体方药的运用上均充分体现了异病同治这一原则。如防己黄芪汤、越婢加术汤、肾气丸等方药的运用正是对这一原则最具体的诠释。这就是为什么仲景方千百年来久用不衰、应用日广的原因所在。现就肾气丸在《金匮要略》中的"异病同治"之体现，结合笔者体会，试论之。

一、肾气丸的组方特点及异病同治思想的建立

（一）肾气丸的组方特点及制方原理

肾气丸又名八味肾气丸，《金匮要略》第五篇附方中又称崔氏八味丸，是唐代崔知悌运用仲景肾气丸之后而命名，并非先于仲景肾气丸。肾气丸药物组成：干地黄八两，山茱萸、山药各四两，泽泻、茯苓、牡丹皮各三两，桂枝、附子各一两。其功能：调和阴阳，补肾化气。该方制方原理主要有二：一是平衡阴阳。肾为元阴元阳之脏，从药物配伍及剂量比例分析，其目的之一在于滋阴降火，平衡阴阳。阴虚内热，虚火上炎，故方中重用干地黄以滋补肾阴；山茱萸补肝肾，涩阴精；山药健脾益肾；茯苓健脾渗湿；泽泻、牡丹皮降相火以制虚阳上浮；茯苓与泽泻相伍，渗湿泻浊。六药合用，补中有泻，静中有动。阴虚日久，阴损及阳，必致肾阳受损，故配少量桂枝、附子温肾助阳。二是少火生气。从原文所论病症分析，主要病机责之肾气亏虚，气化失常。肾气乃肾中阴精得肾阳之助而化生，然恢复肾气切忌过用温阳之品，以免耗损精血，反伤肾气。况且方中温阳之品是用于阴虚火炎为主之证，故仅用少量温阳之桂枝、附

子，与大量滋阴之干地黄、山茱萸、山药相配，意在微生少火，化生肾气。故《医宗金鉴》曰："此肾气丸纳桂、附于滋阴剂中十倍之一，意不在补火，而在微微生火，即生肾气也，故不曰温肾，而名肾气。"总之，肾气丸配伍严谨，构思独特，处方用药匠心独运。协调多脏功能，有补有泻，阴阳并补是肾气丸组方的特点。

（二）从肾气丸的立方之旨，见"异病同治"依据

因肾为水火之脏，具有调和阴阳之功。阳动则气化，阴静则精生，阴阳协调则人体生机蓬勃，脏腑功能运化正常。人之生长，全赖于肾中阳气和脾胃之谷气，故以肾气名方。从以上肾气丸的组方特点及制方原理分析来看，肾气丸不仅以肾为主，而且兼顾他脏。正如张景岳所说："肾气丸能使气化于精，即所以治肺也；补火生土，即所以治脾也；壮水利窍，即所以治肾也。"故肾气丸作用广泛，肾气丸复肾之气，助肾化气，补脏腑之精，泻体内之浊，以补泻开阖肾气，除补肾外，兼能健脾、蒸肺、养肝等。肾脏的生理病理特点决定了肾之阴阳失调后病情变化多端，肾气丸符合肾之生理特点，五脏同调、补泻结合的配伍特点为其异病同治奠定了理论基础。

二、以肾气丸所治病证之特点，现仲景"异病同治"思想

肾气丸于《金匮要略》中，通治五种病。笔者仅就肾气丸一方的灵活运用，以阐述仲景异病同治旨意。

（一）治脚气病

"崔氏八味丸，治脚气上入，少腹不仁"（《中风历节病脉证并治第五》）。本条论脚气病之证治。由于肾阳虚弱，不能运化水湿，水湿毒气侵犯于下，随经而上，聚于少腹，故少腹麻木不仁。此时单纯祛湿，难以奏效，须以治本为主，故以八味丸温补肾气，助其气化之权，则阳生湿化，脚气自愈。

（二）治虚劳腰痛

"虚劳腰痛，少腹拘急，小便不利者，八味肾气丸主之"（《血痹虚劳病脉证并治第六》）。本条论阴阳双虚之证治。此腰痛乃肾虚腰痛，非外邪入侵，肾气虚，腰失所养，故而腰痛。肾之阴阳两虚，则阴不濡，而阳不煦，气血虚空，故少腹拘急。肾与膀胱为表里，若阳不足，则气化无权，故小便为之不利。方用八味肾气丸，补阴之虚以生气，助阳之弱以化阴，使肾气振奋，气化乃行，则诸证自愈。

（三）治痰饮病

"夫短气有微饮，当从小便去之，苓桂术甘汤主之；肾气丸亦主之"（《痰饮咳嗽病

脉证并治第十二》）。本条论狭义痰饮病之证治。由于阳虚而不能化气行水，而使微饮内留，妨碍升降之机，所以常有短气之证。故治法当化气利小便，使气化水行，饮有出路，则"短气"自除。然脾阳不足，失于输化，饮停心下者，治当温阳化饮，健脾利水，方用苓桂术甘汤。为何肾气丸亦主之？因肾气亏虚，不能化气行水，饮泛心下者，故治疗应当以肾气丸补益肾气，化气行水。

痰饮的由来多责之肺、脾、肾的气化不及，故治疗上，应有侧重。苓桂术甘汤是侧重于脾，而肾气丸则是侧重于肾。本条中微饮短气，小便不利，根据其病因病机有在脾在肾的不同而出两方施治，因此也体现了仲景"同病异治"的辨证思想。

（四）治消渴病

"男子消渴，小便反多，以饮一斗，小便一斗，肾气丸主之"（《消渴小便利淋病脉证并治第十三》）。消渴之病，分上、中、下消，本条主要论述下消之证治。此乃肾阴亏虚，肾阳衰弱，不能蒸腾津液以上润，又不能摄水，以固州都，故多饮多尿，饮一溲一。治以肾气丸，温阳化气，滋阴生津。

本条以肾气丸治小便过多，而第六篇血痹虚劳病与第十二篇痰饮咳嗽病以肾气丸治小便不利，虽主治病症不同，然病机均为肾气亏虚，气化失常，开阖不利。肾气不足，不能化气行水，开不及，阖有余，故小便不利；不能化气摄水，阖不及，开有余，故小便过多。两者病症迥异，谨守病机，异病而同治，故皆用肾气丸，一以化气行水，一以化气摄水。

（五）治妇人转胞

"问曰：妇人病，饮食如故，烦热不得卧而反倚息者，何也？师曰：此名转胞……肾气丸主之"（《妇人杂病脉证并治第二十二》）。转胞之病，男女皆有，其病机除肾气虚弱，膀胱气化不行以外，尚有上焦肺失宣降，通调失职；中焦脾气下陷；妊娠胎气压迫，以及忍尿入房等，应分证施治，不可拘泥于本条。本条是论妇人因肾气虚而出现转胞的辨证论治。因为病不在脾胃，所以饮食如故。由于肾气虚弱，不能温暖膀胱，膀胱虚寒，气化不行，所以不得溺。尿液聚在膀胱不出，常见脐下急痛等证。水气为病而使肾阳不得下潜，所以烦热；肾不纳气，而反倚息不得卧。治疗以肾气丸振奋肾气，使肾气充，则气化行，小便通利，转胞自愈。

总之，以上诸病除各自主症不同外，均有小便异常，或为小便不利，或为小便过多，但究其病机，均因肾气亏虚，膀胱气化失职所致。所谓证同治亦同，因此均按"异病同治"法投以肾气丸一方而统治之。使肾气充足，开阖有度，则既能化气行水，又能化气摄水，从而使小便转正常，诸症亦随之而愈。由此可知，病机相同是异病可以同治的先决条件。肾气丸在书中的应用，充分体现了仲景异病同治之旨，堪称异病同治之典范，被后学奉为圭臬。

486

三、论"异病同治"的内涵、重要性及其对临床的指导

"异病同治"作为主要的治则、治法已被广泛应用于现代临床，且行之有效，疗效确切。所谓"治"，有"防、治、调"之义，蕴含"预防""治理""调节"的内涵。其治法不仅涵盖了内科的治疗手段，也包括针灸、推拿等，甚至还可将"养生"作为干预措施之一。异病同治就是指不同的疾病，若病机相同，就可用同一种方法治疗。中医治病不是着眼于病的异同，而是注重证的区别。只有把"辨病"与"辨证"有机结合，才是"异病同治"的前提和基础，只有"异病同证"才能达到"同治"。

仲景在《金匮要略》一书中，为我们提供了这样的范例。以辨病为纲、辨证为目，在寻求疾病治疗的普遍规律辨病论治的前提下，进行辨证论治，将异病同治的思想灵活运用于临床实践，对中医治疗学发展起到了很大的推动作用，对我们当今的临床实践具有重要的指导意义。后世医家如能很好地领会仲景学术思想之精髓，必将在临床中取得意想不到的治疗效果。例如，现今临床上，我们使用肾气丸既可治疗以小便不利为主症的疾病，如慢性肾炎、尿毒症、甲状腺功能减退症等属肾气亏虚，不能化气行水者；又可治疗以小便过多为主症的疾病，如糖尿病、精神性尿频及小儿遗尿等属肾气亏虚，不能化气摄水者。在辨证准确的情况下，可以不变之方而应万变之病，守方微调，用于适合该证病机的诸种疾病。

无独有偶，在西医临床上，异病同治思想也具有重要的指导意义。例如分子靶向治疗在某种意义上就体现了中医的异病同治思想。伊马替尼在慢性髓性白血病和表达CD117的胃肠道间质瘤这两种截然不同的肿瘤中的独特疗效就是异病同治的最好例证。如皮肤癌、食管癌、宫颈癌等，均可以在中药治疗中加入抗鳞癌的中药有效成分，这就是异病同治[4]。

据此就认为，异病同治就是病机相同而采取完全相同的治疗措施，这样就难免有一定的局限性。临床实际中，"同"与"异"是个相对的概念，由于异病中的同证常受多种因素（如疾病、证候、患者、自然等）的影响而出现同证中又有某种差异。这就决定了不同的疾病所呈现的相同病机或证候并非高度一致，异病可同证，虽证同而可能出现病因不同、病位不同、主症不同、病性不同等。因此，诊治用药时基于同证以同治而又必须兼顾这些差异。这就赋予了异病同治新的内涵，既体现辨病和辨证相结合的重要性，又揭示了不同疾病在某一阶段可存在相同或相似的病机变化。既要重视整体，又不可忽视局部；既要强调规律性，又不失个体化。临证之时，要注意以下几种情况。

1.不同的疾病，病机、症状完全相同，证同治亦同，但结合具体疾病，临床处方用药不一定完全相同。"治同"指的是治则相同，这亦属异病同治的范畴。如临床上，在治疗胆汁反流性胃炎、肠易激综合征、慢性胆囊炎时，三者在疾病发展的某一阶段，

均可出现"肝失疏泄，气机升降失调"的病理变化。即主要矛盾是吻合的，均可采取疏肝理气之治则，但处方用药却不尽相同。胆汁反流性胃炎取半夏泻心汤合左金丸为主；肠易激综合征以四逆散为主；慢性胆囊炎以小柴胡汤为主，皆可收到良好的效果。由此可见，证同、治则同，方药可不一定相同。

2.异病同证之"同"是在异病的基础上，不同疾病发展过程中，至某阶段具有共同的临床表现或具有共同病理过程，即可采取相同的治疗措施，这属异病同治范畴，但仍要注意其本质是有所差异的。如临床上，治疗哮喘、水肿等病之肾阳虚证，以温补肾阳立法，均可选肾气丸为基本方，但哮喘治宜兼以化痰平喘之半夏、苏子等，水肿治宜兼以利水消肿之车前子、大腹皮等。"异病同治"这一法则，充分体现了中医学在整体观念和辨证论治原则基础上的灵活性，只有原则性和灵活性相结合运用于临床，才能更进一步提高疗效。

总之，异病同治的法则是建立在辨证论治的基础上，针对病机变化，疾病演变过程中特殊时期而采取的治疗原则。其中，"辨证"最为关键，诚如《内经》所云"谨守病机，各司其属，有者求之，无者求之""治病必求于本"。因此，如何去"求"？如何在不同疾病中，在众多的"层次"和"水平"中，多指标综合地去揭示其病理生理基础，揭示疾病的本质，找出其矛盾的共性，即相同的证，从而采取同一治疗原则和方法至关重要。可见，正确的辨证，就成为"异病同治"的关键技术和难点。

四、笔者运用异病同治原则的体会

笔者临证20余年，运用最多的方剂要数肾气丸了，每每遇见肾气不足所致之疾病时，首先想到的是用肾气丸化裁治之，且多获效。谨遵"异病同治"之法则，在临床上，笔者在应用小柴胡汤、柴胡桂枝干姜汤、归脾汤、桂枝汤、瓜蒌薤白半夏汤等经方、验方时，只要患者的发病机理与该方所治相同，就化裁治之，而获显效。可以说是异病同治思想引领了我的临证思维，指导我的中医临床。例如，在诊治崩漏、阳痿等不同疾病时，辨证均为肾阳虚证，虽它们各自的主症迥然有异，但病机均为肾阳不足，命门火衰，其主要矛盾是一致的，因而均用右归丸化裁，以温补肾阳，填精益髓，既可以治以"经水流离"为主的崩漏，又可以治以"阳事不举"为主的阳痿，且均获良效。

此外，笔者在临床中也非常注重"异病同治"这一法则的拓展运用。"异病同治"，是针对疾病状态而言的治疗方法，中医工作者努力在各种疾病的治疗中印证着这一治法的深奥与精妙。然而，近年来随着人们生活水平的提高，经济条件的改善，越来越多的人开始关注自身的健康。有鉴于此，笔者已将"异病同治"这一思想应用于养身保健领域中，以达未病先防、以养为先之目的。"治"应该包括多种干预措施，如气功、太极拳、合理用膳、药酒等，既可防治多种疾病，还可延年益寿。笔者自制的足浴方

（麻黄、黄柏、葱白、艾叶、透骨草、鬼箭羽等16种中药材，煎煮取汁，足浴30分钟，日1次），既可防治糖尿病足，辅助治疗糖尿病前期、末梢神经炎等，还可强身健体，提高机体的免疫功能，均收到较好的效果。故笔者称之为"异病同调""异态同养"。

五、结语

综上所述，我们不难得出如下结论。

1.肾气丸是一首调和阴阳、补肾化气的代表方，其证治体现了异病同治的治疗原则。为后世学者选用经方主治不同的病证提供了认识思维与理论指导。

2.异病同治的治疗理念，不但适用于中医，也适用于西医；不仅可以指导临床，也可以指导预防、养生及实验研究等领域，是疾病防治上的一个实用而又科学的规律。

3.异病同治的治疗法则，过去、现在及将来，都是指导我们医务工作者开展临床、科研工作的重要原则，具有很强的实用性。

异病同治是辨证论治思想的充分体现，在继承的同时，在疾病的发展和变化中要正确认识和把握其适用范围，辩证地对待这一法则，才能做到继承、发展和创新，才能运用它创造出更辉煌的业绩。

参考文献

[1] 李经纬. 中医大辞典 [M]. 2版. 北京：人民卫生出版社，1995.
[2] 关静，李峰，宋月晗. 异病同治的理论探讨 [J]. 中国中医基础医学杂志，2006，12（9）：650–651.
[3] 程文圃. 医述 [M]. 合肥：安徽科学技术出版社，1983.
[4] 张士舜，朱月欣. 同病异治与异病同治新解 [N]. 中国中医药报，2008–09–25.

胡敏棣（甘肃省中医院）

　　"异病同治"指不同的疾病在其发展过程中，由于出现了相同的病机，因而采用同一方法治疗的法则。中医治病的法则，不是着眼于病的异同，而是着眼于病机的区别。异病可以同治，既不决定于病因，也不决定于病证，关键在于辨识不同疾病有无共同的病机。病机相同，才可采用相同的治法。《金匮要略》中有许多异病同治的例子，例如，小建中汤、桂枝汤、肾气丸，其中肾气丸的应用堪称"异病同治"的典范。

一、"异病同治"的理论基础

　　"异病同治"的治疗思想最早见于《内经》，如《素问·五常政大论》中已明确提出"同病异治"的概念，曰："西北之气，散而寒之；东南之气，收而温之，所谓同病异治也。"《灵枢·五变》曰"黄帝曰：一时遇风，同时得病，其病各异"，指出同样的病机表现出不同的病症，间接表述了"异病同治"的思想，但对"异病同治"并无相关论述。"异病同治"是后人根据"同病异治"的精神和临床治疗的实际情况而提出的相对性词语，故"异病同治"之法溯源于《内经》。张仲景在《伤寒杂病论》中也没有明确提出"异病同治"的概念，但在病证结合的辨证治疗方法和具体方药的运用上已经充分体现了"异病同治"的精神。清代陈士铎《石室秘录》曰"同治者，同是一方，而同治数病也，异治者，一病而异治也"，正式提出了"异病同治"的概念。"异病同治"理论为中医的辨病辨证治疗提供了化繁为简的思维方法，也为后世医家对"异病同治"规律的应用打开了局面。"异病同治"作为辨证论治的具体治则之一，一直为后世医者所广泛应用。

二、仲景对肾气丸的应用

1. 金匮肾气丸的药物组成及功效

　　肾气丸其方由干地黄八两、山药四两、山茱萸四两、茯苓三两、泽泻三两、牡丹皮三两、桂枝一两、附子（炮）一两，八味药物组成。配伍严谨、构思独特，具有补肾助阳的功效。《金匮要略》中仲景运用肾气丸对五个不同的病证进行了论治，更是异病同治的典范。

方中附子大辛大热，为温阳诸药之首，桂枝辛甘而温，乃温通阳气要药；二药相合，补肾阳之虚，助气化之复，共为君药。然肾为水火之脏，内寓元阴元阳，阴阳一方的偏衰必将导致阴损及阳，或阳损及阴，若单补阳而不顾阴，则阳无以附，无从发挥温升之能，正如张介宾在《景岳全书》所言："善补阳者，必于阴中求阳，则阳得阴助而生化无穷。"故重用干地黄滋阴补肾、配山茱萸、山药补肝脾而益精血，共为臣药。君臣相伍，补肾填精，温肾助阳，不仅可借阴中求阳而增补阳之力，而且阳药得阴药之柔润则温而不燥，阴药得阳药之温通则滋而不腻。方中补阳之品药少量轻而滋阴之品药多量重，可见其立方之旨乃为"少火生气"之意。正如《医宗金鉴》所云："此肾气丸纳桂、附于滋阴剂中十倍之一，意不在补火，而在微微生火，即生肾气也。"赵养葵亦认为"水火得养则肾气复矣"。再以茯苓、泽泻利水渗湿，牡丹皮泻肝火，三阴并补并泻。整方补中有泻，寓泻于补，故补而不滞，是补通开阖之剂；阴中求阳，阳中求阴，实为阴阳双补之剂。一方面发挥滋补肾阴、温补肾阳的作用，另一方面又照顾到肾主水，参与水液代谢方面的功能。张景岳曰："肾气丸能使气化于精，即所以治肺也；补火生土，即所以治脾也；壮水利窍，即所以治肾也。"复肾之气，助肾化气，补脏腑之精，泻体内之浊。除补肾外，肾气丸还有益脾、育肝、通络等作用。

2.《金匮要略》肾气丸异病同治

仲景以金匮肾气丸为通治之方，异病同治，治疗多种疾病。本方通治五种病：一主寒湿脚气，二主虚劳腰痛，三主痰饮病，四主消渴病，五主女子转胞。

（1）寒湿脚气

《金匮要略·中风历节病脉证并治第五》曰："崔氏八味丸，治脚气上入，少腹不仁。"此处的脚气当指在下的寒湿之气，而少腹不仁是为膀胱气化不利。病机为肾气不足，寒湿凝滞，侵袭下肢，又循经上入，聚于少腹，以致少腹不仁；其病根本为肾气已虚，寒气侵袭下肢和腹部，故用肾气丸补肾中之气，生阳化湿，阳气生而寒湿可除，非祛湿散寒之剂所可治也。

（2）虚劳腰痛

《金匮要略·血痹虚劳病脉证并治第六》第15条曰："虚劳腰痛，少腹拘急，小便不利者，八味肾气丸主之。"所谓虚劳，是指多种原因所致的，以脏腑亏损，气血阴阳不足为主要病机的多种慢性衰弱证候的总称。《金匮要略直解》说："腰者，肾之外候，肾虚则腰痛，肾与膀胱为表里，不得三焦之阳气以决渎，则小便不利而少腹拘急，州都之官亦失其气化之职，此水中真阳已亏，肾间动气已损。与是方以益肾间之气，气强则便溺行而小腹拘急亦愈矣。"腰为肾之府，肾阳不足，腰失温煦，则腰痛绵绵。肾阳虚弱，不能化气利水，水停于内，则小便不利、少腹拘急。用肾气丸补肾中之气，肾阳充而肾气蒸腾，运化水湿，则腰痛腹急亦除。

（3）痰饮病

《金匮要略·痰饮咳嗽病脉证并治第十二》第 13 条曰："夫短气有微饮，当从小便去之，苓桂术甘汤主之；肾气丸亦主之。"其病机是肾阳虚衰，不能蒸化水液以致水泛心下，微饮而短气，又因饮邪为患，脾阳不运，以致水饮停聚。其本在于脾肾阳虚，故治疗以苓桂术甘汤健脾益土以行水；以肾气丸温养肾阳以行水。脾肾健则气化，饮从小便而去，诸症亦解。

（4）消渴病

《金匮要略·消渴小便利淋病脉证并治第十三》第 3 条曰："男子消渴，小便反多，以饮一斗，小便一斗，肾气丸主之。"消渴病以口渴多饮、多食易饥、小便频多，久则形体消瘦为主要特征，临床上根据其症状及病理变化分为上、中、下"三消"。本条所论是下消的证治。《医宗金鉴》曰："饮水少而小便少者，水消于上，故名上消也。食谷多而大便坚者，食消于中，故名中消也。饮水少而小便反多者，水消于下，故名下消也。上、中二消属热，惟下消者寒热兼之，以肾为水火之脏也。"肾为水火之脏，内寓元阴元阳，所以肾阳虚、肾阴虚、肾阴阳两虚，均可导致本病的发生。治疗用肾气丸以补肾之气，温养其阳，使肾阳旺盛而能蒸化水液，上升而为津液，则消渴止而小便恢复正常。

（5）女子转胞

《金匮要略·妇人杂病脉证并治第二十二》第 18 条曰："问曰：妇人病，饮食如故，烦热不得卧而反倚息者，何也？ 师曰：此名转胞，不得溺也。以胞系了戾，故致此病，但利小便则愈，宜肾气丸主之。"此条所述妇人转胞之证的病机是肾气不举，膀胱气化不行所致。由于病在下焦，中焦无病，故饮食如故；病在膀胱，故脐下拘急，小便不通；由于小便不通，水气不得下行，浊气上逆，虚阳上扰，故烦热不得卧，只能倚靠着呼吸。治以肾气丸壮肾温脾，补肾阳，肾阳恢复则膀胱气化而不溺，水气下行，饮邪不逆则烦热解。

三、异病同治的临床应用

肾气丸在《金匮要略》中所治之五种病证，病名不同，症状亦异，但同一方剂何以既治寒湿脚气、虚劳腰痛、痰饮、消渴，又治妇人转胞，究其原因，以上五病，虽症状不同，但病机皆属于肾阳亏虚、气化功能减退，故均以肾气丸温肾化气治之。张仲景对肾气丸的应用到现今临床上在多系统多疾病的治疗过程中应用肾气丸获效的大量案例，充分体现了"异病同治"的理论价值和实践意义，体现了"异病同治"拓展应用的广大空间。辨证论治是中医治疗学的基本指导思想，方证对应是临床选方用药的基本思维模式。由于不同疾病在各自发生、发展过程中可能表现出某种相同的证候，而采用异病同治之法。针对不同疾病的相同证候而施用同一处方又常常能收到令人满意的治疗效果，可以预见，源远流长的金匮肾气丸的临床应用，由于中医"异病同治"原则的精妙运用，将在临床医疗实践中得到更为广泛的拓展。

四、结语

上述病证的临床表现虽不尽相同，但证候所反映的病因病机无异，其病位在肾，病性属虚，病因都是肾气不足，病机均为肾气虚衰、气化失司、水失摄纳、小便蓄泄无常。可以认为其证候相同，故均以肾气丸补肾助阳，温阳化水，意在使肾气充盈，肾阳振奋，气化复常，取"异病同治"之效。由此可见，病机相同是异病同治的重要依据。

"异病同治"的原因是不同疾病具有相同的病机，即中医所称之证候相同。"异病同治"的核心是病不同而证相同，证候是中医"异病同治"的核心。中医"异病同治"的根源是"证候"的相同。中医辨证论治，就是基于"证"的基础上的个体化治疗，可以说"证"是中医辨证论治的精髓，是理、法、方、药一脉相承的桥梁和关键。《临证指南医案》提出："医道在乎识证、立法、用方。此为三大关键，一有草率，不堪司命。然三者之中，识证尤为紧要。"直至清代，程文囿在《医述·方论》中对"异病同治"做了更明确的阐释，曰："临床疾病变化多端，病机复杂，证候多样，病势的轻重缓急各不相同，故治法须变化万千。人有强弱之异，病有新旧之分，时有四季之差，地有五方之别；有时同病须异治，有时异病须同治，而同一病的各个阶段治法又不同。因此，只有随证立方，随病用药，惟变所适，才能纵横自如。"由此可见，病机相同是异病同治的重要依据。

申宝林（山西省中医院）

肾气丸一方源于《金匮要略》，是地黄丸家族的祖方，该方久用不衰，日见其神，其根本原因在于它配伍严谨、方证结合、构思独特。五种不同的疾病仲景用同一方治疗，是因为它们有共同的病机——肾气虚衰，所谓"病异而证同，证同而治同"，即异病同治的原则。

一、张仲景对肾气丸的妙用

（一）肾气丸的组成和方义

方药组成：干地黄八两、薯蓣四两、山茱萸四两、泽泻三两、茯苓三两、牡丹皮三两、桂枝一两、炮附子一两。

分析：肾为先天之本，元气之根，内寄元阴元阳，故在确立补肾治法时，既要补肾阴，又要助肾阳。肾气丸方中重用干地黄养血滋阴，补精益髓为君药；臣以薯蓣、山茱萸补肝脾而益精血；加附子、桂枝之辛热，助命门以温阳化气。君臣相伍，补肾填精，温肾助阳。又配泽泻、茯苓利水渗湿，健脾泄热，牡丹皮清热凉血，活血散瘀。方中三补三泻，少佐桂枝、附子，取"少火生气"之功。正如《医宗金鉴》所言："此肾气丸纳桂、附于滋阴剂中十倍之一，意不在补火，而在微微生火，即生肾气也。"

（二）《金匮要略》中肾气丸的应用

《血痹虚劳病脉证并治第六》曰："虚劳腰痛，少腹拘急，小便不利者，八味肾气丸主之。"肾为作强之官，腰为肾之外府，若肾精不足，濡养功能失常，则出现"不荣则痛"。肾阳不足，膀胱气化不利，开阖失司，故见少腹拘急、小便不利。如《金匮要略直解》所言："腰者，肾之外候，肾虚则腰痛，肾与膀胱为表里，不得三焦之阳气以决渎，则小便不利而少腹拘急。"

《中风历节病脉证并治第五》曰："崔氏八味丸，治脚气上入，少腹不仁。"此脚气当指在下的寒湿之气，少腹不仁为膀胱气化不利。尤在泾言："肾之脉，起于足而入腹，肾气不治，寒湿之气，随经上入，聚于少腹为之不仁，是非祛湿散寒之剂所可治者，须以肾气丸补肾中之气，以生阳化湿之用也。"

《痰饮咳嗽病脉证并治第十二》曰："夫短气有微饮，当从小便去之，苓桂术甘汤主之；肾气丸亦主之。"痰饮病机为阳气不化，水饮内停。肾主水，脾主运化水液，脾肾阳虚是停水留饮为患之根。苓桂术甘汤与肾气丸同为"温药和之"的代表方，其辨证要点都有短气、小便不利，治则均为"当从小便去之"。所不同者，苓桂术甘汤重在治脾，病机以脾阳虚为主，治以温脾阳以化饮；肾气丸重在治肾，病机以肾阳虚为主，治以温肾阳以化饮。有同病异治之法蕴含其中。

《消渴小便利淋病脉证并治第十三》曰："男子消渴，小便反多，以饮一斗，小便一斗，肾气丸主之。"若津液内伤，为口渴兼小便短少。今小便反多，为肾阳虚衰，既不能蒸腾津液以上润，又不能化气以摄水，故出现消渴及小便多。治宜滋养肾阴，壮水之主以制阳光；温复肾阳，益火之源以消阴翳。肾气丸使肾能摄水而不直驱下源，肾气上蒸则能化生津液，消渴自可缓解。

《妇人杂病脉证并治第二十二》曰："问曰：妇人病，饮食如故，烦热不得卧而反倚息者，何也？师曰：此名转胞，不得溺也。以胞系了戾，故致此病，但利小便则愈，宜肾气丸主之。"胞即膀胱；胞系了戾指膀胱之系缭绕不顺。妇人转胞的主症是小便不通，脐下急迫。病在下焦，中焦无病，故饮食如故；由于小便不通，浊气上逆，故烦热不得卧，只能倚靠着呼吸。不过须知转胞除肾气不举，膀胱气化不行而致外，中焦脾虚，中气下陷；上焦肺虚，气化不及州都，通调失职；妊娠胎气不举，压迫膀胱；忍尿入房等，都可导致胞系了戾而小便不通。朱丹溪用补中益气汤，程钟龄用茯苓升麻汤，均为同病异治的具体应用。

综上所述，仲景在《金匮要略》中用肾气丸治疗以上五种疾病，其中虚劳、痰饮、妇人转胞不得溺均有小便不利的症状，而消渴则为小便反多。因肾主水，司开阖，为胃之关。气化正常，则开阖有度，小便排泄正常。虚劳、痰饮、妇人转胞中的小便不利，均为肾阳、肾气虚弱，膀胱气化不利，失其"开"之职所致。而消渴，因肾阴阳两虚，肾气虚弱，不得化气行水，失其"合"之职，故小便反多。小便不利与小便反多，症状虽不同，然两者病机相同，故均可用肾气丸治疗。寒湿脚气亦为肾气不足，寒湿之气才得以循经上入。仲景以肾气丸所治五种病证为例，意在启迪后人用"异病同治"之法。目前临床上应用肾气丸可治疗多种疾病，在其基础上发展了两类补肾方剂，张景岳更创阴阳并补的大补元煎，适用于元阴元阳俱虚之证。

后世医家对"异病同治"多有发挥，如子宫脱垂、脱肛、久泻久利、疝气、胃下垂等疾病，凡属气虚下陷者，皆可用益气健脾升阳的补中益气汤为主加减治疗。再如防己黄芪汤既可以治风湿在表，以关节疼痛为主要症状的风湿病，又可治风水在表，以面目肿胀、按之手足凹陷不起为特征的风水病。

二、我师张玉芬对治则的认识及肾气丸的应用举例

我师常讲：针对证候论治是仲景诊治杂病的基本原则。同病异治和异病同治就是这一原则的具体体现。同病异治是指同一种疾病，由于病因、病机、体质及病位的不

同，导致证候不同，故治亦不同。如《金匮要略·水气病脉证并治第十四》第 18 条曰："师曰：诸有水者，腰以下肿，当利小便，腰以上肿，当发汗乃愈。"提示我们疾病的病位不同时治疗要因势利导，"其下者，引而竭之""其在皮者，汗而发之"，代表方剂有益气通阳、化气利水、表里分消的防己茯苓汤及发汗利水、兼清郁热的越婢汤。异病同治是指多种不同的疾病，由于病因、病机或病位相同，症状虽异，但证候相同，故治法亦同。如葶苈大枣泻肺汤，既可用于属于风热邪毒的肺痈，又可用于属于饮邪留滞的支饮。两者病因虽异，但热邪可灼津成痰，饮邪可郁而化热；病位均在肺，病机均为痰（饮）热郁肺，肺气壅滞，故均可用葶苈大枣泻肺汤逐饮清热，泻肺平喘。异病同治在形式上表现为一方可治多病，同病异治表现为一病可用数方，究其实质则反映的是病与证相结合的辨证论治精神。

临床典型案例：

案例 1

患者范某，女，38 岁，主诉：闭经 11 个月伴腰困乏力。现病史：患者 1 年前因药流不全大出血，之后闭经，曾服补血调经药效果不佳，渐感腰困、乏力，纳食不香，面色萎黄，畏寒脱发，性欲低下，小便清长。舌体淡胖，苔白，脉沉细无力。盆腔彩超示：子宫内膜 3mm。雌二醇（E_2）、孕酮（P）均低于正常值，曾行宫腔镜检查：子宫腔形态大致正常。证属虚劳，辨证为脾肾两虚，治宜补肾健脾，方用肾气丸加减。药用熟地黄 15g，山茱萸 12g，山药 15g，牡丹皮 10g，茯苓 12g，泽泻 10g，附子 6g，肉桂 6g，党参 12g，炒白术 12g，黄芪 15g，阿胶 6g（烊化），女贞子 12g，旱莲草 12g，菟丝子 15g，甘草 6g，大枣 5 枚（擘），14 剂，水煎 2 小时，早晚两次分服。

二诊：患者精神好转，畏寒减轻，上方加鸡血藤 30g，当归 12g，川牛膝 15g 以活血调经，2 个月后患者月经来潮。

方中用肉桂代替桂枝，因桂枝善于通阳，其性走而不守，对于水饮停聚，用之较妥；肉桂善于纳气，引火归原，其性守而不走，故对命门火衰、虚火上浮、肾不纳气、下焦虚寒、真阳亏损，用之较宜。原方干地黄，今用熟地黄补血滋阴益精。

该患者因为失血而病，为何用补血调经药效果不佳？这是因为冲任气血不足，脾虚生化乏源；血虚日久，久病及肾。正如《景岳全书·妇人规》所云："欲其不枯，无如养营，欲以通之，无如充之，但使雪消则春水自来。"

案例 2

患者王某，女，31 岁，主诉：剖宫产术后 1 个月小便不通。现病史：患者 1 个月前行剖宫产术，拔尿管后小便不畅，1 个月来逐渐加重，无尿痛。伴胸中烦闷，腰膝酸软，小腹胀满，恶露净，乳汁较少，纳食一般，睡眠差，大便如常，舌质淡，苔白润，脉沉细。化验尿常规未见异常。证属转胞；辨证为肾气虚衰，气化不行；治宜温肾化气行水。方用肾气丸加减。处方：熟地黄 24g，山茱萸 12g，山药 15g，牡丹皮 9g，茯苓 9g，泽泻 9g，炮附子 3g，桂枝 3g，炒酸枣仁 15g，益母草 12g，通草 12g，菟丝子

15g，怀牛膝 9g，甘草 6g，5 剂，水煎 2 小时，早晚两次分服。经随访得知，患者服药后小便通畅。

三、对妇科"异病同治"的辨证思考

异病同治的基础是证同治亦同，"同治"并非一成不变。从疾病本身来看，临床上要考虑到病的差异性。既然为"异病"，必然有其疾病的特点与表现，不同疾病有不同的发展转归。从发病的个体来看，每个人的体质均有所不同；就女性个体而言，又有因特殊生理而形成的差异，如正处经、孕、产、乳某个阶段。一年四季及南北地域的气候不同对用药也有影响。因此，临证中必须根据每一位患者疾病的特点和规律，根据其发病的病因、病位、体质等具体情况，对处方的剂量和药物进行恰当的增减变化，方能保证临床疗效。如不孕症肾阳虚的患者，在选用右归丸温肾暖宫、益冲种子的同时，如患者兼脾虚，则加党参、白术、黄芪等健脾益气；如兼痰湿则加胆南星、苍术、陈皮等祛痰燥湿。

有同道认为："同治"既可以是狭义的同一个方剂，也可以是广义的治法。对此我深表赞同。对于有相同证候的患者，临床可以同治，却不一定用同方。例如：对于肾阳亏损所致的不孕症，罗元恺用右归丸加淫羊藿、艾叶；《傅青主女科》方用温胞饮；《沈氏尊生书》则用艾附暖宫丸。在相同的治则下，灵活变更，疗效卓著。

回顾古今验案可以看出，真正懂得"异病同治"的医家，更深谙疾病本身的特点和治疗方法。"异病同治"时绝不可忽略"病证结合"，应该既重视证的统一性，又了解病的差异性，把握整体与局部的关系，才能取得良好的疗效。如《素问·至真要大论》所言："谨守病机，各司其属，有者求之，无者求之……令其调达，而致和平。"

四、情志调摄法在妇科"异病同治"中的应用

肝藏血，肾藏精；精血互生，"乙癸同源"。《张氏医通》有言："气不耗，归精于肾而为精；精不泄，归精于肝而化清血。"从五行来看，肝为肾之子，《傅青主女科》云："夫经水出诸肾，而肝为肾之子，肝郁则肾亦郁矣……治法宜疏肝之郁，即开肾之郁也。"

从妇科病总的病机来看，由于妇女素禀不足，早婚多产，房事不节，常损伤肾气；又由于妇女生理上数伤于血，以致气分偏盛，性情易于波动，常影响到肝。从情志致病来分析，女性发生的怒、思、恐等强烈的情志变化，可以使人体气机失调，导致气血病变。如临床诊疗中，常见到某些职业女性受到家庭与工作的双重压力致情志不畅，而全职太太们又因放慢了前进的步伐，面临婚姻危机而肝气不舒。笔者作为一名妇科医生，在 28 年的临床诊疗实践中，对于因情志不畅、肝气郁结所致的月经不调、痛经、闭经、不孕症等疾病，一方面辨证施治开出方药，另一方面越来越注重与患者的有效

沟通，正如华佗《青囊秘录》所言："善医者先医其心，而后医其身。"在与患者的交谈中，笔者用心去倾听她们的所思所苦，用温馨委婉之语去治疗她们心灵的创伤。闻其言，观其色，测其情，宽其心，顺其志；"告之以其败，语之以其善，导之以其便，开之以其苦"，打消患者的思想顾虑，调动患者的积极因素，取得患者的信任和配合。通过言语疏导和情志治疗，使患者亲其医，信其药，便可逐渐康复。

历代诸多医家都十分重视心理治疗在临床上的运用，有时了解患者比单纯了解疾病更重要。笔者在实践中深切地感悟到"药之所占只有一半，另一半则全不系药方，而是心药也"。用笔者的全部所学，针对患病个体采用不同方式的心理治疗是笔者临床工作中的一大亮点。比如，对于职业女性的肝郁，我会与她讲：凡病起于过用。人体是个有机的整体，具有适应或承受一定限度刺激的能力，但如果超出了人体自身的适应程度或调控能力时，就会发病。过劳则气耗，过怒则伤肝，过思则伤脾……我们只要做到自己的最好就足矣。对于全职太太，我就会说：精彩的人生需要自己努力才能获得，我们不能把所有的希望都寄托在某个人身上，随着岁月流逝，我们必须丰富自己的内涵，不断成长的女人才最美。我们虽然不能衡量生命的长度，但可以积淀生命的厚度。钟南山谈道："健康的一半为心理健康，疾病的一半为心理疾病。"目前，新的医学模式为生物－心理－社会医学模式。每一个人都是自然社会环境中的一员，精神心理因素对患病和治疗都有很大的影响。由于相类似的精神心理因素可以导致不同的疾病，所以我为不同的患者进行针对性的心理疏导和调适亦可谓"异病同治"，其效甚佳。

五、结语

1. 综上所述，《金匮要略》肾气丸是补肾气的代表方剂，其证治体现了异病同治的原则，后世医家在这一原则指导下，扩大了肾气丸的应用范围。

2. "异病同治"要辨证地使用。师古而不泥古，"同治"可以不同方，亦可为广义的治法。

3. 心病还须心药医，遵循"异病同治"之法，注重心理抚慰和调适，体现了医疗中的人文关怀和服务精神。

4. "异病同治""同病异治"都是建立在辨证施治的基础上，在今后的临床工作中，将继续指导我们，并会得到更为广阔的拓展和应用。

李　青（昆明市中医医院）

肾气丸在《金匮要略》五种不同疾病中的运用充分体现了仲景异病同治的精神，笔者在浅析肾气丸"异病同治"思想的同时，探索了"异病同治"的源流，并阐述了"异病"可以"同治"的核心内涵，以及对"方证相应说"提出质疑，指出证法相应才是辨证论治的内涵所在。

一、肾气丸组成及方义刍议

肾气丸系东汉张仲景《金匮要略》一书中的著名方剂。其组成为干地黄八两，薯蓣四两，山茱萸四两，泽泻三两，茯苓三两，牡丹皮三两，桂枝一两，炮附子一两。方中以干地黄八两为君，山药、山茱萸各四两，共奏补益肾气之功，茯苓、泽泻运湿利水，牡丹皮通经化瘀，桂枝、附子通阳化气。

而后《备急千金要方》所载肾气丸，方中易桂枝为桂心，并将桂心、附子量增为二两，再至命门学说兴起，后世医家开始将此方定位为温补肾阳的方剂，以张介宾为首谓之"善补阳者，必于阴中求阳"，而实际应用时将地黄类养阴之品缩减，而大增桂、附之剂，甚者并添置巴戟天、鹿茸等补阳药物，名曰阴中求阳，实为阴阳双补，补阳为著，从而将此方彻底变成一首治疗肾阳亏虚的方剂。

笔者以为地黄、山茱萸、山药，俗称"三补"，皆具有补益肾气即肾阴之气之功，《名医别录》对此三味药有以下论述，"地黄主治男子五劳、七伤……补五脏内伤不足……益气力"，"山药……止腰痛，补虚劳、羸瘦，充五脏"，"山茱萸……强阴，益精，安五脏"，三者所补即是肾之阴气，而稍加桂、附正是通经化气之意，同时桂枝通经中气分郁滞，牡丹皮主通经中血分瘀阻。正如近代名医张山雷所言"方名'肾气'，所重在一个'气'字，故桂、附极轻，不过借其和煦，吹嘘肾中真阳，使溺道得以畅通"。

二、仲景对肾气丸的应用

仲景在《金匮要略》中应用肾气丸条文共有五处，现简要分析如下。

《金匮要略·血痹虚劳病脉证并治第六》曰："虚劳腰痛，少腹拘急，小便不利者，八味肾气丸主之。"如条文所言虚劳者腰痛，肾气亏虚可知，《经》云"肾足少阴之脉……贯脊，属肾，络膀胱"，故曰腰为肾之外府，肾气亏虚不得外荣腰脊而疼痛，同时肾气不能助膀胱化气，故州都之官膀胱气化失常，小便不得出，少腹正是膀胱之所在，故而拘急不得按压。治当以肾气丸补益肾气，通经利水。

《金匮要略·妇人杂病脉证并治第二十二》曰："妇人病，饮食如故，烦热不得卧而反倚息者，何也？师曰：此名转胞，不得溺也。以胞系了戾，故致此病，但利小便则愈，宜肾气丸主之。"《诸病源候论》云："胞转之病，由胞为热所迫，或忍小便，俱令水气还迫于胞……内外壅胀不通，故为胞转。"故可推测此证为平素肾气不足，膀胱气化不利，当膀胱为热所伤，经气亏损则成转胞之证，治以肾气丸通肾气，利小便。

《金匮要略·中风历节病脉证并治第五》曰："崔氏八味丸，治脚气上入，少腹不仁。"脚气病为外感风毒所致，正如仲景所言"血弱气尽，腠理开，邪气因入"，肾气亏虚，邪气沿肾经而上入少腹膀胱，邪气损伤肾经，经中气血虚弱而感不仁。以方测证，此证还当有小便失常，故当以补益肾气，通经祛邪，利膀胱。

《金匮要略·痰饮咳嗽病脉证并治第十二》曰："夫短气有微饮，当从小便去之，苓桂术甘汤主之；肾气丸亦主之。"气短而内有饮邪，此证一则可为水饮内停中焦，胃气不得上注肺气而致肺气不足；另一则还可以是因肾气亏虚，不能纳降肺气而气短喘息不止，膀胱气化失司，不能受降水湿，水湿内泛上中焦即是饮邪。故可以肾气丸补益肾气，通经利水。

《金匮要略·消渴小便利淋病脉证并治第十三》曰："男子消渴，小便反多，以饮一斗，小便一斗，肾气丸主之。"此消渴病，饮一溲一，为水湿不得气化之证，病在膀胱，而终属肾气亏虚。由此可见，膀胱失司，病有两端，前者不利如虚劳腰痛之小便不利，后者利甚如消渴证之饮一溲一。治法可以肾气丸，补益肾气，助膀胱化气。

以上五种疾病，仲景皆运用肾气丸以补益肾气，通经化气，而取得"异病同治"之效。

三、"异病同治"源流探索与内涵阐述

1."异病同治"源流探索

《简明中医辞典》[1]中解释"异病同治"是指"不同的疾病，若促使发病的病机相同，可用同一种方法治疗"。"异病同治"的病字原意是中医之病，而随着中西医结合的发展，其"病"之义亦延伸涵盖西医之病，故其内容既包括传统中医病名，也包含西医学的各种病名。

而早于"异病同治"概念的是"同病异治"，后者最早可见于《素问·五常政大论》，云："西北之气，散而寒之；东南之气，收而温之，所谓同病异治也。"其强调虽皆为外感邪气，但因其邪气性质不同作用人体后产生的反应也不同，故需要不同的治疗方法。直至仲景首开"异病同治"之先河，正如其所言："病皆与方相应者，乃服

之。"其将"异病同治"的治则予以运用及发扬，《金匮要略》中体现得尤为明显，如以肾气丸一方治"虚劳腰痛、妇人转胞、脚气上冲、水气上泛、消渴"五种疾病，此五种病证的临床表现虽各不相同（甚或相反），但其病位皆在肾，同属虚证，病因皆是肾气不足，病机均包括肾气虚弱，经气不利，气化失司。可以认为其主要证候相同，故均以肾气丸补益肾气，通经化气，而取得"异病同治"之效。无论《伤寒论》，还是《金匮要略》，都在病证结合的辨证治疗思想和具体方药的运用上充分体现了"异病同治"的精神，可以说"异病同治"的思想及实际运用源于仲景。

至此之后，历代医家将"异病同治"这一治则在临床上广为应用，清代徐灵胎在《杂病证治》中说："肾虚不能吸水归元则积饮为患，或泛上焦为涎沫，或停心下为怔忡，或留脐腹为动气筑筑然，均宜益火之源，以消阴翳也。"清代程文囿《医述·方论》载："临床疾病变化多端，病机复杂，证候多样，病势的轻重缓急各不相同，故治法须变化万千。人有强弱之异，病有新旧之分，时有四季之差，地有五方之别；有时同病须异治，有时异病须同治，而同一病的各个阶段治法又不同。因此，只有随证立方，随病用药，惟变所适，才能纵横自如。"

直至后世陈士铎在《石室秘录》中论述："同治者，同是一方，而同治数病也……异治者，一病而异治也。"由此"异病同治"一词才广为流传，同时"同病异治"与"异病同治"也常为后世医者同时引用，并成为中医治疗学的一重大特色。

2."异病同治"内涵阐述

（1）"异病"内涵阐述

"异病同治"是中医的重要治则之一，其"异病"既包括了古代的病名，亦包含了西医学中的许多疾病。其核心涵盖了中医学"三因制宜""辨证论治""审症求因"等思想的特色和精髓。而又如西医之"异病"，中医之所以能"同治"则是因其疾病的发生、发展过程中的某一阶段，表现出了相同的"证"，而此"证"非"症"，实为病机。故"异病同治"的本质是"异病同证同机同治"，即仲景之"但见一证便是，不必悉俱""有是证用是方"之义。同时异病同治的理论基础是在中医生理学基础中，脏腑概念不同于西医学的解剖概念，其范畴可涉及多个系统功能，如中医肾气的功能包括藏精，主生长、发育、繁殖，主水液代谢，主气化，主纳气，主骨生髓。因此也只有中医可以出现"异病同治"的独特治法。牛建昭等[2]即指出,其参与的中药复方干预多脏器纤维化研究课题组研究发现，肝、肾、心、肺、睾丸等脏器纤维化、硬化，虽有各自的病机特点，但又有内在的共同发病规律。多脏器纤维化、硬化虽然是相对独立的疾病，均为该系统慢性疾病的终末期，但其基本病理改变是相同的，均是由于纤维生成细胞分泌器官硬化因子增加，该细胞外基质合成增多与降解减少，纤维结缔组织增生，最终导致器官纤维化、硬化。在纤维化发病及演变过程中，皆具有正气不足，兼有邪实"湿""毒""瘀"贯穿始终的核心病机。由此可见，无论中医还是西医之"异病"，但见"同证同机"即可"同治"。

（2）"同治"内涵阐述

对于"同治"的理解则是治法相同，所选方药相同或相似。中医通过辨证分析等手段将"异病"概括为同一病机，就可以采用相同或类似的治法。证变法变，法变方亦变，不可拘泥于一方，应视病证的变化或"三因"不同，灵活加减用药、变通剂量，即"守法不守方"之意。关静等[3]也指出"同治"既可以是狭义的同一个方剂，也可以是广义的治法，方不同但治法可以相同。况且异病的主症、次症、兼症必然有区别，治疗时必然要考虑剂量的变化及相关药物的加减。如"肾气丸"始于仲景，至宋代《太平惠民和剂局方》始将干地黄改为熟地黄，将桂枝改为肉桂，至明代张景岳则云"善补阳者，必于阴中求阳，则阳得阴助而生化无穷"，虽有悖仲景原意，但又别出心裁地赋予了肾气丸新的发展方向，由此后世医家多将其定义为温补肾阳之祖方。如后世济生肾气丸，由肾气丸加车前子、牛膝而成，功在温阳利水，用于肾阳不足而见腰重脚肿、水肿、小便不利等证。又如十补丸，由肾气丸加鹿茸、五味子而成，功在温肾壮阳，用于肾阳虚衰，精气不足而见面色黧黑、足冷足肿、耳鸣耳聋、肢体羸瘦、足膝软弱、小便不利、腰膝疼痛等证。再如右归丸，由肾气丸减茯苓、泽泻、牡丹皮，加枸杞子、杜仲、菟丝子、当归、鹿胶而成，功专温补肾阳，填充精血，主治肾阳不足，命门火衰，年老久病而出现气衰神疲、畏寒肢冷、阳痿、滑精、腰膝酸软等证。以上三方，皆大减补阴之力而陡增补阳之功，也成为温补肾阳之名方。肾气丸向温补肾阳方面的衍化极大丰富了肾气丸法的应用，同时继承学习仲景而不囿于仲景，对仲景之学引申触长，推衍阐明，从而补言了仲景之所未言。

四、"异病同治"的再思考

1."方证相应说"质疑

"方证相应说"是以方药与病证相应为基础的，其盛行正是因其简单易学、容易上手，不必深究疾病本质，如其代表黄煌[4]所言："'方证相应说'强调方与证的对应性，证以方名，方为证立，方随证转，临床上重视抓主证，是证则用是药，无是证则去是药，而不受病名的约束。"而笔者认为"方证相应说"具有以下缺陷：①方证中证字非证候，而是证据、证验、症状，因此易拘泥于症状与方剂的关系，如"心中烦，不得安"可以是黄连阿胶汤证、栀子豉汤证，还可以是甘草干姜汤证，甚至是茯苓四逆汤证，临床的实际情况是患者主诉往往繁杂多样，仲景方药纵然严谨，但仅依靠辨识主症挑选方药具有一定的主观性。②"方证相应说"容易忽视症状和方剂间的纽带，即证候，辨证论治是中医治疗的精髓，单纯的主要症状有时不能反映患者的真实证候，故绝不可以贪图简单、方便而仅仅辨识几个症状而立方，这将带中医倒退回浩如烟海的方书时代。

此外，柯雅茹[5]指出仲景"异病同治"理论中除了"方证同治法"外，还包括"药证同治法""脉证同治法""腹证同治法"，这极大地丰富和完善了异病同治的内容。

2."证法相应"浅析

笔者认为异病同治的根本是辨证论治，提取诸多症状而挖掘其深层内涵所体现的证候，证候与治法相应是辨证论治的精髓。而治法具有多样性和灵活性，一法可以是一方，一方也可以是多法，方由法立，法由方传，故选方的实质是选法，如肾气丸包含补益肾气法、通经法、化气法、利水法等，当面对主要证候相同，次要证候不同时，可以根据情况具体调整，严石林等[6]即指出不仅要辨不同疾病的基础证或总证、母证，还要辨不同疾病在诸多因素影响后发生一定变异的具体证、细证、子证，由此才能使辨证细致精确，具有更大的针对性，有效地指导临床实践。如妇人转胞而致小便不利证，肾气亏虚不甚者，可以通经、化气、利水法为主，兼以补益肾气；如脚气之少腹不仁证，经络瘀阻明显者，可以增加通经、化瘀、行气等治法。同时包含诸多治法的肾气丸正因为其治法贴合肾藏精化气、主膀胱、为水之下源等生理特点，故可由此衍生出肾气丸法，当证治相当时即可应用。如后世的济生肾气丸、十补丸、左归丸等都是在肾气丸法的基础上调整通经利水、温阳化气、益阴填精等不同治法比例的变通法。

因此，方药内在的灵魂是治法，治法处于辨证求因与具体的治疗措施之间发挥承前启后的作用，中医在经历了唐宋方书盛行时代之后，治法的不同组合形成浩如烟海的方剂，提炼类似方剂的共同治法治则是提高方剂使用效率的有效途径；同时治法的灵活变化与配伍使用也是异病可以同治的关键所在。

五、结语

肾气丸在《金匮要略》五种不同疾病中的运用充分体现了仲景"异病同治"的精神，笔者浅析了肾气丸组成及组方思想，指出肾气丸功用在于补益肾气、通经化气，通过探索"异病同治"的源流、历代医家的经典剖析，提出"异病同治"的本质是"同证同机"可"同治"，同时指出后世对肾气丸的误解别出心裁地衍生出了温补肾阳的一系列方剂及思想，而对于研究仲景思想有着积极意义；同时质疑"方证相应说"的简洁取巧思想，指出证法相应才是辨证论治内涵所在，治法的提炼才是提高中医临床能力的有效途径。

参考文献

[1]《中医大辞典》编辑委员会. 简明中医辞典（修订本）[M]. 北京：人民卫生出版

社，1979.

［2］牛建昭，陈家旭. 对异病同治内涵的思考［J］. 中医药学报，2003（4）：1-2.

［3］关静，李峰."异病同治"的理论探讨［C］// 中华中医药学会中医诊断学分会. 中华中医药学会中医诊断学分会成立暨学术研讨会论文集. 北京：中华中医药学会中医诊断学分会，2006：4.

［4］黄煌. 论方证相应说及其意义［J］. 中国中医基础医学杂志，1998（6）：12-14.

［5］柯雅茹. 张仲景"异病同治"理论及其应用规律探讨［D］. 南京：南京中医药大学，2013.

［6］严石林，陈为，赵琼，等. 重新思考异病同治中证的内涵［J］. 南京中医药大学学报，2010（1）：7-9.

刘素香（西安市中医医院）

　　肾气丸是张仲景治肾气（阳）虚的代表方剂，在《金匮要略》中，张仲景应用肾气丸治疗痰饮、虚劳腰痛、消渴、脚气及妇人转胞等五种病证，虽症状病名不同，但病机皆属于肾气虚、肾阳亏虚、气化功能减退，故均用肾气丸温肾化气治疗，充分体现了"异病同治"的治疗原则。所谓异病同治，是指不同的疾病，在其发展过程中，出现了相同的病机，因而采用同一方法治疗的法则。异病同治的核心在于辨别不同疾病有无共同的证候，病异证同治亦同。在辨证的同时也注意辨病，做到病证结合，有的放矢地治疗。

一、肾气丸的组成及配伍特点

　　肾气丸又名"金匮肾气丸""崔氏八味丸""八味肾气丸""桂附地黄丸"。此方出自张仲景《金匮要略》，原方组成：干地黄八两，薯蓣四两，山茱萸四两，泽泻三两，茯苓三两，牡丹皮三两，桂枝、附子（炮）各一两。上为末，炼蜜和丸梧子大。每服十五丸，加至二十五丸，酒送下，一日二次。

　　方中干地黄补肾阴，薯蓣补脾阴，山茱萸补肝阴，泽泻泻肾浊，茯苓渗脾湿，牡丹皮泻肝火。上六味相互配合，补泻并用，加用少量桂枝、附子温补肾中之阳，全方具有补肾助阳之效。肾气丸属于"补益（阳）剂"，适宜于腰痛，腿软或脚肿，腰以下冷，阳痿早泄，小便不利，消渴（肾阳不足，痰饮内停）者；阴虚阳亢者忌服。此方是仲景治肾气（阳）不足之首方，配伍特点为阴（补阴药）阳（补阳药）并补，补（干地黄、薯蓣、山茱萸三补）泻（泽泻、茯苓、牡丹皮三泻）兼施。方中滋阴药与助阳药并用，滋阴药的数量超过助阳药，取"阴中求阳"之意，本方不是单纯补肾回阳以扶阳之不足，而在于填精化气以复肾之气化，从滋阴以敛阳的角度，补纳肾中真阳之气，以恢复其气化功能。故以干地黄、薯蓣、山茱萸等大剂滋阴药补肾填精，少佐桂枝、炮附子辛散温通，助阳化气。正是《内经》所谓"少火生气"之旨。故全方以"肾气丸"命名。诚如清代吴谦《医宗金鉴·删补名医方论·卷二》转引柯韵伯所言："此肾气丸纳桂、附于滋阴剂中十倍之一，意不在补火，而在微微生火，即生肾气也。"

二、肾气丸在《金匮要略》中异病同治的应用

1.《金匮要略·痰饮咳嗽病脉证并治第十二》曰："夫短气有微饮，当从小便去之，苓桂术甘汤主之；肾气丸亦主之。"饮邪内停，即使属轻微者，也会阻碍气机，造成短气、小便不利等症。治疗当区分在脾在肾的不同，属脾不运者用苓桂术甘汤健脾温阳利水，属肾虚气化不行者，用肾气丸温肾化气利水。肾气虚弱，气化失司，不能化水，则水泛心下而为短气。肾气不足，膀胱气化无权，则可见小便不利。"当从小便去之"，指出本证治法，宜化气利水，使气化得行，饮有出路，则短气自除。故用肾气丸温肾化水以增强肾的气化功能，从而达到短气消、微饮去、小便利的目的。

2.《金匮要略·血痹虚劳病脉证并治第六》曰："虚劳腰痛，少腹拘急，小便不利者，八味肾气丸主之。"《素问·脉要精微论》云："腰者，肾之府，转摇不能，肾将惫矣。"肾与膀胱有经脉相互络属。肾精亏耗，外不能温煦腰部，则腰痛，内不能气化膀胱，则拘急而小便不利。虚劳腰痛实为肾气肾精不足，故以八味肾气丸助肾阳以化气利水，滋肾阴以生精气，使肾气振奋，诸证自愈。

3.《金匮要略·中风历节病脉证并治第五》曰："崔氏八味丸，治脚气上入，少腹不仁。"《灵枢·经脉》曰："肾足少阴之脉，起于小趾之下……贯脊，属肾，络膀胱；其直者，从肾上贯肝膈……其支者，从肺出络心，注胸中。"肾气虚衰，寒湿之气，循经上入，聚于少腹，以致少腹不仁；肾气虚弱，病邪入腹，单用祛散寒湿之剂，难以获效，故用肾气丸补肾中匮乏之气，以生阳化湿。正如清代尤在泾《金匮要略心典·中风历节病脉证并治》"崔氏八味丸"论"肾之脉，起于足而入于腹，肾气不治，湿寒之气随经上入，聚于少腹，为之不仁。是非祛湿散寒之剂所可治者，须以肾气丸补肾中之气，以为生阳化湿之用也"。肾气丸补益肾气，温化水湿，而使水湿得化，脚气得除。

4.《金匮要略·消渴小便利淋病脉证并治第十三》曰："男子消渴，小便反多，以饮一斗，小便一斗，肾气丸主之。"本条所论属下消证治。本文以"男子"强调肾虚，肾脏阳气衰微，气化失常，不能蒸腾津液以上润，故渴而饮水。肾阳虚弱不能化气以摄水，膀胱气化失司，开阖无权，蓄泄失常，其贮尿和排尿的生理功能发生障碍，致使开多阖少，故小便反多。以肾气丸补肾之气，温肾之阳，以恢复其蒸津化气的生理功能，则消渴、小便多诸证自然痊愈。肾气丸温振肾气，为图本之治。

5.《金匮要略·妇人杂病脉证并治第二十二》曰："问曰：妇人病，饮食如故，烦热不得卧而反倚息者，何也？师曰：此名转胞，不得溺也。以胞系了戾，故致此病，但利小便则愈，宜肾气丸主之。"此条所述妇人转胞之证的病机是肾气虚弱，膀胱气化不行。转胞主症为不得溺，即小便不通，由于病不在胃，故饮食如故；病在膀胱，故脐下拘急，小便不通；水气不行，浊阴上逆，虚阳上扰，故烦热不得卧而反倚息。病

因为胞系了戾，治法应以通利小便为目的。治以肾气丸温振肾气，恢复膀胱气化功能，使小便通利，则妇人转胞之证随之而解。

上述病证的临床表现虽不全相同，有的甚或相反，但其病位在肾，病性属虚，病因都是肾气不足，病机均为肾气虚、肾阳不足、气化失司、开阖不利、小便蓄泄无常。痰饮、虚劳腰痛、消渴及妇人转胞等病证均明确描述与小便有关：其中痰饮、虚劳腰痛、妇人转胞不得溺为小便不利；消渴则为小便反多。只有《金匮要略·中风历节病脉证并治第五》曰"脚气上入，少腹不仁"未明确指出与小便有关。但从尤在泾论述中分析引申，认为此病除"脚气上入，少腹不仁"外，应当有足胫水肿，行动不便，麻木疼痛，肢体重着，腰部酸痛或沉重，小便不利等肾气不足、水湿不化、下注泛滥的临床表现。肾气丸既能治痰饮、虚劳腰痛、消渴、脚气，又能治妇人转胞不得溺；既能治小便不利，又能治小便反多，均是因为其证候相同，故均以肾气丸补益肾气，温阳化水，达到"异病同治"之效。

肾气丸之所以能治诸多肾气不足之病，还因其方配伍精当，切中病机。其药味以甘酸辛为主，具有甘温、酸温、辛温而微淡微苦的特点，全方具有温补下元、壮肾通阳、化气行水、消肿止渴、引火归原、纳气固本等功用。方中附子大辛大热，为温阳诸药之首；桂枝为辛甘而温，乃温通阳气要药，二药相合，补肾阳之虚，助气化之复，共为君药。肾为水火之脏，内寓元阴元阳，阴阳一方的偏衰必将导致阴损及阳，或阳损及阴，若单补阳而不顾阴，则阳无以附，无从发挥温升之能，正如张介宾在《景岳全书》所言："善补阳者，必于阴中求阳，则阳得阴助而生化无穷。"故重用干地黄滋阴补肾，配山茱萸、山药补肝脾而益精血，共为臣药。君臣相伍，补肾填精，温肾助阳，不仅可借阴中求阳而增补阳之功，而且阳药得阴药之柔润则温而不燥，阴药得阳药之温通则滋而不腻。方中补阳之品药少量轻而滋阴之品药多量重，可见其立方之旨乃为"少火生气"之意。此方配茯苓、泽泻利水渗湿，牡丹皮泻肝火，三阴并补并泻。全方补中有泻，寓泻于补，故补而不滞，是补通开阖之剂；阴中求阳，阳中求阴，实为阴阳双补之剂。既发挥滋补肾阴、温补肾阳的作用，又兼顾到肾主水，参与水液代谢方面的功能。如张璐《千金方衍义》云："本方为治虚劳不足，水火不交，下元亏损之首方。专用附、桂蒸发津气于上，地黄滋培阴血于下，萸肉涩肝肾之精，山药补黄庭之气，丹皮散不归经之血，茯苓守五脏之气，泽泻通膀胱之气化。"又如王履《医经溯洄集》曰："八味丸以地黄为君，而以余药佐之，非止为补血之剂，盖兼补气也。气者，血之母，东垣所谓阳旺则能生阴血者此也……夫其用地黄为君者，大补血虚不足与补肾也；用诸药佐之者，山药之强阴益气；山茱萸之强阴益精而壮元气；白茯苓之补阳长阴而益气；牡丹皮之泻阴火，而治神志不足；泽泻之养五脏，益气力，起阴气，而补虚损五劳，桂、附立补下焦火也。由此观之，则余之所谓兼补气者，非臆说也。"

综上所述，肾气丸所治五种疾病症状虽各有不同，但证候所反映的病机无异，都是因肾气不足，气化失司，水液失调所致，故用同样的治法，一方而能治多病，即所谓"证同治同"。

肾气丸在《金匮要略》中的运用是中医"异病同治"原则在临床上应用的典范。学习"异病同治"理论及其临床应用可指导我们提高辨证论治水平及中医的诊疗水平。

三、异病同治理论渊源及发展

《素问·五常政大论》云："西北之气，散而寒之；东南之气，收而温之，所谓同病异治也。"《素问·异法方宜论》曰："黄帝问曰：医之治病也，一病而治各相同，皆愈，何也？"明确提出了"同病异治"的概念和方法。但《内经》中无"异病同治"记载。至汉代张仲景《伤寒杂病论》中也没有明确提出"异病同治"的概念，但在病证结合的辨证治疗思想和具体方药的运用上已经充分体现了"异病同治"的精神，尤其在《金匮要略》中体现得更为充分。《金匮要略》全书始终贯穿异病同治的辨证论治的治疗原则。除了肾气丸治疗五种不同的病症外，小建中汤在《金匮要略》中用于治疗虚劳、虚黄及妇人杂病腹痛；小柴胡汤先后见于黄疸兼少阳证、呕而发热、产后郁冒及热入血室的证治中；大承气汤在《金匮要略》中先后出现 5 次，主治热盛动风之痉病、阳明腑实之腹满、宿食积滞于下的实证、实热下利、实热瘀结之腹痛等不同病症，其皆属于实，病邪有热实瘀之不同，但均可通过因势利导，给邪以去路。

由此看出，"异病同治"起源于《内经》，发展于《伤寒论》及《金匮要略》。

"异病同治"的治则被历代医家广泛应用，并不断地发展、丰富。清代徐灵胎在《杂病证治》中说："肾虚不能吸水归元则积饮为患，或泛上焦为涎沫，或停心下为怔忡，或留脐腹为动气筑筑然，均宜益火之源，以消阴翳也。"清代陈士铎的《石室秘录》中论述："同治者，同是一方，而同治数病也……异治者，一病而异治也。"清代程文囿在《医述·方论》中做了进一步阐释，曰："临床疾病变化多端，病机复杂，证候多样，病势的轻重缓急各不相同，故治法须变化万千。人有强弱之异，病有新旧之分，时有四季之差，地有五方之别；有时同病须异治，有时异病须同治，而同一病的各个阶段治法又不同。因此，只有随证立方，随病用药，惟变所适，才能纵横自如。"所以，"同病异治"和"异病同治"思想不断发展丰富，逐渐被医者所引用。

异病同治，是指不同的疾病，在其发展过程中，出现了相同的病机，故用同一方法治疗的原则。中医治病既要辨病，更要着眼于病机，病不同，病机相同就可用相同的治法和方药。病相同，病机不同，治法方药即不同。异病可以同治的关键在于辨别不同疾病有无共同的病机，病机相同才可采用相同的治法，遵循"证同治亦同，证异治亦异"的治病原则。还要注意辨病，做到病证结合对临床指导意义重大。

在金匮肾气丸"异病同治"的基本理论指导下笔者认为：凡是符合肾气虚、阳气不足病机者，无论是何种疾病，均可用肾气丸加减治疗。大量临床报道说明，"异病同治"已成为中医学治疗思想的特色之一，被医家用之于临床。

四、肾气丸异病同治思想在临床上的应用

张景岳曰："肾气丸能使气化于精，即所以治肺也；补火生土，即所以治脾也；壮水利窍，即所以治肾也。"此方可复肾之气，助肾化气，补脏腑之精，泻体内之浊。除补肾外，还具有益脾、育肝、通络等作用。临床加减应用十分广泛，疗效颇佳。

国医大师、中和医派创始人孙光荣教授，在仲景肾气丸基础上，根据多年的临床实践，化裁出自己的经验方——孙光荣益肾振阳汤[1]。组成：生晒参 10g，生黄芪 10g，紫丹参 10g，干地黄 15g，怀山药 10g，山茱萸 10g，炒泽泻 10g，牡丹皮 10g，云苓 10g，炮附子 6g，上肉桂 6g，炙甘草 5g。其中君药生晒参、生黄芪、紫丹参益气活血；臣药干地黄、怀山药、山茱萸滋补脾肾；佐药炒泽泻、牡丹皮、云苓渗湿利水；使药炮附子、上肉桂、炙甘草阴中引阳。此方适应证：腰痛，脚软或脚肿，腰以下冷，下肢及足部冰凉，阳痿早泄，小便不利，消渴。舌胖淡，苔白或苔少，脉象虚，虚细，左尺尤虚细无力。临床加减可治疗多种疾病：慢性肾炎加刀豆子 12g，川杜仲 12g，冬瓜皮 10g，车前子 10g；糖尿病加玉米须 10g，干荷叶 10g；阳痿加鹿角胶 10g，菟丝子 10g，川杜仲 10g；早泄加龟甲胶 10g，川杜仲 10g；阿尔茨海默病去炮附子、上肉桂，加巴戟天 10g，炙远志 6g，石菖蒲 6g。

孙光荣教授除了用肾气丸治消渴、腰痛外，还扩展治疗性功能障碍、阿尔茨海默病证属肾气虚、肾阳不足者。

王保成[2]认为金匮肾气丸是一首平补方，也是一首治疗肾气不足的基础方，指出临床应用指征：①年龄多在 40 岁以上。②不耐劳，不能食冷，或饮食胀，大便不实，或渴喜热饮，或口苦，口舌生疮，服凉药愈甚，或盗汗，小便频数，腰腿无力，或呼吸觉冷气入腹，或阴囊湿痒，或手足觉冷，或面白，或黧黑，或畏寒短气，或患病春夏减轻、秋冬加重，或不适得暖减轻、遇冷加重。③舌质淡，或淡胖有齿印，或有瘀点；舌苔或薄白，或根部白腻，或微黄但质润、水滑；脉大，或大而数、沉取无力，或沉细，或弱。④病证为肾气虚或肾阳虚证，病机为肾气虚或肾阳虚所致的脏腑功能失调为主，或伴有寒邪、痰饮、瘀血等病邪而病邪不甚者。傅华洲等[3]采用金匮肾气丸（浓缩丸）治疗缓慢性心律失常 60 例，与对照组比较有显著性差异（$P<0.05$）。吕蕾等[4]用肾气丸加桑螵蛸、菟丝子、黄芪等治疗脑出血后遗症，证属老年肾气不足，膀胱气化不利者，服药后多尿、尿失禁消失，可慢步而行，反应及记忆力明显改善。刘瑞华等[5]以金匮肾气丸配合西药保肝疗法，60 天为 1 个疗程，结果提示肾气丸可纠正慢性乙肝患者 T 淋巴细胞亚群紊乱，调节细胞免疫功能，有利于慢性乙肝患者的康复。何杭等[6]以金匮肾气浓缩丸治疗肠易激综合征 50 例，经随访观察，收到了较好的治疗结果。王益华[7]应用肾气丸加味治虚火压痛，证属肾阳不足而虚火上升者，温肾引火下行而获显效。

在诊治肺系疾病中，笔者用仲景"异病同治""夫短气有微饮，当从小便去之……肾气丸亦主之"的临证经验指导临床实践，用肾气丸加减治疗，常常能获得较理想的疗效。

涕、痰、饮是以鼻塞流涕、打喷嚏、喘咳、呼吸困难为特征的感冒、鼻鼽、肺胀、哮病、喘证等肺系疾病的基本病理因素。涕、痰、饮同源异流，是由人体水液输布运化失常、停聚凝滞而成。肺虚不能布散津液，脾虚不能运化水湿，肾虚不能蒸化津液，而成涕、痰、饮邪，三脏中肾气最为重要，肾气充足，可温补肺脾之阳气。鼻鼽、肺胀、哮病、喘证患者，常反复发作、迁延不愈者，往往有肾气虚存在。肺不伤不咳，脾不伤不咳痰，肾不伤不咳喘。随着慢性肺系疾病日益加重，常出现肾气虚证。就慢性支气管炎或支气管哮喘而言，在疾病迁延期、缓解期主要临床表现为咳喘、胸闷、短气，是由肾气虚，气化失司，浊阴不降，肾失纳气所致，病机的重点在肾而不在肺。治疗当随证变法，治重在肾，兼顾中土，即所谓金水相生，培土生金。补肾宜顺应阴阳水火之宅的特性，以熟地黄为主，甘温补益肾之阴精，佐以山茱萸、山药补阴而收涩精气，三者配伍促进"精化气"的过程；重用阴药与少量桂枝、附子相伍，取其阴生阳长，少火生气；茯苓、泽泻属淡泄之药，与桂枝、附子共同发挥升清降浊的治疗作用，促使水气从小便而去。牡丹皮谓苦坚药，可泻肝火，用牡丹皮之意正如叶天士所说"温养肾精，必佐凉肝"。肺源性心脏病急性发作期病位首先在肺，继则影响脾、肾，后期病及于心。其基本病理与痰、气关系最为密切，即痰浊蕴肺、肺气闭郁，后期可出现肺脾肾气虚、阳虚水泛、水气凌心等证候。治疗宜温而不宜寒，温能助肺宣发，驱散外邪。急性发作期出现水肿时，更应温阳化气，用肾气丸合苓桂术甘汤加减疗效显著。反复感冒患者，平素怕冷，乏力气短，手足不温，舌淡苔白，脉细者，临床多以玉屏风散补肺卫之气虚医治，笔者使用玉屏风散合金匮肾气丸加减治疗，疗效倍增。过敏性鼻炎是临床疑难症，反复发作不愈会并发哮喘，阻止其发展，必须控制鼻炎。对于症见鼻塞，喷嚏，流清稀涕，形寒怕冷，手足不温，每感肩背部有些凉意就会发作，伴头晕耳鸣，夜尿多，或阳痿早泄，或五心烦热，舌质淡红，苔白润，脉细弱者，辨证属肾气亏虚，肺失温煦，治以温肾壮阳，补肺通窍。方用金匮肾气丸合辛夷散加减，疗效显著。

综上所述，肾气丸可以治疗心、肺、脑、肝、脾胃、肾、五官等多系统疾病，因其共同病机均为肾气虚，肾阳不足，气化失司。但不同疾病还合并有肺、脾、心、肝气虚及其他兼夹证，不同的疾病各有其特点，所以均以肾气丸为主方，都不同程度地加用了其他方药，剂量也不尽相同，体现了"异病证同治同"及"病证结合"的原则。

五、结语

"异病同治"是中医学的特色，是中医辨证论治的精髓，也是中医辨证观的体现，更是中国哲学思想的体现。仲景在治疗杂病时细审病因，谨守病机，确定病位，把握证候，灵活辨证，遵循"病异证同而治同"的原则，将"异病同治"法巧妙运用，这在《金匮要略》中得到了充分的体现。在仲景"异病同治"法思想指导下，金匮肾气丸临床应用范围更加扩大，提高了中医临床疗效。除仲景论述的所治五种病症外，目前已将其用于治疗肺系病、脾胃病、脑病、肝病、肾病、五官科、内分泌疾病及更年期综合征等。凡是符合肾气虚，肾阳不足，气化失司病机者，无论是何种疾病，均可用肾气丸加减治疗。这对中医治疗学的发展起到了很大的推动作用。

但是，我们在临床上重视"病异证同治亦同"、证候决定治疗的同时，还要注重"病证结合"。不能单纯地认为无论什么病，只要辨明了证，对证治疗就可以了。必须灵活应用"异病同治""同病异治"原则。即使"同治"也并非一成不变，还要考虑病的差异性。由于不同疾病临床表现和特点不同，其所反映的证候本质程度也不尽相同。"异病同治"时，所用方药相同时要进行药味的加减和剂量的变化，或采用合方治疗；如果用同一治法来治疗不同疾病，则更要结合疾病本身的特点，选用适合该病种的不同方药治疗。这样才能在临床中取得良好的疗效。

参考文献

[1] 李彦知，杨建宇. 孙光荣经方歌诀及化裁心得 [C] //2013 中医中药健康行第八届全国中医药科普高峰论坛文集. 2013，11 (16)：241.

[2] 王保成. 金匮肾气丸异病同治浅析 [J]. 河南中医，2009，29 (11)：1057.

[3] 傅华洲，童燕玲，朱祥俊. 金匮肾气丸治疗缓慢性心律失常 60 例临床观察 [J]. 浙江中医杂志，1996，31 (5)：196-197.

[4] 吕蕾，刘玉军. 肾气丸临床应用六则 [J]. 实用中医内科杂志，2005，19 (3)：245.

[5] 刘瑞华，李维苹，王恒和. 温肾补阳法对慢性乙型肝炎患者外周围血 T 淋巴细胞亚群的影响 [J]. 福建中医药，2000，31 (4)：14-15.

[6] 何杭，何欣. 金匮肾气丸治疗肠易激综合征 50 例 [J]. 浙江中医杂志，1998，33 (8)：340.

[7] 王益华. 金匮肾气丸异病同治 [J]. 杭州科技，1994，15 (8)：16.

孙成军（陕西省榆林市榆阳区中医医院）

肾气丸源于《金匮要略》，针对肾气虚衰，气化失司，水液失调的病机，仲景用肾气丸治疗脚气、虚劳、消渴、痰饮、转胞等五种不同的病证，其证治充分体现了辨证施治的思想和"异病同治"的理论特点，可谓开"异病同治"之先河，是运用"异病同治"法的典范。千百年来，肾气丸被医家作为传世名方广泛使用，"异病同治"已是诊疗疾病过程中执简驭繁的理论基础。现就肾气丸的组方本义、异病同治思想及其临床应用阐释如下。

一、金匮肾气丸的组成及功效分析

"肾气"始见于《内经》。肾气是全身之气分布于肾脏的部分，是肾精活动过程中产生的功能表现，不仅是主宰人体生长的物质基础，而且能主持全身水液。明代以后，中医学根据肾气生理特点和功能的不同分为肾阴、肾阳，肾阴具有对脏腑组织器官起濡润、滋养、闭藏作用的精华物质；肾阳对肾脏本体及全身其他脏腑组织器官具有温煦、推动、固摄等方面的功能。肾的阴虚或阳虚实质上是肾的精气不足的表现形式，有虚热之象的为肾阴虚，有虚寒之象的为肾阳虚，无明显寒热之象的为肾气虚。

金匮肾气丸组成为"干地黄八两，山药、山茱萸各四两，泽泻、牡丹皮、茯苓各三两，桂枝、附子（炮）各一两。上八味末之，炼蜜和丸梧子大，酒下十五丸，日再服"。方中干地黄甘凉，滋阴养血，补精益髓，重用八两为君药，补益先天之本；山药味甘平，补肺、脾、肾之气，强后天之本；山茱萸酸温，补益肝肾，收敛固摄，此为三补以滋阴补肾，助生气之源。茯苓甘淡平，利水渗湿健脾；泽泻甘淡寒，利水渗湿泄热；牡丹皮苦辛微寒，清热泻火，活血散瘀，此为三泻分消三焦之邪水，调节水液代谢。妙在用少量温热之附子、桂枝，取"少火生气"，化阴精为肾气，但无"壮火食气"之害。桂枝、附子辅以干地黄、山茱萸、山药既能补真阳，又能补真阴，即所谓阴中求阳，阳中求阴，使阴阳得到更好的协同。《医宗金鉴》转引柯韵伯所言："此肾气丸纳桂、附于滋阴剂中十倍之一，意不在补火，而在微微生火，即生肾气也。故不曰温肾，而名肾气。"桂枝、附子配茯苓、泽泻既能温阳气，又能泻水湿，桂枝配牡丹皮既能活血通脉，又能助阳运行。这一配伍集通补开阖于一方，既补真阴真阳之不足，又泻水湿浊邪之过剩；既能开二便之关隘，又能固阴精不外泄，正好是为肾为水火之脏的生理功能与特点而设。

二、"异病同治"的理论基础

"异病同治"指不同的疾病在其发展过程中，由于出现了相同的病机，因而采用同一方法治疗的法则[1]。"病"既包括现代西医的病种，也有传统中医的病种。"同"指病机和治法相同，"同治"既可以是狭义的同一个方剂，也可以是广义的同一个治法，如温阳化气法，方虽不同但治法相同。

"异病同治"在《内经》中没有明确的论述，但与"同病异治"相对亦体现了这种思想。《伤寒杂病论》中也没有明确论述，但在病证结合的辨证治疗方法和具体方药的运用上充分体现了"异病同治"的思想。明确提出"异病同治"者是清代医家陈士铎，在《石室秘录》有"同治者，同是一方而同治数病也……异治者，一病而异治之也"的论述。之后"异病同治"作为辨证论治的具体治则之一，为后世广泛应用。

三、《金匮要略》中肾气丸的运用分析

（一）寒湿脚气

《中风历节病脉证并治第五》曰："崔氏八味丸，治脚气上入，少腹不仁。"肾之脉起于足而由会阴上行于腹，如肾气虚衰，气化不利，则水湿内停，湿邪下注，腿足肿大而发为脚气，水湿脚气循经上行，凝聚于腹，少腹失荣，故少腹部拘急麻木不仁。此病虽为水湿不化，实由肾气不足，气化无权所致，此时单纯祛湿，难以奏效，以肾气丸补益肾气，收水湿得化，脚气得除之功。

（二）虚劳腰痛

《血痹虚劳病脉证并治第六》曰："虚劳腰痛，少腹拘急，小便不利者，八味肾气丸主之。"此腰痛乃精气亏虚，肾失所养所致，非外邪所干。肾经分支入少腹，肾气不利，经脉失养，故少腹拘急，肾与膀胱相表里，肾气不足，膀胱气化失司，则小便不利。以肾气丸补益肾气，化气利水，虚劳腰痛腹急因之而解，小便通利而诸证自愈。

（三）痰饮短气

《痰饮咳嗽病脉证并治第十二》曰："夫短气有微饮，当从小便去之，苓桂术甘汤主之；肾气丸亦主之。"夫饮邪而致的短气，生发于中焦，根源于肾而储藏于肺，若以脾阳不运，津液留而为饮，而致水饮上犯者，宜健脾行水，予苓桂术甘汤。若因下焦肾气虚弱，气化失司，不能化水，津液聚而成饮，水泛心下，阻滞心脉而为短气；肾气不足，膀胱气化无权，可见小便不利，"当从小便去之"，以肾气丸益阴温阳、化气利水治其本，使气化水行，饮有出路，随小便而出，则短气有微饮自除。

（四）消渴之病

《消渴小便利淋病脉证并治第十三》曰："男子消渴，小便反多，以饮一斗，小便一斗，肾气丸主之。"本条所论属下消证治，因房劳伤肾，阳气虚弱，气化失常，不能气化蒸腾津液以上润则渴而饮水，下不能气化以摄尿致小便反多，用肾气丸补肾之虚，滋阴助阳以恢复其蒸津化气的功能，则消渴小便多诸证自愈。

（五）妇人转胞

《妇人杂病脉证并治第二十二》曰："问曰：妇人病，饮食如故，烦热不得卧而反倚息者，何也？师曰：此名转胞，不得溺也。以胞系了戾，故致此病，但利小便则愈，宜肾气丸主之。"此病起于妊娠，血以养胎，气以固胎，子居胞中，肾气虚弱，膀胱气化不利，病在膀胱，故脐下急痛、小便不通；水气不行，浊阴上逆，虚阳上扰，故烦热不得卧而反倚息。用肾气丸振奋肾气，气化行水，顺举胞系则其转胞不得溺之证随之而解。

从上可知，首先，仲景用肾气丸未见畏寒肢冷、腰部冷痛等明显的寒热之征，说明肾气丸组方之意不在单纯补阳，而在助阳补肾气。其次，当肾气虚亏时，必有水液气化排泄失调，肾气丸治微饮咳喘、脚气冲心、妇人转胞，乃扶正以祛邪之举，肾气丸在补益肾气，协调阴阳的基础上，利水湿以通阳气，活血脉以助阳行，气血水并治，是肾气丸多向调节、愈病之机理。最后，慢性衰弱性疾病，用丸药缓图，宜长期服用。现代人们以附子为妊娠禁忌药，但张仲景用肾气丸治疗妇人转胞，说明临床用药忌宜是相对的，一要辨证准确，二要注意剂量和服法。

四、从《金匮要略》肾气丸的应用分析"异病同治"的机理

仲景用肾气丸所治五种病证，其一小便异常为共有症状，或"小便不利"，或"小便反多"。其二为足少阴肾经循行部位病证，"脚气上入，少腹不仁""虚劳腰痛，少腹拘急"。五种疾病都是肾气虚弱，开阖不利，水液代谢障碍，可以认为其证候相同，均以肾气丸一方而治之。肾气丸在《金匮要略》中的运用，在一定程度上示范了"异病同治"的基本原理和运用原则。"异病"之所以"同治"，或是病因，或是病位，或是病性，或是病机之相同，而不同疾病同一病因、同一病位、同一病性治法之相同的根本原因在于同一病机，因为"病因""病位""病性"均是疾病的外候，"病机"是反映疾病的本质。这是"异病同治"思想的出发点和归属。有学者将《伤寒杂病论》中"异病同治"的用法按其证候是否一致分为两类[2]，一是异病同证同治；二是异病异证同治。为后世对"异病同治"的应用打开了局面。

五、肾气丸"异病同治"的临证发微

（一）辨证论治是"异病同治"的前提条件

《中医大辞典》曰："证候，辨证名词。即证的外候，是疾病过程中一定阶段的病位、病因、病性、病势及机体抗病能力的强弱等本质有机联系的反应状态，表现为临床可供观察到的症状与体征。因此，从证候的意义上反映出中医学对疾病的认识论和方法论特点。"[3] 辨证论治指导人们既要看到一种病可表现出多种不同"证"，又要注意不同的病在其发展过程的某一阶段，也可以出现相同的"证"。例如糖尿病、尿崩症、前列腺增生症、儿童遗尿病、真性尿失禁是五种不同的疾病，糖尿病、尿崩症中医都可以诊断为消渴，以多饮、多食、多尿、形体消瘦为特征，基本病机是肾中阴阳两虚，阳不化气，水津不布，下元失约，故多尿口渴而日趋羸瘦；前列腺增生症中医诊为癃闭，以尿频尿量减少，排尿困难，甚则小便闭塞不能为主症，肾气亏虚，气化不利是其病理基础；遗尿为睡中小便自遗，醒后方觉，多因肾关不固，下元虚弱所致；真性尿失禁因肾气亏虚，关门失约导致小便极频，难约难禁，闻水声则遗尿不止，这五种病，都可辨证为膀胱气化失司，有的是下元失约，水液直下，有的是关门失常，气不化水，均属肾气虚弱所致。故可用相同的治疗原则和方法，用肾气丸异病同治，均能收到理想的效果。

异病同治必须以准确辨证为前提，若辨证失误，"异病同治"便失去了遣方用药的依据。笔者曾治白某，全年背凉，尤其是腰以下冰凉似铁，睡觉盖两床被子，再加暖水袋才行。予金匮肾气丸加减治疗却没有效果，进一步分析患者年轻力壮，面色发暗有光泽，语声洪亮，失眠多梦，小便黄赤，脉弦滑有力。辨证为火郁证，内热外寒，阴阳不交。用四逆散合白虎汤治疗2周而愈。这提示我们见到四肢逆冷，不可一概论为肾阳不足，一定重视辨证施治，治病求本。

（二）证候病机是决定"异病同治"的依据和基础

"异病同治"的关注点在证候，但中医证候具有动态变化的特性，在内涵上必然表现出阶段性、复合性特征，而病机是疾病发生、发展与变化的机理，病机始终关注病证中病机变化过程的连续性。所以证候辨识的核心在辨识病机，如何在不同的病中找到相同的病机，进行正确的辨证，就成为"异病同治"的关键。如赵某61岁时因肾气亏虚，气化不利出现小便淋沥不畅，用肾气丸治疗3个月后症状明显缓解。10年后又因小便淋沥不出行前列腺增生电切术，术后两年又因前列腺增生出现小便淋沥不出，同时腰部、会阴部胀痛，患者由原来肾气亏虚，气化不利的证候，变化为以气滞血瘀为主的证候，于是用行气活血的血府逐瘀汤加减治疗2个月，现已5年没有复发。

（三）辨病与辨证结合是"异病同治"的重要环节

当不同的疾病出现同一证时，既要辨其证，还要察其病，因为同证是在异病的基础上，不同疾病发展到某一阶段具有共同的临床表现或共同病理机制，但其本质仍是有差异的。即形成同一证候的诸要素如主症、次症、兼症及舌脉等必然也有区别，而且在不同的病中其主次地位也是不一致的。此外，不同疾病的发展转归也不同。所以我们在应用"异病同治"时，辨病与辨证相结合，做到"异病同治，同中有异"。如同样以小便不利为主的两名患者，一名是因为前列腺增生引起尿无力，滴沥不尽。辨证为肾气亏虚证，用八味肾气丸加生黄芪服用 2 周有效但不明显。分析患者小便滴沥不尽，在肾气亏虚的基础上还有阴阳两虚，膀胱湿热，于是上方中又加滋肾通关丸治疗1 个月余，疗效满意。另一名因高血压病单纯性肥胖，引起小便不利，眩晕腰痛，辨证为肾气亏虚为主，兼有血瘀，用肾气丸加龙骨、牡蛎潜镇平阳，服药 1 个多月以后，患者血压稳定，小便通畅，体重也减了 4kg。只有把握好共性与个性的关系，才能取得良好的效果。

（四）灵活应用"异病同治"是提高疗效的保障

1."异病同治"需要强调的是"同治"不是一成不变的"同"，而应根据具体情况有所调整的治疗。如八旬老妇人安某，患咳嗽气喘数月不愈。咳吐稀白痰涎，小便频数清长，咳时每有小便遗出，伴畏寒肢冷，两足浮肿，腰酸痛。舌淡苔白，脉象沉细。辨为肾阳虚衰、水气上泛、下元失约的膀胱咳。用苓甘五味姜辛汤加益智仁、桑螵蛸、菟丝子治疗 10 天后咳喘控制，继以金匮肾气丸加五味子善后，遗尿亦愈。

2."异病同治"用方之时应体现出辨证论治的灵活性。不仅根据疾病的特点和规律，还要结合患者的体质、环境、年龄、性别、病因、病位、病程等具体情况对处方剂量和药物进行适当的增减变化，往往疗效更有保证。如胸痹患者姚某，近 2 年出现头晕头痛，耳鸣呈持续性，心烦不宁。患者年事已高，以肾阴阳两虚为本，兼有肝阳上扰、心脉血瘀及水湿不行，先以金匮肾气丸改汤益阴扶阳行水，佐何首乌、天麻、钩藤平肝息风，丹参、川芎、红花通络宽胸。头晕头痛及胸闷减轻后，用耳聋左慈丸加女贞子、菊花、桑寄生滋养肝肾治耳鸣耳聋为主，合丹参、川芎以养心化瘀迅速获效。如开始即侧重滋阴息风宣窍，则肾阳更虚，水湿留滞，阳亦难复，病情将更缠绵。

3."异病同治"可以只是治则相同，也就是证同机同治同，方药不一定相同。如同是肾阳虚证，都用相同的温补肾阳法，但选方却不同。千金肾气丸治疗虚劳不足，大渴欲饮水，腰痛，小腹拘急，小便不利；济生肾气丸主治肾阳不足，腰重脚肿，小便不利；桂附地黄丸治疗肾阳不足，腰膝酸冷，肢体浮肿，小便不利或反多，痰饮喘咳，消渴。因此，在相同的治疗原则下，具体情况具体分析才是更重要的。

4."异病同治"的应用不限于"同证同治"，在某些情况下，通过中药方剂的双向调节作用，病异证异也可同治。因为一首方剂中可能存在许多有效的物质，进入人体后可能产生与人体各系统间的相互作用，在不同病证治疗过程中，方剂中不同物质起到了各自的治疗作用，达到相同的治疗效果。另外，中药方剂本身具有治疗作用的多效性，同一首方剂中相同物质具有多重作用，也可以表现出"异病同治"的作用。如肾气丸可以对发热和机体寒凉等体温异常病症起双向调节作用，主要表现在对于病理状态下的体温升高和体温偏低的有效治疗，使之趋向于机体内环境的体温相对恒定。张景岳"善补阳者，必于阴中求阳，则阳得阴助而生化无穷；善补阴者，必于阳中求阴，则阴得阳升而泉源不竭"是对肾气丸阴阳双调的很好诠释。

综上所述，肾气丸平补肾气，阴阳双补，利水活血，气血水并治。在临床上凡病机为肾气虚弱或阴阳两虚者，皆可用肾气丸加减随证施治。本文从金匮肾气丸的组成及功效分析开始，阐述了"异病同治"的前提是病机相同。张仲景在《金匮要略》中治疗脚气、虚劳、消渴、痰饮、转胞五种不同的病证都应用肾气丸，体现了"异病同治"的理论特点，通过临床应用肾气丸的具体案例，论证了"异病同治"的前提是辨证论治，"异病同证同治"是常法，反映的是其规律性和普遍性，"异病异证同治"是"变法"，体现的是其灵活性和中医药治疗疾病的多效性。掌握金匮肾气丸及"异病同治"的运用原则，为临床实践中高效诊疗疾病提供了依据。

参考文献

［1］李经纬，余瀛鳌，蔡景峰，等．中医名词术语精华辞典［M］．天津：天津科学技术出版社，1996.

［2］贝润浦．论异病异证同治［J］．辽宁中医杂志，1980，3（3）：1-5.

［3］李经纬，余瀛鳌，蔡景峰，等．中医大辞典［M］．2版．北京：人民卫生出版社，2004.

金劲松（湖北省中医院）

肾气丸又称金匮肾气丸、八味地黄丸、崔氏地黄丸、桂附地黄丸等，出自东汉医家张仲景所著《金匮要略》，为补肾名方，该方配伍之精，意理之深，治病之广，效用之显，为历代医家所推崇。从肾气丸组方及仲景在《金匮要略》中所列举的其治疗脚气、虚劳、消渴、痰饮、转胞等五种不同疾病，无不体现出仲景治病求本的用药及辨证施治思想的精髓，给后世以极大的启迪。

一、阴平阳秘——肾气丸的组方思想

《素问·生气通天论》曰"阴平阳秘，精神乃治""阴阳乖戾，疾病乃起"，中医学认为，人体的正常生命活动，是阴阳两个方面保持对立统一协调关系的结果，由于阴阳互为根本，相互依存，无阴则阳无以生，无阳则阴无以化，阴阳互生互化，消长平衡，维持人体的正常生理状态。疾病的发生，则是阴阳失去相对平衡，出现偏盛偏衰所造成的，阴阳失调是疾病发生发展的病理基础。

肾为水火之宅，内寓元阴元阳，为一身阴阳之根，肾之阴阳失衡为多种疾病发生的根本原因。《素问·金匮真言论》言："夫精者，身之本也。"肾中精气的盛衰，决定着机体生、长、壮、老、已，是机体生命活动之本，对人体各方面的势力活动起着极其重要的作用。一旦肾的阴阳失调，则易累及心、肝、脾、肺诸脏并产生相应的病变，或水火不济，心肾不交，或肾不纳气而气喘，或气化失司之小便失调、水湿内停等证候，这些病症虽变化多端，然其病机均以肾之阴阳失调为基础，《金匮要略》之肾气丸正是针对疾病发生的这一根本病理机制而组方，切合人体阴阳变化之属性，尤其是肾之阴阳变化的属性，全方是阴阳平补而略偏于温的调补剂，肾气丸通过调整肾之阴阳失调，从而达到调整人体一身之阴阳的目的，有五脏同调之意。

肾气丸由干地黄八两，山药、山茱萸各四两，泽泻、茯苓、牡丹皮各三两，桂枝、附子（炮）各一两组成，以干地黄滋补肾阴，山茱萸、山药滋补肝脾，辅助滋补肾中之阴；泽泻、茯苓利水渗湿，牡丹皮清肝泻火，"三补三泻"，意在补中寓泻，以使补而不腻。以少量桂枝、附子温补肾中之阳，意在微微生长少火以生肾气。《医宗金鉴》谓"此肾气丸纳桂、附于滋阴剂中十倍之一，意不在补火，而在微微生火，即生肾气也"。全方根据阴阳互根互用理论，内寓阴阳双补，阴中求阳，阳中求阴，正如张景岳所说"善补阳者，必于阴中求阳，则阳得阴助而生化无穷；善补阴者，必于阳中求阴，则阴得阳升而泉源不竭"，重在协调阴阳平衡，水火既济，而并非纯补阳之剂，这里所称之肾气是由肾阳蒸化肾阴而产生的，是肾的正常生理功能状态的一种体现，是肾阴肾阳平衡协调产生的结果。尤在泾认为"肾气丸养阳气以化阴"，赵养葵认为"水火得养则肾气复矣"，肾气实际包含着肾阴肾阳两个方面，欲要肾气充足，肾的生理功能正常，必须阴阳同调，水火既济，作为一身阴阳之根本的肾的阴阳平衡协调了，可同调五脏之阴阳，达到"阴平阳秘，精神乃治"。如张景岳所言："肾气丸能使气化于精，即所以治肺也；补火生土，即所以治脾也；壮水利窍，即所以治肾也。"可见，肾气丸为调理阴阳平衡之总方，协调肾阴肾阳之典范，其阴阳双补，五脏同调，补泻结合的配伍特点抓住疾病的根本，这是其异病同治，治疗阴阳失调后变化多端的复杂病证，广泛适用于多种疾病治疗的重要基础。

二、异病同治——仲景对肾气丸的应用

"异病同治"是中医学的特色之一，是指不同的疾病，在其发展过程中，由于出现了相同的病机，从而采用同一方法治疗的法则，其思想基础是辨证论治。《金匮要略》中有许多异病同治的例子，如小建中汤治疗虚劳、虚黄及妇人杂病腹痛；防己黄芪汤治疗风湿、风水；大承气汤治疗热盛动风之痉病、阳明腑实之腹满、实热下利、实热瘀结之腹痛；等等。其中肾气丸的运用堪称"异病同治"的典范，仲景在《金匮要略》中列举了脚气、虚劳、痰饮、消渴、转胞五种病证。

其一，《中风历节病脉证并治第五》曰："崔氏八味丸，治脚气上入，少腹不仁。"脚气是指病从脚起，以脚软弱、麻木、肿胀为主要表现的病症。足少阴肾经起于足小趾下，斜走足底涌泉穴，循于小腿内侧，直行于腹腔内，止于舌根两旁。故肾气虚衰，寒湿循经上入，聚于少腹，致少腹麻木不仁，此因肾气之虚而起，非一般散寒祛湿之剂可治，当以肾气丸调补肾中精气，"益火之源，以消阴翳"。正如尤在泾在《金匮要略心典》所言："肾之脉起于足而入于腹，肾气不治，湿寒之气，随经上入，聚于少腹，为之不仁。是非祛湿散寒之剂所可治者，须以肾气丸补肾中之气，以为生阳化湿之用也。"

其二，《血痹虚劳病脉证并治第六》第15条曰："虚劳腰痛，少腹拘急，小便不利者，八味肾气丸主之。"所谓虚劳，是多种原因导致以脏腑阴阳气血亏损为主要病机的慢性虚衰性疾病，久病必致肾之精气亏虚，腰为肾之外候，肾精不足，腰府失于濡养，则腰痛；肾气不足，膀胱气化不利，开阖失权，则少腹拘急，小便不利，是"以八味肾气丸补阴之虚，可以生气；助阳之弱，可以化水"，以肾气丸调和肾之阴阳，振奋肾气，虚劳诸证可愈。

其三，《痰饮咳嗽病脉证并治第十二》第13条曰："夫短气有微饮，当从小便去之，苓桂术甘汤主之；肾气丸亦主之。"痰饮之证为脾肾虚，阳气不化，水饮内停。尤在泾

认为"饮，水类也，治水必自小便去之，苓桂术甘益土气以行水，肾气丸养阳气以化阴，虽所主不同，而利小便则一也"，意在调动阳气，化气以逐饮。痰饮一证，虽饮在心下，形成短气有微饮之证，其本在肾，故用肾气丸以化气行水逐饮。

其四，《消渴小便利淋病脉证并治第十三》第3条曰："男子消渴，小便反多，以饮一斗，小便一斗，肾气丸主之。"消渴病以口渴多饮，多食易饥，小便频多，久则形体消瘦为主要特征，此证属消渴之下消，为肾气损伤，不能蒸腾津液，不能化气摄水，故出现消渴，小便多。《医宗金鉴》言："饮水少而小便反多者，水消于下，故名下消也。上、中二消属热，惟下消者寒热兼之，以肾为水火之脏也。饮一溲一，其中无热消耗可知矣。故与肾气丸从阴中温养其阳，使肾阴摄水则不直趋下源，肾气上蒸则能化生津液，何消渴之有耶？"是以肾气丸补肾之虚，益真阴，壮少火，恢复其蒸津化气之力，蒸化水液，上升为津液，则消渴自解，小便复常。

其五，《妇人杂病脉证并治第二十二》第18条曰："问曰：妇人病，饮食如故，烦热不得卧而反倚息者，何也？师曰：此名转胞，不得溺也。以胞系了戾，故致此病，但利小便则愈，宜肾气丸主之。"转胞证的病因病机比较复杂，此证是由于肾气亏虚，膀胱气化不行，而致脐下疼痛，小便不利，并伴烦热，倚息不得卧等症。水气不化，阳浮于上则烦热，水气不得下而上逆则见倚息不得卧，故用肾气丸调补肾中精气，振奋肾中阳气，使气化复常，小便通畅，其病自愈。

上述五种疾病，证候表现虽然各不相同，但辨证总属肾阴阳俱虚，肾气不化。仲景所列举的肾气丸治疗五种不同病证，其思想的核心在于诊疗疾病应该透过疾病的复杂表象，抓住其内在的本质，把握疾病的根本，并通过调节脏腑内在阴阳两个方面，使其达到平衡协调，恢复脏腑自身的生理功能，这样往往能使看似千变万化，变化多端的复杂病候迎刃而解。肾气丸就是一个典型的范例，其通过调节肾阴肾阳两个方面，来调节肾中精气，使肾脏恢复其藏精化气的生理功能，则其导致的寒湿脚气、虚劳腰痛、痰饮、消渴、女子转胞等一系列病证随治而愈。肾气丸在《金匮要略》中的异病同治体现了辨证施治的一个基本原则——治病必求于本。

三、治病必求于本——肾气丸异病同治的启迪

《素问·阴阳应象大论》说"治病必求于本"。这里的"本"，首先指的是疾病的阴阳属性，进一步便是疾病的本质，即根本病机。肾气丸的异病同治启迪我们，中医药要取得较好的临床疗效，必须准确地辨证，抓住关键病机，此道理虽然浅显易懂，但若要在实际临床中充分贯彻、理解、掌握，却需要长期的临床体验、领悟，才有可能做到辨证准确，治病求本。

中医辨证的过程，是运用"四诊"等手段，在获得疾病的证候或信息的基础上，通过对证候辨识，即分析、综合、抽象、概括、判断、推理等思维过程，辨识病机，

即疾病发生发展的机制，认识疾病的本质和属性。这一过程是灵活和复杂的，需要灵活地运用八纲辨证、脏腑经络辨证、三焦辨证、卫气营血辨证等确定疾病类型，根据证候特征进行"审症求因"，判断其发病原因，再结合人体体质、时令气候、不同地域、环境、人事等多方面因素进行具体分析，从而找到疾病的本质，即疾病的病机，得出辨证结论，最后确定治疗法则。张仲景将其精辟地概括为"观其脉证"（诊察）→"知犯何逆"（辨识）→"随证治之"（施治）。要提高自己辨证论治的水平，需要认真学习中医经典，反复体会，吸取其中精髓。

仲景的异病同治说明了疾病的诊疗中准确辨证的重要性，但因其灵活性和复杂性，又最难掌握。如何掌握正确的方法，使之对复杂的病情能够灵活而又准确地辨证呢？笔者在临床诊疗疾病过程中往往是通过以下三步进行的。首先，别阴阳，抓纲领。如程钟龄在《医学心悟》中说"知其要者，一言而终；不知其要，流散无穷。此道中必须提纲挈领，然后拯救有方也"。这一纲领就是阴阳、表里、寒热、虚实八纲。根据证候最基本的性质，先别阴阳，使我们对证候有一个初步的基本认识是十分重要和必要的，《素问·阴阳应象大论》说"善诊者，察色按脉，先别阴阳""审其阴阳，以别柔刚，阳病治阴，阴病治阳"，只有从总体上把握了疾病的阴阳，才能决定疾病的治疗原则，同样，把握了疾病的阴阳变化，就能更准确灵活地辨证论治，取得更好的临床疗效。笔者临床上常针对患者证候的阴阳属性变化，仅以桂枝、白芍两味药物，通过不同的配伍比例，加入主方中来调节患者证候之阴阳偏性，往往取得很好的疗效。要做到准确把握疾病的阴阳属性，需要从个体的平素体质，疾病自身发展特点，详细问诊（如张景岳"十问歌"的内容），舌苔脉象等多方面收集的信息去综合分析判断，再对疾病的表里、寒热、虚实做进一步辨识。其次，在把握疾病性质的前提下，结合脏腑辨证，辨出确切病位，辨明心、肝、脾、肺、肾哪一脏的阴阳偏盛偏衰，从而针对某一脏腑阴阳气血的偏盛偏衰制定治疗的主方。最后，是将中医的辨证与西医的辨病相结合。辨病是西医的强项，要充分利用西医学的检测手段得出准确的诊断，这有利于我们认识不同疾病各自的发生、发展、转化、传变规律，有利于准确辨证，否则，辨证可能漫无边际，易出现偏差。在临床实践中，我们可将中医辨证结合西医学的检测手段进行分析，总结其中的一些内在规律，以便于更准确地辨证。这方面我们做过一些尝试，如对慢性肾小球肾炎辨证规律的探讨，将西医学的检测指标与辨证规律进行分析总结，研究血清肌酐值、血红蛋白含量、血清白蛋白与各中医证之间的关系等。把握一些西医学检测手段和中医辨证之间的规律，将辨证与辨病有机结合，有助于"治病求本"，提高临床疗效。笔者曾治疗一例尿毒症维持性血液透析的老年女性患者，全身多处肌肉痉挛多月，经常坐卧不宁，痛苦不堪，笔者分析其因，因血液透析每次超滤大量水分，应是阴伤失养，给予白芍、甘草二味中药酸甘化阴，煎汤内服，症状即减轻；进一步询问，肌肉痉挛多在胁肋部更甚，当属肝经，又肝主筋，于是加入一贯煎原方滋补肝阴，症状明显缓解，但偶有反复；结合其疾病特点，血液透析患者多钙磷失调，低钙高磷，易导致慢性肾脏病矿物质与骨异常（CKD-MBD），中医辨证为阴虚风动，加含钙之煅龙骨、煅牡蛎以平息肝风，肌肉痉挛症状完全缓解。这一病例体现了笔者临床常用的思辨过程，由面及点，点面结合，层层深入，即先辨清患者疾病根本的阴阳属性，进一步找到脏腑经络定位特性，最后根据西医学对疾病的认识特点结合中医学的相关理论，在上述辨证处方的基础上，进行针对性的选药加减。

仲景以肾气丸异病同治而效，是抓住了异病之共同本质，做到了治病求于本，我们如何真正地把握辨证论治这一思想的精髓，在临床上做到正确辨证，治病求本呢？笔者的领悟由上述可概括为别阴阳以定性，辨脏腑以定位，识疾病以定点（异病之特点）。

四、结语

我们学习经典，把握其中具体的某经方治疗某类疾病固然重要，更重要的是把握经典中治疗疾病的思想精髓，诚如肾气丸在《金匮要略》中的异病同治，我们不仅是为了掌握肾气丸所主治的五种病证，更重要的是学习肾气丸配伍用药中以调节脏腑阴阳为根本，以使"阴平阳秘"的组方思想，学习如何把握疾病的本质，治病必求于本的思想内涵，这样才能使我们真正地掌握经典，更好地运用经典，提高我们的辨证论治水平，提高临床疗效。

杨承芝（北京中医药大学东直门医院）

　　"异病同治"是中医学的一个重要概念，它是与"同病异治"相对而言的一种治则，都是中医辨证论治精神在临床实践中的具体应用。在《简明中医辞典》中，"同病异治"是指"同一病证，可因人、因时、因地的不同，或由于病情的发展，病型的各异，病机的变化，以及用药过程中正邪消长等差异，治疗时根据不同的情况，采取不同的治法"；"异病同治"则是指"不同的疾病，若促使发病的病机相同，可用同一种方法治疗"。

　　《金匮要略》虽然没有明确提出"异病同治"这个概念，但其病证结合的辨证治疗方法却充分体现了"异病同治"的精神。有学者统计，《金匮要略》中有 14 篇 56 条 18 首方剂涉及"异病同治"法则[1]，其中肾气丸就是一方治数病的代表性方剂，后世医家不断将其阐发、化裁，灵活应用，大大拓展了其适用范围，可谓是"异病同治"理论在临床实践中具体应用的典范。本文就肾气丸的临床应用与现代研究浅谈对"异病同治"内涵的思考。

一、肾气丸的组成与配伍特点

　　肾气丸，在《金匮要略》中又名崔氏八味丸、八味肾气丸，因来源于《金匮要略》，后世又称为金匮肾气丸。该方由干地黄八两，山茱萸、山药各四两，泽泻、茯苓、牡丹皮各三两，桂枝、附子（炮）各一两组成。方中干地黄滋补肾阴为君，山茱萸滋肾益肝，山药滋肾补脾，共成肾、肝、脾三阴并补以收补肾治本之功；泽泻配干地黄以补肾而降肾浊，牡丹皮配山茱萸以泻肝火，茯苓配山药以健脾而渗湿。以少量桂枝、附子温补肾中之阳，意在微微生长少火以生肾气，正如清代吴谦《医宗金鉴·删补名医方论》转引柯韵伯所言："此肾气丸纳桂、附于滋阴剂中十倍之一，意不在补火，而在微微生火，即生肾气也。故不曰温肾，而名肾气。"可见本方重点不在峻补肾阳，而在于填补阴精，温阳化气，以使阴平阳秘，恢复肾脏气化功能。

　　本方配伍有两大特点：第一个特点是基于"阴阳互根互用"原理，滋阴药与助阳药并用，补纳肾中真阳之气，以恢复其气化功能。因为肾为水火之脏，藏真阴而寓真阳，阳动则气化，阴静则精生，阴平阳秘，则人体气机蓬勃，脏腑功能不断运化。若方中仅用滋阴药，不仅甘味之药会阻碍脾运，而且难以化生成肾中精气；反之，若方中只用助阳药，则温热之性日久势必耗损精血。因此，在大量滋阴药中运用小剂量助阳药，可以使阳气在受补的同时不会伤阴，有阴的制约也不会使阳气暴生，阳与阴合而不是热，而是温，以阴配阳，使得"阳得阴助而生化无穷"。第二个配伍特点是"补中寓泻"，干地黄、山茱萸、山药为"三补"，泽泻、牡丹皮、茯苓为"三泻"，三补十六两，三泻九两，从补泻药物用量上来看，意主在补，不在泻，补中寓泻，而成动静合宜之剂。汪昂按曰："古人用补药必兼泻邪，邪去则补药得力，一阖一辟，此乃玄妙。"全方滋而不腻，温而不燥，补中有泻，以补为主，滋阴之虚以生气，助阳之弱以化水，使肾的气化功能恢复正常，阴阳协调，则病自除。全方配伍充分体现了"一阴一阳者，天地之道；一开一阖者，动静之机"的中医辨证思想。

肾气丸的这种对立、统一、辩证的制方思想正是中医整体观念和辨证施治的具体体现。除肾气丸中出现的阴中求阳、补中有泻的组方特点外，中医方剂中还常常出现寒热并用、刚柔相济、敛散同用、润燥互用、升降相因等药物性味、作用趋势相对或相反的组方特点，多数是为权衡复杂病机而设，有的是反佐法的应用。如《伤寒论》中的诸泻心汤、乌梅丸、柴胡桂枝干姜汤，《金匮要略》中的大黄附子汤、黄土汤等，都具有寒热药物并用的特点。还如《宣明论方》倒换散，主新久癃闭，小腹急痛，肛门肿疼，药用大黄配荆芥穗，大黄沉而降，荆芥浮而升，升降并用；若小便不通大黄减半，以升为主，升中有降；若大便不通荆芥减半，以降为主，降中有升；分别针对小便不通和大便不通，两药倒换使用，是中药升降浮沉理论的应用。这种辩证、对立、统一的配伍特点可能是中药方剂具有双向调节作用或具有多种药理作用的机制之一。实验证明肾气丸既具有降低血糖的作用，用于治疗糖尿病，又具有升高血糖的作用，用于治疗低血糖。方剂的这种双向调节作用或多效性亦是异病同治的药理机制之一。

二、病机相同是"异病同治"之病理基础

1.《金匮要略》肾气丸的应用，是异病同治"一方治数病"的示范

肾气丸在《金匮要略》凡五见：一见于《中风历节病脉证并治第五》附方中，治脚气上入，少腹不仁，曰："崔氏八味丸，治脚气上入，少腹不仁。"二见于《血痹虚劳病脉证并治第六》治虚劳腰痛，曰："虚劳腰痛，少腹拘急，小便不利者，八味肾气丸主之。"三见于《痰饮咳嗽病脉证并治第十二》治痰饮轻症，曰："夫短气有微饮，当从小便去之，苓桂术甘汤主之；肾气丸亦主之。"四见于《消渴小便利淋病脉证并治第十三》治消渴，曰："男子消渴，小便反多，以饮一斗，小便一斗，肾气丸主之。"五见于《妇人杂病脉证并治第二十二》治妇人转胞，曰："问曰：妇人病，饮食如故，烦热不得卧而反倚息者，何也？师曰：此名转胞，不得溺也。以胞系了戾，故致此病，但利小便则愈，宜肾气丸主之。"

以上五病，病名不同，表现各异，然都可用肾气丸治疗，为什么？

《金匮要略》所言脚气可因外感寒湿邪气而致，亦可因肾气不足、水湿不化而致。外感寒湿之脚气宜温经祛寒、除湿解痛，用乌头汤；而肾气不足、水湿下注所致之脚气上入，少腹不仁者，治宜肾气丸以温补肾气，化气行水，正如尤在泾曰："肾之脉，起于足而入腹，肾气不治，湿寒之气，随经上入，聚于少腹为之不仁，是非祛湿散寒之剂所可治者，须以肾气丸补肾中之气，以生阳化湿之用也。"虚劳之人，出现腰痛、少腹拘急、小便不利等症，为肾气不足所致。腰为肾之外府，肾虚则腰痛；肾主水，与膀胱为表里，司开阖，肾气不足，膀胱气化不利，则少腹拘急、小便不利。故治用肾气丸以振奋肾气，诸证自愈。夫微饮之病，是水饮之轻微者，外证不甚明显，仅有短气，似属轻微，但水饮内阻，阳气不化，其本在于脾肾，必须早为图治。水饮停留，妨碍升降之气，气为饮抑，故短气；水饮内停，阳气不化，可见小便不利。"当从小便去之"，是说本证治法，宜化气利小便，使气化水行，饮有去路。但饮邪之形成，有因中阳不运，水停为饮者，其本在脾，可伴有心下逆满、起则头眩等症；亦有下焦阳虚，不能化水，以致水泛心下者，其本在肾，还可伴有畏寒足冷、小腹拘急不仁等症。故治疗宜分别对待，前者治脾，后者治肾。尤在泾曰"饮，水类也。治水必自小便去之，苓桂术甘汤益土气以行水，肾气丸养阳气以化阴，虽所主不同，而利小便则一也"，概括了仲景治疗水饮之大法，治病必求于本也。至于消渴一病，中医有"上、中、下"三消之论，上消和中消属于热证，下消则有寒热之分。上文所论即属于肾气虚导致的下消。肾气虚衰，不能蒸化津液以上润，又不能化气以摄水，故口渴，饮一斗，小便一斗。"小便反多"是相对于热病大热耗津所致之口渴小便必不多而言，用以鉴别。程门雪曰："与以饮一溲二大不相同，饮一溲二是龙火内燔，消津不消水，与脂膏溶化并下故饮少溲多。饮一溲一是肾阳不足，釜底无薪，水不化气，纯从小便而出，故饮一斗小便仍一斗，乃阴无阳无以化之象，亦温肾阳以化气，气升则渴除，气化则泉缩，轻则五苓（散），重则肾气（丸）。"然肾阴虚或肾阴阳两虚亦可致消渴，治当别论。妇人转胞的病因病机较复杂，肾气虚弱，膀胱气化不行，仅是其中一种。由于病不在胃，故饮食如故；病在于膀胱，故少腹胀满而不得溺。虚阳上扰，兼水气不行，浊阴上逆，故烦热不得卧，而反倚息。治用肾气丸以振奋肾阳，肾阳充则气化行，小便通利，则病自愈。

由上分析，脚气、虚劳、痰饮、消渴和妇人转胞是五种不同之病，症状各不相同，但都可因肾气不足、气不化水而发病，这是五种病的共性病机所在，因此均可用肾气丸来治疗。就单个病证而言，肾气不足只是现阶段的病机，或是其某一亚型的病机，不是病证所有病机的概括，这就要针对不同的病机采取不同的治法，即同病异治，如外感寒湿之脚气就要用乌头汤来治，中焦阳虚之痰饮就要用苓桂术甘汤治疗，绝不可以再用肾气丸治疗。

因此，可以认为，病机相同是异病同治的前提条件，而对疾病所处一定阶段的病因、病性和病位等所做的病机概括，便是中医学所谓的"证"，"病"的全过程可有不同的"证"，而"证"又可见于多种"病"中。不同的疾病之所以可以采用相同的治法，是因为不同的疾病在各自的某个病程阶段出现了相同的"证"，其实质是不同疾病出现了相同的病机，这是"同治"的前提和基础。因此，可以认为"异病同证才可以同治"，体现的是"治病必求于本"的中医辨证论治原则。

2. 肾气丸的加减应用，是异病同治"一法治数病"的体现

后世医家在应用肾气丸的过程中又有新的发挥，灵活变通，使其主治功用更加有所侧重，使用范围进一步得到拓展。如宋代钱乙《小儿药证直诀》中的"六味地黄丸"，即由肾气丸去掉附子、桂枝二药而组成，治小儿"肾怯失音，囟开不合"等症，其制方依据是小儿为稚阳之体，阴气未足，阳气柔弱，故去掉耗阴伤阳之香燥药物，以柔润养阴，后世奉为补肾阴之祖方。后世医家在钱氏六味地黄丸的基础上，加减变化出众多方剂，广泛运用于临床，如"知柏地黄丸""杞菊地黄丸""麦味地黄丸""归芍地黄丸""耳聋左慈丸"等。宋代严用和在肾气丸基础上加牛膝、车前子而成"济生肾气丸"，治疗因肾阳虚，气化不行，不能运化水湿之肾虚腰痛、脚肿、小便不利等症，主治更侧重化气行水以消肿。还有严用和用以治疗虚损的十补丸，就是肾气丸加鹿茸、五味子。清代高鼓峰《医宗己任编》论述了前人运用肾气丸和六味地黄丸的经验和加减变化，如六味地黄丸加柴胡、白术、甘草、当归、五味子而成"滋肾生肝饮"，治疗郁怒伤肝脾、血虚气滞诸证；六味地黄丸去山茱萸，加柴胡、生地黄、当归尾、五味子而成"滋阴肾气丸"，治疗目生黑花、视物二体及内障等；六味地黄丸去泽泻，加人参、当归、白术、麦冬、五味子、陈皮、甘草，制成"人参补肺汤"，治疗肾水不足、虚火上炎、咳唾脓血等症；六味地黄丸加生地黄、柴胡、五味子，制成治疗肝肾阴虚的"抑阴地黄丸"；六味地黄丸去泽泻，以赤茯苓换白茯苓，加川芎、当归、川楝子、使君子，制成治疗肾疳的"九味地黄丸"；六味地黄丸加五味子、当归、生地黄三味，制成治疗诸脏亏损的"益阴肾气丸"，并谓此为壮水之主，以制阳光之剂也。

古代医家运用肾气丸加减化裁，比较集中地应用于以下几种病证：水肿、滑泄、遗溺、小儿肾虚、痛肿、腹痛、呕恶、多涎齿痛、腰痛、阴寒、阳痿。现代临床将肾气丸的应用范围拓宽，据文献研究报道，其治疗的病种多达 40 余种，治疗范围包括循环、内分泌、消化、代谢、神经精神、呼吸、泌尿等多个系统，涉猎内、外、妇、儿、骨、口腔、五官、皮肤、男科等多个学科。仅王永炎院士等主编的《临床中医内科学》记载，肾气丸加减适用于中医的鼻衄、口咸、口黏、哮证、肺胀、脱肛、多寐、风痱、水肿、尿浊、癃闭、关格、肾积、肾劳、血精、消渴等疾病。该书还记载矽肺、高血压、神经性呕吐、急性与慢性肾衰竭、慢性肾炎、前列腺炎、原发性血小板减少性紫癜、尿崩症、糖尿病、系统性红斑狼疮、白塞综合征、干燥综合征、急性高原反应与高原性水肿等西医疾病，也可用肾气丸[2]。这些表明肾气丸在多系统疾病中被广泛应用，远远超出《金匮要略》所记载的范畴。

肾气丸的加减应用，其实质是应用补肾大法治疗以肾虚为基本证候的不同疾病，即同一治法治疗具有相同基本病机的不同疾病，非一方治数病，而是一法治数病，反映出"异病同治"的原则性与灵活性。原则性体现在"异病同治"的前提必须是病机相同，即共性；灵活性体现在基本病机相同的基础上根据不同疾病的病位、病势、症状的不同，在同一基础方上适当增减药物，或调整方剂药物配比剂量，以提高疗效。这是病证结合的要求。

相对于某个具体疾病来说，这种共性病机不是疾病的全部病机。随着疾病的发展与演变，这种共性病机是动态变化的、呈阶段性的，可以是某一种病的某一阶段的关键病机，如虚劳腰痛、消渴；也可以是某一种病的一个亚型的关键病机，如脚气、妇人转胞。正是这一共性病机处在不同疾病的病程中或亚型中，决定了异病同治也是阶段性的，并非全程的。

既然为"异病"，必有其区别于其他疾病的临床特点，构成证候的主症、次症、兼症必然有所区别。异病同证之同，是在异病的基础上，不同疾病发展至某一阶段所具有的相同的临床表现或具有的相同病理过程，但其本质仍是有所差异的。如果以某一方不加改变给予治疗，其疗效可想而知，也是参差有别的。因此，治疗时应考虑具体疾病的个性特点，运用适合这种疾病的不同中药来治疗。此外，不同疾病的发展转归也不同，只有考虑到这种疾病可能的发展趋势，才能更好地防止其进一步的发展。因此，异病同治应在辨病与辨证相结合的基础上有条件、有针对性地开展。

三、从西医学研究看"异病同治"的科学基础

1."异病"之共性病理环节是同治之生物学基础

西医学研究发现，中医"异病同治"的实质是"许多疾病在一定时期出现相同的病理过程或交互紊乱的关键点。这些关键点或为代谢调节酶，或为某基因的表达，或为某蛋白组的功能变化，不仅是代谢紊乱的生物学基础，也是中药发挥疗效的物质基础。临床用药通过对'证'治疗，调节某些关键病理环节，从而发挥对不同疾病的治疗作用，达到异病同治的目的"[3]。

临床上常常采用补肾法治疗多种慢性疾病，相关研究发现，其可能机制是这些慢性疾病具有共性病理环节。如哮喘、慢性阻塞性肺疾病（COPD）属气管炎症性疾病；变应性皮炎则属皮肤炎症性疾病；肺癌、抑郁、衰老也与炎症状态密切相关，而致炎/抗炎机制的紊乱则是此类疾病的共性之一。慢性炎症性疾病往往是炎症过度与HPA轴功能紊乱并存，甚至形成恶性循环，造成了疾病迁延难愈。此类疾病中医辨证为肾虚气虚证型常见，补肾益气理法方药用于治疗伴有肾虚的炎症性疾病，疗效明显，且在有些方面较西医学具有优势。用补肾益气方干预哮喘、COPD等动物模型以后，相应的

表征明显改善，肺功能提高，炎性免疫得到了某种程度上的纠正，HPA 轴功能有所改善[4]。这些研究提示，炎症过度与 HPA 轴功能紊乱并存可能是慢性炎症性疾病肾气虚证的共性病理基础，而补肾益气药能够作用于这些炎症性疾病的共性化病理环节。这些研究结果为中医"异病同治"采用同方同法治疗不同疾病和状态的实践提供了科学基础，在某种程度上为证本质的研究开拓了新途径。

2. 方剂的多效性是异病同治之药理基础

在解释"异病同治"为"异病同证才可以同治"时，还应从中药或方剂的多种功效方面来辨证认识这个问题。有专家认为，若过分强调不同疾病之间"证与证的相同"，可能会忽视"方剂作用的多效性"问题，即方剂进入人体后可能与人体各系统间产生相互作用。确保"异病同治"是真的必须条件：其一，将所用方剂视作一个不可再分割或分析的整体；其二，方剂作用单一只对一个证候有效。只有满足了这两个条件，我们才能说在方剂层次上中医"异病同治"的法则是真的。如果去除上述限制，"异病同治"可能存在的解说是什么？其一，将方剂看成是一个可有限分割的整体，我们可以得出，所谓"异病同治"是因方剂中存在许多有效物质，在不同的病证治疗过程中方剂中不同物质起到了各自的治疗作用，因这些物质来源于同一首方剂，在没有对方剂有效物质分离提取的情况下，人们笼统或模糊地认为这就是"异病同治"。其二，我们承认"方剂作用的多效性"问题，即承认相同物质具有多重作用，那么，"异病同治"的解释将不限于"病异而证同，证同而治同"[5]。

实验研究证实，肾气丸具有多个方面的药理作用，对神经系统、免疫系统、内分泌系统、循环系统、生殖系统、物质代谢（脂类、糖类、氨基酸）等多个系统均可产生药理作用，此外，还具有抗疲劳作用、抗衰老作用、抗突变作用、抗辐射损伤作用等[6]。可以认为，同一方剂能够治疗不同疾病的可能机制与其具有多种药理作用有关，而多种药理作用的产生与方剂的多成分性、药物的配伍、机体的功能状态等密切相关。单味中药本身就是个多成分的集合系统，复方更是这样。在这个集合系统中可能含有药理作用方向一致的多个成分，也可能含有一定数量药理作用相互对立的化学成分。多个成分相互作用的结果是复杂的，不同成分可通过不同途径、不同层次、不同靶点产生多种药理作用，药理作用相似的成分可起到增效作用，而药理作用对立的成分可能会减效，或减毒，或起到双向调节作用。

方剂的双向调节作用是中医整体观念和辨证施治的具体体现，是中医药所特有的。如前所述肾气丸的配伍，蕴含着中医对立、统一、辩证的观点，在某一特定的条件下（如某一剂量、某种配伍、某一机体的状态等），方剂的这种配伍决定着其具有双向调节作用。中药的双向调节作用，"是指某一中药既可以使机体从亢进状态向正常转化，也可以使机体从功能低下状态向正常转化，因此机体所处的病理状态不同而产生截然相反的药理作用，最终使机体达到平衡状态"[7]。方剂的双向调节作用与此同理。这种双向调节作用是同一方剂治疗不同疾病的药理基础。有研究表明，中医药对下丘脑 – 垂体 – 肾上腺皮质功能及交感 – 肾上腺髓质功能的影响主要表现为：①对肾上腺皮质系统疾病具有一定治疗作用，既可以治疗肾上腺皮质功能减退症，又可治疗肾上腺皮质功能亢进症。②当机体处于某种特定状态时，中医药对肾上腺皮质及髓质还具有反馈抑制作用，并不是一概地产生增强效应，而是通过多环节、多层次的调整作用，使下丘脑 – 垂体 – 肾上腺皮质轴的分泌激素功能维持在一定的平衡状态，以便更好地发挥其调节功能[8]。

中医学认为，人体生命活动是机体在内外环境的作用下，由多种因素相互作用而维持的动态的相对平衡过程。人体的正常生理是脏腑经络相互配合，气血调和，阴平阳秘。当发生疾病时，就打破了表里寒热、虚实气血、阴阳升降等相互协调的平衡，出现了偏盛偏衰的状态。用药的目的是对机体进行调节，损其偏盛，补其偏衰，调整阴阳，调理气血，恢复其正常的生理平衡。而中药方剂因其多成分性，通过多途径、多层次、多系统、多靶点地发挥其多效性，与中医的疾病观正好契合，从另一方面，阐释了"异病同治"的药理基础。

四、结语

肾气丸是千古名方，自仲景创制至今，广泛应用于临床，治疗多个系统的疾病，是中医学辨证论治理论指导下"异病同治"法则的代表性方剂，对临床具有重要的指导意义。对于"异病同治"治则，在临床实践中要深入了解其内涵，在"病证结合"的前提下，既要重视异病之间证的同一性，又要了解病与病之间的差异性，把握好共性与个性的关系，这样才能在临床中取得好的疗效。同时，要结合西医学研究结果，正确理解异病同治的科学内涵，促进中医辨证论治理论的发展与应用。

参考文献

[1] 韩振宏，陈云峰，任秋萍.《金匮要略》异病同治法浅析 [J]. 四川中医，1995（9）：10.

[2] 马迁. 肾命学说与肾气丸证研究 [D]. 北京：北京中医药大学，2001.

[3] 张冰，孔悦. 从 ATP– 柠檬酸裂解酶调节糖脂代谢看中药异病同治物质基础 [J]. 中国中医基础医学杂志，2006，12（1）：26–28.

[4] 董竞成，吴金峰，曹玉雪，等. 若干同证疾病或状态异病同治的科学基础初探 [J]. 世界中医药，2013，8（7）：715–720.

[5] 杨明会，王永炎. 从《金匮要略》肾气丸的运用论异病同治 [J]. 中医杂志，2008，49（8）：749–750.

[6] 张家玮，张爱林. 金匮肾气丸药理研究进展 [J]. 浙江中医杂志，2001，36（9）：

408–409.

[7] 夏俊龙，王育勤. 中药的双向调节与临床应用 [J]. 中国中医药现代远程教育，2015，13（6）：6-7.

[8] 谌剑飞，徐文峰，马超英，等. 现代内分泌学 [M]. 上海：上海医科大学出版社，1995.

刘革命（漯河市中医院）

肾气丸为仲景《金匮要略》著名方剂，其在《金匮要略》中共治五种病证，充分体现了中医异病同治的思想。

首先，看肾气丸的组成及功用。原方为干地黄八两，山茱萸四两，薯蓣四两，泽泻、茯苓、牡丹皮各三两，桂枝一两，附子（炮）一两。上八味，末之，炼蜜和丸，如梧桐子大，酒下十五丸，日再服。功用为平补肾气，阴阳双补，方用干地黄、山茱萸、山药共十六两，桂枝、附子共二两，补阴药为助阳药的数倍。故《医宗金鉴》说："此肾气丸纳桂、附于滋阴剂中十倍之一，意在不补火，而在微微生火，即生肾气也。"也就是《景岳全书》所载："善补阳者，必于阴中求阳，则阳得阴助而生化无穷。"又肾主水，泽泻、茯苓、牡丹皮利水活血，恢复肾的生理功能，即补肾气，故肾气丸以平补肾气为主。

前人关于本方的方义多有论述，虽措辞有别，主要观点大致统一。如《医经溯洄集》曰："八味丸以地黄为君，而以余药佐之，非止为补血之剂，盖兼补气也。气者，血之母，东垣所谓阳旺则能生阴血者此也……夫其用地黄为君者，大补血虚不足与补肾也；用诸药佐之者，山药之强阴益气；山茱萸之强阴益精而壮元气；白茯苓之补阳长阴而益气；牡丹皮之泻阴火，而治神志不足；泽泻之养五脏，益气力，起阴气，而补虚损五劳，桂、附立补下焦火也。由此观之，则余之所谓兼补气者，非臆说也。"《医方考》曰："渴而未消者，此方主之。此为心肾不交，水不足以济火，故令亡液口干，乃是阴无阳而不升，阳无阴而不降，水下火上，不相既济耳！故用肉桂、附子之辛热壮其少火，用六味地黄丸益其真阴。真阴益，则阳可降；少火壮，则阴自生。肾间水火俱虚，小便不调者，此方主之。肾间之水竭则火独治，能阖而不能开，令人病小便不出；肾间之火熄则水独治，能开而不能阖，令人小便不禁。是方也，以附子、肉桂之温热益其火；以熟地、山萸之濡润壮其水；火欲实，则丹皮、泽泻之酸咸者可以收而泻之；水欲实，则茯苓、山药之甘淡者可以制而渗之。水火既济，则开阖治矣。"《千金方衍义》曰："本方为治虚劳不足，水火不交，下元亏损之首方。专用附、桂蒸发津气于上，地黄滋培阴血于下，萸肉涩肝肾之精，山药补黄庭之气，丹皮散不归经之血，茯苓守五脏之气，泽泻通膀胱之气化。"《医宗金鉴》引柯韵伯曰："火少则生气，火壮则食气，故火不可亢，亦不可衰，所云火生土者，即肾家之少火游行其间，以息相吹耳，若命门火衰，少火见于熄矣。欲暖脾胃之阳，必先温命门之火，此肾气丸纳桂、附于滋阴剂中十倍之一，意不在补火，而在微微生火，即生肾气也。故不曰温肾，而名肾气，斯知肾以气为主，肾得气而土自生也。且形不足者，温之以气，则脾胃因虚寒而致病者固痊，即虚火不归其原者，亦纳之而归封蛰之本矣。"《古方选注》曰："肾气丸者，纳气归肾也。地黄、萸肉、山药补足三阴经，泽泻、丹皮、茯苓补足三阳经。脏者，藏经气而不泄，以填塞浊阴为补；腑者，如府库之出入，以通利清阳为补。复以肉桂从少阳纳气归肝，复以附子从太阳纳气归肾。"《血证论》曰："肾为水脏，而其中一点真阳便是呼吸之母，水足阳秘，则呼吸细而津液调。如真阳不秘，水泛火逆，则用苓、泽以行水饮，用地、萸以滋水阴，用淮药入脾，以输水于肾，用丹皮入心，以清火安肾，得六味以滋肾，而肾水足矣。然水中一点真阳，又恐其不能生化也，故用附子、肉桂以补之。"

其次，看《金匮要略》中肾气丸所治五种病证。"虚劳腰痛，少腹拘急，小便不利者，八味肾气丸主之。""夫短气有微饮，当从小便去之，苓桂术甘汤主之；肾气丸亦主之。""男子消渴，小便反多，以饮一斗，小便一斗，肾气丸主之。""问曰：妇人病，饮食如故，烦热不得卧而反倚息者，何也？师曰：此名转胞，不得溺也。以胞系了戾，故致此病，但利小便则愈，宜肾气丸主之。""崔氏八味丸，治脚气上入，少腹不仁。"其共同的病机均为肾气不足。共有症状为小便异常，小便不利或小便量多，频数。虚劳腰痛为肾气不足，气不能化，小便不利，补肾气而利小便。痰饮之短气，有微饮则是水停于内，为肾气不足，化气无力，故当补肾化气，利水祛饮，使邪去正安，实为扶正祛邪之法。男子消渴，小便反多，以饮一斗，小便一斗，当为肾气不固，水液失司，以肾气丸补肾固摄。妇人杂病之转胞，不得溺，当为肾气不足，开阖失常，故不得溺。崔氏八味丸治脚气上入，少腹不仁，为肾气不足，温阳失常，厥逆之气上升所致。故五者均可用肾气丸治疗。这五者其实是肾气功能的多个方面出现问题，也就是肾气不同功能的病理表现。

最后，看异病同治的基本理论问题。肾气丸在《金匮要略》中治五种不同的病证，充分体现了中医的异病同治理论。但异病同治的源头，理论基础，表现形式，临床应用，现实意义又将如何呢？所谓异病同治就是不同的病证，用同一种理论方法、方剂、药物进行治疗。需要指出的是同治绝对不能仅仅指治疗的方法，而要广得多。

其实异病同治的理论基础为中国古代哲学的一元论。以道统一切，一切均以道为本。也可以说是矛盾的普遍性。病虽异，但本同，均为阴阳失调，故就有了同治的基础。异病同治的概念起源于《内经》，应用于《伤寒论》《金匮要略》，发扬于金元，盛行于明清。《素问·病能论》说："夫痈气之息者，宜以针开除去之。夫气盛血聚者，宜石而泻之，此所谓同病异治也。"后人根据这一思想结合临床治疗的实际情况以相称性语句提出了"异病同证"和"异病同治"。《金匮要略》和《伤寒论》中对"异病同证"的论述主要体现于同一方剂的重复使用，即一方用治多病，其实质就是因证候相同而采取"异病同治"。《内经》指出了异病同治的概念，张仲景给予具体化，如上文的肾气丸的应用，还有泻心汤的应用、小青龙汤的应用、葶苈大枣泻肺汤的应用等。

唐宋时期的《备急千金要方》《太平惠民和剂局方》每个方下均有不同的病证，可以说异病同治是普遍存在的。金元时期，所谓的金元四大家，寒凉派以火热主论，应用苦寒药治诸病；养阴派以"阴常不足，阳常有余"为论，以养阴法疗诸疾；补土派更以后天为要，以补脾胃为手段，祛病疗伤；张从正更以汗、吐、下三法治疗诸疾，不能不说是异病同治的体现。最早明确提出异病同治概念在清代。陈世铎《石室秘录》的同治法中将其定义为"同治者，同是一方而同治数病也"。此外，清代程文囿《医述·方论》中尚载有："临床疾病变化多端，病机复杂，证候多样，病势的轻重缓急各不相同，故治法须变化万千。人有强弱之异，病有新旧之分，时有四季之差，地有五方之别；有时同病须异治，有时异病须同治，而同一病的各个阶段治法又不同。"明清时期王清任应用血府逐瘀汤治疗20余种病证，不能不说其是异病同治的大师。就是现代所谓的火神派，应用温阳理论治疗病证也可以说是一种异病同治。西医学研究，肾气丸对多种疾病有治疗作用，也同样是一种异病同治。

异病同治的基础是任何事物均有其共性，也就是通常所说的"没有完全不同的两片树叶"。异病有同，求同存异，治同。再就是同治，同一个理论可应用于不同的方面，不同的方面，这就是异，在疾病上就是异病。同一种方法可以解决多种问题，如养生、饮食调节可能对多种疾病均有作用。一个方剂具有多方面的功能，同一个功能可用于多方面，这些均为异病同治提示了可能。同一个药物可能有不同的成分，各种成分又有不同的性味、归经，表现为不同的功效，可用于治疗不同的疾病。

异病同治要避免两个极端，一是过分强调同治，诸如柴胡医、桂枝医、伤寒派、温病派等以不变应万变，难免有偏执之嫌，有守株待兔之嫌；二是忽略异病同治，一病一方，只看到表象没有看到事物之间的联系。同时异病同治启示我们要善于抓主要矛盾，抓实质执简驭繁，提纲挈领；要求我们利用现有的条件、方法、工具开辟新的领域，不守旧，不墨守成规，敢越雷池。我们不要给药物定性，如丹参针就是治冠心病，乌鸡白凤丸就是妇科用药，五子衍宗丸就是男子用药，这些定式思维会影响我们的继承和创新，会影响我们的开放思维。

中医异病同治的理论基础也可以说在于患者，病虽异，但人相同；人不同，疾相通。这就给异病同治提供了基本的物质基础。异病同治理论是广泛存在的，如文学家用文字、美术家用色彩、音乐家用声音表现各种不同的思想，甚至在一个行业、一个国家均存在异病同治的现象。可以说，异病同治理论不仅应用于医学领域，而且在其他领域也有广泛应用。

李　涛（新疆昌吉州中医医院）

　　《金匮要略》是我国现存最早的一部有关杂病辨证论治的专书，在理论和临床实践上具有较高的指导意义和实用价值，内容涉及临床各学科。仲景在杂病的治疗中灵活运用"同病异治"与"异病同治"之法，为后世医家治疗疾病的典范。

　　"同病异治"一词源于《内经》。《素问·五常政大论》曾明确提出："西北之气散而寒之，东南之气收而温之，所谓同病异治也。"同病异治是指同一疾病，可因人、因时、因地的不同，或由于病情的发展，病机的变化，以及邪正消长的差异，治疗时根据不同的情况，采取不同的治法。

　　"异病同治"一词，《内经》中并无明确的文字表述，但与"同病异治"相对已体现了这种治疗思想，于是后人根据"同病异治"的精神提出了"异病同治"，进一步丰富了中医学的治则治法。异病同治是指不同的病证，在发展的过程中，出现了相同的病机变化或相同的证候表现时，可以采用相同的方法进行治疗。

　　《金匮要略》在辨证治疗方法和具体方药的运用上已经充分体现了"异病同治"的精神，主要体现于同一方剂的重复使用，即一方用治多病，如当归生姜羊肉汤、赤小豆当归散、葶苈大枣泻肺汤、肾气丸等，在仲景治疗不同的病证中均出现过多次，其实质就是在不同疾病过程中由于病因病机、发展趋势的相似，出现了相同的证候，这时采用相同的治疗手段和方法，包括相同方剂的使用，即"异病同治"。现以肾气丸为例试论之。

一、肾的功能特点

　　肾藏精，主人体一身之阴阳，与人的生、长、壮、老已息息相关，在人的生命过程中发挥着重要作用，与心有水火相济、精神互用、君相安位之谊，与肺有共司呼吸之用，与脾有先后天相互滋生之德，且与肺脾共同完成人体的水液代谢，与肝则精血互生、藏泄互用。一旦肾的功能失调，则易累及心、肺、脾、肝诸脏并产生相应的病变，而致病情变化多端。或水不济火，心肾不交；或肾不纳气而气喘；或气化失司致二便失调，水湿内停；或失温养而脏腑功能低下、功能下降；等等。症状虽多，然其病机则以肾精不足、肾之阴阳失调为主。正如《医贯·内经十二官论》所说：脏腑的升降活动"惟肾为根"。肾乃人体生命的原动力。

二、仲景对肾气丸方证的论述

肾气丸在《金匮要略》中出现了五次，分别治疗五种不同的病症，如《中风历节病脉证并治第五》曰："治脚气上入，少腹不仁。"《血痹虚劳病脉证并治第六》曰："虚劳腰痛，少腹拘急，小便不利者，八味肾气丸主之。"《痰饮咳嗽病脉证并治第十二》曰："夫短气有微饮，当从小便去之，苓桂术甘汤主之；肾气丸亦主之。"《消渴小便利淋病脉证并治第十三》曰："男子消渴，小便反多，以饮一斗，小便一斗，肾气丸主之。"《妇人杂病脉证并治第二十二》曰："问曰：妇人病，饮食如故，烦热不得卧而反倚息者，何也？师曰：此名转胞，不得溺也。以胞系了戾，故致此病，但利小便则愈，宜肾气丸主之。"脚气病、虚劳、痰饮、消渴和转胞是截然不同的五种疾病，但是这五种疾病的病性病机相同，故皆可选用肾气丸治疗。

三、肾气丸方证的病机

肾气丸在《金匮要略》中用于治疗脚气、虚劳腰痛、痰饮咳嗽、消渴和妇人转胞，上述病证虽各不相同，然究其病机则有两个共通点：一是病证中都有"肾气不足证"，二是都见有行气化水无力、水湿内停的证候。肾气虚弱，气化不及州都，则"小便不利""转胞，不得溺"；小便不利，水饮内停，上凌于肺，则"短气有微饮"；水湿下积，湿阻气滞，则"脚气上入，少腹不仁"；肾气失于蒸腾、摄纳，则"小便反多"；肾气不足，固摄无权，精微随尿外泄，则易发为"消渴"；阴阳两虚，肾气失于温煦，则"虚劳腰痛，少腹拘急"。

四、肾气丸组方分析

《金匮要略》原文：肾气丸方。干地黄八两，薯蓣、山茱萸各四两，泽泻、牡丹皮、茯苓各三两，桂枝、附子（炮）各一两。上八味末之，炼蜜和丸梧子大，酒下十五丸，加至二十五丸，日再服。

从组成上来看，肾气丸是六味地黄丸中加了附子、桂枝。"六味地黄丸"以三补三泻为方中特点，三补：重用地黄滋阴补肾，填精益髓；山茱萸补养肝肾，并能摄精；山药补益脾阴，亦能固精。三泻：泽泻利湿泻浊，并防地黄滋腻恋邪；牡丹皮清泻相火，并制山茱萸之温涩；茯苓淡渗脾湿，并助山药之健运。方中附子、桂枝二味，虽分量仅占全方的十分之一，但却在方中发挥着不可思议的重要作用。此二味为辛润之物，能引六味直入肾经，调补肾阴；又能驱除阴霾，生化肾气，使小便通利，气化正常。肾气为肾精所化，又离不开肾阳的蒸化，肾精属于肾阴，因此说肾气是肾阳蒸化肾阴所化生的。肾阳为水中之火，需充足的阴精以涵养之。本方以小剂温阳药置于十倍之滋阴剂之中，不亢不衰，缓缓蒸腾，温养五脏六腑、四肢百骸，可达水火既济、阴阳并调之功。《医宗金鉴》谓："此肾气丸纳桂、附于滋阴剂中十倍之一，意不在补火，而在微微生火，即生肾气也。"

综观全方，可见肾气丸的功用是补肾气，利小便。正如张山雷所说："仲师八味，全为肾气不充，不能鼓舞真阳，而小水不利者设法。"（《小儿药证直诀笺正》）

五、辨证分析，异病同治

根据肾气丸的药物组成，以方测证，使用本方应具备的基本症状：神情倦怠，腰膝酸软，四肢不温或常感寒冷，或时常出现烦热感，或伴小便不调，舌质淡胖，脉细弱等。基本病机：肾气虚衰，水液代谢失常。

分述肾气丸所治疗的五个病证。

1.《中风历节病脉证并治第五》中的附方崔氏八味丸，治"脚气上入，少腹不仁"。

主症：脚腿肿胀痛重或软弱无力、麻木不仁。

病机分析：人体水液的气化、输布，主要由肾气的蒸腾、推动来完成，若肾气虚衰，气化无力，则水湿内停，水溢于下肢，则见脚腿肿胀痛重无力发为脚气；因肾之脉起于足而上于腹，少腹为肾脉所经之地，水停于内，导致筋脉得不到濡养，则见少腹不仁。

治疗原则：益气固肾，化气行水，肾气丸主之。单纯祛湿，难以奏效，须以治本为主，助肾阳而化水湿，邪气去，正气盛而诸证自愈。

2.《血痹虚劳病脉证并治第六》曰："虚劳腰痛，少腹拘急，小便不利者，八味肾气丸主之。"

主症：腰痛，少腹拘急，小便不利。

病机分析：虚劳是以脏腑元气亏损，气血阴阳不足为主要病机的慢性虚衰性疾病的总称。虚劳腰痛之人，其肾气必虚。腰为肾之外府，肾为作强之官，肾气虚，腰失所养，故而腰痛；肾与膀胱相表里，肾阳不足不能温养脏腑，膀胱气化不利，则少腹拘急，小便不利。

治疗原则：形不足者，温之以气。少腹拘急、小便不利，属阴寒虚证，治疗应以温补肾阳、强肾壮腰为主，肾气丸主之。

[注论精选]

柯韵伯曰："命门有火则肾有生气矣。故不曰温肾，而名肾气，斯知肾以气为主，肾得气而土自生也，且形之不足者，温之以气。"（《伤寒来苏集》）

清代医家周扬俊曰："腰者肾之府，腰痛为肾气之虚寒可知矣。惟虚寒，故少腹拘急，而膀胱之气亦不化也。苟非益火以助真阳以消阴翳，恐无以生土而水得泛溢，不

至上凌君火不止矣。主以八味，故补益先天之至要者也。"(《金匮玉函经二注》)

尤在泾曰："下焦之分，少阴主之，少阴虽为阴脏，而中有元阳，所以温经脏，行阴阳，司开阖者也。虚劳之人，损伤少阴肾气，是以腰痛，少腹拘急，小便不利，程氏所谓肾间动气已损者是矣。八味肾气丸补阴之虚，可以生气，助阳之弱可以化水，乃补下治下之良剂也。"(《金匮要略心典》)

3.《痰饮咳嗽病脉证并治第十二》中"夫短气，有微饮，当从小便去，苓桂术甘汤主之，肾气丸亦主之。"

主症：气短，喘息。

病机分析：饮邪的形成，主要责之于肺、脾、肾。从原文可知，短气有微饮，可责之于脾或肾，若以脾阳不足不能温化水湿，而致水饮上犯者，可伴有纳少腹胀，大便溏薄等脾阳虚之证；若以肾阳不足，不能温化水饮，以致水泛心下者，则伴有腰膝酸软，面色㿠白等肾阳衰弱的表现。饮在下焦，阻碍气机，影响了肾主纳气的功能，故出现气短，喘息的症状。

治疗原则：脾阳不足者，以苓桂术甘汤温脾燥湿；肾阳虚弱者，以肾气丸温阳化饮以治其本。

[注论精选]

清代王子接曰："肾气丸者，纳气归肾也。地黄、萸肉、山药补足三阴经，泽泻、丹皮、茯苓补足三阳经。脏者，藏经气而不泄，以填塞浊阴为补；腑者，如府库之出入，以通利清阳为补。复以肉桂从少阳纳气归肝，复以附子从太阳纳气归肾。"(《绛雪园古方选注》)

4.《消渴小便利淋病脉证并治第十三》曰："男子消渴，小便反多，以饮一斗，小便一斗，肾气丸主之。"

主症：口渴欲饮，饮多尿多，尿频量多而甜。

病机分析：消渴之病，男女皆有，病机繁多，但主要以上、中、下三消为主，下消者因肾阴不足，虚火内炽为多。肾为水火之脏，内寄真阴真阳，肾阴不足日久必累及肾阳。肾为先天之本，寓元阴元阳，主藏精，司开阖。肾阳亏虚，无以化气上升，既不能蒸腾津液以上润，又不能化气摄水，水趋下源，津液不布，则口渴多饮；肾之开阖失司，固摄无权则尿频量多。

治疗原则：阴阳两虚之候，治疗应以温阳滋肾，蒸津化气为主。

[注论精选]

明代赵献可曰："治消之法，无分上、中、下，先治肾为急，以八味肾气丸引火归原，使火在釜底，水火阴济，气上熏蒸，肺受湿气而渴疾愈矣。"(《医贯》)

张景岳曰："无论上、中、下，急宜治肾，必使阴气渐充，精血渐复，则病必自愈。"(《景岳全书》)

李梴曰："治消渴初宜养肺降火，久则滋肾养脾，盖本在肾，标在肺，肾援则气上

而肺润，肾冷则气不升而肺焦，故肾气丸为消渴良方也。"（《医学入门》）

5.《妇人杂病脉证并治第二十二》曰："妇人病，饮食如故，烦热不得卧而反倚息者，何也？师曰：此名转胞，不得溺也，以胞系了戾，故致此病，但利小便则愈，宜肾气丸主之。"

主症：小便不利，脐下胀急，烦热坐卧不安。

病机分析：转胞之胞，指膀胱言，转胞为病名，胞系即输尿管、膀胱、尿道等排尿系统。胞系了戾，谓排尿不痛快。病无关胃，故饮食如故。转胞的病因病机复杂，根据前人分析，有妊娠胎气不举下压其胞者，有忍溺入房致胞系了戾者，当分辨病因而施治。以药测病机，可知有肾气不足，气化失司，导致膀胱及其脉络等组织回旋曲折，排尿功能异常，故"不得溺也"；水道闭阻，浊阴无从排泄，遂逆而上冲，妨碍肺气肃降，故烦热，坐卧不宁，倚息不能平卧。

治疗原则：张仲景所言妇人转胞，乃肾气弱，膀胱气化不行所致，治疗当用肾气丸振奋阳气，使气化复常，小便通利则其病自愈。

[注论精选]

张山雷曰："仲师八味，全为肾气不充，不能鼓舞真阳，而小水不利者设法。故以桂、附温煦肾阳，地黄滋养阴液，萸肉收摄耗散，而即以丹皮泄导湿热，茯苓、泽泻渗利膀胱，其用山药者，实脾以堤水也。立方大旨，无一味不从利水着想。方名肾气，所重者一气字。故桂、附极轻，不过借其和熙，吹嘘肾中真阳，使溺道得以畅遂。"（《小儿药证直诀笺正》）

上述之诸证，虽病名、病位、症状不尽相同，然病机是一样的，皆与肾气衰弱，水液代谢异常有关，故都可用肾气丸治疗。

仲景名方肾气丸，药虽仅 8 味，但组方用药精妙，内容博大精深，内涵丰富，疗效确切，其临床应用范围日益扩大。凡肾之阴阳不足，水火不交诸证均可选用，谓之异病同治也。异病同治是中医辨证论治思想的充分体现，异病同治的基础是不同疾病的相似或相同的病机。在临床疾病治疗过程中必须抓住不同疾病的特殊点进行辨证论治，否则难见成效。

程　伟（湖北省中医院）

名方肾气丸，源于汉代医圣张仲景所著《金匮要略》，故后世爱称"金匮肾气丸"。此经方问世，因书中脉证互参、制方严谨、配伍精当、疗效显著，故被历代医家推崇和屡次注解。读者准确理解肾气丸相关论述原著和前贤注释，方能正确掌握仲景之原意，并从中领悟到中医辨证论治之异病同治的博大、深奥。

一、读原著，悟原意

仲景用药精妙，若不细心揣摩，难明其理。细读《金匮要略》全书，读者易于察觉：仲景用同一"肾气丸"（或称"崔氏八味丸"），却分别主治脚气、腰痛、消渴、痰饮及妇女转胞五类相异病证。具体原文记载如下。

1. 寒湿脚气

载于《中风历节病脉证并治第五》曰："崔氏八味丸，治脚气上入，少腹不仁。"

因足少阴肾经循行，起于足小趾之下……由会阴上行入腹，故肾气虚衰，寒湿脚气，循经上入，聚于少腹，以致少腹麻木不仁。尤在泾有"肾之脉，起于足而入腹，肾气不治，寒湿之气，随经上入，聚于少腹为之不仁，是非祛湿散寒之剂所可治者，须以肾气丸补肾中之气，以生阳化湿之用也"的注解。

2. 虚劳腰痛

载于《血痹虚劳病脉证并治第六》曰："虚劳腰痛，少腹拘急，小便不利者，八味肾气丸主之。"

《金匮要略直解》说："腰者，肾之外候，肾虚则腰痛，肾与膀胱为表里，不得三焦之阳气以决渎，则小便不利而少腹拘急，州都之官亦失其气化之职，此水中真阳已亏，肾间动气已损。与是方以益肾间之气，气强则便溺行而小腹拘急亦愈矣。"其论颇精。"水中真阳已亏，肾间动气已损"是形成腰痛，少腹拘急，小便不利的主要机理，而肾气丸有滋阴助阳之功，滋阴之虚，可以化气，助阳之弱，可以行水，故曰"肾气丸主之"，使肾气振奋，诸证自愈。

3. 痰饮

载于《痰饮咳嗽病脉证并治第十二》曰："夫短气有微饮，当从小便去之……肾气丸亦主之。"

痰饮是机体水液代谢障碍而形成的病理产物，肺、脾、肾、三焦及膀胱与水液代谢关系最为密切。若肾中阳气虚衰，不能化气行水，以致水停心下，形成短气有微饮之证，其本在肾虚，故用肾气丸以化阳气，蒸津液，利小便，使饮有出路，意在温补阳气以除饮。

4. 消渴

载于《消渴小便利淋病脉证并治第十三》曰："男子消渴，小便反多，以饮一斗，小便一斗，肾气丸主之。"

肾为水火之脏，内寓真阴真阳，所以肾阳虚、肾阴虚、肾阴阳两虚均可导致本病。本条所论是属于肾阳气虚而致的下消证，阴无阳而不升，阳无阴而不降，肾阳虚弱，既不能蒸腾津液以上润故渴，又失职化气以摄水致小便反多，治用肾气丸，以补肾之虚，温养其阳，真阴益则不弱，少火壮则阳自生，恢复其蒸津化气之力，则消渴自解。

5. 转胞

载于《妇人杂病脉证并治第二十二》曰："问曰：妇人病，饮食如故，烦热不得卧而反倚息者，何也？师曰：此名转胞，不得溺也。以胞系了戾，故致此病，但利小便则愈，宜肾气丸主之。"

转胞是由于肾气虚弱，膀胱气化不行所致的少腹疼痛，小便不利，并伴烦热，倚息不得卧等症，治用肾气丸振奋肾中阳气，使气化复常，小便通利，其病自愈。

纵观以上五种病证，表现虽各异，但若分析发现其有同性的病机，即肾气（阳）不足，或表现为有下焦寒湿邪气阻碍气机的升降；或皆应见到经脉失温养的表现。所以仲景用温补肾气以治其本，濡养筋脉，使水邪去治其标，标本同治，互资互用。

二、肾气丸配伍特点

1. 肾气丸的药物功效、组成及用量

肾气丸功效：温补肾阳。

肾气丸组成及用量：干地黄八两，山茱萸四两，山药四两，泽泻三两，茯苓三两，牡丹皮三两，附子（炮）一两，桂枝一两，共八味药物组成，研末，炼蜜和丸梧子大，酒下十五丸，加至二十五丸。

2. 肾气丸方解

方中以干地黄滋阴补肾为君；山药、山茱萸补肝脾而益精血，加桂枝、附子之辛热，四药为臣，助命门以温阳化气；茯苓、泽泻利水渗湿泻浊，牡丹皮清热凉血，实为仲景"血不利则为水"之意，三药为佐，寓泻于补，使邪去则补乃得力，并防滋阴

药之腻滞。其组方体现中医理论特色如下。

（1）少火生气

桂枝、附子两味温热药，仅占全方用量的 2/27，方中补阳之品药少量轻而滋阴之品药多量重，可见其立方之旨乃为《素问·阴阳应象大论》曰"少火生气"之意。用意不在"补火"，而在"微微生火以生肾气"，这也是之所以起名为"肾气丸"的原因；如《医宗金鉴》曰："柯韵伯所云……此肾气丸纳桂、附于滋阴剂中十倍之一，意不在补火，而在微微生火，即生肾气也。"

（2）善补阳者，必于阴中求阳

肾为先天之本，水火之脏，内寄元阴元阳。阴阳相互对立、依存、资生和转化，即阳气的生化，要以阴精为物质基础，而阴精的生成同样要依靠阳气的功能活动来实现。病理上，阴阳一方的偏衰必将导致阴损及阳，或阳损及阴，若单补阳而不顾阴，则阳无以附，无从发挥温升之能。正如张介宾《景岳全书》言："善补阳者，必于阴中求阳，则阳得阴助而生化无穷。"桂枝、附子这类温通阳气的药，味辛性温（热），走而不守，虽不能直接补助肾阳，但具有很强的"催化"作用，在它们的"催化"作用下，其余六味所补的阴精，才会使转化为肾中阳气的物质充沛，以推动肾的气化作用。

（3）补药必兼泻邪者，邪去则补药得力

全方配伍，虽然着眼点在于"肾气"，但同时着眼于"治水邪"，因方药中重用滋补肾阴，最畏滋腻碍脾。《小儿药证直诀笺正》曰："仲师八味，全为肾气不充，不能鼓舞真阳，而小水不利者设法。故以桂、附温煦肾阳，地黄滋养阴液，萸肉收摄耗散，而即以丹皮泄导湿热，茯苓、泽泻渗利膀胱，其用山药者，实脾以堤水也。立方大旨，无一味不从利水着想。方名肾气，所重者一气字。故桂、附极轻，不过借其和熙，吹嘘肾中真阳，使溺道得以畅遂。"而汪昂《医方集解》曰："古人用补药必兼泻邪者，邪去则补药得力。"

综合整方，补中有泻，寓泻于补，故补而不滞，是补通开合之剂；阴中求阳，阳中求阴，实为阴阳双补之剂。一方面发挥滋补肾阴、温补肾阳的作用，另一方面又照顾到肾主水，参与水液代谢方面的功能。故张景岳曰："肾气丸能使气化于精，即所以治肺也；补火生土，即所以治脾也；壮水利窍，即所以治肾也。"此精准阐释为何仲景将"肾气丸"用于主治五种异病，实则从中医思维体现异病同治的思想。

三、"异病同证"理论基础

异病同证概念是指不同疾病过程中，由于病因、病理、病性、发展趋势、正邪比较等的相似而出现了相同的发病病机，即出现了相同的"证"。这时可以采用相同的治疗措施和方法，包括相同的方剂，即"异病同治"。同一证见于多种疾病中，反映了中医学辨证论治的特点，其形成与整体观念和体质学说有着密切的关系。

1. "异病同治"历史沿革

"同病异治"最早见于《内经》，如《素问·五常政大论》曰："西北之气，散而寒之；东南之气，收而温之，所谓同病异治也。"《素问·病能论》云："夫痈气之息者，宜以针开除去之。夫气盛血聚者，宜石而泻之，此所谓同病异治也。"医圣仲景承《内经》之理，启后世之治，如上述《金匮要略》肾气丸主治五种相异疾病的论述，在病证结合的辨证治疗方法和具体方药的运用上充分体现了"异病同治"的精神，即一方用治多病的"异病同治"。虽五种疾病主症表现相异，但在病因、病位、发展、转归等方面相似，具有共同的病机，故予同样的药物治疗，实为开创肾虚病证临床灵活"异病同治"辨证论治的临床实践先河。

在清代陈士铎《石室秘录》的同治法中将"异病同治"定义为"同治者，同是一方而同治数病也"。又如清代程文囿《医述·方论》中载有"临床疾病变化多端，病机复杂，证候多样，病势的轻重缓急各不相同，故治法须变化万千。人有强弱之异，病有新旧之分，时有四季之差，地有五方之别；有时同病须异治，有时异病须同治"。上述医家不仅确立"异病同治"的概念，而且进一步丰富其内涵，使"异病同治"理论得到其后多部医籍广泛认可。综上所述，古人对"异病同治"的理解缘于"证同治同"的中心内涵。

2. "异病同治"现今认识

今《中医大辞典》对"异病同治"解释为：不同的疾病，若促使发病的病机相同，可用同一种方法治疗。异病同治的基础是证同在先，其后才确定治亦同或相应的治则、治法和方药。故证是决定治疗的关键，而准确辨识证，实为一切治疗实施的前提。

（1）辨病辨证相结合是"异病同治"的关键

病证结合是中医学的特色，也是中医诊断的基本原则。中医临床有"异病同治"和"同病异治"治法，提示辨证论治和辨病论治相结合的重要性。

"病""证"和"症"的概念不同。病：病有中医和西医之别，中医之病不仅是一个诊断，而且指有特定病因、发病形式、病机、发展规律和转归的完整的过程，如感冒、胸痹、中风等。证：指在疾病发展过程中，某一阶段的病理概括，包括病因、病位、病性和邪正关系，反映了疾病发展过程中，该阶段病理变化的全面情况。症：指疾病的具体临床表现，如发热、胸闷、气短等。但中医临床中，也有部分的病和症文字上一致，读医者通过记录在病理上的归类，才能明确应属于症或病，如咳嗽、心悸等。

辨证论治，是运用中医学理论辨析有关疾病的资料以确立证候，论证其治则、治法、方药并付诸实施的思维和实践过程，是在确立疾病的诊断后，根据疾病确定治疗的原则。辨证：是在认识疾病的过程中确立证候的思维和实践过程，即将四诊所收集的有关疾病的所有资料，包括症状和体征，运用中医学理论进行分析、综合，辨清疾病的原因、性质、部位及发展趋向，然后概括、判断为某种性质的证候的过程；论治：是在通过辨证思维得出证候诊断的基础上，确立相应的治疗原则和方法，选择适当的治疗手段和措施来处理疾病的思维和实践过程。

值得一提的是，有时看似相同的症状或体征，实则存在差异，此为现有四诊不足之处。假设把所有病看作一个空间的话，则可将中医之"病"视为一个平面上的某一条横线，而"证"可以比喻为某一条竖线，要想全面认识疾病，需结合西医之"病"与实验室客观指标，立体且全面地认识"病"的人，如此才能继承、创新并发展中医对"异病同治"的认识。

辨证施治的"证"恰恰是疾病发展过程中某一阶段的主要病理机制，抓住主要矛盾才能有的放矢。

（2）灵活理解"异病同治"

"同治"前提是"异病"，即不同疾病发展至同一阶段或出现同一类型所具有的共同病理过程。先属于异病，后属于同证，归根到底是异中之同，其本质仍有所差异。故不同的病中相似的证虽有其相似、相通之处，但仍分属于两种不同的疾病。不同人患同样疾病其临床表现仍不相同，此乃"同中有异"，如同为肾气不足证小儿与老人，医者治法虽同，但遣药选择、用量要充分考虑其体重、体质、生理等差异，故临床真正完全相同的"异病同证"很少存在，"异病同治"完全相同用药亦少见。"同治"忌机械地理解为治法、方药、量的一成不变，实指治法大体相同，方药、量却多有差异。

"异病同证"指导"异病同治"并非囿于中医方剂治疗，还包括药治、针灸、按摩、熏洗等，故"异病同治"除使用方剂药物治疗外，还应包括各种外治法。

四、"异病同治"理论的临床应用

结合笔者30余年中医临床工作经验，"异病同治"应始终应用整体观和辨证论治的思维，不拘泥于某一方只治某种病，需着眼于个体"证""病""药"的异同，做到"证同治亦同，证异治亦异"。

笔者通过临床反复实践，深刻体会到作为中医最基本的治疗原则之一的"异病同治"，对于提高临床疗效具有十分重要的指导意义。现举例肾气丸治疗两个不同疾病的医案，以此来说明异病同治在临床上的应用。

1. 滑精（前列腺炎）案

王某，男，28岁。间断滑精2年，加重1个月，1个月滑精约4次，伴自汗畏寒，腰部发凉，夜尿4~5次，夜眠不深，健忘，多虑，舌体胖大，色淡红，苔白稍厚，脉沉细、无力。小便常规：隐血（＋）；前列腺按摩液（EPS）常规检查白细胞：25/HP；卵磷脂小体数量2/HP；彩超：前列腺结构正常。中医诊断：滑精，肾气不足证。西医诊断：前列腺炎。辨证：患者滑精频繁，其伴随症、舌、脉为肾虚不固之象。故用肾气丸加减以补肾固摄。处方：附子8g（先煎），桂枝10g，生地黄30g，山药20g，山茱萸25g，茯苓20g，泽泻20g，牡丹皮炭15g，菟丝子12g，补骨脂30g，五味子15g，桑螵蛸10g，柏子仁15g。少量调整治疗，月余治愈。

2. 腰痛（肾结石）案

张某，男，64岁。主诉：左腰痛8小时，伴牵引少腹拘急，小便不利，舌体胖大，色淡红，苔白，脉沉细、无力。查体：左肾区叩痛阳性。有高血压病史。小便常规：蛋白（++），隐血（++）；血液生化：尿酸564μmol/L，肌酐131μmol/L；彩超：左肾结石。中医诊断：腰痛，肾气不足证。西医诊断：左肾结石；高血压病3级；慢性肾功能不全；高尿酸血症。辨证：患者腰痛，伴牵引少腹拘急，小便不利，舌体胖大，色淡红，苔白，脉沉细、无力，舌、脉、症为肾气亏虚之象。故用肾气丸加减以补肾益气。处方：附子8g（先煎），桂枝10g，生地黄30g，山药20g，山茱萸25g，茯苓20g，泽泻20g，牡丹皮炭15g，石韦12g，萹蓄30g，海金沙30g。微调药物治疗月余，彩超复查：左肾结石消失治愈。

按：中医学认为，肾主藏精，为先天之本，主发育与生殖，肾精充足，则天癸盛，精气足，人体生长发育健壮，性功能及生殖功能正常，若命门火衰，阳气虚弱，无以固摄及温煦，而使首位患者肾精不固，致滑精为病，治疗当补肾固摄；另腰为肾之外府，肾脏阴阳俱虚，腰失所养，致第二位患者发病，符合《金匮要略·血痹虚劳病脉证并治第六》曰"虚劳腰痛，少腹拘急，小便不利者，八味肾气丸主之"的病证。

上述两个医案，疾病诊断分属中医"滑精"及"腰痛"、西医"前列腺炎"及"肾结石"，属本文论及的"异病"，但两者病机又同为"肾气虚损"。由于证是决定治疗的关键，故可用同一治则治法和主方实施治疗，选肾气丸以补肾益气可直中病机。医案1患者，因肾固摄失职，精虚损较盛，用药加有菟丝子、补骨脂、五味子、桑螵蛸、柏子仁强化固摄止遗、填精补脑；医案2患者，检查发现有西医学肾结石疾患，故方剂中，适当伍以石韦、萹蓄、海金沙通淋。针对上述两案患者"病"及"证"的异同，在辨证加辨病的基础上，做到遣药治疗的同中有异，提升了疗效。

五、小结

虽然疾病复杂多样，但只要临证辨证证候表现诊断相同的证型，就可施以"异病同治"。中医、西医诊断病的方式不同，从中医学的辨证论治观点看，只要出现证型相同的就可选用与该证相适应的方药进行治疗。中医的"证"是通过对临床表现的证候、体征及其他检查所得的资料进行分析，找出病因、病位、病机、病性，再进行综合而得出理性认识，叫某证。这个证就是辨证诊断，而"症"是症状，"对症治疗"只是选择针对能缓解某个或某些症状的药物进行治疗，一般不具备理性认识，不能概括"证"的内容。所以，中医学认为一种疾病，只要表现为相同的证型，就采用相同的治法和方药，而且可以得到同样的疗效，这就是异病同治。

陈　民（辽宁中医药大学附属医院）

一、"异病同治"的理论渊源

异病同治是指不同的疾病，若经辨证论治发现促使疾病发生的病机相同，则可用同一种治则方法进行治疗。这种个体化的治疗方法是在辨病与辨证论治相结合下的产物，是中医学整体观念与辨证论治的精髓体现。

异病同治源于春秋战国时期的《内经》中的"同病异治"精神及发展，后及至汉代《伤寒杂病论》中，虽未有明确的阐述，但其书中可见大量异病同治的临床应用，张仲景将异病同治的治法实践提升到一个高度。

"异病同治"被明确描述是在清代，陈士铎所著《石室秘录》的同治法中，将其释义为"同治者，同是一方而同治数病也"。程文囿在《医述·方论》对"异病同治"提出了明确的阐述，曰："临床疾病变化多端，病机复杂，证候多样，病势的轻重缓急各不相同，故治法须变化万千。人有强弱之异，病有新旧之分，时有四季之差，地有五方之别；有时同病须异治，有时异病须同治，而同一病的各个阶段治法又不同。因此，只有随证立方，随病用药，惟变所适，才能纵横自如。"吴亦鼎在《神灸经纶·证治本义》亦云："天有四时过不及之气，地有东西南北、寒热燥湿之不同，人有老幼少壮、膏粱黎藿之迥异，又有先富后贫、先贵后贱、所遇不遂，所欲病机发为隐微。治之者，或同病异治，或异病同治。"

二、肾气丸的药物组成、功效及其在《金匮要略》中的异病同治

1.肾气丸的药物组成与功效

肾气丸由附子（炮）一两、桂枝一两、干地黄八两、山茱萸四两、山药四两、泽泻三两、茯苓三两、牡丹皮三两，八味药物组成。方中滋阴药物与补阳药物并用，于大队滋阴药物之中加入补阳药物，意在填精化气以复肾脏气化：从阴阳互根、滋阴养阳，补纳肾中真阳之气，以恢复肾之气化功能，有少火生气之意。诚如《景岳全书》所言："善补阳者，必于阴中求阳，则阳得阴助而生化无穷。"《医宗金鉴》亦云："此

肾气丸纳桂、附于滋阴剂中十倍之一，意不在补火，而在微微生火，即生肾气也，故不曰温肾，而名肾气。"金匮肾气丸主要功效，可概括为"补肾利水、温阳化气"。既能温补肾阳以复肾气，又能熏蒸津液，通水道以利小便；在补肾阳的同时，亦有兼顾他脏之功用。张景岳称之为："肾气丸能使气化于精，即所以治肺也；补火生土，即所以治脾也；壮水利窍，即所以治肾也。"

2. 肾气丸在《金匮要略》中的异病同治

肾气丸于《金匮要略》原文中共计出现五次，分别为：①《中风历节病脉证并治第五》曰"脚气上入，少腹不仁"；②《血痹虚劳病脉证并治第六》曰"虚劳腰痛，少腹拘急，小便不利"；③《消渴小便利淋病脉证并治第十三》曰"男子消渴，小便反多，以饮一斗，小便一斗"；④《痰饮咳嗽病脉证并治第十二》曰"夫短气有微饮"；⑤《妇人杂病脉证并治第二十二》曰"转胞，不得溺也。以胞系了戾"。以上五病，虽症状各异，但仲景以肾气丸为其通治之方，异病同治。归根结底，此五者病机皆属肾气虚弱、气化不利、开阖失司、小便不利，因此均可用肾气丸温化肾气，恢复其主水液代谢的功能，体现出异病同治之旨。《医寄伏阴论》云："方名肾气者，盖以肾具水火之用，化肾气即以权水火也。真气化，则津生而肺利，土旺而脾和，于是水道通调，膀胱自利，小便自通矣。"

疾病之所以存在异病同治在于辨证论治后的"异病同证，证同治同"。辨证论治是中医临床上重要的指导思想，由于不同种疾病在各自发生、发展及其转归过程当中，可能表现出某种相同的证候，故可采用异病同治之法。如《简明中医辞典》所说："不同的疾病，若促使发病的病机相同，可用同一种方法治疗，即证同治同，证决定治疗关键。"

3. 对"异病同治"的理解

决定异病同治的基础，一般被认为是"证同治同"。证即证候，是对疾病一定阶段病理生理变化反应状态的概括。但我们认为异病同治不应该仅限于病机相同者而采取相同方剂的疾病，这样难免过于局限。因此，异病同治应该拓展其含义，理解为狭义的"异病同治"与广义的"异病同治"。它既体现出辨病和辨证两者结合的重要性，又表明不同疾病可存在相同或相似的病机转化。

（1）不同疾病，同一病因，治法相同

不同疾病虽可表现出相同症状，但其病种不同，其临床证候或具体表现并非完全相同，关键还在于辨别病性、病因、病机、病位，只有病因同源，病机契合，乃可采用相同的治法。例如：《金匮要略·妇人产后病脉证治第二十一》曰："产后腹中㽲痛，当归生姜羊肉汤主之。"《金匮要略·腹满寒疝宿食病脉证第十》曰："寒疝腹中痛，及胁痛里急者，当归生姜羊肉汤主之。"产后腹痛与寒疝比较，属于不同疾病，但其病因均属血虚寒滞，故两者均用当归生姜羊肉汤以养血补虚，散寒止痛。

（2）不同疾病，同一病机，治法相同

不同疾病间的病机与症状相同，结合具体疾病均可采取同样的治疗原则，但临床处方用药不一定完全相同。关键是疾病治则相同，亦可以考虑归于异病同治范畴。《金匮要略·痰饮咳嗽病脉证并治第十二》曰："夫短气有微饮，当从小便去之，苓桂术甘汤主之；肾气丸亦主之。"尤在泾对此论述为："气为饮抑则短，欲引其气，必蠲其饮。饮，水类也，治水必自小便去之，苓桂术甘益土气以行水，肾气丸养阳气以化阴，虽所主不同，而利小便则一也。"类似的还可见于《伤寒论》吴茱萸汤证三证。

（3）不同疾病，同一病位，治法相同

《金匮要略·肺痿肺痈咳嗽上气病脉证治第七》云："肺痈，喘不得卧，葶苈大枣泻肺汤主之。"《金匮要略·痰饮咳嗽病脉证并治第十二》云："支饮不得息，葶苈大枣泻肺汤主之。"肺痈的病因在于风热病毒，而支饮的病因在于饮邪留滞，此两者病因虽有不同，但均为痰涎壅滞于肺而发病，故治法均为泻肺逐饮，均用葶苈大枣泻肺汤治之。

综上所述，异病同治的原则是建立在个体化的辨证施治之基础上，针对疾病自身的病机变化，疾病转归而选取的治疗策略。在不同疾病的发病中找出其存在的共性——相同的证候要素，进而选用同一理法方药。如《素问·至真要大论》云："谨守病机，各司其属，有者求之，无者求之，盛者责之，虚者责之，必先五胜，疏其血气，令其调达，而致和平。"

4. 肾气丸在老年病中的异病同治

随着人们生活水平的不断提高，我国已步入老龄化社会，衰老既是一种病理变化，又是一种不可避免的生理过程。《易经》中肾应北方坎卦主藏精生髓，为人身先天之本、元气之根、水火之脏。火居水中，为龙雷之火，正常蒸腾气化，则五脏调和，人即安和。

《素问·上古天真论》云"丈夫八岁，肾气实，发长齿更；二八肾气盛……八八天癸竭，精少，肾脏衰"，"女子七岁，肾气盛，齿更发长；二七而天癸至……七七任脉虚，太冲脉衰少天癸竭"。《素问·金匮真言论》云："夫精者，身之本也。"老年人肾精渐衰，故多有听力减退。因此，人的衰老与中医学所认识的肾的功能密切相关，肾气虚损是衰老的重要原因。且张景岳曾指出"命门为元气之根，为水火之宅，五脏之阴气非此不能滋，五脏之阳气非此不能发"，"五脏之真，唯肾为根"。赵献可亦认为："人至年老，由于肾中所寄元阴元阳亏虚，不能正常滋养五脏六腑，致使人体生理功能减退，甚或出现病理改变，发而为病。"老年患者常见临床表现：腰膝酸软、健忘、耳鸣、便秘、不耐劳累、易疲倦、怕冷、夜尿多等一系列肾气虚甚或肾阳虚之象。故对于老年病的治疗，肾气丸具有相当重要的意义。先从以下几个疾病分别论述。

（1）治疗水肿

水肿多为津液输布代谢失常，常责之于肺、脾、肾三脏。多由肺失通调，脾失健运，肾失权摄，气化不利，致使水液停聚，泛于肌肤。《景岳全书·肿胀》曰："盖水为至阴，故其本在肾……而三脏各有所主，然合而言之，则总由阴胜之害，而病本皆归于肾。"水肿分为阳水与阴水，属阴水者，大抵因脾肾阳虚，水湿不化，故当温补脾肾之阳为主，以肾气丸主之。《医略六书·杂病证治》谓之："肾脏阳虚不能统湿，而淫溢中外，泌别无权，故浮肿、泄泻、小便短少焉。此补火利水之剂，为肾虚肿泻之方。"临床此类患者，多兼见腰膝酸冷、畏寒、小便清长、大便溏薄等阳虚表现。

（2）老年便秘

便秘可分为实秘与虚秘。实秘者分肠胃积热、气机郁滞；虚秘者分血虚便秘、阳虚便秘、气虚便秘等。故不可不辨而通用泄热通腑攻下之法。临床上，金匮肾气丸治疗便秘者报道虽不多见，但老年长期便秘且属于肾阳虚弱者，使用肾气丸并随症加减，兼以养血润燥或补气活血之品，常可获良疗。

（3）治遗溺

《素问·宣明五气》曰："膀胱不利为癃，不约为遗溺。"《灵枢·本输》曰："虚则遗溺。"故可见遗溺以虚证为多见。《景岳全书·杂证谟》曰："遗溺一证，有自遗者，以睡中而遗失也。有不禁者，以气门不固而频数不能禁也。又有气脱于上则下焦不约而遗失不觉者，此虚极之候也。"其病机当为膀胱失约。因肾司二便，与膀胱相表里。若肾气充足，则其气化正常，二便通利，开阖有度；若肾气虚不固，膀胱失约，则可出现尿频、遗尿、失禁等，可予肾气丸主之。

（4）治疗消渴

《金匮要略·消渴小便利淋病脉证并治第十三》曰："男子消渴，小便反多，以饮一斗，小便一斗，肾气丸主之。"治疗当补益肾气，恢复肾之气化封藏功能。肾中内寓元阴元阳，若调摄不当，肾气虚损，不能正常发挥其蒸腾气化作用，致使津不上承，则见消渴多饮；肾虚不固，则小便反多。治疗上，以肾气丸为底方补益肾气，以复主水、主蛰藏之用，能够益火之源以消阴翳，保真阳而泄其水邪，故水去则土旺，火旺则土生，土气旺则水得其制。

除以上临床应用外，肾气丸还可用于甲状腺功能减退、淋浊、奔豚气、胸痹、眩晕、慢性支气管哮喘、慢性前列腺炎、慢性肾衰竭、慢性肾炎、老年抑郁症、阿尔茨海默病等属肾阳不足，而致水饮内停，水血互病者。临床症状多见腰痛膝冷，少腹拘急，小便不利，夜尿频多，肢体浮肿，咳喘痰饮，小便清长，大便溏，形寒肢冷，舌淡胖大，脉虚弱或沉细等。《素问·脉要精微论》云："腰者肾之府，转摇不能，肾将惫矣。"故肾气不足，可见腰痛脚酸，身半以下常有冷感，少腹拘急；肾虚精亏，真阳衰微，封藏失职，宗筋失用，则阳痿早泄；肾阳虚弱，不能化气行水，水停于内，则小便不利；肾阳亏虚，水液直趋下焦，津不上承，则消渴，夜尿频数；肾主水，肾阳虚弱，气化失常，水液失调，留滞为患，可发为水肿便溏、痰饮咳喘等。综上所述，肾气丸在《金匮要略》中的应用，体现了异病同治。至今，我们应对"异病同治"的内涵与外延进行新的认识和探讨，拓展异病同证同治的理解与运用，对于临床诊断、治疗及用药有着积极的意义。

苏显红（辽宁中医药大学附属第二医院）

肾气丸为补肾名方，出自东汉医家张仲景所著《金匮要略》，后世称之为金匮肾气丸、八味地黄丸、崔氏八味丸、挂附地黄丸等，其方配伍严谨、构思独特，具有阴阳双补、平补肾气的功效。

《金匮要略》中体现异病同治的方剂共有 21 首。有关异病同治的条文，在全书有方药条文的 208 条中，就占 56 条，可见异病同治是仲景辨证论治的重要学术思想。肾气丸在《金匮要略》中有五个不同疾病的治法论述，一主寒湿脚气，二主虚劳腰痛，三主痰饮，四主消渴，五主女子转胞。虽为五个病证，究其病机均为肾气虚衰、气化失司、水失摄纳、小便蓄泄无常，故均用肾气丸补肾气，温肾阳，化气行水，即异病同治。所谓"异病同治"，指几种不同的疾病，在其发展变化过程中出现了大致相同的病机，大致相同的证，故可以用大致相同的治法和方药来治疗[1]。

中医学的特点是辨证论治，只要病机证候相同，同方可以治异病，异病可以用同方。它是辨证论治的一种特殊形式，不同疾病只要病机相同均可采用同一种治则、同一种方剂，这是辨证论治的精髓。

一、分析原文，深刻领会肾气丸"异病同治"的含义

《金匮要略》中有 5 条原文对肾气丸治疗疾病进行了论述。

1.《中风历节病脉证并治第五》附方曰："崔氏八味丸，治脚气上入，少腹不仁。"脚气之病，多由寒湿热毒而致，治疗上多以化湿解毒为宜，但从仲景原文以药测病机，可知本病乃肾阳不足，寒湿内停而致。何以发为脚气病？ 因肾之脉起于足而上于腹，肾阳虚，气化不利，则水湿内停，湿邪下注则腿足肿大而发为脚气，少腹为肾脉所经之地，水湿内聚，故少腹部拘急不仁。此时治疗，单纯祛湿，难以奏效，须以治本为主，助肾阳而化水湿，邪气去，正气盛而诸证自愈。

2.《血痹虚劳病脉证并治第六》第 15 条曰："虚劳腰痛，少腹拘急，小便不利者，八味肾气丸主之。"腰为肾之外府，肾为作强之官，肾气虚，腰失所养，故而腰痛。肾与膀胱相表里，肾阳不足，不能温养脏腑，膀胱气化不利，则少腹拘急，小便不利。如尤在泾所言"虚劳之人，损伤少阴肾气，是以腰痛，少腹拘急，小便不利，程氏所谓肾间动气已损者是矣。八味肾气丸补阴之虚，可以生气，助阳之弱可以化水，乃补下治下之良剂也"，虚劳腰痛以虚损为主，虚则补之，故用肾气丸温阳补肾，使肾气振

奋，则诸证自愈。

3.《痰饮咳嗽病脉证并治第十二》第 13 条曰："夫短气有微饮，当从小便去之，苓桂术甘汤主之；肾气丸亦主之。"短气有微饮，可责之于脾或肾。若以脾阳不足，不能温化水湿，而致水饮上犯者，则应以苓桂术甘汤温脾燥湿。若以肾阳不足，不能温化水饮，以致水泛心下者，则应以肾气丸温阳化饮。

4.《消渴小便利淋病脉证并治第十三》第 3 条曰："男子消渴，小便反多，以饮一斗，小便一斗，肾气丸主之。"消渴之病，男女皆有，病机繁多，但主要以上、中、下三消为主，上消者乃肺火偏旺，以口渴多饮为主，中消者乃胃火偏旺，以多食善饥为甚，下消者因肾阴不足，虚火内炽为多，以小便量多为主，但肾为水火之脏，内寄真阴真阳，肾阴不足，日久必累及肾阳而出现阴阳两虚之候，本病特点，乃肾阳虚衰，既不能蒸腾津液以上润，又不能化气以摄水，故而饮水一斗，小便一斗，因此用肾气丸以温阳滋肾，肾气丸的作用"主气化行津液，而润心肺"。应该注意的是用肾气丸治消渴，必须是下焦虚寒的消渴病。

5.《妇人杂病脉证并治第二十二》第 18 条曰："妇人病，饮食如故，烦热不得卧而反倚息者，何也？师曰：此名转胞，不得溺也。以胞系了戾，故致此病，但利小便则愈，宜肾气丸主之。"以药测病机，可知乃有肾阳不足，气化失司，导致膀胱及其脉络等组织回旋曲折，排尿功能异常，故"不得溺也"，水道闭阻，浊阴无从排泄，遂逆而上冲，妨碍肺气肃降，故烦热，倚息不能平卧。治用肾气丸振奋肾阳，肾阳充则气化行，小便通利，病自愈。

上述五种疾病，病因及症状各不相同，但其病机却相同，其证皆属于肾气虚，气化功能失常。肾阳不足，下焦失其温煦，膀胱之气不化，故少腹拘急，小便不利；肾阳虚，不能化水，水泛心下，微饮则短气；肾阳虚，水饮不化，则少腹拘急不仁；肾阳虚不能蒸腾津液以上润，又不能化气以摄水，水液偏走前阴，故饮水一斗，小便一斗。肾阳虚，膀胱之气不化，故不得溺。肾气丸能温肾化气，"补阴之虚以生气，助阳之弱以化水"，肾阳振奋，气化复常，则上述诸证皆愈，故一方而治五病。综上所述，仲景在《金匮要略》一书中，用肾气丸治疗虚劳腰痛、痰饮、消渴、脚气病、妇人转胞等五种疾病。这些病证虽然散见于各篇，病种不一，但其病机都属于肾气（阳）虚，气化不利所致，故用温补肾气（阳）之法而治之，充分体现了异病同治之旨。仲景书之所以耐读，就是因为它不仅传授我们解决临床实际问题的具体方法，而且还启发了我们临证应对疾病的思路。换言之，它告诉了我们在临床上认识和治疗疾病的原则和方法。以上所论体现了张仲景在治疗杂病时细审病因，谨守病机，确定病位，把握证候，灵活辨证，将异病同治的思想灵活运用于临床实践，对中医治疗学的发展起到了很大的推动作用。

二、肾气丸方证机理

1. 肾气丸阴阳双补，平补肾气

"肾气"一词在《内经》中论述极多，且较为详尽。如《素问·上古天真论》中描述"肾气"的充盛与否支配着人体正常的生长状态及生殖功能的重要作用。结合《内经》中"精化为气"（《素问·上古天真论》）及"肾藏精"的相关论述，应理解"肾气"是肾中所藏精发挥其推动、温煦等作用的部分，是由肾中所藏之精化生而来。人体先有肾中所藏之精，然后才有肾气。只有肾中所藏之精充盈，肾气才化源充沛。所以，从某种意义上讲，肾气是肾脏功能活动的外在表现，正如心气、肺气、脾气、胃气，分别代表着各自脏腑的功能活动一样。

"肾阴""肾阳"概念的提出是基于对肾精、肾气充分认识之上的。并非对"肾精""肾气"概念扬弃，也不是用"肾阴""肾阳"的概念来代替"肾精""肾气"，而是肾的物质基础及生理功能在阴阳这个哲学层面上的再认识，或者说是对肾精、肾气所涵盖内容的扩展。可以这样认为：肾精、肾气是中医学早期对物质基础及生理功能的初步概况，肾阴、肾阳是中医学对物质基础及生理功能的深入认识并与"阴阳学说"相结合的必然产物。

从肾气丸的组成不难看出，肾气丸是阴阳双补，平补肾气之方。方中干地黄八两，山茱萸四两，山药四两，补阴药共十六两；肉桂、附子各一两，助阳药二两。以滋阴为主，补阳为辅，六味滋阴是"壮水之主以制阳光"的作用[2]。《医宗金鉴》曰："此肾气丸纳桂、附于滋阴剂中十倍之一，意不在补火，而在微微生火，即生肾气也。"其目的在于"益火之源，以消阴翳"。本方配伍方法"阴中求阳"。正如张景岳《景岳全书》所说："善补阳者，必于阴中求阳，则阳得阴助而生化无穷。"方中泽泻、茯苓利水活血，调节水液代谢；牡丹皮清泻肝火，与温补肾阳药相配，意在补中寓泻，以使补而不腻。补肾气即恢复肾的生理功能，尤其是肾主水的生理功能，因此肾气丸应是以平补肾气为主。

2. 肾气丸在《金匮要略》中治疗五种疾病的依据

肾气丸能主气化，故妇人转胞可用、虚劳小便不利可用，借其气化之力而愈病。肾气丸能行津液，故痰饮可用、脚气可用，借其温养肾气行津液化水湿之力。肾气丸能润心肺，故下焦虚寒之消渴病可用，取其既洒发肾气发陈全身，使上焦如雾露之溉而治多饮，又可补益肾气以摄水精而治多尿。总之，本方重在补益肾气、斡旋肾气，故名肾气丸，而非温肾丸。

三、肾气丸"异病同治"的学术思想理论基础

中医的"证"是结合藏象、经络学说，根据阴阳、表里、寒热、虚实而辨识的。中医的脏腑不同于西医学解剖概念的脏器，其范畴往往涉及人体几个系统的功能。如从生理上，中医肾的功能被认为有藏精，主生长、发育、生殖；主水，司开阖，主命火，司气化，主纳气，为气之根；生髓，主骨，上开窍于耳，下开窍于二阴；与膀胱相表里，外应于腰，其华在发等。此即为中医理论的"一脏多能"。一脏往往可以包含多系统、多器官的功能。此为异病同证的生理学基础。

《素问·上古天真论》云："女子七岁，肾气盛，齿更发长；二七而天癸至，任脉通，太冲脉盛，月事以时下，故有子……七七，任脉虚，太冲脉衰少，天癸竭，地道不通，故形坏而无子也。丈夫八岁，肾气实，发长齿更；二八，肾气盛，天癸至，精气溢泻，阴阳和，故能有子……五八，肾气衰，发堕齿槁；六八，阳气衰竭于上，面焦，发鬓颁白；七八，肝气衰，筋不能动；八八，天癸竭，精少，肾脏衰，形体皆极，则齿发去。"肾者主水，受五脏六腑之精而藏之，故五脏盛，乃能泻。今五脏皆衰，筋骨解堕，天癸尽矣，故发鬓白，身体重，行步不正，而无子耳。充分体现了肾气在人体生长发育及五脏六腑功能发挥中的密切关系，也说明了人体的健康与肾气密切相关。故在治未病、抗衰老，以及老年疾病治疗中顾护肾气有重要意义。在病理上，"五脏之伤，穷必及肾"，而肾虚又可导致五脏阴阳失常。中医的治疗方法虽然也有病因治疗和对症治疗，但更主要的是调节整体功能，促使阴平阳秘为主要原则，而这种调整疗法是通过中药复方的联合作用实现的。由此可见，肾气丸益肾之功，实为协调阴阳，交通心肾，既济水火之效。《金匮要略心典》曰："凡病涉水液，由肾气虚者用肾气丸，闭者能通，多者能约，积者能利，燥者能润。"

四、重视认"证"，临证中正确运用肾气丸

1. 认证要准确

中医的辨证论治，望、闻、问、切的四诊收集是关键。临证中只重视"症"，而不重视舌脉的诊查，往往会失其正确判断疾病的机会，即下手便错。人们往往在治疗疾病的过程当中，以症状来辨别寒热，认为四肢冷、腰痛、阳痿等均是肾阳虚的表现，误投肾气丸治疗，甚至有些人认为只要服了肾气丸补肾气，就能强身健体、延缓衰老，或者长年服用六味地黄丸就能抗衰老。这些观点有些偏激。作为医者，正确辨证和指导患者是确保疾病向愈的保证。那么对于肾气虚如何判断，从舌脉上，笔者认为，舌质应该是淡，或淡暗，或体胖、色淡，苔白，不应该是黄厚、腻苔，脉是沉细、无力，

有时两尺弱也是判定的依据。

2. 中西医病名不能完全替代

论述肾气丸治疗疾病的病种繁多，规范中医术语及病证病名，能更好地判断方药主证及病机，不要局限于它能治疗多少西医所诊断的疾病。比如有些报道认为肾气丸能治糖尿病、冠心病、肾病、前列腺肥大等。笔者认为均欠妥当，它只不过是治疗了上述疾病当中有肾气虚这么一组证候的证而非所有的病。中医看病只有抓住了中医的"证"，才能更好地运用肾气丸，而不是冠以什么西医病名的证。这就避免了有人说肾气丸能治糖尿病，而导致所有的糖尿病患者都吃肾气丸。

五、肾气丸临床应用的拓展

仲景运用肾气丸对五种不同病症论治的出发点，都是补肾中之精气，调肾中之阴阳。其组方之精、意理之深、治病之广、效用之显，《金匮要略》肾气丸异病同治为后世"证同治同"树立了典范，临床上除运用肾气丸治疗原方之五大疾病外还得到更为广泛的发挥。现代很多医家根据辨证论治、异病同治的原则对金匮肾气丸加减运用治疗很多疾病，如①治遗溺；②治阳痿；③治不育；④治淋浊；⑤治面部升火；⑥治奔豚；⑦治胸痹；⑧治眩晕。

近年来肾气丸在临床研究方面取得了很大进展，可用于呼吸、心血管、消化、泌尿、生殖、内分泌及免疫系统、性功能障碍和男女更年期综合征等多系统多方面疾病[3]。西医学研究证实，肾气丸具有扩张冠状动脉，强心的作用，能降低和消除氧自由基，保护心肌免受缺血损伤[4]；能增强免疫功能，提高巨噬细胞吞噬功能；加速胶原的合成与分泌，促进钙盐沉积，促进成骨细胞增殖，从而加快骨折愈合等，被用于治疗心衰、慢性肾炎、慢性肾盂肾炎、前列腺炎、尿潴留、甲状腺功能低下、营养不良性浮肿、糖尿病、慢性支气管炎、口腔溃疡、神经衰弱、腰椎间盘突出症等临床各科疾病。笔者在临床工作中感触颇深的是治疗阿尔茨海默病及淋证效果显著。老年人阳气虚弱，鼓舞阳气是首要，有一分阳气就有一分生机。

1. 患者白某，男，81 岁，主诉：尿频急一年，遗尿，畏寒，无发热，伴尿血。彩超，膀胱占位。查：舌淡暗，苔白，脉沉细。服肾气丸，口服三七粉。血尿 3 天消失。停三七继服肾气丸 3 个月，遗尿、尿频急症好转，病情稳定。血尿并不是普遍认为的热迫血行，而是气不摄血；肾气丸发挥了补肾气、温肾阳的作用，使膀胱气化固摄功能恢复。本例患者治疗从肾的功能调节着手发挥肾的作用。下例就是从肾的物质基础，肾藏精的功能来治疗阿尔茨海默病。

2. 刘某，男，64 岁。胆囊结石手术、胃溃疡手术后粘连，经常应用抗生素，因反复发作腹痛而再次手术，就诊时腹部不适感经常发作，畏寒，反应迟钝，对答错误，計算能力下降，经常走丢。血压 90/60mmHg，面色无华，口唇淡，舌淡，苔白，脉细弱。辨证属久病伤肾，肾精不足，脑为髓之海，精不足则脑无所养故发生反应迟钝，对答错误，计算能力下降，经常走丢。治以肾气丸加黄芪、阿胶、党参补气滋肾填精。1 个月后上症消失。本例患者说明"善补阴者，必于阳中求阴，则阴得阳升而泉源不竭"。这里需要强调的是在患者服药期间注意观察舌脉变化进行方药加减。

通过对肾气丸在《金匮要略》中的异病同治的分析及临床应用的拓展，可以更清楚地认识张仲景辨证论治的思想精髓。异病同治的法则是建立在辨证施治的基础上，针对病机变化，疾病演变过程中特殊时期而采取的治疗原则。在多种疾病的变化中找出其矛盾的共性，即相同的证候，从而采取同一治疗原则和方法。其根本原则都是《素问·至真要大论》"谨守病机，各司其属，有者求之，无者求之，盛者责之，虚者责之，必先五胜，疏其血气，令其调达，而致和平"之旨。由此可见，中医独特的异病同治方法蕴含着深刻的辩证法思想，源于《内经》而发展于仲景。后世应在此基础上有所发展，有所创新，才能进一步提高和充实中医基本理论，指导临床用药，为临床提供新的思路和方法。

参考文献

［1］孙广仁. 中医基础理论［M］. 北京：中国中医药出版社，2008.
［2］邓中甲. 方剂学［M］. 北京：中国中医药出版社，2003.
［3］展照双. 肾气丸方义及临床应用研究［J］. 长春中医药大学学报，2011，27（3）：488-489.
［4］张杨卿. 加味金匮肾气丸干预慢性心力衰竭的临床观察［J］. 中国中医药科技，2011，18（5）：438-439.

薛爱荣（河南省中医药研究院）

　　《金匮要略》是东汉医家张仲景所著《伤寒杂病论》中的杂病部分，是我国现存最早诊治杂病的方书。肾气丸是其中治疗肾气虚损的代表方剂，也是最早的补肾方剂。肾气丸在《金匮要略》中分别用于治疗"脚气上入，少腹不仁""短气有微饮""虚劳腰痛，少腹拘急，小便不利""消渴""妇人转胞"等五种病证，充分体现了仲景"异病同治"的学术思想。其临床应用范围非常广泛，涉及神经、内分泌、免疫、消化、循环、呼吸、泌尿、生殖等多个系统，临床多见水肿、尿少或尿频、腰痛，兼见形寒肢冷等症状，可用于治疗慢性肾功能不全、肾性水肿、心源性水肿、前列腺增生、阳痿、小儿遗尿、颈椎病、腰椎间盘突出症、骨关节炎、骨质疏松症等多种疾病[1]，具有双向调节作用，是《金匮要略》中异病同治的典范。

　　"异病同治"源于《内经》，是历代医家在长期医疗实践中总结出的治疗原则，是中医辨证论治指导思想的重要体现。异病同治的"异"与"同"是一组相对的概念，不同的疾病在发展中当出现相同的证时即可以用同种方法治疗，故异中有同；而不同的疾病在用相同的方法治疗时，也要依据病情发展阶段病证的差异，辨证论治，同中有异[2]。清代陈士铎在《石室秘录》中提出"同治者，同是一方而同治数病也""如四物可治吐血，又可治下血"，《金匮要略》各篇皆命名为"病脉证并治"，充分体现辨病与辨证结合的重要性，贯穿全书以辨证论治为原则，运用一方治疗多种不同疾病，肾气丸是其代表。

　　肾气丸是《金匮要略》中"异病同治"的体现。肾气丸又名崔氏八味丸、八味肾气丸、八味地黄丸、附子八味丸、桂附八味丸、桂附地黄丸，源于《金匮要略》，后世又称为金匮肾气丸。该方阴阳双补，温肾脏，补虚损，裨益颜色，强壮筋骨。肾气丸的主要功效是温补肾阳，李珥臣曰："方名肾气丸者，气属阳，补肾中真阳之气。"肾阳与肾的气化、开阖、固摄等功能息息相关，肾阳得以化生需结合肾之阴阳及精气的互根转化。柯韵伯云："命门之火，乃水中之阳……非指有形者言也，然少火则生气，火壮则食气，故火不可亢，亦不可衰，所云火生土者，即肾家之少火游行其间，以息相吹耳。"

一、肾气丸组方意义

　　全方由干地黄、山药、山茱萸、茯苓、泽泻、牡丹皮、桂枝、附子八味组成，方中大量甘润酸敛之品益肾精补肾气，肾为先天之本，藏精，精能化气，是气化的物质基础，故方中重用地黄八两补益肾精，肝肾同源，又用山茱萸四两，补益肝肾，收敛固涩；肾中之精气还赖于水谷精微的补充与化生，故佐以山药四两、茯苓三两，其作用在于健脾益肾，助后天之本。《药品化义》云"茯苓……最为利水除湿要药"，《景岳全书》云："善补阳者，必于阴中求阳，则阳得阴助而生化无穷；善补阴者，必于阳中求阴，则阴得阳升而泉源不竭。"此即对肾气丸方义的精确阐述，后世医家也指出，肾阳乃阴中之阳，命火乃水中之火，肾阳的化生，必于阴中求得。泽泻、牡丹皮通利泻浊，降相火，茯苓味甘淡平入肾经，善利水渗湿。泽泻味甘淡寒，入肾、膀胱经，善除下焦水湿浊邪，《本草蒙荃》云：泽泻"泻伏水，去留垢"。茯苓、泽泻合用淡渗利水，通调水道，助阳化湿祛痰浊，为佐药。牡丹皮苦辛微寒，归心、肝、肾经，清热凉血，活血散瘀。《神农本草经》言：牡丹皮"除癥坚，瘀血留舍肠胃，安五脏，疗痈疮"。肾气亏虚之人常肝肾精血俱亏，经脉闭阻，阳气不通，筋脉羸弱，故补肾气时，佐少量牡丹皮、桂枝活血通脉，血脉通则阳气亦通。附子温肾助阳；桂枝助阳化气。方中大量滋阴药中配伍少量附子、桂枝，用意不在补火助阳，而在微生肾气，肾属水脏而不能无火，肾精充足，尚乏生机，故加入少量桂枝、附子，温助肾阳，推动气化，使肾精源源不断地充养五脏六腑、四肢百骸，故本方是治本之剂而具有广泛的使用范围。另各病证使用本方均采用丸剂，皆属久病及肾之慢性疾患而需要持续治疗，久病缓图，也是"微微生火，即生肾气也"的意义所在。

二、肾气丸乃治本之剂，其治疗广泛

《金匮要略》前 22 篇中论述肾气丸证治共有五处。

1.《中风历节病脉证并治第五》曰"崔氏八味丸，治脚气上入，少腹不仁"，以脚腿肿痛无力，少腹麻木不仁为主症，病机为肾气虚衰，气化无权，致水湿内停，用肾气丸温肾化气行水。

2.《血痹虚劳病脉证并治第六》曰"虚劳腰痛，少腹拘急，小便不利者，八味肾气丸主之"，腰为肾之外府，肾气亏虚，无力充养故见腰部酸痛，温煦膀胱失司，膀胱气化无权，见少腹拘急，小便不利。肾气丸治之，补肾强腰，化气利尿。

3.《痰饮咳嗽病脉证并治第十二》曰"夫短气有微饮，当从小便去之，苓桂术甘汤主之；肾气丸亦主之"，肾阳亏虚，气化无力，致水饮内停心下，表现出短气微饮，腰膝酸软等，肾气丸温肾化气行水，消除水饮。

4.《消渴小便利淋病脉证并治第十三》曰"男子消渴，小便反多，以饮一斗，小便一斗，肾气丸主之"，肾阳亏虚，不能蒸腾输布津液以上承，故见口渴欲饮水，肾气虚衰，难以化气摄水，见小便反多，肾气丸温补肾阳，化气摄水，蒸津上布。

5.《妇人杂病脉证并治第二十二》曰："问曰：妇人病，饮食如故，烦热不得卧而反倚息者，何也？师曰：此名转胞，不得溺也。以胞系了戾，故致此病，但利小便则愈，宜肾气丸主之"，妇人转胞之病在下焦，肾精亏虚，膀胱气化无权，则见小便不利；浊阴上逆，虚阳上越，见烦热不得卧，肾气丸治之，助膀胱气化以利小便。

上述各条文病证，包括了虚劳、痰饮、消渴、脚气及妇人转胞等。一方多用，充分体现了中医辨证思维和异病同治的治疗特色。观其主治病机，皆属肾精不足而气化不利。肾为水脏，藏精，主水，纳气，是津液运化的枢纽。《内经》有云："饮入于胃，游溢精气，上输于脾，脾气散精，上归于肺，通调水道，下输膀胱，水精四布，五经并行。"人体津液的运行通过肾的蒸腾气化，分清泌浊，将津液输布于全身，废液流注膀胱，排出体外。气化无力，不能向上蒸腾水谷精微，津液下行，而见小便清长、多而混浊，或肾气亏虚，气化无权，见小便不利或闭塞，肾气丸治疗虚劳腰痛，少腹拘急，是肾精不足而不能濡养筋骨肌肉；治疗痰饮病、转胞小便不利是肾精不足而不能气化；治疗消渴，小便反多是肾气大虚而气化失司；治疗脚气上入是肾气不固，而阴邪上泛。

三、异病同治的临床应用及拓展

仲景用肾气丸治疗虚劳腰痛，为后世论治虚损性疼痛树立了典范，临床痛证，有属不通而痛者，当泄其有余，有属不荣而痛者，当补其不足。肾主骨生髓，肾气充盛则"筋骨坚强"、关节滑利、动作敏捷；肾精不足，肾气亏损，则可见筋骨痿弱、腰脊不举、疼痛乏力等。尤其是虚损性关节筋骨疼痛与肾有密切联系。痹证的疼痛也与肾经虚寒有关："诸寒收引，皆属于肾"，"寒气胜者为痛痹"，"骨痹不已，复感于邪，内舍于肾"，肾不温煦，筋脉失养，则筋脉拘挛，关节不利，疼痛作矣。临床使用肾气丸加减治疗切中病机，取得良好的疗效。

案1

王某，男，45岁，2014年7月5日初诊。主诉：腰痛3年余，加重并活动受限1周。患者3年前劳累后出现腰骶部疼痛，遇凉加重，得温痛减，休息后疼痛缓解，反复发作，1周前劳累后腰痛加重，自行热敷毛巾、贴膏药治疗疼痛无缓解，现腰部冷痛，酸软无力，弯腰受限，并伴有左下肢外侧疼痛，遇寒加重，舌胖质暗，苔白，脉沉。体格检查：L4椎体棘突及旁侧（左）压痛明显。直腿抬高试验：左腿30°（+），右腿50°（+）。CT示：左侧L4~L5，L5~S1椎间盘突出。西医诊断：腰椎间盘突出症。中医诊断：腰痛病（肾阳虚损，寒湿瘀痹）。治则：温肾活血，散寒除湿，予肾气汤加减：制附子12g（先煎），桂枝10g，熟地黄30g，山药15g，山茱萸10g，茯苓15g，泽泻10g，牡丹皮10g，车前子10g，川牛膝15g，怀牛膝15g，杜仲15g，川续断15g，独活15g，赤芍15g，川芎10g，当归15g，鸡血藤15g，白芍20g，生甘草6g，10剂，水煎服。患者腰痛、畏凉症状缓解，腰部活动功能改善。继守上法治疗1个月，疼痛显著减轻，腰部活动度明显改善，继续口服金匮肾气丸成药，20粒/次，2次/日，连服3个月，随诊半年未复发。

腰椎间盘突出症常伴慢性腰痛史，因腰椎间盘纤维环破裂，髓核组织突出刺激或压迫神经根，出现腰部剧烈疼痛并向下放射，临床以下肢麻痛、胀痛多见，甚或下肢瘫痪，二便功能失常。《素问·脉要精微论》曰"腰者肾之府，转摇不能，肾将惫矣"，本病辨证为肾阳虚衰，经络痹阻者，以金匮肾气丸为主方加减服用取得较好疗效，方中川牛膝、怀牛膝并用以加强补肾活血的力量，车前子能促进神经根水肿的消除，加杜仲、独活强补肝肾，活血止痛。疼痛明显者可加桃仁、红花、赤芍、白芍、乳香、没药、地龙、土鳖虫等药。

案2

于某，女，58岁，2013年9月15日初诊。主诉：腰背疼痛5年，加重并腰腿酸痛1年。5年前，因低血钾症而出现四肢周期性瘫痪，症见四肢无力，卧床不起，伴尿频，腰背酸痛，四肢浮肿，经当地医院治疗痊愈出院，搀扶能下地行走，各项生理反射正常，但腰背长期酸痛。1年前出现腰腿部酸痛不适，双腿乏力，不能站立、行走，休息后无缓解，晨起酸痛无减轻，伴形寒肢冷，喜睡懒言，纳便尚可，绝经3年。脉沉细，舌淡胖有齿痕。两命门穴处及耻骨联合处压痛（＋）。腰椎、骨盆MRI显示骨质疏松，骨密度明显下降。西医诊断：骨质疏松症。中医诊断：骨痹，证属肾阳虚衰。患者有反流性食管炎病史15年，抗拒服用汤药，故嘱服金匮肾气丸成药，15粒/次，2次/日，连服3个月，同时轻点按腰部疼痛点。3个月后患者腰背疼痛症状缓解，双膝力量明显增加，能下地短时间慢走，继续口服上药3个月。经6个月治疗，患者腰背酸痛及双膝疼痛无力症状渐渐减轻至消失。半年后复查X片示：骨密度比治疗前提高。为了巩固疗效，嘱其减量而长期吞服。随访5年，双腿酸痛感基本消失，能正常行走，能正常生活，做简单家务。

中老年性骨质疏松，多见腰膝酸软疼痛，小便频数，畏寒喜暖，四肢不温等症状，常与肾精亏虚、肾气不足有关。患者为绝经老年妇女，天癸渐竭，肾阳虚衰，选肾气丸长期吞服，治本温补肾气。《素问·宣明五气》曰："肾主骨。"肾为先天之本，肾藏精，精生骨髓，骨髓充实，骨骼得以强壮，运动捷健。肾精的盛衰，与骨骼的生理功能密切相关，肾精亏虚，骨失所养，而致关节乏力、行走困难。肾气丸能温补肾阳、补肾益精，肾阳命火不足在命门、次髎穴等处有压痛，这些痛点所在经脉均与肾相关联，多点按有利于强健腰部功能，"腰为肾之外府"，同时有助于增强肾气与病体的康复。

案3

袁某，男，55岁，2014年12月3日初诊。主诉：左肩关节疼并活动受限3个多月。3个月前，淋雨受凉后出现左肩部疼痛、僵硬，左肩上举、后伸受限，得温痛减，休息后无缓解，经自行贴膏药、喷止疼喷雾后症状无明显改善，现来我科求诊。询问患者无明显外伤史，X 线片排除骨肿瘤、结核等症。肩部无肿胀，肩前、后、外侧均压痛，肩部外展受限 50°（＋），后伸受限 15°（＋）。嘱口服金匮肾气丸成药，15 粒 / 次，2 次 / 日，连服 1 周，同时嘱其活动肩部，1 周后疼痛减轻，继续口服 20 天，肩关节活动显著改善，疼痛基本消失。

患者中年男性，肝肾不足，精血亏虚，久之筋骨失养，易致关节疼痛。肾气丸补肾益精，强肝肾，壮筋骨，治疗中老年性肩周炎确有疗效。

四、小结

肾气丸出自《金匮要略》，东汉医家张仲景所创，具有补益肾气，调理阴阳之用。该方配伍严谨，构思独特，是培补肾气的祖方，临床广泛应用于证属肾阳亏虚的各类疾病中，效果显著。《金匮要略》中，仲景用肾气丸治疗"脚气上入，少腹不仁""短气有微饮""虚劳腰痛，少腹拘急，小便不利""消渴""妇人转胞"五种病症，充分体现出"异病同治"的学术思想，为后世医家树立了异病同治的典范。全方有干地黄八两，山药、山茱萸各四两，茯苓、牡丹皮、泽泻各三两，桂枝、附子（炮）各一两，少量温阳药调配于大量滋阴药中，阴中求阳，滋阴虚以生气，助阳弱以化水，补益肾气，调节气化功能正常。

近年对肾气丸的临床报道，其治疗范围涉及神经、内分泌、免疫、消化、循环、呼吸、泌尿、生殖等多个系统，针对慢性肾功能不全、肾性水肿、心源性水肿、前列腺增生、阳痿、小儿遗尿、颈椎病、腰椎间盘突出症、骨关节炎、骨质疏松症等多种疾病均有治疗效果[2]。临证运用中，根据疾病的不同发展时期、病势的发展，药物、剂量随证加减变通，以增强其温补肾气的功效，一方多用，异病同治，在多种疾病的发展中找出共同矛盾，以针对性治疗，不因某些症状的变化而改变治则，充分体现出中医辨证论治的指导思想。后世在运用中，应传承与发展中医异病同治学术思想，为指导临床提供新的思路。

参考文献

［1］季原，陈绍红. 解读成药金匮肾气丸与济生肾气丸［J］. 中华中医药杂志，2011，26（8）：1714–1716.

［2］李赛，李东. 金匮肾气丸临床应用辨析［J］. 中华中医药杂志，2015，30（3）：928–930.

苏修辉（达州市中西医结合医院）

肾气丸为补肾名方，出自医圣张仲景之《金匮要略方论》，后世称谓颇多，有称之为金匮肾气丸、八味地黄丸、崔氏八味丸、桂附地黄丸等，其方配伍严谨、构思独特，仲景取名肾气丸，意在其具有温补肾阳，即肾气的功效。生肾气即恢复肾的生理功能，尤其是肾主水的生理功能。故《医宗金鉴》说："此肾气丸纳桂、附于滋阴剂中十倍之一，意不在补火，而在微微生火，即生肾气也。"也就是说肾气丸是在阴阳互调的基础上偏于温补肾阳，即所谓"少火生气""益火之源，以消阴翳"之义，诸药合用，则肾阳振奋，气化复常。

一、肾气的概念

肾气始见于《内经》，是全身整体之气分布于肾脏的部分，其通过肾脏的功能活动得以体现。它有两方面的含义：其一为总括肾脏的各种功能活动；其二是泛指肾脏的各种生理活动的物质基础。肾精包括先天之精和后天之精，肾中精气，是人体生命活动之本。其中肾脏本体及肾精、肾液及血液等一切属阴的物质，具有濡润、滋养及闭藏作用的部分称为肾阴，又称元阴、真阴、真水。肾精中具有长养、温煦作用的部分称为肾阳，又称元阳、真阳、真火、命门之火。由此可见，肾阴、肾阳均以肾中精气为物质基础，故肾气可以从广义及狭义两方面加以理解，肾精中对全身各脏腑组织起濡润、滋养、温煦、推动、固摄等方面作用为广义的肾气；狭义之肾气则理解为肾精活动过程中产生的功能表现，其肾阴虚或肾阳虚，实质上均是肾的精气不足的不同表现形式。

二、肾气丸的立方本义、组方及配伍特点

"金匮肾气丸"是补肾气，抑或补肾阳？还是阴阳双补？历代医家各执己见，现代医者也各有体会。

1. 金匮肾气丸的药物组成

《金匮要略》记载肾气丸：由干地黄八两，山药、山茱萸各四两，泽泻、茯苓、牡丹皮各三两，桂枝、附子（炮）各一两组成。上八味末之，炼蜜和丸，如梧桐子大，

酒下十五丸，日再服。

2. 金匮肾气丸的立方本义、功效及配伍特点

本方以熟地黄补肾阴，泽泻泻肾浊，山茱萸补肝阴，牡丹皮泻肝火，山药补脾阴，茯苓渗脾湿。以上6味药相互配合，补泻并用。再以少量桂枝、附子温补肾中之阳，共奏补肾助阳之功。由于患者素体虚弱不胜攻伐，所以采取攻补兼施之法，并处以丸药缓攻缓补，使邪去而正不伤。全方功用虽为补肾助阳，但为温阳之方而非回阳之剂，且肾气的化生，是肾阴（精）与肾阳互相作用的结果，实质就是肾阳蒸化肾阴（精）而化生肾气，故纳少量温肾药（桂枝、附子各一两）于大量滋肾药中，旨在于微微生火，取"少火生气"之义。若补阳之品过多，则有"壮火食气"之弊，故只加桂枝、附子二味，且用量极轻；另阴阳相互制约，相互转化，相互依附，一方的偏盛偏衰必将导致阴损及阳或阳损及阴，若单补肾阳，则阴无所附，故《景岳全书》曰："善补阳者，必于阴中求阳，则阳得阴助而生化无穷。"

《金匮要略》五篇所载肾气丸治疗五种病证。原文依次为：《金匮要略·中风历节病脉证并治第五》云："治脚气上入，少腹不仁。"《金匮要略·血痹虚劳病脉证并治第六》云："虚劳腰痛，少腹拘急，小便不利者，八味肾气丸主之。"《金匮要略·痰饮咳嗽病脉证并治第十二》云："夫短气有微饮，当从小便去之，苓桂术甘汤主之；肾气丸亦主之。"《金匮要略·消渴小便利淋病脉证并治第十三》云："男子消渴，小便反多，以饮一斗，小便一斗，肾气丸主之。"《金匮要略·妇人杂病脉证并治第二十二》曰："问曰：妇人病，饮食如故，烦热不得卧而反倚息者，何也？师曰：此名转胞，不得溺也。以胞系了戾，故致此病，但利小便则愈，宜肾气丸主之。"如此诸多证候，何以一方治之？这便是肾气丸的立方本义。肾气丸以一方治多病，其取效的根本就在于抓住了诸病的根本病机——肾气虚衰，气化不利。

由此可见，肾气丸方剂的组成体现了《金匮要略》辨证论治的基本原则，仲景运用肾气丸对五个不同的病证进行了论治，可视为"异病同治"的典范。

三、异病同治的概念

1. 何谓异病同治

异病同治是中医治疗学的一个重要概念。《简明中医辞典》解释为："异病同治"是指"不同的疾病，若促使发病的病机相同，可用同一种方法治疗，即证同治同，证决定治疗关键"。换言之，"异病同治"是指几种不同的疾病，在其发展变化过程中出现了大致相同的病机、大致相同的证，就可以用大致相同的治法和方药来治疗。中医治病的法则，不是着眼于病的异同，而是着眼于病机的异同。异病可以同治，既不决定于病因，也不决定于病证，关键在于辨识不同疾病有无相同的病机。病机相同，即

可采用相同的治法。

辨证论治是中医学之精髓，一方治多病，反映了病证相结合的辨证论治精神，而异病同治是其中的一朵奇葩，是辨证论治的一种特殊形式。

2."异病同治"的由来

病治异同，包括同病异治、异病同治两个方面，是中医的一项重要治疗原则。对其实质的研究，有助于发扬中医诊疗疾病的特色。

异病同治在《黄帝内经》中虽然没有明确的论述，但与同病异治相对亦体现了这种思想。如《素问·病能论》曰："有病颈痈者，或石治之，或针灸治之，而皆已，其真安在？岐伯曰：此同名异等者也。夫痈气之息者，宜以针开除去之。夫气盛血聚者，宜石而泻之，此所谓同病异治也。"又如《素问·五常政大论》说："岐伯曰：西北之气散而寒之，东南之气收而温之。所谓同病异治也。"说明同病异治这一治疗原则早就存在于中医理论体系之中。

《金匮要略》虽无论述，但在病证结合的辨治方法及方药运用上充分体现了异病同治的精神。清代医家陈士铎首先明确提出异病同治，其在《石室秘录》中曰："同治者，同是一方而同治数病也，如四物可治吐血，又可治下血；逍遥散可治木郁，又可治数郁；六君子汤可治饮食之伤，又可治痰气之疾……异治者，一病而异治也。"之后虽无专著专论，但在中医理论体系皆宗此说。《金匮要略》中每论及一病证，皆考虑到方方面面的因素，而采取不同的治法和方药的加减化裁，灵活运用了异病同治法则。

为何病不同而治疗相同？尤在泾在《金匮要略心典》的解释是"异病同治"乃在于"病异而证同，证同而治同"。

四、肾气丸在《金匮要略》中的异病同治思想

1.肾气丸在《金匮要略》中所治五证之病机

（1）脚气

《金匮要略·中风历节病脉证并治第五》云："崔氏八味丸，治脚气上入，少腹不仁。"从原文以药测病机，可知本病乃肾气不足，水湿内停所致。肾虚水停，湿浊下注，则脚肿；少腹为肾脉所过之处，水湿内聚，循经上逆，则少腹不仁。此时若仅祛湿，则难以奏效。治当固本为主，以崔氏八味丸，即肾气丸温肾壮阳、化气行水，水湿去，阳气复，则诸证治愈。

（2）虚劳腰痛

《金匮要略·血痹虚劳病脉证并治第六》云："虚劳腰痛，少腹拘急，小便不利者，八味肾气丸主之。"从原文可知，此腰痛乃肾虚所致。肾为作强之官，腰为肾之府，肾

虚，腰失温养，则腰痛；肾与膀胱相表里，肾虚水停，膀胱气化及三焦决渎失职，寒水之气不化，故见少腹拘急，小便不利。虚劳腰痛以虚损为主，虚则补之，故以肾气丸补益肾气，即滋肾阴、温肾阳、阴阳双补，以桂枝、附子温经暖肾，总督诸阳，振奋阳气以上贯腰脊，使膀胱气化水行，所谓"阴得阳升而泉源不竭"（或云：助阳之弱以化水，益火之源，以消阴翳）。肾气丸中桂枝、附子（各一两）在 3 味滋补药（干地黄、山药、山茱萸计十六两）中仅占 1/8，故《医宗金鉴》云"此肾气丸纳桂、附于滋阴剂中十倍之一，意不在补火，而在微微生火，即生肾气也"，取"少火生气"之义。直以茯苓、泽泻各三两，导废液浊水尽从小便而出；更以干地黄八两，山药、山茱萸各四两，牡丹皮三两滋养肝肾精血，佐以清泻虚火，"补阴之虚以生气"（维护肾气），所谓"阳得阴助而生化无穷"也。总之，诸药配伍，使阴阳气血相互滋生，肾气蒸腾上达而浊阴下行，则虚劳腰痛自解也。正如尤在泾所云："虚劳之人，损伤少阴肾气，是以腰痛，少腹拘急，小便不利，程氏所谓肾间动气已损者是矣，八味肾气丸补阴之虚，可以生气，助阳之弱可以化水，乃补下治下之良剂也。"

（3）痰饮

《金匮要略·痰饮咳嗽病脉证并治第十二》云："夫短气有微饮，当从小便去之，苓桂术甘汤主之；肾气丸亦主之。"肾气虚弱，气化失司，不能化水，则水泛心下而为短气。肾气不足，膀胱气化无权，则可见小便不利。"当从小便去之"，是说本证治法，宜化气利水，使气化得行，饮有出路，则短气自除。故用肾气丸温肾化水以增强肾的气化功能，从而达到小便利、微饮去、短气平的目的。

（4）消渴

《金匮要略·消渴小便利淋病脉证并治第十三》云："男子消渴，小便反多，以饮一斗，小便一斗，肾气丸主之。"本条所论属下消证治。肾脏阳气虚弱，气化失常，不能蒸腾津液以上润，故渴而饮水。膀胱气化失司，开阖无权，蓄泄失常，其贮尿和排尿的生理功能发生障碍，致使开多阖少，故小便反多。故以肾气丸补肾之气，温肾之阳，以恢复其蒸津化气的生理功能，则消渴、小便多诸证自然痊愈。

（5）转胞

《金匮要略·妇人杂病脉证并治第二十二》曰："问曰：妇人病，饮食如故，烦热不得卧而反倚息者，何也？师曰：此名转胞，不得溺也。以胞系了戾，故致此病，但利小便则愈，宜肾气丸主之。"此条所述妇人转胞之证的病机是肾气虚弱，膀胱气化不行。由于病不在胃，故饮食如故；病在膀胱，故脐下拘急，小便不通；水气不行，浊阴上逆，虚阳上扰，故烦热不得卧而反倚息。治以肾气丸振奋肾气，恢复膀胱气化功能，使小便通利，则妇人转胞之证随之而解。

2. 从肾气丸在《金匮要略》中所治五证，看异病同治思想

肾气丸何以既治脚气、虚劳、痰饮、消渴，又治妇人转胞不得溺？何以既治小便

不利，又治小便反多？上述病证的表现虽不尽相同（甚或相反），但其病位、病性、病因、病机均相同。肾气丸针对肾气虚弱、气化失司、开阖不利、小便蓄泄无常之病机，补益肾气，温阳化气，而取"异病同治"之效。

五、从肾气丸的临床运用，看其异病同治思想

异病同治，重在辨证。根据仲景运用肾气丸治疗五证的异病同治思想，笔者在内科临床实践中体会到：只要辨证准确，均可得到满意疗效。例如：笔者用肾气丸治疗一眩晕患者，收到满意疗效。张某，女，69 岁，平素体弱多病，反复眩晕 5 年，伴双下肢浮肿 3 年，加重 20 天。就诊时眩晕，恶心呕吐，食欲减退，无口渴，双下肢浮肿，身软乏力，畏寒，尿频，小便清长，夜尿增多，大便正常。舌淡、胖苔薄白、脉沉细。此为肾气亏虚，气化不行，水饮内停；以肾气丸振奋肾气，恢复膀胱气化功能，使小便通利，则诸证随之而解。

六、异病同治的现代启示

《金匮要略》的显著特点是以整体观念为指导思想、脏腑经络为理论依据，运用四诊八纲，建立了以病为纲、病证结合、辨证论治的杂病诊疗体系。因此，面对当前的医疗环境和临床现实，在彰显"异病同治"思想的同时，不能忽视病证结合的原则。

综上所述，对"异病同治"的理解最终还是集中在了"证同治同"这个中心内涵上。"异病同治"的核心则在病机。

现代临床上应用"异病同治"的原则时多以经方或名方加减治疗不同的疾病，这里的"病"既包括现代西医的病种，也有传统中医的病种。当通过四诊合参辨为同一病机或证候时，就运用相同的治法。"同治"既可以是狭义的同一个方剂；也可以是广义的同一个治法，方虽不同但治法相同，因此"异病同治"时绝不可以忽略"病证结合"，应该既重视证的同一性，又要了解病的差异性，把握好整体与局部的关系，这样才能在临床中取得良好的疗效。

总之，仲景立肾气丸本意不是简单地补肾回阳以扶阳之不足，而在于填精化气以复肾之气化，从滋阴以敛阳的角度，补纳肾中真阳之气，以恢复其气化功能。

综上所述，肾气丸所治五病征象，虽各有不同，但证候所反映的病机无异，都是因肾气不足，气化失司，水液失调所致，故一方而能治多病。由此可见，肾气丸在《金匮要略》中的运用在一定程度上示范了"异病同治"的基本原理和运用准则。

杨征宇（益阳市第一中医医院）

《金匮要略》是医圣张仲景《伤寒杂病论》的一部分，后世誉为方脉之祖。《金匮要略》在治疗"脚气上入，少腹不仁""虚劳腰痛，少腹拘急，小便不利""短气有微饮，当从小便去之""男子消渴，小便反多，以饮一斗，小便一斗""妇人病，饮食如故，烦热不得卧而反倚息者之转胞，不得溺"五种不同的疾病，均采用肾气丸温肾化气这一相同的治法，即异病同治。为在辨证论治的前提下，以病、症、证三位一体的思维模式运用异病同治的方法树立了一个典范。异病同治是中医基本的治则治法之一，对后世具有重要的指导意义，笔者就个人体会分述如下，祈求同道斧正。

一、异病同治的概念及本质

所谓异病同治，是指几种不同的疾病（或症状），在其发展变化过程中，出现了大致相同的病机、大致相同的证型，故可以用大致相同的治法和方药来治疗，如胃下垂、肾下垂、子宫下垂、脱肛等不同的病变，虽然其临床表现不同，部位不同（病症不同），但其发展过程中，可能出现大致相同的"中气下陷"病理机制，表现为大致相同的证候，均可用补益中气，升阳举陷的补中益气汤来治疗，由此可以看出，异病同治的本质就是强调"证"的相同，即"同证同治"。所谓证，即证候，是疾病过程中某一阶段或某一类型的病理概括，一般由一组相对固定的、有内在联系的、能揭示疾病某一阶段或某一类型的病变本质的症状或体征构成。证候是病机的外在反映，病机是证候的内在本质。由于病机的内涵包括了病变的部位、原因、性质和邪正盛衰变化，故证候能够揭示病变的机理和发展趋势，是中医确立治法，处方遣药的依据。如"风寒束表""肝阳上亢""心血瘀阻"等。病，即疾病，是致病邪气作用于人体，人体正气与之抗争而引起的机体阴阳失调、脏腑组织损伤或生理功能障碍的一个完整的生命过程，它是某种疾病全过程的总的体质属性、特征和规律，如"淋病""感冒""消渴"等，而症即症状或体征的总称，是疾病过程中表现出的个别的孤立的现象，可以是患者异常的主观感觉或行为表现，如恶寒、发热等，也可以是医者检查发现的异常征象，如舌象、脉象等。症是判断疾病，辨识证候的主要依据，但因其是疾病的个别现象，未必能完全反映疾病证候的本质，因此不能作为治疗的依据。病、症、证三者既有区别，又有联系。病与证，虽然都是对疾病本质的认识，但病的重点是全过程，而证的重点是现阶段。症状和体征是病和证的基本要素。疾病和证候都由症状和体征构成，有内在联系的症状和体征组合在一起即构成证候，反映疾病某一阶段或某一类型的病变本质，各阶段或类型的证候贯穿并叠合起来，便是疾病的全过程。一种疾病由不同的证候组成，而同一证候可见于不同的疾病过程中，正由于这样，异病同治就是在辨证论治的前提下，病、证、症三位一体而强调证的重要的论治方法，体现了从现象入手，抓住事物本质的哲学思维方法。

二、异病同治的源流及在《金匮要略》中的具体运用

异病同治一词，《内经》中并无明确文字表述，但与同病异治相对已体现了这种辨证论治的思想，在《内经》中就明确指出了"同病异治"一词，《素问·五常政大论》指出："西北之气，散而寒之；东南之气，收而温之。所谓同病异治也。"《素问·病能论》曰："有病颈痈者，或石治之，或针灸治之，而皆已……夫气盛血聚者，宜石而泻之，此所谓同病异治也。"后人根据这一思想结合临床实际情况以相对性语句提出了"异病同治"。历代医家对异病同治论述颇多，直到清代才真正归纳总结出异病同治的概念并广泛见于各种医籍，陈士铎《石室秘录》曰："同治者，同是一方而同治数病也。"《金匮要略》异病同治的运用主要体现于同一方剂的重复使用，即一方治多病，其实就是因证候相同而采取相同的治法方药。最具代表性的是肾气丸的应用。《妇人杂病脉证并治第二十二》第18条曰："问曰：妇人病，饮食如故，烦热不得卧而反倚息者，何也？师曰：此名转胞，不得溺也。以胞系了戾，故致此病，但利小便则愈，宜肾气丸主之。"妇人转胞的主症是小便不通，脐下急迫，病因病机较为复杂。本条为肾气不举，膀胱气化不利所致，治宜振奋肾阳，蒸化水气，小便通利，则其病自愈，故用肾气丸治之。《中风历节病脉证并治第五》附方"崔氏八味丸，治脚气上入，少腹不仁"（崔氏八味丸即肾气丸）。脚气病的主症是以脚腿肿胀痛重，或软弱无力，麻木不仁为特点，严重者可发展为脚气冲心，出现心悸、气急、胸中胀闷、呕吐等症，乃心阳不振，脾胃两虚所致。脾虚水湿不运，肾虚气化失常，肾为一身阳气之根本，元阳根于肾，故治当温补肾阳，化生肾气，以利水湿之运行，而诸证自除，当用肾气丸治之。《血痹虚劳病脉证并治第六》第15条曰："虚劳腰痛，少腹拘急，小便不利者，八味肾气丸主之。"腰为肾之府，肾虚则腰痛，肾气不足，不能化气行水，故少腹拘急，小便不利，皆为肾虚气化失司使然，治当用肾气丸益气补肾。《痰饮咳嗽病脉证并治第十二》第13条曰："夫短气有微饮，当从小便去之，苓桂术甘汤主之；肾气丸亦主之。"肾阳虚衰，不能化气行水，以致水气上泛心下者，其本在肾，治宜温肾蠲饮，化气行水，故用肾气丸治之。《消渴小便利淋病脉证并治第十三》第3条曰："男子消渴，小便反多，以饮一斗，小便一斗，肾气丸主之。"下消寒热皆有，若内热津伤，当口渴而小便短少，今小便反多，说明是肾虚阳气衰微，既不能蒸腾体液以上调，又不能化气以摄水，水尽趋下，因而以饮一斗，小便一斗，故用肾气丸补肾之虚，温养其阳，以

复蒸津化气之功，则消渴自除。上五例虽然病名不同，症状各异，然其病机相同，证型相类，皆属于肾阳亏虚，气化不利所致，均可用肾气丸温肾化气治疗。

肾气丸组成：干地黄八两，薯蓣四两，山茱萸四两，泽泻三两，茯苓三两，牡丹皮三两，桂枝一两，附子（炮）一两。上八味末之，炼蜜和丸梧子大。方中附子大辛大热，为温阳诸药之首；桂枝辛甘而温，乃温通阳气要药，二药相合，补肾阳之虚，助气化之复，共为君药，然肾为水火之脏，内寓元阴元阳，阴阳一方的偏衰将导致阴损及阳或阳损及阴，而且肾阳虚一般病程较久，多可由肾阴虚发展而来，若单纯补阳而不顾阴，则阳无以复，无从发挥温升之能。正如张介宾所说"善补阳者，必于阴中求阳，则阳得阴助而生化无穷"，故重用干地黄滋阴补肾，配伍山茱萸、山药补肝脾而益精血，共为臣药，君臣相伍，补肾填精，温肾助阳，不仅可籍阴中求阳，而增补阳之功，而且阳药得阴药之柔润则温而不燥，阴药得阳药之温通则滋而不腻，两者相得益彰。方中补阳之品药少量轻，而滋阴之品药多量重，可见其立方之旨，并非峻补元阳，乃在微微生火，鼓舞肾气，即少火生气之义。正如《医宗金鉴》所云："此肾气丸纳桂、附于滋阴剂中十倍之一，意不在补火，而在微微生火，即生肾气也。"再以泽泻、茯苓利水渗湿，配桂枝又善温化痰饮；牡丹皮苦辛而寒，擅入血分，合桂枝则可调血分之滞；三药寓泻于补，俾邪去而补药得力，为制诸阳药可能助湿碍邪之虞。诸药合用，助阳之弱以化水，滋阴之虚以生气，使肾阳振奋，气化复常，则诸证自除。本方现代应用更为广泛，如慢性肾炎、糖尿病、醛固酮增多症、甲状腺功能减退、神经衰弱、肾上腺皮质功能减退、慢性阻塞性肺疾病、更年期综合征等属肾阳不足者皆可用之。又如葶苈大枣泻肺汤，既可用于肺痈，又可用于支饮，前者病因属于风热邪毒，后者病因属于饮邪留滞，两者病名虽异，但病机同为痰涎壅塞于肺，故可用葶苈大枣泻肺汤，诸如此类，都体现了仲景异病同治的思想。

三、异病同治的临床指导意义

首先，异病同治是中医的基本治则治法，它体现了病、症、证三位一体的辨证论治精神，是方证相应理论的具体运用。异病同治的核心条件就是证同，所谓证同则治同，证异则治异。而证的确定就是辨证的结果。辨证是在认识疾病的过程中确立证候的思维和实践过程，即将四诊所收集的有关疾病的所有资料包括症状和体征，运用中医学理论进行分析、综合，辨清疾病的病因、性质、部位及发展趋势，然后概括判断为某种性质的证候的过程。这个证，就是疾病的本质，是论治的前提、必要条件。论治是在证的基础上，确立相应的治疗原则与方法，选择适当的治疗手段和措施来处理疾病的思维和实践过程，因证立法，依法遣方用药。正如仲景所说："观其脉证，知犯何逆，随证治之。"由此可见，异病同治是辨证论治在临床中的具体运用。

其次，异病同治的理论拓展了经方的应用范围，狭义的经方是指《伤寒论》与

《金匮要略》所载方剂，而广义的经方包括了古代医籍所载而目前被广泛采用的方剂，凝聚了先贤们的经验与智慧，组方严谨，疗效确切。但限于历史条件及认识水平，先贤们不可能把这些经方的适应证全部列举记录传于后世，这就需要我们不断探索，不断总结。当然这种探索不是盲目、异想天开地进行，而必须遵循异病同治、证同治同这一基本原则。对纷繁复杂的病或症状进行归纳分析，寻找其共性即相同的证，而采取相同的治法方药。如用小柴胡汤治疗邪郁少阳，少阳枢机不利所致的痛经、耳鸣、胃痛；用桂枝汤治疗营卫不和的麻木不仁、汗证、腹痛、血痹等，诸如此类，都是在异病同治理论指导下对经方运用的发挥。

最后，异病同治理论有利于专方专药的制定，异病同治主要着眼于证同治同这一基本内涵，这就促使人们对不同的疾病或症状体征进行综合分析，探索不同的疾病在某一阶段相同的证候，制定相同的治法与方药，也就是说，当一个专方专药制定以后，可以运用到不同疾病但证候相同的患者，从而有利于专方专药的课题研究，同时，也促进了中医辨证论治向规范化、标准化迈进，提高中医疗效的可重复性，便于临床经验的推广运用，亦为中医循证医学提供切实可靠的临床证据。

四、关于异病同治的几点思考

众所周知，异病同治的核心就是证同治同，证即证候，是论治的前提。治病必求于本，这个本就是疾病的本质，它决定疾病的根本属性，是论治最可靠的依据，因此，要准确运用好异病同治这一治疗法则，首先必须弄清楚证候与本质异同，证候是疾病过程中某一阶段或某一类型的病理概括，由症状和体征构成，即四诊资料的综合分析归类。证候是病机的外在反映，它包含了病变的部位、原因、性质和邪正盛衰变化的情况，因此，在一定程度上揭示了疾病的本质，但它不是疾病本质的全部。而本质是疾病某一阶段或某一类型的根本属性，它是最原始最可靠的论治依据，本质除了包含证候的所有要素以外，还包括了患者患病某一阶段或某一类型的体质、气候、环境、地域、病程等诸方面的因素，而这些都是证候所不能概括的。因此，异病可以同证，但异病绝不可能同质，如同属气滞血瘀，而病变部位在头部的头痛、病变部位在胸部的胸痹及病位在肢体的中风其本质是有区别的，治疗亦同中有异，同属风寒外束，老年与小儿不同，体虚与体壮有别，至于地域不同、气候有异等，不胜枚举，正如清代程文囿在《医述·方论》所说："临床疾病变化多端，病机复杂，证候多样，病势的轻重缓急各不相同，故治法须变化万千，人有强弱之异，病有新旧之分，时有四季之差，地有五方之别；有时同病须异治，有时异病须同治……只有随证立方，随病用药，惟变所适，才能纵横自如。"因此，同证只是相对而言，而异治是绝对的，同证同治，同中求异，方为高手。正因为证候与本质的区别，在运用异病同治这一法则时，须区别同证异治，重视中医个体化论治的思维方法。临床观察所见，同治中的异治有如下情况。一是作用相近或相类的药物选择，如同属肾气不足，用肾气丸治疗，偏于肾精不足者，多选用熟地黄，偏于阴虚或阴虚有热者多选用生地黄；又如若补肾益阳，引火归原，则选用肉桂，若温阳利水，温通经脉，则多选用桂枝；如同属风寒咳嗽，则感冒、支气管炎等均可用麻黄，而支气管扩张症则麻黄不可用，用之有升散动血之弊。二是药物剂量用法不同。如同属气滞血瘀，闭阻脑脉者，属于缺血性中风恢复期，则桃仁、红花、水蛭等破血活血之品剂量可偏大，而属出血性中风恢复期，则上述药物剂量宜轻，剂量偏大有引起再出血的风险；又如肝郁脾虚之胃痛泛酸，不同的个体则寒热所占比例不同，故吴茱萸与黄连的比例有异，至于地域之异、强弱之别、老少之殊，同用一方一药，均须区别对待。另外，同证同治，而病势、病程等不同，又有作汤剂、散剂及丸剂的不同选择，大抵病程短、病势急多以汤剂、散剂而求速效，病程长、病势缠绵多以丸剂而图缓功。诸如此类，皆属于同治中的异治。

五、结束语

张仲景在《金匮要略》一书中，用肾气丸分别治疗"脚气上入，少腹不仁""虚劳腰痛，少腹拘急，小便不利""短气有微饮，当从小便去之""男子消渴，小便反多，以饮一斗，小便一斗""妇人病，饮食如故，烦热不得卧而反倚息之转胞，不得溺"五种不同疾病（或症状），体现了异病同治的治则治法，是病、证、症三位一体辨证论治思想的具体运用。异病同治的核心就是同证同治，即不论何种病（中医、西医）或者何种症状与体征，只要在某一阶段或某一类型病机相同，证候相同，就可以采用相同的治法方药进行治疗。异病同治的理论对中医的临床具有十分重要的指导意义，异病同治是中医的基本治则治法，强调了辨证论治的主导地位，特别是在病、症、证相结合的思维模式下突出了证（或证候）的重要性，异病同治的理论指导我们在临床工作中研究发挥经方的应用范围，古方今用，古方新用，既丰富了治疗方药，又为目前新发病特别是急性传染病治疗提供了理论依据和治疗手段。由于异病同治的关键是证同治同，有利于我们从纷繁复杂的疾病或症状体征中寻找共同规律，共同证候，从而便于专方专药的研究与推广，为中医治疗的规范化、标准化制定诊疗路径，也为中医循证医学提供依据。诚然，异病同治强调的是证同治同，由于中医特别重视人体的个性化，证固然反映疾病某一阶段的病机和本质，但它不能反映疾病本质的全部，本质除了涵盖证所固有的全部要素，还与患者个体的体质、所处环境、病程等密切相关，因此，真正意义上的同治是不存在的，我们必须在同证同治的原则下，同中求异，区别对待，"观其脉证，知犯何逆，随证治之"。异病同治的内涵十分丰富，值得我们在中医临床工作中不断探索，不断创新。

蒋健评按

论肾气丸在《金匮要略》中的异病同治

中医临证辨治绕不开病与证候的概念。临床多见病证（病与证候）兼备，病证兼备既有病证相合，也有病证不合（或称病证分离）。例如泄泻病处于脾虚的证候状态，或脾虚证候中以泄泻为主症，因其病与证在病机上互属一致，此为病证相合；假如泄泻病兼有心血瘀阻的证候表现，因其病与证在病机上互不相属，此为病证不合。此外，临床上还存在有病无证（包括单一主症）及有证无病（主次兼症难以区分）。治疗策略各不相同：有证无病者辨证论治；有病无证者辨病论治；病证兼备且病证相合者，则辨证论治或辨证兼顾辨病论治，此为典型辨证论治法；病证兼备属病证不合者，则辨证论治通过治疗原则组合或药物加减等方法兼顾证与病，此为非典型辨证论治法（相对典型辨证论治法而言）。

在病证兼备且病证相合的场合下，还存在一病有多证、一证见多病的情况，临床表型有同病同证、同病异证、异病同证、异病异证；治疗方法一般同证者同治，故同治者有同病也有异病，异证者异治，故异治者有异病也有同病；疗效评价通常有病证均愈、病证未均愈、病愈证未愈、证愈病未愈四种结果。

《金匮要略》以肾气丸统治虚劳、痰饮、消渴、转胞、脚气等不同的病，无疑系异病同证同治范畴。然而除了小便不利外，凡虚劳腰痛、少腹拘急，微饮短气，男子消渴饮一溲一，脚气上入少腹不仁，烦热不得卧、倚息，临床表现并不相同；连小便不利还有不得溺和小便过多之相反者。即由症状群构成各病的证候貌似并不完全相同甚至完全不同，共性相同的就是均为肾阳虚衰病机所致。由此提示，"同证"包括但不限于相同类似的证候，本质上是指病证兼备且病证相合的相同病机。然而相同病机并不总是表现为相同类似的病与证候，有时可以表现出未必相同类似的病与证候。临证难点在于：设张仲景不明示肾气丸一方可统治五病，我们能否明白？设已知肾气丸一方可统治五病，是否就意味着我们能够在任何场合下自如运用异病同治？恐怕理论虽已了然于心，临证仍难免会有迷惘。因为，判断证候是否相同类似容易，判断不同病看似并不相同类似的证候是否属于相同病机甚难，需要睿智见识。

肾阳虚衰病机还可见于哮喘、泄泻、头痛、遗精、痿证、阳痿、腰痛、耳鸣、水肿等病，治疗原则除可以肾气丸温补肾阳外，通常分别选用或加用七味都气丸／参蛤散、四神丸 / 附子理中汤、右归丸、金锁固精丸 / 水陆二仙丹、虎潜丸 / 加味四斤丸 / 鹿角胶丸、五子衍宗丸 / 赞育丹、右归丸 / 青娥丸、耳聋左慈丸 / 贞元饮 / 黑锡丹、济生肾气丸 / 真武汤等方药。很显然，这些补肾方药中均还不同程度含有针对不同病证特点的用药，以兼顾不同病证（异病）的差异性。这类治疗策略在临床上常被运用，如以活血化瘀法则治疗瘀血内阻病机所致心悸、胸痹、健忘、狂证、痫病、胃痛、噎膈、腹痛、积证等，也是一样。如果以肾气丸同一方药治疗肾阳虚衰所致虚劳、痰饮、消渴、转胞、脚气五病为典型异病同治，那么在温补肾阳相同治则下，用不完全相同的方药进行治疗则为非典型异病同治。病证兼备且病证相合条件下的典型异病同治与非典型异病同治均属典型辨证论治法，但后者似具兼顾辨病治疗的意味。

再展开看，风寒外侵可致咳嗽、喘证、头痛、痹证等病，病因相同，病位有同有不同。如果病机是病因、病位、病性等要素的综合，则上述外感风寒病机也有类似之处；祛风散寒治疗原则虽同，但所用方药却渐次因病而异，分别为三拗汤 / 止嗽散、麻黄汤、川芎茶调散 / 吴茱萸汤、乌头汤。不难发现，从典型异病同治到非典型异病同治，随着异病同治典型程度越弱，异病异治特色渐浓而同证同治氛围渐淡，存在从异病同治渐次过渡到异病异治的趋向。

异病同治与同病异治看似相反，实际两者有机联系而密不可分，你中有我，我中有你。以头痛病证为例来说，风寒头痛用川芎茶调散，风热头痛用芎芷石膏汤，风湿头痛用羌活胜湿汤，血虚头痛用加味四物汤，血瘀头痛用通窍活血汤；以黄疸病证为例来说，阳黄热重于湿用茵陈蒿汤，阳黄湿重于热用茵陈五苓散，阴黄用茵陈术附汤；以哮喘病证为例来说，冷哮用射干麻黄汤或小青龙汤，热哮用定喘汤或越婢加半夏汤，风寒壅肺喘证用麻黄汤合华盖散，表寒肺热喘证用麻杏石甘汤。以上看似辨证论治而同病异治，然而在治疗头痛诸方里均含有对头痛相对有特效的川芎，在治疗黄疸诸方里均含有退黄专药茵陈，在治疗哮喘诸方里均含有定喘专药麻黄，这些治病专药通过配伍，俨然"凌驾"于多种不同证候之上，发挥着类似辨病论治的作用，岂非同病异治里面还有异病同治的踪影？顺便进一步而言，岂非辨证论治之方暗含辨病论治之药？岂非暗示中医未尝不可辨病论治？

如果再考虑到中药复方多种组成药物的作用效应，再结合审因论治理论，再引入西医之病与中医之证组合的概念，则异病同治情形将更复杂。

——拜读了刘冬梅、李军、田耘等19位学人的策论，皆持独立之见解、具自由之思想。掩卷欣然并深受启发，不揣陋见加入讨论，自知欠妥之处不少，但求头脑风暴以活跃学术气氛。

论虚劳病证治的临床价值

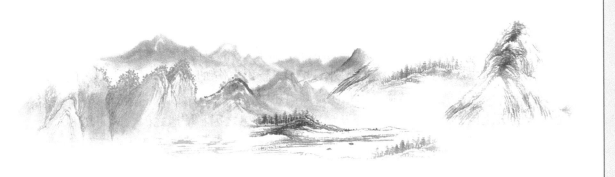

谢　甦（贵州医科大学附属医院）

　　虚劳是由于多种原因所致的以脏腑亏损、气血阴阳不足为主要病机的多种慢性虚损性、消耗性、进行性证候的总称。虚劳病名首见于《金匮要略》，在《血痹虚劳病脉证并治第六》[1]中讨论虚劳经文 16 条，症状 37 个，脉象 11 种，立方 7 首，对虚劳病的脉因证治及用药特点做了详尽的论述，理、法、方、药俱备，开创了治虚之先河，为后世医家奠定了治疗虚证的理论基础，提供了行之有效的多首方剂，对临床有着重要的指导意义。

一、对虚劳病因病机的认识

　　仲景论虚劳的病因病机不外"五劳、七伤"。所谓七伤，仲景有"食伤、忧伤、饮伤、房事伤、饥伤、劳伤、经络营卫气伤"之言，结合《难经》中"忧愁思虑则伤心，形寒饮冷则伤肺，恚怒气逆上而不下则伤肝，饮食劳倦则伤脾，久坐湿地，强力入水则伤肾"，七伤之患，是言内外之因损伤五脏；所谓五劳乃"久视伤血，久卧伤气，久坐伤肉，久立伤骨，久行伤筋"，《素问·宣明五气》言"五脏所主：心主脉，肺主皮，肝主筋，脾主肉，肾主骨"，故五劳即为五脏之劳伤；而五脏之中，虚损又以心、脾、肾三脏为著。《景岳全书·虚损》曰："病之虚损，变态不同，因有五劳七伤，证有营卫脏腑。然总之则人赖以生者，惟此精气，而病为虚损者，亦惟此精气。"精，包括精、血、津、液，是人体一切生命活动的物质基础，人的一切生命活动均以阴精作为物质基础，人身恒动，精无时不耗。五劳、七伤俱伤人阴精，故虚劳的基本病机是五脏功能衰退，气血阴阳亏损，病机关键在于失精。仲景从五劳七伤对脏腑的损伤立论，以失精概其病机关键，执简驭繁，为后世医家对虚劳的病因病机的认识和发展奠定了基础，后世论虚治虚皆与仲景之说一脉相承，继其衣钵。如丹溪"阴常不足，阳常有余"之论；何炫认为"虚劳之症，无外邪相干，皆由内伤脏腑所致"，指出酒、色、思虑、劳倦、郁怒皆能伤其精血，由是阴虚则内热生，而成虚劳之证"；绮石认为"虚劳之因有先天之因、后天之因、痘疹及病后之因、外感之因、境遇之因、医药之因六个方面"；徐彬更是力主虚劳重在伤阴而有"劳无不热"之说；等等，无不源于仲景而加以发挥。

二、调补脾肾是虚劳之治要

虚劳既成，当有五脏之阴阳气血虚亏，虚则当补，仲景把补益脾肾作为治疗虚劳的根本大法，在脾肾方面，又以脾胃为先。从《血痹虚劳病脉证并治第六》的方药运用上充分体现了这种思想。仲景七首方剂中有五首均从调补脾气入手。如：薯蓣丸扶正祛邪以健脾益气为主，方中薯蓣专理脾胃，用人参、白术、茯苓、炙甘草、大枣、干姜、豆卷健脾益气调中，以四物汤加麦冬、阿胶养血滋阴，与柴胡、桂枝、杏仁、桔梗、白蔹共奏扶正祛邪之功。小建中汤与黄芪建中汤为补脾建中，调整阴阳的方剂，方中用甘草、大枣、胶饴之甘以建中而缓急；生姜、桂枝之辛以通阳调卫气；芍药之酸以收敛和营气，目的在于建立中气，使中气得运，阴阳协调，寒热之证随之消失。八味肾气丸是扶助肾阳，补益肾气的方剂，在治疗用药中亦配伍山药、茯苓健脾以增强补益脾肾之力。《素问·玉机真脏论》曰："脾脉者，土也，孤脏以灌四旁者也。"脾胃为后天之本，是气血营卫生化之源，脾胃强盛，五脏皆受其"灌溉"，五脏既虚，自当以调补脾胃为先，使脾胃化生有源，五脏精微泉源不绝。肾为先天之本，藏精之脏，内寓元阴元阳，人体先后天之精俱藏于肾，是脏腑阴阳的根本，故调补肾之阴阳可维持全身阴阳平衡，是治疗虚劳病的又一重要措施，脾肾两脏相互资助，相互促进，使气血阴阳均得以补益。仲景之后众多医家对补脾与补肾的关系有过诸多争论。孙思邈云"补脾不如补肾"，许叔微云"补肾不如补脾"，何炫说治虚三要[2]"补肾水、培脾土、慎调摄"，绮石在《理虚元鉴》[3]总结"治虚有三本，肺脾肾是也"。历代医家围绕补脾肾，结合各自的临床实践，各抒己见，形成了后世著名的三大流派，以李东垣为代表的脾胃派，以张介宾为主的温肾派，以李中梓为代表的脾肾并重派，三者均长于治疗虚劳，又各自有所侧重，最终使仲景的脾肾观得到了发展和完善，一直指导着临床的治疗。

三、治虚十方对后世的影响

《金匮要略·血痹虚劳病脉证并治第六》列正方八首，附两首，这些方剂疗效卓著，千百年来一直是历代医家治虚劳的常用方，也是后世医家加减化裁，扩大应用，创制新方的基础。如严用和受建中汤的启发，创制了归脾汤，为后世治疗心脾两虚验方；李东垣根据建中汤、薯蓣丸等方的健脾升阳法创制补中益气汤系列名方；吴鞠通从炙甘草汤衍化出系列加减复脉汤六首；许叔微由酸枣仁汤化裁出真珠母丸治惊悸不寐；严用和在《金匮要略》肾气丸的基础上化裁出济生肾气丸，钱乙的六味地黄丸也从肾气丸化裁而出，张景岳则据肾气丸化裁出左归丸（饮）、右归丸（饮），有研究表明，由肾气丸化裁出的方子多达60余个，堪称后世补肾治肾之方祖。四君子汤、四物汤的组方与应用最早见于薯蓣丸，在此基础上，后世发展衍生出众多的调补方剂，如五味异功散、香砂六君子汤、参苓白术散、八珍汤、十全大补汤等。篇中的大黄䗪虫丸不仅是仲景用攻法治虚劳的范例，且为后世攻邪学说及活血化瘀、虫类搜剔等治则的先导，对后世医家颇多启示。《血痹虚劳病脉证并治第六》所列方剂，对后世影响既广且深，至今仍指导着临床治疗，相关应用临床报道甚多。

四、临床启示及应用

仲景诸方临证应用甚为广泛，其组方用药对临证思辨颇有启迪，现以薯蓣丸为例论述如下。

薯蓣丸原载于张仲景《金匮要略·血痹虚劳病脉证并治第六》第 16 条，曰："虚劳诸不足，风气百疾，薯蓣丸主之。"薯蓣丸方是由 21 味中药组成的大方：薯蓣三十分，当归、桂枝、干地黄、神曲、豆黄卷各十分，甘草二十八分，川芎、麦冬、芍药、白术、杏仁各六分，人参七分，柴胡、桔梗、茯苓各五分，阿胶七分，干姜三分，白蔹二分，防风六分，大枣百枚（为膏）。用法：上二十一味，末之，炼蜜和丸，如弹子大，空腹酒服一丸，一百丸为剂。

《金匮要略》中论薯蓣丸的条文虽不多，但认真体会所言病机及组方之精妙，确能给临床辨证用药很多启发。

1. 病机的启示

何为"虚劳诸不足，风气百疾"？正气亏虚包括了气血阴阳诸方面的虚损，而所谓风气百疾，风为百病之长，乃泛指六淫外邪，风疾是指虚劳百脉空虚，营卫不和，易为外邪所伤；气疾是指虚气横逆，气血运行紊乱，病邪内阻于经络脏腑而见的各种慢性疾患，如痰饮、瘀血所致的癥瘕积聚、疼痛、羸瘦等。短短九个字给我们提示了临床上各种慢性疾病到了一定阶段，特别是一些久治迁延不愈的疾病，病机往往具有气血阴阳俱虚并兼夹痰瘀等病邪或易感外邪的特点，虽然临床表现可能偏见气血阴阳某一方面的虚损，但辨证的时候一定要充分考虑病变的全过程，考虑久病之后机体在整个正气方面的失调，气血阴阳兼顾，而不能偏执一面，方能获良效。现代研究已证实，临床本方常用以治疗各种虚弱性疾病，癌症术后、化疗后、放疗后调理，以及周期性麻痹、重症肌无力之早期患者，妇女更年期综合征，慢性阻塞性肺疾病，亚健康状态（症见头晕、目眩、腰酸、背痛、肢冷麻木等），老年体虚，虚人长期反复感冒，临证可用本方治疗。

2. 治法的启示

中医治病，立足于整体观，认为机体的内部是个统一的整体，同时，这个整体与外在环境又有密切的关系，因此治病十分注重对机体整体功能的调节作用。薯蓣丸在治疗上就充分体现了这种整体观的精神。

气血阴阳俱虚又兼外邪，矛盾重重，如何下手治疗？薯蓣丸所示病机包含了我们临床上常见而棘手的两大类矛盾，一是阴阳两虚的矛盾，我们知道，临床上单纯的阴虚或阳虚治疗起来比较简单，辨证准确则应手而效；阴阳两虚的病症往往辨证明确而治疗用药难以兼顾，不能全功。二是正虚与邪实并存的矛盾，正气不足，邪气亢盛是一种虚实错杂复杂的病理变化，治疗上常常顾此失彼或有所顾忌而致药力不逮。而薯蓣丸的用药为我们提示了复杂病机的治疗思路。薯蓣丸组方中首重脾胃，方中重用薯蓣（怀山药）为主药，佐以四君并大枣百枚健脾益气，使脾胃健运，气血阴阳化生有源。这提示了我们一个重要的治疗思路，当病情多变，病机复杂，千头万绪无从下手时，以健运脾胃为要。人的生存，必须依赖胃的受纳、腐熟水谷，脾的运化输布精微，周流全身，营养五脏六腑、四肢百骸，故有"脾胃为后天之本，气血生化之源""诸病由脾胃生""有胃气则生，无胃气则死""胃气一败，百药难施"之说。以益气健脾养胃为主线，脾胃健运则化物有源，在此基础上，佐以补血滋阴，温阳，达到扶正的目的，又伍少量祛邪之品，诸药合用，健脾益胃，气血并补，阴阳和调，气机调畅，执中州以灌四旁，扶正气以祛风邪，则问题可迎刃而解。

3. 用药组方的启示

（1）合方的启示

仲景之方向来有组方严谨，药少而精，方意明确，针对性强之誉。然临床病机往往复杂多变，为满足治疗之需，在《伤寒论》《金匮要略》多见合方应用的例证，而薯蓣丸充分体现了仲景合方之妙。薯蓣丸一方21味药，共蕴八首方，其中，选用双补阴阳的炙甘草汤（去麻仁），配伍理中丸温中祛寒，补气健脾，芍药甘草汤酸甘化阴；四君、四物双补气血；麦门冬汤（少半夏，白蔹合杏仁有其意）滋养肺胃，降逆和中，用桂枝汤（干姜易生姜）外调营卫，苓桂术甘汤温阳化饮，健脾利湿以祛邪，合八方建气血阴阳同调，扶正祛邪之功。充分体现了合方的优势，启迪了我们在复杂多变的临床上灵活运用经方的思路。

（2）组方精妙严谨，选药往往用一药而达数效

方中重用薯蓣，味甘性平，健脾胃，补虚损，为方中之主药。健脾为何独重薯蓣？这是充分考虑了脾胃的生理功能与薯蓣的药性特点的选择。薯蓣药性甘平，归脾、肺、肾经，《神农本草经》谓其"主伤中，补虚羸，除寒热邪气，补中，益力气，长肌肉……强阴"。脾胃一脏一腑，同在中焦，共主运纳，但生理特性却相反，脾性恶湿，脾阳健则能运，胃性恶燥，胃阴足则能纳，而薯蓣性味甘平，不寒不热，不润不燥，为脾胃之均所喜，滋胃阴而益脾气，又兼益肺肾，并有补虚祛风之长，故用一药而达数功。甘草一味，合人参、白术、茯苓即为四君子汤，功能健脾补气；合人参、白术、干姜则为理中汤，功能辛甘化阳，温中益气；芍药合甘草酸甘化阴止痛，又是一药数

用。桂枝一味，与柴胡、防风伍用，用以升阳达表，祛除外邪；合方中芍药还可调和营卫，营卫和调则外邪易散。用地黄、白芍、当归、川芎、麦冬、阿胶滋阴养血，与补气药相配伍，则为气血并调，气旺则血生。这提示我们临床组方选药的方法，应重视一药多用及药物之间的呼应配合。

（3）用药之中寓有"上工治未病"的思想

考虑到脾胃气虚运化不利，则易生湿积食，故方中配伍豆黄卷合茯苓化湿和中，神曲消食健脾，寓消于补，使补不碍胃，振奋生化之源。考虑到正气虚则外邪易侵，犹易袭阳经，故选用长于散太阳之邪的桂枝，善于散阳明之邪的防风，擅长散少阳之邪的柴胡，共奏散三阳之邪之功，使外入之邪在三阳得以消散，则邪将不内侵。考虑到脾胃为气机升降之枢，脾胃气虚则脾不升，胃不降，导致气机升降的失常，阳气虚又可致气行不畅，气血阴阳的虚。正气虚的患者兼见腹胀、胁痛等气机不畅之症，因此仲景在方中用调理气机之品，桔梗合柴胡之升，白蔹合杏仁之降，以恢复气机之升降出入，如此才不会导致"虚不受补"的现象出现。如此组方之妙，后世叹为观止。

（4）服药方法的启示

本方方后注"炼蜜和丸""空腹酒服""一百丸为剂"。此因蜂蜜补而不燥，滋而不腻，为补养脾阴之良药；以酒送服，目的在于借酒辛通，助药力发挥。"一百丸为剂"，即以"一百丸"为一个疗程，不能速效，当长期服用，慢慢改善气血阴阳诸不足的体质。

4. 薯蓣丸的临床应用举例

唐某，男，66岁，2010年1月21日初诊。患者易外感，稍有不慎即感冒，汗多，疲乏无力，畏寒肢冷，纳差，食后腹胀，常年脐周疼痛，大便溏而不爽，舌质瘀黯，苔黄微腻，脉沉细，自诉不能服用补益药物，用后易上火，出现牙龈肿痛。患者有非霍奇金淋巴瘤病史5年，曾多次化疗，并长达2年的时间连续服用清热解毒、软坚散结的中药，因肝胆管结石先后行胆囊及部分肝脏切除术2次。证属气血阴阳俱虚，脾虚为主夹有湿热。治则：先予健脾益气，清热利湿。处方：党参12g，炒白术15g，茯苓15g，法半夏12g，陈皮12g，砂仁6g，木香12g，茵陈12g，金钱草15g，炙甘草3g，丹参15g，5剂。

二诊：患者服药后纳食改善，食后腹胀、脐周疼痛减轻，大便排出通畅但仍稀溏，仍易外感，汗多，乏力，畏寒肢冷，舌质瘀黯，苔黄微腻，脉沉细，仍予前方再服10剂。

三诊：患者诉纳食好，食后腹胀、脐周疼痛明显减轻，大便排出通畅，但易外感，汗多，乏力，畏寒，舌质瘀黯，苔白微腻，脉沉细。在前方基础上，予薯蓣丸一料，嘱患者自行熬膏，每服15g，每日2次。

四诊：1个月后患者复诊，诉汗多、乏力、畏寒明显好转，也无上火症状，查：舌质暗红，苔白，脉沉细。嘱患者守方服药 2 个月，诸证基本痊愈。

按： 患者有非霍奇金淋巴瘤病史 5 年，曾多次化疗，并长达 2 年的时间连续服用清热解毒、软坚散结的中药，因肝胆管结石先后行胆囊及部分肝脏切除术 2 次，诸因导致气血阴阳俱虚，脾虚为主，脾虚不运则湿浊内生，郁久化热，故虚而不受补，治疗应先建其中州之运，清化湿热，再予薯蓣丸缓图其功，全面调补气血阴阳而获显效。

笔者临床常用本方治疗各种虚弱性疾病，如癌症术后、化疗后、放疗后调理，老年体虚，虚人长期反复感冒，亚健康状态等，每获良效。

临床化裁应用仲景治虚之法而获良效的案例不胜枚举，《金匮要略·血痹虚劳病脉证并治第六》中提出的虚劳病证治大法，为后世治虚奠定了理论基础，所列诸方不仅是后世理虚救损的常用方，也是一些内伤杂病行之有效的良方。仲景治虚重在脾肾之理论，无论对于我们进行理论探讨或临床实践，都有着重要的研究价值和指导意义。

参考文献

［1］张琦. 金匮要略讲义［M］. 上海：上海科学技术出版社，2008.

［2］何炫. 何氏虚劳心传［M］. 南京：江苏科学技术出版社，1984.

［3］汪绮石. 理虚元鉴［M］. 北京：人民卫生出版社，2005.

秦艳虹（山西中医药大学附属医院）

虚劳是由过度劳伤所致的慢性衰弱性疾患的总称，其范围广泛，在《金匮要略》中包括气虚、血虚、气血两虚、阴虚、阳虚、阴阳两虚，以及虚劳兼风和虚劳夹瘀等证型，重点是阴阳两虚；治法上虽有补气、益血、温阳、滋阴之别，但重在调补脾肾，以甘温扶阳为主，体现了"虚则补之，损则益之，劳则温之"的治疗方法。《金匮要略·血痹虚劳病脉证并治第六》中对虚劳、虚损及感受邪气所引起的以本虚为主的病证进行了全面的论述，为后世亚健康的调理，艾滋病、抑郁症等的治疗，以及大病瘥后的医护等提供了借鉴。

一、病证特点

1. 积虚成损，积损成劳

虚劳，顾名思义，因劳致虚。"虚"多指病机，"劳"多指病因，与损同义。虚有脏腑、阴阳、气血之分，劳有五劳、七伤之说。五劳有从病因论、有从症状论。如《素问·宣明五气》曰"久视伤血，久卧伤气，久坐伤肉，久立伤骨，久行伤筋，是谓五劳所伤"，即论病因。《难经·十四难》曰"一损损于皮毛，皮聚而毛落；二损损于血脉，血脉虚少，不能荣于五脏六腑；三损损于肌肉，肌肉消瘦，饮食不能为肌肤；四损损于筋，筋缓不能自收持；五损损于骨，骨痿不能起于床"，即论症状。七伤，如仲景曰："食伤、忧伤、饮伤、房事伤、饥伤、劳伤、经络营卫气伤。"总之，凡是因劳而致脏腑经络、阴阳气血诸虚，表现出一系列劳损症状者，皆称为虚劳[1]。在《金匮要略》中有关虚劳的描述除五劳七伤外，尚有六极，对于虚损劳极的病理变化，在《医宗金鉴·杂病心法要诀·虚劳总括》中提到"虚者，阴阳、气血、营卫、精神、骨髓、津液不足是也。损者，外而皮、脉、肉、筋、骨；内而肺、心、脾、肝、肾消损是也。成劳者，谓虚损日久，留连不愈而成五劳、七伤、六极也"。可见，虚、损、劳、极是本病慢性发展的过程表现，一般多呈现积虚成损，积损成劳，积劳为极的渐变发病特点。

2. 五脏虚损，脾肾为要

虚劳又称虚损，可由多种原因所致，是以脏腑亏损、阴阳气血不足为主要病机的多种慢性衰弱性证候的总称。历代医家对虚劳有不同的认识，如《素问·通评虚实论》

说"精气夺则虚",可谓是对虚证的经典性概括,而《素问·调经论》进一步将虚证分为阴虚和阳虚,有"阳虚则外寒,阴虚则内热"的临床表现。《金匮要略·血痹虚劳病脉证并治第六》首先提出"虚劳"病名,在治疗上注重温补。《难经·十四难》提出:"损其肺者,益其气;损其心者,调其荣卫;损其脾者,调其饮食,适其寒温;损其肝者,缓其中;损其肾者,益其精,此治损之法也。"后世医家对虚劳病的认识也多没有超出脏腑气血虚损之藩篱,如李东垣《脾胃论》治虚劳重视脾胃,长于甘温补中。朱丹溪《丹溪心法》强调肝肾,善用滋阴降火。张景岳《景岳全书》重视阴阳互根理论,善于阴中求阳、阳中求阴等,都体现了脏腑论治的特点。后世《理虚元鉴·治虚有三本》则指出:"治虚有三本,肺、脾、肾是也。肺为五脏之天,脾为百骸之母,肾为性命之根。"现代临床对于虚劳病的辨证论治多宗前人之旨,以气、血、阴、阳为纲,五脏虚候为目。对于引起脾气虚的原因多认为是饮食不节,损伤脾胃;烦劳过度,伤及五脏;思虑过度,损伤心脾等,故在治疗上多注重健脾益气[2]。

3. 气血不足,阴阳两虚

虚劳是因劳伤导致虚损,涉及气血、阴阳不足,脏腑功能衰退。如气虚可见条文中的悸、疾行则喘喝、短气、时目瞑等;血虚表现有男子面色薄、面色白、发落等;阳虚见手足逆冷、阴寒、精气清冷、少腹弦急、腹中痛等;阴虚见有盗汗、虚劳虚烦不得眠、手足心热等。病机转化表现为气虚及血,血虚及气,阴虚及阳,阳虚及阴,出现气血不足、阴阳两虚,如面色白、四肢酸痛、衄血、失精等。

4. 以脉统证,阴阳为纲

以脉统证:对虚劳的辨识可以从脉、证两个方面进行。尤其是脉象的论述,有单一脉象,有复合脉象,其总纲脉见于《金匮要略·血痹虚劳病脉证并治第六》第3条言:"夫男子平人,脉大为劳,极虚亦为劳。""平人"即《难经》言"脉病形不病"者,是指外形似无病,实为脏腑气血已亏。"脉大为劳",是指脉浮取见大,重按无力,有形于外而不足于内,是阴虚阳浮之象。在正常情况下,阳气潜伏在体内发挥作用,若阴伤不能潜阳致阳气浮于外,表现为浮大无力之脉象。"极虚亦为劳",是指轻按则软,重按则无力,乃精血内损的脉象。"大"与"极虚"的脉象概括了虚劳脉象的总体特征,故《金匮要略心典》言:"阳气者,烦劳则张,故脉大,劳则气耗,故脉极虚。"虚劳病为一慢性、虚损性、进行性疾病,对疾病的早期诊断、早期治疗尤为关键,通过对"脉病形不病"的论述提示医者对虚劳病早期诊断的重要性,如《医宗金鉴》言:"此皆欲作虚劳之候,故有如是之诊也。""大""极虚"反映了虚劳病阴阳气血亏损的病机。故"大""极虚"为虚劳病脉象之总纲。本条冠以"男子"二字,是强调虚劳病的成因与肾脏亏损有密切关系,所谓五脏虚极,穷必及肾,非谓虚劳全是"男子"为病。

阴阳为纲:虚劳病在《金匮要略》杂病论治中,是单一疾病症状最多的,其中有偏于阳虚的症状，如手足逆冷、阴寒、精气清冷、少腹弦急、腹中痛、面色白、小便不利等；有偏于阴虚的症状，如盗汗、虚劳虚烦不得眠、手足心热、咽干口燥、羸瘦；有偏于阴阳两虚的症状，如四肢酸痛、衄血、目瞑、悸、面色薄、目眩、发落等；也有涉及脏腑虚损的症状，如心悸、肠鸣、腹痛、目眩、失精、半产、腰痛、不能饮食等；也有兼血瘀的症状，如腹满、肌肤甲错、两目暗黑等，可见虚劳病是由于过度劳伤所引起的一类慢性衰弱性疾病，其基本病机是五脏气血阴阳的不足，导致症状复杂，换句话说，虚劳病没有特有的主症，是一种综合性的状态或判断，表现证候复杂，病情缓慢，给疾病诊断带来一定的困难。

对虚劳的分类，从虚劳方证来看，《金匮要略·血痹虚劳病脉证并治第六》全篇包括附方有九方，其中有六首是从阴阳论治或者说从阴阳辨识的。如肾气丸的温补肾气；酸枣仁汤的养阴除烦；桂枝加龙骨牡蛎汤的调补阴阳，温肾摄纳；天雄散的补阳摄纳；小建中汤的甘温建中；黄芪建中汤的温中补虚；等等，体现了"阴阳之要，阳密乃固"的思想和阴阳辨证在杂病虚劳中的重要性。

5. 久虚易受邪，因虚多致瘀

《金匮要略·血痹虚劳病脉证并治第六》中薯蓣丸证、大黄䗪虫丸证均体现了本虚标实、虚中夹实的病机特征，提示医者虚劳补虚不忘祛邪。对脾胃虚弱，正虚邪恋者，应以补后天为主，采用扶正祛邪大法。对于久病致瘀者，采用缓中补虚的治疗方法。

二、治疗特点

1. 调补阴阳

虚劳以阴阳立论者多，在证型上尤其以阴阳两虚型多见。治疗上以调补阴阳为主，方以桂枝汤为底方进行加减，既体现桂枝汤的酸甘化阴、辛甘化阳的作用，也体现了仲景的辨证用药。常用的配伍结构有桂枝配芍药调和阴阳，重用芍药缓急止痛，配伍黄芪益气补中，配伍龙骨、牡蛎重镇摄纳。代表方是调补阴阳的小建中汤，重在益气补中的黄芪建中汤，交通心肾、潜镇摄纳的桂枝加龙骨牡蛎汤。

2. 补益五脏，脾肾为重

虚劳是以五脏气血虚损的发病机理为立论依据，五脏以脾肾为主，九方中涉及脾肾的方证有六方。因脾胃为后天之本，营卫气血生化之源，五脏六腑皆赖以养。如《金匮要略·血痹虚劳病脉证并治第六》第13条指出："虚劳里急，悸，衄，腹中痛，梦失精，四肢酸疼，手足烦热，咽干口燥，小建中汤主之。"小建中汤中饴糖、大枣、甘草建中气，生姜、桂枝之辛，温阳调卫气，芍药酸收和营，缓急止痛。生机旺，化源足，则五脏皆安，因此补益脾胃在治疗虚劳中很重要。肾为先天之本，主藏精，是其他脏腑功能活动的原动力。虚劳后期，五脏虚劳，穷必极肾，故仲景在治法中注重补肾。《金匮要略·血痹虚劳病脉证并治第六》中与肾相关的条文有三，如第 15 条指出："虚劳腰痛，少腹拘急，小便不利者，八味肾气丸主之。"方中干地黄配山药、山茱萸补肾阴，附子、桂枝温肾阳。诸药配合，可使肾精充，阳得复，补阳寓于补阴之中，体现了"善补阳者，必于阴中求阳"。后世医家汪绮石在《理虚元鉴》中也创造性地提出了治疗虚劳的"治虚有三本，肺、脾、肾是也。肺为五脏之天，脾为百骸之母，肾为性命之根。治肺、治脾、治肾，治虚之道毕矣"。并提出"先以清金为主；金气少肃，即以调脾为主；金土咸调，则以补肾要其终"等，对虚劳的治疗从脏腑立论，抓住了虚劳的关键。

3. 性味调补，甘温为主

《金匮要略》论虚劳是以五脏气血虚损的发病机制为立论依据，以"夫男子平人，脉大为劳，极虚亦为劳"为虚劳的主要脉象，说明本病的基本病机为气耗精亏。根据《内经》"劳者温之""损者温之""形不足者，温之以气；精不足者，补之以味"的原则，仲景用药突出甘温。治疗虚劳的九首方剂中，甘温者居六，如肾气丸、桂枝加龙骨牡蛎汤、小建中汤、黄芪建中汤、天雄散、薯蓣丸。其中，方中常用的药物如人参、当归、黄芪、山药、大枣、饴糖、地黄等也均为甘温之品[3]。

三、现代应用

1. 虚劳与亚健康

虚劳病多见于现代慢性疲劳综合征（chronie fatigue syndrome，CFS），是一组以长期持续疲劳为突出表现，同时伴有低热、头痛、咽喉痛、肌肉关节痛、注意力不集中、记忆力下降、睡眠障碍和抑郁等非特异性表现为主的症候群，体格检查和常规检查一般无明显异常。

虚劳病与亚健康在症状表现、病变过程、患者群等方面存在一致性。亚健康发生是由于长期的、慢性的、多种内外不良刺激因素共同作用的结果。实践表明，在种种纷繁复杂又极不稳定的不良感觉中，表现最为集中的是记忆力减退、失眠多梦、神疲乏力等心神失养症状，符合中医的"虚劳"范畴。在众多亚健康的症状中，发病多以"心神失养，气虚肝郁"为核心，治疗以"益气养心，疏肝解郁"多见。

2. 虚劳与抑郁症

抑郁症是以显著而持久的情绪低落、活动能力减退、思维与认知功能迟缓为主要临床特征的情感性精神障碍。抑郁症的病因和发病机制目前尚不完全清楚，一般认为遗传因素、生物学因素和社会心理因素（环境因素）对其发生均有影响。其中遗传因素和生物学因素是抑郁症的主要病因，社会心理因素对具有遗传易感性者可起到诱因作用。

《中医内科学》提出"虚劳是由于两脏或多脏劳伤，气血阴阳中两种或多种因素虚损为主要病机，以慢性虚弱性证候为主要表现的病证。本病发病缓慢，病程较长，缠绵难愈"；"临床多见形神衰惫，心悸气短，面容憔悴，自汗盗汗，五心烦热，或畏寒肢冷，身体羸瘦，甚则大肉尽脱，不思饮食，脉虚无力等"[4]。可以看出，抑郁症和虚劳病的发病特点具有相似性，抑郁症的绝大部分症状都具有"形神衰惫"的特点。其中的心理症状群可归于"神衰"范畴，躯体症状群可归于"形衰"范畴。例如，抑郁心境主要表现为"情绪低落""高兴不起来""对任何事都提不起兴趣"，兴趣和愉快感丧失主要表现为内心不能体验或感受到外界事物所具有的不同情感体验，尤其是丧失了对快乐、高兴、乐趣的体验。

因此，抑郁症的核心症状可归于"虚劳"范畴。其他症状亦可从虚劳角度阐释之。例如，脾虚可导致食欲减退和体重减轻，肾虚可导致性功能减退、注意力和记忆力下降，心虚可导致心慌气短。此外，抑郁症的临床表现无法用一种病机或一个脏腑功能失调去解释，这与虚劳病的临床特点是符合的。现代有学者提出了抑郁症属"神虚"的观点，认为其病机与"神气大虚，气血日以消耗，心脾日渐耗伤，损及肝肾，精亏元乏"有关[5-6]。这种认识与从"虚劳病"认识抑郁症在本质上是一致的[7]。治疗上可选用桂枝加龙骨牡蛎汤。该方调补阴阳，潜镇摄纳。方中桂枝、生姜、甘草辛甘化阳，芍药、甘草、大枣苦甘化阴，龙骨、牡蛎潜阳固涩。仲景列本方于虚劳病篇中，主治由于久患失精而致阴阳两虚的虚劳证，后世医家扩大范围则用于遗精、滑精、梦交、遗尿、自汗、盗汗、失眠惊悸、带下等多种病证。

3. 虚劳与艾滋病

艾滋病属于中医"瘟毒""虚劳"范畴。《素问遗篇·刺法论》记载："五疫之至，皆相染易，无问大小，病状相似。"艾滋病虽与"瘟疫"相似，但它对人体脏腑有极大的破坏力，非一般病毒可比。疫毒之邪侵袭人体，会导致一系列的病理变化，一段时间之后，使人体产生虚劳的表现，如进行性消瘦、乏力、纳少、腹泻、盗汗等症状。虚劳的病因起于内伤劳损，艾滋病的发病过程以虚损为主，常采用扶正固本、祛邪、标本兼顾的治疗原则[8]。艾滋病病机的演变过程，有学者认为随着艾滋病的发生发展，患者出现全身疲乏、进行性消瘦、自汗盗汗、易感冒、舌淡嫩、脉虚软或沉弱，终晚期乃至极度消瘦乏力等一派元气亏损、精气不足或衰竭的临床表现，属于中医慢性虚损性改变，可归为虚劳[1]。若表现为脾虚感邪，治疗可从脾论治，方用薯蓣丸理脾散邪。若表现为肺、脾受损，则营卫化生不足，而卫气不足，不能维持基本的"温分肉，充皮肤，肥腠理，司开阖"功能，导致机体卫外无力，六淫之邪易于入侵，稍受风寒则容易感冒、发热。或营卫失和，营卫功能失常，出现自汗、盗汗、遗精、泄泻、纳呆、腹胀、腹痛等。治疗可从肺、脾论治，调和营卫。如实卫固表的桂枝汤、玉屏风散。通过调和营卫，补益中焦，使虚弱的脾胃功能得以逐渐强健，营卫气血化生充盛，从而形成良性循环[9~10]。小建中汤、黄芪建中汤培土生金以调理脾肺，治疗艾滋病患者出现的乏力、气虚、纳呆、腹胀、腹痛、泄泻等。桂枝汤通过调和营卫以疏通畅达营卫气血[11]，它正是在调理脾胃的基础上，促进营卫之气的生成，从而调和气血阴阳，以达到治疗虚损病变的目的。若因营卫气血虚损，运行涩滞，存在瘀血，治疗可参考后世医家，如清代王清任在《医林改错》中提倡用活血化瘀之法治疗"妇人干血劳""男子劳"，认为"血化下行不作劳"，可以说是对仲景学说的继承发展。在临床上，针对存在血瘀证的艾滋病患者，治疗上可以运桂枝汤合大黄䗪虫丸加减治疗[9]。

参考文献

[1] 武兴伟，许前磊，谢世平，等."风气百疾"论艾滋病的治疗[J]. 中国实验方剂学杂志，2012，18（4）：275–277.

[2] 马月香. 虚劳治验[J]. 山东中医杂志，2010，29（8）：572–573.

[3] 卢玉俊，石磊.《金匮要略》关于虚劳的辨治特色[J]. 光明中医，2008，23（12）：1915–1916.

[4] 田德禄. 中医内科学[M]. 北京：人民卫生出版社，2002.

[5] 雍履平. 忧郁症从神虚论治[J]. 中医杂志，1994，35（4）：246–247.

[6] 安春平，程伟. 近年来抑郁症的中医病机、证候研究概述[J]. 中医药信息，2007，24（1）：12–14.

[7] 包祖晓，田青，陈宝君. 抑郁症与中医虚劳病相关性的探讨[J]. 中医药学报，2010，38（1）：44–46.

[8] 徐淑玲，关崇芬，翁新愚，等. 扶正祛邪中药复方对猴艾滋病模型实验研究[J]. 中国实验方剂学杂志，2008，9（1）：42.

[9] 水新华. 调和营卫法治疗艾滋病应用探析[J]. 中医学报，2012，27（10）：1234–1235.

[10] 王星. 桂枝汤治疗艾滋病无症状期12例[J]. 现代远程教育，2013，11（17）：111.

[11] 姜元安. 略论桂枝汤治疗虚损病证之机理[J]. 中医杂志，1987，28（2）：3.

杨　杰（辽宁中医药大学附属第二医院）

虚劳又名虚损，是因诸多原因所致的以脏腑亏损、气血阴阳不足为主要病机的多种慢性虚损性、消耗性、进行性证候之总称，相类于西医学的一些慢性消耗性疾病的中晚期。《金匮要略·血痹虚劳病脉证并治第六》（以下称本篇）[1]首先提出了虚劳的病名。本篇所论虚劳病的范围较广，仲景在《内经》《难经》等的基础上，结合临床实践，创立了治疗虚劳的治法原则和有效方剂，对于今天的临床治疗仍然有其指导和借鉴意义。特别是张仲景创制的经方，不仅成为历代医家论治虚劳病的经典大方，而且是当今中医药治疗慢性病、老年病及疑难杂症的准绳。临床上，多种慢性消耗性和功能衰退性疾病，出现了脏腑气血阴阳亏损的临床表现时，均可按虚劳辨证论治。

本篇对虚劳病的理、法、方、药都做了比较详尽的论述，具有鲜明的特色，如在辨证时脉症并重，病机上重视阴阳两虚，在五脏虚损中重视脾肾，在治法上重视甘温扶阳，同时也兼顾养阴，不忘祛瘀散邪。对于虚劳病的脉因证治及用药特点的论述，明之以理，示之以法，析之以方，施之以药，开创了中医辨证论治治疗虚劳之先河，亦为后世医家论治虚劳奠定了基础。

一、在辨证方面脉症并重

本篇中关于虚劳病的临床表现可以从脉象和症状两个方面加以归纳。原文中论及的脉象有 16 种，如：大、虚、浮、沉、小、弦、弱、细、微、芤、革、涩、迟、动、紧、结等，且多以复合脉的形式加以描述，如虚沉弦、沉小迟、虚弱细微、弦而大、浮大、虚芤迟、芤动微紧、浮弱而涩等。单纯从脉象上来看，以虚性脉象居多，从全篇来看，相兼脉更能反映虚劳病的本质特征。该篇明确提出虚劳脉象的总纲为"脉大为劳，极虚亦为劳"，以脉象言病机，脉大提示真阴不足，虚阳外浮，是肾精亏虚所致，极虚乃精气内损，劳役伤脾，脾气亏虚，脉气不充所致。借以提示虚劳病机为脾肾俱虚。

本篇对虚劳病的症状进行了详尽的描述，与临床联系十分紧密。其中有偏于阳虚的症状，如手足逆寒、阴头寒、精气清冷、少腹弦急、腹中痛、喘、短气、面色白、小便不利等；有偏于阴虚的症状，如盗汗、虚烦不得眠、手足心热、咽干口燥、羸瘦、肌肤甲错、马刀、侠瘿、梦交、发落、酸削不能行、衄血；还有一般的虚损症状，如面色薄、两目黯黑、悸、目瞑、目眩、失精、不能饮食、腹满、肠鸣、无子、亡血、半产、漏下、四肢酸痛及腰痛等慢性持续性疼痛等。虚劳患者的证候表现虽然以其中一方的偏虚表现出以阴虚或阳虚为主的症状，但实质多为阴阳气血并虚。如本篇第 5 条曰："男子脉虚沉弦，无寒热，短气里急，小便不利，面色白，时目瞑，兼衄，少腹满，此为劳使之然。"其人短气里急，小便不利，少腹满等表现为一派阳虚之状，但从面色白，时目瞑，兼衄，脉虚等可以推测阴分亦虚。第 6 条曰："劳之为病，其脉浮大，手足烦，春夏剧，秋冬瘥，阴寒精自出，酸削不能行。"手足烦，春夏剧，秋冬瘥，表现为以阴虚为主，但阴寒精自出反映了阳虚不能温煦固摄。意在强调虚劳见症多端，临证时要以脉为纲，脉症合参，可从脉象及症状上测知脾肾的功能状态，发现虚劳的征象，有早期诊断的意义。

二、在病机方面重视阴阳两虚

人体的阴阳是相互维系、相对协调的，即"阴平阳秘，精神乃治"。任何一方的偏盛偏衰都会破坏阴阳的相对协调而呈现病理状态。如《素问·调经论》所云："阳虚则外寒，阴虚则内热，阳盛则外热，阴盛则内寒。"[2] 阴阳是互根的，阴阳的偏盛偏衰必然会相互影响，或由阴虚及阳，或由阳虚及阴而致阴阳两虚，表现为寒热错杂之象。虚劳在表现上的复杂，当从阴阳互损的角度理解。在本篇中，阴阳互损的观点从证候的描述，到病机的认识，一直贯穿到治疗方药，均反映出仲景在虚劳病机方面重视阴阳两虚。由于阴阳两虚之证病情复杂，所表现出来的寒热错杂的证候辨证困难，治疗上亦不易达到治疗效果，故本篇在这方面不厌其烦地加以阐述。本篇附方除外的八首方剂中，治疗阳虚及阴阳两虚（偏阳虚）的方剂就有四首，重视程度可见一斑。

三、治疗以甘温扶阳为基本治法

由于虚劳病属阴阳失调，证象寒热错杂，故其治法不可简单地以寒治热，以热治寒。在阴阳两虚的病情下，补阴则碍阳，补阳则必损阴，《灵枢·终始》曰："阴阳俱不足，补阳则阴竭，泻阴则阳脱。如是者，可将以甘药，不可饮以至剂。"[3] 虚劳病阴阳气血俱虚，故不可用寻常之法，而当以甘药为主进行补益，这是虚劳病补益的一个重要原则。《素问·阴阳应象大论》曰："形不足者，温之以气，精不足者，补之以味。"《灵枢·邪气脏腑病形》曰："阴阳形气俱不足，勿取以针而调以甘药。"[2] 唯用甘温之剂建中补虚，恢复脾胃的健运功能，脾胃既复，则营养增加，气血自生，营卫和调，则偏寒偏热的症状自然消失。虚劳病的治疗容易出现偏寒与偏温之弊，而甘药性缓，可以达到调和阴阳之目的，而仲景小建中汤之意就在于此，用甘温之剂调补脾胃，建立中气，化生气血，从阳引阴，从阴引阳，气血足则阴阳调。正如尤怡《金匮要略心典》中所论："是方甘与辛合而生阳，酸得甘助而生阴，阴阳相生，中气自立。是故求阴阳之和者，必于中气，求中气之立，必以建中也。"[4]故仲景治虚劳以甘温扶阳为基本治法，治疗虚劳的八首方剂中，甘温者居五。方中常用的药物，如人参、当归、黄芪、山药、大枣、饴糖、地黄等，也均为甘温之品。此法是虚劳病发展到阴阳气血俱虚阶段必须之法，最佳之法。

四、调补五脏虚损，重视脾肾

《金匮要略》针对虚劳所在五脏病位的不同，选用不同的方药治疗，并且体现了《难经·十四难》关于"五损"的治则。即"损其肾者益其精""损其脾者调其饮食，适其寒温""损其肺者益其气""损其肝者缓其中""损其心者调其营卫"。

例如在肾用八味肾气丸，"损其肾者益其精"，肾藏精，损其肾者，阴虚应当益其精，阳虚也应当在益精的基础上补阳，即"善补阳者，必于阴中求阳"。八味肾气丸中，在大量滋阴的药物中配以少许桂枝、附子，意不在补火，而在微微生火，即生肾气也。在脾用薯蓣丸、小建中汤、黄芪建中汤，"损其脾者调其饮食，适其寒温"，薯蓣丸重用山药、大枣，建中汤用饴糖，这些均为亦药亦食之品，味甘性平，不寒不热，不腻不燥，确是调补脾胃虚损的最佳药物。在肝用酸枣仁汤，"损其肝者缓其中"，本证是由肝阴不足，虚热内生，上扰神明引起的虚劳不寐。方中重用酸枣仁养肝阴、安神明，知母养阴清热，佐以川芎理血中之气，可谓之"缓其中"。另外，大黄䗪虫丸治疗"虚劳干血"用诸虫类药，搜通血络之瘀，祛瘀生新，亦可谓之"缓其中"。泛而言之，凡治疗虚劳肝病，能促使疏泄条达者，都符合"损其肝者缓其中"的原则。在心用桂枝加龙骨牡蛎汤，"损其心者调其营卫"，本证是由阴阳不和，心肾不交引起的失精梦交。本方是在调和营卫的桂枝汤基础上，加用重镇摄纳的龙骨、牡蛎，功效调和营卫（阴阳），潜阳涩精，治疗失精梦交。仲景补肺之法虽不在《血痹虚劳病脉证并治第六》，也可作为参考。"损其肺者益其气"，仲景用甘草干姜汤、麦门冬汤补肺、润肺。《肺痿肺痈咳嗽上气病脉证治第七》第2条云："肺痿吐涎沫而不咳者，其人不渴，必遗尿，小便数，所以然者，以上虚不能制下故也。此为肺中冷，必眩，多涎唾，甘草干姜汤以温之。"[1]该条病机为上焦阳虚，肺气虚寒。用甘草干姜汤培土生金，温肺复气。

仲景治疗虚劳以调补脾肾为治疗重点。两者一为先天，一为后天。如果说小建中汤体现了甘温建中，对脾的重视，则八味肾气丸体现了本篇在治疗中又一重点。《素问·玉机真脏论》曰："脾脉者，土也，孤脏以灌四旁者也。"脾胃强盛，五脏皆禀受其"灌溉"，五脏既虚，自当以调补脾胃为先，使脾胃化生有源，五脏精微泉源不绝。肾为性命之根，内涵元阴元阳，故调补肾之阴阳以维持全身阴阳平衡，是治疗虚劳病的重要措施之一。八味肾气丸乃仲景设立治疗虚劳腰痛、脚气上冲、消渴、短气有微饮、妇女转胞五类病证的方剂，该方制方严谨，配伍精当，疗效显著，故对现今临床起着广泛的指导作用。该方用六味滋其阴，桂枝、附子助其阳，滋阴助阳以化肾气。仲景之肾气丸，不仅给后世以补肾良方，也创立了补肾的重要法则——滋阴扶阳以化肾气。张景岳温补肾阳之右归饮、右归丸均在滋阴的基础上补元阳。正如尤怡所云："下焦之分，少阴主之。少阴虽为阴脏，而中有元阳，所以温经脏，行阴阳，司开阖者也。虚劳之人，损伤少阴肾气，是以腰痛，少腹拘急，小便不利，程氏所谓肾间动气已损者是矣。八味肾气丸补阴之虚，可以生气，助阳之弱可以化水，乃补下治下之良剂也。"[4]尤氏的论述，把肾的特点和在生化上阴阳相依、相辅相成的关系阐发得极为精辟。后世在八味肾气丸的基础上，加减化裁甚多，如宋代钱乙从八味肾气丸化裁出六味地黄丸，对后世养阴学起了承先启后的作用。宋代严用和在八味肾气丸的基础上化裁出济生肾气丸。明代张景岳则变化出左归丸（饮）、右归丸（饮）。清代吴谦变化出知柏地黄丸。高鼓峰、尤怡、薛生白等医家都善于根据本方加减化裁运用，故"金匮肾气丸"实为后世补肾治肾之"祖方"。

五、调补不忘祛邪散瘀

《金匮要略》对于虚劳病正虚邪实者，扶正与祛邪同施。若以正虚为主，扶正兼以祛邪，使邪去而正安，如本篇第 16 条曰："虚劳诸不足，风气百疾，薯蓣丸主之。"本方祛邪寓于扶正之中，薯蓣配人参、甘草、茯苓、白术等补脾益气；当归、芍药、地黄、阿胶等补血滋阴；桔梗、白蔹行气；桂枝入太阳经，柴胡入少阳经，防风入阳明经，针对"风气百疾"祛风散邪。此三阳经风药的使用，对李东垣《脾胃论》学术思想有重大影响。综观全方，乃扶正以祛邪。四君子汤、四物汤的组方与运用，最早见于薯蓣丸，后世在此基础上衍生出众多调补方剂，如五味异功散、香砂六君子汤、参苓白术散、胶艾四物汤、八珍汤、十全大补汤、人参养荣汤等。若以邪实为主，则祛邪兼以扶正，如本篇第 18 条曰："五劳虚极羸瘦，腹满不能饮食……肌肤甲错，两目黯黑，缓中补虚，大黄䗪虫丸主之。"仲景以大黄、䗪虫、水蛭、干漆、桃仁等活血化瘀，少佐地黄、芍药、甘草等补虚，使瘀血去，新血生，诸证皆愈，用丸以缓图，取祛瘀不伤正。大黄䗪虫丸缓消瘀血，兼补脾肾，是祛瘀生新法的代表方剂。此法为久病正虚，血瘀结成癥瘕之病，提供了一个很好的治法范例。总之，不论虚实孰轻孰重，均围绕着扶正与祛邪同施的原则。大黄䗪虫丸以治瘀为主，兼补脾肾，寓补于消之中，使邪去而不伤正；而薯蓣丸则以理脾为主，佐以祛风邪，寓攻于补之中，扶正而不恋邪，祛邪而不伤正。由此观之，虚劳病补虚调补脾肾是其治疗大法，然而体虚易召邪，正虚易致瘀，化瘀祛邪是其变法。

六、结语

仲景提出的虚劳病证治大法，为后世治虚奠定了理论基础。从《内经》时代到现今，虚劳一直是个临床证治的大题目，历代医家对虚劳病的认识不断深入，治法不断扩充，而《金匮要略》的奠基作用不容忽视。仲景所创立的治疗虚劳行之有效的方剂，蕴含着深刻的辨证论治、同病异治、异病同治的思想，体现了仲景辨证论治之精髓，至今仍然在广泛使用，足见其强大的生命力。仲景关于药物剂型的选择、制丸方法、服用方法及疗程的制定均细致入微，蕴含了宝贵的临床经验，值得我们深入学习和掌握。笔者在跟随顾植山教授学习期间深刻体会到，仲景经方的药量比例及煎服法对疗效均有影响，不容忽视。

参考文献

[1] 范永升.金匮要略［M］.北京：中国中医药出版社，2007.

[2] 王洪图.内经讲义［M］.北京：人民卫生出版社，2002.

[3] 中医研究院研究生班.黄帝内经·灵枢注评［M］.北京：中国中医药出版社，2011.

[4] 尤怡.金匮要略心典［M］.北京：人民军医出版社，2009.

杨　杰（辽宁中医药大学附属第二医院）

虚劳又名虚损，是因诸多原因所致的以脏腑亏损、气血阴阳不足为主要病机的多种慢性虚损性、消耗性、进行性证候之总称，相类于西医学的一些慢性消耗性疾病的中晚期。《金匮要略·血痹虚劳病脉证并治第六》（以下称本篇）[1]首先提出了虚劳的病名。本篇所论虚劳病的范围较广，仲景在《内经》《难经》等的基础上，结合临床实践，创立了治疗虚劳的治法原则和有效方剂，对于今天的临床治疗仍然有其指导和借鉴意义。特别是张仲景创制的经方，不仅成为历代医家论治虚劳病的经典大方，而且是当今中医药治疗慢性病、老年病及疑难杂症的准绳。临床上，多种慢性消耗性和功能衰退性疾病，出现了脏腑气血阴阳亏损的临床表现时，均可按虚劳辨证论治。

本篇对虚劳病的理、法、方、药都做了比较详尽的论述，具有鲜明的特色，如在辨证时脉症并重，病机上重视阴阳两虚，在五脏虚损中重视脾肾，在治法上重视甘温扶阳，同时也兼顾养阴，不忘祛瘀散邪。对于虚劳病的脉因证治及用药特点的论述，明之以理，示之以法，析之以方，施之以药，开创了中医辨证论治治疗虚劳之先河，亦为后世医家论治虚劳奠定了基础。

一、在辨证方面脉症并重

本篇中关于虚劳病的临床表现可以从脉象和症状两个方面加以归纳。原文中论及的脉象有 16 种，如：大、虚、浮、沉、小、弦、弱、细、微、芤、革、涩、迟、动、紧、结等，且多以复合脉的形式加以描述，如虚沉弦、沉小迟、虚弱细微、弦而大、浮大、虚芤迟、芤动微紧、浮弱而涩等。单纯从脉象上来看，以虚性脉象居多，从全篇来看，相兼脉更能反映虚劳病的本质特征。该篇明确提出虚劳脉象的总纲为"脉大为劳，极虚亦为劳"，以脉象言病机，脉大提示真阴不足，虚阳外浮，是肾精亏虚所致，极虚乃精气内损，劳役伤脾，脾气亏虚，脉气不充所致。借以提示虚劳病机为脾肾俱虚。

本篇对虚劳病的症状进行了详尽的描述，与临床联系十分紧密。其中有偏于阳虚的症状，如手足逆寒、阴头寒、精气清冷、少腹弦急、腹中痛、喘、短气、面色白、小便不利等；有偏于阴虚的症状，如盗汗、虚烦不得眠、手足心热、咽干口燥、羸瘦、肌肤甲错、马刀、侠瘿、梦交、发落、酸削不能行、衄血；还有一般的虚损症状，如面色薄、两目黯黑、悸、目瞑、目眩、失精、不能饮食、腹满、肠鸣、无子、亡血、失和，营卫功能失常，出现自汗、盗汗、遗精、泄泻、纳呆、腹胀、腹痛等。治疗可从肺、脾论治，调和营卫。如实卫固表的桂枝汤、玉屏风散。通过调和营卫，补益中焦，使虚弱的脾胃功能得以逐渐强健，营卫气血化生充盛，从而形成良性循环[9-10]。小建中汤、黄芪建中汤培土生金以调理脾肺，治疗艾滋病患者出现的乏力、气虚、纳呆、腹胀、腹痛、泄泻等。桂枝汤通过调和营卫以疏通畅达营卫气血[11]，它正是在调理脾胃的基础上，促进营卫之气的生成，从而调和气血阴阳，以达到治疗虚损病变的目的。若因营卫气血虚损，运行涩滞，存在瘀血，治疗可参考后世医家，如清代王清任在《医林改错》中提倡用活血化瘀之法治疗"妇人干血劳""男子劳"，认为"血化下行不作劳"，可以说是对仲景学说的继承发展。在临床上，针对存在血瘀证的艾滋病患者，治疗上可以运桂枝汤合大黄䗪虫丸加减治疗[9]。

参考文献

［1］武兴伟，许前磊，谢世平，等. "风气百疾"论艾滋病的治疗［J］. 中国实验方剂学杂志，2012，18（4）：275-277.

［2］马月香. 虚劳治验［J］. 山东中医杂志，2010，29（8）：572-573.

［3］卢玉俊，石磊.《金匮要略》关于虚劳的辨治特色［J］. 光明中医，2008，23（12）：1915-1916.

［4］田德禄. 中医内科学［M］. 北京：人民卫生出版社，2002.

［5］雍履平. 忧郁症从神虚论治［J］. 中医杂志，1994，35（4）：246-247.

［6］安春平，程伟. 近年来抑郁症的中医病机、证候研究概述［J］. 中医药信息，2007，24（1）：12-14.

［7］包祖晓，田青，陈宝君. 抑郁症与中医虚劳病相关性的探讨［J］. 中医药学报，2010，38（1）：44-46.

［8］徐淑玲，关崇芬，翁新愚，等. 扶正祛邪中药复方对猴艾滋病模型实验研究［J］. 中国实验方剂学杂志，2008，9（1）：42.

［9］水新华. 调和营卫法治疗艾滋病应用探析［J］. 中医学报，2012，27（10）：1234-1235.

［10］王星. 桂枝汤治疗艾滋病无症状期12例［J］. 现代远程教育，2013，11（17）：111.

［11］姜元安. 略论桂枝汤治疗虚损病证之机理［J］. 中医杂志，1987，28（2）：3.

蒋健评按

论肾气丸在《金匮要略》中的异病同治

中医临证辨治绕不开病与证候的概念。临床多见病证（病与证候）兼备，病证兼备既有病证相合，也有病证不合（或称病证分离）。例如泄泻病处于脾虚的证候状态，或脾虚证候中以泄泻为主症，因其病与证在病机上互属一致，此为病证相合；假如泄泻病兼有心血瘀阻的证候表现，因其病与证在病机上互不相属，此为病证不合。此外，临床上还存在有病无证（包括单一主症）及有证无病（主次兼症难以区分）。治疗策略各不相同：有证无病者辨证论治；有病无证者辨病论治；病证兼备且病证相合者，则辨证论治或辨证兼顾辨病论治，此为典型辨证论治法；病证兼备属病证不合者，则辨证论治通过治疗原则组合或药物加减等方法兼顾证与病，此为非典型辨证论治法（相对典型辨证论治法而言）。

在病证兼备且病证相合的场合下，还存在一病有多证、一证见多病的情况，临床表型有同病同证、同病异证、异病同证、异病异证；治疗方法一般同证者同治，故同治者有同病也有异病，异证者异治，故异治者有异病也有同病；疗效评价通常有病证均愈、病证未均愈、病愈证未愈、证愈病未愈四种结果。

《金匮要略》以肾气丸统治虚劳、痰饮、消渴、转胞、脚气等不同的病，无疑系异病同证同治范畴。然而除了小便不利外，凡虚劳腰痛、少腹拘急，微饮短气，男子消渴饮一溲一，脚气上入少腹不仁，烦热不得卧、倚息，临床表现并不相同；连小便不利还有不得溺和小便过多之相反者。即由症状群构成各病的证候貌似并不完全相同甚至完全不同，共性相同的就是均为肾阳虚衰病机所致。由此提示，"同证"包括但不限于相同类似的证候，本质上是指病证兼备且病证相合的相同病机。然而相同病机并不总是表现为相同类似的病与证候，有时可以表现出未必相同类似的病与证候。临证难点在于：设张仲景不明示肾气丸一方可统治五病，我们能否明白？设已知肾气丸一方可统治五病，是否就意味着我们能够在任何场合下自如运用异病同治？恐怕理论虽已了然于心，临证仍难免会有迷惘。因为，判断证候是否相同类似容易，判断不同病看似并不相同类似的证候是否属于相同病机甚难，需要睿智见识。

肾阳虚衰病机还可见于哮喘、泄泻、头痛、遗精、痿证、阳痿、腰痛、耳鸣、水肿等病，治疗原则除可以肾气丸温补肾阳外，通常分别选用或加用七味都气丸／参蛤情况。一是作用相近或相类的药物选择，如同属肾气不足，用肾气丸治疗，偏于肾精不足者，多选用熟地黄，偏于阴虚或阴虚有热者多选用生地黄；又如若补肾益阳，引火归原，则选用肉桂，若温阳利水，温通经脉，则多选用桂枝；如同属风寒咳嗽，则感冒、支气管炎等均可用麻黄，而支气管扩张症则麻黄不可用，用之有升散动血之弊。二是药物剂量用法不同。如同属气滞血瘀，闭阻脑脉者，属于缺血性中风恢复期，则桃仁、红花、水蛭等破血活血之品剂量可偏大，而属出血性中风恢复期，则上述药物剂量宜轻，剂量偏大有引起再出血的风险；又如肝郁脾虚之胃痛泛酸，不同的个体则寒热所占比例不同，故吴茱萸与黄连的比例有异，至于地域之异、强弱之别、老少之殊，同用一方一药，均须区别对待。另外，同证同治，而病势、病程等不同，又有作汤剂、散剂及丸剂的不同选择，大抵病程短、病势急多以汤剂、散剂而求速效，病程长、病势缠绵多以丸剂而图缓功。诸如此类，皆属于同治中的异治。

五、结束语

张仲景在《金匮要略》一书中，用肾气丸分别治疗"脚气上入，少腹不仁""虚劳腰痛，少腹拘急，小便不利""短气有微饮，当从小便去之""男子消渴，小便反多，以饮一斗，小便一斗""妇人病，饮食如故，烦热不得卧而反倚息之转胞，不得溺"五种不同疾病（或症状），体现了异病同治的治则治法，是病、证、症三位一体辨证论治思想的具体运用。异病同治的核心就是同证同治，即不论何种病（中医、西医）或者何种症状与体征，只要在某一阶段或某一类型病机相同，证候相同，就可以采用相同的治法方药进行治疗。异病同治的理论对中医的临床具有十分重要的指导意义，异病同治是中医的基本治则治法，强调了辨证论治的主导地位，特别是在病、症、证相结合的思维模式下突出了证（或证候）的重要性，异病同治的理论指导我们在临床工作中研究发挥经方的应用范围，古方今用，古方新用，既丰富了治疗方药，又为目前新发病特别是急性传染病治疗提供了理论依据和治疗手段。由于异病同治的关键是证同治同，有利于我们从纷繁复杂的疾病或症状体征中寻找共同规律，共同证候，从而便于专方专药的研究与推广，为中医治疗的规范化、标准化制定诊疗路径，也为中医循证医学提供依据。诚然，异病同治强调的是证同治同，由于中医特别重现人体的个性化，证固然反映疾病某一阶段的病机和本质，但它不能反映疾病本质的全部，本质除了涵盖证所固有的全部要素，还与患者个体的体质、所处环境、病程等密切相关，因此，真正意义上的同治是不存在的，我们必须在同证同治的原则下，同中求异，区别对待，"观其脉证，知犯何逆，随证治之"。异病同治的内涵十分丰富，值得我们在中医临床工作中不断探索，不断创新。

曾凌文（奉节县中医院）

中医理论自《内经》确立以来，经历代医家不断充实、发展，日臻成熟，特别是汉代张仲景在《内经》基础上创立辨证论治方法，开创了中医历史新纪元，其创立的许多疾病的治疗原则和方法被后人尊为规矩准绳，其所创方剂药专、力宏、效显，被后世奉为"经方"。本文就《金匮要略·血痹虚劳病脉证并治第六》有关虚劳病的论治进行归纳、探讨，发掘其临床价值，以期更好地指导临床实践，提高临床疗效。

一、创立虚劳病名，确立虚劳证治新局面

虚劳病的名称，首见于汉代张仲景所著《金匮要略·血痹虚劳病脉证并治第六》，为后世一直遵从沿用至今。虚劳病是由多种原因所致的一类久虚不复的慢性虚弱性疾病的总称，在仲景之前有各种不同的病名如"虚""损""劳""不足""痨""羸弱"等。既包括形体精血等有形物质的亏损，也有功能能力等无形动力的不足表现，亦称虚损劳伤。有关虚劳的论述始于《内经》，如《素问·通评虚实论》"精气夺则虚"，《素问·玉机真脏论》"脉细、皮寒、气少、泄利前后、饮食不入，此谓五虚"，《内经》对虚劳病相关的论述很多，但散见于各篇，无固定病名，未形成完整、系统的理论，更无具体的辨证论治体系，是虚劳病理论的雏形。而汉代张仲景对虚劳病的论述，无论是病因病机、临床表现、治法方药都呈现出系统性、完整性、指导性，直接和临床对接，就能诊治疾病，其创立的治疗原则和方法仍被后世推崇，《金匮要略·血痹虚劳病脉证并治第六》中的八首方剂，至今仍广泛用于虚劳病的治疗，为后世对虚劳病的证治奠定了基础，具有重要的临床价值。

二、确定虚劳病证治体系，指导临床实践

（一）以多因致虚为病因，强调辨证论治

《血痹虚劳病脉证并治第六》曰："五劳虚极羸瘦，腹满不能饮食，食伤、忧伤、饮伤、房事伤、饥伤、劳伤、经络营卫气伤，内有干血……"对虚劳病因的描述详尽具体且集中，是继《脏腑经络先后病脉证第一》论述"三因"后，具体论述虚劳病的病因，有很强的临床指导价值和可操作性，便于医者"知犯何逆，随证治之"。

（二）以虚、劳两者为病机特点，强调脾肾

虚劳病名的含义，既包含"过劳致虚"的一面；又有因虚致"痨"的含义，两者可以互相作用、互相影响。《血痹虚劳病脉证并治第六》中分别论述了阴血不足、阴阳两虚、阴虚阳浮、脾肾阳虚、内有干血等导致虚劳的证治，涉及的脏腑包括心、肝、脾、肺、肾，但重点在于脾肾两脏的虚损，气血的不足，更强调阳气的作用。对后世"补土学派"和"命门学说"的创立和发展产生了重要的影响。

（三）以脉证揭示脾肾为虚劳病主要脏腑

《血痹虚劳病脉证并治第六》中常见的虚劳脉象有男子平人脉大，脉浮大，脉浮，脉虚弦，脉浮弱而涩，脉虚弱细微，脉沉小迟，脉弦而大，脉极虚芤迟，总以脉体虚软细小无力为主要表现；常见的虚劳表象有面色薄，面色白，肌肤甲错，两目黯黑；症状有疾行则喘喝，卒喘悸，羸瘦，酸削不能行，阴寒精自出，短气里急，妇人则半产漏下，目眩，发落，清谷亡血，少腹拘急，小便不利，腹中痛，肠鸣，腹满不能饮食，虚烦不得眠，手足烦热，咽干口燥，渴及亡血，悸，衄，喜盗汗，男子失精，女子梦交。虽然表现多种多样，涉及的脏腑有心、肝、脾、肺、肾，也涉及气血、阴阳、津液，又往往多脏症状兼杂并见，但总以脾肾症状为主、为重。

（四）以补益脾肾为主要治疗原则

《血痹虚劳病脉证并治第六》共创立八味肾气丸、小建中汤、黄芪建中汤、酸枣仁汤、薯蓣丸、大黄䗪虫丸、桂枝加龙骨牡蛎汤及治疗血痹的黄芪桂枝五物汤八个处方，因黄芪建中汤是小建中汤类方，治疗小建中汤证之重者，故可合并为七类处方。以建中汤甘温补中，治疗"虚劳里急，悸，衄、腹中痛，梦失精，四肢酸疼，手足烦热，咽干口燥"为表现的阴阳两虚而偏于阳虚及黄芪建中汤证之阴阳气血诸不足证。以八味肾气丸温补肾阳治疗"虚劳腰痛，少腹拘急，小便不利"证。以薯蓣丸调补脾胃扶正祛邪以治疗"虚劳诸不足，风气百疾"之阴阳气血诸不足兼有风气外邪之证。以酸枣仁汤养阴清热，宁心安神以治疗阴虚内热之"虚劳虚烦不得眠"。以大黄䗪虫丸缓中补虚，活血化瘀治疗"虚极羸瘦，腹满不能饮食……肌肤甲错，两目黯黑"之内有干血证。以桂枝加龙骨牡蛎汤调和阴阳，潜阳固涩治疗"失精家，少腹弦急，阴头寒，目眩，发落，脉极虚芤迟，为清谷亡血失精，脉得诸芤动微紧，男子失精，女子梦交"为表现的阴阳两虚证。

综观仲景治疗虚劳方剂，无一不是对《内经》"虚则补之""劳者温之""损者益之"及"形不足者温之以气，精不足者补之以味"的具体运用，其用药特点体现出以下几点。

1. 注重健脾补肾

《血痹虚劳病脉证并治第六》中以小建中汤（黄芪建中汤）、八味肾气丸为代表，体现出重视脾肾的学术思想。小建中汤药以桂枝汤为基础，重用饴糖，方中甘草、大枣、胶饴味甘性温，温建中气，脾居中土，建中即健脾，桂枝、生姜味辛以温运通阳，芍药之酸以敛阴和营，诸药合用使营卫调、脾胃健、气血充，则此虚劳诸证自愈。肾气丸方中重用干地黄、山茱萸、山药，以六味滋其阴，桂枝、附子助其阳，滋阴助阳以化肾气。仲景之八味肾气丸不仅给后世以补肾良方，也提示我们补肾的重要法则：滋阴扶阳以化肾气。八味肾气丸"补阴之虚可以生气，助阳之弱可以化水"，把肾的阴阳相依，相辅相成的关系阐发得极为精辟。肾气丸在《金匮要略》中见于五处，运用广泛，后世在此基础上加减化裁出六味地黄丸、济生肾气丸、麦味地黄丸、知柏地黄丸及左归丸（饮）、右归丸（饮）等，肾气丸成为中医补肾之祖方。

仲景重视脾肾以小建中汤和肾气丸为培补脾肾的代表，开补法两大法门。

2. 提倡甘温扶阳

《血痹虚劳病脉证并治第六》共有治虚方八首，甘温者占五首，可见仲景确定治疗虚劳的主要原则是以甘温补虚，其基点是立在阴阳互换。治疗以扶阳为先，从甘温健脾入手，健脾为治虚第一要法。

3. 温补不忘养阴清热

仲景强调重视甘温扶阳，推崇脾肾的同时，同样重视养阴清热。对心阴亏虚、肝血不足、虚热内生，神明失养之虚劳虚烦不得眠症，采用酸枣仁汤养阴清热，宁心安神。

4. 补虚不忘攻瘀散邪

在抓住虚劳病以虚为主的主线之外，也重视因虚致实，夹杂瘀血，风气百疾，外邪致病，并创立了扶正祛邪，扶正祛瘀之薯蓣丸、大黄䗪虫丸、鳖甲煎丸等名方，以期达到攻邪不伤正，扶正不留邪的完美境界，为后世虚劳病的治疗树立典范。

（五）以缓中补虚为虚劳病治疗要领

虚劳病的形成非一朝一夕，而虚劳病的治疗亦不可寄希一日之功。故仲景在大黄䗪虫丸方前，明确提出"缓中补虚"原则，告诫医者，对虚劳一类疾病切忌贪求速效，一味大补、壅补，反致病不受补而功败垂成。在八首方剂中，有八味肾气丸、薯蓣丸、大黄䗪虫丸三首丸药方剂，以丸药缓治，逐步建功，示人虚劳病的治疗策略和要领。

三、引领后世对虚劳理论的创新发展

后世对虚劳病辨治的学术创新，推动和促进了虚劳病理论和方法的完善。

1. 东垣提出"内伤脾胃，百病由生"的观点，创立"脾胃论"理论及学说。说明脾胃是元气之本，元气是健康之本。脾胃伤则元气衰，元气衰则疾病所由生，并强调脾气升发一面，在治疗上强调对补脾胃升阳益气药物的运用，其代表方剂为补中益气汤和升阳散火汤。不难发现，东垣的脾胃论理论与仲景虚劳病治疗中重视脾胃如出一辙，其中甘温除热之法和创立的补中益气汤又是在黄芪建中汤和黄芪桂枝五物汤基础上的拓展和创新。

2. 温补学派的代表薛己、张介宾等强调脾胃和肾命阳气对生命的主宰作用，立足于先后天，而善用甘温之味，使命门理论的研究趋向深入。如薛己阐发脾胃与肾命在人体生命活动中的重要作用，指出杂病中以虚多见，提出滋其化源的治疗原则，为后世治疗虚损之证，开辟了蹊径，丰富和发展了"扶正达邪"的治疗内容，以善用补中益气汤、地黄丸著称后世。张介宾更是提出"阳常不足，阴本无余"的理论，根据"阴阳互根""精气互生"的原理，指出"善补阳者，必于阴中求阳，则阳得阴助而生化无穷；善补阴者，必于阳中求阴，则阴得阳升而泉源不竭""善治精者，能使精中生气；善治气者，能使气中生精"的"阴阳相济"观点，还列举推荐许多治疗虚损的方剂如大补元煎、十全大补汤、左归饮（丸）、右归饮（丸）、理阴煎等。温补学派的理论既是对虚劳理论的深化和发展，亦对后世产生重要的影响。

3.《理虚元鉴》对虚劳的认识

《理虚元鉴》是治疗虚劳的专著。汪绮石遵从《内经》《伤寒论》虚劳理论，推崇东垣、丹溪、薛己三家之说，他认为"东垣发脾胃一论，便为四大家之首；丹溪明滋阴一著，便为治劳症之宗；立斋究明补火，谓太阳一照，阴火自殄。斯三先生者，皆振古之高人"。同时指出，若偏执东垣脾胃之治，辄用升柴归姜，以燥剂补土，则有拂于清肃之肺金；偏执丹溪滋阴之说，辄以黄柏补肾，知母清金，苦寒降火，则有碍于中州之运化；偏执立斋补火方法，不离苏茸桂附，温肾补阳，则难免助其郁火郁热；主张用三家之长而不泥于三家之说。其突出三个重点：一者清金保肺，无犯中州之上；二者培土调中，不损至高之气；三者金行清化，则水自流长，乃合金水于一致。绮石认为，阴虚成劳之病，统之于肺；阳虚成劳之病，统之于脾；虚劳初起多由心肾不交。其从五脏着眼论虚劳证候，如劳嗽吐血、骨蒸等责之肺肾，兼及心肝，但尤重于肺；梦泄滑精，惊悸怔忡，责之脾肾，亦关乎心，但尤重于脾。虚劳而抓住肺脾，即"治虚二统，统之于肺、脾而已"。较仲景虚劳理论，有所创新，较一般泛论五脏者能突出重点。其治虚劳，主要抓肺、脾、肾三脏，所谓"治虚之本"，即"肺为五脏之天，脾为百骸之母，肾为性命之根。治肺、治脾、治肾，治虚之道毕矣"。其具体治法，治阴虚为本者，大法是清金保肺；治阳虚为本者，大法是甘温益气。同时又强调"以中和为治"，既突出重点又全面设法。其还特别重视疾病的预防，总结归纳出"知节""知防""三护""三候""三守""三禁"等具体方法。

4. 王清任在《医林改错》中使用活血化瘀方法治疗妇女干劳、男子劳病、小儿疳积、积块、肾泻、久泻，用益气活血之补阳还五汤治疗偏枯、半身不遂等，是仲景虚劳病证治理论的发展。

5. 中和学派对虚损的具体运用。以国医大师孙光荣为代表的中医中和学派十分重视对虚损病的防治，认同并强调"邪之所凑，其气必虚"的病因学理论，认为疾病的发生与发展和人体自身的正气强弱密切相关，是人体阴阳气血失衡、不足所导致，故治疗时强调调和阴阳、补益气血。气血足则邪不能凑，有邪亦能抗病有力、鼓邪外出，不至于使邪气缠绵损伤正气，致成虚损。孙光荣所创制的调气活血祛邪汤即用人参、黄芪、丹参三药，以人参大补元气，补益肺脾，黄芪益气固表，敛汗固脱，利水消肿，丹参活血调经，养血安神。三药合用，气血共调，奏补气健脾，养血活血之功。此三药孙光荣每方必用，足见其对气血不足的重视，亦体现其既病防传、既病防变的治未病思想。其应用中和理论，以调气活血祛邪汤为基础加减治疗虚劳病常取得良好疗效。

6. 后世对虚劳病理论的完善和补充。

从仲景以下历代医学家对虚劳病的理论和治疗进行了不断的充实和完善，至此形成了较为完善的虚劳病理论。

现代中医学认为，虚劳病所涉脏腑除脾、肾外，尚与心、肺、肝密切相关，任一脏腑的虚损均将影响其余四脏之功能，一荣俱荣，一损俱损。综合概括，气虚多涉心、肺、脾、肾，血虚常及心、肝、脾，阴虚亦涉五脏皆有，阳虚则主要是心、脾、肾三脏。对虚劳病的辨证多采用五脏功能与气血阴阳的盛衰相结合的方法，判定虚损的部位和病情的轻重；其处方用药如肺气虚损，用补肺汤，脾气虚以参苓白术散，心气虚用养心汤，肾气虚选大补元煎；心血虚用归脾汤，肝血虚用补肝汤；肺阴亏损用沙参麦冬汤，心阴虚损用天王补心丹，脾胃阴虚用益胃汤，肝阴虚损选一贯煎，肾阴亏虚用左归丸；心阳虚损用拯阳理劳汤，脾阳虚损用附子理中汤，肾阳虚损用右归丸等。为临床虚劳病的治疗提供了便于掌握、简便易行、更具针对性的具体方药。

四、总结及心得

总之，对虚劳病的认识，从《内经》开始，经过仲景的创新发展，历代医家的不断补充和完善，已形成完整而系统的理论体系和完备的诊断、治疗、预防方法和手段。仲景关于虚劳病证治理论是研究虚劳病证治的基础，有十分重要的临床价值。总结前述各个时代前贤论述，笔者有以下几点心得。

1. 虚劳的病因复杂，有多种致病因素，有单一因素，更多为多种因素共同致虚。

2. 虚劳病多为长期慢性所得，非一时片刻所致，故治疗亦非短时所能治愈。

3. 虚劳病虽可损伤人体所有的脏腑，但肺、脾、肾三脏为其重点，虽可造成气、血、筋、骨、肉、阴精、阳气诸不足，但总以气血损伤为先、为重。

4. 虚劳虽主要表现为虚损与不足，但也可表现为实证，如"大虚有实状"应认真辨证，防止虚其更虚。

5. 虚劳病的治疗首先强调去除致病因素；对其气血阴阳之不足分别采取益气、补血、滋阴、温阳的治法，并结合脏腑病变的不同，注重治疗的针对性；应着重于后天脾胃和先天肾气的培补；对久治无效患者应注意有无瘀血阻滞的征象；治疗时应防止贪快求速，避免过用大补壅补之品；应重视饮食果蔬调养。

6. 应重视虚劳病的调护和预防。

涂晋文评按

论虚劳病证治的临床价值

"读经典、做临床",即从经典著作中发掘中医学原创理论,应用到临床实践,在临床的反复实践中得到传承和创新。

中医学认为,虚劳病是以脏腑亏损,气血阴阳虚衰,久虚不复成劳为主要病机,是以虚证为主要临床表现的多种慢性虚弱证候的总称。随着医学的发展,其疾病谱不断地丰富和发展。西医学认为多种重大疾病中后期、慢性消耗性疾病和一些代谢性疾病均可纳入虚劳病范畴,如恶性肿瘤后期、慢性疲劳综合征、慢性肾衰竭、糖尿病及其并发症等。虚劳的病名首见于《金匮要略》,张仲景设专篇,从理、法、方、药进行全面论述,将虚劳分为气虚、血虚、气血两虚、阳虚、阴虚、阴阳两虚,提出虚劳病的治法:健脾胃,补中气;调阴阳,和气血;补脾肾,益精血;虚中有实,补虚泻实。经过多年的临床实践,此理论被广泛应用于临床各科,故有设此策问以求答。

论虚劳病证治的临床价值的策论共四篇,四位作者通过对经文的深刻理解,结合临床实践,从各自的角度阐述了经文对临床的指导意义。

谢甦细研仲景原文,领悟到仲景论述虚劳病因病机、治则、方药的精髓,强调失精为虚劳的病机关键,调补脾胃是辨证论治、遣方用药的重点。以薯蓣丸为例,结合临床实践,阐述自身受到的启示:虚劳病某些阶段的病机除气血阴阳俱虚外,可能兼夹痰瘀或外感时邪等病邪;治疗上立足于整体观,兼顾扶正又祛邪;临证复杂,合方用药,选药严谨,注重服法,疗效显著;强调仲景的治虚理论对临床实践有着重要的指导意义。

秦艳虹阐述虚劳病由虚到损再到劳的渐进过程,以五脏虚损、阴阳气血不足为主要病机,辨证以阴阳为纲,以脉统证,论治强调调补阴阳,益气和血,同时重在顾护先天、后天之本。其临床应用见解独到,将虚劳理论推而广之应用于亚健康、抑郁症、艾滋病领域,大大丰富和发展了虚劳病的疾病谱。

杨杰复习原文,阐发经旨,对虚劳病的理、法、方、药做了详尽的阐述,在辨证时强调脉症并重,在病机上重视阴阳两虚,在五脏虚损中重视脾肾,在治法上重视甘温扶阳,同时也兼顾养阴,不忘祛瘀散邪,最后提出药物剂型、制作方法、服用方法及疗程也尤为重要。

　　曾凌文通过追溯"虚劳病"的理论来源，明确《金匮要略》最早创立虚劳病病名，确定虚劳病证治体系，引领后世对虚劳病理论的创新发展。曾凌文认为虚劳病病因复杂，常见多因致病；脏腑虚损以肺、脾、肾三脏为重；强调"大虚有实状"的存在；治疗上强调去除致病因素，着重于后天脾胃和先天肾气的培补；提倡应重视虚劳病的调护和预防。

论透邪法在温病治疗中的应用

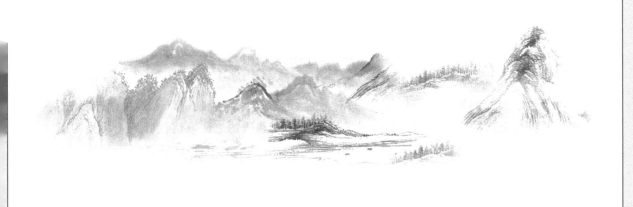

马淑霞（河南中医药大学第一附属医院）

"透邪法"是温病治疗学的方法之一。温病是感受四时不同的温热邪气引起的，温邪往往由外侵犯人体，根据"客者除之"的原则，治疗以祛邪外出为主。透邪立足于祛邪的基础之上，它贯穿于温病卫、气、营、血各个阶段的治疗，体现了中医治疗学的优势。笔者在"读经典、做临床、参名师"的过程中，体会到此治疗方法的内涵及独到之处。本文结合相关文献及临床心得，对透邪的本质、作用机理及在温病各阶段的临床应用进行阐述和探讨。

一、"透邪法"的内涵及渊源

1. "透邪法"的内涵

透，即透邪，有透达、透出，引邪外出之意[1]。《简明中医辞典》谓："透邪，也称达邪。"其目的是气机畅达，邪有出路。《中医名词术语解释》认为透邪是"热性病初起，出现风热表证，采用辛凉解表一类治法，使病邪往外透达"。由此可见，常规"透邪"只是用来解表。然温热邪气为阳邪，热势张扬，有向上、向外的特点。但温热之邪可郁遏气机，使邪不能外达。用透达之法，既引邪外透，消除病因，又畅达气机而流畅气血，和调营卫，以达"邪去正安"的效果。"透邪"，并不单纯指透散在表之邪，而是指凡能使在深层之邪向浅层转出，导邪外出，调畅气机的具体治疗方法，均可视为"透邪"思想的体现，皆属透邪之治。

2. "透邪法"的渊源

"透邪法"最早的论述见于战国至晋、唐时期。《素问·六元正纪大论》中有"火郁发之"等论述，孕育着"透邪"思想，但还比较局限。至宋、金、元时期，刘河间首先提出"六气皆从火化"的观点，为温病清透里热治疗方法的形成奠定了理论基础[2]。至明、清时期，众多医家在总结、继承前人理论和经验基础上，对"透邪法"进行了更为全面的论述。明代医家吴又可创立了疏利透达之法。清代叶天士、吴鞠通等温病学家运用并完善了"透邪法"。叶天士在《温热论》中言："或透风于热外，或渗湿于热下，不与热相搏，势必孤矣。"所论"透"邪法立足于给邪气以出路，使温邪气外透而解[3]。吴鞠通师承于叶天士，对"透邪法"做了进一步论述，其所著之《温病条辨》，将"透邪"思想贯穿于论著始终。吴鞠通认为"透邪法"不仅具有透邪解表之意，而且有针对温邪内郁，使温热病邪气由深出浅，以致外达的一种广泛祛邪之意[4]。王孟英汇编了《温热经纬》，其有"若无汗恶寒，卫偏胜，辛凉泄卫透汗为要，入于气分，热未伤津，犹可清热透表"等论述，奠定了温病学"透邪法"的理论基础，亦促使"透热转气"之法的学术思想进一步成熟和发展，对后世医家研究"透邪法"具有重要影响。

二、温病的由来与"透邪法"的产生

温病是由感受温热邪气引起，以发热为主症，多具有热象偏重，易化燥伤阴为特点的一类急性外感热病。感受温邪，病从口鼻而入，始于上焦。所谓温邪，包括以六淫命名的风热、暑热、湿热、燥热、暑湿等邪气，也包括"伏寒化温""疫疠""温毒"等邪气，温邪的共同特点是"火性炎上"、热势弥漫，治疗当然应以因势利导，透邪外出为上。因而"透邪法"之核心则在于一个"透"字，无论邪在卫、气、营、血，还是在上焦、中焦、下焦，其治疗应以透邪外出为目标，调畅气机、疏通表里是其方法。

三、"透邪法"在温病卫气营血各阶段的应用

1."透邪法"在卫分证中的应用

温病卫分表证，感邪尚浅，若邪气深入，蕴结不解，则变证百出，吴鞠通云："治外感如将，兵贵神速，机圆法活，祛邪务尽，善后务细，盖早平一日，则人少受一日之害。"因此，温病表证治疗以祛邪为关键，祛邪之法，又当依证候特点而拟定。新感温病，温邪初袭，正邪相争。卫气受郁故而发热与恶寒并见。医者治疗当遵叶天士"在卫汗之可也"的原则，采用"辛凉轻剂"如银翘散、桑菊饮等以达到"透风于热外……不与热相搏，势必孤矣"的目的。当用辛凉清解之法，清透温邪，使邪去热清，卫疏而三焦通畅，营卫调和，津液得布，自然病愈而微微汗出。此"汗之"在于畅气机，透邪出表，并非辛温强责其汗。用药宜轻清，符合吴鞠通论"治上焦如羽，非轻不举"的思想。如金银花、连翘、薄荷、竹叶、荆芥穗、豆豉等品，其质轻，其性扬，走上焦卫表，通达气机，予邪气以出路，开门逐寇，祛除表邪。关键在辛散以透邪，而非一味凉泄，若过用凉药，凉遏冰伏，腠理闭塞，邪无出路，病反不解。

2."透邪法"在气分证中的应用

在温病的气分阶段，涉及的脏腑虽然较多，病状也较复杂，但其治疗也不离乎透邪。以气分证中最为典型的阳明气分热证为例，其通常表现为大热、大渴、大汗出、脉洪大等症，多用辛凉透达的白虎汤来治疗。吴鞠通称白虎汤为"达热出表"之

剂。再如，"若其邪始终在气分流连者"，多通过战汗来促使病邪外解，叶天士称之为"战汗而透邪"，主张"益胃"，即宣展气机，透热外达，其实也暗寓疏透之意。不但邪气流连气分需要透热外达，邪结于胃脘亦常用透法。如叶天士说"宜从开泄，宣通气滞，以达归于肺"，用"杏、蔻、橘、桔"等轻苦微辛，流动之品。气分证中常用的通下法，也体现了透的特点，其作用在于使腑气通畅，气机疏透，给邪以外泄之路。腑实去，气机畅，里邪可以达表而透。以上种种治法，虽然侧重点不同，但都具有"透"的特点，目的在于开路达邪，使入里之邪出外而解。

对于伏气温病，邪伏募原之证，则通过疏利透达来祛邪。对此，何廉臣总结说："温热病，首贵透解其伏邪……其大要不专在乎发汗，而在乎开其郁闭，宣其气血。郁闭在表，辛凉芳淡以发之；郁闭在半表半里，苦辛和解以发之。"以达原饮治之。

3. "透邪法"在营分证中的运用

热入营分，劫灼营阴，治以清营透热，滋养营阴为法。叶天士《温热论》中云"入营犹可透热转气"，吴鞠通继承叶天士的学术思想，其所创清营汤被后世医家认为乃"透热转气"之主方。方中金银花、连翘、竹叶心更被张秉成在《成方便读》中称为"透热转气"之专药[5]。此外，"心主血属营"，热邪入营，最易扰乱心神，若营热炽盛，灼液成痰，内陷心包，则可出现神昏谵语，甚或昏愦的危重症状，此时当在清营透热的基础上，佐以香窜通灵之品以开窍闭，方选清宫汤及温病三宝（安宫牛黄丸、紫雪丹、局方至宝丹）等。这些方剂清热豁痰，亦有透热转气之功。

4. "透邪法"在血分证中的应用

血分证为温病发展的重症阶段，但仍有使用透邪法的必要。"斑为阳明热毒"，发斑为阳明胃热炽盛，内窜血分，灼伤血络，迫血妄行，发于肌腠。热毒虽已入血，但邪有外露之象。故叶天士提出"急急透斑为要"，因势利导，开门逐寇，透邪外达。观治疗血分证之主方犀角地黄汤，方中牡丹皮味苦辛而寒，散瘀通结，能"泻血中伏火"，有通透血分热毒外达之用。故王孟英云："牡丹皮虽凉血，而气香走泄……惟血热而瘀者宜之。"

温病后期，正虚邪恋，热伏阴分，吴鞠通以青蒿鳖甲汤治之[6]，并指出"青蒿芳香透络，从少阳领邪外出……丹皮泻血中之伏火"。依此可见，通透之法自寓其中。

四、"透邪法"在儿科临床的应用

笔者长期从事儿科疾病的临床研究与治疗，发热性疾病是儿科临床上一大类别，这类疾病多属于中医"温病"的范畴，可由多种病原微生物及其他疾病所致。包括西医学的多种急性感染性、急性传染性和一些原因不明的发热性疾病。这类疾病具有起病急、来势猛、传变快、变化多的临床特点，给儿童的健康带来严重威胁。特别是近年来新的传染性和感染性热病的出现，抗生素的耐药率增加，病毒感染性疾病逐渐增多，且无有效治法，给中医药界提出了严峻的课题和挑战。中医药治疗热病已经有几千年的历史，具有辨证论治的个体化特点，是临床上的优势所在。而"透邪法"作为外感热病的常用治法，在治疗小儿各种急性热病方面有很好的疗效。

1. 小儿外感发热性疾病

小儿常见的外感发热性疾病，临床上多见风热或温热夹滞型。究其原因，乃为当今独生子女多受溺爱，往往给予高营养、高热量食物，而小儿"脾常不足"，致使积食滞中而发热。或因衣被过暖，运动过少，抵抗力下降，感受六淫之邪，致外邪伤脾，内外合邪而乳食停滞，蕴积肠胃而发热。症见高热，烦躁，腹胀，纳呆，口臭，大便干结，舌苔厚腻，舌质红绛等。证属饮食积滞，湿浊内停，燥屎内结，气机闭塞，热郁气营。其治疗除清气凉营，解肌退热外，必佐以消食导滞，祛除湿邪，通下燥结，使气机畅通而营热外达，热邪透出而解，若只解肌退热，不透其滞热，气机不畅，热郁于内，则高热持续不退。故常清透法、通下法、消积导滞法合用。另外，小儿一旦发热，家长急于退热，导致过度输液，滥用抗生素的现象时有发生，不但于病无益，反而当短期内大量液体输入体内时，病轻体壮的患儿，阳气旺盛尚可化液为气；而病重体弱的患儿，往往导致阳气不振，水气内阻于卫分、气分，阻碍病邪出路，逼邪入于营分，成为发热不退的重要因素。此类患者需要酌情使用淡豆豉、荆芥，甚则桂枝、麻黄等品，以蒸腾体内水气，开达卫分、气分以使邪出。

2. 小儿高热持续不退医案分析

笔者曾治疗 1 例发热患儿。张某，女，3 岁 4 个月。高热持续不退 12 天，体温 39.5℃，伴抽搐，在当地儿童医院查血常规：白细胞计数 $41 \times 10^9/L$，中性粒细胞 70%，淋巴细胞 30%，诊断为"高热惊厥、支气管炎、脓毒血症"，抗感染治疗 10 天，复查血常规正常，体温仍未下降，遂转入我院治疗。入院完善检查后诊断：支气管炎，高热惊厥，腹腔积液（B 超）。入院后输液过程中又出现寒战，高热，抽搐，家长拒绝输液，要求服中药治疗。刻下症：高热，体温 39.6℃，抽搐 1 次，偶尔咳嗽，烦躁，拒食，口渴欲饮，腹胀满拒按，小腹膨隆，小便不利，少尿，大便 3 日未解，舌质红绛，苔腻微黄，脉数。

中医诊断：温病（热在气营）。

证候分析：持续高热，抽搐，烦躁，口渴欲饮，属气分热盛，入于营分。大便 3 日未行，腹胀满拒按，小便不利，少尿，小腹膨隆，乃肠燥津伤，热邪郁滞，气机不畅而致。营热内滞，不得外达。输液日久伤阳，水气内阻不化、而见小便不利，少尿，腹腔积液（B 超）。观舌色绛，有入营之象，苔腻微黄，脉数，有滞热之象。

病机：气分热盛，渐入营分，滞热郁内，气机不畅。

治法：清气凉营，通腑泄热，透邪外达。

先去除滞热之邪，以大承气汤通腑泄热，四苓散通阳化气，通利小便。气机调畅，则邪有出路。

处方：大黄 6g，芒硝 5g，枳壳 6g，厚朴 6g，桂枝 6g，茯苓 10g，泽泻 10g，柴胡 10g，生甘草 6g。

2 剂，水煎灌肠，每次 70mL，每天 2 次。

灌肠 2 次后即大便 1 次，量大，夹燥粪块，秽臭，尿量增多，腹胀满减轻，能进食，体温降至 38.5℃左右，精神转佳。

第 2 天又以上方灌肠 1 次，使大便通，腑气通畅，滞热之邪透出，体温降至 37.8℃左右。中药以清气凉营透邪法治之，处方：金银花 10g，连翘 10g，生石膏 30g，杏仁 9g，柴胡 10g，玄参 10g，黄芩 10g，槟榔 10g，牡丹皮 6g，赤芍 10g，枳壳 6g，生甘草 6g，3 剂，自煎服，每天 300mL 频服。服后体温正常，无咳嗽，B 超提示未见腹腔积液，发热终愈。嘱注意病后调养，清淡饮食，避风寒。

五、结语

中医传统的汗、吐、下、和、温、清、补、消八法中，并无透邪法。但在温病的治疗过程中，"透邪法"有着广泛的应用，它是立足于祛邪的基础上，并不等同于某种单一的治法，而是多种治法的综合概括，透邪法寓于八法之中。如温病卫分证的辛凉清解法，气分证的清热法、和解法、祛湿法、通下法，营分证的清营法、开窍法，血分证的凉血散血等，这些治法均体现了透邪的特点。"透邪法"是根据患者病情病势之不同，顺其脏腑之性，因势利导，使病邪由深出浅，由里出表，以致外达而解的一种祛邪治疗方法，与温病其他治法并行不悖。

参考文献

［1］王乐平，张燕青. 论清透法在温病中的应用［J］. 中国中医急症，2001，10（3）：147.

［2］林培政. 温病学［M］. 北京：中国中医药出版社，2003.

［3］姚建平，杨新年. 叶天士"透热转气"解析［J］. 时珍国医国药，2008，19（6）：14916.

［4］郑春素. 刍议透热转气［J］. 光明中医，2009，24（11）：2058.

［5］陆为民.《温病条辨》"透邪"特点浅析［J］. 四川中医，1996，14（11）：3-4.

［6］吴鞠通. 温病条辨［M］. 沈阳：辽宁科学技术出版社，1997.

刘景源评按

论透邪法在温病治疗中的应用

"透邪法"一词，古籍无记载。但自《黄帝内经》以降，历代医家多在临床应用之，憾无此称耳。究其作用，乃透泄达邪，给邪气以出路也，令邪从外解。其应用范围之广，可谓涉及所有外感病，且适用于各阶段。至明、清时期，温病学派兴起，吴又可、叶天士等温病大家力倡透邪之法。如吴又可达原饮之疏利透达，叶天士"透风于热外""透热转气"之论，皆强调透邪外达。自此，透邪法广为传播，成为治疗温病的一大法则矣。近来，对透邪法的报道渐多，临床疗效确切，俨然有成为温病治疗一大流派的趋势。

马淑霞的策论首先从"透邪法"的内涵及渊源说起，开宗明义，"射策"中的。其"对策"部分，重点论述"透邪法"在卫气营血各阶段的应用。邪在卫分，部位在表，感邪尚浅，其治疗宗叶天士"在卫汗之可也"之法，治用"辛凉轻剂"银翘散、桑菊饮之类，透邪出表。文中特别强调："此'汗之'在于畅气机，透邪出表，并非辛温强责其汗……关键在辛散以透邪，而非一味凉泄，若过用凉药，凉遏冰伏，腠理闭塞，邪无出路，病反不解。"这里一方面点明温病卫分证不可辛温发汗；另一方面点明亦不可过用寒凉，以防冰伏。此论深得温病表证治法之三昧，亦是对"辛凉轻剂"的深刻诠释。邪在气分，治法虽广，但也皆体现"透"的特色。如白虎汤之"达热出表"，邪结胃脘之轻苦微辛法，腑实证的通下法，都具有"透"的特点。文中特别提出"战汗而透邪"，其论殊为难得。热入营分，用清营汤"透热转气"；热入血分，用犀角地黄汤凉血透热，并指出方中之牡丹皮"泻血中伏火"，有"通透血分热毒外达之用"。其论皆切中肯綮。

文中"'透邪法'在儿科临床的应用"部分，结合作者的专业，理论联系实际，突出在儿科发热性疾病治疗中透邪法的应用。特别强调了儿科发热性疾病多夹饮食积滞，其治疗中必佐以消食导滞，透其滞热，方能使热邪透出。此论实乃经验之谈，对读者多有启迪。

总之，该策论有理、有据，理论结合临床，分析透彻，独有见地，读之多有受益。

论凉血散血法在杂病治疗中的应用

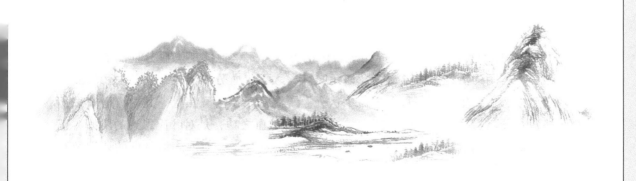

任晓芳（西安市中医医院）

　　"凉血散血"语出叶天士《温热论》，原文为"入血就恐耗血动血，直须凉血散血，如生地、丹皮、阿胶、赤芍等物"，是温病血分证的治则。初习温病认为"凉血散血"就是清热、凉血、化瘀，其实联系血分证病机特点，当包括清热、凉血、化瘀、养阴四个方面。血分证是热邪深入，引起耗血动血之变而产生的一种证候，诚如叶氏所云"入血就恐耗血动血"。其病机包括以下几方面：一方面热毒炽盛，加重了血络损伤，而迫血妄行，滋于上下内外，见出血诸症。同时血热炽盛，津液耗伤，血因津少而浓稠，形成脉络内广泛瘀结，即所谓热凝而瘀。另一方面，热灼营阴，阴精耗损，即"耗血"之变。因此，温病血分证病机当包括血热、动血、血瘀、耗血四个方面，而且热是其祸首。叶氏原文中"凉血散血"治则，实际上寓于血分证病机有血热、血瘀两方面，结合"入血就恐耗血动血"，这四个方面自然也就清楚。所以有些作者认为，血分证病机是血热炽盛，迫血妄行，主症特点为"舌质红绛和出血证"，只是反映了"动血"的一面，而忽视了"耗血"的病理。基于以上的病机认识，对血分证的治疗当清热、凉血、化瘀、养阴。

　　"凉血"：即重用苦、甘、咸、寒之品，以凉解血分热毒，釜底抽薪。因血热病机导致的耗血继而血液瘀滞或动血继而出血，均应以"凉血清热"为治疗法则。叶氏未列药物，乃省文笔法，犀角之属当为首选。"散血"，包括活血和养阴两个方面。以养阴生津药为主，辅以活血药，以消散热凝而致之瘀。活血功在两端：一者具有治疗作用，由于血热迫血妄行，离经之血瘀阻体内，阻滞血行，所以用活血之品消散离经之血，文中所设牡丹皮、赤芍就是此意；二者，本证因血热炽盛，投大剂凉血之品，虽有止血之功，但运行涩滞，以养阴之品增液滋阴，使血中津液充足而不致黏稠，其血流畅。临床症见斑色紫黑、舌质红绛且干，投以凉血养阴之品，功效卓著。吴鞠通在《温病条辨》中对血分证代表方犀角地黄汤的方论，完整地体现了血分证的清热、凉血、化瘀、养阴的治则思想，认为"犀角味咸，入下焦血分以清热，地黄去积聚而补阴，白芍去恶血、生新血，丹皮泻血中伏火"（《温病条辨·下焦》）。其中"地黄去积聚而补阴"，即是养阴而祛血稠之聚，养阴之药有散血之功，是对叶氏思想的发挥。正确地认识血分证的病机，完整地掌握"凉血散血"的含义，对温病血分证的认识及其临床治疗有所帮助。

凉血散血法杂病证治见下。

一、慢性肝炎

慢性肝炎患者临床多无典型症状，给中医病名诊断带来了问题，其大多为感染肝炎病毒而致，我们以舌脉为据，以温病卫气营血辨证思路治疗慢性肝炎，早期为肝经郁热表现，可视为气分证，久而肝经血热，可视为血分证，该证型为慢性肝炎发展过程的一个阶段，其理论基础：肝经郁热未及时治疗，或乙肝病情进一步发展，进入肝经血热阶段，病机特点为肝郁化热，热伤肝血。症状可见：胁下不适或疼痛（胀痛、刺痛、隐痛交替发作），情绪不安，咽干，尿黄，便秘，舌淡边尖部较红，苔薄白，脉弦稍紧。诊查中舌诊有其典型改变：仔细观察可见舌边尖有红色小点状突起，明显较舌质色红。给予治法处方：治疗不用苦寒香燥之剂，遵从《王旭高临证医案》"将军之性，非可直制，惟咸苦甘凉，佐微酸微辛，以柔制刚"的原则，以"茜兰汤"清肝凉血，茜草15g，紫草15g，败酱草15g，佛手15g，白芍15g，板蓝根15g。

方义：方中茜草、紫草咸凉入血，配伍板蓝根、败酱草清热解毒，佛手、白芍理气平肝。

药物加减：若肝郁症较重时加柴胡10g，黄芩10g；若有血热伤阴时加麦冬15g，生地黄15g，沙参10g；若有胁痛明显者加瓜蒌15g，郁金10g，桃仁10g；若有轻度肝脾肿大者加桃仁10g，红花6g；若HBeAg（＋）者，用白苓茜兰汤，即茜兰汤加白花蛇舌草15g，土茯苓15g，重楼10g，虎杖15g。

分析：关于"肝经血热"这一提法以前很少论及，类似记载，见《谦斋医学讲稿》论肝病篇，"肝郁证的全过程，其始在气，继则及血""凡肝脏郁热容易暗耗营血"这个病理机转。研修跟师杨震老师认为乙肝病毒属伏邪范畴，乙肝早期是肝气郁，只有病情深入，气郁与伏邪相结合形成"血分伏邪"，郁久化热达到"肝经血热"之际，才导致质变。如能在治疗中控制"血分伏邪"和"肝经血热"，则可对乙肝起到较好的防治作用。

慢性肝病针对血热病机，用凉血之法，临床确取得了良好的效果，可降低病毒复制，控制肝纤维化的进展。另外，目前部分人认为慢性肝炎大多无症状，"无证可辨"，以西医的观点认为是病毒感染而用大剂清热解毒药物，是未遵循辨证原则，有伤脾截阴之弊。

二、肝硬化腹水

肝硬化腹水由慢性肝炎发展而来，由肝经血热渐而伤及阴血，阴虚血热，脉络瘀滞，水热互结，而成阴虚型腹水。其理论基础：肝体阴而用阳，为藏血之脏。若肝郁过久，化火必伤肝阴；肝火伤阴，既可自伤，也可伤及他脏之阴。从病变发展过程看，尤以自伤肝阴，中伤脾阴，下伤肾阴为多见。病机特点：郁火伤阴，肝失所养，阴虚血热，脉络瘀滞，水热互结。症状可见：胁痛以隐痛为主，休息时痛减，且喜用手按压，劳累或精神疲惫时疼痛增加，形体消瘦，面色晦滞，目眩，口燥心烦，鼻衄，齿衄，手足心热或午后低热，体倦乏力，腹大如鼓，皮色苍黄，舌质边尖红，舌体瘦小，脉弦细可见或数或尺弱、涩、革象。

治法处方：柔肝养阴，凉血散血，软坚散结，育阴利水。方用三甲复脉汤合猪苓汤：鳖甲 10g，龟甲 10g，生牡蛎 15g，白芍 10g，麦冬 15g，生地黄 15g，阿胶 10g，麻仁 10g，炙甘草 6g，猪苓 15g，茯苓 15g，泽泻 15g，滑石 10g。

方义："三甲复脉汤"：方中用生龟甲滋阴益精；制鳖甲、生牡蛎养阴清热，平肝息风，软坚散结；阿胶滋阴养液，麻仁滋阴润燥，生地黄、麦冬养阴清热，白芍酸甘养阴。"猪苓汤"：方中以猪苓、茯苓渗湿利水；滑石、泽泻通利小便，泄热于下，分消水气，又可疏泄热邪，使水热不致互结。

药物加减：腹胀胁痛者可加青皮 10g，延胡索 10g；肝脾肿大者可加桃仁 10g，丹参 15g；腹胀纳差者可加鸡内金 10g，砂仁 8g。

分析："三甲复脉汤"载于吴鞠通《温病条辨·下焦》，为热病后期，肝肾阴亏，虚风内动而设，功能滋阴软坚，柔肝息风。创新性地应用于治疗肝硬化之肝肾阴虚型，既有龟甲、鳖甲、牡蛎等血肉有情之品滋阴潜阳，软坚散结，又有生地黄、麦冬等凉血散瘀、柔肝之功效。其选方思路受朱丹溪"大补阴丸"启迪。肝病日久导致肝、脾、肾功能失调，出现水气不利；且肝为刚脏，体阴而用阳，阳常有余，阴常不足。肝病既可自伤肝阴，也可下伤肾阴，肝肾阴亏加之瘀血阻络极易虚风内动，用《温病条辨》中"三甲复脉汤"滋阴软坚、凉血息风。猪苓汤见于仲景《伤寒论》，治阳明津伤，水热互结，可育阴润燥，清热利水。两方合用治阴虚型鼓胀腹水，可滋阴潜阳、柔肝凉血、散瘀软坚、清热利水，使利尿而不伤阴，滋阴而不敛邪。不用峻剂逐水，免伤脾胃之弊，亦不过用活血破血之剂，使柔肝散瘀而不伤脉络，免出血之虑，源清而流畅。鼓胀虽苦胀急，然不可以利药图快，盖破水逐瘀最伤正气，用之不当反致病深。丹溪主"王道之治"，不图近效而远功自建。"三甲复脉汤"合"猪苓汤"共达柔肝养阴，凉血散血，软坚散结，育阴利水之效。

同时，伤寒方和温病方结合起来，遵辨证论治，探索解决疑难杂症之路。

三、心肌炎

病毒性心肌炎是指由多种嗜心性病毒感染引起的，以心肌细胞的变性、坏死，间质炎性细胞浸润及纤维渗出为主要病理改变的心肌疾病。

病毒性心肌炎的病因病机：病毒性心肌炎是由病毒引起的，主要病毒有柯萨奇病毒、埃可病毒及巨细胞病毒及流感、副流感、麻疹、乙型脑炎、肝炎等病毒，这些都属于西医学"毒"的范畴。而中医温病学中"毒"的概念比较广泛，不仅是一种致病因素，还是一种病因病机学的概念，主要包括热毒与温毒。病毒性心肌炎发病初期的症状与热毒的主要症状表现大致相同。温病中的热毒主要是指温甚成热，热甚化火，火热炽盛而称为"毒"，即"热毒""火毒"之类；疾病中后期主要为气阴两虚证，表现为乏力、胸闷、心悸、寐差、脉细等症，似温病后期的余热未清，气阴两伤证。后遗症期，正气大伤，心气亏虚，心阳不振，或心阴不足，瘀血阻滞。故根据其不同阶段的特征，"毒、阴虚、瘀"是其病理机制之一，亦是"热毒、阴虚、血瘀"的表现。

西医学对于病毒性心肌炎的治疗尚无较好的方法；而利用中医理论进行辨证论治，有较大的优势。中医古籍上虽无明确记载，但历代的文献中却多有论述。《素问玄机原病式·火类》曰："惊，心卒动而不宁也。火主于动，故心火热甚也。"《温热论》曰："温邪上受，首先犯肺，逆传心包。"故其病机为"毒、瘀、阴虚"互见。

治法处方：益气养阴，解毒散瘀。方用"五参饮"为主方。处方：党参 15g，玄参 12g，苦参 15g，沙参 15g，丹参 12g。

方义：五参饮是根据《千金翼方》中的五参丸化裁而来，分析其药物组成：党参味甘、微苦，性微温，归脾、肺、心经，具有大补元气，复脉固脱，补脾益肺，生津止渴，安神益智之效。苦参味苦，性寒，归肝、肾、大肠、小肠、膀胱经，具有清热燥湿，祛风杀虫之效。沙参归肺、胃经，具有清热养阴，润肺止咳，益胃生津之效。玄参味甘、苦、咸，性微寒，归肺、胃、肾经，具有清热凉血，泻火解毒，滋阴之效。丹参味苦，性微寒，归心、肝经，具有活血调经，祛瘀止痛，凉血消痈，清心除烦，养血安神之效。五药合用，达益气养阴，解毒散瘀之效。

查阅 1994 年以来文献，检索到应用五参饮（五参丸）并不多，现代对其研究也不多，现代临床应用还不广泛，文献报道也比较少。

该方具有滋阴、化瘀、解毒之效。学习方剂学，方剂中益气养阴方同时具化瘀作用的少，同时又具有解毒作用的更少，该方仅五味药，慎选药物，组方精当，以"参"为名，发挥各药功效，达益气养阴解毒，凉血散血之效。

用于"心肌炎"：党参补气固脱、益智安神，沙参、玄参养阴生津、清心除烦，丹参活血通络，苦参清热解毒、养心安神。现代药理研究证实，苦参提取物苦参总黄酮能直接作用于心肌细胞，有抗心律失常的作用；苦参碱对氯仿、肾上腺素等所致的心律失常有良好的预防作用。诸药合用具有益心气、养心阴、清心热、除心烦、解心毒、凉心血、散心瘀之功效。

四、高血压

高血压在现代发病率越来越高，估计目前全国高血压患者至少2亿，原发性高血压的病因目前仍不甚明了。在临床实践中，笔者体会到中药对高血压的防控有着独特的优势。高血压亦可视为血分证，以此思路来论治，临床观察对血压的稳定有着肯定的效果。

证候特点：头晕目眩，头重脚轻，口干、口苦、口黏，大便不畅，性情急躁，不易入睡，舌质红苔白或黄腻，舌底时可见脉络增粗迂曲，脉弦关脉大。

病机特点：肝经血热，相火上乘；络脉瘀滞，痰气交阻。

治法用药：疏肝凉血，化痰散瘀。用四逆散合桑明合剂。处方：柴胡12g，白芍12g，枳壳12g，炙甘草6g，桑叶15g，决明子10g，菊花15g，夏枯草15g，山楂15g，怀牛膝15g，丹参15g，全瓜蒌15g。

方义：决明子：《本草正》谓其"味微苦微甘，性平、微凉"，归肝、大肠经。《药性论》云"利五脏，除肝家热"。以清肝泻浊，润肠通便。山楂：丹溪曰"山楂，大能克化饮食"。《日用本草》曰"化食积，行结气，健胃宽膈，消血痞气块"，故其开胃消食、化滞消积、活血散瘀、化痰行气。佐以怀牛膝补肝肾，强筋骨，逐瘀通经，引血下行。夏枯草清肝火，散郁结，降血压。丹参味苦，性平、微温，入心、肝经，活血祛瘀，凉血养血，《本草正》曰为"心、脾、肝、肾血分之药"。全瓜蒌清肺化痰，利气宽胸，《重庆堂随笔》云："栝楼实，润燥开结，荡热涤痰，夫人知之；而不知其疏肝郁、润肝燥、平肝逆、缓肝急之功有独擅也。"桑叶疏散风热，清肺润燥，平抑肝阳，清肝明目，凉血止血。菊花既清肝明目，疏达肝气，又取桑叶、菊花辛凉发散之性作为引经之用。四逆散疏肝郁，理肝气。诸药相合，共奏疏肝清热凉血、消积化痰、散血通络之功。

加减：若心烦不眠加合欢皮15g，酸枣仁15g；脾虚夹湿加佩兰叶15g，炒鸡内金15g；若肝郁乘脾，腹泻便溏者加炒白术10g，山药12g。

分析：本病应从血分、肝经论治，病机总以肝经血热，血瘀脉络为要，所以治疗要时时注意"热""瘀"二字，病位在肝，久而及肾。经验方"桑明合剂"来源于"柴胡清肝汤"，取其义而未用其药。相火妄动则为贼邪，相火活动失常必然导致机体发生病变。高血压为相火血热上乘之病机。

五、糖尿病

糖尿病目前多归于中医"消渴"范畴。消渴病是由于先天禀赋不足，复由于情志失调、饮食不节等原因所导致的以阴虚燥热为基本病机，以多尿、多饮、多食、乏力、消瘦，或尿有甜味为典型临床表现的一种疾病。

《内经》认为五脏虚弱、过食肥甘、情志失调是引起消渴的原因，而内热是其主要病机。

先天禀赋不足，是引起消渴病的重要内在因素。《灵枢·五变》说"五脏皆柔弱者，善病消瘅"，其中尤以阴虚体质最易罹患。

饮食失节，长期过食肥甘、醇酒厚味、辛辣香燥，损伤脾胃，致脾胃运化失职，积热内蕴，化燥伤津，消谷耗液，发为消渴。

长期过度的精神刺激，如郁怒伤肝，肝气郁结，或劳心竭虑，营谋强思等，以致郁久化火，火热内燔，消灼肺胃阴津而发为消渴。

劳欲过度，肾精亏损，虚火内生，则火因水竭益烈，水因火烈而益干，终致肾虚肺燥胃热俱现，发为消渴。如《外台秘要》说："房劳过度，致令肾气虚耗，下焦生热，热则肾燥，肾燥则渴。"

综上病因所述，消渴病的病机主要在于阴津亏损，燥热偏盛，而以阴虚为本，燥热为标，两者互为因果，阴愈虚则燥热愈盛，燥热愈盛则阴愈虚。消渴病变的脏腑主要在肺、胃、肾，尤以肾为关键。可见，其病理关键亦是阴虚血热，烧灼津液。

消渴病日久，易病久入络，血脉瘀滞。消渴病是一种病及多个脏腑的疾病，影响气血的正常运行，且阴虚内热，耗伤津液，亦使血行不畅而致血脉瘀滞。血瘀是消渴病的重要病机之一，且消渴病多种并发症的发生也与血瘀密切有关。

多部教材、文献中都基本认为：本病的基本病机是阴虚为本，燥热为标，故清热润燥、养阴生津为本病的治疗大法。

本病常发生血脉瘀滞等病变，可出现燥热内结，营阴被灼，脉络瘀阻，蕴毒成脓；阴虚燥热，炼液成痰，以及血脉瘀滞，痰瘀阻络等消渴变证。故亦当以凉血散血为治。

证候特点：上消症见烦渴，口干舌燥，尿频量多，舌边尖红，苔薄黄，脉洪数。消渴变证：燥热内结，营阴被灼，脉络瘀阻，蕴毒成脓，发为疮疖痈疽；舌质紫暗，或有瘀点瘀斑，脉涩或结或代者。

治法处方：清热凉血，养阴润燥，解毒散血。方用玉参饮。处方：玉竹15g，苦参12g，决明子10g，天花粉15g，川黄连8g，郁李仁12g，乌梅15g。

方义分析：玉竹可润肺滋阴，养胃生津，苦参清热燥湿，祛风解毒，玉竹、苦参共为君药，清热燥湿，养阴润肺。天花粉清热泻火，生津止渴，排脓消肿，川黄连燥湿清热，泻火解毒，乌梅敛肺，涩肠，生津，此三味共为臣药，助君药滋阴清热燥湿。决明子清肝明目，利水通便，郁李仁润肺滑肠，下气利水，共为佐药，使邪有出路。

综上所述，凉血散血是叶天士为温病血分证而设的治疗大法，血热而动血，故当凉血清热，血热而伤津致瘀，故当养阴生津，散血消瘀。推而广之，血分证治亦可用于内伤杂病，诸如以温病卫气营血辨证肝病，以肝经血热为病机核心；阴虚型腹水当滋阴潜阳、柔肝凉血、散瘀软坚、育阴利水；心肌炎针对"热毒、阴虚、血瘀"而施以益气养阴解毒、凉血散血；高血压实为相火上乘、络脉瘀滞、痰气交阻，故疏肝清热凉血、消积化痰、散血通络；糖尿病阴虚为本，燥热为标，久而燥热内结，营阴被灼，脉络瘀阻，以清热凉血、养阴润燥、解毒散血立法；等等此类，不一而足。阴为体，阳为用。如今，受社会等因素的影响，过用阴体，血热伤阴，热凝血瘀之属比比皆是，故当重视凉血散血，重视养阴。"存得一分阴液即有一分生机"，此言非为温病专设，而指人体功能。圆机活法、取类比象、传承创新，我等共同目标。

陈蔚文评按

论凉血散血法在杂病治疗中的应用

"凉血散血"治法系叶天士专为外感热病热邪深入血分，导致耗血动血的病证而设，药用生地黄、牡丹皮、阿胶、赤芍等，后世对其临床运用多有发挥，颇有心得，如本篇策论即为其一。关于叶天士的"耗血"一说，任晓芳主任医师通过认真研读思考，指出热灼营阴、阴精耗损，即"耗血"之变，并据此认为"凉血散血"的含义除了清热、凉血、化瘀，还应包括养阴，此言有理。叶天士所遣之药中，有选既能清热凉血，但更擅长于养阴生津之生地黄，配以阿胶滋阴补血，两药并用专为热邪耗血伤阴而设，可见叶氏"凉血散血"治法，虽不提养阴，实已有养阴之义。至于用药未列犀角，应是叶天士出于对热邪"入血就恐耗血动血"的考虑，这一个"恐"字，指明了"凉血散血"法所治之证的病机要义。叶天士他恐什么？一恐耗血，二恐动血，耗血为先，动血在后，如果离开这个病机要义去理解和诠释叶天士为何不列犀角而用生地黄，是比较困难的。生地黄清热凉血力虽不如犀角，但强在养阴生津，犀角清热凉血力大，是热入营血要药，但无养阴的功效，两药相比，叶天士不列犀角而选生地黄，意在清热凉血的同时，高度重视防治耗血伤阴，以"先安未受邪之地"，精准地把握了热入血分所致耗血动血的病机转归，叶天士在这里无疑是经过深思熟虑的。当然，犀角与生地黄配伍，在古方和临床运用上也是十分普遍的，这就需要临证时的视情细辨了，不可拘泥。

叶天士治学十分严谨，精于临床，深谙经典，所创立的温热病卫气营血辨证论治体系，系统论述了热邪在卫分、气分、营分及血分的发生发展和转机，并强调辨治"务在先安未受邪之地，恐其陷入易易耳"，叶氏对《内经》治未病思想的理解和运用已炉火纯青。

洞察疾病的演化转归，针对性地拟定防治策略，"先安未受邪之地"，牢牢掌握与疾病做斗争的主动权，救患者于危难之际，这是研读叶氏"凉血散血"法给我们的一个重要启迪，外感热病如此，内伤杂病亦然。

论分消走泄法在湿热病治疗中的应用

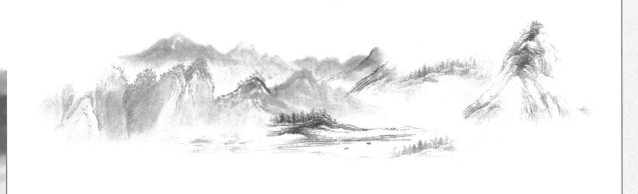

曹得胜（青海省中医院）

分消走泄法是治疗湿热病的常用方法，现就笔者学习湿热病经典、在湿热病临床治疗中运用该法的体会做如下探讨。

一、"分消走泄"法概念的提出和论述首见于叶天士的《叶香岩外感温热篇》

《叶香岩外感温热篇》第 7 条说："再论气病有不传血分，而邪留三焦，亦如伤寒中少阳病也。彼则和解表里之半，此则分消上下之势，随证变法，如近时杏、朴、苓等类，或如温胆汤之走泄。因其仍在气分，犹可望其战汗之门户，转疟之机括。"[1]

叶天士明确提出"分消""走泄"的治法，运用杏仁、厚朴、茯苓之类的药物，达到"分消上下之势"的目的，运用温胆汤之类方剂以达到"走泄"之效果。分析叶天士所用药物、方剂都属祛湿行气之品，温热病"气病有不传血分，而邪留三焦"，可知其证候为三焦气分湿热证。

湿热病"邪留三焦"的证候"亦如伤寒中少阳病也"，说明湿热病的三焦气分证，与伤寒少阳病的病机有相同之处，伤寒少阳病的病位在少阳，温病的"邪留三焦"病位在三焦，"足少阳胆与手少阳三焦合为一经。其气化，一寄于胆中以化水谷，一发于三焦以行腠理。若受湿遏热郁，则三焦之气机不畅，胆中相火乃炽"[2]（《通俗伤寒论》）。胆经与三焦经同属少阳，所以"合为一经"。"少阳为枢"，足少阳主半表半里，为气机表里出入之枢，手少阳三焦经贯通上、中、下三焦，为气机上下升降之枢，它是人体阳气和水液运行的通道，两者相辅相成，则气机升降出入功能正常，两经发生病变则气机出入升降必然失调。因此治疗气机升降出入失常的手足少阳病变，都必须采用和解法以调和气机。"和解法，就是调和气机，解除滞障的治法，和解法的治疗范围相当广泛，有和解表里、调和肝脾、调和肠胃、分消走泄、开达募原等具体治法"[3]。而分消走泄法是和解法的具体运用，适合于邪留三焦的湿热病变。

和解少阳的代表方剂是小柴胡汤，而分消走泄的代表方剂是温胆汤。

叶氏文中所说的"杏、朴、苓等类"，是列举因势利导祛除三焦湿邪的代表药物。杏仁苦温，降肺气而作用于上焦，使肺气行则水道通；厚朴苦辛温，燥湿行气，宣通中焦；茯苓甘淡平，健脾利湿，导湿邪下行，从小便而去。王孟英在叶氏这一条的按语中说"杏仁开上，厚朴宣中，茯苓导下"。三味药合用，共奏通调三焦，分消走泄之功。

温胆汤一方出自唐代孙思邈的《备急千金要方》，曰："半夏、竹茹、枳实各二两，橘皮三两，生姜四两，甘草一两。上六味，咀，以水八升，煮取二升，分三服。"[4]

宋代陈言（无择）在其所著的《三因极一病证方论》中对孙氏原方有所改动，仍然名为温胆汤，其方剂组成：半夏、竹茹、枳实各二两，陈皮三两，甘草（炙）一两，茯苓一两半。上锉散，每服四大钱，水一盏半，姜五片，枣一枚，煎七分，去渣，食前服[5]。

陈氏之方在孙氏原方基础上加茯苓、大枣而减生姜之量，遂为后世所常用。温胆汤之主治症见虚烦惊悸，热呕吐苦，痰气上逆。其病机是胆热内扰，加之脾胃湿热内蕴，方中以"苦寒的竹茹为君，清热和胃，化痰止呕。甘草、生姜为臣，调胃益气止呕。以半夏、陈皮之辛温，配枳实之苦降，辛开苦降，行气开郁，燥湿化痰，降逆止呕。茯苓淡渗，健脾以升清，利尿以逐邪。方中诸药配伍，行气机，祛痰湿，通三焦而清胆热。方中的药物，以行气化痰祛湿为主，治在手少阳三焦而不在足少阳胆，但三焦的气机畅达，升降之枢通利，则出入之枢自通而胆热可清，可谓不从胆治而治胆之法"[3]。

由此可见，叶天士不仅提出了"分消走泄"治法，而且明确指出了其代表方剂温胆汤，是对湿热病邪留滞三焦气分的治法的整理和创新。

二、"分消走泄"法临床应用的发展

1. 俞根初对"分消走泄"法临床应用的发展

俞根初在《通俗伤寒论》中治疗湿热郁阻中焦，三焦气滞湿热并重证候所制定芩连二陈汤；湿热郁阻中焦，热重于湿的证候所制定蒿芩清胆汤，是对分消走泄治法的充实和发展。

（1）芩连二陈汤

组成：青子芩二钱，仙半夏钱半，淡竹茹二钱，赤茯苓三钱，小川连八分，新会皮钱半，小枳实钱半，碧玉散三钱（包煎），生姜汁二滴，淡竹沥两瓢，和匀同服[2]。

其证候是湿热郁阻中焦，以致三焦气滞湿热并重，头目眩晕，脘痞腹胀，时作呕恶，小便不利，寒热往来交作，舌苔腻而黄，温胆汤中加苦寒的黄芩、黄连以清热燥湿，竹沥清化热痰，碧玉散清利下焦，导湿热从小便而出。方中诸药以辛开苦降为主，燥湿畅中，辅以淡渗利湿，宣展气机而分消湿热，是分消走泄法中治疗湿热并重的方剂。

（2）蒿芩清胆汤

组成：青蒿脑钱半至二钱，淡竹茹三钱，仙半夏钱半，赤茯苓三钱，青子芩钱半至三钱，生枳壳钱半，陈广皮钱半，碧玉散三钱（包）[2]。

证候：热重于湿，郁阻三焦气滞，寒热如疟，寒轻热重，吐酸苦水，或呕黄涎而黏，甚则干呕呃逆，胸胁胀痛，舌红苔白，兼现杂色，脉数而右滑左弦。此方剂由温胆汤去大枣、炙甘草加青蒿、黄芩、碧玉散组成，温胆汤的作用在于分消走泄，祛除三焦湿热，又加碧玉散，则更增加清利。蒿芩清胆汤可以说是和解表里法与分消走泄法共用，手足少阳并治的代表方剂。

蒿芩清胆汤与芩连二陈汤都是治疗湿热郁阻少阳的方剂，其证候表现也有相似之处。所不同者，芩连二陈汤证属湿热并重，病位以手少阳三焦为主，所以用分消走泄法以通利三焦，使气机的升降复常则出入条达；蒿芩清胆汤证属热重于湿，病位在手、足少阳，所以和解清透与分消走泄并施，两解手、足少阳之邪。

2.吴鞠通对"分消走泄"法临床应用的发展

吴鞠通在《温病条辨》中，对三焦湿热病的治疗，在分消走泄法上也颇多发挥，完全遵循叶天士"此则分消上下之势"的理论。

（1）三仁汤

主治湿热病初起，湿重于热，"头痛，恶寒，身重疼痛，舌白不渴，脉弦细而濡，面色淡黄，胸闷不饥，午后身热……三仁汤主之"。

组成：杏仁五钱，飞滑石六钱，白通草二钱，白蔻仁二钱，竹叶二钱，厚朴二钱，生薏苡仁六钱，半夏五钱。

三仁汤中以三仁为君，开上、畅中、渗下，通利三焦气机。竹叶辅助杏仁宣肺气以开上；半夏、厚朴辅助白蔻仁辛开苦降，燥湿行气以畅中；滑石辅助生薏苡仁淡渗利湿以渗下。其组方立意，正是叶天士"此则分消上下之势……如近时杏、朴、苓等类"之论的具体体现。

（2）杏仁滑石汤

湿热传入中焦，湿热并重之象，"舌灰白，胸痞闷，潮热，呕恶，烦渴，自利，汗出，溺短者"。

组成：杏仁三钱，滑石三钱，黄芩二钱，橘红一钱五分，黄连一钱，郁金二钱，通草一钱，厚朴二钱，半夏三钱。

杏仁、滑石、通草先宣肺气，由肺达膀胱以利湿。厚朴苦温而泻湿满。黄芩、黄连清里而止湿热之利。郁金芳香走窍而开闭结。橘红、半夏强胃而宣湿化痰，以止呕恶。俾三焦之邪，各得分解矣。也是以开上、畅中、渗下的药物而达到分消走泄的目的，其与三仁汤的不同，在于三仁汤以祛湿为主而其剂偏温；本方祛湿与泄热并重，所以用寒凉的黄芩、黄连、郁金。

（3）黄芩滑石汤

中焦湿热胶着的证候：脉缓，身痛，舌淡黄而滑，渴不多饮，或竟不渴，汗出热解，继而发热。

组成：黄芩三钱，滑石三钱，茯苓皮三钱，大腹皮二钱，白蔻仁一钱，通草一钱，猪苓三钱。"黄芩、滑石、茯苓皮清湿中之热。蔻仁、猪苓宣湿邪之正。再加腹皮、通草，共成宣气利小便之功，气化则湿化，小便利则火腑通而热自清矣"。

黄芩滑石汤与杏仁滑石汤中都有黄芩、滑石、通草，但杏仁滑石汤又用杏仁与大队辛开苦降之品，开上、畅中、渗下并重，以分消三焦弥漫之湿热；而黄芩滑石汤中则多用利湿行气之品，"共成宣气利小便之功"，使湿热从小便而去，以解中焦胶结之邪。

吴鞠通治三焦湿热证，常把杏仁、滑石、通草共用，以杏仁开上焦，滑石利下窍，通草通利三焦水道[6]。

3. 刘景源对"分消走泄"法临床应用的发展

刘景源是现代中医温病学教育家、临床家，对"分消走泄"法在理论上进行系统整理、深入细致分析，在临床运用有独到的认识，推广了该法在临床的运用。

（1）分消走泄法概念的详细论述

刘景源认为分消走泄法中的"消"字与"泄"字，是指消除湿邪，使之泄出体外。"分"字，则是指出祛湿之法并非一条途径，而是要因势利导，从不同部位给湿邪以出路，如治上焦应宣通肺气，一方面通过肺的宣发功能使湿邪从表而出，另一方面通过肺的肃降功能使水道通调，则湿邪下行而入膀胱；治中焦应辛开苦降，使湿从燥化；治下焦应淡渗利湿，使湿邪从小便而去。分消走泄的"走"字，是行走之意，指用行气之品宣通气机，使气行则湿走。分消走泄法是指用祛湿行气的药物，因势利导，使弥漫于三焦的湿邪分道而消，泄出体外。

（2）对分消走泄法调畅气机——"气机升降出入"精辟论述有利于临床对该法的灵活运用

刘景源认为气机的出入与升降之间的关系，可以用"十"字来表示，它标志着南北纵向和东西横向的两条大道，其中任何一条道路发生了堵塞，则另一条道路也会相应堵塞。如果外感湿热邪气留恋于三焦，必然阻滞三焦气机，导致上、中、下三焦气化受阻而升降失常。手少阳三焦经气机升降失常，则足少阳胆经气机的出入也必然受阻而致胆失疏泄，郁而化热、化火。在病变过程中，手少阳三焦与足少阳胆往往互相影响，出现气机升降出入失常的病证。所以，治疗气机升降出入失常的手足少阳病变，都必须采用和解法。

"和"，是指调和气机；"解"，解除滞障。所以和解法，就是调和气机，解除滞障的治法。和解法的治疗范围相当广泛，有和解表里、调和肝脾、调和肠胃、分消走泄、开达募原等具体治法。

（3）整理分消走泄法常用药物并分类，总结用药规律并指导临床用药

①辛温宣透，芳香化湿药

适用于湿热偏重于上焦者。常用的药物：藿香、白芷、苏叶、香薷、青蒿、杏仁。

②辛温开郁，苦降燥湿药

适用于湿热偏重于中焦者。常用的辛温、苦温药物：半夏、苍术、砂仁、白蔻仁、草果、陈皮、厚朴、大腹皮、白术等。

③淡渗利湿药

适用于湿热偏重于下焦者。常用的药物：滑石、通草、猪苓、泽泻、车前子、茯苓、薏苡仁等。

④健脾醒胃药

脾主运化水湿，而湿邪又易困脾，治疗湿热病的组方中，健脾之药必不可少，常用的药物：茯苓、薏苡仁、白术等。湿热病中出现胃呆脘闷的症状，可以酌加醒胃消导之品，常用的药物：砂仁、白蔻仁、山楂、神曲、麦芽等。湿邪黏浊，最易阻滞三焦气机，所以治湿不用理气行滞之品，非其治也，常用的理气行滞药物：厚朴、枳实、大腹皮、苏梗、藿香梗、郁金等[3]。

三、分消走泄法的临床用药体会

1. "分消走泄"法在脓毒症中的运用

脓毒症（sepsis）是指由感染或有高度可疑感染灶引起的全身炎症反应综合征（SIRS），是严重创（烧、战）伤、休克、感染、外科大手术等常见的并发症，进一步发展可导致重度脓毒症、脓毒性休克、多器官功能障碍综合征（MODS），具有发病率高，病死率高的特点。其病原体包括细菌、真菌、寄生虫及病毒等，但相当一部分脓毒症患者始终未能获得确切的感染灶和病原学证据。

据统计，全世界每天约有 14000 人死于脓毒症，其中严重脓毒症的病死率高达 30%~70%。对危重病患者的研究显示脓毒症发病率为 15.7%，其中 61.1% 进一步发展为 MODS，病死率为 30.6%。因脓毒症而死亡的绝对数字呈上升趋势，其已成为临床急危重病患者死亡的主要原因之一[7]。

本症在中医学中无相应的病名，根据脓毒症的症状和发病机制，大多数学者认为脓毒症是邪热炽盛，深入营血所致，还有小部分的"急性虚证"，故临床可参照"外感热病""温热病"或"脱证"进行论治。脓毒症的临床表现呈多样化，个体差异大，无特异性的症状、体征及实验室指标，主要临床表现：发热，寒战，心率加速，呼吸加快，舌质红、红绛，苔黄、黄腻，脉数、滑数、细数。早在 20 世纪 70 年代，天津王今达提出"三证三法"，即"热毒证与清热解毒法，血瘀证与活血化瘀法，急虚证与扶

正固本法"，王宝恩提出"四证四法"，即"热毒证与清热解毒法，血瘀证与活血化瘀法，腑气不通证与通腑泻浊法，厥脱证与固脱法"。刘清泉提出气虚、阴虚、阳虚是脓毒症的病机之本，瘀、毒、痰、浊是脓毒症发病之本，扶正祛邪、分层扭转是脓毒症的根本治法[8]。这些观念基本引领了脓毒症的中医证治思路。

笔者在临床中观察发现脓毒症的发生发展变化脱离不了温病卫气营血辨证和三焦辨证的范畴，发病的早、中期以气分证、气营两燔、营分证较为多见，晚期以营分证、血分证、心肺脾胃肝肾亏虚为主，因此治疗的主体以清气法（包括清热解毒法）为主，进一步提高疗效就要运用"透热转气"法，所谓"透热转气"法，就是指用清泄气热，宣畅气机的药物，开通门径，使营分热邪外达，透转气分而解，分消走泄法是"透热转气"法的最常用的治法之一。

我们常用三仁汤、杏仁滑石汤、黄芩滑石汤、蒿芩清胆汤加减治疗湿热证的脓毒症取得明显的临床疗效，就是得益于"开上、畅中、渗下"分消走泄的理论指导。

2. "分消走泄"法指导急性胰腺炎的治疗

急性胰腺炎有轻型到重型等不同程度的临床表现，多数患者病程平稳，预后良好，但有大约 30% 的患者需要接受重症医学科的监护治疗，急性重症胰腺炎可通过促炎（ISRS）/抗炎（CARS）平衡失调、肠道细菌/毒素移位、缺血再灌注自由基损伤、细胞凋亡基因多态性、二次打击学说等途径导致多器官功能障碍综合征[7]。

从急性重症胰腺炎临床表现来看，发病始于中焦，逆传上焦，顺传下焦。发病之初突发腹痛、腹胀，便秘，舌质红苔黄腻，脉弦滑，以湿食阻滞中焦，气机不畅，湿郁迅速化热化火以致腑气不通为主要表现；如果失治或病邪沉重，逆传于上焦，痰湿壅肺，肺失宣降，出现胸闷气短、痰热扰心心悸，甚则神不清等症；发病后期，病程时久，病传下焦肝肾，肝肾真阴受损，出现一派虚损之象。

中焦处于上、下焦之间，是升降出入的枢纽，湿热壅阻于中焦，波及三焦。宗湿热病"分消走泄"法，运用大柴胡汤、温胆汤加生栀子等保留灌肠，兼有血分证、痰热扰心证辨证运用血必净注射液、醒脑静注射液；中药 2 号方（大柴胡汤、大承气汤加减）腹部外敷加 TDP（特定电磁波）照射治疗急性重症胰腺炎，取得了明显疗效。

3. "分消走泄"法在心脑血管病中的运用

西医学的脑卒中、冠心病、高血压、动脉硬化等病，中医学认为是因气血逆乱，产生风、火、痰、瘀所致。以上疾病有湿热壅阻的表现，运用"温胆汤"加减，以宣开上焦、畅通中焦、渗泄下焦，分消痰湿病邪，调整气机的宣展，可明显改善临床症状，提高疗效。

4. "分消走泄"法在消化系统疾病中的运用

慢性胃炎、慢性肝炎等属脾虚湿困，胃失和降，湿热蕴结者，治以辛开苦降，清热化湿为主，宗宣上透表，开泄湿热；宽中利湿，疏肝利胆；导下解塞，分消走泄治法，方拟黄连温胆汤、蒿芩清胆汤加减治疗，获得明显疗效。

5. "分消走泄"法治疗疑难杂症

各系疑难杂症凡属"湿热内壅"病机者，笔者常常选用黄连温胆汤、三仁汤方加减治疗，获得满意疗效，如焦虑症、抑郁症、神经衰弱、失眠等病症。

四、结语

分消走泄法是清代温病大师叶天士在继承《内经》《难经》《伤寒论》等理论的基础上提出的，以"分消上下之势"治疗湿热病邪留滞三焦气分之证。后经吴鞠通、俞根初等医家的发挥，形成了治疗湿热病的大法，至今仍有效地指导着临床实践，属于中医学治疗八法中的"和解法"，广泛运用于"湿热"型的各种病症，无论急症、慢性病症，都取得了明显的临床疗效，但如何"随证变法"提高临床疗效，还需进一步的临床研究。

参考文献

[1] 王孟英. 温热经纬 [M]. 北京：人民卫生出版社，2005.

[2] 俞根初原著，徐荣斋重订. 重订通俗伤寒论 [M]. 北京：中国中医药出版社，2011.

[3] 刘景源. 刘景源温病学讲稿 [M]. 北京：人民卫生出版社，2008.

[4] 孙思邈. 备急千金要方 [M]. 北京：中国医药科技出版社，2011.

[5] 陈言. 三因极一病证方论 [M]. 北京：人民卫生出版社，2007.

[6] 吴鞠通. 温病条辨集注与新论 [M]. 北京：学苑出版社，2004.

[7] 张晓云，袁维真. 中西医临床危重病学 [M]. 北京：中国中医药出版社，2012.

[8] 姚咏明，盛志勇. 脓毒症防治学 [M]. 北京：科技文献出版社，2008.

李　兰（贵州中医药大学第一附属医院）

分消走泄法，是治疗湿热病的常用方法，其基本思想源于《素问·至真要大论》曰"湿淫于内，治以苦热，佐以酸淡，以苦燥之，以淡泄之"；张仲景于临证中创立"辛开苦降"之法，自清代叶天士明确总结、提出，后世医家在临床中多有发挥，至今仍在临床中应用广泛。

笔者在临证中，发现该法源远流长，与"火郁发之""达膜原""通阳不在温而在利小便"等诸法一脉相承，互为补充完善，发展源流系统科学。对于分消走泄法分属中医治则中何法？历代医家也有不同看法。

临证中，不仅外感湿热病用之，试用于湿热壅遏，痰饮水湿，阳气不通的内伤杂病者，或邪伏膜原，于半表半里证，乃至危急重症，多有受益，试总结如下。

一、分消走泄法的释义

"分消走泄"是由"分消"与"走泄"两部分相合而成，两者含义不尽相同。"分消"中的"分"，在此即为分别、分开、分解；"消"，在此为消除、除尽之意。"分""消"合用，是指将病邪分部消解或分别消散的方法。具体而言，"分消"包括两方面含义：一是分部分消，这是通常意义上的"分消"方法，即从人体内不同层次、不同部位同时祛除病邪的方法，目前临床中常用的主要有前后（二便）分消法、表里分消法、上下分消法、三焦分消法、脏腑分消法等，凡从人体内不同部位同时祛邪的方法，就可认为是分消之法。二是病邪分消，目前临床上论述较少。具体方法即为当两种或两种以上病邪相合致病时，针对其中每一种病邪分别采取相应治疗措施的方法。叶氏有散风于热外、渗湿于热下之论，其中以湿热两分法尤为重要。因为湿为阴邪，性滞缠绵，与热相合，难分难解。叶天士在《临证指南医案》中指出："当先以芳香醒神，淡渗宣窍，惮秽湿浊之气由此可以分消。"可见，叶氏所言分消亦包括了分部和分病消邪的方法。

"走泄"的"走"《说文解字》言"趋也"，这里有走动，流动不居之意；"泄"，《说文解字》中指"受九江博安洵波，北入氏"，在这里取使病邪外泄、外散的意思。泄邪的途径有汗、小便、大便等。"走泄"的含义即为运用"动""通"的手段，选择走而不守的药物，使病邪排出体外（使邪气外达）。一方面使病邪排出之路畅达，祛邪外出；另一方面，去其依附，邪气势孤，易于消解。"分消"多从施治部位和病邪性质着眼，"走泄"多以选药思路、用药特点立论，即分部而消邪，走动而泄邪，两者应该是既有区别又有联系，相辅相成，互相协调，不可分割，共同构成了外感湿热病的主要治疗法则。

二、分消走泄法的源流

"分消走泄"的基本思想应最早见于《素问·至真要大论》，曰："湿淫于内，治以苦热，佐以酸淡，以苦燥之，以淡泄之。"这里的"以苦燥之"当时指湿邪主要在中焦而言，"以淡泄之"应指邪在下焦而言。这正是"分消走泄"立法的核心思想所在。张仲景将《内经》理论应用于临床，创"辛开苦降"之法，以疏散、淡渗（清化、渗利诸法）等法结合，祛邪外出，治疗多种湿病。《伤寒论》中麻黄加术汤、麻杏苡甘汤、茵陈蒿汤、麻黄连翘赤小豆汤等，有疏气机、畅三焦之功，其方药配伍已具"分消走泄"之雏形。张仲景创立小柴胡汤作为和解少阳半表半里的代表方剂。金元时期医家李东垣在《兰室秘藏》中最早提出"分消中满者，泻之于内，调脾胃有病，当令上下分消其气"，对中满热胀病症创中满分消丸加以治疗。张景岳在《景岳全书》中有"既痞有湿，惟宜上下分消其气，果有内实之证，庶可略与疏导""酒性大热，乃无形之物，无形元气受伤，当用葛花解醒汤分消其湿"之类的论述。朱丹溪在其著作《丹溪心法》中亦有"既痞，同湿治，惟宜上下分消其气"之类的论述。张子和也在其书中提道："喉痹病，大概痰火所致。急者，宜吐痰，后复下之，上下分消而愈。"可见，"分消走泄"法虽未明确提出，但实际临床应用中已经多见痕迹。

清代叶天士在《温热论》中曰："再论气病有不传血分，而邪留三焦，亦如伤寒中少阳病也。彼则和解表里之半，此则分消上下之势，随证变法，如近时杏、朴、苓等类，或如温胆汤之走泄。因其仍在气分，犹可望其战汗之门户，转疟之机括。"完整提出该治法用以治疗外感湿热，邪留三焦气分之证。继叶天士以后，诸多医家，尤其是温病学家对"分消走泄"理论进行了更加细致、深入的论述，温胆汤是分消走泄的代表方剂[1]。

从叶氏"分消走泄"的初始命名意图看，结合叶氏"渗湿于热下"之论述，"分消""走泄"专指三焦分治及湿热两分而言。后世吴鞠通在治外感湿热病时也指出"三焦均受者则用分消"，而王孟英曾注曰"所云分消上下之势者，以杏仁开上，厚朴宣中，茯苓导下"，由此可见，此处之"分消走泄"应理解为一个相对狭义的概念。而凡从不同部位，针对不同病邪，运用具有不同作用的药物进行祛邪的配伍方法，都可认为是"分消走泄"之法，应是该治法之广义解释。"走泄"之法涵盖了伤寒八法中的汗、吐、下、消、清五法[2]。温胆汤是现今临床常用的"分消走泄"治疗痰热上扰证、湿热证的方剂，分别从不同方面体现了"走泄"的配伍法则。总之，其根本目的在于给邪以出路，具体实施方法除传统的"开上、畅中、渗下"之法外，还可应用行气、活血等药物，畅达气机，疏通血脉，以通泄三焦，内外两清，最终使邪有去路。

三、分消走泄法与"火郁发之"

"火郁发之"首见于《素问·六元正纪大论》，曰："木郁达之，火郁发之，土郁夺之，金郁泄之，水郁折之，然调其气。"郁者，抑遏之谓；火郁，也称热郁，乃火热被遏伏于内不得透发。发之，是火郁证的治则，即梳理气机，使郁火得以透达发越之意。火郁发之，凡能畅达气机，使郁热得以透发者，皆谓之发。张景岳喻之"如开其窗，揭其被，皆谓之发"也为其意，祛其壅塞，展布气机，则气机畅达，邪自去也。

随着温病学的发展，该思想有了更为丰富的内容和形式。宗"火郁发之"之旨，体现在透邪法，并根据病邪性质的不同，在温病治疗中，而有卫分阶段的辛凉透表、解暑透表、润燥透表、化湿达表、解毒透表之法；邪热入里的透邪轻透气热、清气透邪、透热转气、滋阴透邪、补气生津之法。在卫宜轻清疏散、在气慎防过剂凉遏、入营透热转气、入血疏利开发，根据温病发展不同阶段、侵及脏腑和所兼之邪，予以相应药物进行治疗。

从中可以看到："火郁发之"之旨指导温病治疗，其已不单指用辛散之法以解除在表之邪，而是指如疏散、化痰、祛湿、透发等凡是具有灵动气机，以助火热之邪消散的方法，均属于"火郁发之"的范畴[3]。在温病治疗的不同阶段，虽有疏卫、清气、清营、凉血之不同，但治疗均以恢复正常的气机和调，开发清解火热之邪为目标。

观"火郁发之"之旨，祛其壅塞，展布气机是其核心之一，气机和调，给邪以出路为目的，其解暑透表（代表方为新加香薷饮），化湿达表（代表方为三仁汤、薏苡竹叶散）等疏散、化痰、祛湿、透发等治则也隐藏了温病中湿热病病机机要，宣畅气机也正是治疗湿热病的重要法则。

综上所述，"火郁发之"之法广泛运用于温病的各个阶段，不仅体现在温热病，也指导了湿热病的治疗，是湿热病治疗中的重要思想，叶天士、吴鞠通继承了《内经》这一思想，并将其进一步发展做了更为具体的阐述，"分消走泄法"就是其代表之一，给后世治疗湿热病以重要启迪。

故而我们认为，"火郁发之"是"分消走泄法"的指导思想。"分消走泄法"是其具体表现之一。

四、分消走泄法与"达原饮"

"达原饮"一方是明末医学家吴又可针对瘟疫初起，邪伏膜原，于半表半里而设，达膜原，导毒邪外出为法，槟榔、厚朴为主药梳理气机，行气血，通经络，直达其巢穴，使邪气溃败，速离其膜原，是以为达原也。达原饮主要由槟榔、厚朴、草果、黄芩、知母、芍药、甘草组成，能开达膜原，辟秽化浊，有芳化、宣通、利下、解郁、化结等作用，正应湿温为病的病理机制。这里取"草果治太阴独胜之寒，其主药为草果与知母，知母治阳明独胜之热"，用于温疫或疟疾，邪伏膜原，憎寒壮热，胸闷呕恶，头痛烦躁，脉弦数，舌苔垢腻等症。用该方该法的指标是"表气不和，里气不通，气机不畅，苔如积粉或腐腻"，湿邪不在表，不在里，不在脏，不在腑，汗法、下法不行，更不能用补法、清法，只能用开达膜原法，宣透散结。中医和法优势尽显，达原饮是治疗湿邪内伏膜原证的要方[4]。湿热病是由湿热病邪引起的外感热病，多发于夏秋季节，临床以发病缓慢，病势缠绵，病程长，尤以中焦证候显著为主要特点，其主要致病原因是湿热病邪。夏秋之季，天暑下逼，地气上腾，人处气交之中，则易感受湿热病邪，因脾为湿土之脏，胃为水谷之海，故湿热病多以脾胃为病变中心。而湿热病属"湿"的范畴，有湿病的共有特征，在病理演变中有其特殊的规律性，湿温初起，以邪遏卫气为主要病理变化，湿郁肌表则头痛恶寒，身重疼痛，身热不扬；湿阻脾胃，运化失常；湿热阻遏气机，则胸闷脘痞，舌苔厚腻；湿蕴中焦，日久化热，其湿热转化过程取决于正气的盛衰，但湿热有蒙上流下，黏腻重浊的特性，故又能弥漫三焦，波及其他脏腑，湿热郁蒸，蒙蔽清窍，则至神昏蒙昧，湿邪下注，蕴结膀胱，则小便不利，湿蕴肝胆则身目发黄。"分消走泄法""分"字指祛湿之法非止一途，而是要因势利导，从不同部位给湿邪以出路，一方面通过肺的肃降使水道通调；另一方面通过肺的宣发使湿邪从表而解，走字是行走之意，指用行气之品宣通气机，使气行则湿走。"分消走泄法"是治疗湿热病的常用方法。

达原饮是治疗湿邪内伏膜原证的要方，"分消走泄法"是治疗湿热病的常用方法，后者的内涵广泛，达原饮是其补充，专为邪伏膜原而设，共同的特点为治疗湿热病，在治疗湿热病中，仍可互相补充完善，达原饮重在畅达气机，对于湿热病来说，至关重要。

五、分消走泄法与"和法"

和法乃以和解或调和的作用，祛除病邪为目的的一种方法，既不同于汗、吐、下等专事攻邪，又不同于补法纯于扶正。仲景小柴胡汤乃"和法"的代表方，清代程国彭把"和法"作为八法之一固定下来。

和法的适应证，可以认为：凡邪在少阳，瘟疫邪伏膜原，温病邪在三焦，疟疾及内伤病中气血不和、营卫不调、脏腑失调及痰饮病等所致湿热证，均可使用"和法"治之。

从分消走泄法之源流来分析，其根本目的在于给邪以出路，具体实施方法除传统的"开上、畅中、渗下"之法外，无非就是应用行气、活血等药物，畅达气机，疏通血脉，以通泄三焦，内外两清，最终使邪有去路的方法。

由此可以看到，"分消走泄法"实际上就是"辛开苦降法"，乃"和法"之分支也。

六、分消走泄法与"通阳不在温"

"通阳不在温，而在利小便"见于《叶香岩外感温热篇》中，叶氏云："热病救阴犹易，通阳最难；救阴不在血，而在津与汗；通阳不在温，而在利小便。""通阳"与"救阴"乃治疗温病两大法宝，"救阴"针对温热病，"通阳"是治疗湿热病的关键[5]，专治热郁于内不达四肢的"阳遏"，其决定湿热病的预后与转归。"通阳"一法是叶氏针对外感湿热病，湿遏气机，清阳被郁，三焦不畅所采用的治疗方法。"通阳"是与温病的"救阴"相对而言的。叶天士"通阳不在温，而在利小便"之"通阳"针对的不是"阳虚"，而是"阳遏"，与"温阳"的意义绝对不同。湿热交阻，阳为湿遏，阳气不通，正所谓"湿盛则阳微"，此"阳微"非"阳虚"，是"阳遏"也，故不能投以附子、桂枝等温阳之药，否则热邪更甚。利小便，只是举例而言，其具体治法可以用辛宣芳化法宣畅肺气以通调水道，用辛开苦降法燥湿化浊以调脾胃之升降，用淡渗利湿法以利三焦水道，使湿邪从小便而去，"开上、畅中、渗下"都可以收"通阳"之功，也即温病湿热病之"分消走泄法"。

故而"分消走泄法"与"通阳不在温，而在利小便"看似完全不同的两个治法，实质上具有相同的内涵，"通阳不在温，而在利小便"是治疗湿热病的指导思想，"分消走泄法"是其具体治法。

七、分消走泄法临床应用的思考之实案分析

宋某，男，79岁，2014年2月26日初诊。

胸胁膈脘盗汗半年。初诊：患者半年来，胸胁脘腹汗出，胸中热闷难解，夜间为甚，每每一夜湿衣无数，汗出后身凉，而胸中热不解，整夜无眠，面红耳赤，大便干结，小便短赤，舌红，苔黄腻，脉弦。曾到外院就诊，多方求治于西医，诊断未明，疗效更无从知晓，辗转于中医，服用药无数，盗汗仍不止，反有加重之势。辨为湿热中阻，营卫不和。治宜清热利湿，调和营卫。处方：葛根10g，黄连6g，黄芩10g，瓜蒌壳20g，萆薢20g，六月雪20g，石决明20g，麻黄根10g，桂枝6g，7剂，水煎温服，每日1剂，1日3次。

1周后二诊：患者自觉症状未减，但也无加重之象，口干口苦，舌红，苔黄厚腻，脉弦滑。证属湿热郁胸胁膈脘，湿热中阻，以"火郁发之"为本证的总治则，结合温病湿热病之"分消走泄法"，"开上、畅中、渗下"以清热利湿，配合达膜原，导毒邪外出之法。方用达原饮加减。处方：槟榔20g，厚朴20g，金钱草20g，田基黄20g，萆薢20g，六月雪20g，生大黄6g，制大黄10g，泽泻20g，茯苓20g，川芎10g，7剂，

水煎温服，每日1剂，1日3次。

1周后三诊：症状明显好转，夜间少量胸胁脘腹汗出，已不用换衣，大便一日2~3次，小便清长，纳眠佳，舌红，苔黄厚腻，脉弦滑。纵观舌脉症仍属湿热郁内之征象，继予上方加减。处方：槟榔20g，厚朴20g，金钱草20g，田基黄20g，萆薢20g，六月雪20g，生大黄6g，制大黄10g，泽泻10g，茯苓20g，苍术10g，7剂，水煎温服，每日1剂，1日3次。

此后，未来复诊，电话告知病已痊愈。

按：患者盗汗证，日久未愈，多方求治于西医，诊断未明，疗效更无从谈起，辗转于中医，服用药无数，盗汗仍不止，反有加重之势，痛苦难忍。辨为郁热，湿热中阻，邪伏膜原，予"火郁发之"为本证指导思想，温病湿热病之"通阳不在温，而在利小便"之"分消走泄法"为法，结合"达原饮"达膜原，导毒邪外出之方义，以达"开上、畅中、渗下"之功，而显效。

老年盗汗证患者，临证时往往拘泥于常规思维，以气阴两伤，营卫不和辨证论治。吾首诊病患时，也落于俗套，思患者年老，虽见湿热之象，也不敢大使祛邪之药，恐伤正气，在清热利湿之时，予桂枝调和营卫，麻黄根收敛止汗，没想中庸之法，反闭门留寇，故不显效也。

二诊时，求教于国医大师刘尚义教授，老师云：按"郁热"论治。于是调整思路，辨为郁热于膜原，湿热中阻，巧取达原饮之方义，开达膜原，引入了"火郁发之"治法，结合温病湿热病之"通阳不在温，而在利小便"之"分消走泄法"，以达"开上、畅中、渗下"之功，而显效。

患者病位在胸膈胁腹，湿热中阻，故投达原饮为先，达膜原，导毒邪外出为法，槟榔、厚朴梳理气机，行气血，通经络，直达其巢穴，使邪气溃败，速离其膜原，是以为达原也。本案属温病中湿热病，遵叶天士云"通阳不在温，而在利小便"之"分消走泄法"的治则，在达原饮以展布气机的基础上，予金钱草、田基黄、萆薢、六月雪清热利湿，泽泻、茯苓淡渗利湿，生大黄、制大黄清热通便解毒，使邪气从二便而出，也为"渗下"之法之变通，此所谓梳理气机达膜原，畅通了"路线"，投以清热利湿药似战斗中的"子弹"肃清"敌人"，再通利大小便为"出路"，而显效也。

八、结语

综上所述，"分消走泄法"经历了"三焦分治及湿热两分"之初始相对"狭义"，到"分散病邪、分部消邪、走动泄邪"的广义概念的发展历程，溯本穷源，求《内经》之"源"，旁及历代医家之"流"，结合临证中凝练，可以认为："分消走泄法"实际上就是"辛开苦降法"，乃"和法"之分支也，可用"和法"概之。

由此可见，"分消走泄法"不仅应用于外感湿热病的治疗，凡邪在少阳，瘟疫邪伏膜原，疟疾及内伤病中气血不和、营卫不调、脏腑失调及痰饮病等，乃至危急重症所形成的湿热证，均可参照"分消走泄法"而顺势利导，变通使用，不必拘泥于温病。怎样承前贤而不复制古法，于临证中创新？正是我辈努力的方向。

参考文献

［1］刘景源，周丽雅. 温病经典品读［M］. 北京：人民军医出版社，2012.

［2］喻昌. 医门法律［M］. 史新德，整理. 北京：人民卫生出版社，2006.

［3］杨珂，秦钟，杨在纲. "火郁发之"在温病卫气营血证治中的指导作用探析［J］. 贵阳中医学院学报，2006，28（3）：3-4.

［4］徐宁，徐敬才. 浅析达原饮的运用及其类方［J］. 山东中医药大学学报，2003，27（5）：341-342.

［5］王勇. 论湿温病救阴与通阳［J］. 中国中医急症，2008，17（2）：199-200.

代晓红（凤城市中医院）

分消走泄法是治疗湿热病的常用方法，叶天士在《叶香岩外感温热病篇》第7条云："再论气病有不传血分，而邪留三焦，亦如伤寒中少阳病也。彼则和解表里之半，此则分消上下之势，随证变法，如近时杏、朴、苓等类，或如温胆汤之走泄。因其仍在气分，犹可望其战汗之门户，转疟之机括。"叶氏在此高度概括了治疗湿热病的理、法、方、药。湿热病是湿与热两种邪气为患，以湿阻气机，阳气不通为主要特点，所以要以祛湿通阳为宗旨，治疗要采用分消走泄法，以祛除湿邪，宣通上、中、下三焦气机，临证时可以开上、畅中、渗下，通达阳气，因势利导，分消走泄而给湿邪以出路，从而使弥漫三焦的湿邪分道而消，泄出体外，进而收"通阳"之功。因而分消走泄法，不仅适用于外感湿热的治疗，在内伤杂病的湿热病证如痰饮水湿之患，亦可宗其法而变通应用，实为治疗湿热病证的一大治法。

一、源流与发展

1. 分消走泄法是温病学家在继承《内经》学术思想和古人临床经验的基础上发展起来的。《素问·至真要大论》曰"湿淫于内，治以苦热，佐以酸淡，以苦燥之，以淡泄之"，这里的"以苦燥之"指邪在中焦而言，"以淡泄之"应指邪在下焦而言，这正是"分消走泄"立法的核心思想所在。张仲景将《素问》理论应用于临床，如清化、渗利诸法结合治疗多种湿病，方如麻黄加术汤、麻杏苡甘汤、麻黄连翘赤小豆汤等，其中的方药配伍蕴含了分消走泄法的雏形。

2. 叶天士在《叶香岩外感温热病篇》所述"气病有不传血分，而邪留三焦"，提出"分消上下之势"，所用方药为"杏、朴、苓等类，或如温胆汤之走泄"，由此，温胆汤成为分消走泄法的代表方。此方原载于唐代孙思邈的《备急千金要方》，曰："治大病后，虚烦不得眠，此胆寒故也，宜服温胆汤方。"后世医家对此方之运用颇有发挥，宋代陈言（无择）在其所著《三因极一病证方论》中在原方的基础上，又加茯苓、大枣而减生姜之量，遂为后世所常用。对此方的功用清代罗东逸在《古今名医方论》中阐发得颇为精详，他说："胆为中正之官，清静之府，喜宁谧，恶烦扰，喜柔和，不喜壅郁，盖东方木德，少阳温和之气也。若大病后，或久病，或寒热甫退，胸膈之余热未尽，致伤少阳和气，以故虚烦惊悸者，中正之官以熇蒸而不安也；热呕吐苦者，清静之府以郁炙而不谧也；痰气上逆者，土家湿热反乘而木不得升也。如是者，首当清热及解利三焦……方中以竹茹清胃脘之阳，而臣以甘草、生姜，调胃以安其正，佐以二陈，下以枳实，除三焦之痰壅，以茯苓平渗，致中焦之清气，且以祛邪，且以养正，三焦平而少阳平，三焦正而少阳正，胆家有不清宁而和者乎？和即温也，温之者，实凉之也，若胆家真畏寒而怯，属命门之火衰，当与乙癸同源而治矣。"叶氏对罗氏则有进一步发挥，他的学术见解不仅与罗氏"三焦平而少阳平，三焦正而少阳正"的论点相同，而且确定了温胆汤作为分消走泄的代表方剂。

3. 俞根初《通俗伤寒论》中制芩连二陈汤和蒿芩清胆汤是对分消走泄法的进一步应用。芩连二陈汤由温胆汤去大枣、炙甘草加黄芩、黄连、碧玉散、竹沥组成。其证为湿热郁阻，三焦气滞，病变部位在手少阳三焦。证属湿热并重。治疗于温胆汤中加苦寒之黄芩、黄连以清热燥湿，竹沥清化痰热。碧玉散清利下焦，导湿热从小便而出。方中诸药辛开苦降为主，燥湿畅中，辅以淡渗利湿，宣展气机而分消湿热，是分消走泄法中湿热并重之方。而蒿芩清胆汤是为湿热郁阻中焦，热重于湿，郁阻于手足少阳，致三焦气滞，升降失司，胆气不疏，气机出入失常而设立。蒿芩清胆汤亦在温胆汤的基础上加减组成，但其方中加青蒿、黄芩二味，又有小柴胡汤之意。是以苦寒芳香，轻宣透泄之青蒿易苦平燥烈之柴胡，既有苦寒清热之性，又有芳香化湿，轻宣透热之功。黄芩配半夏，苦辛通降，祛除在里之湿热，既有和解足少阳胆之功，又有通利手少阳三焦之效。蒿芩清胆汤可谓和解表里法与分消走泄法共用，是手足少阳并治的代表方剂。

4. 吴鞠通在《温病条辨》中，对三焦湿热病的治疗，使分消走泄法颇多发挥，提出了著名的方剂三仁汤。此方治疗湿热病初起，湿重于热，以上焦为中心而弥漫三焦，郁阻表里证，病位在手少阳三焦。其治疗以分消走泄为立法，以祛除弥漫三焦之湿，湿去则热不独存。其方中以三仁为君，开上、畅中、渗下，通利三焦气机。竹叶辅助杏仁宣肺气开上；半夏、厚朴辅助白蔻仁辛开苦降，燥湿行气以畅中；滑石辅助生薏苡仁淡渗利湿以渗下。其组方立意，正是叶天士"此则分消上下之势……如近时杏、朴、苓等类"的具体体现。

5. 现代温病学大家刘景源在总结先贤用方的基础上，提出了分消走泄法的具体应用六字法则"开上、畅中、渗下"。即以辛温芳香，轻扬宣透之品，宣畅肺气，疏通肌腠，使腠理通达，邪从表解，适用湿热偏重于上焦者。常用药物有藿香、白芷、苏叶、香薷等。青蒿、杏仁虽非辛温之品，但其有透邪、宣肺之功，亦归入此类。以辛温药物与苦温、苦寒之药相伍，辛开苦降，燥化湿邪，适用于湿热偏重于中焦者。常用的辛、苦温药物有半夏、苍术、厚朴、甘草、白蔻仁、陈皮、砂仁、大腹皮、白术等；常用的苦寒药物有黄芩、黄连、栀子等。因中焦湿热病证有湿重于热、湿热并重、热重于湿之别，故临床中要视其湿与热之轻重，斟酌选取药物。以淡渗利湿之品通利小便，使湿邪下趋，从小便而解，适用于湿热偏重于下焦者。常用药物有滑石、车前子、泽泻、猪苓、茯苓、薏苡仁等。同时刘景源提出，湿热病的病变部位虽有偏于上、中、下三焦某一部位之别，但因其气氤氲，一般多呈三焦弥漫之势，故治疗应以其中心部位为主而又兼顾三焦，即上述三法并用，以使湿热邪气分道而消，同时配合健脾醒胃、理气行滞之品，对我们临床具体应用分消走泄法颇有指导性。

自此分消走泄法已成为临床治疗湿热病证的大法。

二、对分消走泄法的理解和其在湿热病证的应用

1. 对分消走泄法的理解

叶氏提出："……此则分消上下之势，随证变法，如近时杏、朴、苓等类，或如温胆汤之走泄。"因为湿热病的病变机制是湿邪阻滞三焦，上下气机不通，所以要采用分消走泄，以祛除湿邪，宣通上、中、下三焦气机。分消走泄法中的"消"字与"泄"字，是指消除湿邪，使其泄出体外。"分"字，是指祛湿的方法不只是一条途径，而是要因势利导，从不同部位给湿邪以出路。比如临证时上焦以宣通肺气，一方面通过肺的宣发功能使湿邪从表而出，另一方面通过肺的肃降功能使水道通调，使湿邪下行而入膀胱；治中焦以辛开苦降，使湿从燥化；治下焦以淡渗利湿，使湿邪从小便而去。分消走泄的"走"字，是行走之意，是指用行气之品宣畅气机，使气行则湿走。总之，分消走泄法，是指用祛湿行气的药物，因势利导，使弥漫于三焦的湿邪分道而消，泄出体外。

2. 分消走泄法在湿热病证的应用

湿热病是湿热两种邪气为患，在湿热病的发病过程中，由于湿热郁蒸，往往是以三焦某一部位为中心而影响到其他部位，一般发病有明显的季节性，多在夏末秋初，也就是夏秋之交，以脾胃为中心弥漫周身，阻滞气机，导致水液代谢失常，而且临证时多出现矛盾症状，因为既有湿邪，又有热邪，但是热的表现不明显，出现一系列与热病不相符的矛盾症状，而且因为湿邪重浊黏腻，所以病程长，缠绵难愈。如：张某，女，63岁，2014年9月20日因"发热2个多月"邀会诊。询问病史2个多月反复发热，偶有发热前微恶寒，发热以午后及夜间为主，每于晨时则好转，最高体温38.6℃，最低体温37.5℃，曾于多家医院就诊，未予以明确诊断，曾疑似"传染病"。就诊时患者仍发热，体温38.5℃，自诉身倦乏力，胸痞闷不适，时头昏痛，纳呆，发热以午后为主，时便溏不爽。查：神情淡漠，面色灰暗无泽，舌苔白腻，脉沉濡。中医辨证：湿热郁阻，卫气同病之湿热病。西医诊断：发热原因待查。治拟分消走泄，清热化湿，宣畅气机，以三仁汤合藿朴夏苓汤加减。服6剂后体温逐渐降至37.5~38℃，后随症加减服24剂而病愈。三仁汤中杏仁配竹叶宣透上焦以开通肺气；用白蔻仁、厚朴、半夏辛开苦降以行气燥湿降浊；用生薏苡仁配滑石、通草淡渗利湿，同时生薏苡仁还有健脾作用。这个方子体现了开上、畅中、渗下，分消湿热的原则。但对于卫气同病的证

候，这个方剂辛宣芳化的宣表作用毕竟不足，故合用藿朴夏苓汤。临床无论是外感湿热还是内伤湿热，都可以遵循三焦分消之原则。

肝炎发病，在六淫中与湿热关系最为密切。急性肝炎、黄疸，以湿热为本；慢性肝炎，因湿热未清而导致一系列病理变化。肝失疏泄，则胆汁淤积不畅，易造成湿邪阻滞，湿邪瘀久化热，熏蒸肝胆，所以临床上肝胆湿热并见较多。肝胆湿热病位在肝胆，实则邪在三焦。肝胆湿热熏蒸，无处不弥漫，临证时如果只顾及肝胆就会顾此失彼，则湿伏募原，变生他端。因此，清利湿热必须上、中、下三焦同治，以达分消湿邪，热无所伏，同时还应宣畅气机，健脾醒胃，达到"见肝之病，知肝传脾，当先实脾"之妙。临证时常以甘露消毒丹为主方加减，但临证应用有三点体会：①重用茵陈50~100g，可配栀子、酒大黄、垂盆草，能利胆退黄降酶，导湿热从二便排泄。②因肝病病程长，邪恋不去易伤正气，故治疗时应标本兼顾，扶正与祛邪随病程进展而调整，而且扶正宜采用补而不腻的太子参、白术。③要配伍宣畅气机之品，如香橼、佛手等轻清灵透，不伤气阴。

三、临证典型病例及体会

患者徐某，男，52岁。以反复腹泻伴腹胀10余年，加重1个月。于2013年7月5日初诊。病史：10余年来反复腹泻，每日2~3次，留滞不爽，但无脓血，无里急后重感，四肢时发凉，查肠镜，提示慢性结肠炎。曾服西药"黄连素片、肠炎灵"及中成药"补脾益肠丸"、中药温补脾肾之剂等对症治疗，无明显好转，而于1个月前因大量饮白酒（600g）后腹泻加重，为稀便，留滞不爽，每日4~5次，久泻后肛门有灼热感，但无脓血，且腹胀不适，食纳欠佳，周身乏力，困倦，头昏沉不清，四肢发凉，查舌质暗红苔白腻略黄，脉沉缓。既往：高血压病史5年，平素服拜心通30mg，日一次，颉沙坦80mg，日一次，血压波动在（150~160）/（95~105）mmHg；糖尿病3年，平素口服迪化唐锭0.5g，日三次口服，孚来迪0.5mg，日三次口服，血糖波动在8.5~10.8mmol/L（空腹），甘油三酯4.2μmol/L，饮酒史20余年，每周饮酒3次以上，每次饮酒在（250~500g），体胖，体重85kg，身高170cm。中医诊断：泄泻（湿热弥漫三焦），治以三仁汤合平胃散加减。处方：杏仁10g，白蔻仁15g，生薏苡仁30g，滑石粉15g（包煎），半夏10g，茵陈15g，泽泻15g，葛根15g，厚朴10g，苍术10g，麦芽15g，炙甘草10g，7剂，每日1剂，水煎服，忌辛辣、肥甘厚味。患者服7剂后，腹泻明显缓解，每日便2~3次，偶有成形便，便不黏，脘胀缓解，食纳增，头昏沉及困倦感亦减轻，查血压（140~150）/（90~95）mmHg，血糖（空腹）8.0mmol/L，甘油三酯3.2μmol/L。

二诊：上方去茵陈，加升麻5g，柴胡5g，山茱萸10g，继服7剂。

三诊：诸证好转，大便每日1~2次，时成形，继以上方随症调理1个月，诸证愈，血压控制在（100~130）/（80~90）mmHg，血糖 6.5~7.5mmol/L，甘油三酯 1.8μmol/L，体重 80kg。戒酒，调饮食，适寒暑，适当运动，控制体重。

体会：本例患者是慢性结肠炎合并高血压、糖尿病、高脂血症，而且平素嗜酒的肥胖患者。十余年来反复发作，观其前治，多以温补脾胃、固涩止泻为基础治疗而始终未能见效。本次因大量饮酒使病情加重，辨证当综合四诊，患者腹泻，便黏滞不爽，泻后肛门时灼热，腹胀纳呆，周身乏力，困倦，头昏沉，舌暗红苔白腻略黄，脉沉缓，辨证考虑为肥胖痰湿体质，平素嗜酒，湿热内生，复因饮酒无度，湿夹郁热弥漫三焦，以脾胃为中心，湿热阻滞气机，升降失司为病机。

观其前方不效原因：①见腹泻，溏泻次数多，伴头昏、腹胀、纳呆、乏力、四肢发凉，舌暗苔白之象，辨证考虑以脾胃阳虚为主，故投以温补脾胃之辛温之剂（如干姜、附子），此仍寒热未明，以热治热，对湿热为主之病乃起"抱薪救火"之弊。②见泻则止泻而急投固涩止泻之品，犯了湿邪未去而"闭门留寇"之戒。

本病辨证应抓住以下几点：①体质因素，平素饮酒，里湿素盛，此次大量饮酒时值暑月，外邪与里湿所合，湿热氤氲为患者致病之因。②湿热弥漫三焦，以脾胃为中心，湿热阻滞气机，出现临床诸多矛盾症候群，易致辨证不清。湿为阴邪，重沉黏腻，热为阳邪，为熏蒸之气，湿热为患既有湿邪，又有热邪，但热的表现不明显，如此患者虽有腹泻日数次但黏滞不爽，脉不数反而沉缓，苔白腻为主，且由于湿邪阻滞阳气不能补达而表现为四肢发凉的"阳郁肢寒"的假寒的表现。易在临床上误诊为寒湿证而误投以温补之剂。③湿热合邪，属湿重于热，治疗以祛湿邪为主，并以清热为辅，同时要宣畅气机，方选三仁汤合平胃散加减。方中杏仁宣利上焦肺气，盖肺主一身之气，气化则湿亦化；白蔻仁、苍术芳香化湿，行气宽中；薏苡仁甘淡性寒，渗利湿热而健脾；苍术健脾，善祛表里之湿，加入滑石、泽泻增强利湿清热之功，而且半夏、厚朴行气化湿，散结除满，茵陈则既清利湿热，又有疏肝解郁之功，麦芽能行消导疏肝之功，葛根能升发清阳，鼓舞脾胃清阳之气上行而奏止泻之效，同时现代药理研究认为其有降压作用。二方合用共达开上、畅中、渗下三功，使湿邪因势利导，分消走泄，湿去则热无所依，使三焦气机通畅，恢复脾胃升清降浊之功，则泄泻治愈。值得一提的还有一个问题，就是在本案的治疗过程中，没有治高血压、糖尿病、高甘油三酯血症，而随着祛湿清热，畅通三焦的同时，观察到患者的血压、血糖、血脂虽没有经过特殊的用药，但在原来的基础上也得到了良好的控制。提示我们高血压、糖尿病、高脂血症（代谢综合征）在某些特定的人群中是否有共同的发病机制——湿热为患。

四、结语

叶天士提出"彼则和解表里之半，此则分消上下之势，随证变法"的学术思想，是在和解少阳法小柴胡汤的基础上，开创了分消走泄法治疗三焦湿热病证的先河，而且后世医家又有诸多发挥。总之，分消走泄法是治疗三焦湿热病证的基本方法，临证时要从"开上、畅中、渗下"三方面因势利导，分消走泄给湿邪以出路，使湿邪不与热相搏，势必孤矣。同时要健脾醒胃，宣畅气机，理气行滞。临床实践证明分消走泄法不仅适用于外感湿热病的治疗，对内伤杂病中的湿热证皆可宗其法而变通应用。同时提示我们在临床上高血压、糖尿病、高脂血症（代谢综合征）在某些特定的人群中是否有共同的发病机制——湿热为患，值得我们进一步探讨研发，寻找代谢综合征新的治疗靶点。

邱　健（福鼎市中医院）

　　分消走泄法是清代叶天士在继承《内经》《难经》《伤寒论》等理论的基础上，提出的以"分消上下之势"治疗湿热病邪留滞三焦气分之证的治疗方法，属中医治疗八法中的"和法"，后经薛生白、吴鞠通、王孟英、俞根初等医家的临证发挥，形成了治疗湿热病的大法，至今仍有效地指导临床实践。分消走泄法是指宜展气机，泄化痰热，使留滞于三焦之湿热痰浊从表里分消的一种治法[1]。分消走泄法创立之初，本为治疗外感湿热流连气分半表半里之间而设，是治疗外感湿热的主要方法，但现代随着社会的进步、经济的发展，人们的生活条件、饮食习惯和自然社会环境发生了巨大的变化，特别是嗜好烟酒、过食肥甘、少动懒言等，使人们的体质和疾病谱也发生了变化，湿热为主要病因的疾病早已超越了外感病的范畴，作为治疗湿热病大法之分消走泄法也被广泛应用于临床各科，其中又多见于内科的呼吸、消化、泌尿、神经、内分泌等多系统疾病。笔者从事中医内科临床 30 余年，特别是近 3 年通过"读经典、跟名师、做临床"实践后，对分消走泄法在内科杂病，尤其是脾胃病治疗中的作用，有了进一步的认识，现分析如下，不正之处敬请各位前辈批评指导。

一、分消走泄法的理论源流

　　分消走泄法的基本思想最早见于《素问·至真要大论》中"湿淫于内，治以苦热，佐以酸淡，以苦燥之，以淡泄之"，其"以苦燥之"是指苦温燥湿祛其中焦之湿，"以淡泄之"是指以淡渗利湿祛其下焦之湿。这正是"分消走泄"立法的核心思想所在。张仲景创辛开苦降法，以疏散、淡渗（清化、渗利）诸法结合治疗各种温病，其中的泻心汤、麻杏苡甘汤、茵陈蒿汤、麻黄连翘赤小豆汤等方，均具有舒展气机、宣畅三焦之功，其遣方用药已具有"分消走泄"之雏形。李东垣在《兰室秘藏》中指出"中满者，泻之于内，调脾胃有病，当令上下分消其气"，最早提出"分消"一词，对中满热胀病症创中满分消丸加以治疗。朱丹溪在《丹溪心法》中有"既痞，同湿治，惟宜上下分消其气"的论述，张子和在其书中也提到"唯痹病，大概痰火所致。急者，宜吐痰，后复下之，上下分消而愈"。由此可见，在金元时期分消走泄法虽未明确，但在临床中已多见痕迹。

　　叶天士在《叶香岩外感温热篇》第 7 条指出"再论气病有不传血分，而邪留三焦，亦如伤寒中少阳病也。彼则和解表里之半，此则分消上下之势，随证变法，如近时杏、朴、苓等类，或如温胆汤之走泄"，完整地提出了该法用于治疗外感湿热，邪留三焦气分之证。继叶天士之后，诸多温病学家对"分消走泄"理论进行了深入、细致的研究，逐步完善了该治法。吴鞠通在《温病条辨》中创立了如三仁汤、茯苓皮汤、杏仁滑石汤、黄芩滑石汤等多首以"分消走泄"为组方原则的方剂，至今仍有效地应用于临床，尤其是"三仁汤"，创造性地以杏仁宣上，蔻仁和中，薏苡仁渗下，更为"分消走泄"之代表方剂。王孟英承叶、吴之说，在《温热经纬》中提出"分消上下之势者，以杏仁开上，厚朴宣中，茯苓导下，似指湿温，或其人素有痰饮而言，故温胆汤亦可用也"，为叶氏理论做了注解，并推广应用叶氏的甘露消毒丹，该方遵"宣上、畅中、渗下"之法使湿邪从三焦分消，不与热互结，再佐以清热解毒治疗，消除病患。清代医家俞根初《通俗伤寒论》中遵分消走泄法，创蒿芩清胆汤治少阳湿热证，也是对分消走泄法的发展。现代医家又将王孟英所论之"导下"细化为"渗下（利小便）与导下（通大便）"相结合，更加丰富了"分消走泄"的内涵[2]。

二、分消走泄法与和解少阳法的异同

刘景源在《刘景源温病学讲稿》中指出"叶天士在湿热篇中第七条提出，湿热病，邪留三焦的证候，亦如伤寒病中少阳病也"，说明温病的三焦湿热证与伤寒病中少阳病的病机有相同之处[3]。温病分消走泄法与伤寒和解表里法都属于和解法之一，病位都属于少阳经，但伤寒少阳病的病位在足少阳胆经，湿热温病的少阳病的病位在手少阳三焦经，病机有相似之处，是因为病位都在少阳之故，清代的何秀山在《通俗伤寒论》蒿芩清胆汤的按语中加以深刻阐述，认为胆经与三焦经同属少阳，所以"合为一经"，其气化，一寄于胆中以化水谷，一发于三焦以行腠理，若受湿遏热郁，则三焦之气机不畅，胆中相火乃炽。足少阳胆经是人体气机表里出入之枢纽，主管胆汁疏泄，帮助脾胃运化，手少阳三焦经是人体气机上下之枢纽，为人体阳气和水液运行的通道，通过三焦的气化功能，可以使阳气和水液敷布周身，直达腠理，以充养人体。升降出入是人体脏腑经络气血活动的基本形式，正如《素问·六微旨大论》所说："出入废则神机化灭，升降息则气立孤危，故非出入，则无以生长壮老已，非升降，则无以生长化收藏，是以升降出入，无器不有。"手足少阳经的功能各有不同，但相辅相成，密切相关，手少阳三焦经的升降功能有赖于足少阳胆经的疏泄才能通畅，足少阳胆经的疏泄又有赖于手少阳三焦经的上下通畅才能完成。因此刘景源把手少阳三焦经与足少阳胆经比喻为十字路口东西向和南北向的两条大道，其中任何一条道路发生堵塞，则另一条道路也会相应地堵塞[3]。此时就要采取"和而解之"的方法，如伤寒之邪在半表半里，病在足少阳之枢，治足少阳胆经不利，应"和解表里"，如果手少阳三焦湿热阻滞，则宜遵叶天士之分消走泄法，以"宣上，畅中，渗下"，使湿热之邪分别从上、中、下而解。总之，和解表里法主治伤寒少阳证表里枢机不利，代表方有小柴胡汤、大柴胡汤等。分消走泄法主治湿热之邪留恋三焦，气机上下升降失调，代表方为温胆汤、三仁汤、蒿芩清胆汤等。

三、分消走泄法的代表方剂

1. 温胆汤

叶天士在《叶香岩外感温热篇》的条文所说的"或如温胆汤之走泄"一句，明确地指出了温胆汤是分消走泄的代表方剂，原方出自唐代孙思邈的《备急千金要方》，原方曰："胆虚寒，左手关上脉阳虚者，足少阳经也……此胆寒故也，宜服温胆汤，方：半夏、竹茹、枳实各二两，橘皮三两，生姜四两，甘草一两。"后世医家对该方治疗"胆寒证"颇为费解，因此在临床应用上多有发挥，宋代陈无择在原方基础上加茯苓、大枣而减生姜之量，成为后世常用方剂，仍名为"温胆汤"。至清代罗东逸在该方的功用上，认为温胆者，乃通过宣通气机，祛除痰热，则胆热因清，而恢复其中正温和之本证，他的观点得到叶天士的认同，并进一步发挥，把温胆汤作为分消走泄的代表方。方中以苦寒之竹茹为君，清热和胃，化痰止呕，甘草、生姜为臣，调胃益气止呕，以半夏、陈皮之辛温，配枳实之苦降，辛开苦降，行气开郁，燥湿化痰，降逆止呕。茯苓淡渗，通三焦而清胆热，三焦之气机通畅，升降之枢通利，则留恋三焦之湿热邪气可分而泄之。笔者认为，叶天士当时对分消走泄虽也只以温胆汤举例，但并不拘泥于该方一方，凡是能行气祛湿，疏通三焦，清热导滞者皆可应用，因此才有后世的芩连二陈汤治湿热并重之证，蒿芩清胆汤治湿热郁阻中焦之证的产生，皆受该法启发而成。

2. 三仁汤

《温病条辨》云："头痛恶寒，身重疼痛，舌白不渴，脉弦细而濡，面色淡黄，胸闷不饥，午后身热，状若阴虚，病难速已，名曰湿温……长夏、深秋、冬春同法，三仁汤主之。"这是吴鞠通对三焦湿热病的治疗在分消走泄法上的发挥，组方也体现了叶天士"此则分消上下之势……如近时杏、朴、苓等类"的学术观点，方中杏仁、蔻仁、薏苡仁为君，开上、畅中、渗下，通利三焦气机；竹叶辅助杏仁宣肺气以开上；半夏、厚朴辅助白蔻仁辛开苦降，燥湿行气以畅中；滑石辅助薏苡仁淡渗利湿以渗下，治疗温热病初期，湿重于热，以上焦为中心弥漫三焦引发的诸证。三仁汤分消走泄祛除三焦弥漫之湿，湿去则热不独存，疗效肯定。此外，吴氏以杏仁滑石汤、黄芩滑石汤等在湿热病治疗中开上、畅中、渗下而奏"分消上下之势"。

四、分消走泄法在脾胃病临床的应用体会

叶天士在创立分消走泄法之初，只是为适用于湿热流连三焦气分而设，治疗外感

湿热氤氲气分半表半里之间的病症，后世医家也将分消走泄作为治疗外感湿热病的主要方法，但当今社会，随着疾病谱的变化，国内许多学者对"湿热之邪"进行了广泛深入的研究，有人通过调查认为湿热涉及中医脏腑经络 7 个系统的 43 种疾病，分属西医的呼吸、消化、泌尿等 11 个系统的 72 种急慢性疾病，以消化系统为首[4]。湿热证是中医临床常见的一大证型，可见于心、肺、脾胃、肝胆、肾、膀胱和全身关节等多个脏器和部位的多种病变中[5]。因此近年国内学者比较一致的观点，也认为分消走泄法的立法原则，不只适用于外感湿热，对于内伤湿热的治疗也是一样适合，凡是湿热留滞三焦，即可用分消走泄法治疗。

笔者从事中医脾胃病临床 30 余载，通过温习经典和临床揣摩，认识到脾胃湿热证是以脾胃功能失调为主要病机的一类常见临床湿热证，是脾胃病中常见的证型。脾胃病的诸多症状，都可因脾胃湿热而产生，临床上从清化湿热入手，往往起到很好的临床疗效。而清化脾胃湿热的主要方法还是通过"分消走泄"而实现。现从脾胃湿热的病因病机、临床表现、治疗要点和临证典型案例加以分析，以期阐述笔者应用分消走泄法在脾胃病临床的应用体会。

1. 脾胃湿热的病因病机

中医学认为脾胃湿热的产生主要与感受外邪、内伤饮食、劳逸失度及他脏病变累及脾胃密切相关。①外感六淫：风、寒、暑、湿、燥、火六淫之邪皆可伤人，如李东垣说"若风寒暑湿燥火，一气偏盛，亦能伤脾胃"，六淫导致脾胃湿热，最常见于长夏季节，气候炎热，多雨潮湿，侵袭脾胃使脾失健运，胃失和降，而见胃脘痞满、恶心、呕吐、不思饮食、大便溏泻、四肢倦怠等症状。②内伤饮食："饮食自倍，肠胃乃伤"，饥饱失常损伤脾胃，特别是现在随着生活饮食习惯的改变，膏粱厚味，嗜食肥甘烟酒等不良习惯普遍存在，由此脾胃损伤，酿生湿热而引起脾胃湿热，已引起广大临床工作者的高度重视。③劳逸失度：李东垣曰："形体劳役则脾病……脾既病，则其胃不能独行津液，故亦从而病焉。"长期伏案，用脑过度，可使脾胃运化呆滞，内生湿热，过度安逸，久卧伤气，久坐伤肉，可使脾胃受损。④他脏病变累及脾胃：李东垣在《脾胃论》中指出"心火亢盛，乘于脾胃"。在临床中他脏病变累及脾胃而致脾胃湿热者颇为多见，对临床应用有很大的指导意义。上述多种病因，必须在脾胃功能失调的基础上才能致病，我省名中医杨春波教授认为脾胃功能失调是脾胃病产生的病理基础。因此我们在治疗脾胃病时要把调理脾胃功能放在首位。

2. 脾胃湿热的临床表现

脾胃湿热的临床表现主要有脘腹痞闷，呕恶饮食，肢体困重，口苦口甜黏腻感，小便短赤，大便干结或不爽，或面目皮肤发黄，或皮肤瘙痒，或身热起伏，汗出热不解，舌体胖大有齿印，舌苔黄腻，脉濡数。

3. 脾胃湿热证的辨证要点

脾胃湿热的辨证，我们首先在临床和科研中把黄腻苔作为必备条件。其次必须有脾湿胃热的临床表现，临证时重视湿和热孰轻孰重。再次注意饮食习惯和地域性。最后辨证辨病相结合，如临床常见糜烂性胃炎、幽门螺杆菌感染等皆为脾胃湿热证多见。脾胃湿热证的治疗，笔者在临床上就是遵循分消走泄法的宣上、畅中、泄下为基础，根据湿与热孰轻孰重，确定祛湿药与清热药的轻重，根据湿热在三焦的偏轻偏重，确定宣上、畅中、泄下的偏多偏少。偏于上焦者，以辛温芳化为主加入宣开肺气，选紫苏梗、藿香、佩兰、青蒿、杏仁、石菖蒲等药物；偏于中焦脾胃者，当湿重于热时，以苦温燥湿为主，辛开苦降，燥化湿邪，调理脾胃，常用药物有半夏、苍术、蔻仁、草果、厚朴、白术、陈皮等，当热重于湿或湿热并重时，则以苦寒燥湿清热之品以清热燥湿，常用药物有黄连、黄芩、栀子、茵陈、金钱草等，同时因苦寒之药碍脾胃，笔者常用蔻仁、佩兰以畅中醒脾，能达到较理想效果。常用方剂有温胆汤、三仁汤、甘露消毒丹、连朴饮、半夏泻心汤、茵陈蒿汤等。

4. 临证医案

李某，女，43岁，教师，2013年5月15日初诊。

主诉：胃脘部痞满闷痛反复4~5年，加剧1个月。

患者自诉平素嗜食肥甘，性情较急，近4~5年来反复胃脘部痞满闷痛，伴纳差、嗳气，屡经中西医治疗罔效，近1个月来因饮食油腻之品后上症加剧而就诊，查胃镜示"慢性浅表性胃炎伴糜烂"。病理：胃窦大弯活动性，重度，幽门螺杆菌（HP）（+）。刻下症：胃脘部闷痛，胀满，嗳气频作，纳差，不知饥，口苦口干，时有甜腻感，喜热饮，偶见胁闷不舒，寐差多梦，小便微黄，大便黏滞不爽，月经正常，舌尖红，苔黄腻，脉细弦缓。

中医诊断：痞满。西医诊断：慢性浅表性胃炎伴糜烂，HP感染。证型：湿热内蕴，肝气不舒，胃失和降。治以清热化湿，疏肝和胃，方用自拟清化湿热方合四逆散加减。处方：紫苏8g，杏仁8g，佩兰10g，茵陈15g，法半夏10g，茯苓15g，通草10g，柴胡10g，炒白芍10g，白豆蔻5g，黄连3g，厚朴10g，薏苡仁30g，炒谷芽15g，炒麦芽15g，炙甘草6g，清水煎，分2次服，日1剂，7剂。

二诊：药后胃脘仅餐后闷胀，嗳气渐减，纳食渐馨，小便淡黄，大便成形，日1次，黄腻苔渐退，舌淡红，苔薄黄腻减，脉细缓。药已对的，守方去杏仁、通草。14剂，清水煎，分2次服，日1剂。

三诊：诸症悉除，纳食较馨，唯夜寐仍欠佳，舌淡红，苔薄黄，脉细缓，原方加合欢花10g，10剂，清水煎，分2次服，日1剂。

四诊：复查胃镜示浅表性胃炎，HP（-），患者未诉特殊不适，舌淡红，苔薄黄，脉细。拟健脾化湿，拟参苓白术散加减善后，1年后随访未见复发。

按：《素问·奇病论》曰："夫五味入口，藏于胃，脾为之行其精气，津液在脾，故令人口甘也，此肥美之所发也……肥者令人内热，甘者令人中满。"患者平素嗜食肥甘，导致脾胃损伤，运化失司，脾不散精，食积湿滞，遏阻气机，则为湿，为痰，郁久化热，而致湿热内蕴。加之平素情志急躁，肝气不舒，湿热内蕴，肝胃不和，而作痞满，法当清化湿热，佐以疏肝和胃。选方为本人临证之清化湿热之经验方，本方遵分消走泄法立法之意，以杏仁、紫苏宣上，白豆蔻、佩兰畅中醒脾，茵陈、黄连清热燥湿，茯苓、通草渗下，柴胡、白芍疏肝和胃，厚朴行气宽中，炒麦芽、炒谷芽消食导滞，薏苡仁健脾渗湿，炙甘草调和诸药，并能缓急止痛。全方遵"宣上、畅中、渗下"之意，且能清化湿热，疏肝和胃，故能取得满意疗效。

临证采用分消走泄法治疗脾胃湿热证医案较多，因篇幅所限，不一一列举。

五、结语

综上所述，分消走泄法的基本思想源于《素问·至真要大论》，其后张仲景、李东垣、朱丹溪、张子和等医家在临证时已具雏形，至叶天士完整提出了该法用于治疗外感湿热，邪留三焦气分证，并经吴鞠通、王孟英、俞根初等逐步完善，现代医家丰富了其内涵，广泛应用于临床各科，尤其在脾胃湿热证的治疗中，尤为常用。本文从分消走泄法的源流、与和解少阳法的异同、代表方及在脾胃湿热证的应用体会等方面进行了一些探讨，但限于笔者水平，本文尚不足以阐述其精华，有待于今后进一步学习和研究，加以完善。

参考文献

［1］彭胜权. 温病学［M］. 北京：人民卫生出版社，2000.

［2］秦迎曙. 浅谈"邪留三焦"与"分消走泄"［J］. 陕西中医，2004，25（3）：283-284.

［3］刘景源. 刘景源温病学讲稿［M］. 北京：人民卫生出版社，2008.

［4］杨春波. 脾胃湿热理论的应用与研究［J］. 中国中西医结合杂志，1998，6（3）：129.

［5］张志明. "分消走泄法"初步探讨［J］. 江西中医学院学报，2011，23（2）：28-30.

刘英军（鞍山市中医院）

湿热病的成因或由外感非时之气，或由饮食不节、脾胃运化失司内生，或内因、外因交互而来，其特点是湿与热共存，兼有湿邪黏滞重浊和热邪熏蒸耗津的致病特点，湿热裹结，胶着难分。治疗上如果只用寒凉之品清热，则易致湿邪冰伏，但用辛温之品通阳，则易致邪热更盛。"汗之则神昏耳聋，甚则目瞑不欲言；下之则洞泄；润之则病深不解"——吴鞠通的这段对湿热病治疗禁忌的描述，明确地反映了湿热病治之不当的不利后果。怎样将湿与热分解开来，使两邪不能相合为患？清代叶天士所创的因势利导，宣畅三焦气机而祛湿，使湿去而热无以依附的分消走泄法，为后世治疗湿热病开拓了一条有效的道路，自叶氏后，分消走泄法成为湿热病的常用治疗大法。

一、清代以前中医对湿热病的认识

叶氏分消走泄法是在继承、总结前人对湿热病的认识的基础上而创立的。关于湿热病的记载始见于《素问·生气通天论》，曰"因于湿，首如裹，湿热不攘，大筋软短，小筋弛长，软短为拘，弛长为痿"[1]，揭示了早在秦汉时期，医家就认识到了湿热病邪能够导致筋肉拘、痿等疾病。至东汉时期，张仲景创立了茵陈蒿汤治疗湿热黄疸，"黄家所得，从湿得之……湿家之为病，一身尽疼，发热，身色如熏黄也"[2]，"此为瘀热在里，身必发黄"[3]，表明仲景当时对湿热黄疸的病因、病机、脉证都有了深刻的认识，他还创制了麻黄加术汤、麻杏苡甘汤、麻黄连翘赤小豆汤等，将发汗、清化、渗利等方法结合起来治疗湿热病，其方中的配伍已经初具分消走泄法的雏形。宋代杨士瀛在《仁斋直指方论》中提出湿热病的治疗原则"是湿则燥之，是火则泻之，是湿而生热则燥湿而兼清热"[4]，表明了宋代时中医对湿热理论和实践有了更深入的认识。金元时期刘完素认为湿与热可相互转化，"湿为土气，火热能生土湿……湿病本不自生，因于火热怫郁，水液不能宣行，即停滞而生水湿。故湿者多自热生"[5]，在治疗上创立天水散等清热利湿。金元时期李东垣认为脾胃湿热"皆由饮食、劳倦损伤脾胃，乘天暑而病作也"，创立了清暑益气汤健脾祛湿。金元时期朱丹溪认为"六气之中，湿热为患，十之八九"，指出了湿热二邪相合而致病。明代张鹤腾认为湿热病邪能导致暑病。

综上所述，清代以前对湿热病的病因、病机、脉证、治则和制方等方面是一个不断探索、不断发展的时期，为清代以后湿热病的诊治趋向成熟奠定了坚实的基础。

二、清代叶天士分消走泄法的提出和发展

清代叶天士继承了《内经》《伤寒论》等理论，对湿热病的病因病机、临床诊断、治疗方法的认识和总结更加系统和完善。他认为湿热病既有内湿又有外湿，对于外感湿热病，邪留三焦气分，应该用分消走泄法。《叶香岩外感温热篇》曰："再论气病有不传血分，而邪留三焦，亦如伤寒中少阳病也。彼则和解表里之半，此则分消上下之势，随证变法，如近时杏、朴、苓等类，或如温胆汤之走泄。因其仍在气分，犹可望其战汗之门户，转疟之机括。"在此文中，叶氏将外感湿热病与伤寒的少阳病相比较，少阳病是寒邪侵袭半表半里，少阳枢机不利，气机出入失常，故用和解表里，疏通少阳气机之法；外感湿热病是湿热胶结，热蕴湿中，故应以祛湿为主，湿去则热无所依附，故用分消走泄法畅通三焦。"分"是指分部，即祛邪可以从多种途径展开，因势利导，根据病邪的情况可选择上、中、下三焦分别或兼为施治部位，分部给湿邪以出路；"走"是动起来的意思，即根据湿邪黏腻、阻碍气机的特点，选用宣畅气机的药物，让凝滞的气机动起来，使气行湿走；"消"和"泄"是消除、泄出之意，达到令湿邪去除，泄出体外的目的。

叶天士的分消走泄法从湿邪的致病特点出发，选用畅达气机的药物，从不同部位因势利导，给邪以出路，祛邪于体外，达到湿热分离，祛除湿邪的目的。分消走泄法强调了湿热病必先祛湿，湿去则邪热无形以附，而祛湿之法则是应用宣畅三焦气机的药物，使气机流畅，湿邪分别从上、中、下等部位顺势排出。故分消走泄法抓住主要矛盾，目的明确，布阵合理，遣兵派将，顺势而为，成为战胜湿热病的一大法宝。

叶天士列举的分消走泄法代表方剂——温胆汤，源自唐代的孙思邈，后经宋代的陈无择改制，方中陈皮辛、苦、温，半夏辛、温，枳实苦、辛、微寒，三者相配辛开苦降，行气开郁，燥湿化痰；茯苓甘、淡、平，健脾和胃，利水渗湿，方中以辛温之药为主，通过宣畅气机、化痰而达到胆热自清的作用，正如清代张秉成所释："此方纯以二陈、竹茹、枳实、生姜和胃豁痰，破气开郁之品，内中并无温胆之药，而以温胆名方者，亦以胆为甲木，常欲得其温和之气耳。"

继叶天士分消走泄理论提出之后，诸多的医家对此法进行了更加深入的阐述。如清代俞根初所制芩连二陈汤，由温胆汤去大枣、炙甘草，加黄芩、黄连、碧玉散、淡竹沥组成，以分消走泄法通利三焦，用治湿热郁阻中焦，湿热并重之证；其所制另一名方蒿芩清胆汤，由温胆汤去大枣、炙甘草，加青蒿、黄芩、碧玉散组成，以和解清透与分消走泄法兼施，用治湿热郁阻中焦，热重于湿之证。清代吴鞠通对叶天士的医案进行了深入的研究，总结出了叶天士治疗湿热病的思想和用药规律，并予以发挥，载录于《温病条辨》中，书中第55条曰："湿热受自口鼻，由募原直走中道，不饥不食，机窍不灵，三香汤主之。"吴鞠通对三香汤的注释是"此证由上焦而来，其机尚

浅，故用蒌皮、桔梗、枳壳微苦微辛开上，山栀轻浮微苦清热，香豉、郁金、降香化中上之秽浊而开郁。上条以下焦为邪之出路，故用重；此条以上焦为邪之出路，故用轻。以下三焦均受者则用分消，彼此互参，可以知叶氏之因证制方，心灵手巧处矣，惜散见于案中，而人多不察，兹特为拈出，以概其余。"吴鞠通的这段话中的上条指的是第54条，论述的是上焦湿热内陷中焦，用大辛大热的干姜配大苦大寒的黄芩、黄连，加上苦辛的枳实，辛开苦降，制方选药"用重"；本条上焦湿热刚刚传到中焦，病势轻浅，治疗以清宣透化为主，用药清灵，使邪从上焦宣解，故称"用轻"。之后的第56条是湿热弥漫之证，病位涉及上、中、下三焦，所以治疗上用分消走泄法。可以看出，吴鞠通深谙叶天士分消走泄法之意，其创制的三仁汤选用三仁通利三焦气机，竹叶辅助杏仁宣肺以开上，半夏、厚朴辅助白蔻仁辛开苦降、燥湿以畅中，滑石辅助生薏苡仁淡渗利湿以渗下，组方全面体现了叶天士"此则分消上下之势……如近时杏、朴、苓等类"之深意。吴鞠通创制的杏仁滑石汤、黄芩滑石汤等多个方剂，既充分体现了叶天士的分消走泄法的理论，又有所发挥[6]。

后世应用分消走泄法，不局限于用治外感湿热病，在内伤杂病辨证为湿热之证时亦有较多的应用和拓展。

三、笔者应用分消走泄法治疗湿热病的体会

笔者在治未病诊室工作，经常接触到各种偏颇体质需要调养的人，而其中最多的当数湿热体质，笔者常用的、疗效显著的就是分消走泄法。

笔者曾诊一男性患者，45岁，平素多食少动，经常晚餐饮白酒250g，啤酒数瓶。时感口中黏腻不爽，胸闷、腹胀、四肢倦怠，睡眠不实，大便溏，日2~3次，小便正常。查形体略胖，面部散在痤疮，腹部丰隆，口气秽浊，舌质红，苔黄腻，脉弦滑数。诊为湿热充斥三焦，予甘露消毒丹加减调治，处方：藿香10g（后下），白豆蔻10g（后下），石菖蒲15g，薄荷5g（后下），茵陈30g，黄芩10g，连翘10g，通草5g，大腹皮10g，滑石15g（包煎），川贝母10g，生薏苡仁30g。14剂后除偶有疲乏感，余不适症状消失。查面部痤疮减少，舌质略偏红，苔略腻，脉沉滑。患者不愿继续服药，予荷叶、生山楂、陈皮代茶饮，并嘱经常食用薏苡仁，调饮食，戒饮酒，适当运动。1个月后，其人再诊，因感冒后周身酸痛1周不缓解来诊。自诉头痛如裹，周身酸痛沉重，纳呆，便溏。查无发热，舌质暗红，苔白，脉滑。辨证为湿邪困表，予三仁汤加味治疗，处方：苦杏仁15g，白豆蔻10g（后下），生薏苡仁30g，法半夏15g，厚朴15g，通草5g，淡竹叶10g，滑石15g（包煎），白芷15g，7剂后唯大便时溏，舌苔略腻，余症消失，仍要求停服药物，嘱继续饮食、运动调养。8个月后该男子复诊，因工作繁忙，已3个月未运动锻炼，饮食亦无规律，近半月入睡困难，严重时睡眠仅有2~3小时，晨起口苦，日间头昏乏力。查精神倦怠，舌质暗红，苔黄腻，脉弦滑。此为湿热

困阻，胆胃不和，故以温胆汤加味治疗，处方：茯苓20g，法半夏30g，竹茹10g，枳实15g，陈皮15g，合欢皮30g，首乌藤30g，生姜10g，大枣10g，炙甘草10g，10剂而愈。

按：湿热体质人群增多的原因是因为随着社会经济的发展，人们的生活方式发生了变化，饮食上越来越精细，高热量、低纤维的食物成为餐桌上的主体，还有一些人嗜酒无度，致脾胃损伤，运化失司，食积湿阻，郁久化热，成为湿热。湿热体质的人面部多有痤疮粉刺，常感口干口苦，身重倦怠，大便燥结或黏滞，易感受外湿，感冒症状较重，咳嗽长久不愈。笔者在诊治湿热体质患者时，恒用分消走泄法进行调治，根据湿、热孰轻孰重，是否感受外湿而选用不同的方剂。如上述病例，初诊时面部痤疮，舌质红，苔黄腻，脉弦滑数，湿热充斥三焦，热重于湿，故选用甘露消毒丹，该方为叶天士创制，清代王孟英录于《温热经纬·方论》中，方中藿香辛温芳香，合连翘、薄荷清扬透热，共同宣透上焦之湿热；茵陈微苦微寒，白豆蔻、石菖蒲辛温芳香，黄芩苦寒燥湿，共奏祛中焦湿热之功。原方有射干，因该患无咽喉不适，故去为未用。易木通为通草与滑石淡渗利湿，清利下焦，加大腹皮行气运湿，使三焦湿热分而解之。患者感冒后就诊时是湿热体质复感外湿，湿重于热，笔者选用三仁汤加白芷，增强芳香宣化而开上之功。此后该患工作烦忧，饮食无常，致气滞中焦，水湿不化，郁而成热，土壅木郁，扰及胆腑，则入睡困难，胆热犯胃则出现口苦。温胆汤辛开苦降、行气开郁、燥湿化痰，加合欢皮、首乌藤解郁安神，达到清胆热、畅三焦之功效。

综上所述，分消走泄法是治疗湿热病的基本大法，不仅用于外感湿热，邪留三焦气分之证，亦可用于内科杂病痰饮水湿之患，还可用于湿热体质的调养之用，临证当辨别湿与热的轻重之分、是否夹杂外湿、感邪部位等诸多因素，合理选方用药。又因湿性黏腻，湿热体质的调养需要假以时日，应用分消走泄法调理时，还要注意合理饮食、运动，避免外湿侵袭，始能达到三焦通畅、气行湿化、湿去热消、阴平阳秘之目的。

参考文献

[1] 黄帝内经素问[M]. 田代华，整理. 北京：人民卫生出版社，2010.
[2] 张仲景. 金匮要略[M]. 何任，整理. 北京：人民卫生出版社，2010.
[3] 张仲景. 伤寒论[M]. 钱超尘，整理. 北京：人民卫生出版社，2010.
[4] 杨士瀛. 仁斋直指方论[M]. 福州：福建科学技术出版社，1989.
[5] 刘完素. 黄帝素问宣明论方[M]. 北京：中国中医药出版社，1995.
[6] 刘景源. "分消走泄法"在湿热病治疗中的应用[J]. 中国中医药现代远程教育，2006，4（8）：32-35.

毛以林（湖南中医药大学第二附属医院）

分消走泄法是治疗湿热病的常用方法，其理论源于《内经》，倡导于清代叶天士，后经薛生白、吴鞠通、王孟英等医家发挥，形成湿温病一大治疗法则。至今仍非常有效地指导临床实践。

一、"分消走泄"释义

"分消走泄"包括"分消"与"走泄"两个部分。

《说文解字》云"分，别也，从八、从刀，刀以分别物也"，即为分别、分开之意；"消，尽也"，意为消除、除尽之意。"分""消"合用，即采用多种治疗方法同时使用，使病邪从不同部位、不同途径消除，或使同时感受的两种或两种以上病邪分开消解。"走泄"的"走"，趋也，即走动之意；"泄"，除去也，即使邪外泄而除之意，合言之，即是使用走而不守的药物，宣通气机之品祛邪外泄而出。

二、"分消走泄"理论渊源

"分消走泄"的理论思想可追溯到秦汉著作《黄帝内经》。《素问·至真要大论》曰："湿淫于内，治以苦热，佐以酸淡，以苦燥之，以淡泄之。"其言治湿之法以苦温燥湿与淡渗利湿两者同用，使湿邪从不同途经而解，示后人以"分消"祛邪之法则。这一理论对后世有很大影响。如东汉时期张仲景治湿病之麻杏苡甘汤、麻黄连翘赤小豆汤、麻黄加术汤，已将发汗、燥湿、清解、利尿数法合用，可以视作对"分消走泄"法的临床拓展。金元时期医家李东垣最早提出"分消"，他在《兰室秘藏》中说"中满者，泻之于内，调脾胃有病，当令上下分消其气"，创中满分消丸治疗中满热胀病。朱丹溪在其著作《丹溪心法》中亦有云"既痞，同湿治，惟宜上下分消其气"，其言痰湿阻于中焦，可以采用分消之法治之。先贤虽未明确提出"分消走泄"，但其学术思想为"分消走泄"法的确立奠定了理论基础。

三、治湿热之"分消走泄"大法的确立

清代温病大家叶天士首倡以"分消走泄"法治疗湿温病。他在《叶香岩外感温热

篇》第 7 条云："再论气病有不传血分，而邪留三焦，亦如伤寒中少阳病也。彼则和解表里之半，此则分消上下之势，随证变法，如近时杏、朴、苓等类，或如温胆汤之走泄。因其仍在气分，犹可望其战汗之门户，转疟之机括。"

《伤寒论》中的少阳病，是以足少阳胆为主，但也涉及手少阳三焦。《伤寒论》第 263 条云："少阳之为病，口苦，咽干，目眩也。"《伤寒论》第 96 条云："伤寒五六日，中风，往来寒热，胸胁苦满，嘿嘿不欲饮食，心烦喜呕，或胸中烦而不呕，或渴，或腹中痛，或胁下痞硬，或心下悸，小便不利，或不渴，身有微热，或咳者，小柴胡汤主之。"伤寒之少阳病，为寒邪客于足少阳经之半表半里，表里气机出入失常所致。正与邪争，正胜则热，邪胜则寒，故恶寒与发热往来交替出现。足少阳脉下胸中，贯膈，络肝属胆，循胁里。少阳经气不利，故见胸胁胀满；木不疏土，脾胃升降失司，故嘿嘿不欲饮食；胆热内郁，上扰心神，则心烦；胆热犯胃，胃气上逆则喜呕；胆热上蒸则口苦，伤津则咽干。胆热循经上扰于目则眩。足少阳经气不利亦多影响手少阳三焦水液的通调，水停心下则心悸，阻滞膀胱则小便不利，或寒饮客肺则咳，至于不渴、身有微热是里和表未解。

三焦为水液分布之道，贯通上、中、下三焦。湿热为病，弥漫三焦，阻遏气机，影响水液之分布与代谢。湿热犯于上焦，蒙蔽清窍，则可见"头蒸热胀""头晕目眩""神识昏迷"；湿困中焦则可见"脘中微闷，知饥不食"或胃脘痞塞、"呕逆"；湿客下焦可见"脘连腹胀，大便不爽"或"便溏""小便不通"；湿客肌肉，气机不畅，则"身重""身痛"；客于膜原则"寒热如疟"；湿热郁蒸，又每见发病热不退，口干而不欲饮。种种病症，极为复杂，其临床表现与伤寒少阳病类似，如寒热往来、口干、不食、呕恶、小便不通等。

因此，笔者认为，叶氏"邪留三焦，亦如伤寒中少阳病也"一语，可能从临床出发，示人湿热客于三焦与伤寒之少阳病在临床表现上有类同之处。一是湿热之发热，常于午后加重，缠绵不解，颇似伤寒少阳之一日一作之特殊"寒热往来"，若湿热客于膜则"寒热如疟"，更似伤寒少阳之"寒热往来"。二是湿热为病亦可出现口苦之症。三是湿温之邪上蒙清窍，也可出现头晕、目眩，类似"少阳之为病，口苦，咽干，目眩"。且胆热横犯脾胃，可出现嘿嘿不欲饮食、喜呕，而湿热困脾，亦可出现脘闷不适，呕恶之症状。此两病在临床上颇有类同之症状，临证当仔细区别之。故其"邪留三焦，亦如伤寒中少阳病也"是暗示临证之时应注意湿热病与伤寒少阳证的鉴别诊断。

三焦为水液通行、气机升降之道，湿热为患，当阻碍三焦气机，治宜分消三焦湿邪；伤寒少阳病，邪在半表半里，出入之气机失常，治当和解表里。两者感邪不同，病机不同，主要病位亦不同，当随证立法，不可混淆。故曰："彼则和解表里之半，此则分消上下之势，随证变法。"

四、治湿温之"分消走泄"用药与组方寓意

关于湿温之用药组方，叶氏指出"此则分消上下之势，随证变法，如近时杏、朴、苓等类，或如温胆汤之走泄"。

何为"分消走泄"？"分"是指祛湿之法非止一途，而是要因势利导，从不同部位给湿邪以出路。"走"，是行走之意，即叶氏在《叶香岩外感温热篇》所说："具流动之品可耳。"分消走泄法中的"消"与"泄"字，是指消除湿邪，使之泄出体外。即使用行气之品宣通气机，使气行则湿走。综上所述，分消走泄法，是指用祛湿行气的药物，因势利导，使弥漫于三焦的湿邪分别从上、中、下三焦消除。

1. 用药之法，"分消"多途祛邪

湿温用药须"如近时杏、朴、苓等类"，是叶氏列举因势利导从三焦祛除湿邪的代表药物，示人用药大法。其中杏仁苦温走上焦，宣肺气发汗以祛湿，降肺气利尿以通水道；厚朴苦辛温，燥湿行气，宣畅中焦；茯苓甘淡渗利，导湿从小便而去。王孟英在叶氏此条之按语中称"杏仁开上，厚朴宣中，茯苓导下"，即指出了这三味药合用，可使湿热之邪分别从上、中、下三焦不同途经消除。

薛生白在《湿热病篇》中承其学术思想，指出"不欲湿邪之郁热上蒸，而欲湿邪之淡渗下走耳。湿滞下焦，故以分利为治，然兼证口渴、胸痞须佐入桔梗、杏仁、大豆黄卷开泄中、上，源清则流自洁，不可不知"。进一步肯定湿温病治疗，"分消"为其不移之法。

吴鞠通承叶氏之说，并发扬光大，明确指出湿热病"三焦均受者则用分消"，创立了著名的三仁汤、茯苓皮汤、杏仁滑石汤、黄芩滑石汤、薏苡竹叶散等。其中三仁汤以三仁为君，以杏仁伍竹叶宣肺气以开上；以白蔻仁合半夏、厚朴辛开苦降，燥湿行气以畅中；以生薏苡仁佐滑石淡渗利湿以渗下。其组方立意，正合叶天士"此则分消上下之势……如近时杏、朴、苓等类"之旨，为治疗湿热病的代表方。而凌嘉六明确指出："分消等法是三焦湿温之治。"

综上所述，湿温病，三焦"分消"，多途径祛邪，为不移之治法。

2. 组方之法，"走泄"行气化湿

叶氏指出"邪留三焦……或如温胆汤之走泄"，则是示人以组方大法。后世陈光淞注："温胆汤……均属宣导之品，所以谓之走泄也。"此方以橘皮、半夏、生姜之辛温，以导痰止呕，即以之温胆而畅中；枳实破滞，茯苓渗湿而走下；甘草和中；竹茹开胃土之郁，清肺金之燥而宣上，此方多法并用，以"畅中"为主，兼顾"宣上""渗下"，而寓分消之意。方中之药，以行气化痰祛湿为主，可见叶氏所称"走泄"，当是指选用具有行气祛湿、疏通三焦、清热导滞的药物来治疗湿热邪气留恋三焦的病证。强调处

方用药宜"动"而不宜"静"。

俞根初的《通俗伤寒论》所创之芩连二陈汤、蒿芩清胆汤，用于湿热蕴阻中焦，或湿热客于少阳，皆是承叶氏之思想，都是由温胆汤化裁而来。

五、治湿温"分消走泄"用药与组方规律

1."分消走泄"的用药规律

湿热犯人，多犯三焦，虽有上、中、下部位之不同，然中焦脾土恶湿而喜燥，湿困中焦之证，每为必见之证，湿热为病有偏上、偏下之分；湿热为患，又有湿重于热、湿热并重、热重于湿之不同；其处方药，当随证变化。

纵观有关湿温病的古代名著，如薛生白《湿热病篇》、吴鞠通《温病条辨》及叶氏之著作，不难发现，湿热病的治疗，运用"分消走泄"时临床基本用药规律如下。

开上：上焦湿重者，强调开宣肺气，气化则湿亦化。多用杏仁、藿香、白芷、苏叶、香薷、淡豆豉、青蒿宣畅肺气，以及橘皮、桔梗等开通肺气。如热重，佐以金银花、连翘、薄荷、枇杷叶、竹叶、芦根等轻清走泄之药，透热外出。

畅中：中焦湿困，多用苍术、陈皮、白术、半夏、白蔻仁、大腹皮、草果等辛开苦降，燥湿除满；热重者，加黄芩、黄连清热燥湿。

渗下：下焦强调渗利之法，多选茯苓、淡竹叶、猪苓、泽泻、车前子、滑石、通草、生薏苡仁等淡渗之品，清热利湿。

若为湿热阻滞大肠，肠道气闭者则配入槟榔、大黄、皂荚子、蚕沙等理气导滞，祛湿利窍之药，通过导下，通利膀胱，使湿热前后分消。

2.治疗湿温病组方规律

湿热为病，每每病发长夏，天热下迫，地湿上蒸，人处其中，感受湿热，湿热裹结，盘踞中焦，弥漫三焦，常可导致病情缠绵难愈，且湿热之邪，湿热犹如剥茧抽丝，层出不穷，清热则碍湿，燥湿则助热，临证遇此，最感棘手难治。其治疗自不同一般，其基本组方规律如下。

（1）湿热两分，不使胶结

湿热的分合直接影响湿热病临床表现，也是决定治疗的关键。薛生白云"湿热两分，其病轻而缓；湿热两合，其病重而速"；"有湿无热，只能蒙蔽清阳，或阻于上，或阻于中，或阻于下"；"湿多热少，则蒙上流下"，"热多湿少，或湿从热化"，"湿热俱多，则下闭上壅，而三焦俱困"；"若湿热一合，身中少火悉化为壮火"。湿热的多寡直接影响着病情的演变。湿多热少，以气郁为主；热多湿少，热象尤重；湿热两合，"上下充斥，内外煎熬，最为酷烈"，变证丛生。

其治，除根据湿热多少而决定祛湿与清热力度外，尤其强调使湿热分解不使相

合的原则。苦寒清热易伤阳，有冰伏湿邪之忧；苦温燥湿又有助热之弊。最关键的用药要点之一，即是使用淡渗利尿之品，如淡竹叶、滑石、通草，使湿从下焦而去，使"渗湿于热下"，从而达到湿与热分的目的。故叶氏强调湿热之治"通阳不在温，而在利小便"。

（2）三焦分治，多径祛邪

湿热为患，往往弥漫三焦，用药宜三焦并行。然湿热为病有偏上、偏下之分。病偏重上焦者，以轻清芳化为主；偏于中焦者，以清化湿热，开达中焦气机为主；偏于下焦者，重用分利淡渗为主。配伍总以疏利三焦、宣畅气机为着眼点。治上焦一是要注重宣畅肺气，因湿阻气机，湿亦赖气行，"盖肺主一身之气，气化则湿亦化矣"，用药宜轻清走泄之品流气行湿。二是宣肺可以开泄腠理，微汗祛湿；湿困肌表又应伍芳化湿浊之品；治中焦强调燥湿与运脾并行，调其升降，使气行湿亦行，脾喜燥恶湿，湿邪为患，每每困脾，用药宜选燥湿与行气功效兼备之品，如草果、苍术、砂仁、白豆蔻等；治下焦强调渗利之法，主要在于淡渗利湿，助膀胱气化，导湿热从小便而出。

除三仁汤为分消走泄之代表方外，湿热病之方颇多，如治疗湿热病湿热邪气阻于膀胱，小便不通而致神昏，叶天士在《临证指南医案》湿门一案中指出："当先以芳香醒神，淡渗宣窍，俾秽湿浊之气由此可以分消。"吴鞠通将其治法具体化，曰："先以芳香通神利窍，安宫牛黄丸，继用淡渗分消湿浊，茯苓皮汤。"可见，叶氏所言分消亦包括了分部和分病消邪的方法，既用安宫牛黄丸可清上焦之热，而开上焦之窍，又使用茯苓皮汤利下焦之湿，泄下焦之热，配合使用，湿热两分，上下并治，这就是分消之法的重要体现。又如湿郁经脉，证见身热，身痛，汗多，自利，胸腹白疹，用薏苡竹叶散亦尽现分消走泄之精髓。更有治疗三焦湿郁，升降失司之湿郁中焦、湿遏表里、湿郁生热、寒湿困脾、湿阻气滞的5个加减正气散，均更将治湿热病之分消走泄具体化。

（3）感邪不同，药有变化

"分消走泄"在临床上除应用于湿热病外，还广泛用于湿温、暑温、伏暑等。盖温、暑之邪亦为热邪，暑多挟湿，故湿温、暑温其病机实质仍是湿热为患，故其可以"分消走泄"法治疗。但由于感邪不同，其组方又有特点。如为暑温，虽系湿与热合，但暑热势盛，应在分消三焦的基础，着重使用清暑泄热之品，如寒水石、生石膏、滑石等，方如三石汤；若为湿温时疫，邪在气分，虽表现为湿热重症，但毒扰尤甚，又当在分消三焦的基础上增入清热解毒之品，如连翘、射干、贝母、薄荷，代表方如甘露消毒丹等。

六、结语

"分消走泄"一法在湿热病中的运用，主要指采用宣上、畅中、渗下之法使湿热之邪分别从上、中、下三焦不同途径消除，同时，还含有使湿与热分，不使胶结之义。组方宜"动"而不宜"静"，用药当选宣通行气、疏通三焦、流气行湿之品。该法除广泛用于湿热病外，尚可使用于湿温、暑温、伏暑等证的治疗，亦可用于内科痰热证的治疗。为临床必须掌握的治疗大法之一。

典型病案

黄某，男，36岁。岳阳市人。2013年8月1日初诊。患者诉2个月前无明显诱因出现发热，最高体温40℃，每日以午后热势最高，症状反复至今，在省、市多家医院就诊，经多项检查未查明病因，经抗病毒、抗炎治疗，病情无明显改善，后去北京某医院就诊，仍诊断为"不明原因发热"，遂返回，改求中医。刻下症：体温38.5℃，发热，神疲乏力，倦怠，咽痛，唇裂痛，口干口苦，喜饮冷，饮之不多，纳差，大便可，舌质红，苔黄腻，脉滑数。西医诊断：发热查因。中医诊断：湿温病。辨证：中焦湿热夹毒。治宜清热利湿解毒，芳香理气化浊，方宜甘露消毒丹加减。处方：白豆蔻10g，藿香10g（后下），茵陈15g，滑石30g，通草10g，石菖蒲10g，黄芩10g，连翘10g，浙贝母10g，射干10g，栀子10g，薄荷10g（后下），7剂。

2013年8月15日二诊：诉服药3剂，热退，咽痛缓解，又自购7剂，现仍有轻度口干，舌质淡红，苔白腻，药已中的，原方继用7剂。

按：患者病发夏季，炎夏季节，天暑下逼，地湿上腾，人处气交当中，感受了湿热毒邪，发为湿温，湿热之邪，客于气分，湿热交结，难解难分，以致长期发热不退。舌红、苔黄腻，口干苦，喜冷饮，可见热重于湿。而咽痛、热势高，则为湿热夹毒之征象。湿阻气机，则见神疲乏力，倦怠。关于湿温病的治疗，正如吴鞠通所说"徒清热则热不退，徒祛湿则热愈炽"，当辨热与湿之多寡，合理应用祛湿与清热两法，本病热重于湿，且夹有毒邪，治当清热、祛湿，佐以解毒，方以甘露消毒丹最为合拍。方中重用滑石、茵陈，配通草，从下焦以利湿清热；石菖蒲、白豆蔻辛开燥湿畅中焦；藿香、薄荷芳香化湿浊以宣上焦，调畅气机。黄芩、连翘、栀子合浙贝母、射干以清热解毒，利咽散结；共成分消走泄、清热除湿，化浊解毒之功，方证合拍，故取效亦捷。

郭　刚（河北以岭医院）

　　所谓分消走泄是指运用宣畅气机、燥湿渗湿、清热化痰方药，以分消留恋三焦气分之湿热病邪的治法。在清代温病大家叶天士所著的《叶香岩外感温热篇》中载："再论气病有不传血分，而邪留三焦，亦如伤寒中少阳病也。彼则和解表里之半，此则分消上下之势，随证变法，如近时杏、朴、苓等类，或如温胆汤之走泄。"后人遵先人之意旨把分消走泄四字连在一起作为一种治法，笔者认为实则包含了"汗、下、和、消、清"中医治则八法中的五种治法。同时经后人发挥及验之临床，该法确为治疗湿热病非常有效的治疗大法，现就分消走泄法理论源流、释义及在湿热病治疗中的应用做一探讨。

一、"分消走泄法"源流

　　"分消走泄"基本思想肇始于《黄帝内经》（简称《内经》），《素问·至真要大论》曰"湿淫于内，治以苦热，佐以酸淡，以苦燥之，以淡泄之"，其中"以苦燥之"指湿阻中焦而言，苦能燥湿，"以淡泄之"是指湿在下焦运用淡渗利湿之法，使湿邪从不同部位消化，这正是"分消走泄"的核心内涵。

　　东汉医圣张仲景将《内经》理论应用于临床，创"辛开苦降"之法，以疏散、淡渗等法结合祛逐痰湿之邪，用来治疗中焦湿热证。辛味能开能行，具有发散、行气、宣肺的功效，苦能泻能燥，辛苦之品能够解除湿邪困阻，辛苦合用可宣肺、理气、清热、燥湿，亦有分消走泄之思想。《金匮要略》中"病者一身尽疼，发热，日晡所剧者，名风湿。此病伤于汗出当风，或久伤取冷所致也，可与麻黄杏仁薏苡甘草汤"，该方以麻黄、杏仁之辛温宣上焦肺气，开水之上源，使湿从上走、从表发，以薏苡仁之甘淡既可健脾化湿，畅运中焦，又可淡渗利湿，从下焦小便而去。另外还有麻黄加术汤、茵陈蒿汤、麻黄连翘赤小豆汤等名方，这些方剂虽不完全适合湿热证，但分消走泄之组方思路非常明确。

　　金元时期，李东垣在《兰室秘藏》中提出"中满者，泻之于内，谓脾胃有病，当令上下分消其气"。此脾胃有病而中满者，是脾胃气虚、湿热郁结中焦所致，创立名方中满分消丸，方由党参、白术、茯苓、甘草、陈皮、半夏、砂仁、枳实、厚朴、猪苓、泽泻、黄芩、黄连、知母、姜黄等15味药组成，党参、茯苓、白术、甘草合陈皮、砂仁、枳实、厚朴，健脾化湿，理气消满，健运中焦以化湿，茯苓、猪苓、泽泻淡渗利湿从下焦小便而去，黄连、黄芩清热燥湿，以治湿热，同时陈皮、枳实辛开苦降，理气行滞燥湿，亦可宣通上焦肺气，诸法合用，开上、畅中、渗下与理气、健脾、清热、燥湿之功兼备，为分消走泄法之应用典范。朱丹溪在《丹溪心法》中有"既痞，同湿治，惟宜上下分消其气"的论述，可见痞证、湿证均宜分消治之。

明代张景岳在《景岳全书》中有"既痞有湿，惟宜上下分消其气，果有内实之证，庶可略与疏导""酒性大热，乃无形之物，无形元气受伤，当用葛花解醒汤分消其湿"之类的论述，这些无不体现了分消走泄法的思路。

可见在明代以前"分消"与"走泄"法虽未明确同时提出，但在治法思想、组方遣药及临床应用上已多见痕迹。

清代叶天士明确提出"分消上下之势"，并列举了宣上、畅中、渗下的代表方药，"如近时杏、朴、苓等类，或如温胆汤之走泄"，由此确立了分消走泄法，而温胆汤则是该治则的代表方剂。此后温病大家吴鞠通在《温病条辨》中创立了三焦辨证和著名的三仁汤治疗湿温初起证，笔者认为该方更加完美地体现了分消走泄治法和三焦分治的组方思想，除此之外，吴氏还在叶氏分消走泄法的启发下，创立了黄芩滑石汤、三仁汤、宣痹汤等分消三焦湿热的有效方剂。俞根初在分消走泄法的启迪下，在《通俗伤寒论》中创制芩连二陈汤和蒿芩清胆汤两方，皆为治疗湿热郁阻、三焦气化不利之方，而芩连二陈汤证属湿热并重，蒿芩清胆汤证则为热重于湿，此两方的设立应为分消走泄法的临床应用进展。王孟英承叶、吴之说，认为叶氏所创的甘露消毒丹亦是分消走泄法的代表方剂，其在《温热经纬》中云："此治湿温时疫之主方也……发热倦怠，胸闷腹胀，肢酸咽肿，斑疹身黄，颐肿口渴，溺赤便闭，吐泻疟痢，淋浊疮疡等证。"

后世医家赵立勋认为，湿热病总的治则是分消湿热[1]，对以往分消走泄法多在三焦分泄论述较多，而对湿热分消重视不够的历史现状做了有益的补充和修正。马伯燕等[2]将渗下法又扩展为渗下（利小便）与导下（通大便）的结合，进一步发展分消走泄法的内涵。

二、分消走泄法的具体含义

"分消走泄"一词言简意赅，寓意丰富，其中四字各有含义。"分"字为分别、分开之意，是指从不同途径消泄湿邪，如治上焦宣通肺气，提壶揭盖以利水上之源，同时可使湿邪从表而出，治中焦健运脾胃，辛开苦降，燥湿化湿，畅运枢机，治下焦淡渗利湿，使湿邪从小便而去，"分"字同时也含湿热分治之意；"消"字为消化、消散、消除、消失之意，消字之妙，妙在不管应用何种方式或通过多种途径只要达到消散湿邪的目的即可；"走"字则更为形象，寓走动、行走、流动之意，此处指化除湿邪，畅达三焦之气机，气畅则湿化，同时似也告诫后人治疗湿热证不能过用苦寒，以冰伏气机、阻碍湿化，此为流气风动，湿始能散；"泄"字为使湿热之邪外泄、外散之意，"泄"字多和"下"字连用，如下泄和泄下，所以泄字更多指使湿邪从下（二便）而出，当然针对湿热证也有泄热之意。总之，分消走泄法是指用祛湿行气的药物，因势利导，使弥漫于三焦的湿邪分道而消，泄出体外[3]。

三、湿热病的定义及临床特点

湿热病又称湿温，是指感受兼有湿邪的温邪或者暑湿病邪所致的一类急性外感热病[4]。当然在内伤杂病中亦可经常见到湿热内蕴证候。湿热证又可细分为湿热并重、湿重于热、热重于湿等不同证型，临床辨证中首先应辨析湿与热之孰轻孰重，其次辨湿热所在上、中、下三焦的脏腑部位。其主要症状包括初起可见恶寒发热，热势不扬，头身重痛，四肢酸困重着，之后可有头昏，胸闷脘痞，腹胀呕恶，口苦口黏，口渴不欲饮，大便黏滞不爽，小便短赤，舌苔黄腻，脉象濡数等。该病以发病较缓，传变较慢，病势缠绵难愈，病变部位重心在脾胃，常常阻滞三焦气机为临床特点。

正是因为湿热病的临床特点及其复杂病机，给治疗上带来了困难和矛盾。湿为有形之阴邪，热为无形之阳邪，湿热结合，热附于湿，病多是湿热胶结，热蕴湿中之态[3]。临床上治疗颇为棘手，热蒸则湿动，湿遏则热伏，辛温燥湿易助热，苦寒清热又恐冰伏气机有碍湿化，正如吴鞠通《温病条辨》云："徒清热则湿不退，徒祛湿则热愈炽。"其治疗最宜应用分消走泄法，因势利导，从不同部位运用不同方式使湿热化消祛除。

四、分消走泄法在湿热病中的应用

1. 湿热病三焦分治

湿热之为患，或外感所致，或为内伤形成，均可阻滞三焦，造成枢机不利，气机升降失常，水道不通。《素问·灵兰秘典论》说"三焦者，决渎之官，水道出焉"，可见三焦有通调水道、运化水液之功，同时三焦属手少阳之经，又有总司人体气化活动的功能，如《中藏经》所云"三焦者，人之三元之气也，号曰中清之腑。总领五脏六腑、营卫、经络，内外左右上下之气也"。可见无论是三焦病变导致水液运化失常，气机阻滞，还是湿热之邪熏蒸三焦，均应从三焦分治，疏通三焦之道路，使湿热从上、中、下三焦分泄。同时因三焦相连，即使湿热之证病位局限，亦应三焦分治，不必囿于"三焦均受"。

在分消走泄法创立之始，叶天士即提出"再论气病有不传血分，而邪留三焦，亦如伤寒中少阳病也，彼则和解表里之半，此则分消上下之势，随证变法，如近时杏、朴、苓等类，或如温胆汤之走泄"。此明确指出湿热从三焦分道而消。上焦为水上之源，宣肺即可利水，宣肺又可通利肠道；中焦用辛温开郁、苦温燥湿之品以辛开苦降、燥湿化浊，笔者认为亦可运用健脾温阳化湿之品，如苓桂术甘等药；下焦则用淡渗利湿之品，使湿热从小便而去，笔者认为亦可选用通肠泻浊治法，使湿热邪气从肠道排出。叶氏所示杏、朴、苓三味，实为三类药物的代表，杏仁开上焦肺气，厚朴行气燥湿、宣畅中焦，茯苓不但可健脾化湿，更能淡渗利湿，使湿热从下焦渗泄，三药相伍，开上、畅中、渗下，使湿热从三焦分消。温胆汤中陈皮、枳壳辛开苦降、理气行滞燥湿，且宣通上焦肺气，半夏燥湿开郁以畅中焦，茯苓、甘草健脾益气以化湿，且茯苓又可淡渗利湿，使湿邪从下焦而泄，竹茹清热化痰和胃，诸药相伍，开上、畅中、渗下与理气健脾之功兼备，是为分消走泄法之代表方剂[5]。

2. 湿热病之湿热分治

湿热病，顾名思义，有湿、有热，湿热裹结，氤氲黏滞，缠绵难愈，辛燥化湿或治湿通阳更助热势，苦寒清热冰伏气机，又碍湿化，临床治疗颇费心思，病难速愈；若治疗不当，还易加重病情，又生他变。叶天士指出"湿热浊气，交扭混乱……必日分消""或祛风于热外，或渗湿于热下"，薛生白在其专著《湿热病篇》也指出"湿热两分，其病轻而缓，湿热两合，其病重而速"。所以湿热病应湿热分治。

叶天士在创立分消走泄法之始所提之"杏、朴、苓"和温胆汤，祛湿之力强，而清热之力弱，当然分消泄湿本身也有助于分解湿热，同时也起到化湿以解阳郁之功效，但临床上湿热互结为病，还可分为湿热并重、热重于湿、湿重于热三个证型，湿热并重可选芩连二陈汤、甘露消毒丹等方加减；湿重于热，可选用三仁汤、温胆汤等方加减；热重于湿，可选用蒿芩清胆汤、三石汤等方加减。

3. 湿性黏滞，非走不消，非走不泄

湿为阴邪，守而不走，重浊黏滞，最易阻滞气机，吴鞠通在评价三仁汤时曾说："三仁汤轻开上焦肺气，盖肺主一身之气，气化则湿亦化矣。"而分消走泄之"走"字，有走窜、流动之意，具体在治疗湿邪用药选方时要选用辛散行气和辛香芳化之品以宣畅三焦气机，如走于上焦的杏仁、桑叶、藿香、苏叶等药；畅达中焦的厚朴、草果、陈皮、苍术等药，以及泄于下焦的通草、灯心草、竹叶等药，有些药物则不能单纯地归为上中下三焦，但亦有轻清宣泄及通利三焦的作用，如吴氏香附旋覆花汤中的香附、旋覆花，薛氏治疗湿郁膜原证所用之柴胡等均能梳理三焦气机，有助于祛除湿邪。另外，笔者认为治疗湿邪为害，亦可加用风药，风善行走，此亦应是分消走泄法中"走"字内涵之一，《本草纲目》中云"凡风药可以胜湿，泄小便可以引湿"，这类风药主要包括羌活、独活、防风、松节、威灵仙等。

4.分消走泄法在湿热病中临床应用举隅

分消走泄法运用于湿热证，无论外感或内伤导致均可，其临床应用非常广泛。下面三个病例皆为笔者运用分消走泄法治疗的验案。

病案 1 皮痹证

患者，女，42岁，湖南人。2014年9月来诊，主诉为全身皮肤肿胀半年，症见：全身皮肤肿胀紧厚，伴轻度瘙痒，皮肤温度高，皮色暗红，轻度蜡样光泽，皮皱减少，伴肢倦乏力，腹胀，大便黏滞不爽，舌质暗红，苔薄黄腻，脉细滑，入院后查 SCl-70 阳性，双肺 HRCT 示双肺下野间质性炎症改变，入院诊断为系统性硬皮病，中医诊断为皮痹，证属湿热阻络证，治宜清热解毒，化湿通络。方以三仁汤加减化裁。处方：杏仁 15g，薏苡仁 30g，白蔻仁 15g，厚朴 12g，法半夏 15g，滑石 15g（包煎），通草 10g，桑叶 30g，积雪草 30g，海桐皮 15g，茵陈 15g，竹叶 10g，泽兰 15g，虎杖 15g，红花 15g，鸡血藤 30g，上药加减用药 1 个月后，皮肤红肿紧厚症状明显减轻，皮皱增加，肢倦乏力、腹胀、便黏症状亦有显著好转。

病案 2 闭经证

患者，女，31岁。初诊时间为2014年4月18日，主因月经3个月未至，平素食欲时好时坏，肢倦乏力，时有恶心腹胀，夜梦多，白带量多，自诉近4个月体重上升大于5kg，舌淡暗边有齿痕，苔白，脉细滑，中医诊断为闭经，证属痰湿阻滞，治以化痰燥湿，疏肝活血。处方：法半夏 20g，苍术 15g，炒白术 20g，香附 15g，陈皮 10g，枳壳 12g，茯苓 30g，荷叶 12g，生山楂 10g，怀牛膝 30g，泽兰 30g，红花 15g，柴胡 9g，上方连服 15 剂，月经来潮，随访 2 个月，经期正常。

病案 3 长期低热症

患者，男，62岁，1994年7月中旬来诊，主诉为发热、咳嗽10天，查血常规示白细胞、中性粒细胞明显升高，门诊给予大量抗生素治疗，体温下降，但未至正常，之后长期低热，体温在 37.2~38.1℃之间，伴有纳呆肢倦，恶心欲呕，胸闷腹胀，头昏沉不适，大便黏，舌淡苔黄厚，脉濡缓，服用消炎止痛药、抗生素及中药无效，找笔者诊治，中医辨证为湿热郁结三焦，治以芳香辛散，化湿理气，仿叶天士分消走泄之法，方以藿朴夏苓汤合三仁汤加减。处方：藿香 12g，厚朴 15g，法半夏 15g，茯苓 15g，杏仁 12g，薏苡仁 30g，白蔻仁 15g，竹叶 10g，淡豆豉 12g，草果 12g，槟榔片 9g，甘草 10g，上药加减先后共用 10 剂，热退，诸证俱消。

五、分消走泄法的扩展应用及启迪

"分消走泄法"的提出是叶天士针对湿热阻滞三焦气分给出的治法，仔细揣摩，确实给人很多有益启发，在临床中不必只限于"湿热阻滞三焦气分证"，首先针对湿热证，无论外感湿热还是内生湿热，均可使用该法，另外从湿热在体内位置而言，也不必囿于"湿热阻滞三焦"，无论在何处位置，有何症状，只要辨证为湿热证型，均可参照该法思路治之，畅三焦气机，湿才有出路。其次，分消走泄法也是祛除所有致病邪气的重要方法和思路，亦即因势利导，从不同部位，用不同形式，采用灵动走窜之药祛除病邪的治法，例如祛风可以解表亦可养血，除寒可以用辛温发散亦可用温阳，清热可用苦寒亦可滋阴，还可理气化瘀解郁及利大小二便，使热从二便排出，祛湿可以用健脾、芳化、理气、燥湿、渗湿、峻下利水等，还有风热分消、风寒分消、痰瘀分消等，目前临床上常用的"分消法"有前后（二便）分消法、表里分消法、上下分消法、脏腑分消法等[6]。

综上所述，分消走泄法提出始于叶天士，其在《温热论》中将该法用于治疗湿热阻滞三焦气分证，其思想秉承《内经》及仲景之学，后世医家又有诸多发挥，更加完善了该法的内涵和应用范围，分消走泄法是治疗湿热病的重要有效治法，同时也给祛除多种病邪提供了宝贵有益的思路参考。

参考文献

［1］赵立勋. 湿热条辨类解［M］. 成都：四川科学技术出版社，1986.

［2］马伯燕，张福利. 分消走泄法理论探源［J］. 中医药信息，2012，29（3）：1.

［3］刘景源."分消走泄法"在湿热病治疗中的应用［J］. 中国中医药现代远程教育，2006，4（8）：32-35.

［4］林培政. 温病学［M］. 北京：中国中医药出版社，2007.

［5］王庆其，刘景源，张再良，等. 中医经典必读释义［M］. 北京：中国中医药出版社，2012.

［6］邓启源，邓裔超. 分消走泄法临床新识［J］. 辽宁中医杂志，1991（5）：5-6.

晁恩祥评按

论分消走泄法在湿热病治疗中的应用

　　"分消走泄"法是治疗湿热病的一个大法，其理论基础当溯源于《黄帝内经》，《素问·阴阳应象大论》有"其高者，因而越之；其下者，引而竭之；中满者，泻之于内；其有邪者，渍形以为汗；其在皮者，汗而发之"之治疗大法，其体现的是因势利导的治疗原则。叶天士将这一原则和方法完美地运用于湿温病的治疗中，创立了"分消走泄"法。

　　之所以采用"分消走泄"的治疗方法，是基于湿热弥漫，邪留三焦的病理特点。湿热一证，最为难治，因湿与热合，如油入面中，既不可过于寒凉，又不可过于温燥，过于寒凉则伤阳，过于温燥则伤阴。叶氏根据《伤寒论》"寒中少阳"的治疗原则，提出"彼则和解表里之半，此则分消上下之势"的治疗方法，确是得当。其选用的温胆汤和杏、朴、苓类药物也为湿热之邪羁留三焦之证的治疗树立了标杆，后世在此基础上多有发挥。

　　七位同学的策论，通过查阅文献对"分消走泄"法的源流及其发展与运用做了系统梳理，力图使读者对该法发展的脉络有一个清晰的了解。曹得胜同学论述条理清晰，内容全面深入，对该法的认识、理解及用药规律与特点做了较为细致的阐述，对于该法的现代应用很有裨益。李兰同学则对该法与辛开苦降法、开达膜原及通阳利小便等方法的关系做了初步探讨。邱健同学以脾胃湿热证为例，对"分消走泄"法在临床上的具体应用进行了较为全面的分析总结，深入理解"分消走泄"之根本，遵"宣上、畅中、渗下"之意自立处方，清化湿热，疏肝和胃，理法方药得当，获得满意疗效。代晓红同学通过临床针对湿热病症的治疗经验总结，以及在临床中观察所得，提出针对现代社会的一些病症，如高血压、糖尿病及高甘油三酯血症等，在某些特定的人群中是否有共同的发病机制——湿热为患？采用"分消走泄"法，祛湿清热，畅通三焦，是否可取得良好的临床疗效？实为作者有益的思考及探讨。刘英军把"分消走泄"法治疗湿热病的基本方法运用到日常治未病的工作中，提出因湿性黏腻，应用"分消走泄"法调理需要假以时日，还要注意合理饮食、运动，避免外湿侵袭。毛以林重点论述了"分消走泄"法治湿温的用药与组方寓意及规律，条理较清晰，尤其是明确了其组方规律为湿热两分，不使胶结；三焦分治，多径祛邪；感邪不同，药有变化。郭刚也分享了皮痹、长期低热、闭经等运用"分消走泄"法治疗的验案。

　　七位同学的策论选题切合临床，能够将先贤理论与方法用于当今的医疗实践，具有一定的临床价值，文章结构合理，逻辑性较强，每位同学各有所长，可对照参考学习。虽然有些论述部分观点还有待商榷之处，但瑕不掩瑜，同学们勇于探索，深入研究的精神值得赞许。载于《中医药学名词》第一版中"分消走泄"其定义为"用具有清利小便、导泻大便作用的方药，使病邪从大小便两个途径消除的治法"，与本策论题的内涵还是有所出入，"分消走泄"理论与内涵还尚待深入探讨，进一步挖掘研究。

天癸论

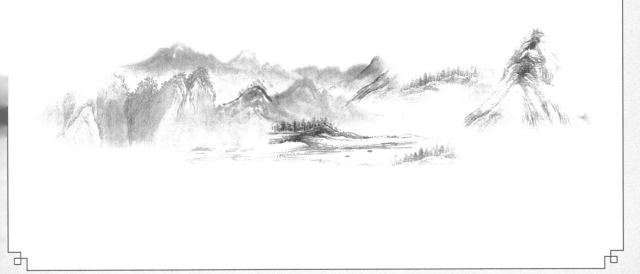

马　堃（中国中医科学院）

　　"天癸"一词首见于《素问·上古天真论》，曰"女子七岁，肾气盛，齿更发长；二七而天癸至"，文中指出了人体生长、发育、生殖及衰老的过程根本在于"天癸"的变化。作为中医学的重要名词术语，《素问》提出了其概念，但意犹未尽，历代医家多有阐述、诠释，可谓仁者见仁，智者见智，而莫衷一是的见解更为其增添了几分神秘色彩。本文从文字考证、历史背景、生理功能、病理变化和相关疾病等方面进行了一系列考证，提出正确理解和思考天癸之水与生殖之间的关系，探讨天癸在优生优育中的重要作用，对进一步提高中医药治疗不孕不育的临床疗效，提高人口素质，促进民族的发展乃至对人类的生殖健康、繁衍生息都具有十分重大的意义。

一、关于"天癸"的文字考证

　　仓颉造字，天雨鬼哭。汉字，蕴含着祖先对于世界的原始认知、对于自然的无限敬仰。因此，从汉字入手来认识"天癸"的内涵和意义就显得尤为重要。

1. 关于"天" 𤇆 字的考证

　　对"天"的解释：第一，《说文解字》：天，颠也。至高无上，从一大。段玉裁《说文解字注》：天，颠也。天颠不可倒言之。颠者，人之顶也[1]。以为凡高之称。始者，女之初也。以为凡起之称。然则天亦可为凡颠之称。臣于君，子于父，妻于夫，民于食皆曰天是也。至高无上，从一大。是其大无有二也，故从一大。于六书为会意。凡会意合二字以成语。如一大，人言，止戈皆是。突出了"天"的地位至高无上。第二，有自然现象的含义，《康熙字典》【礼·礼运】天秉阳，垂日星。荀子曰：天无实形，地之上至虚者皆天也。邵子曰：自然之外别无天[2]。【程子遗书】天之苍苍，岂是天之形。视下亦复如是。【张子正蒙】天左旋，处其中者顺之，少迟则反右矣。古汉语词典对于天的记载和描述：天空，《兰亭集序》曰："是日也，天朗气清，惠风和畅。"天气；气候。《卖炭翁》曰："可怜身上衣正单，心忧炭贱愿天寒。"【天道】指自然规律、天气。第三，有"身体"的身之意。《吕氏春秋·本生》曰："故圣人之制万物也，以全其天也。"高诱注："天，身也。"《康熙字典》【天作之合】天生的配偶。原指周文王娶大姒是天所配合，后来多用作祝颂婚姻美满之词。也用来表示关系密切、特殊。李今庸曾专篇考证天癸，认为天即为身体的"身"。此外，与"天癸"尤为密切的说法是天为"天真之气""天然之意",即非人所能为,即来自先天,天一生水。古代文献对"天癸"之"天"的认知,多为来自先天,随着肾气的充盛而不断地发挥作用。

2. 关于"癸" ※ 字的考证

对"癸"字的含义可以概括为以下四点:第一,陈昌治【说文解字】癸,冬时,水土平,可揆度也。【史记·律书】癸之为言,揆也,言万物可揆度也。第二,象水从四方流入地中之形。癸承壬,象人足。第三,【正韵】癸者,归也。于时为冬,方在北,五行属水,五运属火。第四,我国古代"干支纪年法"的序数词之一,在天干的五行归属中癸属水,因此,"癸"又可作为"水"的代名词。

根据文献的记载,对"天癸"的"癸",古代医家多认同上述第四种解释。如《素问》王冰注:"癸为壬癸,北方水,干名也。"张介宾《类经》注:"夫癸者,天之水,干名也。""癸"作为十天干之一,在殷商时代的甲骨文中就有记载,十天干原本是古代描述物候的符号,指随着四时阴阳的时空更替,自然界的万物生长化收藏的演变规律[3]。

中医也将十天干用于对生命的认知,概括了万物的生长过程,"甲为阳木,为嫩芽出生,在腑为胆;乙为阴木,万物渐生……壬为阳水,妊养新的生命,胎养之意,在腑为膀胱;癸为揆度下一代生命,生息已具,宿根待发,在腑为肾"[4]。此言揭示出壬癸蕴含着"阳气蛰伏,生机潜藏"之意,五脏六腑之精气集结于"肾",为新生命的再造做准备,这与"天癸"主生殖的内涵一致,也预示着天癸本身隐藏着强大的生机和力量。

二、历代"天癸"说

"天癸"作为中医学的概念,其内涵十分丰富。历代医家对于"天癸"的认识,纷纭错杂。不同层次、多个角度的论述与发挥,或鞭辟入里,引人深思;或片面不全,留存争议;或另辟蹊径,成一家之言。然众说虽殊,但求同存异间,使后辈对于"天癸"有了更全面的认识和理解。笔者现将纷杂的见解做如下的归纳整理,力求梳理出历代医家高度认同和推崇的观点,以期更进一步探求"天癸"的本原及其奥意。

1. 精血、阴精说

精血即是指"男精女血",源自唐代王冰,后世对于此说颇为认同。如明代万全《保命歌括》中说:"在男子为精,在女子则为血,皆曰天癸。"《素问直解》曰:"天癸者,男精女血,天一所生之癸水也。"张介宾则认为,天癸与精血有先至后至之别,不可混为一谈。"阴精说"以明代的马莳为代表,其认为"天癸者,阴精也……由先天之气蓄极而生,故谓阴精为天癸也",后世医家亦有持此说者。

2. 与"气"相关说

隋代杨上善在《黄帝内经太素·卷第二·摄生之二·寿限》中说："天癸，精气也。"指出天癸即是"精气"。《景岳全书·阴阳篇》曰："先天无形之阴阳，则阳曰元阳，阴曰元阴……元阴者即无形之水，以长以立，天癸是也。"张介宾在其《质疑录》中亦说"天癸者，天一所生之真水，在人身是谓元阴"，在《类经》中则提出"天癸者，言天一阴气耳……亦曰元气，人之未生，则此气蕴于父母，是为先天之元气"。张氏此说对于天癸物质性来讲可以理解为"元阴"，对于天癸功能上的作用可以理解为"元气"，明确了天癸是物质和功能的统一体。南宋陈自明在其《妇人大全良方》中指出"所谓天真之气，癸谓壬癸之水，壬为阳水，癸为阴水，女子阴类，冲为血海，任主胞胎，二脉流通，经血渐盈，应时而下，天真气降，故曰天癸"。

3. 与"水"相关说

明代宋林皋在其《宋氏妇科秘书·精血篇》中明确提出了"所谓天癸者，月水也"，李时珍在《本草纲目》中将"妇人月水"解释为"天癸"，此类说法虽见于各类医案，但多有不妥之处。认同度较高的为"天一生水"说，如清代王旭高在《王旭高临证医案·妇人门》中记载"妇科首重调经。夫经乃心血与肾液相合而成，为天一之真水，故名天癸"。又有《素问直解·上古天真论》曰："天癸者，男精女血，天一所生之癸水也。"

由此可知，"天癸"包含着精、气、水多元内涵，而水是生命之源，万物之生，皆由水始。这种孕育的巨大作用与力量，使人类对于水充满了敬仰、崇拜与畏惧之情，通过我国古代神话故事便可略知一二，由此也可理解古人对于"天癸"本质和内涵的认知点。天癸，除自身有水的含义外，因其藏于肾内，而肾又为水脏，此亦揭示了天癸与水关系密切。

三、"天癸"与人体生理生殖功能的关系

天癸，男女皆有，禀受于父母，根藏于肾，是肾中精气充盛、人体发展到一定阶段的产物。从物质层面讲，天癸源于先天，作为一种促进生殖功能成熟的物质，以其特有的、微妙的生理功能表现出来，可以说，天癸，有质亦有气。它的物质属性通过外在的特征和明显的生理现象表现，如《内经》中记述的"女子七岁……二七而天癸至，任脉通，太冲脉盛，月事以时下，故有子；三七肾气平均，故真牙生而长极……""丈夫八岁……二八肾气盛，天癸至，精气溢泻……四八，筋骨隆盛，肌肉满壮……"李时珍在其《本草纲目·妇人月水》中说："女子，阴类也，以血为主，其血上应太阴，下应海潮。月有盈亏，潮有朝夕，月事一月一行，与之相符，故谓之月水、月信、月经。"由此可见，天癸与女子的月经有着密切关系。天癸亦是决定精、血是否正常发

生并应时而至的重要因素，是促进并决定人体生殖遗传的生殖信息类物质，对于这种生殖信息的发生和终结，古人虽然不能从微观结构上精确窥见，但却从"月事以时下，女子怀春，月事断绝，女子不孕"等宏观现象上深刻把握了这种特殊物质的存在与其重要作用。天癸亦可使人形体壮实，功能旺盛。从功能层面讲，天癸具有维持机体各项生理及生殖功能正常的重大作用。

特别是，天癸可使冲任二脉渐次充盛，而冲任二脉同出于胞中（内生殖器），过宗筋（外生殖器），内属于肾，外则循行于躯体之间，与乳房、喉结、唇口等第二性征区相连属。青春期时，男性喉结和声音的变化、女性乳房的发育等都与天癸有关。可见，天癸对于男女第二性征的保持，也是不可或缺的。如《灵枢·五音五味》记载："宦者去其宗筋，伤其冲脉……故须不生。"这说明古人很早就认识到了这一点。正是有了天癸的盛衰，才产生了人体的生长壮老已。这里需要强调的是，《内经》中所言的"天癸竭"，不可单纯理解为尽，应理解为在一般正常情况下，天癸对于生殖系统的作用不能明显显现，似乎更为恰当[3]。

《内经》云"阴阳和，故能有子"，中医学认为受孕的机理在于肾气充盛，天癸成熟，冲任二脉功能正常，男女之精相合，构成胎孕。《灵枢·决气》曰："两神相搏，合而成形，常先身生，是谓精。"而孕育亦需要一定的时机，《证治准绳》说："凡妇人经行一度，必有一日氤氲之候，于一时辰间……此之候也……顺而施之，则成胎矣。"这里所说的氤氲之时"的候"相当于西医学所说的排卵期，这也正是受孕的最佳时期。也正是由于天癸调节月经正常来潮，促成卵泡发育成熟，建立有规律的周期性排卵，从而为受孕提供条件。

在1982年全国首届中医妇科学术研讨会上，妇科名家罗元恺教授首次提出了"肾-天癸-冲任-胞宫"构成了女性的生殖轴，为女性生殖功能与调节的核心，这是中医学术界首见的关于女性生殖轴的雏形[5]。

因此可以说，就两性而言，此理论与西医学中"下丘脑-垂体-性腺"生殖轴的内涵是非常类似的，张介宾在《景岳全书·阴阳篇》中明确指出："元阴者即无形之水，以长以立，天癸是也。强弱系之，故亦曰元精。"天癸，虽用肉眼无法看见，但与人体强弱关系很大，与西医学所说的生殖系统内分泌激素相近，因此说天癸与生殖能力亦有着密切的关系。天癸与生殖系统内分泌激素中的促性腺激素与性激素等的功能确实存在着很多相似之处，可谓是对生殖轴所涉及的多种物质的高度概括。功能上，它涵盖了人体内部对生殖功能的复杂的动力性调节。这就告诉我们，对于"天癸"一词，不能理解为某种单一的具体物质或生理功能，而是与生殖相关的多种物质和功能的统一体[6]。

正确理解"天癸"的内涵，把握"天癸之水"与生殖之间的关系，才能深刻全面地揭示其内在，才能为中医妇科临床研究提供真正符合中医认识原理的思路，才能为人类生殖健康找到更为有效的途径与方法。

四、"天癸"理论在中医妇科临床中的应用

女子终其一生可能罹患的妇科疾病不外乎经、带、胎、产、杂，由于天癸在人的生理生殖上起着非常重要的作用，因此，天癸的盛衰及异常与这些疾病的发生、转归有着千丝万缕的联系。如天癸萌发过早，则可能发生性早熟、月经初潮过早等；萌动过迟，又会引起发育不良、初潮过晚的问题；天癸之水每月涨退有时，不失其常，则月经有规律可循，反之，则会引起月经失调诸症；激经、并月、暗经又是天癸异常的表现；而天癸的衰少会诱发闭经、不孕、滑胎等；其衰竭过早会致使绝经期提前，并引发围绝经期诸症；而衰竭过迟则易使绝经期延长，发生崩漏及乳房疾患等。

历代医家也多有论述，《沈氏女科辑要笺正·经水》中有"二七经行，七七经止，言其常也，然禀赋不足，行止皆无一定之候"，是对经水行止的记载。又如李东垣在《兰室秘藏·妇人门·经闭不行有三论》言"妇人脾胃久虚，或形羸既绝，为热所烁，肌肉消瘦，时见渴燥，血海枯竭，病名曰血枯经绝"，是对早发闭经一类病症的描述；《医宗金鉴·经闭门·妇人经断复来》曰"妇人七七天癸竭，不断无疾血有余"，则是对晚发绝经的记述。万全在《广嗣纪要·择配篇》中提出的"螺、纹、角、鼓、脉"五不女，则是对女性生殖系统异常而无法孕育或难以生育之症的生动描述。

月经，即月水，作为"天癸之水"的狭义之解，虽然有其不妥之处，但也从某种程度上反映了月经与天癸之间的关系。发育正常且成熟的生殖系统，每月规律且正常的月经，是生殖孕育的前提和保障，两者与天癸息息相关。

恩师傅方珍教授在中医妇科疾病的诊治中，注重补肾调经，尤其是对不孕症的诊治，颇有造诣。傅方珍教授在其著作《医宗金鉴·妇科心法要诀释》中提出："月经不调而致不孕，临床最多见，故古人常将调经、种子并提。因经、带、崩、漏而致不孕者，往往病愈自能受孕。"傅方珍教授认为人的生殖功能与肾气、天癸、命门关系密切，命门之火为肾中之阳，天癸之水为肾中之阴，一火一水，水火既济，产生动力；肾气、命门、天癸，皆是先天之本，必靠后天脾胃来滋养。肾气的充实，天癸的成熟，冲任二脉的通盛，各个环节相互协调，紧密联系，才能保证月经正常来潮，天癸才能够完成其生殖繁衍的使命。傅方珍教授正是牢牢把握了不孕症的发病机理及其与"天癸"的密切关系，结合临床实践，以补肾调经为主对患者加以治疗。在临证中，对于肝肾不足、冲任虚寒的不孕症患者，主要以月经量少、月经后期等为主要证候的，傅方珍教授善用金匮肾气丸，并在其基础上加仙茅、巴戟天等调补冲任督之药，以温肾补阳，恰似"天癸之水"受温阳之功得以暖煦，缓缓以助孕，激发与维持生育能力；同时还会加入一些血肉有情之品，如紫河车、鹿角霜等，使脾健精足而有子[7]。而对于肝肾阴虚、冲任伏热的不孕症患者，则以月经过多、月经先期等为主症，傅方珍教授则多用左归丸，在补其真阴的基础上，加女贞子、菟丝子、桑椹以平补肝肾。在补

肾中力求阴阳平衡，无失偏颇。

恩师肖承悰教授临床诊治不孕症经验及特点：诊断为先，病证结合，个体辨治，衷中参西，注重真机。《证治准绳·女科·胎前门》曰："天地生物，必有氤氲之时，万物化生，必有乐育之时……此天然之节候，生化之真机也……凡妇人一月经行一度，必有一日氤氲之候，于一时辰间，气蒸而热，昏而闷，有欲交接不可忍之状，此的候也。于此时逆而取之则成丹，顺而施之则成胎矣。"肖承悰教授认为文中所述氤氲之候即的候，为四期中之经间期，也称为真机期，即西医学所讲的排卵期。经后末期阴长至盛，呈重阴状，即将发生重阴转阳，阳气萌发，氤氲之状生，适时和合，便能受孕。西医学认为此期卵巢排出成熟卵子，输卵管伞部拾卵，可受孕。此期虽短，然为阴阳转化的关键时期，为女性月经周期中不可或缺的一环。

中医妇科界的巨擘罗元恺教授，在其一生的行医生涯中，也归纳总结了一些在临床当中用于调整"肾－天癸－冲任－胞宫"这一女性特有生殖轴的方药。如龟鹿二仙膏（鹿角、龟甲、人参、枸杞子），左归丸（熟地黄、菟丝子、牛膝、龟甲胶、鹿角胶、山药、山茱萸、枸杞），右归丸（熟地黄、附子、肉桂、山药、山茱萸、菟丝子、鹿角胶、枸杞子、当归、杜仲），艾附暖宫丸（艾叶、香附、吴茱萸、肉桂、当归、川芎、白芍、地黄、黄芪、续断），寿胎丸等。以生殖轴理论指导调控月经周期、助孕安胎、产后调理等的治法、遣方、用药。可见，由"天癸"参与完成的轴线功能及从而形成的特色理论，在此种模式下，切实发挥着指导临床的作用[8]。

现代药理研究证实，补肾药对于改善人体性腺轴的功能有非常显著的作用，紫石英对无排卵性月经或排卵不规律的患者疗效颇好，对子宫发育不良者亦有较好效果；川芎、续断含有大量维生素E，当归有抗维生素E缺乏的作用，对子宫内膜营养不良的患者有良效；补肾药龟甲、菟丝子、杜仲、淫羊藿、紫河车、续断等具有调节肾上腺皮质，促进性腺和人体发育等功能[9]。

因此，对于"天癸"缺乏或不足所导致的妇科疾病，特别是不孕症，通过补肾调冲任的方法能够达到很好的治疗作用。

二七、二八"天癸至"，七七、八八"天癸竭"，从某种程度上说明了它的时限性。天癸至，表示生殖轴成熟，月经来潮、排卵、第二性征发育，具有生殖能力是其外在的表现形式；而天癸竭则表示此轴的功能减弱，在外表现为生殖功能的衰退甚至丧失。在临床中，掌握天癸这一特点后，可以根据天癸的"萌发—成熟—旺盛—衰竭"的规律，有针对性地采用调节天癸盛衰的方法治疗不同的患者，特别是性早熟和卵巢早衰所引起的妇科疾病，可以更好地做到有的放矢。

天癸为病，通常非单独致病，多与肾气的强弱、冲任二脉的盛衰、气血的盈亏、脏腑的虚实、经络的通滞及六淫七情等因素互为因果，作用于机体而表现出错综复杂、形形色色的妇科疾病。而五脏功能正常是维持肾精充足、天癸成熟的保证。因此，在治疗妇科疾病时，不能单单着眼于天癸，要在整体观念的指导下，结合脏腑辨证法，采用调补肝肾、调和气血、调理冲任的治则与治法。

天癸与中医妇科临床有着极其密切的关系，对天癸进行更深一步的研究与探讨，不仅对中医妇科学有着十分重大的意义，而且对于男性生殖学、优生学、遗传学乃至老年医学都将产生深远的影响。

五、从"天癸"看优生

生下健康的孩子，是每一个家庭夫妇双方的愿望。无论是哪一种缺陷或残疾，于社会及家庭而言，其代价往往都是沉重与悲痛的。1883年英国博物学家高尔顿，在达尔文《物种起源》的影响下，对人类学和遗传学进行了系统的研究，创造了一个名词"Eugenics"，译作"优生学"，其本意是指在社会的控制下，全面地研究和改善后代的遗传素质。从此，优生学作为一门新的学科诞生了。而后的1960年，美国人类学家Stem在此基础上，又提出了预防性优生学，其任务就是减少后代中各种遗传性疾病的患者[10]。

天癸，源于先天，根植于肾，是来自父母的一种决定人体生长发育的基本物质。《医宗金鉴》中有言："天癸乃父母所赋，先天生身之真气也。"从中医学的角度讲，天癸，即是人类遗传的重要物质。新生命获得父母双方的遗传物质时，也同时具备了相同的遗传能力。正如张介宾所说："人之未生，则此气蕴于父母，是为先天之元气；人之既生，则此气化于吾身，是为后天之元气。"但是禀受于父母的天癸，其作用又有着明显的时限性，无论是因七七、八八的"天癸竭"导致的"地道不通"还是"精少"，都会严重影响生育。天癸作用能力的消失殆尽，不仅表现在生殖方面，同时也会使整个生命体走向衰亡。因此，鉴于天癸对于生殖的重要作用，选择在其发育旺盛，机体发育成熟，即"肾气平均，筋骨劲强，故真牙生而长极"时，孕育生命，并恰当地把握"真机""的候"，可"顺而施之则成胎矣"。怀孕以后，天癸的功能主要是推动冲任二脉直接作用于胞宫，以养育胎儿，能否构成胎孕及胎儿的发育是否正常都与天癸有着密切的关系。熟知此点，方能够达到优生优育的目的。

然天癸虽来源于先天，却要受到后天水谷精微的滋养，才能维持其正常功能。《医宗金鉴·调经门》认为："先天天癸始父母，后天精血水谷生。"因此，注意饮食调摄，顾护脾胃，调养肾气，对于天癸作用的发挥非常重要。又有刘河间提出"天癸既行，皆从厥阴论治"的理论，可知天癸的正常生理功能虽然主要责之于肾，但同样离不开肝的疏泄作用，对于女子而言，七情致病因素尤不能忽略。气血条达，"阴平阳秘"方有利于优生优育。如《竹林寺女科》中有言"受胎之后，喜怒哀乐，莫敢不慎"，亦可见情绪对于孕育的影响。

关于天癸与优生的关系，我们不难得出以下的结论：天癸对于优良基因的影响毋庸置疑，先天禀赋是主要的因素；每一个可能对天癸造成影响的因素都会间接影响优生；深入研究天癸理论对于优生优育的意义至关重大。

倡导优生优育，提高人口质量，现如今已成为世界范围内普遍关心的问题。作为尖端医学的试管婴儿（IVF-ET），胚胎植入前的基因筛查与诊断技术（PGS/PGD）等，无疑为解决此类问题提供了可以选择的路径，但高昂的费用及诸多不确定因素，也令很多家庭望而却步。与此同时，富有优势与特色的中医妇科学，在人类生育活动中举足轻重的作用可见一斑，并将矢志不渝。

六、结语

"女子七岁，肾气盛，齿更发长；二七而天癸至，任脉通，太冲脉盛，月事以时下……"笔至于此，《内经》当中有关"天癸"的论说又浮现于脑海，其朗朗上口的韵律，总令人忍诵不禁。老子有言"上善若水，水善利万物而不争"，天癸之水，从生命孕育之初开始，便悄无声息地发挥着它的影响力，直至完成终其一生的使命。"问渠那得清如许，为有源头活水来"，天癸，神秘面纱下的重臣，如涓涓细流，在人类的生息繁衍中，建功立业。生命的产生到终结的整个过程，都与天癸息息相关。天癸，虽然由生殖问题所引起，却也不仅局限于生殖，它还应包括多个生命与生理方面的综合状态。那么，怎样循循善诱，怎样加以调护，怎样能够最大限度地发挥天癸之水的作用，是作为中医工作者，特别是中医妇科医生应该加以思考与探索的问题。路漫漫其修远兮，学习永无止境。作为肩负使命的中医人，穷尽毕生之力，努力发掘中医药学这一伟大宝库，其所获益，于人于己将受用无穷。

参考文献

［1］段玉裁. 说文解字注［M］. 上海：上海古籍出版社，1988.

［2］张玉书. 康熙字典（清）［Z］. 上海：上海世纪出版集团，2006.

［3］杨欣. 天癸的实质初探［J］. 中医药研究，1994（6）：3-4.

［4］互子. 易道中互易经体系［M］. 北京：朝华出版社，2009.

［5］张超，侯丽辉，吴效科. 天癸与女性生殖关系浅谈［J］. 时珍国医国药，2007，18（6）：1516-1517.

［6］赵永明. "天癸"的古今文献资料整理和研究［D］. 哈尔滨：黑龙江中医药大学，2008.

［7］佟丽娟. 傅方珍学术思想及临证经验［J］. 中医函授通讯，1993（3）：20-21.

［8］刘敏如. 罗元恺的女性生殖轴学说［N］. 中国中医药报，2014-10-15.

［9］张永占，刘占彦. 补肾中药对女性生殖系统功能的影响［J］. 河南中医学院学报，2006，21（1）：85-88.

［10］连丽君. 遗传病与优生［J］. 山西教育学院学报，2001（1）：124-125.

肖承悰评按

天癸论

"天癸"一词，最早见于《素问·上古天真论》，曰："女子七岁，肾气盛，齿更发长；二七而天癸至，任脉通，太冲脉盛，月事以时下，故有子……七七任脉虚，太冲脉衰少，天癸竭，地道不通，故形坏而无子也。""天"即"先天"，"癸"即水，"天癸"是指来源于父母的、先天所得之水。"天癸"男女均有，其既具备物质属性又具备功能属性，与人体的生长、发育、生殖功能存在密切的关系。从物质属性来说，"天癸"可以理解为"元阴"，从功能属性来说，天癸可理解为"元气"。

我认为，就女性而言，"天癸"是促使女性生长发育的一种物质，它来源于先天肾气，依靠后天脾气的支援逐渐发育成熟（天癸至），随后又逐渐衰退（天癸竭）。根据《素问·上古天真论》这条经文所述，月经产生的环路为"肾气盛—天癸至—任通冲盛—月事以时下"。在这个环路中，"天癸至"是关键的一步，天癸的到来，显示了肾精的亢盛，意味着生殖系统发育成熟，表现为初潮的到来及月经周期的建立，并具备了生育功能。因此，"天癸"与月经及生殖关系密切。

中国中医科学院马堃教授从"天癸"的文字考证、历史背景、生理功能、病理变化和相关疾病等方面进行了一系列阐述，提出天癸之水与生殖的关系，并探讨"天癸"与优生优育的作用。文字考证方面，"天"有"身"之意和"先天"之意，而后者更为多数学者所接受；"癸"多为水之意。马堃教授通过查阅文献，把"天癸"的文字含义阐释得十分清楚。"天癸"作为中医学的概念，内涵丰富，学说诸多，但比较被认可的观点是：天癸作为物质属性为"元阴"，作为功能属性为"元气"。这点我也十分赞同。"天癸"为男女皆有的物质，是肾中精气充盛、人体发展到一定阶段的产物。从物质层面讲，天癸源于先天，作为一种促进生殖功能成熟的物质，以其特有的微妙的生理功能表现出来。天癸的盛与衰与女性的生理、病理关系密切，天癸的正常保障了女性的生殖与孕育。马堃教授还对几位老师和前辈的学术思想进行了总结，认为：天癸是有时效性的，天癸至表示生殖轴的成熟，天癸竭代表生殖功能的结束。天癸虽源于先天，根植于肾，但也受后天水谷精微的滋养，同时与肝关系密切。天癸的生理作用决定了其与优生优育的关系密切，每一个影响天癸的因素都可能会间接影响优生优育。

冲任论

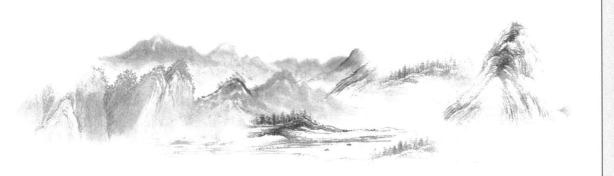

张明敏（华中科技大学同济医学院附属同济医院）

一、冲任之功在于蓄存气血

冲任二脉属于奇经八脉，与督脉一源三歧，起于胞中，其在下腹部的循经路线，正是女性生殖器官所在的部位[1]。《素问·上古天真论》有云："女子……二七而天癸至，任脉通，太冲脉盛，月事以时下，故有子。"故其参与妇人经、带、胎、产、乳的活动[2]。冲任二脉如湖泽一样，有蓄存气血之作用。故有"冲为血海"之称，又称其为"十二经脉之海"，可见其广聚脏腑气血；任脉为"阴脉之海"，有"任主胞胎"之论，其可总司精血、津液之一身阴脉。冲任充盛、通畅是妇人经、带、胎、产、乳的重要基础。

冲任为经脉之海，血气之行，外循经络，内容脏腑，若无损伤，则阴阳和平，而气血调和。冲任二脉与肝、脾、肾三脏有一定联系[3]。虽然冲任二脉不直接与脏腑相连，无表里相配关系，但与十二经脉相通，借助于经脉与脏腑相连[4]。脏腑化生的气血借经络下注于胞宫，而产生月经，故冲任二脉作用于胞宫是脏腑功能的具体体现。

冲任二脉能转输调节全身气血，当经络、脏腑、气血有余时，则冲任能加以涵蓄和贮存；而经络脏腑气血不足时，冲任又能给予灌注和补充。所以冲任对脏腑、经络、气血的盛衰起着疏导调节作用[4]。

二、冲任不调是女性的重要病机

妇科病机与内、外科等其他各科病机的不同在于妇科病机必须是损伤冲任的[5]。在生理上胞宫是通过冲任和整个经脉联系在一起的，在病理上脏腑功能失常、气血失调等只有损伤了冲任的功能时，才能导致胞宫发生经、带、胎、产、杂诸病[4]。

古籍中多将冲任视为妇科病诊治的纲领，如《妇人良方·博济方论第二》中所说："妇人病约三十六种，皆由冲任劳损而致。"在《临证指南医案·调经》的批注中就指出："经带之疾，全属冲任。"因此，凡治妇人，必先明冲任之脉。

由于冲任脉皆起于胞中，上循背里，为经脉之海。此皆血之所从生，而胎之所由系。明于冲任，则本原洞悉，而后其所生之病，千条万绪，可以知其所从起[6]。

由此可见，生理上，女性的经、带、胎、产、乳诸功能正常的发挥全有赖于冲、任二脉的充盛流畅；如果冲任二脉的充盛、流畅被破坏，必将引起月经不调、带下病、不孕、滑胎、小产及乳汁不足、不畅等疾患。

三、冲任不调的常见病因为脾虚、肝郁及肾虚

冲任不调的常见病因表现为外感六淫、内伤七情、机械损伤等三大原因。具体来讲，以脾虚、肝郁、肾虚等脏腑功能不足，影响到冲任不充、不畅、不固，导致经、带、胎、产、乳的正常功能难于发挥。

冲为血海而主经水，经水来源于血，而血为脾胃所化生。脾胃虚弱，化源匮乏，则冲任失充，可致月经后期、月经量少、经行色淡或经闭不行；若脾气虚弱，失于统摄，可致月经量多，甚至崩漏。

肝主藏血，而冲脉又为血海，血属阴，任脉总司人身之阴。肝脏功能正常则将余血通过冲任下注胞宫而为月经，所以肝脏功能之盛衰可直接影响血海的盈亏。肝喜条达，易于怫郁，肝郁则气滞，气滞血亦滞，甚则成血瘀，从而成为诸月经病之肇端，尤其是经行不畅、痛经、闭经等月经病与此关系更为密切。

冲任和肾的关系尤为密切，肾为先天之本，藏精之脏，所藏之精是人体生长发育繁殖的重要物质。冲任二脉起于胞中，胞脉系于肾，冲任又根于肾，肾气盛然后冲任通盛，方能月事以时下。冲任的功能活动以气血为物质基础，冲任的通盛与衰竭，都以肾气的盛衰为前提，肾气虚弱则诸多月经疾病随之发生，尤其是月经初潮过晚、月经稀发、闭经等病证与此关系更为密切。

四、冲任不调主要表现为不充、不畅与不固

由于肝郁、脾虚、肾气不足均可引起冲任的蓄存气血功能的损伤，如果肾先天失充，脾的运化功能不足，将造成冲任不充；肝气郁结、气行不畅，可能导致冲任之气血循行不畅，不寻常道，血行瘀滞，引起月经不调、痛经、不孕等症；脾气虚、气滞及脾虚湿盛均可导致冲任不固，引起崩漏、带下、胎漏、滑胎等症。

先天肾气不足，后天脾胃失养，化源匮乏，则冲任不充。临床可见月经后期，不定期，月经量少，经行色淡，痛经甚则血枯经闭，重者婚久不孕。症见面色苍白或萎黄，头晕眼花，神疲乏力，腰膝酸软，性欲淡漠，舌淡红苔薄，脉沉细，尺脉无力。若脾虚血少，化源不足，冲任血虚，血海不能按时而满，经量渐少逐渐发展至闭经等；冲任不足，不荣则痛，可见经行腹痛；血虚不能上荣于面则面色苍白或萎黄；血虚气弱，脑失所养则头晕眼花，神疲乏力；胎产甚密，或流产手术不当，致肾精亏损，外府不荣，故腰膝酸软，性欲淡漠，舌脉均为脾肾不足，冲任不充之证。

肝郁则气滞，气滞血亦滞，血滞成瘀，或先天禀赋不足，肝肾亏损，胞宫失养，

则冲任不畅。临床可见月经先后无定期、经行不畅、痛经、闭经、不孕、癥瘕等。若情志不畅，肝气郁结，则血为气滞，冲任失畅，血海蓄溢失常，致月经先后无定期；冲任失畅，胞脉阻滞，可引起痛经、闭经等。

脾肾两虚，脾虚湿盛，失于统摄，则冲任不固。临床可见月经先期、经量过多、崩漏、带下、子宫脱垂、胎动不安、胎漏、滑胎、不孕诸症。若脾气不足，则冲任不固，血失统摄，可致月经先期、月经量多、崩漏等；冲任不固，胎失所载，可致胎动不安、胎漏、堕胎、小产等；脾肾两虚，气化失司，水湿内停，痰湿内生，流注下焦，滞于冲任，壅阻胞宫，不能摄精成孕，致不孕诸症[7]。

五、养血、理气、化瘀、益气是调理冲任的重要治则

《灵枢·五音五味》云："妇人之生，有余于气，不足于血，以其数脱血也。"妇人经、孕、产、乳均以血为用，且皆易耗血，故妇人常处于血分不足、气偏有余的状态。气血之间相互依存、相互滋生，伤于血，必影响到气，伤于气，也会影响到血。冲任二脉能转输调节全身气血，当经络、脏腑气血有余时，则冲任能加以涵蓄和贮存；而经络、脏腑气血不足时，冲任又能给予灌注和补充。故调理冲任当调理气血，以养血、理气、化瘀、益气为调理冲任的重要治则。

治冲任有专药，入冲脉药：补冲脉之气的吴茱萸、巴戟天、枸杞子、甘草、鹿衔草、鹿茸、紫河车、苁蓉、紫石英、杜仲；补冲脉之血的当归、鳖甲、丹参、川芎；降冲脉之逆的木香、槟榔；固冲脉的山药、莲子。入任脉药：补任脉之气的鹿茸、覆盆子、紫河车；补任脉之血的龟甲、丹参；固任脉的白果、巴戟天。

治冲任有专方，明代武之望《济阴纲目》中明确指出治冲任的方剂如四物汤、茸附汤、断下汤、伏龙肝散、调生丸、秦桂丸等。清代王孟英的温养奇经方，药用龟甲、鹿角霜、当归、茯苓、枸杞、芍药、海螵蛸、肉苁蓉、蒲桃、甘草。

调理冲任，贵在通盛[8]。妇人之血，宜盛不宜衰，盛则流通，衰则瘀塞。对邪留冲任者，治贵在通，如对房帏不慎，或宫内手术而致邪客冲任，湿热瘀交阻胞络的附件炎、盆腔炎用红藤、败酱草、蒲黄、延胡索等组成的蒲丁藤酱消炎汤清热化瘀，疏利冲任。经漏不止，日久冲任必夹瘀阻，治当通涩并用，或先清理胞宫，进而补肾固冲。药如蒲黄与五灵脂，熟大黄炭与炮姜炭，茜草与海螵蛸，三棱、莪术和三七等。对胞络阻塞，输卵管不通而久婚不孕者，通络加以补气，以鼓动通络之力。虚损者贵在盛，如对肾气不足，天癸未充；脾气虚弱，化源不足；或房劳多产，肝肾亏损等导致的冲任虚损者，又以健脾补肾养肝法调补冲任。

针对随着妇女月经周期变化冲任气血盛衰也会出现生理性变化的特点，可将补充冲任药和疏利冲任药分类组合，分别试用于月经周期的各个阶段，如对不孕症，氤氲期以巴戟天、肉苁蓉、淫羊藿、枸杞子、菟丝子等温养冲任，经前期则以柴胡、香附、

路路通、娑罗子等疏利冲任。冲任以通盛为贵，所谓任通冲盛，诸恙得解，毓麟有望。

总之，调理冲任就是使冲任通盛，拟以调气血，调阴阳，调肝肾。"谨察阴阳所在而调之，以平为期"，使气血充盈，气血调畅，二脉流通，经血渐盈，应时而下，冲任通盛，方能系胞。

六、调理冲任的临床运用

在病理情况下，脏腑、气血和其他经络的病变可影响冲任的功能；各种致病因素（六淫、七情）均可直接损伤冲任而影响脏腑、气血和其他经络而产生疾病。妇科病中，冲任二脉可有虚实两端。冲任"不通"或"欠盛"均可导致月经失调。

1. 冲任实证

导致冲任不通、损伤的致病因素多为气滞、痰湿、湿热、瘀血等，以冲任实证为主。实邪阻滞冲任，不通则痛，症见经行腹痛、经行乳房胀痛；邪实闭阻，冲任通利失司，可见月经后期、不定期、月经量少甚则闭经；瘀血内停，血不归经，伤及冲任可见崩漏、期中出血、经期延长；邪郁化火，下迫冲任，冲任受损可见月经先期、月经量多、经期延长、期中出血、崩漏。在治疗上，实者当泻之、攻之，以祛除邪滞，调畅气血，常选香附、川楝子、柴胡、广郁金、青皮、八月札等疏利冲任，生蒲黄、牡丹皮、赤芍、丹参、川芎、三棱、莪术、泽兰、益母草、马鞭草等通利冲任为主。

病案 1

张某，女，36 岁，已婚。初诊：2014 年 4 月 21 日。孕 7 月，现胸闷、腹胀、腰酸胀痛、下肢浮肿、大便稀、舌淡、苔白、脉细。证属冲任不通，气血不通，脾失健运。治拟疏肝养血，理气健脾。处方：当归芍药散加减。陈皮 10g，当归 15g，茯苓 10g，川芎 6g，白芍 20g，麸炒白术 10g，山药 20g，续断 20g，泽泻 10g，7 剂。

2014 年 4 月 28 日二诊：服上药以后症状明显改善，舌淡红，苔薄白，脉细，精神好转，续服上方 14 剂。

2014 年 5 月 12 日三诊：服上药后，诸证基本消失，诉寐难入睡，易醒，醒后难入睡，易疲劳，余可，舌红，苔少，脉滑数。在上方的基础上去当归、茯苓、川芎、泽泻等健脾补血活血药物，加补肾及安神药物，处方：陈皮 10g，白芍 20g，麸炒白术 10g，山药 20g，续断 15g，生地黄 15g，茯神 15g，酸枣仁 10g，盐菟丝子 15g，桑寄生 15g，丹参 15g，砂仁 6g，太子参 10g，14 剂。14 剂以后诸证消失。

按：妇人妊娠，肝郁气滞，脾虚湿盛，冲任不通，致腹中作痛，故治宜疏肝养血，理气健脾，通利冲任为主。本方是治疗妊娠腹痛的经验方，方中当归、川芎、芍药养血柔肝，重用芍药意在止痛，其中，当归补血和血，调血以荣胎，畅达经气以利血行，芍药养血敛阴，调经和营，川芎活血行气，三者合用，既使阴血得补，又使阴血得行。

白术、茯苓、泽泻益气健脾利湿。合而用之，意在调和肝脾、补气和血。肝脾调和，气血畅达，任通冲盛，则腹痛自消。

2. 冲任虚证

先天禀赋不足及气血、阴精的虚损是冲任欠盛的主要原因。冲任欠盛有冲任不固与冲任不足之分。肾虚血热，冲任不固可见月经先期、经期延长、期中出血、崩漏；脾肾气虚，冲任固摄乏力可见月经量多、经期延长、崩漏；阴（精）血亏虚，冲任不足可见月经后期、不定期、月经量少甚则血枯经闭；冲任不足，不荣则痛，可见经行腹痛。在治疗上，虚则补之，以补益肝、脾、肾，培养气血，常选生地榆、椿根皮、黄芪、党参、怀山药、山茱萸肉、桑螵蛸、海螵蛸、茜草、玉米须、莲须、芡实、杜仲等固摄冲任，熟地黄、首乌、枸杞子、菟丝子、覆盆子、巴戟天、淫羊藿、鹿角片、炙龟甲、紫河车粉等填补冲任为主。

病案 2

王某，女，15 岁，学生。初诊 2015 年 4 月 6 日。月经 2 个月不净。2 月 3 日来潮后经量时多时少，已连续 2 个月未净，有时夹有血块。曾用中药、黄体酮等治疗，至多止血 3 日，旋又出血不止。诊时经血未止，面色苍白，精神萎靡、抑郁，头晕时痛，记忆力差，饮食少进，四肢浮肿，大便不爽。舌淡苔薄，脉弦细，两尺虚弱。查血红蛋白 8.9g/L。证属冲任不足，脾肾不足，肝血失养，瘀血内阻。治拟补肾健脾，养血益肝，佐以活血。处方：二至丸、圣愈汤合四乌鲗骨一蘆茹汤加减。女贞子 20g，旱莲草 15g，何首乌 20g，党参 10g，玉竹 20g，当归 10g，川芎 10g，白芍 12g，海螵蛸 15g，茜草炭 15g，炒蒲黄 8g，鸡血藤 10g。

2015 年 4 月 10 日二诊：药后经血即止，精神稍振，饮食略增，浮肿渐消，大便自调。上方去当归、川芎、芍药、海螵蛸、茜草炭、炒蒲黄、鸡血藤等养血止血益肝之药，加桑椹、炙甘草、大枣、陈皮以增强补肾健脾之力。

2015 年 4 月 17 日三诊：月经于 4 月 16 日来潮，伴腹痛、头晕、寐差。处方：女贞子 20g，旱莲草 20g，何首乌 20g，当归 10g，川芎 10g，白芍 10g，益母草 12g，茜草炭 12g，香附 10g，益母草 12g，炒蒲黄 8g，合欢皮 10g，首乌藤 20g。

2015 年 4 月 28 日四诊：月经自 4 月 16~21 日净，4 月 24~27 日，又见少量出血，有时头晕。上方去茜草炭、炒蒲黄，采用圣愈汤原方，加黄芪、党参。

之后，按上方进退，冬令改服膏剂，有时加服煎剂，至 2015 年 6 月，崩漏未再发，经来五六日即净，临床诸证消失，面色润红，精神振作，血红蛋白升至 11.4g/L。

按：本例年方十五，天癸虽至，肾气不充，冲任不足。盖肾主骨生髓，髓海不足，头晕时痛，记忆力差；肾主封藏，下连冲任，冲任不固，崩漏乃作；两尺虚弱，亦肾虚之候。脾为后天之本，脾虚不运，因而饮食少进，四肢浮肿；脾不统血，则崩中漏下。崩漏日久，肝血不足，故抑郁头晕，脉具弦象。综观病机，当属肾失封固，脾不统摄，肝血失养，肝、脾、肾三脏均呈一派虚象，唯经血夹块，不无瘀血内滞之实证存在，故治宜补肾健脾，养血益肝，佐以活血，培育气血化生之源，调补冲任。

又按： 治疗崩漏，固不离补肾、健脾、养肝，多以补虚为主；唯患者每虚中夹实，伴有血瘀，故于治疗时必须虚实兼顾，方能有效，若只顾补虚止涩，将留瘀为患，虽可取效于一时，久必瘀血不去，新血难以归经，仍然迁延难愈。妇女经水盈亏满溢，周而复始是一个动与静相对平衡的过程。在月经病诊治中审证求因，注重冲任，观察其动静，贵在使其通盛。在具体的治疗上可根据冲任气血盛衰，往往动疾予以静药，静疾予以动药，动静不匀者通涩并用，更有动疾复予动药，静疾再予静药者[9]。本例虚象毕露，唯其经血有块，乃血瘀之候，故于补虚之二至合圣愈方中，加化瘀止血之益母草、茜草炭、炒蒲黄合治，崩漏乃止。此外，在妇科病的临证中随着妇女月经周期、冲任气血盛衰变化的生理特点，可以将疏利冲任和补益冲任的药物分别施用于月经周期的不同阶段。

观当今之人，动少而逸多，食味厚重，常致气血流通不畅，甚则发为血瘀。妇人血瘀，胞脉瘀阻，则见月经推后、闭经、月经量少、痛经，或有崩漏不孕、产后腹痛、恶露不尽，甚则癥瘕包块。今之医者多用活血化瘀之法。《血证论》云"此血在身，不能加于好血，反而阻新血之化机。故凡血证，总以去瘀为要""瘀血，既与好血不相合，反与好血不相能""瘀血不行，则新血断无生理"，都进一步强调了瘀血的危害性，提出了活血化瘀、推陈致新的重要性，故活血化瘀法成为治疗妇科病的重要法则。又者，妇人多忧愁伤感，常致肝气郁结，肝之疏泄功能失调，气机不畅，也常致气滞血瘀而发生多种妇科病。治当疏肝解郁，活血化瘀，故有"女子以肝为先天"之论，气顺则血顺，气行则血行，可见疏肝解郁也是治疗妇人病的重要手段。

七、小结

冲任二脉，调节着月经的形成，维持着妇人的生理功能，参与妇人经、胎、产、乳的活动。脏腑功能失调、气血失调等只有损伤了冲任的功能，才能导致胞宫发生经、带、胎、产、杂诸病。故冲任二脉的调理对治疗妇人病至关重要，基于月经周期、冲任气血盛衰变化的生理特点，运用养血、理气、化瘀、益气等治疗法则，并分别施用于月经周期的不同阶段，对于调节女性的生理功能具有重要意义。

参考文献

[1] 李延平，刘勇前. 浅谈"一源三歧"学说的形成和作用 [J]. 中医药学报，2012，40（3）：7-9.

[2] 岳瑶函，谭丽，陈华，等. "调理冲任，脏腑为先"法治疗月经病的理论与实践 [J]. 海南医学，2011，22（14）：128-131.

［3］王金亮. 善古述今，调和中正——平遥王氏妇科学术简介［J］. 中医文献杂志，2011，29（5）：48-50.

［4］边智伟. 女子以血为本的理论与临床研究［D］. 南京：南京中医药大学，2011.

［5］张春兰，董蕊，侯丽辉，等. 清代不孕症诊疗特色的挖掘［J］. 四川中医，2012，30（12）：34-36.

［6］宋文丽. 论冲任学说与中医妇科之间的辩证关系［J］. 基层医学论坛，2011（15）：97-98.

［7］胡海燕，杨新鸣，吴效科. 浅谈当代妇科"冲任"名家的学术思想［J］. 世界中西医结合杂志，2011，6（11）：928-934.

［8］刘成藏，高翠霞. 王希浩主任医师采用补、调、通法治疗闭经经验［J］. 中医研究，2014，27（4）：34-36.

［9］贾曼，徐莲薇，张婷婷，等. 朱南孙教授灵活运用"补益肝肾，疏利冲任"法治疗女性不孕症医案撷华［J］. 四川中医，2013，31（8）：122-125.

肖承悰评按

冲任论

"冲任"二脉起于胞中,其在下腹的循行路线正是女性生殖器官所在的部位,决定了其与生殖的密切关系。冲脉为"血海",为十二经脉之海;任脉为"阴脉之海"。"冲任"二脉总司精血、津液。从经络上看,冲任二脉与肾、肝、脾关系密切,通过经络而传递脏腑所化生的气血,形成月经或孕育胞胎,冲任二脉对脏腑、经络、气血的盛衰起着疏导调节作用。

《妇人良方·博济方论第二》中说:"妇人病约三十六种,皆由冲任劳损而致。"在生理上,胞宫与冲任经脉相连;在病理上,脏腑功能失调只有在影响冲任时才能导致胞宫发生经、带、胎、产、杂诸病。与冲任损伤关系最密切的脏腑是肾、肝、脾,其中,冲任和肾的关系尤为密切。在临床中,我们多应用补肾、调肝、健脾来调理冲任。

华中科技大学同济医学院附属同济医院的张明敏从几个方面来阐述冲任的生理病理、冲任为病的表现及治疗法则、调理冲任的临床应用。冲任之功不仅是蓄存气血,还有疏导调节气血的作用。很多妇科疾病发生的前提因素是"影响冲任",冲任为病与肾、肝、脾关系密切,与这三脏的经络、生理作用有关。肾为先天之本,所藏之精为人体生长发育繁殖的重要物质。冲任二脉起于胞中,而胞脉系于肾。肝藏血,冲又为血海,肝脏的功能异常既可以影响血海的充盈,也可以影响血海的满溢。血为脾胃所化生,脾胃虚弱,则化源匮乏或固摄失司,可导致冲任为病。因此,冲任为病的治疗原则多围绕肾、肝、脾展开。历代医家对调理冲任都有自己的见解,但总体来说,调理冲任贵在通盛,选方用药注意不能留瘀。张明敏还从冲任的实与虚分别进行临床举例,用药精当,很值得借鉴。冲任二脉维持了女性的生理活动,为女性疾病产生的关键节点,调理冲任对妇科疾病的治疗至关重要。

论小儿"肝常有余，脾常不足"

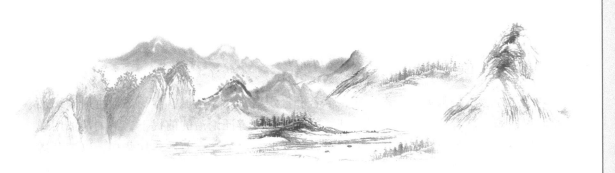

孙素明（洛阳市第一中医院）

"肝常有余，脾常不足"是明代儿科名医万全在其所著的《育婴家秘》中首先提出的，是对小儿多发病、常见病病理特点的高度概括，对后世中医儿科的理、法、方、药及辨证论治影响很大。

"肝常有余"，是对小儿易动肝风这一病理特点的集中概括。由于小儿时期脏腑娇嫩，形气未充，感受病邪之后，极易快速侵犯入里，而出现发热或高热。若治疗不慎或失当，高热持续，引动肝风则抽搐、痉挛；内陷心包则谵语、昏迷；若肝风与心火交相煽动，则易热盛津亏，刚柔失济，筋脉失养，而见壮热、神昏、抽搐，甚至角弓反张等证。

"脾常不足"，是指小儿时期，脏腑功能发育尚不完善，脾胃运化功能尚未健全，而生长发育所需的水谷精气却较成年人更为迫切，故容易为饮食所伤，出现伤食、积滞、呕吐、泄泻等证。

同时，由于肝木与脾土的紧密联系，患病后又常互相影响，出现肝脾同病。如发热、抽搐的患儿，常出现纳呆、食少、腹胀等；脾虚肠胃功能低下的患儿，又易感受外邪，出现发热、惊风等。

笔者参加第三批全国中医临床优秀人才研修项目期间，在研修经典、勤做临床的同时，还专程拜师国医大师、国家级名中医孙光荣教授等中医名家，受孙光荣教授"中和"学派及重视"治未病"、做"明医"、做"大家、杂家"等学术思想影响，结合自己的临床实践，逐渐总结出一点个人的心得体会和治疗经验，对小儿"肝常有余，脾常不足"有了更深入的认识，并总结出"外感不忘护肝，内伤注重健脾，养生以脾胃为中心"的儿科应用心得，兹简要介绍如下。

一、小儿外感病，首先防惊风

小儿外感本是常见病、多发病，但若邪气炽盛，壮热不退，容易热极生风，出现惊厥、抽搐，甚者神昏、谵语等变证。因此在临床辨证论治的前提下，常酌情加用蝉蜕、僵蚕、菊花等，在疏散风热的同时，兼平肝息风解痉；若发热加柴胡，以疏肝透表泄热；出现壮热、神昏等，可加用羚羊角粉冲服，以平肝息风兼开窍退热，也可酌情应用安宫牛黄丸、至宝丹、紫雪丹等。

二、小儿患外感，须防脾胃病

外感病特别是外感发热的患儿，常伴纳差、食欲不振、腹胀便秘或腹痛泄泻等。这是由于小儿脏腑娇嫩，形气未充，脾常不足，加上发热耗气伤津，脾胃运化呆滞的缘故。加之输液疗法、抗生素等化学药物的滥用，刺激和伤害了脾胃功能，特别是那些经常服用抗生素、大剂量使用液体疗法的儿童，很容易造成脾胃等脏器的反复损伤，形成慢性脾胃疾病。

即使纯中药治疗外感热病，由于多用辛凉有时甚至苦寒的药物以清热解毒、凉血等，对胃肠功能有一定的影响，稍有失当，也能妨碍脾胃运化。脾为后天之本、气血化生之源，脾胃病久，又多造成体质虚弱、正气不足、卫外功能下降，反过来又容易感染风寒等六淫邪气。

一般情况下，可以在辨证论治的基础上，适当加用健脾和胃、消食导滞的药物，如砂仁、山楂、炒槟榔等；若外邪入里化热，热结胃肠，出现痞、满、燥、实等证，还可酌情应用承气汤类泄热通腑、急下存阴。同时尽量避免使用不必要的抗生素等化学药物，减轻对小儿娇嫩脏腑的伤害。

三、小儿患杂病，更须健脾胃

根据小儿的生理病理特点，多患外感病和胃肠道疾病。若患内伤杂病，多体质虚弱、免疫力低下，常兼见脾胃虚弱之证，甚至本来就是脾胃虚弱所引起的。因此同样应在辨证论治的前提下，加用益气健脾、和胃助运之品。脾胃运化强健，则后天之本强，化源充足，正气得到源源不断的补充，免疫功能逐步增强，则病邪易去，病变脏腑容易康复，身体才能逐渐强壮。

四、小儿体弱多病，首当健脾和胃

小儿"脾常不足"，体弱多病的儿童更是如此。临床所见小儿身体虚弱者，多属脾胃疾病和肺系疾病两大类，而脾胃虚弱的儿童占大多数，可表现为神疲乏力、精神不振、面色苍白或萎黄不华、纳差腹胀、消瘦、便秘或腹泻、伴睡眠不安、多梦易醒、磨牙、舌质淡、苔薄白、脉虚无力等。由于正气不足、免疫力低下，还容易变生其他疾病。

即便属肺系疾病，也多与脾胃有关。如脾胃虚弱、肺气失养，或脾胃运化失司、痰浊内生蕴肺等，临床多伴有脾胃不足的症状或体征。因此在治疗肺系疾病的同时，必须兼顾脾胃，才能获取良效。如治疗痰湿蕴肺的咳嗽、哮喘，常加健脾化痰的二陈汤；治疗肺气不足常用茯苓、白术、怀山药等益气健脾以培土生金。

五、小儿脾胃病，注意保肝气、防外感

如前所述，小儿脾胃病久，脾气虚弱，则土虚木旺，在出现患儿形神疲惫、面色不华、纳差、腹胀、嗜睡露睛、四肢不温、大便不调等症的同时，还会出现肢体抽搐痉挛等肝风内动之证。如临床多见的缺钙性儿童手足搐搦证，可在辨证论治的基础上酌情选用缓肝理脾汤加减治疗，待病情稳定后，则应益气健脾和胃为主。

另外，脾胃虚弱的儿童，因日久脾肺两虚，卫外功能不足，又易外感六淫邪气。且因正气不足、抵抗力低下，邪气较易快速入里化热，热盛引动肝风；或热盛伤津耗液，致筋脉失养而抽搐惊风等。这类儿童又多易反复发作，屡次出现类似症状，临床须多加注意。

对于此类儿童，除了常规治疗之外，应"缓则治其本"，在平时多予调理脾胃，增强体质，从而减少和控制肝风及外感病的发生。临床上笔者多用参苓白术散、香砂六君子汤、建中汤类、理中汤等加减，并酌情加用红参、西洋参、怀山药、云苓、砂仁等以益气健脾、扶正固本，多获良效。

六、小儿"治未病"，首当调养脾胃

对于小儿时期"治未病"即养生保健工作，笔者认为，重中之重是调养脾胃。一般来说，身体的强弱取决于先天禀赋和后天调养，即取决于肾和脾两方面。

关于先天之本肾的保养，主要在于母体在孕期及孕前期的养生保健，不属本文讨论内容，一旦出生则无法改变，可以改变的只有后天脾胃。临床上对于体质虚弱的儿童和病情治愈后处于恢复期者，笔者强调做好养生保健，无病要预防，病瘥要防复发。

由于脾为后天之本、气血化生之源，只有调养脾胃，增进人体的消化吸收功能，为机体源源不断地提供营养，才能不断顾护正气，祛除病邪，提高免疫功能，使机体逐步健壮起来。所以说，脾胃强则正气强，脾胃强才能身体健康、少生病、不生病，是谓"正气存内，邪不可干"。同时脾土健运，也能反过来制约肝气，使之保持正常的疏泄功能而不肝气过旺，引起肝风内动。

在调养脾胃的具体措施方面，除了常规应用中药汤剂、颗粒剂之外，笔者也常运用膏方、针灸、小儿推拿疗法等综合调理。

由于中药特有的香气和味道，多数小儿不愿意长期服药。而膏方由于浓缩后服用量较少、有利于消化吸收、味道稍甜而不苦、便于长期服用等特点，深受儿科患者的欢迎，对脾胃虚弱或体质虚弱患儿尤其适宜。

针灸疗法近年来较为流行，很多外国患者都慕名前来治疗。其实对于儿童疾病的

治疗及体弱患儿的调理，都有很好的效果。除了头皮针以外尽量不留针，不管是体针，还是针四缝，尽量做到进针准、速度快、手法柔，多能取得良好的效果，患者也基本上能够接受。

最受儿童患者欢迎的莫过于小儿推拿疗法，一般采取推、拿、按、揉、捏、点、抚触等手法，轻、快、柔和地作用于小儿特有的经络、穴位或部位，不仅取效快、疗效好、不加重肠胃负担、无任何毒副作用，还深受儿童们的喜爱。笔者临床应用最多的就是小儿脾胃疾病，当然对于呼吸道疾病、脑病、泌尿系疾病、骨伤、杂病及平时的养生保健等也有很好的疗效，且年龄越小，效果越好。如前所述，小儿体质虚弱通常是脾胃虚弱，或伴有脾胃虚弱，因此我们在儿科养生保健方面，非常重视脾胃的调理，把脾胃的调理和整体功能的调理结合起来，大多取得理想的疗效。

七、调理脾胃，先要调控饮食

《素问·痹论》曰"饮食自倍，肠胃乃伤"，明确了肠胃病的主要原因。由于现代社会生活水平的提高和饮食条件的改善，我们发现绝大多数儿童脾胃疾病是因饮食过饱、过于油腻、饮食不节所致；而由于饮食物不足、营养缺乏引起的疾病越来越少。《素问·脏气法时论》曰"五谷为养，五果为助，五畜为益，五菜为充，气味合而服之，以补精益气"等，明确了饮食调理的基本原则，那就是平衡饮食，而不能过量。

由于小儿时期"脾常不足"，过量的、过于油腻不好消化的饮食常易损伤肠胃功能，故须保证饮食合理而不过量，民间俗话也说"要想身体健，三分饥和寒"，是有一定科学道理的。

八、结语

"肝常有余，脾常不足"是古代医家对小儿病理特点的高度概括。笔者在参加第三批全国中医临床优秀人才研修项目期间，通过读经典、做临床、拜名师等理论学习和临床实践，逐步总结出"外感不忘护肝，内伤注重健脾，养生以脾胃为中心"的儿科应用心得，并取得良好的临床效果。

孙　娟（济南市中医医院）

明代医家万全在钱乙"脏腑虚实辨证"的基础上，继承朱丹溪"肝只是有余，脾只是不足"之余绪，提出"肝常有余，脾常不足；心常有余，肺常不足，肾常虚"的观点，这是关于小儿生理病理特点理论的重大突破，对后世探讨小儿生理、病理、养护、治疗产生了巨大的影响。现仅就"肝常有余，脾常不足"说，浅述己见。

一、生理说及对小儿养护的指导意义——顺其生理特点以养护

（一）生理之"肝常有余"

1. 含义

"肝常有余"是小儿生理特点之一。《幼科发挥·五脏虚实补泻之法》曰："肝常有余……此却是本脏之气也。盖肝乃少阳之气，儿之初生，如木方萌，及少阳生长之气，渐而壮，故有余也。"《育婴家秘·五脏证治总论》云："肝属木，旺于春，春得少阳之气，万物之所以发生者也，儿之初生曰芽儿者，谓如草木之芽，受气初生，其气方盛，亦少阳之气方长而未已，故曰肝有余，有余者，乃阳自然有余也。"万全正是根据自然界的春生规律，比类取象于小儿，小儿生机旺盛，犹如草木之芽，受气初生，其气方盛，阳气自然有余。小儿形体和智慧的生长发育迅速，除有先后天滋养外，更依赖肝主疏泄、调达气机的升发功能，这就是肝常有余的体现。

2. 养护

肝常有余，正常情况下，肝行少阳之职，有升发之功，具萌动之性，表现出勃勃生机，其养护要点为顺其"有余"之生生之气。正如《育婴家秘》云："肝乃少阳之气，所以养生者也，肝无病固不可泻，以伐生气，亦不可补，以助长也。"对临床的指导意义，主要有形神养护两方面。

（1）养形宜数见风日，适度锻炼，薄衣顺时，防助阳生肝火

养肝养生之法，应遵"夜卧早起，广步于庭，被发缓形"之经旨，此为通则。具体于小儿，行为多动、喜欢跑跳正是小儿肝常有余生理上的表现，宜顺其天性适度蹦跳玩耍及锻炼，不可压抑小儿好动的天性；小儿如日初出，如木方萌，宜多见风日从其生长之气，如少见风日则肝气不能正常升发，影响生长发育；小儿阳常有余，宜着薄衣，如重衣温暖，则易助阳而引动肝火，或因汗出而招风邪。所以《育婴家秘·鞠

养以慎其疾》总结小儿养护之法道："衾厚非为益，衣单正所宜，无风频见日，寒暑顺天时。"还详细介绍了数见风日及薄衣之法，即"天气和暖之时，宜抱向日中嬉戏，数见风日，则血凝易刚，肌肤坚实，可耐风寒，不致疾病……薄衣之法，当初秋习之，不可卒减其衣……如此则必耐寒，冬月但着两薄襦一复裳耳，若不忍其寒，适当略加耳，若爱而暖之，所以害之也。"

（2）养神宜调节情志，适时教育，避免惊恐，勿使恼怒，令肝气条达

小儿天性天真活泼，如春日少阳之生气，故精神调理应顺其肝气，肝气条达，则气机调顺，生长顺利。如婴幼儿期以顺其情志、从其所欲为主，遵经旨"生而勿杀，予而勿夺，赏而勿罚"；年纪稍长，当循循善诱进行道德品质教育，纠正不良行为，以养成开朗的性格、健全的心智、良好的品行。特别需要指出的是，小儿神气怯弱，性多执拗，易惊恐恼怒而伤肝，应尽力避免，以防引动心肝之火。《幼幼集成·啼哭证治》曰："盖小儿初生，性多执拗，凡有亲狎之人，玩弄之物，一时不见，其心不悦而哭，谓之拗哭，急与之，勿使怒伤肝气致病也。"《育婴家秘·鞠养以慎其疾》曰："小儿神气衰弱，忽见非常之物，或见未识之人……未有不动者也，皆成客忤惊痫之病。"实践中，前贤给我们提供了很多办法，如《备急千金要方·少小婴孺方》曰："故养小儿常慎惊，勿令闻大声；抱持之间，当安徐，勿令怖也；又天雷时，当塞儿耳，并作余细声以乱之也。"采用逐步锻炼胆量的积极方法，"凡养小儿，皆微惊以长血脉，但不欲大惊"。

（二）生理之"脾常不足"

1. 含义

《幼科发挥》曰："肠胃脆薄，谷气未充，此脾所不足也。"《育婴家秘》云："儿之初生，所饮食者乳耳，水谷未入，脾未用事，其气尚弱，故曰不足。"由于小儿脾气未充，消化力弱，而生长发育又非常迅速，对水谷营养的需求较大，其脾就相对不足，这就是生理上的"脾常不足"。这种"不足"并非指正气亏虚，而是指生长发育中形态和功能的相对不足，与成人的脾胃虚弱截然不同。

2. 养护

小儿饮食不能自节，寒温难于自调，适宜个体的喂养调护十分重要，当顺其脾常不足之生理特点，遵循乳贵有时、食贵有节的原则。《育婴家秘·鞠养以慎其疾》曰："乳为血化美如饴，肉谷虽甘更乱真，到得后来能食日，莫教纵恣损脾阴。此言节其饮食之法也。"具体来讲要根据不同年龄、不同体质特点循序渐进地进行养护：如新生儿初离母腹，胃始用事，脾胃不健，哺乳要得当，尽量要母乳喂养，喂养的方法和时间要得当；婴儿添加辅食要遵循因人而异、由少到多、由稀到干、由细到粗、由一种到多种的原则；断奶后，要进行合理膳食调配，做到"五谷为养，五果为助，五畜为益，

五菜为充，气味合而服之，以补精益气"。忌饮食太饱，忌生冷肥甘，忌营养过剩，忌五味太过。万全本人非常善于调养小儿，给我们做了示范：一富家生子甚弱，结义万氏为家公。万氏重其义，朝夕戒其乳母，乳食不可太饱，或时以烂粥嚼而哺之，其一切肉果、饼粑、甘肥、生冷之物皆禁之。或有小疾，专以补脾胃为主。其子自幼至长，亦无大疾，今气实力壮，饮食多而不伤，寒暑不能侵，南北奔走不能劳。尝语人曰：生我者父母也，养我者万家公也。

（三）肝脾调和

生理上，"肝常有余"与"脾常不足"是一对矛盾的统一体，一方面小儿生长发育迅速需要很多营养，另一方面，脾常不足，运化相对不足，所以要调理肝脾，使"肝常有余"与"脾常不足"达到动态平衡，小儿才能健康成长。

养护之法，首要调达肝气。《血证论》曰："木之性主于疏泄，食气入胃，必赖肝木之气以疏泄之，而水谷乃化。"小儿脾未用事，谷气不足，而肝的有余之气有助于促进脾胃的功能活动。若肝气不舒，不足之脾必乏健运，生长发育就受到阻碍。次要节饮食，遵"少火生气"之旨，食物宜用气味温和者，忌食辛辣生冷油腻厚味之品，《黄帝内经素问注证发微》云："气味之温者，火之少也。用少火之品，则吾人之气渐尔生旺，而益壮矣。"目前一些家长常常忽略小儿"肝常有余，脾常不足"的特点，一味"补充营养"，使多余的湿食之气，滞留脾胃，脾困胃呆，面黄、疲乏、厌食、神呆、抽搐诸证蜂起。所以饮食七分饱，保留"三分饥"，既可避免湿食积滞，又可调和肝脾。

二、病理说及对小儿疗疾的指导意义——逆其病理特点以疗疾

"肝常有余，脾常不足"亦为小儿病理特点，是对小儿患病易动肝风及多见脾胃疾病特点的概括，从这一理论出发可以辨治许多儿科疾病，对指导临床治疗具有重要意义。现分述如下。

（一）病理之"肝常有余"

1. 含义

小儿脏腑娇嫩，形气未充，易受饮食、外邪、惊恐等因素影响。无论外感内伤，皆易触动有余之肝气，肝属木，木生风，病则化火生风。其病主要因肝气升发太过，阴阳之气不调，致肝气横逆、肝火上炎、肝阳上亢，出现高热动风等阳热证，这是疾病状态下的肝常有余。故有"五脏之中肝有余""小儿有病则热，热则发痉，此与大人异也"的发病特点。

小儿肝常有余，多表现为急惊风。首先在外感热病中表现最为明显，如各种时行疾病，感受疫疠之邪，起病急骤，邪易深入，内陷心包则惊悸神昏，肝风内动则抽搐瘈疭，甚则火热炽盛，真阴内亏，柔不济刚，筋脉失养而惊搐神迷不已。以痢疾为例，成人发病多较缓和，小儿多发病急骤，初起即可有高热惊厥而无大便脓血，需做肛拭子或灌肠查大便常规方可诊断，风温、春温、暑温、伏暑、大头瘟、烂喉痧等时行病皆易火极动风。即便是小儿普通感冒，亦有夹惊之特色，一时热甚风生，即陡然惊搐不已、抽掣神昏。其次，有的本是积滞病证，运化转输不利，一时阴阳平衡失调，卒然出现神志昏乱，惊掣抽搐之象。最后，暴受惊恐，惊则气乱，恐则气下，轻者神志不宁，重者心神失主，痰涎上壅，引动肝风，发为惊厥。以上均为肝常有余之象，所以治疗上有"肝则有泻无补"的论点。

2. 治疗

临证选方用药应注重"肝常有余"的特点，在辨证论治的基础上及时准确地加用平肝柔肝之品，平肝以调其肝气，柔肝以护其肝体。如治小儿风热感冒，常佐以桑叶、菊花、蝉蜕等疏风清热平肝之品；风寒感冒，常佐以柴胡、防风、荆芥、薄荷等疏风解表平肝之品；肝经风热、惊风初起者，常用清热平肝之品，如钩藤、羚羊角、天麻、龙胆草、夏枯草；急惊风重症，抽搐不止，常用重镇平肝息风止痉药，如全蝎、僵蚕、地龙、蜈蚣等虫类药物或石决明、珍珠等介壳矿石类药；特别值得注意的是，肝体阴而用阳，常需配伍柔肝平肝之品，用白芍为要药；如迁延时日，出现慢惊风、肝疳等证，常配伍生地黄、牡丹皮、鳖甲滋水涵木。具体用药慎用大苦大寒等攻伐之品，以保护小儿旺盛的生生之机，《温病条辨·解儿难》曰："夫苦寒药，儿科之大禁也……最伐生生之气。"

（二）病理之"脾常不足"

1. 含义

小儿神识未发，饥饱难知，一旦喂养不当，饮食失节，或突然改变饮食习惯，超越脾胃的耐受能力，或气候突然变化而感邪，都会出现脾运不健，不能升清降浊及化生精微，而发生呕吐、泄泻、积滞、厌食、疳证等脾系疾病。脾为中土，以生万物，脾胃功能失常可导致百病蜂起。

2. 治疗

《育婴家秘·脾脏证治》曰："脾土主湿，湿伤则为肿，为胀，为黄，为吐泻不止……脾主肉，脾虚则瘦，大肉折。脾主味，脾虚则不喜食，脾热则食不作肌肤，伤于食则成积，积久则成癖。脾主津液，脾热则口干饮水，虚则津液不生而成疳也。"常见的脾系疾病，其治疗以健脾为主，应顺应脾主运化，喜燥恶湿，脾升胃降的特点，临床多选用党参、太子参、茯苓、白术、山药等平补之品。如脾运不佳，加醒脾行气药，如陈皮、砂仁；食积不化，加消食导滞药，如山楂、神曲、麦芽、鸡内金；脾虚生湿，加健脾化湿药，如薏苡仁、白扁豆。

脾系疾病以外的疾病，亦多与"脾常不足"有关。一则因生克制化理论，一则因"脾旺则四季不受邪"。所以无论小儿何病，一定要顾及"脾常不足"的特点。《幼科发挥·原病论》曰"脾胃虚弱，百病蜂起。故调理脾胃者，医中之王道也，节戒饮食者，医家之良方也""人以脾胃为本，所当调理，小儿脾常不足，尤不可不调也"。用药上不可过于峻猛，切忌攻伐太过，时时注意顾护脾胃之气。《幼科发挥》强调"以治病为主，慎勿犯其胃气""但取其平，补泻无过其剂，尤忌巴牛，勿多金石，辛热走气以耗阴，苦寒败阳而损胃"。

（三）肝脾相兼为病

"肝常有余，脾常不足"的动态平衡被打破，即呈现"肝有余"和"脾不足"的病态。可为肝木横克脾土，也可为土虚木亢，治疗多采用扶土抑木法。

儿科病有土虚木亢特点者比比皆是，扶土抑木法广泛用于治疗儿科各系统疾病[1]，如哮喘、反复呼吸道感染、腹泻、疳证、胆汁反流性胃炎、抽动症、癫痫等。试举几例以说明之。

如笔者治儿童多发性抽动症多从肝脾论治。抽动属风，多责之于肝，即所谓"诸风掉眩，皆属于肝"；秽语多责之脾虚生痰，痰阻清窍；土虚木乘，肝阳化风则抽动频作。宜扶土抑木，临床常用药：陈皮、半夏、茯苓、竹茹、太子参、炒白术、钩藤、白芍、石决明、炙甘草等。

如笔者治肠系膜淋巴结炎之腹痛，多从肝脾论治。脾主大腹，脾虚生湿酿痰，致生腹部痰核；肝主筋，肝气不畅，而致腹部痉挛。宜调理肝脾，临床常用药：陈皮、半夏、茯苓、浙贝母、柴胡、延胡索、白芍、炙甘草等。

再如高热惊厥缓解期防治，宜"见肝之病，知肝传脾，当先实脾"，以调理肝脾为治。如肖挹用清肝健脾法[2]：太子参、白术、茯苓、白僵蚕、露蜂房、钩藤、刺蒺藜、白芍、蝉蜕、牡丹皮、栀子、龙胆草、甘草，清肝以清肝经之伏热，健脾以杜生痰之源。张卫东用定惊汤[3]：党参、白术、茯苓、柴胡、白芍、陈皮、半夏、僵蚕、蝉蜕、钩藤、胆南星、甘草，认为健脾平肝、豁痰息风定惊是治本之法。

如万全论治慢惊风，强调治肝补脾，《幼科发挥》曰："此脾土败而肝木乘之。肝属木而脾属土，从所不胜来者为贼邪，故慢惊为难也。脾虚生风，虚则补之。东垣用调元汤加白芍主之。此以黄芪、人参补脾之虚，白芍、甘草以泻肝之实，诚千古不传之秘法也。"

总之，小儿"肝常有余，脾常不足"说，是儿科学的重要理论，有非同寻常的临床价值。其临床意义可用两句话概括：顺其生理特点以养护，逆其病理特点以疗疾。

参考文献

［1］朱志华，容福庆. 容福庆运用扶土抑木法治疗儿科疾病举隅［J］. 浙江中医药大学学报，2010，34（3）：382-383.

［2］肖挹. 清肝健脾法预防小儿高热惊厥复发［J］. 成都医药，2001，27（1）：54-55.

［3］张卫东. 定惊汤防治高热惊厥76例疗效观察［J］. 国医论坛，2002，17（5）：19.

唐旭东评按

论小儿"肝常有余，脾常不足"

　　明代医家万全在《素问·调经论》根据五脏盛衰而分证论治的理论及北宋钱乙"脏腑虚实辨证"的基础上，总结出小儿"肝常有余，脾常不足""心常有余，肺常不足""肾常虚"的观点，即小儿五脏"三不足两有余"理论，对后世探讨小儿生理、病理特点具有重要指导意义。其中"肝常有余，脾常不足"的特性不仅反映了小儿的生理特性，亦反映了小儿对病邪的反应性及病理变化的倾向性，认识这一小儿的特点对于掌握小儿疾病发生发展的规律及对疾病的防治都有重要的指导作用，对后世儿科临床实践有很大的影响。

　　论"肝常有余，脾常不足"的策论有2篇入选，2位作者结合自身经验对"肝常有余，脾常不足"理论进行了深入的剖析，提出个人的见解。

　　孙娟主任医师文从"肝常有余，脾常不足"的生理含义入手，论述其生理说及对小儿养护的指导意义，阐述肝脾养护及调和肝脾的原则和具体方法；又从"肝常有余，脾常不足"的病理含义入手，论述其病理说及对小儿疗疾的指导意义，举例说明肝病、脾病、肝脾相兼为病的发病、治疗、用药等，最后概括其临床意义为"顺其生理特点以养护，逆其病理特点以疗疾"，是对"肝常有余，脾常不足"理论深刻认识上进一步的总结和升华。

　　孙素明主任医师结合自己丰富的临床经验，在"肝常有余，脾常不足"的基础上逐步总结出"外感不忘护肝，内伤注重健脾，养生以脾胃为中心"的儿科应用心得，并取得良好的临床效果。

　　万全提出的"肝常有余，脾常不足"虽源于《内经》，但其中有余及不足已经不完全等同于《内经》中的含义，万全认为《内经》所说的"有余不足"是指病理上的邪正关系，而他所述的"有余不足"则是指脏腑间相对而言的生理特性，亦因为这些生理特性，若一旦发病，常可产生可预知的特定的病理特点。孙娟主任和孙素明主任结合自己的临床经验在"肝常有余，脾常不足"的基础上进一步发挥，提出了新的认识与思想，对儿科疾病的诊治具有重要的临床指导意义，说明中医学术在继承与发扬中，不断地创新与进步，始终保持着蓬勃的生命力。

论"粗守形，上守神"

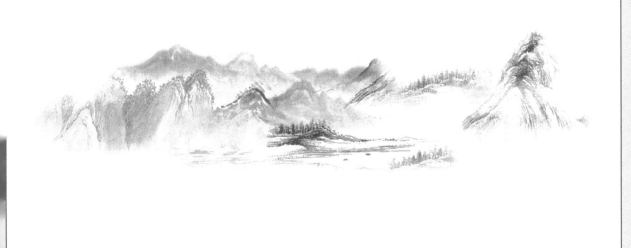

张效科（陕西中医药大学）

"粗守形，上守神"语出《灵枢·九针十二原》，其在论述九种针具之一"小针"针刺要领和微妙之处时指出："小针之要，易陈而难入，粗守形，上守神，神乎神，客在门，未睹其疾，恶知其原，刺之微在速迟。""粗"即粗工，指一般医生；"上"指高明的医生，即上工。《灵枢·小针解》在解释"粗守形""上守神"时提道："粗守形者，守刺法也。上守神者，守人之血气有余不足，可补泻也。"对于"粗守形，上守神"，一般认为是指粗工只能观察患者外在形体表现，但技术高明的医生，在看外表形体的同时能看到其内在的实质即中医学所说的"神"，该篇以小针为例，开宗明义，提纲挈领，揭示针刺治病的核心理论就是"守神"，而针刺治病的核心技术就是"治神"，该文虽然是论述针刺之要，但是涉及"形与神"之关系，也提示中医治病不单注重"治形"更应注重"治神""守神"，从而达到"形神兼备"，成为中医千百年治病及养生遵循的纲领，本文主要从"形与神"及其关系入手，对"粗守形，上守神"做简要论述。

一、中医学对形与神及其关系的认识

1."形"字释义及引申

《说文》曰："形，象形也。"《礼记·乐记》曰："在天成象，在地成形。"《庄子·天地》曰："物成生理谓之形。"《大戴礼记·本命》曰："化于阴阳，象形而发，谓之生；化穷数尽，谓之死。"另外，还有形势、地势、显露、盛羹的瓦器、模子等所谓。在《内经》中"形"主要指人的形体及其组成部分，如《素问·阴阳应象大论》曰"阳化气，阴成形"，《灵枢·邪气脏腑病形》所提及"愁忧恐惧则伤心。形寒寒饮则伤肺，以其两寒相感，中外皆伤，故气逆而上行……虚邪之中身也，洒淅动形。正邪之中人也，微，先见于色，不知于身，若有若无，若亡若存，有形无形，莫知其情……色脉形肉，不得相失也"。《素问·刺志论》曰："气实形实，气虚形虚，此其常也，反此者病。"高士宗则明言："形者，血气之立于外者也。"

同时《内经》之"形"亦可度量，《素问·方盛衰论》的"十度"，度人脉、度脏、度肉、度筋、度俞、度阴阳、度上下、度民、度君、度卿。《灵枢·经水》提出使用审、切、循、扪、按等丈量方法审查气血之多少、肤之厚薄、肉之坚脆等。

2. "神"字释义及引申

神字，从示"申"，本意是指天空中闪电形态，有变化莫测之谓。在《周易·系辞上》曰："阴阳不测谓之神。"韩康伯注云"神也者，变化之极，妙万物而为言，不可以形诘者也，故曰阴阳不测"，同时也有了传说中的天神，《周礼·大宗伯》则称："昊天、上帝、日月星辰、司中、司命、风师、雨师，皆天神也。"《大戴礼记·曾子天圆》曰："阳之精气曰神，阴之精气曰灵。神灵者，品物之本也。"《荀子·天论》则有："天职既立，天功既成，形具而神生。"渐渐地在医学语境中，"神"的含义不断在分化演义，但均与原始含义相关，如《素问·五脏别论》曰："拘于鬼神者，不可与言至德。"《素问·天元纪大论》曰："阴阳不测谓之神。"《灵枢·本神》曰："两精相搏谓之神。"《灵枢·天年》曰："何者为神？岐伯曰：血气已和，荣卫已通，五脏已成，神气舍心，魂魄毕具，乃成为人。"《素问·上古天真论》曰："故能形与神俱，而尽终其天年。"

大抵在医学中把人体本身"莫测的变化"称为"神"，无形无象的精神活动也具备"神"的特质，并与心的功能相联系，形成医学领域内一个重要的概念"心神"，沿用至今，《素问·调经论》曰："神有余不足何如？岐伯曰：神有余则笑不休，神不足则悲。"不胜枚举。

另外，在《内经》中，神也代表正气，《素问·八正神明论》曰："血气者，人之神。"《灵枢·小针解》曰："神客者，正邪共会也。神者，正气也。客者，邪气也。"《灵枢·平人绝谷》曰："故神者，水谷之精气也。"《素问·离合真邪论》曰："外引其门，以闭其神……推阖其门，令神气存，大气留止，故命曰补。"

特别要指出的是，对于医疗技术高低的划分，《素问·至真要大论》曰："余欲令要道必行，桴鼓相应，犹拔刺雪污，工巧神圣，可得闻乎？"《难经》云："望而知之谓之'神'，闻而知之谓之'圣'，问而知之谓之'工'，切脉而知之谓之'巧'。"把医生的水平分为"神圣工巧"四个层次，《灵枢·邪气脏腑病形》则描述其为："故知一则为工，知二则为神，知三则神且明矣。"《素问·移精变气论》曰："粗工凶凶，以为可攻，故病未已，新病复起。"《灵枢·九针十二原》"粗守形，上守神"所指"粗（工，巧）""上（神，圣）"所指即此。

3. 形与神的关系

形神问题是中国哲学中的一个重要命题，《文子·下德》中引老子语曰："太上养神，其次养形。"《淮南子·原道训》中说："以神为主者，形从而利；以形为制者，神从而害。"都表示了以神为主，以形为辅，神贵于形的观念。与此同时也指出了形神一致，不可分割的关系，如《淮南子·原道训》中说："夫形者，生之舍也；气者，生之充也；神者，生之制也；一失位，则三者伤矣。"即指出了形、气、神三者对于生命虽各有各的功用，然三者互相联系，缺一不可。司马谈在《论六家要旨》也强调："凡人之所生者，神也；所托者，形也；神太用则竭，形大劳则敝，形神离则死。"更直接地指出了形神合一，形与神不可分离。

中医学中的"形"，指组织结构或精微物质，如五脏六腑、四肢百骸、五官九窍及精、气、血、津液等；"神"，则有广义与狭义之分，广义的"神"，指生命活动外在的一切表现，而狭义的"神"，则指精神意识思维活动。形与神的概念是相对的，也是多方面的。以人体整体来说，其机体为形，生命活动为神；以具体某一脏器来说，则脏器为形，功能为神。

形与神的关系，一方面表现为"形"为"神"之体，"神"为"形"之用，如《素问·阴阳应象大论》所言："人有五脏化五气，以生喜怒悲忧恐。"《灵枢·天年》曰："六十岁，心气始衰，若忧悲，血气懈惰……八十岁，肺气衰，魄离，故言善误……百岁，五脏皆虚，神气皆去，形骸独居而终矣。"同时，神对形又起主导作用，如《素问·上古天真论》所言："恬惔虚无，真气从之；精神内守，病安从来？"《灵枢·本脏》曰："志意和则精神专直，魂魄不散，悔怒不起，五脏不受邪矣。寒温和则六腑化谷，风痹不作，经脉通利，肢节得安矣。"若神伤，形亦会受到影响，如《灵枢·本神》曰："心怵惕思虑则伤神，神伤则恐惧自失，破䐃脱肉，毛悴色夭，死于冬。"形与神之间相互作用，正是体现了《黄帝内经》中"形神合一"的观点，所以《素问·上古天真论》言："故能形与神俱，而尽终其天年，度百岁乃去。"这种形神相关、形神相合的论述是中医学形神理论的精髓所在。

二、用针之要在于"守神""守机""守气"

"守神""守机""守气"是决定针刺疗效的关键所在，也是对医者在针刺过程中提出的最高要求。靳瑞认为[1]针前要定神、察神、安神、聚神；针刺中要持针入神、进针合神、行针和神（候气、辨气、补泻）、留针实神；针刺后要嘱咐患者谨慎调养以养神。

1. 凡刺之真，必先"治神""守神"

首先，《素问·宝命全形论》曰"岐伯曰：凡刺之真，必先治神，五脏已定，九候已备，后乃存针；众脉不见，众凶弗闻，外内相得，无以形先，可玩往来，乃施于人""故针有悬布天下者五，黔首共余食，莫知之也。一曰治神，二曰知养身，三曰知毒药为真，四曰制砭石小大，五曰知腑脏血气之诊。五法俱立，各有所先。今末世之刺也，虚者实之，满者泄之，此皆众工所共知也。若夫法天则地，随应而动，和之者若响，随之者若影，道无鬼神，独来独往"。其意在于强调治神在针刺中的重要性，旨在表明"治神"是针刺施治的基础和前提，在针刺治疗中居首要地位。《灵枢·官能》亦云："用针之要，无忘其神。"《灵枢·本神》亦云："是故用针者，察观病人之态，以知精神魂魄之存亡，得失之意。"其次，制神导气，令气易至。《灵枢·行针》曰："其神易动，其气易往也。"《素问·针解》亦说："必正其神者，欲瞻病人目制其神，令气易行也。"《灵枢·官能》亦云："缓节柔筋而心和调者，可使导引行气。"[2-4]

因此，《灵枢·小针解》在解释行针之要时说"所谓易陈者，易言也。难入者，难着于人也。粗守形者，守刺法也。上守神者，守人之血气有余不足，可补泻也"。是说运用小针的关键说起来是很容易的，但它的精微之处是不显著的，是不容易使人明白的。指水平低劣的医生（粗工），仅是机械地拘守刺法来进行针刺；高明的医生（上工），能够辨别患者的血气盛衰虚实情况，而分别施用补法和泻法。

2. 守神（治神）之要，重在"守机""守气"

小针之要，易陈而难入。"所谓易陈者，易言也。难入者，难着于人也。"针刺的道理说起来容易，可是真的要用针为患者治病就不容易了，所以《素问·著至教论》才会进一步说："诵而未能解，解而未能别，别而未能明，明而未能彰。"因而，《灵枢·官能》提出："用针之理，必知形气之所在，左右上下，阴阳表里，血气多少，行之逆顺……明于逆顺乃知可治……审于本末，察其寒热，得邪所在，万刺不殆。"

《灵枢·九针十二原》曰"刺之微，在速迟，粗守关，上守机，机之动，不离其空，空中之机，清静而微""往者为逆，来者为顺，明知逆顺，正行无问"。针下的气感，清灵而微妙，倏忽往来，医者必须心领神会，否则，就会如箭在弦，当发不发，坐失良机。

因此，张志聪曰："此言刺节者，当知神气之所出入也。神气者，真气也，所受于天，与谷气并而充身者也。故知其要，一言而终，不知其要，流散无穷。此络脉之渗灌诸节，非皮肉筋骨也。"所以"守神"也就是达到《灵枢·小针解》所说"上守机者，知守气也……针以得气，密意守气勿失也"，只有守住针下之气，才能在此基础上施以不同手法，使针刺对机体继续发生作用[5-7]。

3. 养生治病重在形神兼备

人之有生，唯赖形神统一于一体，先秦道家中《庄子》《列子》《文子》所论甚详，尤以《庄子》论之颇周，如《庄子·在宥》曰："广成子蹶然而起，曰：'善哉问乎！来！吾语女至道：至道之精，窈窈冥冥；至道之极，昏昏默默。无视无听，抱神以静，形将自正；必静必清，无劳女形，无摇女精，乃可以长生。目无所见，耳无所闻，心无所知，女神将守形，形乃长生。'"《庄子·天地》也说："执道者德全，德全者形全，形全者神全。神全者，圣人之道也。"

宋代《路史·前纪四》曰："予所叙古之帝王，其世治寿考无以稽矣。计其年，皆不乏三数百岁。黄帝曰：'上古之真人，寿蔽天地。'盖天真全而天一定，不滑其元者也。又曰：'中古之时，有至人者，益其寿命而强者也。'亦归于真人而已。盖乘间维而基七衡，陵罔阆而隙八落者也。又曰：'后世有圣人者，形体不蔽，精神不越，亦可以龄逾数百。'"

形神合一，精神乃治，《类经·藏象类·十四》在论述形神相依的关系时云："二气合而生人，则血气荣卫五脏，以此相成，神明从而见矣……夫精全则气全，气全则神全，未有形气衰而神能旺者，亦未有神即散而形独存者。"

在病理情况下，则可见先由伤形而后伤神，亦可先由伤神而后伤形，或者两者同时被伤，严重者可导致形神相失，生命终结。如《素问·汤液醪醴论》曰："精气弛坏，荣泣卫除，故神去之而病不愈也。"神的安危也同样决定形的存亡，如《素问·移精变气论》曰："得神者昌，失神者亡。"因此，要保持身心健康，必须使形与神达到相对平衡，此诚如《素问·生气通天论》所说"阴平阳秘，精神乃治；阴阳离决，精气乃绝"[8-11]。

笔者在仔细思考"粗守形""上守神"所包含的精神实质时，常慨然叹息中医所倡导的治病理念及判断医生水平高低之标准，中医所倡导的治病理念及养生的终极目标，乃如《素问》所言"谨察阴阳所在而调之，以平为期""阴平阳秘，精神乃治"，能调到此水平的医生可称之为"上工"，能将临床各种情况"参合而行之者，可以为上工"，医生水平的差异在于"上工平气，中工乱脉，下工绝气危生"（《灵枢·根结》），《灵枢·九针十二原》则把其高度概括为"粗守形，上守神""粗守关，上守机"，因此，中医治病时强调在调其形体之时，更应重视调神，如此则能达到"形与神俱，而尽终其天年"，如果一味调其形，而忽视调神，轻则伤形伤神，重则神机受损，甚则神机化灭，也就是《素问·移精变气论》所说："得神者昌，失神者亡。"如果不能做到"通闭解结，反之于平"则可能出现《汉书·艺文志》所说："……及失其宜者，以热益热，以寒增寒，精气内伤，不见于外，是所独失也。故谚曰：'有病不治，常得中医。'"

笔者诊治过一患者，女，60岁，肾移植术后13年，一直状况良好，无奈，近年患有"胆囊炎，胆结石"，某大型西医医院给予"胆囊切除术"，但患者切除胆囊后自觉像换了个人似的，不时感觉早晨冷、下午热，夜间睡眠差，心虚胆怯，全身无名难受，莫可名状，西医检查无法予以明确诊断和治疗，多予以对症处理，虽不发热，但每次就诊多给予抗生素治疗，偶尔给予抗焦虑药物短时治疗，情况无明显改善，求之于多位中医治疗，诸医治法多不相同，有的甚至复加以大剂清热解毒之品，不但无效，还导致中阳受损，脾胃功能受损。笔者诊治之时，结合病史，四诊资料，综合判断此患者胆囊切除后之种种表现，乃邪郁少阳、枢机不利，予以小柴胡汤治疗2周，诸证悉除，仔细分析，缘何胆囊切除出现如此诸证，从中医角度解读，此治疗重视本体之胆，忽视神藏之胆，注重局部器官形态之病，忽视器官功能之质（神），虽然切除器官之胆，但伤及少阳之胆，导致邪郁少阳，甚至有引邪入内之嫌，正虚邪恋，少阳枢机不利，外不出太阳（表），内不入太阴（里），此后续之治疗亦未明确真正病之所在，使患者陷于莫名痛苦之中，笔者综合考量，此应重视"神、机"，淡化"形、关"，紧紧抓住少阳枢机不利之病机所在，以调和少阳而愈。

三、结语

形神问题是中国哲学及中医学养生治病中的一个重要命题，《文子·下德》中引老子语曰："太上养神，其次养形。"人之有生，唯赖形神统一于一体才能健康，先秦道家中所论甚详，尤以《庄子》论之颇周，《庄子·天地》说："执道者德全，德全者形全，形全者神全。神全者，圣人之道也。"司马谈在《论六家要旨》也强调："凡人之所生者，神也；所托者，形也；神太用则竭，形大劳则敝，形神离则死。"《类经·藏象类·十四》总结其为："二气合而生人，则血气荣卫五脏，以此相成，神明从而见矣……夫精全则气全，气全则神全，未有形气衰而神能旺者，亦未有神即散而形独存者。"

在病理情况下，则可见先由伤形而后伤神，亦可先由伤神而后伤形，或者两者同时被伤，严重者可导致形神相失，生命终结。如《素问·汤液醪醴论》曰："精气弛坏，荣泣卫除，故神去之而病不愈也。"神的安危也同样决定形的存亡，如《素问·移精变气论》曰："得神者昌，失神者亡。"因此，养生治病之要在于阴阳平衡、形神合一，此诚如《素问·生气通天论》所说"阴平阳秘，精神乃治；阴阳离决，精气乃绝"。

所以，古人在论述针刺治病之要领时不时告诫，"凡刺之真，必先治神，五脏已定，九候已备，后乃存针""故针有悬布天下者五，黔首共余食，莫知之也。一曰治神，二曰知养身，三曰知毒药为真，四曰制砭石小大，五曰知腑脏血气之诊。五法俱立，各有所先……若夫法天则地，随应而动，和之者若响，随之者若影，道无鬼神，独来独往"。其意在于强调治神在针刺中的重要性，旨在表明"治神"是针刺施治的基础和前提，在针刺治疗中居首要地位。

同时，《灵枢·小针解》在解释行针之要时说"粗守形者，守刺法也。上守神者，守人之血气有余不足，可补泻也"。水平低劣的医生（粗工），仅是机械地拘守刺法来进行针刺；高明的医生（上工），能够辨别患者的血气盛衰虚实情况，而分别施用补法和泻法，如此，才能达到《灵枢·官能》所说的："用针之理，必知形气之所在，左右上下，阴阳表里，血气多少，行之逆顺……明于逆顺乃知可治……审于本末，察其寒热，得邪所在，万刺不殆。"

参考文献

［1］余瑾，袁青. 靳瑞教授针刺治神经验介绍［J］. 新中医，2006，38（10）：10-11.

［2］刘未艾，常小荣，章海凤，等.《灵枢·九针十二原第一》学术思想探源［J］. 中医药学报，2014，42（3）：203-204.

［3］胥荣东，张义帅，张军伟."上守机"释义［J］. 针灸临床杂志，2006，22（10）：9-10.

[4] 卞镝，田辉. 从形神关系看"针刺治神"[J]. 辽宁中医杂志，2009，36（4）：535-536.

[5] 金建丰. 感悟"粗守形，上守神"[J]. 浙江中医杂志，2010，45（8）：595-596.

[6] 林洁涛，罗燕君. 论《内经》中的"守神""守机""守气"[J]. 亚太传统医药，2008，4（3）：25-27.

[7] 刘保延. "粗守形，上守神""粗守关，上守机"别解[J]. 北京中医学院学报，1990，13（6）：12-13.

[8] 张月，王朝阳，陈中，等. 试论"神机"之道[J]. 中华中医药杂志，2014，29（1）：35-38.

[9] 付艾妮，朱书秀. 针刺之要重在调神——对《内经》中"上守神"含义的理解[J]. 中医药临床杂志，2009，21（5）：383-384.

[10] 李珑，姚玉芳. 凡刺之法，必先本于神[J]. 中国中医基础医学杂志，2007，13（6）：419.

[11] 胥荣东，张军伟，付天昊，等. 针刺治神与导引行气[J]. 针灸临床杂志，2007，23（2）：40.

王永炎评按

论"粗守形，上守神"

　　张效科主任医师策论"粗守形，上守神"缘起《灵枢·九针十二原第一》古称法天，天即德天人合德，至高至尚；天太虚廖廓蕴有原象，天地人神一体，观象明道，形神共俱，五运终天布化真灵。以形有十度，神不可测，守形守神有天地阴阳、上下、粗细、补泻之分，"治形"应同注重"治神"，揭示针刺治病的原创思维及核心理论，以唯物史观与唯心史观和合置国学之精要。射策确切，诠解"小针"开宗明义以为临证的指导。

　　中医学理以"象"以主体本体阴阳系统符号五行五运为关系本体。"生生之谓易"，立象运数易变象、数、易、气、神五位一体流转变化的整体观，指导临床以共识疗效体现原创优势。《素问·气交变大论》曰："善言化言变者，通神明之理。"宋明理学、心学论有理必有气。文中对"形"与"神"二字释义及引申，述及儒学《荀子·天论》曰"天职既立，天功既成，形具而神生"，大象无形的精神活动具备神的特质，并提出神也代表正气。《难经》所谓："神圣工巧"四诊合参，粗守形似工巧，上守神似神圣。"形"为神之体，"神"为形之用，同时神对形又起主导作用。作者临证用针之要在于"守神""守机""守气"，务必求真，凡刺必先"治神、守神"。文载《灵枢·小针解》阐释"守神者，守人之血气有余不足，可补泻也"。又《灵枢·九针十二原》曰："刺之微，在速迟，粗守关，上守机，机之动，不离其空，空中之机，清静而微。"针下的气感，清灵而微妙，倏忽往来，医者必须心领神会。如《灵枢·小针解》所记："上守机者，知守气也。"针已得气，密意守气勿失也。于策论文中延伸养生治未病及疗伤治病需重视形神兼备。还报告一例胆囊切除术后，情绪不佳，心理障碍，辨证为邪郁少阳、枢机不利，投小柴胡汤治疗而病愈。

　　纵观本篇策论重在读经明理，唯在落实临床刺法治验不足，尚需经验积累而守正创新。

论"凡刺之法，先必本于神"

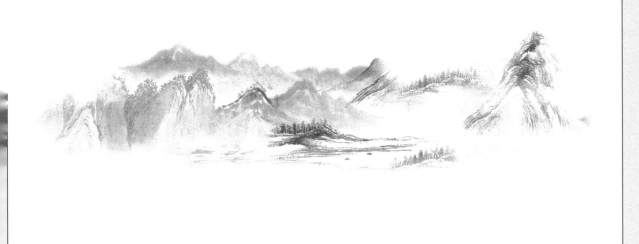

付春爱（延安市中医医院）

一、概述

《灵枢·本神》云"凡刺之法，先必本于神"，意思是针刺要以神为本。"神"在中医学中的内涵有广义和狭义之别。广义之神是指整个人体生命活动的外在表现。如人体的面色、眼神、语言、肢体活动姿势等无不包含在神的范围之内。《素问·移精变气论》谓"得神者昌，失神者亡"就是这种广义之神。狭义之神即心主神志，指人的精神意识思维活动。其在一定条件下影响着整个人体各种生理功能的协调和平衡。因此，"神"为生命之主宰，神的得失存亡，反映了人体脏腑气血之盛衰，是临床上决断生死的关键。《素问·宝命全形论》说："凡刺之真，必先治神。"《灵枢·官能》说："用针之要，无忘其神。"可见古人已认识到治神要始终贯穿于针刺操作的全过程。笔者在跟师学习及自己临床中也深刻体会到治神法的应用直接影响到针灸临床疗效，《灵枢·九针十二原》说"粗守形，上守神"，可见其也是衡量针灸医生医术高低的标准之一。

二、察神

《灵枢·九针十二原》曰："小针之要，易陈而难入。粗守形，上守神。"提示医者应先密切注意观察患者的精神状态，气血盛衰，邪正虚实，不能只局限于形体局部病变，而应全面观察病情以求病变实质，来决定针刺的补泻，再对患者进行针刺治疗。"神"作为人体生命的主宰，是人体生命活动的外在表现。"有诸内必形诸外"，它可以反映脏腑功能的盛衰，阴阳是否调和，疾病的寒热虚实。因此，医者在针刺之前应首先察看患者之"神气"，通过望"神"以观察存亡之得失，明确疾病的性质、轻重，正气的盛衰，预后的好坏等，从而决定如何施治。"知气之虚实"才能"用针之徐疾"，做到"其来不可逢者，气盛不可补也，其往不可追者，气虚不可泻也"。这样医者通过察"神气"，把握气血往来顺逆盛衰规律，运用迎随补泻，果断行针，方可有的放矢，针刺而病愈。此外，在察神时，还应根据针刺宜忌特点，对于一些过劳、过饥、过饱、神志异常、气血不定的患者，暂时避免针刺。因此时患者"脉乱气散"，如妄加针刺可引起"失气""伐身"之弊端，也就是说，可导致神气之散亡，造成晕针等不良后果。

三、安神

《灵枢·官能》曰："用针之要，无忘其神……语徐而安静，手巧而心审谛者，可使行针艾。"唐代孙思邈也说"凡大医治病，必当安神定志"。在施行针刺前，医生必须把针灸治疗的相关事宜告诉患者，使之对针刺有个全面的了解和正确的认识，以便镇定情绪，消除紧张情绪，避免意外事情的发生。《针经指南》里亦云："凡刺者，使本神朝而后入；既刺也，使本神定而气随；神不朝而勿刺，神已定而可施。"对于个别精神紧张、情绪激动及大惊大恐等人，应暂时避免针刺，以防止神气散亡，造成不良后果。而对一些其他如轻质因素致病者，在针刺的同时辅以心理疏导等方法，使他们充分认识到机体状态、精神因素对疾病的影响。故在临床中，不仅要注意患者情绪的异常，当遇到一些疑难病症或者是精神方面的疾病时，更要重视对患者精神状态的调整，使患者消除疑虑，积极配合治疗。

四、定神

"凡刺之法，先必本于神"，从医者角度，阐明了定神的意义。提示医者在针刺治疗时必须定神，专心致志，做到"必一其神，令志在针""神在秋毫，属意病者"，专心致志地进行操作，并静心体会针下感觉及细致观察患者所出现的反应，达到前人所形容的"如临深渊，手如握虎""神无营于众物者，静志观病人，无左右视也"之境界。反之，如果医者精神涣散，粗心大意，操作马虎，虽采用了针刺治疗，但疗效不佳。深究原因，并不完全是选穴之错误，还与医者没有正其神，能不能"必一其神，令志在针"有着相当重要的关系。故在临床工作中，笔者观察了大量的案例，相当多的疾病，疾病本身并不可怕，可怕的是医者不认真对待的态度，并未认真、仔细地察患者治神，未准确察脏腑功能的盛衰、阴阳是否调和、疾病的寒热虚实等。故临床针刺治疗时，要求医者神意相守，平心静气，收敛神思，致意专注，达到《灵枢·终始》中所说的"必一其神，令志在针"的意境。著名针灸学家承淡安先生曾告诫针灸医师："进针时医者要将意念集中于拇指、食指之上，并直贯针尖。进针应迅速敏捷，待患者感觉或未及感觉时，针已安然刺入。切忌进针迟缓，如拈如搓，使患者感痛而产生畏针的心理，以至于非不得已时，未敢求医针刺，甚或病虽危急，亦不敢应针者，畏痛故也。"《灵枢·九针十二原》曰："持针之道，坚者为宝。"这句经文真乃至理名言。医者只有心念坚定，才能更好地治己之神，为提高针刺疗效服务。

五、治神

　　察病者之神，正医者之神，其主要目的在于治病者之神。治神是针刺治疗的关键，从某种意义上说，针刺治病的实质就是治神。《素问·宝命全形论》曰："凡刺之真，必先治神。"《灵枢·官能》谓："用针之要，无忘其神。"均说明了治神在针刺治疗中的重要地位。所谓治神，第一方面是指通过针刺能对人体的神气进行调摄充养，使神归其室。我们知道，针刺的部位主要是人体的经络和腧穴，而经络有"行血气而营阴阳"的作用，腧穴则是"神气之所游行出入"的场所。"神气者，正气也"，经络腧穴之气的盛衰，可以直接反映出神气之盛衰，相应的也就直接影响到神气的活动表现，针刺治病的实质就是为了振奋和激发正气，以调整脏腑气血之功能，扶助正气，增强人体自愈能力。此外，在针刺过程中经气的活动实际上也是神气活动的一种具体表现，如进针之后，在针刺部位所出现的酸麻沉胀及不同程度的感应传导和扩散，医者手下沉重紧涩等得气现象，其实质上就是人体神气活动的一种具体体现，是体内"气行则神行，神行则气行，神气相随"的结果。再者，得气的有无、强弱直接关系到针刺疗效的好坏。临床上"气至而有效""气速效速，气迟效迟"的现象，就充分地表明神气活动的强弱，实为针刺治病的关键所在。治神的第二方面是指针刺能对患者的精神状态进行有益的调治，使之精神内守。中医学认为，精神状态的好坏，对疾病的转归预后有很大影响，有时甚至起决定性的作用。因此《内经》告诫："离绝菀结，忧恐喜怒……工不能知，何术之语？"不了解患者的情怀郁结，不摸清患者的喜怒心态，何谈治疗呢？因此，医者在针刺时应详细了解患者疾病的发生、发展过程及生活工作环境等，掌握患者的精神情绪，针对不同的心态，给予切合实际的引导，"告之以其败，语之以其善，导之以其所便，开之以其所苦"（《灵枢·师传》），使患者消除顾虑，树立病愈的信心，克服内心的苦闷和紧张，为针刺治病创造良好的条件。另外，在针刺治疗中，对于一些心因性疾病，给予患者一定的语言暗示，诱发经气直达病所，从而提高针刺疗效。

　　综上所述，"神"在针刺治疗中具有重要意义，察神、安神、定神、治神是神的理论在针刺治疗中具体应用的几个方面，它们既有区别又有密切联系，"凡刺之法，先必本于神"提示：只有察神、安神、定神、治神四个方面进行相互联系、相互协调的过程中，才能获得针刺防治疾病的目的和最佳疗效。为此进一步探讨神的理论及在针刺治疗中的作用，对于针灸医学的发展，临床疗效的不断提高，将有积极的指导意义。国医大师石学敏院士秉着"凡刺之真，必先治神"的理念，对百病以调神为先，确立了"醒神""调神"的学术思想。用"醒脑开窍"针法治疗各种疑难杂病，临床效果显著。此针法经过长期多中心、大样本的各种临床和实验研究，均证实了其有效性、可操作性、重复性和科学性，被医学界公认为治疗中风病的有效方法，"醒脑开窍"针法不仅应用于中风病，还应用于一切脑性疾病、精神科疾病、五官科疾病及各种疑难杂病。笔者在临床工作中秉承石学敏院士的真谛，用此法治疗相关病症也是屡见奇效。

《灵枢·九针十二原》曰"粗守形，上守神"，守神也就是守气，守气的过程中也含有治神的内容，守气必先治神，两者是针刺的基本原则。清代吴谦《医宗金鉴》里说"凡下针，要病人神气定，息数匀，医者亦如之"，可见治神绝非只是医者治患者之神，医者自身也有一个治神、定神的问题，正如上述的"定神"。医者在患者面前要庄重、严肃，不可轻浮、失态，对待患者要和蔼、亲切，如待贵人，切忌冷漠粗暴，以貌取人。在针灸实施治疗的整个过程中，注意力必须高度集中，取穴认真、准确，操作细心、谨慎，特别是在针刺过程中一定要做到"神在秋毫，属意病者"。认真体验针下的感觉，仔细观察患者的神色和表情，耐心询问患者的感受，做到既察言又观色；如气不至，可配合辅助手法，行切、按、循、扣等，或巧妙配和语言暗示以诱发气至。《三国志·方技传》中记载华佗治病时下针言："当引某许，若至，语人。"病者言："已到。"应便拔针，病亦行瘥。这里面就阐释了治神与守神的科学道理。

作为一名医生，必须了解患者的精神状态和思想情绪，建立良好的医患关系，争取患者的积极配合，方能取得较好的疗效。临床施治时对于患者尤其是初诊的患者态度一定要和蔼可亲，举止镇定自若，动作娴熟，这样才能减轻患者的焦虑与恐惧感；对于长期患病者，鼓励安慰患者，增强患者的信心，可以克服针刺治疗中的不适感，提高针刺效果。如中风偏瘫的患者，多数患者失去了治疗的信心，故针刺时除了用语言开导外，还要用心理暗示的方法，如用毫针在隐白穴点刺会引起瘫痪的下肢抽动，以增强患者治病的信心，配合医生治疗。

六、结语

综上所述，治病的过程就是治神与守神的过程，两者相互贯穿、相互联系，充分调动医者、患者两方面的积极性。正如《大医精诚》所言，医者应端正医疗作风，认真操作，潜心尽意，正神守气，同时患者能够正确对待疾病，配合治疗，安神定志，意守感传。既体现了医者的良好医德，又贯穿了心理治疗在其中，所以能更好地发挥针刺治疗的作用，提高治疗效果。

针刺治神思想源于《内经》，既可用于指导医者，也可用于指导患者。一方面可以提高医者的身心修养与针刺水平，另一方面又有助于患者的身心平衡与早日康复。由此可见，针刺"治神"思想的重要性，其对提高针刺水平与疗效具有十分重要的意义，我们应加以继承和发扬。

沈永勤（青海省中医院）

　　"凡刺之法，先必本于神"一语出自《灵枢·本神》，是说针刺治疗要以神为本，要重视神的作用。《素问·宝命全形论》曰："凡刺之真，必先治神。"在《内经》的其他篇章如《灵枢·官能》亦说："用针之要，无忘其神。"说明有关治神的理论在针灸学中有着很重要的意义。

一、有关"神"的概念

　　"神"在中国古代是近乎哲学的概念，其基本意思是精神，常与形体相对；同时与自然界的变化规律息息相关。《说文解字》中云"神，天神引出万物者也"，此处天指的是自然，神指的是自然的变化，此句话的意思即是天地变化则万物生的自然规律。《周礼·大宗伯》曰："昊天、上帝、日月星辰、司中、司命、风师、雨师，皆天神也。"《周易·系辞上》说："阴阳不测谓之神。"《孟子·尽心》曰："圣而不可知之之谓神。"说明神指的是万事万物的变化，在人体中是指生命的功能活动及精神活动，其概念的延伸涉及自然界与人体变化的关系。

　　从哲学论述向医学应用方法的演变过程，也是中国传统文化从经验到理论，又从理论指导实践的不断发展过程。中医学认为心主神明，形与神的关系，也就是物与心的关系。《大学》中的八条目"格物、致知、诚意、正心、修身、齐家、治国、平天下"正是物与心关系最好的说明。《老子·第十章》说"治神者"首先要塞聪弊明，"涤除玄览"，清除杂念，察看内心，使心空彻明净，保持虚静的状态。庄子说"夫虚静恬淡，寂寞无为者，万物之本也"（《庄子·天道》）。人在虚静恬淡的状态下，能够回归本真，能够回复到"万物之本"——"气"的状态，人的身心能够与气所构成的世界融为一体，正所谓"堕肢体，黜聪明，离形去知，同于大通"（《庄子·大宗师》），《抱朴子》谓"守一存真，乃能通神"。人类对自然变化规律的内心认识有时是难以用语言表达的，而是思想与自然的结合，才能体现物与心的融洽。此即是指神是人之精神思想与大自然适应，才能正常行使"心"的功能。

　　"神"，在中医学中一般有广义和狭义之分。广义的神，是指整个人体生命活动的外在表现，即对以精、气、血、津、液等物质为基础的脏腑、经络等全部功能活动的高度概括，当这些功能活动正常时，表现于外的征象均属"神"的范畴；狭义的神，是指心所主的神志，即人的精神、意识、思维活动，包括魂、魄、意、志、思、虑、智等。

《素问·八正神明论》有一段精彩的描述："帝曰：何谓神？岐伯曰：请言神，神乎神，耳不闻，目明心开而志先，慧然独悟，口弗能言，俱视独见，适若昏，昭然独明，若风吹云，故曰神。"所谓神，古人有"阴阳不测谓之神"的解释。对于事物规律的认识，只有有大智慧的人才能"慧然独悟"，"昭然独明"，这种感悟"若风吹云"，突然而来，顿然领会。它并不完全依靠逻辑思维而是用整个心灵去体验和领悟。它不是轻而易举可以萌生的，它的产生既需要具备非逻辑思维的能力和技巧，更需要具备广博深厚的知识，并立足事实，对有关问题锲而不舍地追究深思。

二、关于"治神"

《素问·宝命全形论》曰："故针有悬布天下者五……一曰治神，二曰知养身，三曰知毒药为真，四曰制砭石大小，五曰知腑脏血气之诊。""治"字，《说文解字》释为"水出东莱曲城阳丘山南入海"，本义是山东的一条河流名称，《荀子·解蔽》曰"仁者之思也恭，圣者之思也乐；此治心之道也"，此处"治"当"修养"讲。《周礼·大宗伯》"治其大理"，注解是"治，犹简习也"，是说道家的修炼方法。《史记·扁鹊仓公列传》中"血脉治也，而何怪"，此"治"应当"正常"讲。故纵观《内经》的成书年代，其"治"应是长期的修炼、调节，使人体状态趋正常之义。《内经》中"治神"不仅仅是对医者医疗技能的要求，尤为重要的是指精神状态而言，包括医者和患者两个方面。《素问·宝命全形论》曰"凡刺之真，必先治神，五脏已定，九候已备，后乃存针"，明确道出针灸医者在针刺施术之前，要全面诊察患者的精神状态，而在诊察之前，必先调整自身的精神状态，同时在针刺过程中，时时刻刻以调整患者的精神状态为要，由此可知，早在《内经》时代的医疗服务就处处体现了以人为本的宗旨。

《汉书·李寻传》就说："马不伏历，不可以趋道，士不素养，不可以重国。"医者不可以没有素养，所谓素养，也是素质，是指一个人行为习惯和思维方式的内在特质，广义是包括技能和知识。素养是一个人能做什么（技能、知识）、想做什么（角色定位、自我认知、精神）和会怎么做（价值观、品质、动机）的内在特质的组合。一个人的素养，是逐渐积累和思悟的集中体现，技能和知识、自我认知、动机、个人品质及价值观这些东西，都潜藏在机体内在可以随时调动应用于处物（任物）的深在东西。所以从针刺实际操作来看"治神"和"素养"是密不可分的。"治神者"的心神状态及针刺操作技能水平的高超，在针灸治疗中具有很重要的意义，其主要驾驭者即医者的内在功力更是针灸治疗获效的关键所在。"治神之素质"是反映人文和科学之间的关系，反映一种以人为本的医学本质，实质上就是指以人为本的医患关系，也是中国传统医学之一大特色。作为一名医者，我们的基本职业素养不仅是治疗患者的伤痛，还要建立患者治疗疾病的信心，使之精神状态在整个治疗过程中保持最佳状态，处处

713

体现"以人为本，治神为要"的宗旨。这也说明，治神不仅是医者单方面所能完成的，还需与患者达成默契和相互信任，完成医者与患者，甚至与医疗环境的密切结合。"治神"思想应始终贯穿于医者诊治疾病的整个过程，也应教育患者调整神志，始终如一地坚持与医者配合，相互信任。

"治神"理论的提出反映了古代医者在诊治疾病过程中对自己、对患者所提出的基本要求，"虚静恬淡""守一存真"的治神内涵应为我们每一位医者所推崇。

中医学强调人的"形神合一"，认为形者神之体，神者形之用。无形则神无以生，无神则形不可活；"形体不敝，精神不散"（《素问·上古天真论》）。神分藏于五脏，即"心藏神、肺藏魄、肝藏魂、脾藏意、肾藏志"（《素问·宣明五气》）。人体的生命活动是以五脏为中心，化生与储藏精气血津液等精微物质；以神为主宰，统率全身的生命活动；以经络为联系通路，把人体构成一个有机的整体；以精气血津液为物质基础，营养全身各脏腑组织和器官，从而实现器官与功能的统一。因此，只有形与神俱，才能尽终其天年。《灵枢·本神》曰"凡刺之法，先必本于神"，《标幽赋》曰"凡刺者，使本神朝而后入，既刺也，使本神定而气随，神不朝而勿刺，神已定而可施"，均充分强调了"治神"在针刺治疗中的意义。明代马莳注："盖人有是形，必有是神，吾当平日预全此神，使神气既充，然后用针以治人也。"就是说"治神"乃是医者平素对其自身修养，以便处于"神气既充"的状态，然后才能以自己的"神气"对患者行最有效的治疗。针灸治病，强调"神"的作用，所以在调节医者治神和注意患者之神的同时，还应强调医患双方的脏腑经络气血的状况。《灵枢·小针解》说："神者正气也。"在正邪交争的过程中，"神"代表了正气。"神"产生的物质基础为血气，所以《素问·八正神明论》说："血气者，人之神，不可不谨养。"由此而看出"神"是人体血气的升华，是人体生命现象的体现。其外在表现则为人的精神活动，反映了人体内脏的功能和血气的盛衰。《灵枢·九针十二原》说："小针之要，易陈而难入。粗守形，上守神。"其中已言明了一般的针刺道理容易陈述，而到实践中具体操作就比较困难了。《灵枢·天年》曰："失神者死，得神者生。"说明了神的重要性，而守神却是医者治病的关键。医者之脏腑经络气血充实则会精神佳，才能做到治疗时"手如握虎""神气既充"，患者的脏腑经络气血充足则正气易于调动，力起抗邪，疾病易愈。明代张介宾注："医必以神，乃见无形，病必以神，血气乃行。故针以治神为首务。"医者必依靠"治神"的功夫，才能照察"无形之气"的"内景"，准确辨别患者的"气机"在治疗上亦是基于"治神"功夫，才能真正提高患者"神气"，有效调整"病机"，使"血气"恢复正常运行。

治神之要，还应在平素的养生保健上下工夫，才能在治神关键时发挥作用。

在养生保健方面，从《素问·上古天真论》和《素问·四气调神大论》的论述中不难看出，《内经》所给出的养生保健的理论与实践，是以"治神"为核心的。大致统计两篇中与"治神"相关词句出现的频率，即可略见一斑。《素问·上古天真论》全文

800 余字，其中"御神""精神内守""全神""守神"等体现"治神"思想的词语，出现不下 14 次。《素问·四气调神大论》共 600 余字，有关"调神"的用语亦达 9 次，如"春三月……以使志生""夏三月……使志无怒""秋三月……使志安宁……收敛神气""冬三月……使志若伏若匿，若有私意"等。《内经》认为："阴阳四时者，万物之终始也，死生之本也，逆之则灾害生，从之则苛疾不起。"即天地四时之"气"的阴阳五行运行状态，决定着万物生长的节律，如果违反这个节律就会引起苛疾，乃至死亡。实际上这个节律对人体的"气化"结构起着深刻的主导作用。

《灵枢·本脏》说"志意者，所以御精神，收魂魄，适寒温，和喜怒者也"，进一步说明了治神，不但要求医者之治，患者之治，更要求神与自然变化的适应。可见治神就是要求医患双方在医疗过程中适应自然变化规律，以达到防病治病的目的。

三、治神在针灸临床中的运用

《灵枢·本神》曰"凡刺之法，先必本于神"，《灵枢·官能》曰"用针之要，无忘其神"，《素问·宝命全形论》曰"凡刺之真，必先治神"，《灵枢·九针十二原》曰"粗守形，上守神"，诸多论述都说明"神"对针灸疗效的重要性。

《灵枢·小针解》云："神者正气也。"神的产生以气血为基础，是血气的升华，是人体生命活动总的外在体现。神反映了脏腑气血的功能状态，其高级功能则为精神活动。长期众多的临床实践表明针灸具有双向调节，调和阴阳，扶正祛邪的作用。

《标幽赋》曰"气之至也，如鱼吞钩饵之浮沉；气未至也，似闲处幽堂之深邃""凡刺者，使本神朝而后入，既刺也，使本神定而气随，神不朝而勿刺，神已定而可施""拯救之法，妙用者针。察岁时于天道，定形气于予心。春夏瘦而刺浅，秋冬肥而刺深。不穷经络阴阳，多逢刺禁；既论脏腑虚实，须向经寻"。《素问·八正神明论》曰："凡刺之法，必候日月星辰，四时八正之气，气定乃刺之。"说明在临床中，医者之治神、患者之治神与自然变化之神三者密不可分。其中医者之神对患者之神之"审视"尤为重要，《灵枢·本神》所云"是故用针者，察观病人之态，以知精神魂魄之存亡，得失之意"。医者必须审视患者之神，以决定如何补虚泻实，《灵枢·胀论》所言："泻虚补实，神去其室，致邪失正，真不可定，粗之所败，谓之天命；补虚泻实，神归其室，久塞其空，谓之良工。"在掌握了补虚泻实之要后，守神仍显必须。《素问·宝命全形论》说："如临深渊，手如握虎，神无营于众物。"强调在针刺治疗的整个过程中医者必须专心致志，思想集中，细致分析，注意患者的神态变化，及时准确地做出应对措施，确定病在何经，治用何穴，进针顺利，手法对应，仔细体会针下的感应，才能得气明显，疗效卓著。

除此之外，针灸治疗后还应教育医者和患者均以养神为要。《素问·刺法论》说"刺毕，可静神七日，慎勿大怒，怒必真气却散之""刺毕，静神七日，勿大醉歌乐，其气复散，又勿饱食，勿食生物，欲令脾实，气无滞饱，无久坐，食无太酸，无食一切生物，宜甘宜淡"。《素问·八正神明论》云"故养神者，必知形之肥瘦，荣卫血气之盛衰。血气者，人之神，不可不谨养"。针灸施术之后，医者疲惫，应及时调神养精，方不伤其正气，养精蓄锐待用。

笔者在多年针灸实践中，各种疑难痛证众多，深切体会到《素问·至真要大论》中《病机十九条》之一"诸痛痒疮，皆属于心"的论述最能反映"凡刺之法，先必本于神"的观点。比如近年来对带状疱疹后遗神经痛的治疗，在循经辨证选穴治疗的同时，配以手厥阴心包经之内关、手少阴心经之神门及足厥阴肝经之太冲调神养心，疏肝调血，往往可取得意想不到的效果。对于顽固经久不愈之疼痛，嘱其配合规律生活，调节情绪，改善睡眠，适当体育锻炼，可加强治疗效果。在发现此病往往多发于春夏之季，有一些患者有每年春夏加重的特点，在治疗的同时使用小柴胡汤和泻心汤之类每获良效。这充分验证了"治神"的效果。

四、结语

总之，"凡刺之法，先必本于神"的论述强调了医者之神、患者之神、自然之神是针灸治疗缺一不可的。治神思想应始终贯穿于针灸治疗的全过程。医者应该是治神的主导者，患者之神不可忽视，自然之神也应得到重视。这样才能成为针灸上工。

王肖原（杭州市萧山区中医院）

中医学认为，形、神两者之间有着密不可分的联系，强调形神统一。中医学中的神有广义和狭义之分。《灵枢·本神》曰"生之来谓之精，两精相搏谓之神"，这里的神即是广义之神，也就是指人体生命活动的主宰。"凡刺之法，先必本于神"，这里的神我认为是指狭义之神，即人的精神、意识、思维活动。而这里不仅指医生的精神活动，更强调患者神气及心理意识精神活动。《灵枢·本神》曰："肝藏血，血舍魂……脾藏营，营舍意……心藏脉，脉舍神……肺藏气，气舍魄……肾藏精，精舍志。"五脏精气旺盛，则神安；五脏精气衰微，则神衰。"五脏藏神论"强调了形神之间的紧密关系，形全则神和，神和则形安。

"凡刺之法，先必本于神"对中医临床具有很大的指导作用。它指出临床治疗要以察神治神为首要，通过治神我们可以调理形体五脏六腑的功能，达到形神一体。

一、形神兼备，精气乃存

1. 形神关系

所谓形，是指形体，包括人体各脏腑、组织、器官及其各自的生理功能。所谓神，是指内在的精神、意识、思维活动及其表现于外的征象，也即通常所说的"五志（怒、喜、思、悲、恐）"和"七情（五志加忧、惊两种情绪表现）"。形与神两者相比，形乃有形而属阴，神乃无形而属阳，在人体这个统一的整体中，形、神两者具有极为密切的关系。中医学认为，形生神，神役形，形与神是人体生命活动过程中不可或缺的两个基本的方面。形是神的物质基础，神是形的功能体现，形、神两者密不可分。

（1）形生神

先秦时期的思想家、教育家荀子，明确提出"形具而神生"（《荀子·天论》），指出形是神产生的物质基础，神依赖于形而存在，有了形体才可以产生精神、意识、思维活动。东汉时期的哲学家、思想家王充在荀子的基础上，又首次明确提出了形朽而神亡的观点，如其在《论衡·论死》中说："人之所以生者，精气也，死而精气灭。能为精气者，血脉也。人死血脉竭，竭而精气灭，灭而形体朽，朽而成灰土，何用为鬼？"指出形体消亡时，其精神、意识也就不复存在，随着形体的消失而消失。建立在古代朴素唯物主义思想基础之上的中医学，同样认为人的精神、意识、思维活动要以机体器官的健康发育为基础，以人体脏腑、气血功能的正常发挥为前提。如《灵枢·天年》说"血气已和，荣卫已通，五脏已成，神气舍心，魂魄毕具，乃成为人"，说明只有在人体五脏气血荣卫相继生成之后，才能产生各种各样的情志活动。《素问·天元纪大论》云"人有五脏，化五气，以生喜怒思忧恐"；心"在志为喜"，肝"在志为怒"，脾"在志为思"，肺"在志为忧"，肾"在志为恐"。《灵枢·本神》云："血、脉、营、气、精神，此五脏之所藏也。至其淫泆，离脏则精失，魂魄飞扬，志意恍乱，智虑去身。"又云："肝藏血，血舍魂，肝气虚则恐，实则怒。脾藏营，营舍意……心藏脉，脉舍神，心气虚则悲，实则笑不休。肺藏气，气舍魄……肾藏精，精舍志。"均说明人体正常的精神、意识、思维活动及七情五志的发生，与五脏六腑的功能活动息息相关，与气血是否充盈流行有着密切的联系。脏腑、气血功能正常则七情调和、神色昌明，反之，则七情失调、神伤色败。

（2）神役形

《素问·举痛论》曰："悲则气消，恐则气下……惊则气乱……思则气结。"《素问·生气通天论》言："大怒则形气绝，而血菀于上，使人薄厥。"《素问·阴阳应象大论》更有"怒伤肝""喜伤心""思伤脾""忧伤肺""恐伤肾"等记载，均说明精神状态的好坏将直接影响形体健康。形的存在决定了神的存在，但神对于形并非处于从属地位。在形、神两者的关系中，我国传统哲学强调"神制则形从"（《淮南子·诠言训》），这一思想被后世运用到日常的养生防病之中。中医学非常重视神在人体生命活动过程中的主导作用，认为人体作为一个有机的整体，其脏腑、气血功能的正常发挥及相互之间的协调平衡，均离不开神的统率和主宰。如果这种主宰功能减弱，将会造成脏腑功能紊乱，气血运行失常，甚则出现"神去则机息"（《素问·五常政大论》）的严重结局。正如《灵枢·天年》所言"失神者死，得神者生"，可谓神在人体生命活动过程中重要作用的精辟概括。举例而言，《灵枢·本脏》有"志意和则精神专直，魂魄不散，悔怒不起，五脏不受邪矣"的记载，说明保持乐观从容、心平气和的精神状态，是维护脏腑功能正常的基础和前提。反之，若精神活动失常，情志受到伤损，便会给形体带来相应的损害。其原因在于，异常的情志变化将直接影响脏腑气机，造成气机紊乱或气滞不行。如《素问·举痛论》所言："余知百病生于气也。怒则气上，喜则气缓，

（3）形神统一

人体脏腑、营卫、气血皆属有形之质，而精神、意识、思维活动则属无形之神。无形之神须赖有形之质为其物质基础，有形之质须赖无形之神为其功能表现。有形之质属阴，无形之神属阳。"阴在内，阳之守也；阳在外，阴之使也"（《素问·阴阳应象大论》），"阴平阳秘，精神乃治；阴阳离决，精气乃绝"（《素问·生气通天论》），《内经》中有关阴、阳两者关系的阐述同样也可用于描述形、神。其实，形、神两者的密不可分性在中国文化中早有体现，如"神灭形消""形具神生""精神抖擞""神气十足"等成语，均体现出了"形神合一"的生命观。明代医家张介宾在《类经·针刺类》中

指出：人禀天地之灵气而获得生命，借助血肉而成其形体，气血运行而化生为神，形、神两者俱备，才能成为一个有机的整体。从本原上讲，形生神；从作用上看，神役形。形神一体，才能确保生命的存在。

2. 形神两者的调理

（1）调形以治神

通过服用药物来治疗精神方面的疾病，在中医学中有着悠久的历史。如我国现存最早的中医学经典著作《内经》中，就已用"生铁落饮"治"怒狂"（《素问·病能论》），用"左角发酒"治"尸厥"（《素问·缪刺论》），用"半夏秫米汤"治"不寐"（《灵枢·邪客》）。而我国现存最早的药学专著《神农本草经》，已经有牡蛎"主惊恚怒气"，合欢皮"主安五脏，和心志，令人欢乐无忧"，远志"益智慧，耳目聪明，不忘，强志"，人参"补五脏，安精神，定魂魄，止惊悸，除邪气，明目，开心益智"等的记载。东汉名医张仲景《伤寒杂病论》中治疗"妇人脏躁，喜悲伤欲哭"的甘麦大枣汤，治疗"热结膀胱，其人如狂"的桃核承气汤等，至今仍被广泛运用于临床。其后，随着用药经验的不断积累，治疗思路的逐渐拓宽，中医治疗精神疾病的方药亦不断得到补充与完善。从古至今，通过调整体内脏腑功能及气血阴阳的协调平衡，从而达到改善人体精神状态的治疗思路，一直有效地指导着中医的临床实践。

（2）调神以治形

基于形、神两者的相互统一性，针对异常情志变化引起脏腑、气血功能紊乱的病机特点，通过调整人体的精神状态、消除不良的情志刺激，以恢复体内脏腑、组织、器官功能的协调平衡，从而达到治疗躯体和精神疾病的目的，是中医情志疗法的主要学术内容。历代医家对此积累了丰富的经验，归纳起来有以情胜情、移情易性、言语开导、激情刺激及气功疗法等。

二、刺之在形，调之在神

1. 针刺施术者

（1）进针时调神

进针是针刺的第一步，关系到整个治疗过程，历代医家都很重视。《标幽赋》云："目无外视，手如握虎；心无内慕，如待贵人。"所以医者在持针时应做到心无杂念、意志专注。同时还要注意患者的精神状态，尤其是初次针刺的患者，应善用语言诱导，转移其注意力，松弛肌肉及紧张状态，减轻其畏惧心理和疼痛程度。著名针灸学家承淡安先生曾告诫针灸医生，进针时医者要将意念集中于拇指、食指之上，并直贯针尖。进针应迅速敏捷，待患者感觉或未及感觉时，针已安然刺入。切忌进针迟缓，如拈如搓，使患者感痛而产生畏针的心理，以至于"非不得已时，未敢求医针刺，甚或病虽危急，亦不敢应针者，畏痛故也"。

（2）行针时调神

行针时调神有两层意义：一者指行针时医者须引导患者精神专一，使经气易行，达到"气至病所"，并仔细体会针下感觉。《标幽赋》云"轻滑慢而未来，沉涩紧而已至""气之至也，如鱼吞钩饵之浮沉；气未至也，如闲处幽堂之深邃"，两者指调整脏腑、气血等生理功能，针灸治病自古强调"得气"，针刺"得气"是指孔穴内的神气感受到针刺的刺激后所做出的一种反应，行针时得气与否，是决定针刺效果的关键一环。《灵枢·九针十二原》曰"刺之要，气至而有效"，神气之相随，气行则神行，神行则气行，所以古人讲"夫行针者，贵在得神取气"，可见气至与否与治神紧密相关。精思详察患者的反应，细心捕捉每一丝得气的征兆。尚若经气已至，则应慎守勿失，当补则补，当泻则泻；若经气未至，则须"正其神"，使患者尽快进入"神已朝"的入静状态，再通过暗示诱导，"制彼精神，令无散越，则气为神使，脉道易行"，可望迅速得气。

2. 针刺受术者

（1）调理患者精神情志

针刺治疗能否发挥作用，除了与医者的辨证取穴、针刺手法有关外，还与患者的心身状态有一定的关系，人的情志活动是以脏腑生理为基础的，《素问·阴阳应象大论》云"人有五脏化五气，以生喜怒悲忧恐"，而人的情志变化也可影响内在脏腑的生理功能，《灵枢·口问》云："悲哀愁忧则心动，心动则五脏六腑皆摇。"所以《标幽赋》也谈到"凡刺者，使本神朝而后入，既刺也，使本神定而气随，神不朝而勿刺，神已定而可施"。故面临患者之时，先要和颜悦色，"问其所苦，以便顺其志"，从而建立起信任感，针刺时才会心静神宁。

（2）调理患者形体的"神气"

针刺治神不单指精神意识方面，更重要的是具体的经气、穴气，也就是人体的正气，《灵枢·营卫生会》曰："血者，神气也。"《素问·八正神明论》曰："血气者，人之神。"《灵枢·小针解》进一步指出："粗守形者，守刺法也，上守神者，守人之血气有余不足，可补泻也。"《灵枢·平人绝谷》曰："故神者，水谷之精气也。"所以针刺治神必须掌握患者机体脏腑功能，经脉气血运行活动变化，正邪交争状态（"神乎，神客在门"），以及机体对针刺的反应等神气，做到随机应变，给予适当的手法和刺激量，以调整机体神气。根据患者的气血盛衰及生命活动的综合状态施行针刺治疗，也是针刺治神的一个重要内容。医者须察患者气血之盛衰，体质之强弱。患者自身的身体状况直接关系到是否容易得气。年老体衰者，气血亏虚，经络不充，针治之时得气较难，手法太重又会导致晕针的可能，对于这类患者在针刺时宜用轻手法，同时施以艾灸，以益气血，取"陷下则灸之"之意。屡施针灸者，得气亦差，盖某些穴位长期反复接受针刺，导致反应迟钝而一时难以得气，这类患者大都高龄体质虚弱，以及病情较重所致，故针刺前应了解此情，选用他穴治疗。如仍用该穴则要加大手法刺激方能获效。针刺之神亦要视不同个体进行治疗，不同的患者禀赋阴阳气血的偏多偏少有不同，因此也就有着不同的个性特征，其突出表现为中医所说的气质类型，即"五态之人"，"古之善用针艾者，视人五态乃治之"。太阴、少阴之人，不容易得气，所以在针刺时宜用针刺强度较重的针法，辅以各种手法运针催气；太阳、少阳之人，宜用针刺强度较轻的针法即可得气；阴阳和平之人，手法轻重适宜即可。有神则生，无神则死，守神则不病。古人对针刺与神的关系有许多宝贵的经验，需要我们进一步发掘继承，并加以发展。

三、形神兼备，临证不乱

调神针刺必然要选取一定的腧穴，而腧穴的作用就是以神气为主。《灵枢·九针十二原》说："节者，神气之所游行出入也。"指出人体的腧穴是神气游行出入的场所。针刺治病是通过腧穴来施行补泻，而补泻的目的也就是要调节神气。施用针刺补泻得当与否，直接关系到"神"，《灵枢·胀论》记载："泻虚补实，神去其室，致邪失正，真不可定，粗之所败，谓之天命；补虚泻实，神归其室，久塞其空，谓之良工。"说明如果乱用补泻，益有余，泻不足，就会使神分离而不能守舍，以致助邪伤正；故正确施行补泻，调适患者的神气，即可损有余，益不足，使神充沛而达到治疗的目的。

针灸临床调神法常用穴主要有如下穴位：百会、四神聪、神庭、本神、风府、风池、神门、内关、大陵、合谷、太冲等。百会，手足三阳经及督脉之交会处。百会穴，在顶中央旋毛中陷容指，其穴性属阳，而又于阳中寓阴，除振奋诸阳外，还可通达阴阳脉络，故有"一身之宗，百神之会"之说，有疏调经络气血、健脑安神之用。脑部奇穴四神聪，居颠顶，于百会前后左右各一寸，其气通于元神之府，可调神健脑益智。神庭，督脉、足太阳、阳明之会，在脑海前庭，庭，庭院也，聚散之所也，故其为神志所在，功用在神。本神，本是根本，神是神志，所以它主神，是神之本，能够安神，是治神志病之要穴。风府，督脉与阳维脉交会穴，《灵枢·海论》曰"脑为髓之海，其输上在于其盖，下在风府"。风池，足少阳、阳维之会穴，《黄帝内经太素·输穴》曰"督脉上入风池，即为信也"，又多数经脉由此二穴进入脑中，故二穴与脑均有联系而可用于治疗神志疾病。神门，为心经之原穴，心藏脉，脉舍神，故其为神出入之门户，为调神要穴。内关，八脉交会穴，通于阴维脉而主五脏病，进而影响五脏神的发挥，其次又是络穴，联络三焦，三焦通过其为元气之别使、气化之通道而使神得养，故其可治疗一切神志病。以上诸穴为调神要穴。大陵，十三鬼穴之一，出自《灵枢·九针十二原》，曰"阳中之太阳，心也，其原出于大陵"，《针灸穴名解》载"古代帝王葬处曰陵……又大陵为星名，主死丧葬墓之事"，故能奏宁心镇静安神之效而治心神疾患。

合谷、太冲，各为大肠、肝经之原穴，太冲主血，但是又血中有气，而合谷主气，但又气中有血，故两穴并用可调节全身气血，调理神气，用于情志不遂、气血紊乱等身心疾病的治疗。除以上诸穴，临床常用以助调神之功的穴位尚有足三里、丰隆、公孙、三阴交等。

小儿遗尿案

患者，女，7岁，浙江萧山籍。2013年5月6日初诊。其母代诉：自幼遗尿，数年来多方求治，曾服中西药物，也曾取效一时，后复故。亦用针灸、拔罐等各种疗法，效不显，近来因感冒而加重，近一周平均每天遗尿二三次，不能自行醒来，需久唤方可苏醒但神志亦处于朦胧状态，昼夜如是，多动多言少静，活动后易神疲乏力。小便常规化验无明显异常。面色无华，双目无神，双脉沉细弱，舌淡苔薄。诊断：小儿遗尿。辨证分型：心肾不交。治疗：以通里、大钟、百会、神庭、关元为主穴针刺，并艾灸关元。

二诊时，家长即诉患儿可被唤醒如厕。继续治疗5次后，患儿可自行醒来如厕，未有遗尿。此后在门诊接受巩固治疗2个疗程，3个月后随访未复发。

按：中医治疗小儿遗尿一般都从肾气不充、膀胱失司、水道失于制约方面来考虑。然笔者结合临床观察认为，临床中存在不少患儿属于心肾不交，肾气不能上达于心，心神失养不能受膀胱气化使心肾交通，进而又失于对膀胱开阖之统摄以致遗尿。因此，临床治疗此类小儿遗尿时，常以通里配大钟交通心肾，达上下相济之用，以冀心神有主，肾亦有所藏。《百症赋》言"倦言嗜卧，往通里、大钟而明"，其中虽未明言治疗遗尿，但病机却是相同的。因此针刺心肾二经穴位可起交通心肾之用而达醒神之意，以约束膀胱而止遗，再针刺百会、神庭二穴，使心脑相通，醒其神，复其用，以期唤起心神对膀胱的调控作用，从而使患儿在受到膀胱充盈刺激时易醒。此患儿感冒易加重，故灸关元，一则可固肾益气以止遗，二则可益下焦元气以治卫外之不足，灸之尚有温煦元阳亦能养神之意。

本例患儿究其根本为心肾不交，心神失养，神明不出，无法醒悟，则心神对肾与膀胱之事治理无权，致使自行其是而遗尿，这也被称作嗜睡性遗尿。所以，在此种情况下，如果只是一味地用关元、中极、太溪、膀胱俞这类穴位补其肾，亦是无济于事，此时应交通心肾醒其神，针刺心肾二经穴位通里、大钟可起交通心肾之用而达醒神之意，以约束膀胱而止遗，再针刺百会、神庭二穴，使心脑相通，醒其神，复其用，以期唤起心神对膀胱的调控作用，从而使患儿在受到膀胱充盈刺激时易醒，方可得其法，最终获得满意疗效。

四、结语

"凡刺之法，先必本于神"道出针刺乃至中医治病、防病之至高境界。总结笔者以往的临床经验，"神"的应用贯穿疾病的诊断、治疗，"审神"有助于疾病的诊断及预后，"守神"决定着临床治疗效果，患者配合默契，医者治疗时宁神凝意，细心体会患者的神气变化，往往能取得更好的疗效。以上是我们医院在临床实践中初步总结"神"在疾病诊疗中应用的规律，存在很多有待完善的地方，需在以后的临床中进一步总结完善。

张　捷（山西中医药大学附属针灸推拿医院）

"凡刺之法，先必本于神"出自《灵枢·本神》。所谓"凡刺之法"是指针刺之大法即针刺的法则，"先必本于神"即必须要以神为本，故其基本含义应为针刺治疗疾病的法则必须要以神为本。《灵枢·官能》指出"用针之要，无忘其神"，提出了针刺治疗中"神"的重要作用。我们经过研读经典，总结出了针灸治疗疾病的关键在于对"神"的把握，其根本在于守神、关键在于治神、核心在于调神，因此，结合我们多年临床实践经验，总结并形成了"通督调神"学术思想治疗脑系疾病，临床疗效满意。

一、《内经》对"神"的认识

《内经》中对"神"的论述甚多且较为全面，后人对"神"的理解及探讨亦甚多且纷繁复杂。当黄帝问"何谓神"时，就是在问"神"的定义。而岐伯的回答是："神乎神，耳不闻，目明心开而志先，慧然独悟，口弗能言，俱视独见，适若昏，昭然独明，若风吹云，故曰神。"很显然这段话是在告诉我们："神"虽然不能用言语来表达清楚，但是，"神"的作用是显而易见的，我们完全可以感觉到它的存在，体会到它的作用，它是客观存在的。当黄帝再一次提问"何者为神？"岐伯这次的回答是："血气已和，营卫已通，五脏已成，神气舍心，魂魄毕具，乃成为人。"这里我们可以看到《内经》认为"神"是人之所以成为人的必要前提条件。关于"神"的定义，《内经》还提出"两精相搏谓之神""血者，神气也"及"故神者，水谷之精气也"等观点。笔者认为对《内经》中的"神"主要在于强调神在人体生命活动中的含义及神是泛指人的精神活动两个方面。

1. 神在人体生命活动中的含义

所谓"神"，有广义和狭义之分，中医基础理论认为：神即是指人体一切生命活动的主宰和人体生命活动的外在表现，此乃广义之神，正如《素问·移精变气论》谓"得神者昌，失神者亡"，就是这种广义之神；狭义之神乃指人的精神意识思维活动，即神在一定条件下影响人体的各种生理功能，因此，"神"为生命之主宰，神的得失，反映了人体气血阴阳之盛衰，是临床上决断生死的关键。《内经》中对神的描述甚多，除了泛指生命、生机之外，如《灵枢·本神》曰："生之来谓之精，两精相搏谓之神。"如《素问·移精变气论》曰"得神者昌，失神者亡"中的"神"则是对人体生命活动外在表现的概括。此外，《灵枢·平人绝谷》曰"故神者，水谷之精气也"、《素问·八正神明论》曰"血气者，人之神"中的"神"则是指水谷精气、人体正气、经脉之气的意思，即是指人体生命活动的内在功能。总之，《内经》中的"神"就是人身之气、正气，是人体生命物质之气，是人体生命活动的反映，也是脏腑经络气血功能的概括，在人体生命活动中起主导作用。

2. 神是泛指人的精神活动

人的精神活动，包括意识、思维、情志、智慧等。《素问·灵兰秘典论》说："心者，君主之官也，神明出焉。"《素问·宣明五气》说："心藏神。"心主神明，指出心具有产生和协调精神活动的作用。《灵枢·五色》又云："积神于心，以知往今。"指出心的功能正常，才能正确思维，认识事物。《灵枢·本神》中对人的思维活动过程做了如下描述："所以任物者谓之心，心有所忆谓之意，意之所存谓之志，因志而存变谓之思，因思而远慕谓之虑，因虑而处物谓之智。"任物就是接受外界客观事物的刺激而发生思维的过程，说明精神活动是客观存在的反映，这些思维活动都是在心"任物"的基础上产生的。正是因为心对精神活动的主宰作用，《灵枢·邪客》云："心者，五脏六腑之大主也，精神之所舍也……心伤则神去，神去则死矣。"情志也属精神活动，其物质基础是五脏的精气，《素问·天元纪大论》说："人有五脏化五气，以生喜怒思忧恐。"情志活动的主宰是心神，《灵枢·本神》曰："心藏脉，脉舍神，心气虚则悲，实则笑不休。"又曰："喜乐者，神惮散而不藏……恐惧者，神荡惮而不收。"《素问·八正神明论》中有："神乎神，耳不闻，目明心开而志先，慧然独悟，口弗能言，俱视独见，适若昏，昭然独明，若风吹云，故曰神。"说明认识事物比别人体验深，独具慧眼，心领神会，此种感觉不可言传。这里的神，多释为领悟、顿悟、灵感之义。注意力亦属于精神活动，而《灵枢·终始》所云的"专意一神"、《素问·宝命全形论》中的"神无营于众物"则是指心神，强调注意力。

二、针刺与神

《内经》中"神"字凡见百余处，且大多与针刺有关，如《灵枢·九针十二原》认为腧穴为"神气之所游行出入"之处；《灵枢·胀论》认为神与补泻的关系是"补虚泻实，神归其室"；上工与下工的区别在于能否守神，"粗守形，上守神"。可见神在针刺中的重要地位。经络腧穴与神有着紧密联系，《灵枢·九针十二原》说："所言节者，神气之所游行出入也。"神分布于全身，游行于经络之中，腧穴是神气游行出入聚集之处。

《内经》还特别强调"神"的作用是极其重要的。例如，"用针之要，无忘其神""凡刺之真，必先治神""凡刺之法，先必本于神"等。中医学认为，人身之"三宝"为精、气、神，此理论源于《内经》中的形神关系理论，该理论体系是《内经》中哲学和医学相结合的一个重要组成部分，认为：人体是由"形"和"神"组成的，"神"出于"形"，"形"离不开"神"，形是神的载体和基础，而神对于形也有反作用。从生理上来讲，如《素问·移精变气论》曰"得神者昌，失神者亡"，《素问·生气通天论》云"阴平阳秘，精神乃治，阴阳离决，精气乃绝"，均强调了阴阳平衡，形神统一的重要性。从病理上来讲，一切疾病都可以认为是形神失调的病理产物。然而从治疗方面来讲，虽然中医治疗疾病方法繁多，但其治疗目的不外乎治形和调神两大类，两者相辅相成，从而达到形神同治，疾病痊愈之目的。

1. 守神

《灵枢·九针十二原》曰："小针之要，易陈而难入，粗守形，上守神。"《灵枢·小针解》曰："粗守形者，守刺法也。上守神者，守人之血气有余不足。"《灵枢·官能》曰："用针之要，无忘其神。"又曰："是故工之用针也，知气之所在，而守其门户，明于调气，补泻所在，徐疾之意，所取之处。"欲行针者当守其神，而欲守其神者当知其节，是指进针之后，要始终勿忘针下之气，要设法得气、行气、调气、守气，强调针刺腧穴后，要想针刺得气，医者需心中有数，细心调理手法或留针候气，使气至病所。《素问·宝命全形论》曰："经气已至，慎守勿失。"经气到达即所谓得气后，更应重视守气，即守神，使患者针下始终有舒适的酸、麻、憋、胀等感觉。《灵枢·本神》曰："是故用针者，察观病人之态，以知精神魂魄之存亡，得失之意。"笔者通过多年临床经验认为：针灸医师在施行针刺之前，应该在细致审视疾病后，通过正确选择取穴、实施补泻手法、运用气至感传等，减少患者对疾病和针刺的恐惧心理，增加患者战胜疾病的信心，对医者产生高度的信任，也就成为"形神同治"的关键，这样才能达到守神之目的，这就为疾病的康复奠定了基础。

2. 治神

治神是针灸治疗疾病的核心所在，其内容包括治医者之神和患者之神两方面。马莳云："凡刺家针要之法，必先治己之神气……惟神气既肃，而后可以专心用针也。"强调医生在治疗疾病时首先应严肃认真，专心致志。"凡刺之真，必先治神""专意一神，精气之分，毋闻人声，以收其精，必一其神，令志在针"。说明医者在针刺时必须精神集中，态度端正，调整好自己的情绪，专心为患者治病，要求医者针刺时专心致志，不能心不在焉，或闲言碎语，持针坚定有力，进针敏捷利落。《灵枢·九针十二原》云"持针之道，坚者为宝。正指直刺，无针左右，神在秋毫"，进针速度要快，可减轻患者疼痛，避免患者因紧张而晕针、滞针甚至断针等，行针时做到"目无外视，手如握虎，心无内慕，如待贵人"，要求医生在针刺过程中要精神集中，专心致志地进针、细心体会针下感觉和观察患者的反应，即《灵枢·终始》讲到"必一其神，令志在针"，从而能够最大限度地发挥针灸的疗效，减少医疗事故的发生。

患者在接受针灸治疗时也需要静心养神，即所谓治患者之神。《素问·针解》所说的"必正其神者，欲瞻病人目制其神，令气易行也"，即是说明在针刺操作时要调节患者的精神活动，取得患者与医生的相互配合，消除患者恐惧心理，避免因精神紧张，影响疗效或拒绝针灸治疗，甚或发生晕针现象，这时医者就应如《灵枢·终始》所云"浅而留之，微而浮之，以移其神"，设法转移患者的注意力，消除患者的紧张情绪，使患者有一个良好的心理状态，这样才能取得好的效果。无论进针前或进针后，治神的主要目的是使患者精神内守，避免患者之神过松或过紧。这主要是通过语言暗示、押手按压、反复行针等实现的，其本质揭示了精神意识或心理因素在针刺过程中的作用。

由此可见，针灸治疗疾病，其核心在于医者精神集中、专心致志、全神贯注地诊断疾病，合理取穴，快速进针，体会针感，患者在于精神放松，细心体会针感，从而使经气按照针刺的方向运行，获得较好的疗效，因此，"治神"不仅强调治患者之神，还要注重针刺过程中调节患者的精神活动，做到医患配合，从而使得针刺疗效最大化。

3. 调神

所谓调神，可概括为调节患者之神和调节脏腑经络之神两个方面。调节患者之神，即在针刺过程中，医者善于辨证选穴，并采取相应的针刺手法，以使患者脏腑安定，气血调和，始终保持情绪乐观，精神专一，这样才能有助于提高其对针刺的感觉能力，并能细心体会针感，用意念帮助、引导针刺感应的传导，使之气至病所。同时，医者时时注意观察患者的神色变化，随其反应行针施术，则有利于提高临床疗效。调节脏腑经络之神，即是指将针刺治疗疾病过程中的得气看作为调节脏腑经络之神的体现。针灸治疗疾病的本质在于其直接作用于十二经脉，利用经脉的特异功能与特点，可以直接调节所联络的脏腑之神。因此，针灸操作中的全神贯注进针，细心行针谨候经气的往来，把握行针出针的最佳时机，均可视为调节医者之神与患者经络脏腑之神的结合，从而取得"和之者若响，随之者若影"的治疗效果。

三、"通督调神"学术思想的形成及临床应用

所谓"通督调神"即"通督脉，调元神"，此学术思想是我们在研读经典，师承大师经验，结合自己多年临床经验总结而成的，笔者认为：督脉痹阻、脑脉瘀阻、神机失用是脑病发生的病机关键所在。疏通督脉是治疗脑病的关键所在，疏通督脉可调节元神，使脑髓通达，运用调神之法，达到调节人体一切外在活动及脏腑功能的目的，即所谓"督脉通、诸经通、脑窍聪"。我院师怀堂教授擅长应用新九针治疗脑病，选取督脉、夹脊为主穴，笔者在此基础上总结并初步形成了"通督调神"为治疗脑病的总纲。在"通督调神"学术思想的指导下，根据临床常见脑病，总结衍生出一系列的脑

病特色针法，并在临床中广泛应用，临床疗效比较满意。即主穴选取人中、百会、四神聪、大椎、至阳、命门；辅穴取通里、内关、华佗夹脊穴。其针法如"解语利窍"针法治疗中风后失语、吞咽障碍，"通督醒脑"针法治疗失眠、认知障碍，"解痉纠偏"针法治疗中风后偏瘫痉挛，"通督解郁"针法治疗中风后抑郁，"通督泻浊"针法预防脑病。

四、总结

综上所述，《灵枢·本神》"凡刺之法，先必本于神"，强调针刺治疗疾病的本质在于以神为本，在遵循针灸老前辈临床中形神合治的原则下，笔者认为：首先，针灸治疗疾病，强调医者辨证施治的同时，应注重调整患者的精、气、神，即所谓"守神"。其次，针灸治疗疾病，要求医者在针刺治疗过程中掌握和重视患者的精神状态及精神变化，医者针刺治病应专心致志、全神贯注，强调"治神"的重要性和必要性。最后，调摄患者情绪，注意神的调养，调节医者之神与患者经络脏腑之神，即所谓"调神"。针刺治疗疾病之根本在于调节患者之神、医者之神及患者经络脏腑之神，强调在整体观念、辨证施治总原则的指导下，各种针刺治疗疾病的本质在于以神为本，调神、治神乃针刺取得最佳疗效的核心所在。

"凡刺之法，先必本于神"是针灸临床的核心与关键所在，基于此而产生的"通督调神"思想衍生的系列针法应用于临床，无论脑系疾病还是临床各科疾病均收到了非常满意的疗效。

储浩然（安徽中医药大学第二附属医院）

"凡刺之法，先必本于神"一语出自《灵枢·本神》，其意在于强调"神"在针刺中的重要性，旨在表明"神"是针刺施治的基础和前提，在针刺治疗中居首要地位。《灵枢·官能》亦云："用针之要，无忘其神。"《灵枢·九针十二原》并以"粗守形，上守神"来区分刺法技术的高低，由此可见"神"对针灸疗效的重要性。对其科学内涵的认识，自古以来，不同学者有不同见解，仁者见仁，智者见智。笔者根据 31 年临床实践，结合复习经典感悟，略陈管见，浅析如下。

一、"凡刺之法，先必本于神"以"形神合一，神为统帅"的学说为基础

所谓"神"，有广义和狭义之分。广义的神，是指整个人体生命活动的外在表现，即对以精、气、血、津、液为物质基础的脏腑、经络等机体全部功能活动的高度概括，当这些功能活动正常时，表现于外的征象均属于"神"的范畴；狭义的神，是指心所主的神志，即人的精神、意识、思维活动，包括魂、魄、意、志、思、虑、智等。中医学强调人是"形神合一"的统一体，认为形为神之体，神为形之用。无形则神无以生，无神则形无以活；"形体不敝，精神不散"（《素问·上古天真论》）。可见，"形"是生命物质活动的主体，"神"是生命活动的主宰，"神"是生命活动的外在表现，"神"是生命活动的本质。"形"离不开神而生存，"神"也离不开形体而存在。有形才有神，有神则形健，形健则神旺，神灵则形安。形神学说作为中医学理论体系的重要组成部分，贯穿于脏腑、经络、营卫、气血各方面，与新陈代谢的发生、发展和变化之中。神分藏于五脏，即"心藏神、肺藏魄、肝藏魂、脾藏意、肾藏志"（《素问·宣明五气》）。人体的生命活动是以五脏为中心的，以神为主宰，统率全身的生命活动；化生精气血津液等精微物质；以经络为联系的通路，将人体联络成为一个有机的整体；以精气血津液为物质基础，营养全身各脏腑组织和器官，从而实现器官与功能、形与神的统一。故而只有形与神俱，才能尽终其天年。

在笔者经历的针灸临床实践中也能体会出"形神合一，神为统帅"理论的正确。如笔者曾于 2002 年治疗两例持续植物状态的患者，其中一例黄姓患者，男，57 岁，因病毒性脑炎出现高热、昏迷、惊厥 1 个多月。发病后经多方救治体温基本正常，惊厥消失，但仍意识丧失，昏迷指数 2 分转入我院；另一位李姓患者，48 岁，因突发大量

脑出血行手术治疗，术后持续意识丧失，在外院经药物及高压氧等项治疗 2 个月，仍意识不清，昏迷指数 2 分，转入我院。两例患者病因不同，表现相似，病情程度接近，入院后均给予针刺井穴、重灸督脉疗法治疗，并配合基础治疗和亲情抚慰刺激等，经过 3 个月治疗，黄姓患者在一次治疗过程中，突然说出清晰的语言，并认出了陪同治疗的家人，昏迷指数达到 7 分，脱离植物状态，2015 年 4 月其爱人因腰痛来门诊就诊，诉该黄姓患者仍存活，唯因基础病变致痴呆。而李姓患者经 6 个多月的治疗，患者意识状态好转，但昏迷指数一直维持在 4 分，因为手术，大脑组织被切除，语言障碍，肢体运动障碍，长期卧床。一年后，因并发症死亡。此两例患者完全不同的结局充分说明了"形神合一，神为统帅"理论的正确。两例患者来院时均诊为中医"尸厥"的范畴，为典型的"神"的病变。但由于两者基础病因不同，急救过程中治疗方式的差异，造成两例患者中李姓患者的"形"出现了明显的缺损，大脑被切除了约二分之一，尤其是大脑正是"神"所居之处。形体不全，神无所居。故虽经同样的治疗，李姓患者始终未能摆脱植物状态，并最终死于并发症。而黄姓患者虽然出现了失神的病变，但患者的"形"未出现明显的损伤，故经正确的治疗患者的"神"得以恢复，摆脱了植物状态。

正因为如此，《内经》十分注重治神的重要性，列治神为疗疾之首。《素问·宝命全形论》曰"一曰治神，二曰知养生""凡刺之真，必先治神"。可见，"凡刺之法，先必本于神"的提出是以"形神合一"学说为基础的。"先必本于神"之"神"是广义之神和狭义之神的辩证统一。

二、"凡刺之法，先必本于神"强调"神"是针灸治疗的作用途径

针灸治病，强调"神"的作用。"凡刺之法，先必本于神"，根据王冰的注释："专其精神，寂无动乱，刺之真要，其在斯焉！"指的是医者在针刺时神定而气随，对医者之要求要守神。窦汉卿在《标幽赋》中写道："凡刺者，使本神朝而后入；既刺也，使本神定而气随。神不朝而勿刺，神已定而可施。"则是要求在患者精神会聚和安定的情况下，即守神状态下进行针刺。《素问·刺法论》指出："刺法有全神养真之旨，亦法有修真之道，非治疾也，故要修养和神也。"表明治神是指治病和养生总的要求和原则。所谓治神，指通过针刺能对人体的神气进行调摄充养，使神归其室。我们知道，针刺的部位主要是人体的经络和腧穴，而经络有"行血气而营阴阳"的作用，腧穴则是"神气之所游行出入"的场所。"神者，正气也"，经络腧穴之气的盛衰，可以直接反映出神气之盛衰，相应的也就直接影响到神气的活动表现，针刺治病的作用途径就是为了振奋和激发正气，以调整脏腑气血之功能，扶助正气，增强人体自愈能力。此外，在针刺过程中经气的活动实际上也正是神气活动的一种具体表现。如进针之后，

在针刺部位所出现的酸、麻、沉、胀及不同程度的感应传导和扩散，医者手下沉重紧涩等得气现象，其实质上就是人体神气活动的一种具体表现，是体内气行则神行，神行则气行，神气相随的结果。另外，得气的有无、强弱直接关系到针刺疗效的好坏。临床上"气至而有效""气速效速，气迟效迟"的现象，就充分地表明神气活动的强弱，实为针刺治病的关键所在。

笔者认为，这是"先必本于神"的内涵，正是因为针刺的作用点在于调摄人体的正气——"神"，从而表明医患双方精神意识活动与针刺疗效的重要关系。治神与守神要求我们在临床工作中，首先，医者针刺前须静心安神，而后方能观患者之神，既要观察疾病的表现，又要了解患者的精神状态和思想情绪。在全面掌握上述情况的前提下，运用与之相适应的针刺手法，才能保证获得预期的治疗效果。

三、"凡刺之法，先必本于神"强调"治神"是针灸取得临床疗效的关键

治神，就是指在针刺过程中要善于安神、守神、调神，这样才能提高临床疗效，取得治疗效果；治神关系到医患双方，并贯穿于针刺治疗的全过程。对临证的医生来说，治神是对医生诊疗过程中整体素质的要求。首先，治神要求医者必须思维敏捷，精力充沛，头脑清醒，知识全面，能够面对错综复杂疾病的变化，及时明确诊断，掌握病机，辨证准确。同时，医者必须聚精会神、全神贯注地谨察患者之神的变化，充分观察患者的精神状态、面部表情、面色、体态、言谈举止、脉象等方面来了解患者之神。神是人的一身之主宰，必然能够从目光、神态、语言等表现中反映出患者之神的情况。察出患者病因是治疗患者的前提，正如《灵枢·本神》指出："是故用针者，察观病人之态，以知精神魂魄之存亡，得失之意。"

其次，在针刺过程中医者要专心致志——"守神"，要求医生不但要掌握针刺技术，而且关键在治疗患者时要全神贯注、精心操作、注意力集中、一心一意地为患者实施治疗，这是在患者身上取得疗效的保证。如《灵枢·终始》云："魂魄不散，专意一神，精气之分，毋闻人声，以收其精，必一其神，令志在针。"《素问·针解》曰："神无营于众物者，静志观病人，无左右视也。义无邪下者，欲端以正也。必正其神者，欲瞻病人目制其神，令气易行也。"反之，如果医生在给患者实施治疗过程中，注意力不集中，不仅会影响患者的临床疗效，而且还可能影响患者的病情变化，甚至发生医疗差错。如《素问·征四失论》所言"精神不专，志意不理，外内相失，故时疑殆"的不良后果。

最后，医者治神还必须调控患者之神。第一，在观察了解掌握患者之神的基础上，根据患者反映的主要心理问题给予正确的合理的指导。在针刺时应详细了解患者的发病过程及生活工作环境，掌握患者的精神情绪，针对不同的心态给予切合实际的引导，

"告之以其败，语之以其善，导之以其所便，开之以其所苦"（《素问·师传》）。第二，将针刺的穴位、方法、特点优势、疗效给患者交代清楚，减少患者的恐惧心理。第三，告诉患者注意事项，从心理到膳食，从膳食到运动，从运动到养生来配合医生治疗。第四，医生的治疗必须得到患者的合作，才能真正地发挥患者的内在积极因素。第五，就诊时必须把患者当亲人，态度和蔼可亲，和颜悦色，让患者真正感到被关心、被同情、被爱护，真正建立起医患之间的信任感，才会在治疗中做到心静神宁。第六，治疗中应根据大多数患者害怕针灸的普遍心理选穴位少而精，进针做到快而无痛。

治神在临床治疗中还必须有一个良好的治疗环境，医生给患者看病治病是一个严肃而认真的神圣工作，要求有一个良好的诊疗环境，让患者感到"家"的感觉、温馨的感觉。这对患者的治疗康复起着一个极其重要的作用。真正达到医患之间都能宁心敛神，才能起到事半功倍的效果。

针灸能取得疗效，调神是其途径。所谓"调神"，即是在针灸诊疗过程中，医者善于根据患者临床表现来辨证取穴，并采用相应的针刺手法，以使患者恢复到脏腑安定，气血调和的状态，让患者始终保持情绪稳定，精神专一，这样才能有助于提高其对针刺的感觉能力，并能细心体会针感，与医生配合用意念帮助、引导针刺感应传导，使气至病所。医者也应随时注意观察患者的神色变化，使患者消除顾虑，树立病愈信心，克服内心的苦闷和紧张，为针刺治病创造良好的条件。另外，在针刺治疗中，对于一些心因性疾病，给予患者一定的语言暗示，诱发经气直达病所，从而提高针刺疗效。

四、结语

"凡刺之法，先必本于神"高度概括了针灸疗法的作用基础、作用途径和取得疗效的关键。"神"在针刺治疗中具有十分重要的意义，"形神合一，神为统帅"是针刺的基础和前提；"安神""治神""调神"是神的理论在针刺治疗中具体应用的三个方面，它们既有区别又有密切联系。"凡刺之法，先必本于神"提示：针灸治疗的过程就是在安神、治神、调神三个方面进行相互协调、相互影响、相互联系的过程。"神"是针刺施治取得疗效的关键，只有"先必本于神"才能达到针刺防治疾病的目的和最佳疗效。为此进一步探讨神的理论及在针刺治疗中的作用，对于针灸医学的发展，临床疗效的不断提高，将有积极的指导意义。

艾双春（绵阳市中医医院）

"凡刺之法，先必本于神"出自《灵枢·本神》，临床针刺治疗疾病时，"神"贯穿于针刺治疗的整个过程。

一、中医"神"的概念

甲骨文中并未见"神"之字形但出现"申"字形，造字本义：古人祭拜的天公，万物的创造者和掌控者。古人认为打雷闪电是至高无上的天公在操纵，"申"的"天神"本义消失后，晚期金文再加"示"，另造"神"代替。故《说文解字》曰："神，天神，引出万物者也。从示、申。"《风俗通》说："神者申也。"神本义应为古人奉天地主宰之雷电，引申为万物之主宰，引申为掌控肉体的灵魂、意识。如《荀子·天论》曰："万物各得其和以生，各得其养以成，不见其事而见其功，夫是之谓神。"《素问·天元纪大论》曰："物生谓之化，物极谓之变，阴阳不测谓之神。"

中医所谓"神"，有广义和狭义之别，广义的"神"指整个人体生命活动的外在表现，即对以精、气、血、津、液等物质为基础的脏腑、经络等全部功能活动的高度概括，当这些功能活动正常时，表现于外的征象均属"神"的范畴，故《养和类纂》曰："夫神者，生之本也。"《灵枢·小针解》曰："神者，正气也。"《灵枢·本神》曰："天之在我者德也，地之在我者气也，德流气薄而生者也，故生之来谓之精，两精相搏谓之神。"《灵枢·平人绝谷》曰："故神者，水谷之精气也。"《灵枢·营卫生会》曰："血者，神气也。"《素问·八正神明论》曰："血气者，人之神。"狭义的"神"指心所主的神志，即人的精神、意识、思维活动，包括魂、魄、意、志、思、虑、智等，故《素问·宣明五气》认为"心藏神、肺藏魄、肝藏魂、脾藏意、肾藏志"。

中医学认为人体的生命活动是以五脏为中心，化生与储藏精、气、血、津、液等精微物质，以神为主宰，统率全身的生命活动，以经络为联系通路，把人体构成一个有机的整体，以精、气、血、津、液为物质基础，营养全身各脏腑组织和器官，从而实现器官与功能的统一。

二、针灸调神的重要性

针灸治疗疾病疗效的好与差，在于施术者是否会调神，故《素问·汤液醪醴论》

曰："帝曰：形弊血尽而功不立者何？ 岐伯曰：神不使也。帝曰：何谓神不使？ 岐伯曰：针石，道也，精神不进，志意不治，故病不可愈。"说明治疗疾病效果不佳是未调神的后果。明代张介宾注曰："凡治病之道，攻邪在乎针药，行药在乎神气，故施治于外，则神应于中，使之升则升，使之降则降，是其神可使也。若以药剂治其内，而脏气不应，针艾治其外，而经气不应。此其神气已失，而无可使也。"如果神不能发挥应有的作用，则机体对各种治疗方法也就失去了反应，疾病就难以治愈。

历代医家非常注意调神，才能提高临床疗效，如《灵枢·九针十二原》曰："小针之要，易陈而难入。粗守形，上守神。神乎神，客在门，未睹其疾，恶知其原？ 刺之微在速迟，粗守关，上守机。"《灵枢·小针解》曰："粗守形者，守刺法也。上守神者，守人之血气有余不足，可补泻也……粗守关者，守四肢而不知血气正邪之往来也。上守机者，知守气也……知其往来者，知气之逆顺盛虚也。"滑寿《读素问钞》云："药非正气，不能运行，针非正气，不能驱使，故曰针石之道，精神进，志意治则病可愈；若精神越，志意散，虽用针石，病亦不愈。"提示临床治病当时时关注患者之神机盛衰。《素问·八正神明论》曰："神乎神，耳不闻，目明心开而志先，慧然独悟，口弗能言，俱视独见，适若昏，昭然独明，若风吹云，故曰神。"

三、针刺前调神

患者进入诊疗室，医者通过望、闻、问、切四诊了解患者神气情况。四诊出自《难经》，曰："经言，望而知之谓之神，闻而知之谓之圣，问而知之谓之工，切脉而知之谓之巧。何谓也？ 然，望而知之者，望见其五色，以知其病。闻而知之者，闻其五音，以别其病。问而知之者，问其所欲五味，以知其病所起所在也。切脉而知之者，诊其寸口，视其虚实，以知其病，病在何脏腑也。经言，以外知之曰圣，以内知之曰神，此之谓也。"这样通过四诊以外知内诊查病情才是神医。

1. 望神

望诊为四诊之一，是医生运用自己的视觉对患者的精神、面色、形体、姿态及舌象、排泄物等进行观察的一种诊断方法，故《丹溪心法·能合脉色可以万全》曰："有诸内者，必形诸外。"

望神：神通过眼神、呼吸、语言等方面反映出来，正常之神如神志清楚、语言清晰、两目精彩、面色荣润、反应灵敏等；病态之神如精神委顿、言语无力、两目少神、面色无华、反应迟钝等。精气充足则有神，精气不足则无神。

望面色：面色红润而有光泽为气血充足，表示健康，或即使患病，其病情也轻，预后也多良好。面部的色泽呈现苍白，或铁青，或晦暗、枯槁不润，为气血不足，多为疾病严重，病程迁延，预后多不良。

望形体：形体强弱也反映脏腑功能的盛衰，内盛则外强，内衰则外弱。如骨骼坚大、皮肤润泽、肌肉结实、胸廓宽阔，多为体质强壮，表示脏腑功能强盛；而骨骼脆小、皮肤枯槁、肌肉瘦削、胸廓狭窄，多为体质虚弱，表示脏腑功能不足。所以《灵枢·通天》曰："人有阴阳……盖有太阴之人，少阴之人，太阳之人，少阳之人，阴阳和平之人。凡五人者，其态不同，其筋骨气血各不等。"

望姿态：动态矫健灵活，是健康的表现，若四肢关节不利或半身不遂等，则为疾病的状态。

望舌：观察舌质和舌苔两个部分。舌质可测知脏腑的虚实，气血的盛衰。舌苔可测知其病位的浅深、疾病的性质、病邪的进退及胃气的存亡。

望排泄物：大小便、痰液等，也可反映人体的寒热虚实，如大便稀溏为寒，小便黄浊为热。

故《灵枢·本神》曰："是故用针者，察观病人之态，以知精、神、魂、魄之存亡，得失之意，五者以伤，针不可以治之也。"

2. 闻神

闻诊是从患者发出的各种声音，从其高低、缓急、强弱、清浊测知病性的方法。

①声音高亢：是正气未虚，属于热证、实证。

②语声重浊：乃外感风寒，肺气不宣，肺津不布，气郁津凝，湿阻肺系会厌，声带变厚，以致声音重浊。

③声音嘶哑：新病暴哑，为风寒束表，肺系会厌受其寒侵，经隧收引，津凝会厌，以致不能发音。即《灵枢·忧恚无言》所说："卒然无音者，寒气客于厌则厌不能发，发不能下，至其开阖不致，故无音。"因其病性属寒属实，前人称为"金实不鸣"。久病声音嘶哑，为肺肾阴虚，水不制火，火灼肺金所致。因其病性属虚，前人称为"金破不鸣"。若久病、重病突然声哑，是脏气将绝危证。

④声低息短，少气懒言：是中气虚损象征。故《素问·脉要精微论》说："言而微，终日乃复言者，此夺气也。"

⑤神昏谵语：是指患者神志不清，语无伦次。急性热病，热入心包，蒙扰神明，成为此证。

⑥郑声：疾病末期，出现神志不清，语声低微，内容重复，是久病正衰，心气虚损，精神散乱。

⑦咳声高低缓急，可辨寒热虚实：咳声清高、无痰、舌红、乏津，是燥热犯肺，或水不涵木，木火刑金。咳声重浊，痰多清稀，是外感风寒，内停水饮，或少阴阳虚，水饮内停。咳声急迫，连声不止，是寒邪束表，气道挛急所致。吐出痰液其咳即止，是痰阻气道之征。

⑧呃逆：是膈肌痉挛病变。其声高亢，连声不止者，为肺气不宣，脾气不运，肝

气不舒，导致膈膜痉挛，病性属实。若呃声低微，时呃一声，病性属虚，脾肾阳虚，膜失其温而呃者有之；肝肾阴虚，膜失其濡而逆者，间亦有之。

3. 问神

问诊是医生通过询问患者或家属，以了解疾病的发生、发展、治疗经过及自觉症状等情况的一种诊察方法，包括一般情况、生活习惯、家族病史、既往病史和现病史等方面。

问一般情况，包括姓名、性别、年龄、婚姻、职业、籍贯及住址等。了解一般情况，可获得与疾病有关的资料。因年龄、职业、籍贯等不同，往往有不同的多发病。如青壮年以实证为多，老年人以虚证为多，麻疹、百日咳、水痘等多见于小儿。某些疾病如铅中毒、汞中毒、矽肺等，则与职业有关，血吸虫病、钩虫病、大骨节病、瘿瘤等，则与居住的地区有关。

问生活习惯，人的生活习惯，如饮食嗜好、生活起居等往往与疾病有关。如偏嗜五味，可引起脏气偏盛或偏衰而致病。饮食不节，则多致肠胃病；嗜好酒、茶者多湿偏盛；平日喜热怕凉的，多阴气偏盛；平日喜凉恶热的，多阳气偏盛。

问家族病史与既往病史，由于某些疾病有遗传性或传染性，因此，询问家族病史和既往病史，对诊断患者目前所患疾病有很大帮助。如结核病，常与家族的传染有关。某些疾病，如癫痫、疟疾等，经过治疗后，症状虽然消失，但病根未除，在一定条件下，还能复发，说明既往病史往往与现在病症有因果关系。所以，问明过去病史，对诊断现在病症有一定帮助。

问起病与现在症状，在询问现在症状时，首先要问明起病的时间、原因、发病经过及治疗情况等。如《十问歌》曰："一问寒热二问汗，三问头身四问便，五问饮食六问胸，七聋八渴俱当辨，九问旧病十问因，再兼服药参机变。妇女尤必问经期，迟速闭崩皆可见，再添片语告儿科，天花麻疹全占验。"

4. 切神

切诊是医生用双手对患者的病情进行诊断的方法，医生用双手来挤压和触摸患者的身体，由此了解患者的病情。切诊主要包括脉诊和按诊两种。

脉诊法：把摸患者的脉象来判断患者的病情。一般正常的脉象呈现不大不小、不浮不沉、节奏一致、和缓从容等迹象，否则就会出现一些病痛。

按诊法：按压或触摸患者的某些部位来了解患者病情的诊断方法。大致来说，按诊法包括以下几方面，如按手足、按胸腹、按肌肤、按腧穴。

四、患者调神

1. 环境

患者针刺环境要安静，温度适宜，床铺舒适，治疗室内不要有太多人，以免干扰患者的心理状态。如《灵枢·终始》曰："深居静处，占神往来，闭户塞牖，魂魄不散，专意一神，精气之分，毋闻人声，以收其精，必一其神，令志在针。"

2. 心静守神

在针刺治疗前，使患者能够安定神志、聚精会神，进入最佳临刺状态，故《灵枢·邪客》曰："持针之道，欲端以正，安以静。"临床上，接受针刺治疗的患者施术前能心平气和地配合治疗，则易于得气，反之若患者精神疲惫，恐惧不安则难以得气。正如《标幽赋》曰："凡刺者，使本神朝而后入；既刺也，使本神定而气随。神不朝而勿刺，神已定而可施。"这充分说明只有患者神志安定才能施针，未安而勿刺。入静可使针刺时的循经感传出现率明显提高，通过改变人体中枢神经系统特别是大脑皮层功能状态使循经感传的出现率明显增高，能进一步提高针刺疗效。

五、医者调神

1. 针刺时

（1）调神

医者针刺时集中精力，如《标幽赋》云："目无外视，手如握虎；心无内慕，如待贵人。"此为窦氏所讲的医者之治神。窦氏对《内经》尤为谙熟和认同，如《素问·宝命全形论》也曰："如临深渊，手如握虎，神无营于众物。"即医者要加强医德的修养，思想端正、态度和蔼，绝不可精力涣散、粗心大意，要专心致志地进行针刺操作，细心体会手下的针感，要像对待贵人、长辈一样对待患者，同时仔细观察患者的反应，一旦有意外发生，及时处理，以免失治、误治，贻误病情。《灵枢·九针十二原》指出："持针之道，坚者为宝，正指直刺，无针左右，神在秋毫，属意病者。"说明针刺施术时拇、食二指持针牢固，使力贯针尖，动作迅速敏捷，待患者感觉或未及感觉之时，即已将针安然刺入。正如《针灸大成》云："医者之心，病者之心，与针相随上下。"通过交流达到医者和患者的两神相互感应，医者调节患者之神，达到治疗疾病根本之目的。

（2）得气

《灵枢·九针十二原》曰："气至而有效，效之信，若风之吹云，明乎若见苍天。"

《灵枢·终始》曰："浅而留之，微而浮之，以移其神，气至乃休。"强调得气的重要性，气至后效果明显，如风吹云，显而易见，并以得气为度、得气即止。得气时医者的感觉《标幽赋》云："轻滑慢而未来，沉涩紧而已至。"又云："气之至也，如鱼吞钩饵之浮沉；气未至也，如闲处幽堂之深邃。"窦氏对针刺得气时医者手下的感觉情况进行了细致而贴切的描述，并做了形象而生动的比喻。又如《标幽赋》既强调行针必以得气为要，又云："气速至而效速，气迟至而不治。"这是窦默对得气与疗效的关系的高度概括，可以此判断预后。在临床上总结出得气的快慢与疗效关系密切，得气快的患者，往往正气旺盛、气血充盈，针刺治疗时效果较好，预后较好；得气慢的患者，往往正气虚弱、气血亏虚，针刺治疗时效果较差，预后不好。

（3）不得气的处理

《灵枢·九针十二原》曰："刺之而气不至，无问其数。"未得气时的操作《标幽赋》云："既至也，量寒热而留疾；未至也，据虚实而候气。"气不至时，采用不同的候气法静留以待气至，或施行进退、提插的针法以催气。

2. 补泻手法

《灵枢·九针十二原》言："粗守形，上守神……粗守关，上守机。"高明的医者不仅能够自己做到精神内守，而且能够准确把握患者的神气，及时出手调控，《灵枢·小针解》中说："上守神者，守人之血气有余不足，可补泻也。"辨清患者的神气变化之后，才能有的放矢地实施补泻手法，如《黄帝内经素问注证发微·移精变气论》开篇指出："此详言治法以色脉为要之极，而其要之一惟在于得神而已。"及时施用各种手法，如《素问直解》曰："泻之补之，贵得其神。"《灵枢·九针十二原》曰："空中之机，清静而微，其来不可逢，其往不可追。"《灵枢·小针解》曰："徐而疾则实者，言徐内而疾出也。"又曰："疾而徐则虚者，言疾内而徐出也。"又曰："迎而夺之者，泻也。追而济之者，补也。"

3. 调心神

临床疗效与患者心理因素关系密切，如《素问·汤液醪醴论》曰："帝曰：形弊血尽而功不立者何？岐伯曰：神不使也。帝曰：何谓神不使？岐伯曰：针石，道也。精神不进，志意不治，故病不可愈。今精坏神去，营卫不可复收。何者？嗜欲无穷，而忧患不止，精气弛坏，营泣卫除，故神去之而病不愈也。"患者对医生半信半疑，不按照医嘱执行，势必不会产生疗效，甚至会使疾病继续恶化。相反，有时候患者全心全意信任医生，疾病往往恢复得非常迅速。

医生要告知患者病情，开导其心理不悦，故《灵枢·师传》说："人之情，莫不恶死而喜生，告之以其败，语之以其善，导之以其所便，开之以其所苦，虽有无道之人，恶有不听者乎？"

医生要教会患者养生知识，防止疾病复发，如《素问·上古天真论》说："恬惔虚无，真气从之，精神内守，病安从来？"强调了人想要保持健康无病，除了要避免外环境中之致病因素对人体的伤害外，更重要的则在于注意人体自身内环境的安宁与自守。所以在针刺之后宜嘱患者稍事休息，安定神态，切忌大怒、大喜、大悲、大忧，以免"其气复散"，前功尽弃。《灵枢·口问》又说："故悲哀愁忧则心动，心动则五脏六腑皆摇。"

因此，大凡针刺之法则，从患者进入医疗室，必须依赖于医生和患者守神，相互配合，相互理解与支持，双方得神而昌，互动起来才能共同抗御病邪。正如清代高士宗所言："以我之神，合彼之神，得神者昌，固治神为先。"

贾红玲（山东中医药大学第二附属医院）

《灵枢·本神》曰"凡刺之法，先必本于神"，阐明了"神"对针刺的重要性。关于神之定义早在《内经》中便有所阐述。《素问·八正神明论》曰："血气者，人之神，不可不谨养。"指出"神"不是虚无缥缈的，其作为人体生命活动的主宰，是人体生命活动的外在表现，"有诸于内，必形诸于外"，它可以反映脏腑功能的盛衰，气血的多少[1]。人体之"神"寓于阴阳精气之中，不仅能维持阴阳协调的生理状态，而且更重要的是当阴阳失常时，针刺调"神"能使机体从阴阳失调的病理状态重新回归阴平阳秘的生理状态[2]。人体之神的含义有广义与狭义之分，广义之神指人体生命活动的主宰或其总体现，包括形色、眼神、言谈、表情、精神、脉象等方面；狭义之神指人的意识、思维、情感等精神活动。总的来说，神具有调节精气血津液、调节脏腑生理功能及主宰人体生命活动的作用[3]。"凡刺之法，先必本于神"中的"神"是广义之神与狭义之神的辩证统一，先贤、业师和笔者对此句经典具有较深入的理解，现浅议如下。

一、先贤对"凡刺之法，先必本于神"的论述

"凡刺之法，先必本于神"在众多古籍中皆有记载，《灵枢·本神》曰："凡刺之法，先必本于神。血、脉、营、气、精、神，此五脏之所藏也。"含义为运用针刺的一般法则，必须以人的生命活动为根本，血、脉、营、气、精和神气，这些是由五脏所藏用以维持生命活动的物质基础和动力，其中以神的作用最为重要，并特别突出了"神"在针刺中的核心主导地位。马莳《黄帝内经素问注证发微》曰："凡刺家真要之法，必先正己之神气，盖惟神气既肃，而后可专心用针也。"[4]从医者角度说明了针刺前治"神"的必要性。张景岳《类经·会通类·藏象》曰："神在秋毫，属意病者。神属勿去，知病存亡。神无营于众物。必正其神。"指出医者针刺时亦须治"神"，以观察患者神气，才可知疾病存亡。《类经·会通类·针灸》载："凡刺之法，必先本于神。是故用针者，察观病患之态，以知精神魂魄之存亡得失之意，五者以伤，针不可以治之也。"指出针刺要以患者的精神状态为前提，从而决定是否针刺，强调了针刺前观察患者神气的重要性。黄元御《灵枢悬解·神气·本神》曰："凡刺之法，必先本于神，血脉营气精神，此五脏之所藏也……精、神、魂、魄、意，是谓五神。本于神者，本于五神也。"此是说精、神、魂、魄、意五神是针刺的前提和基础。古代先贤马莳、张景岳、黄元御对于"本于神"思想的论述，皆体现了"神"在针刺的全过程中的主导地位。

二、单秋华教授对"凡刺之法，先必本于神"的阐述

导师单秋华教授认为针刺多以人的精神状态为基础，对"凡刺之法，先必本于神"有着独到的见解。单秋华教授特别强调"神""意""气""志"的调整，注重治神、调神、守神，通过对患者进行精神调摄，使患者情绪稳定和医生全神贯注、细心体察的方法使医患之间产生感应，即两神相得，提高疗效。一方面要治调医者之神，要求医者精力集中，富有责任心，着重注意自己的"神"，即在工作时保持饱满的精神状态，愉悦的心情，注意言语表情，行为举止，树立良好形象，增加患者对医者的信任。针刺施术时，要全神贯注，聚精会神，使神志专注于指下，细心体会针下感觉，辨别经气的虚实和是否被激发，注意守气，保持指下针气，切莫得而复失。另一方面要治调患者之神，施术前要注意调整患者的精神状态，避免患者之神过度紧张，保持情绪稳定，施术时要注意观察患者反应，根据指下针感判断正邪变化，即所谓"邪气来者紧而急，谷气来者和而缓"以适时适度调整行针手法，以使患者脏腑神气安定，气血调和。治神调神的过程，也是一个医患之间交流的过程，一个相互配合的过程，在这个过程中医患语言上的沟通也是不可缺少的一部分，应使患者了解自己的病情，治疗所需疗程，所能达到的预期效果，使患者心明、神定、意守、气调，疗效必然理想。

单秋华教授在"凡刺之法，先必本于神"的经典理论指导下，结合了多年的临床经验，创造了疏肝调神针法。单秋华教授认为，肝性刚强，喜条达，恶抑郁，主乙木，主藏血，主疏泄，能调节人体的气机，并直接调畅人的情志，气机调畅，气血调和，则神明自安。假使肝的疏泄功能失调，肝气郁结，气血失常，则见精神失常，情志失调或清窍闭塞，神明受扰。若肝藏血功能失常，则神明失养。调神需先疏肝，只有肝的疏泄、藏血功能正常，才能更好地调神。心藏之神既主宰人体的生命活动，又对人的精神、思维、情志起到调控作用。心藏神，肝主疏泄，畅情志，心肝两脏相互为用，共同维持人体的精神情志活动。精神情志致病，易伤心神，而导致脏腑气机的紊乱，因此调神是根本目的，其中调理心神为根本方法[5]。此外，调神还具有调节人体正气和调节情志的作用，可以通过改善脏腑功能，疏通经络气血，提高治痛疗效[6]。

三、笔者对"凡刺之法，先必本于神"的领悟

笔者在业师的悉心指导下，对"凡刺之法，先必本于神"有了一定的领悟和理解，现从四诊察神、医者治神、调治患者之神三方面加以阐述。

1.四诊察神

初诊患者应注意望神，患者的神不仅可以通过其声音、脉色表现出来，而且从面

色、目光、体态、语言等方面亦能显现出来。除此之外，必须四诊合参了解患者的精神状态、脏腑盛衰及气血的变化，从整体上把握人体"神"的状况。神志清楚、目光明亮、面色荣润含蓄的患者谓之"得神"；精神不振，两目乏神，面色少华谓之"少神"；精神萎靡，目无光彩，面色无华谓之"失神"。原则就是要密切观察患者的精神状态，不能局限在形体的变化，要从患者精神状态入手，深入、全面地了解病情。

2. 医者治神

《灵枢·邪客》云："持针之道，欲端以正，安以静。"在针刺之前，医生首先要排除外界干扰，静心安神，集中注意力，全身心投入，以一种平和的态度去对待患者，全面了解患者的病情，让患者能够真正地相信医者、相信针灸。进针时医者需做到"如临深渊，手如握虎，神无营于众物"（《素问·宝命全形论》），将注意力集中于持针的手指上，迅速进针，并适当配合提插捻转等手法，细细体会针下是否得气，得气时医者的刺手能体会到针下沉紧、涩滞或针体颤动等反应，此时应询问患者是否有酸麻胀重、热凉痒痛等感觉。同时针刺过程中医者应注意患者眼神，引导其精神专一；密切观察其形神，防止晕针现象的发生；根据患者的表情，调整针刺的手法。另外，医者的言行举止也与疗效有直接关系，如医者心无旁骛，专注于治疗，就能取得患者的信任，患者在放松状态下乐意接受治疗，效果自然显著。反之，医者无所事事，左顾右盼，必然会失去信任，留下不好的印象，影响治疗的效果。医者针后的精神调摄也不可忽视，特别是在施补泻手法之后，大多针灸医生都有疲惫之感。所以，只有及时调神益气，养精蓄锐，才能在为人祛邪之后不伤己正。

3. 调治患者之神

针刺前患者宜安神，即安神定志，使精神内守，以最好的状态面对针刺。正如《灵枢·终始》曰"大惊大恐，必定其气乃刺之"之言，面对针刺，不少患者会伴有紧张、恐惧，有的甚至肌肉僵硬、全身出汗，故宜先安神后针刺。《金针梅花诗抄》曰："病者之精神治，则思虑蠲，气血定，使之信针不移，信医不惑，则取效必宏，事半而功可倍也。"针刺的效果与患者的精神状态息息相关，应使患者保持愉悦轻松的精神状态，积极配合医者治疗。故医者应对患者的精神状态进行调治，使患者精神内守。韩华英等[7]认为守患者之神可通过医患之间的目光交流与谈话来达到。如若患者在针刺过程中神不守舍，往往会导致气血紊乱，经气难守，此时针刺也就无法达到预期效果，甚至造成不良的后果。在这一过程中，首先要确保诊室的安静、舒适，温度适宜，使患者放松安神。其次，医者要举止端庄、语言和善，给予疏导性的工作，可通过"告知以其败，语之以其善，导之以其所便，开之以其所苦"（《灵枢·师传》），消除患者顾虑，克服紧张、不安、焦虑等不良心理，使其在最佳心境下接受针灸治疗[8]。最后，医者应耐心引导患者配合治疗，如运动针法等，发挥患者的主观能动性，提高临床疗效。所谓三分治，七分养，为了提高和巩固针刺取得的疗效，出针后，医者须嘱患者注意针后的精神摄调，保持稳定平和的情绪，以免因情绪波动等各方面的因素而耗散真气。

笔者在单秋华教授疏肝调神针法的启发下，针刺治疗时多配伍宁心安神的穴位，注重调神，着重突出了"神"的作用。针刺调神，一方面要求医者和患者在针刺全程中聚精会神以利于经气的激发和调整，增强针灸疗效，另一方面通过针刺调神功能的腧穴达到目的[9]。调神法不仅可以治疗精神、神志类疾病，而且现已用来治疗痛证，治疗疼痛既要消除病因，疏通气血，又切勿忽视调神。

疼痛产生的病机在于气血运行受阻，导致"不通则痛"或"不荣则痛"。《内经》曰"诸痛痒疮，皆属于心"，心主神明和血脉，主不明，则血脉不通，气血不畅，此时心必然会感知这种病理变化而产生疼痛的感觉。故在临床上多采用宁心调神，通调气血的方法来治疗痛证。调神针法针刺的穴位主要作用在心神，根据"必正其神者，欲瞻病人目制其神，令气易行"（《素问·针解》）的说法，调神能调节全身气机，气行则血行，气血通畅，致使疼痛感减轻或消失。另外，正如"心躁则痛甚，心寂则痛微"所说，调神针法可以通过"以移其神"使"神归其室"来达到"住痛移疼"的目的。在针刺后我们会发现，导致疼痛的病理因素虽不能在第一时间内消除，但疼痛的症状可大幅减轻。在取穴时，因神与心、脑关系最为密切，所以调神多取循心、入脑的经脉，以心经、心包经和督脉上的腧穴为主，这些穴位具有宁心安神、开窍醒神的功效，常用穴位包括心经的神门；心包经的内关、郄门、大陵；督脉的水沟、百会、印堂、哑门、风府、大椎等穴；还可取奇穴四神聪。

综上所述，"凡刺之法，先必本于神"在《灵枢》《黄帝内经素问注证发微》《类经》《灵枢悬解》中皆有论述，着重突出了"神"的重要地位，历代医家亦对其十分重视。导师单秋华教授在理论指导下强调治神、守神，要求既要治调医者之神，又要治调患者之神，只有医患精神专注、紧密配合，才能取得患者信任，达到最佳疗效。与此同时，单秋华教授以理论结合临床，创立了疏肝调神疗法，并对其理论基础进行了阐述。笔者亦在导师的影响下，对"凡刺之法，先必本于神"有了新的认识，要求医者初诊患者需四诊合参进行察神，了解患者的精神状况，然后在医者治神的前提下调治患者之神，真正做到"神"贯穿于针刺过程的始终。此外，笔者在导师疏肝调神针法的启发下，在治疗痛证方面多取调神腧穴，取得了良好的疗效。"凡刺之法，先必本于神"是针刺治疗的总原则，更是指导临床的理论基础，深刻认识理论含义，做到察神、治医者之神、治调患者之神三者相互联系、相互协调，才能治病、治人又治心。

参考文献

[1] 马骏. 浅谈"凡刺之法，先必本于神"[J]. 黑龙江中医药，1988（2）：39-40.

[2] 贾永森，包巨太，马会霞，等. 从针刺疗法探讨"神"正气与免疫的关系[J]. 辽宁中医药大学学报，2010，12（3）：47-48.

[3] 孙广仁. 中医基础理论[M]. 北京：中国中医药出版社，2007.

［4］马莳. 黄帝内经素问注证发微［M］. 北京：科学技术文献出版社，2000.

［5］王海龙. 单秋华教授疏肝调神针刺法理论初探［J］. 上海针灸杂志，2010，29（2）：77-78.

［6］田丽莉. 单秋华教授疏肝调神针法治疗慢性疼痛性疾病学术思想及临床经验撷菁［J］. 中国医药指南，2012，10（4）：230-231.

［7］韩华英，汪振宇，刘学文. 李平教授对"凡刺之法，必先本于神"的认识［J］. 中国民间疗法，2006，14（2）：12-13.

［8］李珑，姚玉芳. 凡刺之法，必先本于神——《内经》中针刺"治神"探析［J］. 中国中医基础医学杂志，2007，13（6）：418-419.

［9］朱丽华，胡幼平. 针刺调神法治疗痛证研究进展［J］. 陕西中医药大学学报，2014，37（4）：120-122.

宋艾云（临沂市人民医院）

"凡刺之法，先必本于神"首见于《灵枢·本神》。"本"就是"根本""根源""依据"；所谓"本于神"就是根源于患者的"神"，指凡是使用针刺的治疗方法，首先都必须以患者的"神"为诊治的依据。《内经》中类似的条文还有《灵枢·官能》曰"用针之要，无忘其神"、《素问·宝命全形论》曰"凡刺之真，必先治神"等，可见"神"在针刺治疗中的重要地位。

一、关于神

神，是中国传统文化中的一个重要范畴，更是中医基础理论的核心概念之一。在《辞源》中，神有以下意思：①天神，神灵。如《说文解字》曰："天神，引出万物者也。"②事理玄妙，神奇。如《周易·系辞上》曰："阴阳不测谓之神。"③人的意识和精神。如《荀子·天论》曰："天职既立，天功既成，形具而神生。"④表情气色。⑤人像。⑥姓。"神"在古代哲学中，指调控万物发生发展的一种力量，即宇宙的主宰。如《管子·内业》曰："一物能化谓之神。"

《黄帝内经》充分吸纳了古代哲学中有关神的观点，在类比"神"为天地万物主宰的基础上，从医学角度确立了神为人体生命的主宰的概念，并进一步阐述了精神意识思维活动的内涵，从而丰富了神的含义。《灵枢·天年》云："何者为神？岐伯曰：血气已和，荣卫已通，五脏已成，神气舍心，魂魄必具，乃成为人。"《灵枢·本神》云："生之来谓之精，两精相搏谓之神。"这两处的神都是对机体生命活动的高度概括，包括脏腑组织的生理功能及人的精神思维活动两方面。《素问·八正神明论》曰："何谓神？岐伯曰：请言神，神乎神，耳不闻，目明心开而志先，慧然独悟，口弗能言，俱视独见，适若昏，昭然独明，若风吹云，故曰神。"此处之神则是指人的精神思维活动，描述了感知、领悟、智慧等思维过程。《灵枢·本神》更为明确地将人的思维过程概括为心、意、志、思、虑、智六个阶段。可见，神有广义和狭义之分，广义的神是人体一切生命活动及其外在表象的总称，狭义的神指人的意识、思维等一切精神神志活动。

"神"的物质基础是精，阴阳两精结合后才能产生生命动力，即称之为"神"。"神"来源于精，具体代表人体的生命活动力，而一切生命活动的动力都是"气"的表现，因此"神"也就是"气"的总概括。"神"在各种精神活动和全身各种功能活动的作用在于气，即神为主，精为源，气为用。神能使气，气能助神，故中医有"精气神为人身三宝"之说。《灵枢·平人绝谷》曰："故神者，水谷之精气也。"《灵枢·小针解》曰："神者，正气也。"《素问·八正神明论》曰："血气者，人之神。"可见"神"是精血气所生成的人的精神活动和正气盛衰的总体表现。所以《灵枢·天年》说："失神者死，得神者生也。"

神是人体无形的生命力，包括思维、感觉、本能及各种基本生理活动。形是有形可见的躯体。《素问·上古天真论》提出健康的标准为"形与神俱"，即形神的协调。神为形之主，形为神之基。神在体内能够驾驭、支配形体，而形体能够为神的活动提供物质基础。据两者的相互依存关系，中医养生尤为强调形神共养的原则。临证也是如此。无论是形病还是神病都会相互累及，最终发展为形神共病。《灵枢·本神》说神伤则"流淫而不止""破䐃脱肉，毛悴色夭"，即为神病影响脏腑功能出现形体失养之症。《素问·疏五过论》中因"尝贵后贱""尝富后贫"所致的"脱营"和"失精"，即是因生活环境变迁等导致精神内伤，渐而气虚无精，最终出现"皮焦筋屈，痿躄为挛"之类的形体病变。反之，形体病变随其病程发展也常会累及神，而表现出神伤的相应证候。如《素问·生气通天论》中因寒邪内陷，循腧穴内传而出现的"善畏""惊骇"证候，《灵枢·刺节真邪》大热之病导致"妄见、妄闻、妄言"等，其神的异常表现皆是由躯体疾病发展而来。当"精气弛坏，荣泣卫除，故神去之"则生命终止。

《灵枢·本神》曰"所以任物者谓之心"，即人的思维活动主要是在心中完成。《素问·六节藏象论》曰"心者，生之本，神之变也"，认为心为生命之根本，神的活动要总统于心。强调了心在五脏中的统领地位。"七情"，也由五脏分属。无论是五神还是五志虽然分别隶属于五脏，但仍旧总统于心，由心神支配。《素问·灵兰秘典论》曰"心者，君主之官也，神明出焉""主明则下安""主不明则十二官危"，是说在人体之内，心犹如一国之君主，统管着其他脏腑，对全身行使着协调作用。心的这些作用主要依赖于心神的调节，所以心神异常会影响其他脏腑乃至整个机体的功能活动。

二、针刺与神

神分布于全身，游行于经络腧穴，其功能表现为高级的功能活动，如意识、知觉、思维、精神等，包括神魂魄意志思虑智等内容。《灵枢·本神》说："脉舍神。"《灵枢·九针十二原》说："所言节者，神气之所游行出入也。"这就是说，神可随气出入于经络腧穴之中，针刺取效，必须得经络腧穴中之神气。故张志聪说："行针者，贵在得神取气。""治神法"也就是通过调整患者的心理状态和集中医生的精神意识，使针下易于得神取气的方法。针刺是一种治之于外，调之于内的治疗方法。针灸在整个治疗中，主要是根据机体内的情况，用一定量经穴刺激，激发体内经穴中的经气（神气）来影响"君主之官"——心，发挥其"神明"作用，调和脏腑功能补虚泻实，平和阴阳，最终达到治愈的目的。

《素问·汤液醪醴论》言"精神不进，志意不治，故病不可愈""嗜欲无穷，而忧患不止，精气弛坏，荣泣卫除，故神去之而病不愈也"。药物、针灸等疗法能否产生效果，关键取决于患者神的状态。正如"凡治病之道，攻邪在乎针药，针药在乎神气"。疗效的好坏，以神气的充足与否为前提，若神气不足，不能遣使针药到达病所，发挥治疗作用，则疗效不好。

因此，针灸能够治疗疾病，在于针灸能够"通其经脉，调其血气，营其逆顺出入之会"的作用，达到阴平阳秘之效果。在这个过程中治神是手段，得气是关键，而得气与否，要看神气是否充足。针刺治疗的过程就是帮助患者得气，从而补不足，泻有余，达到调阴阳的目的。治神与得气密不可分，得气是取效之前提，治神是得气之关键。石学敏院士认为针刺的"得气"即是神应的一种表现，但"得气"与"得气"的迟速，不仅与针刺的疗效有关，而且可据此推断疾病的预后。

三、本于神

从前面的论述中，可以清楚地看出神之于人的重要性和在针刺治疗中不可替代的作用，所以说"凡刺之法，先必本于神"也。在针灸临床上，"本于神"可以从以下几个方面得到体现。

1. 察神

《灵枢·本神》曰："是故用针者，察观病人之态，以知精神魂魄之存亡，得失之意，五者以伤，针不可以治之也。"指出用针治病，必须仔细审察患者的神志活动。五脏神伤时，不可妄用针刺。《内经》还强调在患者精神情志不安定的情况下，不宜进针，如《素问·刺禁论》指出"无刺大怒，令人气逆……无刺大惊人"；《灵枢·终始》也云"大惊大恐，必定其气乃刺之"。认为在情绪剧烈波动的情况下，不可针刺，必须先安定神气，再行针刺。否则，不仅起不到应有的疗效，反而会引起晕针等不良反应。而在行针时，也应根据患者的精神状态和证候表现，正邪之虚实而采用适当的针刺手法，并应注意观察患者表现于外的针刺反应，特别是面部表情的变化和神志状态的调节。

2. 治神

《素问·宝命全形论》说："凡刺之真，必先治神，五脏已定，九候已备，后乃存针，众脉不见，众凶弗闻，内外相得，无以形先，可玩往来，乃施于人。"治神是通过语言诱导和细心观察，使患者聚精会神，心情舒畅，在患者心理状态较佳的情况下接受针刺。《标幽赋》说："凡刺者，使本神朝而后入；既刺也，使本神定而气随。神不朝而勿刺，神已定而可施。"所谓"使本神朝"，就是使患者神志安定，神随气至。怎样才能使患者"神朝"而气至呢？一是要用医生的双目观察患者的神态、目光，通过医患间的目光接触，使患者精神安定下来。《灵枢·本神》说："是故用针者，察观病人之态，以知精神魂魄之存亡，得失之意。"《素问·针解》说："必正其神者，欲瞻病人目制其神，令气易行也。"二是通过谈话减轻患者心理负担及对针刺的恐惧、对疾病的忧虑等，使患者安定、平静地接受治疗。《素问·宝命全形论》说"静意观义，观适之变"就是这个意思。

3. 养神

精神状态可影响针刺的治疗效果，《素问·汤液醪醴论》曰："针石，道也。精神不进，志意不治，故病不可愈。"所以用针之后，也应注意神的调养。出针后，医者须嘱患者注意针后的精神摄调，保持稳定平和的情绪，以免因情绪波动而耗散真气，《素问·刺法论》提出刺毕须"静神七日"，"慎其大喜"，"慎勿大怒"，"勿大醉歌乐"，"勿大悲伤也"，以发挥针刺的远期效应，否则，"如不忌，即其气复散也"。说明针刺治疗后应让患者神志安定，保持平静的心境，这对于提高和巩固针刺治疗的效果是十分重要的。

4. 治医者之神

作为针刺的直接操作者，医者临诊时必须专意一神，全神贯注，以明察秋毫的洞察力去细致分析，留心患者的神态变化及体质状况，注意力不可分散，做到万无一失，方可行针。医者的注意力是否全神贯注，是针刺得气的必备条件。《灵枢经》中强调的"如临深渊，手如握虎，神无营于众物"治神理论强调了医者的主导地位，要求医者调理自身的精神意志并在针刺过程中影响患者的精神活动，有意识地利用、发挥精神因素对疾病治疗的积极作用。

针刺治病时医者之神与病者之神应相辅相成，缺一不可。如果离开了神的作用，那手法只能是一些复杂的机械形式。医者无所谓手下感觉，何谈调气调神？病者亦无所谓针感，又何言得气？所以治神是医者一个非常重要的手段，同时它不是单方面的，而是医患双方互动的，相互沟通、相互交流的过程。这是针刺治疗中独具特色的一种整体调整方法，也是施行针刺手法和提高疗效的重要措施。治神贯穿于针灸治疗的全过程，联系着医患双方的精神和情绪，所以针灸临床重在疗效，疗效的提高有赖于针感的出现和医患双方全身心地投入。

四、神与临床

在针刺治疗中要以"神"为本，要善于察神、治神、养神，才能提高临床疗效，达到治疗效果。由于神的主宰作用，治神被广泛应用于针灸临床。神分为广义之神和狭义之神两种。广义之神主宰机体须借助气的作用，所以治神的关键在于理气。滞者行之，虚者补之，逆者降之，陷者升之，气机调畅则神的调控正常，气充则神旺；人的精神意识思维活动属于狭义之神，对其的治疗方法可分为情志及针药等疗法。基于形神一体观，针对神的异常变化引起气血阴阳及脏腑组织器官的平衡失调的病机，通过调整人体的功能活动，消除不良的情志刺激，以恢复体内气血阴阳及脏腑组织器官的平衡协调，从而达到治疗疾病的目的。如血虚不寐证，补血之形质，则不寐之神病获愈；如思虑伤脾证，脾不运化，久导致形体消瘦，调节情志，消除思虑，使脾得健运，形体渐盛，不补形而形亦复。

"神"是中医学整体观念的重要内核，在《灵枢经》就有"粗守形，上守神"的重要思想，认为神反映了机体高度和谐的精细调节的特点，尤其对于针灸作用而言，调神成为衡量针灸师水平的标准。

在现今针灸领域，对"治神"的研究，石学敏院士的"醒脑开窍"针灸法堪称独树一帜，他从"神"的最高之"神"——脑神入手，以"醒脑、调神、守神"为思想，以腧穴为调"神"点，以治疗脑系疾病为主，现已扩大至内、外、妇、儿、五官等疾病，临床疗效显著。

石学敏院士对于神的生理、病理、诊断、治疗，主要总结四点：神之所在——脑为元神之府，心藏神；神之所主——人体一切生命活动过程；神之所病——百病之始，皆本于神；神之所治——凡针之法，必先调神。石学敏院士所治之神为脑神。脑藏元神，脑司控一切精神意识思维活动及脏腑功能和肢体运动，使之正常发挥功能。在此理论基础上，石学敏院士发明"醒脑开窍"针刺法，其中"治神"是"醒脑开窍"针刺法的精髓。石学敏院士认为：疾病的治疗必须以患者神气的盛衰为依据，以调理神气为根本，此为治病取效之关键。确立了醒神开窍以消中风，醒神益智以疗痴呆，调神解郁以治郁证，调神导气以除疼痛的治疗原则。在运用醒脑开窍针刺法治疗脑卒中等急危重症的同时，在临床上强调醒脑（即醒神）、调神、安神的重要性，形成了以脑统神，以神统针，以针调神的学术思想，极大地丰富了中医"神"的理论学说。

随着社会的发展，人们的生活节奏日益加快，生活和工作的压力、不良的生活习惯、环境的污染及人文环境的改变，均给人们的健康带来了不良的影响。诸多疾病的患病率呈低龄化，除疾病本身带来的影响外其社会影响亦较大。患者对自身健康情况不了解，对疾病本身所带来的后果估计不足，情绪低落，对疾病的恢复不利，鉴于以上情况，针刺治神显得尤为重要。

总之，针刺与神关系密切，神是针刺起效的基础与关键，针刺是治神的快捷方法，治神是针刺治疗的秘诀，是针灸医学的疗效机制，并贯穿于针灸临床治病的全过程，所以说"凡刺之法，先必本于神"。

张志斌评按

论"凡刺之法，先必本于神"

　　付春爱、艾双春、宋艾云3位主任医师策论文章大致均为关于"凡刺之法，先必本于神"的针灸理论讨论文章。三文共同的特点是射策准确、破题简明。三文均能在开篇即点明此语出自《灵枢·本神》。且对何为"神"、何为"本"均能给出了简要的解释。三文围绕论题展开了相对全面的理论讨论，且各自侧重面又有所不同。

　　付春爱文从察神、安神、定神、治神四个方面，谈到在针灸的过程中，四者相互联系、相互协调才能获得针刺防治疾病的目的和最佳疗效。还提道："医生必须了解患者的精神状态和思想情绪，建立良好的医患关系，争取患者的积极配合，方能取得较好的疗效。"显示了作者具有良好的针灸理论基础水平，以及对经典文献的理解能力与文字组织表达能力。

　　艾双春文从"人体的生命活动是以五脏为中心，化生与储藏精、气、血、津、液等精微物质，以神为主宰，统率全身的生命活动，以经络为联系通路，把人体构成一个有机的整体"着眼，强调针灸调神的重要性。并分针刺前调神（指诊断相关的望闻问切）、患者调神、医者调神三个方面来讨论。

　　宋艾云文先从精神、物质、生理、病理几个方面解释何为"神"，再以"行针者，贵在得神取气"解释针刺与神的关系，继而从察神、治神、养神、治医者之神四个方面强调"必本于神"。

　　三文中，付春爱文与宋艾云文均提到了国医大师石学敏院士所确立的"醒神""调神"的学术思想，发明"醒脑开窍"针刺法，用以治疗各种疑难杂病，在临床上有良好的疗效。作为策论文来说，三文共同的不足是缺乏对参师及本人临床治疗的验案展示。最为遗憾的是付春爱文，已经提到"笔者在跟师学习及自己临床中也深刻体会到治神法的应用直接影响到针灸临床疗效"，却没有做出任何展示。

　　沈永勤、张捷2位主任医师策论文章较为突出之处，在于论述"凡刺之法，先必本于神"之针灸治疗原则时，谈到本人读经典、做临床，即将经典理论应用到临床实践工作中去的体会。

　　沈永勤文的文题是"论'凡刺之法，先必本于神'"，射策准确、破题简明，开篇即点明此语出自《灵枢·本神》，且对何为"神"、何为"本"给出简要的解释。同时，对《内经》的其他论述及后世文献中相关理论亦有所涉及与探讨。该文在列述了文献资料之后，论及本人的临床经验："近年来带状疱疹后遗神经痛的治疗，在循经辨证选穴治疗的同时，配以手厥阴心包经之内关，手少阴心经之神门，以及足厥阴肝经之太冲调神养心，疏肝调血，往往可取得意想不到的效果。对于顽固经久不愈之疼痛，嘱其配合规律生活，情绪调节，改善睡眠，适当体育锻炼可加强治疗效果。"

而张捷文的文题与其他七篇同类文章略有不同，以"《灵枢·本神》针刺核心思想探析及临床运用"为题，但其射策、破题落脚点仍然与其他七文相同，并且也同样的准确明了。开篇即提到"'凡刺之法，先必本于神'出自《灵枢·本神》。所谓'凡刺之法'是指针刺之大法即针刺的法则，'先必本于神'即必须要以神为本"。文中提到其院师怀堂教授擅长应用新九针治疗脑病，选取督脉、夹脊为主穴。在此基础上，作者认识到：督脉痹阻、脑脉瘀阻、神机失用是脑病发生的病机关键所在，而疏通督脉是治疗脑病的关键所在。疏通督脉可调节元神，使脑髓通达，运用调神之法，达到调节人体一切外在活动及脏腑功能的目的。从而初步形成了以"通督调神"为治疗脑病的总纲，针对临床常见脑病，总结出一系列的脑病特色针法，在临床中广泛应用而疗效比较满意。并给出具体的取穴与针法。

此二文的缺憾在于既然已经谈到了临床实践经验，却没有给出相关的医案。

王肖原、储浩然2位主任医师策论文章均射策准确、破题简明，开篇点明"凡刺之法，先必本于神"之语出自《灵枢·本神》，且对何为"神"、何为"本"做出简明扼要的解释。二文较突出之处，是根据读经典、做临床的要求，不仅谈到将经典理论应用到临床实践工作中去的体会，并提供了本人的治疗医案。

二文在理论讨论部分的特色也比较相似，都是在"形神一体"的前提下，贯彻形神统一的观念。王肖原文在生理方面，强调"形神兼备，精气乃存"，形生神，神役形；治疗方面，强调"刺之在形，调之在神"，调形以治神，调神以治形。唯有做到形神兼备，才能临证不乱。比如在谈到"进针时调神"时，注意到患者与医者双方之神。不仅是医者在持针时应做到心无杂念、意志专注，而且同时还要注意善用语言诱导患者，减轻其畏惧心理和紧张状态。理论讨论之后，作者给出本人治疗小儿遗尿的医案，认为患儿遗尿，究其根本为心肾不交，心神失养，神明不出，无法醒悟，则心神对肾与膀胱之事治理无权，致使遗尿。治宜交通心肾醒其神，唤起心神对膀胱的调控作用，从而使患儿在受到膀胱充盈刺激时易醒，取得较满意的疗效。

储浩然文分三个大的段落来展开讨论，其一为"凡刺之法，先必本于神"，以"形神合一，神为统帅"的学说为基础；其二为"凡刺之法，先必本于神"强调"神"是针灸治疗的作用途径；其三为"凡刺之法，先必本于神"强调"治神"是针灸取得临床疗效的关键。三段的重头戏在第一段落。这一段中，作者提到了本人治疗已呈植物人状态的两个不同医案。其中李姓患者因突发大量脑出血行手术治疗，大脑组织被切除了约二分之一，经6个多月的治疗，患者意识状态好转，但昏迷指数一直维持在4

分，语言障碍，肢体运动障碍，长期卧床。一年后，因并发症死亡。黄姓患者，男，因病毒性脑炎出现高热、昏迷、惊厥1个多月。发病后经多方救治体温基本正常，惊厥消失，但仍意识丧失。经过3个月治疗，黄姓患者在一次治疗过程中，突然说出清晰的语言，并认出了陪同治疗的家人，昏迷指数达到7分，脱离植物状态。作者通过两个患者不同的结局对比，强调"形神合一，神为统帅"理论的正确性，认为李姓患者属"形体不全，神无所居"，故治疗效果明显不如形体无明显损伤的黄姓患者。说服力比较强。

策论文的撰写初衷是落实"读经典、参明师、做临床"的要求，如果从这一点上来说，此二文的不足在于均未提及参师体会。

贾红玲主任医师策论文章射策准确、破题简明，开篇点明此语出自《灵枢·本神》，且对何为"神"、何为"本"做出简明扼要的解释。指出：神具有调节精气血津液，调节脏腑生理功能及主宰人体生命活动的作用。"凡刺之法，先必本于神"中的"神"是广义之神与狭义之神的辩证统一。本文的论策部分，分"先贤、业师和笔者"三个层次，次第非常鲜明。在"先贤对'凡刺之法，先必本于神'的论述"部分，从《灵枢·本神》出发，谈到张景岳、马莳、黄元御等明清医家，认为他们对于"本于神"思想的论述，皆体现了"神"在针刺的全过程中的主导地位。在"单秋华教授对'凡刺之法，先必本于神'的阐述"部分，介绍了单秋华教授特别强调"神""意""气""志"的调整，注重治神、调神、守神，通过精神调摄，使患者情绪稳定。医生要全神贯注，用细心体察的方法使医患之间产生感应，即两神相得，提高疗效。同时，还介绍了"疏肝调神针法"。在"笔者对'凡刺之法，先必本于神'的领悟"部分，从"四诊察神、医者治神、调治患者之神"三个方面展开讨论，并着重介绍了自己在导师疏肝调神针法的启发下，在治疗痛证方面多取调神腧穴，取得了良好疗效的体会。

从读经典、参明师、做临床三段要求来说，此文的安排可谓是在同类文章中做得比较到位的一篇。要说缺憾当然也不是没有，如果能补上两个医案，应该就更为完美了。

论痈之证治

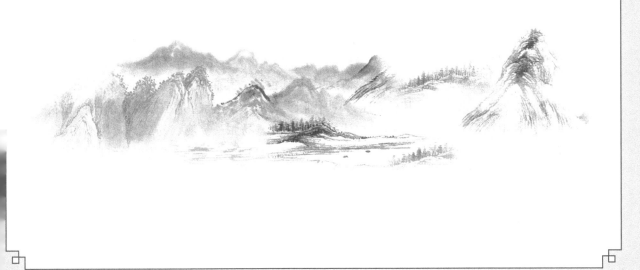

张　强（陕西省中医医院）

痈，顾名思义，乃机体气血经络被毒邪所壅阻而不通，发生急性红肿疼痛的化脓性疾患。由于发病部位的不同分为"内痈"和"外痈"。内痈生于脏腑，为温热毒邪侵袭脏腑，气血壅塞而发，如"肠痈""子痈""乳痈"等；外痈生于皮肉之间，如"颈痈""腋痈""臀痈"等。从外痈的发病过程，可以看到痈的特点：初起红肿疼痛，结块范围 6~9cm，迅速加重，很快溃脓，脓尽后愈合也较快，即"易肿、易脓、易溃、易敛"。当然，内痈又各有不同，有的愈合较慢，有的存在并发症，治疗上有所不同。

痈之为病常见及久远，可见于中医经典著作《内经》，将"痈疽"以专门篇章论述，可见其发病的普遍及重要性。历代医家在《内经》基础上多有发挥。

《灵枢·痈疽》中这样论述痈："痈者，其皮上薄以泽，此其候也。"又曰："营气稽留于经脉之中，则血泣而不行，不行则卫气从之而不通，壅遏而不得行，故热。大热不止，热胜则肉腐，肉腐则为脓，然不能陷，骨髓不为焦枯，五脏不为伤，故命曰痈。"这样就把"痈"的发病机理、临床特点、预后等明确提出了，为后世治疗指明了方向。《灵枢·脉度》又云："六腑不和，则留为痈。"

自汉代医圣张仲景《金匮要略》开始，历代对痈的认识进一步扩展和深入，例如《金匮要略》对痈的病脉、判断有脓无脓有较详细的描述："诸浮数脉，应当发热，而反洒淅恶寒，若有痛处，当发其痈。"《诸病源候论》曰："痈者，由六腑不和所生也……腑气浮行，主表，故痈浮浅，皮薄以泽。"唐代孙思邈《备急千金要方·痈疽》中说："凡痈高而光大者，不大热，其肉正平无尖而紫者，不须攻之。"元代齐德之《外科精义·辨疮疽疖肿证候法》曰："六腑积热，腾出于外，肌肉之间，其发暴甚。肿反光软，侵展广大者，痈也。"以上几个都形象地描述了痈的证候特点。明代汪机《外科理例·疮名有三》说："痈者，初生红肿突起，阔三四寸，发热恶寒，烦渴或不热，抽掣疼痛，四五日后按之微软。"明代张介宾《景岳全书·外科钤上·论证》说："痈者，热壅于外，阳毒之气也，其肿高，其色赤，其痛甚，其皮薄而泽，其脓易化，其口易敛，其来速者，其愈亦速。"明代陈实功《外科正宗·痈疽原委论》曰："故成痈者，壅也……其发暴，而所患浮浅……故易肿、易脓、易腐、易敛，诚为不伤筋骨易治之症也。"清代王洪绪《外科证治全生集·阳证门》中指出："凡患色红肿疼痛，根盘寸余者是痈。"清代张山雷《疡科纲要》中说："痈者壅也，疽者沮也，阻也，皆为气血壅闭，遏止不行之意。"综上所述，历代医家都点明了痈疽的形成是由各种致病因素导致了局部的气血凝滞，经络阻塞而引起。由于对痈的认识更加深入，发现了脏腑和体表痈的不同，治疗也大相径庭，外科着重研究外痈，故本文论述都是外痈。

外痈是一种发生于皮肉之间的急性化脓性疾患，其特点是局部光软无头，红肿疼痛，结块范围多在6~9cm，发病迅速，易肿、易脓、易溃、易敛，或有恶寒、发热、口渴等全身症状；一般不会损伤筋骨，也不造成陷证。中医的痈证中绝大多数属于皮肤浅表脓肿和发生在各个部位的急性化脓性淋巴结炎。

痈发无定处，随处可生，因发病部位不同，中医文献中有各种不同的命名，如：生于头部的称"生门痈"，生于下颌部的称"颏痈"，生于胸部的称"幽痈"，生于腰部的称"腰痈"，生于上腹部的称"中脘痈"，生于下腹部的称"腹皮痈、少腹痈"，生于上肢的有"肩痈""臂痈""腕痈"，生于下肢的有"坐马痈""膝痈"等，均属西医的浅表脓肿范畴；另发于耳根后的名"耳根痈"（又名耳根毒），颈部的"颈痈"，腋下的"腋痈"，肘部的"肘痈"，胯腹部的"胯腹痈"，腘部的"委中毒"等，都是各部位的急性化脓性淋巴结炎。还有生于手背与足背部的痈称为"手发背"与"足发背"。上述的病名虽有不同，但均是皮肉间急性化脓性疾病。

痈发病的共同特点为各种原因引起局部气血凝滞，营卫不和，经脉不通，导致局部肌肤红肿疼痛，甚至化脓破溃。它的致病原因有外感风温风热、热毒、湿热、肝郁气滞化火、痰湿痰热等，既然有不同病因，治疗就要采取不同方法，或疏风清热，或清利湿热，或解郁化痰，但是离不开一个根本：活血化瘀。因为气血瘀滞是痈的根本病机。

例如临床常见的颈痈，其发病原因多为风温风热阻滞经络，颈部居上位，为经络气血交通之要道，风温、风热侵袭人体，或体内肝胃火胜，致颈部气血经络阻隔，瘀而成毒，痈随之而发。《外证医案汇编·风痰》云："颈项痰核，不外乎风邪入络，忧郁气结，气血失于流通，凝痰于络，俱在少阳、阳明部位。"其辨证可分为风热痰结、气郁化火、胃热壅盛、气虚邪恋等。治疗上以疏风清热为主，兼以化痰消肿，清胃泄热，清肝理气，或益气养阴，托毒生肌。方中每酌情加入行瘀活血之品，以利于气血舒畅，毒邪随之而泄。方选牛蒡解肌汤加减，热甚，加柴胡、黄芩；便秘，重用牛蒡子，加瓜蒌仁、枳实。或柴胡清肝汤加石决明、金银花、穿山甲、皂角刺、夏枯草、玄参。或清胃散或玉女煎加黄芩、蒲公英、金银花、紫花地丁、板蓝根、连翘、牛蒡子等。或托里排脓汤加柴胡、升麻、穿山甲片、皂角刺，加重黄芪用量。

生于腋窝部位的痈肿称为腋痈，其位于体部中上两侧，以肝脾血热兼气郁化火为主要病因病机，《医宗金鉴·外科心法要诀·腋痈》曰："腋痈暴肿生腋间，肿硬焮赤痛热寒，肝脾血热兼忿怒，初宜清解溃补痊。"其辨证可分为热毒壅滞、气郁化火、风温阻络等，治疗上以清热解毒，清肝泻火为主，兼以疏风清热，行气和营，散结消肿，同样要注意活血行瘀。方选五味消毒饮加荆芥、薄荷、羌活，或仙方活命饮加减。溃后宜用托里消毒散，或柴胡清肝汤加金银花、蒲公英、野菊花；酿脓时则宜托里排脓，方用透脓散、托里消毒散；若溃后脓出正虚，则宜补益气血，用十全大补汤或益胃汤加减；阴虚者，用六味地黄汤或一贯煎加减。

发生于臀部肌肉丰厚之处的痈，谓之臀痈。《医宗金鉴·臀痈》说："此证属膀胱湿热凝结而成，生于臀肉厚处，肿、溃、敛俱迟慢。"简要概括了本病的病因与致病特点。臀痈较一般痈起病暴急，范围大，成脓快，但溃破较难，疮口收敛缓慢。此以饮食不节，脾胃不和，湿热内生化火所致。治疗以清热祛湿为主，兼清热解毒，行气活血，散结消肿，同样少不了活血这个重要环节。

足发背，前人多称为"足背发""足发"，因足背曰跗，故又有"足跗发"之称。系指发生于足背部位的化脓性疾患。《疡科证治准绳·足跗发》曰："足发背属足厥阴肝阳明胃经之会，多因湿热乘虚而下注。"点明了此证的特点。多因外感风湿热邪或情志内伤，气机郁阻，痰湿互结化火，湿热下注相互搏结于足跗，壅滞气血，腐肉而成痈。饮食起居失调，房事不节，脏腑内伤，精血亏损，湿热与虚火内生，循足三阴经积结于足跗，腐肉灼筋而致病。临床辨证有湿热聚结证：治宜清热利湿，解毒消肿。方选仙方活命饮加黄柏、苍术、怀牛膝、萆薢。脓成，加皂角刺、炙穿山甲。阴虚灼筋证：治宜滋阴降火，活血祛瘀。方选知柏地黄丸加龟甲、鳖甲、青蒿、地骨皮、川芎、桃仁。仍然不能少了活血祛瘀。

以上几个不同部位的痈肿，各有其自身特点，居于上位的颈痈以风温风热为主因，故治疗当以疏风清热为主；腋痈以肝郁化火为主，故治疗以清肝泻火为主；臀痈以脾胃湿热化火为主，治疗重在清热化湿；足发背以湿热下注为主，兼伤阴，治疗以清利湿热养阴为主。同样都是痈肿，病因病机各有不同，然而正如《内经》所言"营气稽留于经脉之中，则血泣而不行"，不同病因导致的结果相同，那就是"营血瘀滞"，它贯穿痈的始终，从前人的论述及笔者自身临床体会，在治疗不同部位痈肿，不同阶段痈肿，合理恰当地运用行气活血、养阴活血、活血消肿药物，均可取得良效。

上海中医药大学龙华医院唐汉钧老师认为："痈，不外乎正盛邪实、气虚邪实、阴虚邪实三类。"正盛邪实者，多见于青年，多由五志过极或恣食厚味所致，拟和营清热托毒为法；气虚邪实者，多见于年迈体弱者，或因七情内伤，或因劳伤精气所致，气血亏虚不能达邪，拟益气养荣，扶正托毒为法；阴虚邪实者，多见于消渴日久者，拟养阴清热托毒为法。

在笔者自己的临床实践中，对于痈肿的认识，通过重新读经典，跟外科临床大师学习，领会其深义，运用于临床，疗效有了很大提升。在治疗痈肿过程中，体会到活血药物应用的时机和方法，药物选择各有不同。痈与其他外科疮疡一样，可以分为初、中、晚期，治疗大法依次为消、托、补。那么活血药物在不同时期应用各有其特点。痈之初期，治疗多以清热解毒为主，此时可适当加入凉血活血药物，以达到祛邪之目的，比如在五味消毒饮、仙方活命饮的基础上加入生地黄、牡丹皮、赤芍等，活血散热解毒。中期正邪相争，营血瘀滞，不能托毒外出，故加入和营活血药物，如桃仁、赤芍、川芎、丹参、泽兰、穿山甲等，促进痈肿消散，溃脓泄毒。后期气血不足，营血瘀滞，则当在补益气血基础上适当加入当归、熟地黄、白芍等养阴活血药物，促进愈合。这样紧扣痈的发病特点，灵活运用活血化瘀药物，出于经典而不拘泥于经典，临床上才能占据优势。

毕德明（济南市章丘区中医医院）

一、历史的年轮，刻录了痈疽的印记

（一）《黄帝内经》奠定了痈病证治的理论基础

"黄帝曰：余闻肠胃受谷，上焦出气，以温分肉，而养骨节，通腠理。中焦出气如露，上注谿谷，而渗孙脉，津液和调，变化而赤为血，血和则孙脉先满溢，乃注于络脉，皆盈，乃注于经脉。阴阳已张，因息乃行，行有经纪，周有道理，与天合同，不得休止。切而调之，从虚去实，泻则不足。疾则气减，留则先后。从实去虚，补则有余。血气已调，形气乃持。余已知血气之平与不平，未知痈疽之所从生，成败之时，死生之期，有远近，何以度之，可得闻乎？岐伯曰：经脉留行不止，与天同度，与地合纪。故天宿失度，日月薄蚀，地经失纪，水道流溢，草萱不成，五谷不殖，径路不通，民不往来，巷聚邑居，则别离异处，血气犹然，请言其故。夫血脉营卫，周流不休，上应星宿，下应经数。寒邪客于经络之中则血泣，血泣则不通，不通则卫气归之，不得复反，故痈肿。寒气化为热，热胜则腐肉，肉腐则为脓，脓不泻则烂筋，筋烂则伤骨，骨伤则髓消，不当骨空，不得泄泻，血枯空虚，则筋骨肌肉不相荣，经脉败漏，熏于五脏，脏伤故死矣。"本节经典通过对营卫气血的论述，阐明了痈肿的病因、病机，"热胜则腐肉，肉腐则为脓"成为外科疮疡最形象而明确的病理写照。《灵枢·痈疽》中还详尽描述了痈疽的性状，把痈疽分为：①痈发于嗌中，名曰猛疽。猛疽不治，化为脓，脓不泻，塞咽，半日死。其化为脓者，泻则合豕膏，冷食，三日而已。②发于颈，名曰夭疽。其痈大以赤黑，不急治，则热气下入渊腋，前伤任脉，内熏肝肺。熏肝肺，十余日而死矣。③发于肩及臑，名曰疵痈。其状赤黑，急治之，此令人汗出至足，不害五脏。痈发四五日，逞焫之。④发于腋下赤坚者，名曰米疽。治之以砭石，欲细而长，疏砭之，涂以豕膏，六日已，勿裹之。其痈坚而不溃者，为马刀侠瘿，急治之。⑤发于胸，名曰井疽。其状如大豆，三四日起，不早治，下入腹，不治，七日死矣。⑥发于膺，名曰甘疽。色青，其状如谷实蒌，常苦寒热，急治之，去其寒热，十岁死，死后出脓。⑦发于胁，名曰败疵。败疵者，女子之病也，灸之，其病大痈脓，治之，其中乃有生肉，大如赤小豆，锉菱翘草根各一升，以水一斗六升煮之，竭为取三升，则强饮厚衣，坐于釜上，令汗出至足已。⑧发于股胫，名曰股胫疽。其状不甚变，而痈脓搏骨，不急治，三十日死矣。⑨发于尻，名曰锐疽。其状赤坚大，急治之。

不治，三十日死矣。⑩发于股阴，名曰赤施。不急治，六十日死。在两股之内，不治，十日而当死。

另外，发于膝，名曰疵痈。发于胫，名曰兔啮。发于内踝，名曰走缓。发于足上下，名曰四淫。发于足旁，名曰厉痈。发于足趾，名脱痈。

上述主要对疾病的表现和预后进行了详尽的描述，对后世外科学家有显著的影响。

（二）《金匮要略》对痈病的描述，主要是肠痈和肺痈

其一，"诸浮数脉，应当发热，而反洒淅恶寒，若有痛处，当发其痈。""师曰：诸痈肿，欲知有脓无脓，以手掩肿上，热者为有脓，不热者为无脓。""肠痈之为病，其身甲错，腹皮急，按之濡，如肿状，腹无积聚，身无热，脉数，此为腹内有痈脓，薏苡附子败酱散主之。""肠痈者，少腹肿痞，按之即痛如淋，小便自调，时时发热，自汗出，复恶寒。其脉迟紧者，脓未成，可下之，当有血。脉洪数者，脓已成，不可下也。大黄牡丹汤主之。"

张仲景在此论述了肠痈的辨证论治，从少腹肿痞的硬与软，从发热与无热，从脉象的迟紧与洪数来判断肠痈的成脓与否。如果未成脓或已经成脓属于里热实证者，用大黄牡丹汤荡热解毒，消肿排脓，逐瘀攻下；脓已成而属体虚邪恋者，用薏苡附子败酱散排脓消肿，振奋阳气。

其二，"若口中辟辟燥，咳即胸中隐隐痛，脉反滑数，此为肺痈，咳唾脓血。脉数虚者为肺痿，数实者为肺痈。""寸口脉微而数，微则为风，数则为热；微则汗出，数则恶寒。风中于卫，呼气不入；热过于荣，吸而不出。风伤皮毛，热伤血脉。风舍于肺，其人则咳，口干喘满，咽燥不渴，时唾浊沫，时时振寒。热之所过，血为之凝滞，蓄结痈脓，吐如米粥。始萌可救，脓成则死。""肺痈，喘不得卧，葶苈大枣泻肺汤主之。""咳而胸满，振寒脉数，咽干不渴，时出浊唾腥臭，久久吐脓如米粥者，为肺痈，桔梗汤主之。"

另有《千金》苇茎汤：治咳有微热，烦满，胸中甲错，是为肺痈。"肺痈，胸满胀，一身面目浮肿，鼻塞清涕出，不闻香臭酸辛，咳逆上气，喘鸣迫塞，葶苈大枣泻肺汤主之。"此为肺痈的临床表现和治疗方药。

（三）后世医家对痈病的认识

1.陈自明

对于痈疽的治疗，陈自明强调内外合治，注重脾胃。他认为在外科治疗中，应当十分重视患者脾胃的盛衰，而不是仅仅局限于针对局部，仅仅运用清热解毒，而是从整体考虑，全身治疗。对于痈疽发病过程中的一些临床证型，总结出不少有益的经验。诸如，症见发病大渴，是毒气炽盛，主张急用神仙追毒丸（即玉枢丹，由山慈菇、文

蛤、千金子、红芽大戟、麝香等组成）以解毒热。若疮口冷涩难合，其肉白而脓少者，属气血俱虚，可用艾叶煎汤热洗，以及烧松香烟熏之，更以神异膏（蜂房、玄参、蛇蜕、黄丹、麻油、杏仁、乱发）贴之，以扶正排脓。若在痈疽发作之时，"须脏腑坚而不秘，通而不泄，则真气不耗，邪无所留，如秘结，神效麻仁丸（火麻仁、煨大黄、人参、煨诃子肉）"。均属临床经验之谈，很有实用价值。

对于外科痈疽的治疗，他从病因、病机、辨证、治疗到预后，均做了较为系统的论述。其中，强调整体治疗，注重阴阳分证，注意保护脾胃，主张内外合治，是其主要成就，颇受后世医家的赞赏。如汪机著《外科理例》，王肯堂著《疡医证治准绳》，均大量采录陈氏之说，可见其影响之大。

2.陈实功

陈实功对"肠痈"的三大病因的论述：男子暴急奔走，可引起消化道传送食饮糟粕不能舒利畅达，浊气、败血壅塞肠道不出而成；妇人多由产后体虚多卧，不坐起运动，以致肠内容物长期停滞而引发；饥饱劳伤、担负搬运重物、醉饱生冷并进、肠胃道功能减低运化不通，均可引起肠内容物凝滞。陈实功不但正确描述了诱发肠痈的病因，还绘制了肠痈图，确定出肠痈的体表部位。

百病由火而生，火既生，七情六欲皆随应而入之；既入之后，百病发焉。发于内者，为风劳、蛊膈、痰喘、内伤；发于外者，成痈疽、发背、对口、疔疮，此皆言其大略也。故成痈者壅也，为阳，属六腑毒腾于外，其发暴而所患浮浅，因病原禀于阳分中。盖阳气轻清浮而高起，故易肿、易脓、易腐、易敛，诚为不伤筋骨易治之症也。凡患色红疼痛，根盘寸余者痈也。毒发三四日，尚未成脓，以抑阳散围患外，内以醒消丸，倘溃，即用内托散，大痈不论已溃未溃，但发热而不恶寒者，此热胜血也，败毒汤加四物汤主之。妊妇患痈，不可与醒消丸，以丸内有麝香故也，宜以仙方活命饮去穿山甲愈之。如即溃余毒未尽，肿硬不消，治以内托散，去川芎加乳香、没药。

3.《医宗金鉴》

"痈疽原是火毒生，经络阻膈气血凝。外因六淫八风感，内因六欲共七情，饮食起居不内外，负挑跌扑损身形，膏粱之变荣卫过，藜藿之亏气血穷。疽由筋骨阴分发，肉脉阳分发曰痈，疡起皮里肉之外，疮发皮肤疖通名。"

"阳盛焮肿赤痛易，阴盛色黯陷不疼，半阴半阳不高肿，微痛微焮不甚红。五善为顺七恶逆，见三见四死生明。"

"临证色脉须详察，取法温凉补汗攻。善治伤寒杂证易，能疗痈疽肿毒精。"

"经云，诸痛痒疮疡，皆属心火……其因有三：外因、内因、不内外因也……若人感受，内生重病，外生痈肿。"

"发于筋骨间者，名疽，属阴""发于肉脉之间者，名痈，属阳""发于皮里肉外者，名曰疡毒""只发于皮肤之上者，名曰疮疖"。"凡痈疽阳盛者，初起焮肿，色赤疼痛，则易溃易敛，顺而易治，以其为阳证也。阴盛者，初起色黯不红，塌陷不肿，木硬不疼，则难溃难敛，逆而难治，以其为阴证也。半阴半阳者，漫肿不高，微痛不甚，微焮不热，色不甚红，此证属险。若能随证施治，不失其宜，则转险为顺，否则逆矣。"

另五善七恶之辨，指出：善治伤寒，则杂病无不易治；能疗痈疽，则诸疮无不精妙。盖以能辨表里、阴阳、虚实、寒热也。

二、痈（阳性疮疡）的证治

痈是什么？广义的痈就是阳性疮疡。

痈是外科临床常见的多发病，外科疾患一般可分为疮疡与杂证两大类，疮疡包括所有的肿疡和溃疡，如痈疽、疔疮、疖肿、流痰、流注、瘰疬等。好发于夏秋季，四季皆可发病。具有发病迅速，部分病情较重等特点，在面部可引起疔疮走黄（西医称为败血症或脓毒败血症），在手、足易引起伤筋损骨的严重后果。软组织创伤出现感染以后，就形成了疮疡。因而，痈就是阳性疮疡！其病因病机、临床表现和辨证论治就要按照阳性疮疡的法则处理。

病因：痈疡的发生主要由于心胃郁火，寒湿外裹为外因，饮食过于醇厚、肥腻、辛辣，加上酒色的催化而成。小儿则是饮食不节，食积化热，上攻于心。诸痛痒疮皆属于心。

临床表现：局部的红、肿、热、痛，破溃流脓，易肿、易脓、易溃、易敛是其特点。

辅助检查：血常规见白细胞总数及中性粒细胞增加；检查血糖及尿糖，糖尿病患者常合并痈疡；必要时做脓液细菌培养，常见金黄色葡萄球菌感染。

治疗：内治，初期宜用消法，以祛邪为主；仙方活命饮、五味消毒饮是其代表方。中期宜用托法，以扶正祛邪并重；托里消毒散可用。后期宜用补法，以扶正为主，八珍汤之属辨证用之。

外治，初期宜箍围，阳证者可选用金黄散、玉露散、金黄膏、玉露膏、太乙膏、千捶膏，可加掺红灵丹、阳毒内消散，或用清热解毒、消肿止痛的新鲜草药捣烂外敷；阴证可选用回阳玉龙散、回阳玉龙膏、阳和解凝膏，加掺黑退消、桂麝散、丁桂散。半阴半阳证选用冲和散、冲和膏。中期脓熟时宜切开排脓，尤其应注意切开时机、切口位置、切口方向的选择。如手部疔疮、附骨疽应及早切开。手指部疔疮应从手指侧面切开，有头疽切口应够大，以保证充分引流等。后期宜提脓祛腐，生肌收口。阳证用八二丹、九一丹，阴证用七三丹、五五丹。若疮口太小或成瘘时，宜用白降丹、千金药线腐蚀；疮口胬肉高突时用平胬丹；脓腐干净用生肌散、八宝丹，并根据具体情况配合使用垫棉法或扩创法，加速疮口愈合。

饮食禁忌：忌食牛、羊、鱼、蟹，辛辣，油腻等食物，适当吃些富含维生素的新鲜蔬菜水果。

至于肠痈和肺痈，应该按照仲景之法，不再赘述。

上述是痈的通常证治，有人可能将其复杂化，因而治疗方法很多，但疗效未必就好。万变不离其宗，然其要一也：辨证与辨病结合！认识痈，识别痈，知道古代的东西，应用于现代的临床。时代变迁了，疾病谱也变了。现在临床见到的痈病患者已经不多，只要准确认识，正确治疗，中医药的疗效应该优于西医西药。

痈就是疮疡，就是痈疽疔疖，就是肺痈肠痈，就是一切化脓性细菌感染性综合性疾病。

它的主要表现，在于体表的红肿热痛，破溃流脓；在肺则咯吐脓血；在肠胃则现"内痈"之候，亦即腹膜炎的表现。不论西医的痈还是中医的痈，由于前者是毛囊的化脓性感染（中医的疽）；后者是化脓性淋巴结炎，外伤后的皮下软组织积液化脓性感染，或者深部注射导致的化脓性感染，都只是化脓性感染的部位不同而已，即有的在毛囊，有的在皮下软组织或者深部肌肉，有的在内脏，但是它的实质是一样的，是异病同因，则异病同治之。

笔者应用仙方活命饮、五味消毒饮、托里消毒散加减方治疗体表化脓性感染性疾病，疗效显著。体会就是，凡是表现为红肿热痛的，就用金银花、蒲公英、紫花地丁、天花粉、白芷；即将破溃者，用穿山甲、皂角刺；已破溃或者脓液清稀的，用黄芪、土茯苓、浙贝母。肺痈在内科治疗，不是外科范畴。至于肠痈，就是阑尾炎、阑尾周围脓肿，还包括梅克尔憩室炎、节段性肠炎肠穿孔、胃十二指肠溃疡的细小穿孔保守治疗、其他的腹膜炎等，结合《金匮要略》相关论述，上述方法基础上，加用大黄牡丹汤、薏苡附子败酱散加减。强调红肿热痛的程度，强调破溃与否，强调腹膜炎的严重程度，调整用药的数和量。

三、典型病案

（一）疖

甄某，男，39岁，2014年5月31日初诊。患者左侧大腿根部肿痛，破溃1个月。因饮食不节，嗜食肥甘而发病。

初诊：左下肢腹股沟处起一疖肿，到当地医院就诊，服用抗生素，疗效不佳，因摩擦疖肿感染溃破，遂来就诊。查体：左下肢腹股沟处起一疖肿，约3cm×4cm，红肿，表面溃破，有渗出物，不能着内裤。饮食、睡眠、二便均正常。舌质稍红，苔黄，脉数。诊为疖病热毒证（毛囊炎感染）。患者年轻体魄，嗜食肥甘厚味，中州不运，湿热蕴结，发于皮肤而红肿，热毒腐蚀肌肤而破溃有渗出物。治法：清热解毒。方拟五味消毒饮加减。处方：金银花15g，蒲公英10g，桔梗10g，生薏苡仁15g，薄荷5g，天花粉10g，炙甘草10g，水煎服，日1剂，共6剂。医嘱：忌食辛辣肥甘之品，保持局部干燥。

二诊：服药 6 剂，左下肢腹股沟处肿痛渐减，已无渗出，舌质稍红，苔薄黄，脉滑。前方有效，效不更方，继续清热解毒。前方加牡丹皮 10g。

三诊：服药 6 剂，左下肢腹股沟处肿痛已消，破溃处已愈合，前方有效，继续清热解毒以善后。前方加地肤子 10g，苦参 5g，10 剂。

按： 方中金银花清气血热毒，蒲公英加强清解之功，薄荷疏散外邪，天花粉清热散结，生薏苡仁化湿排脓，桔梗与甘草配伍为桔梗汤，用于排脓，炙甘草解毒和药。二诊加牡丹皮凉血消痈。三诊加地肤子清热利湿，苦参清热燥湿。

（二）红丝疔

孙某，男，50 岁，2013 年 9 月 18 日初诊。

患者于 1 天前做饭时右手食指被鱼刺扎伤，出少量血，没在意。转天即发现局部红肿热痛，沿上肢出现红丝。

初诊：右手食指有一面积约 2cm×3cm 的红肿区，皮温热，疼痛明显，并见一红丝自此向上肢内侧蔓延。诊断：红丝疔。此系右手外伤后，毒邪乘袭，邪郁于内，气血郁阻，瘀久化热，热毒壅盛，外窜于肌肤而成。治宜清热解毒，活血消肿。

内治：解毒活血汤。

处方：金银花 30g，蒲公英 15g，紫花地丁 20g，天葵 15g，当归 10g，赤芍 10g，红花 3g，水煎服，每日 1 剂。

外治：红肿部外涂大黄醋。

2 日后肿痛渐消。

按： 红丝疔系热毒所致，应用五味消毒饮屡屡奏效。

（三）臀痈

张某，男，51 岁，2012 年 8 月 3 日初诊。左臀部红肿热痛 5 天。

初诊：5 天前左臀部皮肤瘙痒，2 天后出现肿痛，在当地医院诊治，予抗生素静脉滴注，效果欠佳。近 2 天左臀部红肿热痛日益加剧，坐卧不安，特求治。

既往史：8 年前左臀部出现一黄豆大小的圆形质软的肿块，无痛无痒。

体格检查：体温 38℃，心率 90 次/分，呼吸 19 次/分，血压 16/10kPa。局部检查：左臀部红肿约 10cm×8cm，触诊灼热感，质硬，触痛明显，无明显波动感。舌质红，苔薄腻，脉滑数。

中医诊断：臀痈，膀胱经湿热火毒蕴结证。

西医诊断：左臀部蜂窝织炎。

辨证要点：左臀部红肿热痛，舌质偏红，和营化湿，予以五味消毒饮加减。

处方：紫花地丁 15g，赤芍 10g，红花 10g，蒲公英 20g，金银花 15g，黄柏 10g，皂角刺 10g，乳香 6g。没药 6g。水煎服，日 1 剂。

野菊花 15g，黄柏 10g，薄荷 8g，芒硝 10g，甘草 10g，水煎湿热外敷，每日 1 剂，共 3 日。

嘱其忌酒，忌肥甘，注意休息。

二诊：自诉左臀部肿痛减轻。体温 37℃，心率 80 次 / 分，呼吸 18 次 / 分，血压 16/10kPa。舌质尖红，苔薄白。

处理：①脓肿切开、排脓、引流。②每日用药 1 次，共 3 日。

三诊：自诉患处肿痛明显减轻，舌质尖红，苔白。检查：脓液明显减少，蹲位见切口左上方有小硬块。

处方：蒲公英 20g，赤芍 12g，红花 8g，黄柏 10g，地榆 10g，川牛膝 8g，野菊花 10g，生甘草 6g。水煎服，日 1 剂，共 3 日。

四诊：自诉左臀疼痛消失，只是切口处偶有痒感。

检查：引流纱条无脓液，但切口旁左上方轻按有白色粉渣样物排出，系原发脂瘤破溃。

处理：药线引流，每日 1 次，共 5 日。

按：外科对臀痈的诊治，并不困难。若只注意臀痈而不追问病史，则对在脂瘤基础上合并感染臀痈易被忽略。粉瘤若不彻底切除或用中药线化除，则易反复发作，为患者带来痛苦。

四、结语

痈是中医外科的基本病和基础病，是中医外科医生必须跨越的一道坎！认识痈，懂得痈，会治疗，知变通，是入了门，也就找到了中医外科治病的捷径！正确辨治痈疽疔疖，分清瘰疬痰核瘿岩，辨识走黄与内陷，理清切开与消散，手术与保守治疗，掌握五味消毒饮、仙方活命饮、托里消毒散的灵活运用，痈，还在吗？

张华敏评按

论痈之证治

策论之题目为"论痈之证治",一要阐述"痈"的内涵,二要论述痈的因机证治及治法,其意义在于从中医理论与临床实践解读"痈"。"痈"的记载历史悠久,《黄帝内经》即列专篇论述,认为"痈"的形成与"营气稽留""热盛肉腐"等病机有关。《金匮要略》《医宗金鉴》中对"痈"的论述比比皆是,强调辨别"痈"的病机、证候,从而选方用药。尽管同为痈证,但由于病因病机症状的差异,则治疗方法、选方用药不尽相同。

本部策论共2篇,作者均从不同的角度进行了阐述。对痈的定义、分类,临床证候、治法予以解读分析,并将自己的临床经验、体会深入文中,两篇文章均重视了痈的辨证论治。张强剖析了痈的证治,从痈的定义出发,以"外痈"为主要对象,描述了痈的不同种类,以及起因、发病、预后等不同阶段的特点。痈的致病原因有外感风温风热、热毒、湿热、肝郁气滞化火、痰湿痰热等,治疗措施也采取不同方法,或疏风清热,或清利湿热,或解郁化痰。但因为气血瘀滞是痈的根本病机,因此核心治法仍是活血化瘀。治法仍需根据病情病位而定,如颈痈,其发病原因多为风温风热阻滞经络,治疗上以疏风清热为主;又如腋痈,以肝脾血热兼气郁化火为主要病因病机,治疗上以清热解毒、清肝泻火为主;臀痈则属膀胱湿热凝结而成,治疗以清热祛湿为主;足发背以湿热下注为主,兼伤阴,治疗以清利湿热养阴为主。创新地提出了辨证论治的同时,对痈肿的治疗重在活血药物的选择和应用。痈之初期应选用凉血活血的药物,痈之中期应选择和营活血的药物,而在后期的治疗中则重视使用养阴活血的药物。

毕德明分析了历代医家对痈病的认识,包括陈自明强调整体治疗,注重阴阳分证,保护脾胃,主张内外合治;陈实功对"肠痈"的特色认识和基于"百病由火而生"的观点从"阳"论治痈的学术观点;以及整合了《医宗金鉴》关于痈的病因、病机、诊断、鉴别诊断、治疗思想等方面的资料。疮疡包括所有的肿疡和溃疡,如痈疽、疔疮、疖肿、流痰、流注、瘰疬等。好发于夏秋季,四季皆可发病。具有发病迅速,部分病情较重等特点,在面部可引起疔疮走黄,在手、足易引起伤筋损骨的严重后果。软组织创伤出现感染以后,就形成了疮疡。作者认为,痈之为病,属于阳性疮疡,从广义"痛"的角度谈论证治。由心胃郁火、寒湿外裹及饮食不节等因素而引起。分初期消法、中期托法、后期补法内治。外治方面，初期宜箍围，用金黄散、回阳玉龙散等。中期脓熟时宜切开排脓。后期宜提脓祛腐，生肌收口，用八二丹、七三丹等。作者认为，痈就是一切化脓性细菌感染性综合性疾病，并结合临床验案探讨了治病用药的经验。如表现为红肿热痛的，使用金银花、蒲公英等药物；即将破溃者使用穿山甲、皂角刺等药物；已经破溃者，使用黄芪、土茯苓等药物。

纵观两篇策论，作者均从痈证的古代源流梳理入手，延伸至临床应用，并结合自身的临床经验和体会总结有效治法，提高了该病的疗效，值得效仿倡导。

论翳之证治

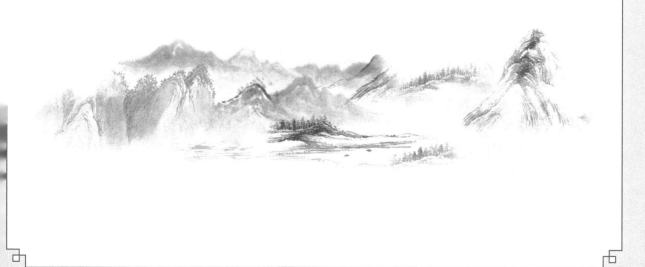

彭 华（云南省中医医院）

凡是眼内、外障疾病所生遮蔽影响视力的症状皆可称为翳（障）。眼外障疾病常见于黑睛疾病，如聚星障（病毒性角膜炎）、花翳白陷（蚕食性角膜溃疡）、凝脂翳（化脓性角膜溃疡）、湿翳（真菌性角膜溃疡）、黑睛病变后期所致的黑睛血管翳等；内障疾病常见于圆翳内障（后发性白内障）、高风雀目（视网膜色素变性）、暴盲（陈旧性眼底出血）等疾病，常有晶状体后囊浑浊、眼底色素的沉积、陈旧性出血、渗出或者灰白色机化物的存在。这些病理产物在形状上和黑睛疾病的各种翳相似，均能影响视功能的正常发挥。本文主要讨论黑睛疾病所生之翳。

翳者，障也，有遮挡之意。翳：①形声，用羽毛做的华盖、舞具；②遮蔽、障蔽，如翳障、翳蔽；③眼黑睛病变留下的疤痕。"翳"最早见于《素问·本病论》，曰："暴热乃至，赤风瞳翳。"作为疾病名最早出现在隋代巢元方《诸病源候论》，载有"目为有丁候"，丁即是疔，相当于现今的凝脂翳。唐代《秘传眼科龙木论》出现花翳白陷的病名、症状。宋代王怀隐《太平圣惠方·治眼生花翳诸方》谓："花翳初发之时，眼中发歇疼痛、泪出、赤涩、睛上忽生白翳，如枣花砌鱼鳞相似，此为肝肺积热，脏腑壅实而生此疾。"随后在元末明初倪维德《原机启微》，明代王肯堂《证治准绳》、傅仁宇《审视瑶函》，清代黄庭镜《目经大成》等书中均有翳（障）的详述。翳分新翳和宿翳：新翳为疾病初起，黑睛生翳，表面粗糙，轻浮脆嫩，边界不清，具有向周围与纵深发展的趋势，荧光素染色检查阳性，并伴有不同程度的目赤、畏光流泪等症；宿翳为黑睛遗留疤痕，表面光滑，边界清楚，无发展变化，荧光素染色检查阴性，无赤痛流泪等症状。根据宿翳厚薄浓淡的不同程度等常将宿翳分为：①冰瑕翳：翳菲薄，如冰上之瑕，须在聚光灯下方能查见，西医学称角膜云翳。②云翳：翳稍厚，如蝉翅，似浮云，自然光线下即可见，西医学称角膜斑翳。③厚翳：翳厚，色白如瓷，一望即知，西医学称角膜白斑。④斑脂翳：翳与黄仁黏着，瞳神倚侧不圆，西医学称粘连性角膜白斑。

我国城市盲目调查报告中，因黑睛病变失明者占盲目的第2位，而聚星障（单疱病毒性角膜炎）致盲为角膜盲的首位，黑睛病变致盲者，绝大部分为黑睛正中有宿翳。聚星障多在身体抵抗力下降时（如感冒、熬夜疲劳、月经来潮等）复发，病程迁延，复发率高，轻者视力下降，重者失明，目前尚无有效控制复发的药物。

黑睛疾病治疗失误或治疗不及时、不彻底时，眼部炎症虽消退，但后期残留下的黑睛宿翳，常影响视功能的正常发挥，而不得不行黑睛移植术，严重者甚至会导致眼黑睛穿孔、眼内容物脱出而致失明，因此，黑睛翳障的治疗，除祛邪扶正、泻实补虚外，同时还必须退翳明目，使疾病的症状、体征消失而尽量不留或少留宿翳，做到标本同治，恢复视功能是其主要的治疗目的，当中退翳明目是其关键。

黑睛翳障的治疗，如何扶正祛邪与退翳明目相统一、两者兼顾，把恢复视功能放在首位呢？《内经》云"正气存内，邪不可干""邪之所凑，其气必虚"。特别是反复发作，经久不愈者。《秘传眼科纂要·论退翳难易》云："至若退翳之法，如风热正盛，则以祛风清热之药为主，略加退翳药；若风热稍减，则以退翳之药为主，略加祛风药、清热药。若一味清热，以至热气全无，则翳不冰即凝则燥，虽有神药，不能去矣。夫翳自热生，疗由毒发，发必在乌轮，乌轮属肝，则以清肝、平肝、行肝气之药，如柴胡、芍药、青皮之类，皆退翳药也。浅学者流，不识此理，惟执定蒙花、木贼、谷精、虫蜕、青葙、决明为退翳之药，又不辨寒热，信手摭拈，糊涂乱用，非徒取识者之笑，而且害人。"故祛邪扶正，退翳明目是标本同治。治疗黑睛翳障疾病，退翳药要早用，有所选择，分清层次，根据病情的进退有所侧重。如聚星障发病早期，常有星翳、树枝状翳，抱轮红赤，畏光流泪，脉浮数，苔薄黄等症状，该阶段风热正盛，治疗当以疏风清热为主，配合具有清热疏风作用的退翳药，如薄荷、白蒺藜、菊花等治疗。若病退风热之象渐减，则过渡到退翳明目阶段，选用以退翳作用较强的蝉蜕、蛇蜕、密蒙花等药进行治疗。病至后期，邪气已退，正气未复或对于迁延不愈反复发作者来说，则全身辨证，灵活应用，如气虚者加黄芪、党参、炒白术等补气之品；伤阴者加麦冬、天冬、石斛等养阴清热之药；血虚者增加当归、熟地黄等养血之药。又如凝脂翳（化脓性角膜溃疡），初期风热壅盛者，治以祛风清热为主，配合具有清热疏风作用的退翳药，如薄荷、白蒺藜、菊花等治疗。中期肝胆火炽者，治以清肝泻火，略加具有平肝清热作用的退翳药，如石决明、菊花、柴胡等治疗；热盛腑实者，宜清热解毒，泻火通腑。后期虚实兼夹，治以补虚泻实，选用退翳作用较强的蝉蜕、密蒙花、谷精草等药退翳明目为主进行治疗。在治疗中，扶正助祛邪，而祛邪即有退翳的作用。退翳明目始终贯穿在整个治疗过程中，退翳要早，是为了防止黑睛翳障发展过速，变生他症，遗留疤痕而影响视力。我师唐由之教授在治疗眼外障疾病的翳障过程中，扩大了明目退翳疗法的适用范围。因内障疾病如圆翳内障、高风雀目、暴盲等疾病，常有后囊浑浊、眼底色素的沉积、陈旧性出血、渗出或者灰白色机化物的存在，这些病理产物在形状上和黑睛疾病的各种翳相似，均能影响视功能的正常发挥，将该疗法引入内障疾病的治疗，常选用密蒙花、谷精草、柴胡等退翳之品。一方面，这些退翳药大多为质轻的叶类药物，具有升浮作用，而眼位最高，非轻清上扬之品不足以引药上行；另一方面，退翳药中以平肝疏肝之品为多，内障病患者病程大多较长，久病生郁，在治疗过程中佐以退翳明目药物则调理全身气机，防止郁久化热，因郁致变症发生。

一、黑睛翳障临床常见证型

1. 风热毒邪

兼见：发热，眉骨酸痛，头痛，鼻干，咽痛，尿黄，舌苔薄黄，脉浮数。

治则：疏风清热解毒，退翳明目。

处方：风重于热→桑菊饮（《温病条辨》）加减（桑叶、菊花、薄荷、杏仁、芦根、甘草、桔梗、连翘等）。热重于风→银翘散（《温病条辨》）加减（金银花、连翘、桔梗、牛蒡子、淡豆豉、甘草、薄荷、淡竹叶、荆芥穗、芦根等）。

2. 肝胆火炽

兼见：头痛，口苦，苔黄，脉弦数。

治则：清肝泻火，退翳明目。

处方：龙胆泻肝汤（《医方集解》）加减（龙胆草、木通、栀子、当归、生地黄、黄芩、车前子、泽泻、柴胡、甘草、石决明、菊花等）。

3. 湿热蕴积

兼见：食欲不振，头重胸闷，尿黄，便溏，口黏，舌红，苔黄腻，脉濡滑。

治则：化湿清热，退翳明目。

处方：三仁汤（《温病条辨》）加减（豆蔻仁、杏仁、薏苡仁、通草、厚朴、滑石、半夏、竹叶、黄柏、苍术等）。

4. 热盛腑实

兼见：头目剧痛，发热口渴，便秘溲赤，舌红苔黄，脉数有力。

治则：清热解毒，泻火通腑。

处方：四顺清凉饮子（《审视瑶函》）加减（龙胆草、黄芩、柴胡、黄连、金银花、蒲公英、桑白皮、生地黄、赤芍、当归、川芎、羌活、防风、车前子、大黄等）。

5. 气虚留邪

兼见：黑睛翳陷未平，白睛抱轮微红，眼痛怕光较轻，便溏体倦，舌淡，脉细。

治则：益气养血，托毒退翳。

处方：托里消毒散（《医宗金鉴》）加减（生黄芪、当归、白芍、川芎、党参、白术、茯苓、甘草、金银花、连翘、蝉蜕、白蒺藜等）。

二、病例举隅

案 1： 患者杨某，女，45 岁。

初诊日期：2014 年 1 月 5 日。

主诉：右眼视物不清，畏光流泪，伴耳鸣 1 年。

病史：患者诉 2013 年 9 月感冒后，出现右眼视物不清，畏光流泪，有少量分泌物，伴有头胀，就诊于当地医院，诊断为"右眼病毒性黑睛炎"，予抗病毒滴眼液点眼治疗，好转。后反复发作，遂来我院就诊。

刻下症：右眼视物不清、流泪、畏光、眼干涩。头胀，耳鸣，月经正常，口干，夜寐安，饮食可，二便调。舌质红，苔薄，脉数。

眼科检查：右眼视力 0.4，左眼视力 1.0，右眼白睛红赤，黑睛下方上皮剥脱，荧光染色阳性，黑睛中央可见云翳；左眼黑睛清亮，余大致正常。

眼压：右眼 16.6mmHg，左眼 15.2mmHg。

诊断：右眼聚星障。

治法：疏风清热，明目退翳。

处方：天花粉、黄连、黄芩、黄柏、连翘、炒山栀、木贼草、密蒙花、谷精草、桑叶、菊花、生黄芪。14 剂，水煎服，每日 1 剂，每次 200mL，早晚饭后半小时温服。

二诊：2014 年 1 月 19 日。

用上药 14 剂，无不适，自觉右眼视物不清，双眼流泪、畏光、干涩好转。

眼科检查：右眼视力 0.4，左眼视力 1.0。右眼黑睛点染色较前明显减轻。左眼黑睛荧光染色（－）。

处方：原方减黄连、黄芩、黄柏，加白蒺藜、蛇蜕、麦冬，继用 14 剂，每日 1 剂，煎服法同前。

三诊：2014 年 2 月 2 日。

服用上药，无明显不适。双眼有磨涩感明显减轻，自觉视力提高较明显，头胀、耳鸣症状消除。

眼科检查：右眼视力 0.8，左眼视力 1.0。右眼黑睛点状浸润消除，正中见片状较薄云翳，左眼大致正常。

中药停服，嘱患者忌食辛辣、油腻、寒凉，慎起居，避寒冷。

按： 本病发病初期，感受风寒之邪，也容易很快入里化热，早期治疗多用银翘散加青葙子、蔓荆子、蝉蜕、谷精草等，如出现眼睑红肿，结膜充血明显，畏光流泪症状较为明显者，可以应用新制柴连汤加减。如伴有湿热，龙胆泻肝汤加减可用，但本方过于苦寒，随着病情变化注意用量和调方。在本病后期，眼部表现已无明显"红肿热痛"者，即使体征不甚明显，但考虑火热伤阴，加上部分滋阴药物效果更好。有些反复发作的患者，或经常"感冒"或"感冒"时体温不高者，多考虑肺脾同虚，身体上也会有相应的脾肺气虚的体征表现。在治疗或病情稳定期间，可以酌加党参、黄芪、大枣、白术等药物以提高疗效，减少复发。

案2： 患者孙某，男，36岁。

主诉：右眼发红、疼痛伴视物不清15天。

病史：半个月前，右眼出现发红、流泪、疼痛1天，急到当地医院眼科就诊，诊断为右眼真菌性角膜溃疡，后经细菌培养证实。予抗真菌及抗生素滴眼液点眼治疗，症状有所缓解，但近日右眼眼红、眼痛加重，视力一直较差，来诊。

刻下症：右眼发红、怕光、疼痛，视物模糊，常有少许黏白眼眵。口黏，口苦，口渴，身热汗出，大便秽浊，小便发黄量少，脉滑数。

眼科检查：远视力：右眼眼前指数，左眼视力1.0；右眼：球结膜混合型充血，角膜中央可见5mm×6mm大小的浸润混浊病灶，深达角膜实质层。病灶中间有约2.5mm溃疡面，似苔垢样物附着其上。前房内可见高约2mm灰白色积脓，瞳孔正圆，直径约4mm，直接对光反射灵敏。

诊断：右眼湿翳。

治法：清热利湿，祛风明目退翳。

处方：炒栀子10g，黄连6g，黄芩15g，龙胆草6g，法半夏10g，猪苓10g，茯苓15g，泽泻15g，滑石20g，阿胶15g（烊化），怀牛膝10g，谷精草15g，密蒙花10g，蔓荆子10g。14剂，水煎服，每日1剂，每次200mL，早晚饭后半小时温服。

二诊：患者诉双眼发红、疼痛减轻，视物较前稍清晰。口渴、口黏、口苦减轻，小便量明显增多，大便通畅。

眼部检查：远视力：右眼视力0.04，左眼视力1.0。右眼角膜实质层仍有混浊浸润，其上之溃疡面减小。前房积脓不见。

处方：守上方去龙胆草加生薏苡仁25g。14剂，每日1剂，煎服法同前。

三诊：患者诉目前右眼不红不痛，视力提高。口渴、口黏、口苦明显减轻，小便量仍增多，大便通畅。

眼部检查：远视力：右眼视力0.15，左眼视力1.0。右眼角膜实质层混浊浸润减退，其上溃疡面愈合，中央区可见大片云翳。

处方：黄芩10g，炒栀子6g，桑白皮10g，赤芍10g，法半夏10g，陈皮10g，茯苓10g，炒苍术6g，天花粉10g，麦冬10g，石决明15g，菊花10g，当归6g，怀牛膝10g，木贼6g，谷精草10g，密蒙花10g，白蒺藜10g。14剂，每日1剂，煎服法同前。

四诊：患者自诉右眼视力进一步提高。纳馨，眠安，二便调。

眼部检查：远视力：右眼视力0.3，左眼视力1.0。右眼角膜实质层浸润基本消退，中央区可见大片云翳，较前变薄。处方：除翳明目片，常规剂量内服1个月，巩固疗效。

按： 本病多由湿与热结，兼夹风邪所致。角膜局部有真菌感染，但内因一般多为湿热之本，可谓"正气存内，邪不可干"，外因通过内因而起作用，本病重在治湿，湿去则热孤。如果白睛充血明显，应为热与湿结成毒。本病例初诊处方分为 3 个部分：炒栀子、黄连、黄芩、龙胆草苦寒清热燥湿；法半夏、猪苓、茯苓、泽泻、滑石、阿胶、怀牛膝利湿，其中包括猪苓汤利湿而不伤阴，主要针对该患者的小便不利，服药后小便增多，热及湿可从小便而去；谷精草、密蒙花、蔓荆子祛风止痛。二诊处方则去龙胆草之过于枯燥寒凉，加生薏苡仁增加利湿功能。三诊处方则考虑清肺润肺，清肝柔肝，早期用祛风药主要为祛风止痛，兼以退翳明目利湿，后期则主要为退翳明目。目为上位，如体内有湿热，或从大便或从小便利湿清热，或用苦寒之品直折其火，重在除湿，湿去则热去，退翳药贯穿疾病的始终，标本同治，尽量少留宿翳，目的是恢复视功能。

总之，翳者，障也，对于黑睛疾病因翳（障）而影响视功能的正常发挥者，除祛邪扶正，泻实补虚外，退翳明目是关键，使疾病的症状体征消失而尽量不留或少留宿翳，做到标本同治，恢复视功能是其主要目的，退翳药必须贯穿疾病的始终，退翳药要早用，是为了防止黑睛翳障发展过速，变生他症，遗留疤痕而影响视力。退翳药大多为质轻的叶类药物，具有升浮作用，而眼位最高，非轻清上扬之品不足以引药上行，另外退翳药中以平肝疏肝之品为多，黑睛疾病病程长，久病生郁，在治疗中佐以平肝疏肝退翳药调理全身气机，防止郁久化热，变症发生。

庄曾渊评按

论翳之证治

翳和膜、星、障是外障眼病的主要病征，如有凝脂翳、冰瑕翳、聚星障、垂帘翳、赤膜下垂等，但内障中亦有用翳命名者，如圆翳内障、水晶障翳。所以，古籍中翳的含义比较广，包含了角膜混浊、晶状体混浊一类眼病。近代，翳一般指角膜炎症浸润、溃疡及其愈后形成疤痕，外观角膜混浊，视力因遮挡而受损。

《原机启微》谓"翳犹疮也"，言简意赅，对翳的证治有纲领性指导意义，翳的辨证，强调一辨整体虚实，二辨眼部症状，三辨翳障形色，四辨翳的经络部位，五辨翳与赤脉关系，六辨翳之新久。综合分析，确定证型。治疗上法随证立，方从法出，制定了疏风清热、泻火解毒、清热化湿、平肝清热、益气托毒、养阴退翳、退翳明目等治法和方药，控制翳的发展，或促进翳的吸收，形成了整体和局部参合、却病与退翳相使、内治与外治结合的对翳证治法则。

彭华主任医师在策论中，对翳的证治以退翳明目立论，明目是目的，退翳是关键，认为及时、有效地控制新翳，尽量减少疤痕的形成，即可达到保护视力的目标。为此，主张治疗过程中扶正祛邪和退翳明目相统一。扶正助祛邪，祛邪即有退翳作用。退翳药适时早用可减轻翳的严重程度。以聚星障、凝脂翳为例提出疾病分期，辨证论治，若早期风热壅盛治以疏风清热，中期肝胆火炽治以清肝泻火，后期虚实夹杂宜补虚泻实。各期根据病情辨证选择薄荷、白蒺藜、菊花、石决明、柴胡、蝉蜕、密蒙花、谷精草等退翳药，建立了风热毒邪等五个常见证型为主的辨证常规。策论观点明确，条理清楚，临证措施务实。所举病例聚星障（单纯疱疹病毒性角膜炎）、湿翳（真菌性角膜溃疡）突出了中医对翳证治的特色，颇有见地。印证了策论观点，确实可行。

论口糜之证治

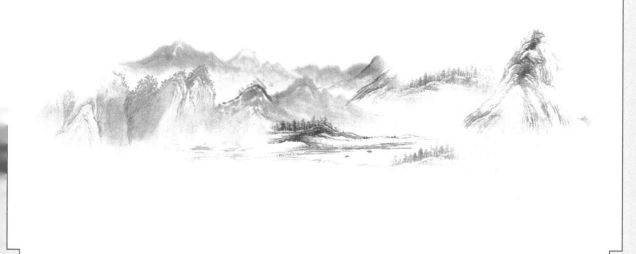

王汉明（湖北省新华医院）

口疮是临床上常见的口腔黏膜病，具有以下特点：①发病率较高，高达 20%。②往往反复发作，久治不愈，并且有逐年升高的趋势；无特效药物及理想根治方法。③虽不属危重疾病，但也给患者造成极大的苦恼。西医治疗虽然可以减轻患者症状，却不能控制疾病的复发。中医药对本病的治疗重视整体辨证，注意局部与整体的联系，同时标本兼治，以本为先，而且副作用小，抗复发也有一定的优势。因此，运用中医药治疗本病，越来越受到人们的关注，在临床认识与治疗方面取得了一系列成果。

一、口疮的概念及病名

口疮是指因脏腑功能失调所致的以口腔肌膜反复出现溃烂斑点、灼热疼痛为主要特征的疾病，表现为口腔黏膜有斑片溃疡，红肿，表面覆盖白膜，有自发痛，遇到刺激可加重疼痛。多由饮食不节，劳倦内伤，情志不调等因素引起，具有反复发作，病程迁延的特点。清代谢玉琼《麻科活人全书》对口疮的症状描述是："口疮之症，满口唇舌生疮，或黄，或赤，或白而烂，独牙龈无恙者，即是也。"中医典籍中又称口破、口疡、口疳、口舌疮、口舌生疮等。西医的复发性口腔溃疡属中医"口疮"范畴。

在中医古代文献中没有复发性口疮的名称，但对口疮的论述较多。"口疮"名称最早见于《内经》，《素问·气交变大论》曰："岁金不及，炎火乃行……民病口疮。"

中医学认为，脾开窍于口，舌为心之苗，舌尖为心肺；舌中为脾胃，且脾胃为膜相连，颊龈属胃肠；舌根为肾，肾脉与咽喉和舌相连；舌边为肝胆。故口疮的发生与五脏六腑受邪有关，热蒸灼阴，阴虚火旺，血气失于荣养，火不安位等上泛火邪之势形成口疮。

二、历代医家对口疮的认识

《内经》认为口疮发病与气候变化有关，《素问·气交变大论》记载："岁金不及，炎火乃行……民病口疮。"《素问·五常政大论》曰："少阳司天，火气下临，肺气上从……咳嚏鼽衄鼻窒，曰疡。"

《伤寒论》中关于口疮的论述仅见于第 335 条，曰："伤寒一二日，至四五日而厥者，必发热，前热者后必厥，厥深者热亦深，厥微者热亦微。厥应下之，而反发汗者，必口伤烂赤。"其中所指的"口伤烂赤"即口舌生疮，红肿糜烂之意，与口疮症状相似，至于是否属于复发性口疮，则无法做出正确的定论。《伤寒论》并无治疗口疮的专用方剂，有关口疮方面的论述也非常少，但历代医家依口疮症状和病机辨证，以仲景方治疗者所在多有，甚至不对原方药物进行更改。

唐代孙思邈《备急千金要方》中指出此病容易反复发作的特点，曰："凡患口疮及齿，禁油、面、酒、酱、酸、醋、咸、腻、干枣，瘥后仍慎之，若不久慎，寻手再发，发即难瘥。"又列出治口疮方十余首，多为清热之剂。

据历代文献所载，关于口疮的病机主要持两种观点：脏腑火热致病或时行之气致病。

（一）持脏腑火热致病观点的医家尤多

隋代医家提出脏腑火热致病的观点，巢元方《诸病源候论·时气病诸候》曰："发汗下后，表里俱虚，而毒气未尽，熏于上焦，故喉口生疮也。"《诸病源候论·唇口病诸候》曰："手少阴，心之经也，心气通于舌。足太阴，脾之经也，脾气通于口。腑脏热盛，热乘心脾，气冲于口与舌，故令口舌生疮也。"分析了热乘心脾而致口疮，这一理论成为后世治疗口疮的重要理论依据之一。

《素问·至真要大论》中记载："诸痛痒疮，皆属于心。"晚清唐宗海在《中西汇通医经精义》中解释："此言诸疮……皆属心经血分为病。"宋代《圣济总录·脏腑总证》中提道："大抵心属火而恶热，其受病则易以生热，热则血气壅滞，故为烦躁，寝卧不得安宁，口舌生疮，头痛颊赤之类。"

晋代王叔和在《脉诀·诊法》中提到"右关沉实，脾热口甘，洪数则口疮"。明代王肯堂《证治准绳》曰："脾脉布舌下，若脾热生痰，热涎相搏，从相火上炎，亦生疮者尤多。"提示了口疮与脾热的关系。唐代王焘《外台秘要》曰："心脾有热，常患口疮，乍发乍差。"提出口疮的发生不仅与心脾积热有关，而且有时愈时发的特点，这极有可能就是复发性口疮。宋代严用和《重订严氏济生方·口齿门》认为口疮发病因"脾气凝滞，风热加之而然"，提出内外因致病的观点。明代龚廷贤《寿世保元》也说："口疮者，脾气凝滞，加之风热而然也。"同时指出："若肾虚发热作渴……咽喉燥痛，口舌疮裂。"

金代刘完素在《黄帝素问宣明论方》中有了更完善的阐述，认为："人之疮肿，因内热外虚所生也。为风湿之所乘，则生疮肿。然肺主气，候于皮毛，脾主肌肉，气虚则肤腠开，为风湿所乘，脾气温而内热，即生疮也。"指出发病原因除了内因之外，外因也是发病的主要条件。冯鲁瞻曰："满口生疮者，名曰口糜……总不外乎心肺胃三经之蕴热。"

《素问·气厥论》曰"膀胱移热于小肠，膈肠不便，上为口糜"（口生疮而糜烂也）。宋代《圣济总录·口齿门》记载："膀胱移热于小肠，膈肠不便，上为口糜。夫小肠之脉，络心循咽，下膈抵胃，阴阳和平，水谷入胃，小肠受之，通调水道，下输膀胱，今热气厥逆，膀胱移热于小肠，胃之水谷，不得传输于下，则令肠膈塞而不便，上则令口生疮而糜烂也，大抵心胃壅热，则必熏蒸于上，不可概以敷药，当求其本而治之。"

明代吴崑《医方考·口病方论》指出："盖肝主谋虑，胆主决断。劳于谋虑决断，故令气虚……木能生火，故令舌疮。"明代李时珍《本草纲目》中就有从肝论治口疮的记载，以柴胡为君药，解少阳之邪，配黄芩苦寒清热，半夏、生姜和胃降逆，大枣扶正祛邪。清代叶桂《本草经解》曰："柴胡，其主心腹肠胃中结气者……凡十一脏皆取决于胆，柴胡轻清，升达胆气，胆气条达，则十一脏从之宣化……柴胡和解少阳，故主寒热之邪气也。"因此对于复发性口腔溃疡有很好的疗效。

明代薛己《口齿类要·口疮二》分上、中、下三焦论治，认为"上焦实热，中焦虚寒，下焦阴火，各经传变所致，当分别而治之"，并列有验案多则，可知口疮与肺、肾、肝也有一定的关联。清代沈金鳌《杂病源流犀烛》认为"凡口疮者，皆病之标也，治者当推求其本焉"，强调治病必须治本，从脏腑论治。

（二）少数医家持时行之气致病观点

明代吴有性《温疫论》曰："至又误认为火者，如疔疮、发背、痈疽、肿毒、气毒流注、流火、丹毒，与夫发斑、痘疹之类，以为痛痒疮疡皆属心火，投芩、连、栀、柏未尝一效，实非火也，亦杂气之所为耳。"此所指的杂气实为时行之气，非关脏腑经络之证。清代戴天章《广瘟疫论》曰："时疫愈后，发疮者极多，余热淫于肌肉也。"这些医家则认为口疮的发生与时行之气有关。

过伟峰对197例复发性口疮患者进行了观察，其中有12.2%的病例口疮复发明显与季节有关，多在秋季及气候突变时容易复发。

（三）随着历代医家对口疮的深入研究，逐渐发现虚火致病、饮食不节及情志内伤的原理

到宋代提出虚寒口疮证候，《圣济总录》还提到"下冷口疮"和"元脏虚冷上攻口疮"，已认识到有阳虚型口疮，并载有附子涂脚方，用生附子为末，以姜汁和匀，涂脚心。又设有治下冷口疮的神圣膏方，吴茱萸为末，以醋调涂两脚底心，以引热下行，引火归原。元代朱丹溪《丹溪心法·口齿七十八》曰："口疮，服凉药不愈者，因中焦土虚，且不能食，相火冲上无制，用理中汤。"说明对口疮虚火有了进一步的认识，告诫不能久用凉药治疗。

《内经》曰："中央黄色，入通于脾，开窍于口，藏精于脾，故病在舌本。"夫口之为病，或为重舌木舌，或为糜烂生疮，或见酸苦甘辛盐味，究其所因，未有不由七情烦扰、五味过伤所致也。清代焦氏（佚名）《焦氏喉科枕秘·口疮图》曰："此证劳碌、

食火酒炙煿椒姜之物而起。"指出饮食不节及情志内伤与口疮发生的关系。

三、口疮的病因病机

明代《景岳全书》重视口疮的虚实辨治，实证有三焦内热、胃火盛、心火、肝火及多酒湿热等，虚证有中气不足、劳伤心脾、久服凉药致无根虚火。《灵枢·邪气脏腑病形》说："十二经脉，三百六十五络，其血气皆上于面而走空窍……其浊气出于胃，走唇舌而为味。"口腔通过经络与全身各个脏腑有着密切的联系。中医对口疮病机的认识涉及脏腑、阴阳、气血、寒热、虚实各个方面，其证型分为实证与虚证两大类。

实证主要有心火上炎，脾胃积热，肝郁化火。①邪毒内蕴，心经受热；或思虑过度，情志之火内郁，心火亢盛，循经上攻于口，可致口舌溃烂生疮。②饮食不节，过食膏粱厚味，辛辣之品，以致运化失司，胃肠蕴热，热盛化火，循经上攻，熏蒸于口，而致口舌生疮。③内伤七情，情志不舒，肝失舒达，肝郁化火，经行之时，经气郁遏更甚，肝火旺盛，上灼口舌而致口疮。

虚证有阴虚阳虚之分。①素体阴虚，或久病伤阴，或因思虑过度，睡眠不足，耗伤阴血，阴虚火旺，虚火上炎而发口疮。②脾气虚损，水湿不运，或湿邪困脾，脾失健运，导致脾阳不升，浊阴不降，化生湿热，上熏口腔而导致口疮。③先天禀赋不足，或久用寒凉，伤及脾肾。脾肾阳虚，阴寒内盛，寒湿上渍口舌，寒凝血瘀，肌膜失却濡养，口疮经久不愈。

四、口疮的中医治疗

（一）外治法

口疮外治法是不可少的，局部治疗可以使药物直接作用于病损的局部，充分发挥药物作用。可以缓解消除局部症状，促进溃疡愈合，起到消肿止痛，收敛生肌的作用，如口腔含漱药，可以通过含漱清洁口腔创面，去除溃疡渗出物，起到抗炎消肿止痛的作用。口腔局部涂敷膏剂或粉末散剂，而易于吸附于疮面；口疮外涂中药散剂，可直接黏附于溃疡疮面，发挥其渗透性强、药力持续发挥的作用和止痛消肿的功能。穴位敷贴，可以调节免疫，具有抗复发功效。

（二）内治法

1.调肝（胆）以治口疮

肝阳上亢，肝经实火：口燥咽干，口苦口干，急躁易怒，尿黄便干，苔黄厚，脉弦数。治则：清肝泻火，滋阴潜阳。处方：龙胆泻肝汤，杞菊地黄汤。

2. 调心（小肠）以治口疮

心脾积热：为心脾蕴热化火上炎于口，面唇色红，口热口渴，心烦失眠，尿黄少，便干结，舌尖红，舌苔黄。治宜清心降火，凉血健脾。可用导赤散、泻心汤、凉膈散。

3. 调脾（胃）以治口疮

脾胃湿热：升降失常，纳化失司，中焦蕴化湿热，循经上炎，蒸腐口唇，致黏膜糜烂发红，水肿渗出，口干口黏，大便干结。舌质红，舌苔黄腻。治则健脾清热利湿，方用茵陈蒿汤、黄连解毒汤加减。

脾虚湿困：为脾气脾阳虚而兼湿滞，湿停于中则口黏不渴，纳少，湿久蕴热化火，口舌糜烂。苔白滑腻，脉沉缓。治则健脾祛湿，清热消肿。方用参苓白术散等加减。

脾气虚弱：食欲不振，纳少，乏力。舌苔淡白，舌体胖嫩，脉濡弱。治则益气健脾，和胃渗湿。方用补中益气汤、香砂六君子汤。

4. 调肺（大肠）以治口疮

肺热上壅：外邪入侵，首先犯肺，肺失宣发，胃失和降，以致升降失调，邪郁肺胃，郁而化热，上熏于口，而发口疮。咽干咽红，身热口渴，舌苔黄厚腻，脉弦数。治则清肺利咽，凉血解毒。方用银翘散、桑菊饮等加减。

5. 调肾以治口疮

虚火上炎：肾为先天之本，肾阴不足，则变生诸证。阴虚生内热，甚则虚火上炎，口疮乃发。治宜滋补肾阴为主，适当配伍清虚热之品，方用六味地黄丸等加减。

复发性口疮的治疗可以灵活运用温阳散寒、表里双解、清热泻下、寒温并用、滋阴降火、清泻心胃之火等治疗原则，所使用的治疗方剂也是丰富多样，且疗效显著。

五、口疮的现代研究

西医学认为复发性口腔溃疡与遗传、免疫、内分泌、系统性疾病、环境、感染等有关，是多种因素综合作用的结果。治疗可分为局部治疗和全身治疗。全身治疗药物主要有维生素、抗感染药、肾上腺皮质激素、免疫调节剂、免疫抑制剂、微量元素等，虽有一定疗效，但尚无阻止复发的有效方法，而且以上几大类药物的毒副作用和安全性也限制了其在临床普遍应用。寻求中西医结合治疗的途径是研究的趋势，并取得了一些成果，例如左旋咪唑能降低 $CD4^+/CD8^+$ 比率，使之恢复正常，且使血清免疫球蛋白由升高恢复至正常。采用左旋咪唑和黄芪、枸杞、红枣的水溶液萃取物治疗复发性口腔溃疡，可降低患者血清 IL-6 水平，减少溃疡数目、时间和发作频率，其效果优于单纯使用左旋咪唑治疗者。

六、笔者临床诊治口疮的体会

（一）掌握辨证思维方式准确辨证

口疮是很常见的疾病，大部分患者伴随证候不易察觉，给辨证分型带来困难。临证应注意细致观察和问诊，抓住细微的证候，特别是一些关键的证候，才能准确辨证，有的放矢。另外，要重视舌诊，尤其是舌质、舌苔、舌体及津液的状况，对辨证尤为重要。

中医对疾病的认识在于"辨证"，不论所患疾病为何，在证型的判断上相同，即可给予相应的治疗，正所谓"异病同治"。因此，历代医家的辨证思维方式对中医临床能力的提升有很大的帮助。

目前临床上存在许多使用西医治疗无效或效果不明显的疾病，找不到有效解决之道，甚则由于药物滥用产生毒副作用，给患者造成更严重、更痛苦的伤害，复发性口疮正是其中一种，往往久治不愈，复发率极高。运用中医药独有的辨证方式，找出主要原因，治疗重视调整机体与局部发病部位的联系，对疾病做出最有效的治疗，不仅治愈疾病，更能减轻药物毒副作用，减少复发，延长复发时间，甚或治愈，这是中医药治疗的一大特点。

（二）在治疗中应注意标本缓急

口疮是一个长期反复发作的疑难之症，在治疗中应注意标本缓急，如为虚火类型，本虚标实，邪盛明显，亦不应见虚就补，可先清后补或攻补结合。实火型可以清为主，但应注意不宜一清到底，后一阶段以调理为主。治疗应随症加减，既不要频换主药，亦不要固执一方，应随症加减，口疮的早期、高峰期、愈合期及巩固期，其治法亦有别。火热实证口疮早期宜清热解毒，散结消肿，使之不致扩大发展。处于高峰期已形成溃疡，则应力求缩短其高峰期时间，促其趋于愈合收敛，因此要清补兼施，一方面清热泻火；另一方面健脾祛湿，理气活血，促其生肌收敛。愈合期则应以补为主，益气固表，滋阴养血，略佐清热，以清余热，而防反弹再发。巩固期则以调理全身为主，兼顾局部。

（三）口疮证候错杂，注意兼顾

从口疮发病过程来看，具有复杂的背景，是多个脏腑功能失调所致，依据中医理论口腔和全身的脏腑、经络是密切联系的，并且存在各脏腑、经络之间的传变关系，既有本脏腑的失衡，也可能由母子脏腑之间的传变而引起。在治疗中首先要考虑原有全身症状或疾病与复发性口疮有无直接或间接关系，同时要考虑用药治疗对全身其他脏腑经络疾病有无不良影响，能否给予适当兼顾。如原有脾胃功能失调，消化功能紊乱，见便秘、便干、便溏、腹胀、纳少等，可经过脾胃功能的调整，不仅消化好转，而且复发性口疮也能得到治愈。其他如失眠、多梦、心烦、性急、夜寐不安等心神功能失调，妇女经前紧张，溃疡易发等均可采用中医药调治而收到一定效果，口疮的发作也能得到有效的控制。

治疗口疮以辨证为基础，辨清证型，抓住病源根本，临床虚实兼杂、寒热并见，则要辨清阴阳，平调虚实、寒热。如脾肺湿热，热重湿轻者，则以清热为主，兼以化湿；如肾虚寒湿，脾肾双虚者，则治以温化寒湿，重在温肾健脾，散寒化湿为治。所以临床经常遇见虚实兼杂，要辨邪实和正虚，并要根据患者体质、年龄、病程、病证做出正常判断而论治。

（四）控制病情提高疗效

由于本病病因尚不十分明确，因此目前缺少立竿见影、准确有效且毒副作用小的治疗方法和药物，治疗效果不够理想。对于减轻病情、控制发作、缩短病程、防止复发等仍是有待解决的难题。

从本病发作过程来看，多有逐渐发展和加重的趋势，患者也多因此求医；由于治疗手段有限，医生临床诊治也多以对症处置，急则治标的方法。由于病情复发性强，且顽固不愈，故治疗中患者要坚持及配合，医生要细致耐心，且要有一个完整的治疗方案来不断寻求和探讨其发作规律性，标本兼治，逐步提高治疗效果，才能达到控制病情的目的。

（五）重视预防

口疮虽有自愈性，但反复发作，所以在间歇期防止复发乃是重点，应秉持"治未病"而不是"治已病"的指导思想。《素问·四气调神大论》云"是故圣人不治已病治未病，不治已乱治未乱，此之谓也。夫病已成而后药之，乱已成而后治之，譬犹渴而穿井，斗而铸锥，不亦晚乎"，从正反两方面强调了治未病的重要性，告诫医生和患者，不仅要有效治疗疾病，更应重视防患于未然，即"未病先防"。

任何疾病的发生，尤其是慢性疾病的发生，与患者的禀赋体质不无关系，人有平和质、气虚质、阳虚质、阴虚质、痰湿质、湿热质、血瘀质、气郁质、特禀质等不同体质，关系生命活动之根本，虽多责于先天，但如后天加以适当调理还是可以改变的。患者饮食不节，过食辛辣燥热、肥甘厚味，内伤脾胃，致运化失司、代谢失调、蕴积湿热，或内伤七情，紧张劳累，心烦急躁，心神内扰等都可以成为致病因素。防患于未然，积极锻炼，加强体质，生活规律，避免刺激因素，提高抗病能力，抵御邪气入袭，对防治本病是有利的，医患积极配合，才能更有效地预防口疮的发生。

（六）笔者临床诊治案例

根据笔者临床接诊病例分析，治疗口疮以调理脾胃为主兼调他脏方法，自拟协定方口疮 1 号方。口疮 1 号方中采用蒲公英、白花蛇舌草、半枝莲、土茯苓之属，功能清热解毒，利湿通淋；黄连、苦参等药功能清热燥湿，泻火解毒，是治疗湿热证的良药；常用玄参、生地黄、赤芍、牡丹皮之类，不但活血，而且能清热凉血，恰合病机；茯苓、白术、山药既能健脾利湿，杜绝内湿之源，同时又能防止苦寒败胃；以上诸药合为临床协定方口疮 1 号方，用于治疗口疮疗效显著。但在临床中治疗是要讲究时机的，在溃疡发作期，重用清热解毒，滋阴凉血类药，在愈合期重在健脾温中，益气养阴。

病案举例

患者，女，43 岁，2013 年 3 月 5 日初诊。主诉口腔溃疡反复发病 3 年余，后逐渐加重易发作，发时以口腔溃疡散等外用药治疗，不能根治，症见：上唇内缘及舌尖各有 1 个似黄豆大溃疡，充血明显，稍有红肿，疼痛明显，口干，纳可，大便干燥，舌质红，苔黄腻，脉弦滑。西医诊断：复发性口腔溃疡。中医诊断：口疮，证属心脾积热，湿热互结。治宜清热凉血，健脾利湿，给予口疮 1 号方。处方：紫草 12g，玄参 12g，生地黄 12g，赤芍 12g，牡丹皮 12g，蒲公英 20g，紫花地丁 12g，白花蛇舌草 15g，半枝莲 15g，土茯苓 20g，苦参 12g，茯苓 20g，黄连 10g，炒白术 15g，藿香 15g，白及 12g，生甘草 10g。7 剂，水煎服。

3 月 12 日二诊：口腔溃疡愈合，口不干，纳可，二便调，舌质淡红，苔白。处方：牡丹皮 12g，玄参 12g，生地黄 12g，蒲公英 15g，生甘草 10g，土茯苓 15g，茯苓 20g，炒白术 15g，炒谷芽 12g，炒麦芽 12g，山药 15g。再服 10 剂巩固疗效。随访 6 个月，未复发。

张荣珍（芜湖市中医医院）

口糜是以口疮糜烂，口气臭秽等为主要表现的口腔疮疡类疾病。又称口疮、口碎、口疳、鹅口疮、燕口疮、白口疮等。相当于西医学的复发性口腔溃疡，又称复发性阿弗他溃疡，发病率高，有周期性、复发性及自限性等特点。发病年龄一般在 10~60 岁之间，女性较多，一年四季均能发生。普通感冒、消化不良、精神紧张、郁闷不乐等情况均引起该病的发生。

口糜是内科门诊和口腔科常见病、疑难病和多发病。多在发病期诊治，全身症状不甚明显，可见口腔颊黏膜或舌缘直径 2~3mm 溃疡面，单发或多发，周围有红晕，溃疡面被黄白色纤维性渗出物覆盖，有剧烈的烧灼样疼痛，如遇冷、热、酸、咸等刺激疼痛愈加严重，说话、饮食均感困难，重症患者坐卧不安，极其痛苦。愈后不留任何疤痕。本病可迁延数年，甚至数十年不愈。

西医学对口腔溃疡的病因多数认为与免疫力异常或维生素不足有关，治疗常补充维生素 C、锌，或予免疫促进剂或激素类药物治疗。但这类药物难以控制口腔溃疡的复发率，且激素长期应用可产生某些严重不良反应，甚至增加了口腔溃疡的复发率。免疫促进剂如转移因子、胸腺肽等虽能降低溃疡的复发，但此类药物长期使用后疗效显著降低。

中医诊治口糜具有极大的优势。历代医家对口糜的诊治留下了丰富的医论医著，一些治疗口糜的名方和效验方也传承至今，如锡类散、冰硼散、养阴生肌散等便捷效验的成药，一直在民间广泛使用。

本文从历代医家对口糜的病因病机、经典方药、临证体会和医案分享几个方面进行叙述。

一、口糜病机名家论述

早在《内经》就对口糜的病因病机做了论述，《素问·至真要大论》曰："火气内发，上为口糜。"提出口糜是由"火气"上蒸口腔所致，为后世对口糜病机的认识和诊治明确了方向。后世医家在《内经》理论基础上，进一步对口糜的病因病机进行充实。主要有以下几方面。

1.脏腑积热论认为"脏腑积热，口疮糜烂"，提出口糜的通用方凉膈散。脏腑积热又分为心热、膀胱热、肺热、脾热、三焦火盛等。《圣济总录·口齿门》曰："论曰膀胱移热于小肠，膈肠不便，上为口糜。夫小肠之脉，络心循咽，下膈抵胃，阴阳和平，水谷入胃，小肠受之，通调水道，下输膀胱，今热气厥逆，膀胱移热于小肠，胃之水谷，不得传输于下，则令肠膈塞而不便，上则令口生疮而糜烂也，大抵心胃壅热，则必熏蒸于上，不可概以敷药，当求其本而治之。"阐述了膀胱经热致口糜的病理机制。《疡医大全》记载："满口生疮者，名曰口糜。若白细点子，生于上者，名曰七星疮也。总不外乎心肺胃三经之蕴热，随所经而清利之。"

2. 中焦不足、湿热交阻论认为中焦不足，虚火上泛致口糜。《医宗金鉴》曰："此证由阳旺阴虚，膀胱湿水泛溢脾经，湿与热瘀，郁久则化为热，热气熏蒸胃口，以致满口糜烂，甚于口疮，色红作痛，甚则连及咽喉，不能饮食。初起宜服导赤汤。口臭、泻泄脾虚湿者，宜服连理汤；糜烂延及喉咽，日轻夜重者，服少阴甘桔汤，便秘者服凉膈散。外俱以姜柏散搽之有效。"

《医学读书记》记载"人参、白术、干姜各二钱，茯苓、甘草各一钱，煎成冷冻饮料"治疗口糜，认为口糜是"胃虚食少，肾水之气逆而乘之，则为寒中，脾胃虚衰之火被迫上炎"所致，故用四君子汤加干姜温土敛火。《疡医大全》也记载"满口生疮者，名曰口糜……间有泄泻，脾元衰弱，不能按纳下焦阴火，是以上乘"，认为脾虚中气不足，不能按纳下焦阴火以致口疮，提出以附子理中汤治疗。

二、历代治疗口糜名方列举

1.《太平惠民和剂局方》凉膈散

组成为大黄、朴硝、甘草、栀子、薄荷、黄芩、连翘、竹叶。具有养阴退阳，凉膈泄热，止渴除烦，泻火通便，清上泻下的功效。主治上中二焦火热证。症见烦躁多渴，面热头昏，唇焦咽燥，舌肿喉闭，目赤鼻衄，口舌生疮，涕唾稠黏，睡卧不宁，谵语狂妄，大便秘结，小便热赤，以及小儿惊风、重舌、木舌、牙痛、翳障、疫喉属热火盛者，舌红苔黄，脉滑数。凉膈散被推为治疗口糜的常用方和基本方。

2.《疫疹一得》凉膈散

组成为连翘、生栀子、黄芩、薄荷、桔梗、甘草、生石膏、竹叶。方以咸寒，佐以苦甘。故以连翘、黄芩、竹叶、薄荷升散于上；减去《太平惠民和剂局方》凉膈散的大黄、芒硝泄热涤荡之功，予石膏清热降火，主治心火上盛，中焦燥实，烦躁口渴，目赤头眩，口疮唇裂，吐血衄血，诸风瘛疭，胃热发狂证。

3.《赤水玄珠》移热汤

组成为五苓散合导赤散。方名取自《内经》"膀胱移热于小肠，膈肠不便，上为口糜"，故名移热汤。主治心经火热，移热小肠导致口疮口糜、小便短赤等症，方由生地黄、木通、甘草梢、猪苓、茯苓、白术、泽泻、桂枝组成。泻心经火，利小肠热。

4.《圣济总录》柴胡地骨皮汤

组成为柴胡、地骨皮、桔梗、炙甘草。主治口糜，兼有"潮热，饮食不为肌肉，黄瘁，夜卧不安，时有虚汗"证者。

5.《奇效良方》升麻散

组成为升麻、人参、桔梗、赤芍、干姜、甘草。主治上焦蕴热，口舌生疮，咽喉肿痛。

6.《杂病源流犀烛》回春凉膈散

组成为连翘、黄芩、黄连、山栀、桔梗、薄荷、当归、生地黄、枳壳、赤芍、甘草。这是口糜的基本方。

三、口糜临证心得

1. 关注心火脾热

基于口糜"火气内发"理论，肺热、小肠热、膀胱热皆可导致口糜，临证中观察心火脾热是口糜的主要病因病机。分析口属脾，舌属心，心者火，脾者土，心火积热，传之脾土，二脏俱蓄热毒，不得发散，攻冲上焦，令口舌间生疮肿痛。《素问·刺热》曰："脾热病者，先头重，颊痛，烦心，颜青，欲呕，身热，热争则腰痛不可用俯仰，腹满泄，两颌痛……刺足太阴、阳明。"又云："脾热病者，鼻先赤。"从《内经》经文分析可得知，口糜心火脾热证者除了口疮、口腔颊膜舌尖疼痛外，常常还伴有体热、烦心、脘腹痞满、便稀易泻等症状。舌脉呈现舌质红苔黄腻，脉滑数。治疗应清解心脾之火热，用凉膈散去芒硝加生地黄、生黄芪、白及和海螵蛸，每每取得良效。

2. 关注肠腑功能

临证中口糜患者或夹杂便秘，或夹杂泄泻。若以便秘为主，则应以泄肠腑实热为主，可用凉膈散加减；若夹泄泻，则以参苓白术散扶中健脾兼清湿热，《奇效良方》升麻散也有效如桴鼓的功用。

3. 观溃疡斑和斑苔，辨虚实

诊察溃疡面的猩红或苍白以辨虚实，溃疡面色淡、痛感弱、久不愈者多虚证，溃疡面色猩红、痛甚、病程短者多实证。辨溃疡斑覆苔也有助于辨虚实，覆苔薄少或无，多虚证；覆苔白厚或黄，多实证。明辨虚实，或泻火通便，清上泻下；或养阴退阳，清虚热。

4. 经方甘草泻心汤治疗口糜的效验

甘草泻心汤出自《伤寒杂病论》,《金匮要略》记载为治疗"狐惑"病变而设。《金匮要略·百合狐惑阴阳毒病证治第三》曰:"狐惑之为病,状如伤寒,默默欲眠,目不得闭,卧起不安。蚀于喉为惑,蚀于阴为狐,不欲饮食,恶闻食臭,其面目乍赤乍黑乍白;蚀于上部则声喝,甘草泻心汤主之。"《伤寒论》第158条记载:"伤寒中风,医反下之,其人下利,日数十行,谷不化,腹中雷鸣,心下痞硬而满,干呕心烦不得安。医见心下痞,谓病不尽,复下之,其痞益甚。此非结热,但以胃中虚,客气上逆,故使硬也。甘草泻心汤主之。"方中甘草以补中益脾胃,使脾胃之气复职,既化生气血,又主持其功能。黄连、黄芩清热燥湿,使脾胃不为湿热所肆虐。半夏、干姜宣畅中焦气机,使湿热之邪无内居之机。大枣补中益气,与甘草相用,以治病扶正祛邪,正气得复,不为邪虐,则诸症罢。诸药相合,以达苦寒泻邪而不峻,辛温温通而不散正气,甘药补而有序以和中固本。

甘草泻心汤在《金匮要略》中被作为治疗狐惑病的专方来使用。狐惑病类似于西医学的白塞病,是以口腔及生殖黏膜损害为主症。因此,可以把甘草泻心汤作为黏膜修复剂。就范围而论,不仅包括口腔、咽喉、胃肠、肛门、前阴,还包括泌尿系黏膜乃至呼吸道黏膜、眼结膜等。就病变类型而言,既可以是黏膜的一般破损,又可以是充血、糜烂,也可以是溃疡。临床表现或痒,或痛,或渗出物与分泌物异常等,因其病变部位不同而表现各异。《伤寒论》中"其人下利,日数十行,谷不化"即是胃肠黏膜被下药损伤影响消化吸收所致。临床上,甘草泻心汤既可用于治疗复发性口腔溃疡、白塞病,又能用于治疗慢性胃炎、胃溃疡及结肠炎、直肠溃疡等,结膜溃疡、阴道溃疡也能使用。不管是何处黏膜病变,均可导致患者心烦不眠,这可能与黏膜对刺激敏感有关。甘草是本方主药,《伤寒论》以一味甘草治咽痛,即是咽喉部黏膜充血病变。总之,甘草泻心汤善治"蚀于喉""蚀于阴",屡用屡效。笔者在临床实践中对口腔溃疡反复不愈者,常常以甘草泻心汤加白及、生地黄治疗,多取得显著疗效。

四、医案举例

王某,女,47岁。职业:教师。2015年3月12日初诊。

主诉:口腔溃疡反复发作2年余。

现病史:患"复发性口腔溃疡"2年余,近2个月口疮屡发,旧疮未愈,新疮又起,口内灼痛,无休止,影响进食。口服维生素C、转移因子等治疗无效,多次全面西医体检未见异常,不能授课,心烦不眠,痛苦不堪,寻求中医治疗。又诉心下痞满,大便不畅,易腹泻,痔痛便血。曾多次胃镜检查提示浅表性胃炎,口服奥美拉唑、多潘立酮等效不佳。追问病史,曾多次发作眩晕。

查体：体瘦、精神不振，颧红，球结膜充血。舌苔根白腻中剥少，脉沉细。

中医诊断：口糜。

西医诊断：复发性口腔溃疡。

辨证：厥阴病少阴火郁证。

治法：清解火郁，厥少双解。

处方：甘草12g，黄芩10g，黄连3g，清半夏15g，党参10g，干姜10g，赤小豆15g，当归15g，白及10g，生地黄15g，白茅根15g，桔梗10g，红枣10g，7剂，水煎服，每日1剂，水煎取汁400mL，分2次温服。

2015年3月19日二诊：药后口疮即愈，大便1日1行，无痔血，胃脘部有不适。诉咽部不适，有"慢性咽炎"病史，时干咳，苔白微黄，脉细。上方去赤小豆、当归，加乌梅10g，阿胶10g，减干姜为6g，加生姜10g。即甘草泻心汤演变为生姜泻心汤。

处方：甘草12g，黄芩10g，黄连3g，清半夏15g，党参10g，干姜6g，乌梅10g，阿胶10g，白及10g，生地黄15g，白茅根15g，桔梗10g，生姜10g，红枣10g，7剂，水煎服，每日1剂，水煎取汁400mL，分2次温服。

1个月后电话告知已痊愈，无不适。

按：本案上有口疮灼痛，上热无疑。中有心下痞满，下有大便不畅（非大便闭结），脉又见阴象，下寒中虚已显。该病例为厥阴少阴同病，上热下寒证。厥阴病是伤寒六经病证的最后一经病，或为他经病传变，或为杂症，或为慢病久病。判定厥阴病的提纲即为《伤寒论》第326条曰："厥阴之为病，消渴，气上撞心，心中疼热，饥而不欲食，食则吐蛔。下之利不止。"厥阴病的病机特点是胃热肠寒，寒热交错，表现为口疮、眼红赤、易腹泻等。该例病症还夹有少阴热化证如心烦不寐，口燥咽干，脉细。属于厥阴少阴同病。

方取甘草泻心汤方为方根，来源于《伤寒论》。《伤寒论》中有半夏泻心汤、甘草泻心汤、生姜泻心汤同治心下痞证。以半夏泻心汤为基础方，甘草泻心汤是在半夏泻心汤基础上加大缓急安中的炙甘草用量而成，用于治疗半夏泻心汤证中气较虚而急迫者；生姜泻心汤是在半夏泻心汤基础上减少干姜用量，加用较大量温化寒饮的生姜而成，用于治疗半夏泻心汤证寒饮较重者。甘草泻心汤在《金匮要略》中治疗"狐惑"病变，狐惑病类似于西医学的白塞病，是以口腔及生殖黏膜损害为主症。《金匮要略·百合狐惑阴阳毒病证治第三》曰："狐惑之为病，状如伤寒，默默欲眠，目不得闭，卧起不安。蚀于喉为惑，蚀于阴为狐，不欲饮食，恶闻食臭，其面目乍赤乍黑乍白；蚀于上部则声喝，甘草泻心汤主之。"临证甘草泻心汤用治口腔溃疡，屡用屡效。笔者在临床实践中对口腔溃疡反复不愈者，加白及和生地黄多取得显著疗效。初诊因有痔疮出血，故加当归赤小豆汤清热利湿，和营解毒。白茅根、桔梗清解少阴郁热。全方合力，厥少双解，口糜即愈。

二诊患者口腔溃疡明显改善，仍有胃脘不适，表现以"心下痞"为突出，故取生姜泻心汤。《伤寒论》第 157 条曰："伤寒，汗出解之后，胃中不和，心下痞硬，干噫食臭，胁下有水气，腹中雷鸣下利者，生姜泻心汤主之。"生姜泻心汤方证，是半表半里阴证的上热下寒证，也即胃热肠寒证。较之甘草泻心汤，生姜泻心汤更善于温化痞结。白茅根、生地黄、桔梗清解少阴热化证，少阴病多见虚证，以"脉微细，但欲寐"为主要脉症。脉细，故用乌梅伍阿胶治疗"阳气衰微，营血不足"。

综上论述，口糜的病机表象是"火气内发"，有心火、膀胱邪热、肺热、肝热、脾热等。产生"火气"的原因，除了上述脏腑之邪热外，还有因虚致热、因郁致热。临证中应明辨脏腑和虚实。历代口糜的效验方有很多，如甘草泻心汤、凉膈散、移热汤、柴胡地骨皮汤、升麻散等，都是临床广泛使用的经方效验方，都有其相应的方证特点，临证过程中还需明辨方证。充分发挥中医辨证优势，可治疗很多口糜（口腔溃疡）的疑难病症，极大解除患者的痛苦。

李　玲（河南省中医药研究院）

　　"口糜"又称"口疮、口破、口疳"，临床以内唇、舌、颊部、上颚及软腭等处黏膜出现小红疹块、中心色黄、发红、溃烂，伴口腔发热，吃饭喝水艰难，久治不愈为特征，相当于西医学的口腔溃疡病，是一种常见且易反复发作的疾病。此病最早记载于《黄帝内经》，曰："岁金不及，炎火乃行……民病口疮。"

一、历代医家对本病病机的认识

　　古代医家多从脾胃积热、脾胃气虚、心肝火旺、脾肾虚衰、肝肾阴虚等方面论治。具体总结如下。

1.实热证

　　"火热"是口糜形成的基本病理因素，初发口疮实热证多见，包括外感风热及脏腑内生火热，而脏腑内生火热又以心脾火热上炎为主，另外还包括肺热、三焦热盛等。如《医方考·口病方论》说"口糜本于湿热"，《丹溪心法》言"凡口舌生疮，皆上焦热壅所致"。

（1）心脾热盛

　　《素问·气厥论》说："膀胱移热于小肠，膈肠不便，上为口糜。"提出"火热为患"的病机。《素问·阴阳应象大论》中有"脾主口""心主舌"理论。隋代巢元方在《诸病源候论·唇口病诸候》中云："手少阴，心之经也，心气通于舌。足太阴，脾之经也，脾气通于口。腑脏热盛，热乘心脾，气冲于口与舌，故令口舌生疮也。诊其脉，浮则为阳，阳数者，口生疮。"明确指出该病与心脾热盛有关。《医学入门》指出："心热口舌生疮。"《太平圣惠方》说："夫口者，脾脉之所通；舌者，心气之所主。若经络否涩，气血壅滞，则生于热，热毒之气，在于脏腑，搏于心脾，蕴热积蓄，日久不能消散，上攻于口舌，故生疮久不瘥也。"《圣济总录》说："口舌生疮者，心脾经蕴热所致也，盖口属脾，舌属心，心者火，脾者土，心火积热，传之脾土，二脏俱蓄热毒，不得发散，攻冲上焦，故令口舌之间生疮肿痛。"杨士瀛《仁斋直指方》说："唇舌焦燥，口破生疮者，盖心脾受热所致也。"王肯堂《证治准绳》说："心脉布舌上，若心火炎上，熏蒸于口，则为口舌生疮，脾脉布舌下，若脾热生痰，热涎相搏，从相火上炎，亦生疮者，尤多。"《丹台玉案·口门》指出："脾开窍于口，饮食浓味，则脾气凝滞，加之七情烦扰过度，则心火炎盛，而口疮生矣。"

（2）脾气凝滞，外感风热

《黄帝内经》指出外感四时六淫之邪可导致口疮形成，《素问·至真要大论》说："少阳之复，大热将至……火气内发，上为口糜。""脾主口"，故后世医家提出脾气凝滞是口疮发病的内因，而外感风热是其诱因的病机理论。《奇效良方》及《寿世保元》均指出："口疮者，脾气凝滞，加之风热而然。"清代医家高秉均认为："夫口疮与口糜者，乃心脾气滞，更外感风热所致。"

2. 虚火上炎

"火热"是口疮形成的基本病理因素，但又分虚实二端。《景岳全书》云："口疮，连年不愈者，此虚火也。"其虚火产生的机制包括中气不足、气血亏虚、肾虚等。《杂病源流犀烛·口齿唇舌病源流》言："脏腑积热则口糜。口糜者，口疮糜烂也。心热亦口糜，口疮多赤……中焦气不足，虚火上泛亦口糜，或服凉药不效，阴亏火泛亦口糜，内热亦口糜。"指出该病有虚有实，对临床颇有指导意义。《景岳全书》说："口舌生疮……有酒色劳倦过度，脉虚而中气不足者，非寒凉可治，故虽久用清凉终不见效，此当察其所由，或补心脾，或滋肾水。"文献还指出虚火与实火所致口疮的不同表现，《外科正宗》记载："口破者，有虚火、实火之分，色淡、色红之别。"

（1）中气不足

执此观点的医家以朱丹溪为代表，《丹溪心法》言："口疮，服凉药不愈者，因中焦土虚，且不能食，相火冲上无制，用理中汤。"《古今医统大全》亦说："口疮有虚实之热……酒色过度之人服凉药久而不愈者，乃中气不足。"《万病回春》指出"脉虚"为此类患者的脉象特点，其与《脾胃论》"气虚生大热"的理论有相似之处，脾胃损伤，中气不足，清阳不升，浊阴不降，从而导致阴火偏亢，上炎引起口疮。另外，有医家认为，中气不足，可导致肾水上逆，从而引起脾胃虚火上炎，导致口疮。赵献可《医贯》言："盖用胃虚谷少，则所胜者肾水之气，逆而乘之，反为中寒，脾胃衰微之火，被迫炎上，作为口疮。"

（2）气血亏虚

血虚生热多见于产后病，《寿世保元》认为血虚亦可引起口疮，指出："上焦虚热，发热作渴，饮食劳役则体倦，此内伤气血，而作口舌生疮者。"

（3）阴虚

《医宗金鉴》谓："此证由阳旺阴虚，膀胱湿水泛溢脾经，湿与热瘀，郁久则化为热，热气熏蒸胃口，以致满口糜烂，甚于口疮。"提出口糜有阴虚的一面。

（4）肾虚

《圣济总录》指出"又有肾气弱，谷气少，虚阳上发，而为口疮者"，提出肾阴虚和肾阳虚均可导致口疮，肾阴虚则虚热内生，虚火上炎口舌；肾阳虚则阴寒内盛，阴盛格阳，虚阳上越，故均可产生口疮。《金匮翼》对《圣济总录》关于肾虚口疮的病机及治法进行了总结：“《圣济》论口疮，有实有虚，实则清之，虚则温之，最为明晰。然二者之外，又有肾虚火动一症，而肾虚之候，又有二端，一者肾脏阴虚，阳无所附，而游行于上者，宜六味之属，壮水恋火；一者肾脏内寒，阳气不安其宅，而飞越于上者，宜七味、八味之属，温脏敛阳也。”《景岳全书·口舌》亦谓：“口疮六脉虚弱，或久用寒凉不效者，此系无根虚火，宜理阴煎、理中汤之类反治之。”

3. 寒邪致病

有文献指出，脏腑内寒可导致口疮形成，如龚廷贤《寿世保元》谓“口疮白，脾脏冷”，《医学摘粹》曰：“脾胃湿寒，胆火上炎，而生口疮。”指寒湿郁而化热，湿热上蒸而导致口疮。而外感寒邪导致口疮，古代文献中亦有提及，王肯堂《证治准绳》说：“口疮，一曰热……二曰寒，经云：岁金不及，炎火乃行，复则寒雨暴至，阴厥乃格，阳反上行，民病口疮是也。”指出外感寒邪亦可造成阳气上越，从而导致口疮形成。

4. 下虚上盛

明代《秘传证治要诀及类方·卷十·口舌》记载：“下虚上盛，致口舌生疮。”指出下虚上盛是口疮发病的机制，其中上盛指上焦气盛，阳热盛；下虚指肾阳不足。

总之，临床诊治时，首先当辨明虚实，不能一概而论。究其病因，实证多由吸烟嗜酒、过食辛辣刺激性食物及思虑过度，郁积化热，导致心脾火热上炎，灼蒸于口而成；虚证多因身体虚弱或患热病后耗伤津液，导致虚火上炎，黏膜糜烂而发溃疡。

二、李发枝老师对口糜的诊治经验

李发枝老师认为，口糜的病变部位虽在口腔，但人体诸经皆会于口，口为脾窍，舌为心苗，肾脉连咽系于舌本，肝脉下颊环唇连舌本等，因此，脏腑功能失调，或感受火热之邪，或饮食偏嗜，或劳倦过度均可引起该病的发生。实证者，多由火热之毒或湿热蕴郁心、胃二经上蒸口腔所致；虚证者，以脾虚胃热，虚火上炎为多。由于心脾积热或脾虚胃热，上熏口腔，令气血煎熬，化腐而发为口疮。李发枝老师还认为，导致口糜的病因固然离不开“火”字，但有虚火和实火之不同。新病多实，久病多虚，而口糜多有反复发作的特点，故临床以脾虚胃热者最为多见，此亦为该病的病机关键。

李发枝老师认为如果口糜病程较长，经多法治疗无效，多是由于脾虚与胃热相杂并见，而呈现寒热互结的双向性病机状态。因此，针对该病寒热虚实并见之病机，在临床治疗中，宜使用清温并施之剂，寒热并用。

李发枝老师凭多年临床经验，独取仲景甘草泻心汤治疗复发性口疮，经多年临床验证，疗效颇佳。甘草泻心汤出自《金匮要略·百合狐惑阴阳毒病证治第三》，主治"状如伤寒，默默欲眠，目不得闭，卧起不安。蚀于喉为惑，蚀于阴为狐，不欲饮食，恶闻食臭，其面目乍赤乍黑乍白，蚀于上部则声喝"之狐惑病。李发枝老师认为，甘草泻心汤证属湿热毒邪内蕴，纵观其临床表现，类似西医学之白塞病，临床可参考白塞病之多系统损害表现以辨证施治；但甘草泻心汤所治之证又不仅限于白塞病，因其具有辛开苦降、寒热并用的功效，亦是治疗寒热错杂证的良方。甘草泻心汤亦见于《伤寒论·辨太阳病脉证并治下》，主治伤寒中风，本不宜下，而医反下之，以致患者"下利，日数十行，谷不化，腹中雷鸣，心下痞硬而满，干呕心烦不得安"，仲景所论以其病情呈反复发作和缓解交替，似狐惑出入故名。"状如伤寒"指急性期患者多有恶寒、发热、关节痛等症状；"默默欲眠，目不得闭，卧起不安"寓患者多有精神情志病状；"面目乍赤乍黑乍白"为患者面部表现；"蚀于喉为惑，蚀于阴为狐"系指口腔、前后二阴多见溃疡等特征性表现。

临床所见甘草泻心汤证患者极多，究其原因，李发枝老师认为主要有二：其一，当今物质生活条件的改善与提高，国人相当部分群体受西方医学模式影响，抛却"五谷为养，五果为助"理念，不当追求饮食结构之改善，嗜食肥甘，甚者终日仅以瓜果为食，致遏脾生湿，久则蕴化湿热。其二，责之苦寒类中（成）药、大剂量、长疗程的抗生素不当使用。李发枝老师认为，抗生素毒副作用性类苦寒中药，从而损伤脾胃，令中焦运化失司，湿热内生，升降失宜，蚀人上下而表现为甘草泻心汤证，导致口糜发生。该病病机以中焦亏虚为本，火热上炎为标，治宜攻补兼施、寒热并用。

李发枝老师认为口糜为辨证使用甘草泻心汤必具之症；然口糜系疾病过程或进程中表现，可为复发性口腔溃疡，亦可为近期曾有口腔溃疡表现。甘草泻心汤由甘草、黄芩、干姜、大枣、半夏、黄连组成，方中黄连、黄芩苦寒降逆以除热，干姜、半夏辛温开结以散寒，甘草、大枣甘温益气以补中虚，重用甘草以清热泻火。诸药合用，甘温升补与苦寒降泻并用，共奏标本兼治之效。李发枝老师常重用甘草至30g，清半夏至20g，舌苔白厚腻者清半夏用至30g，下肢肿抑或血压高的患者甘草酌情减量使用。另外，西医学认为，甘草具有抗炎及抗变态反应等作用，可调节机体免疫功能。

许　滔（贵州中医药大学第二附属医院）

　　口糜包括西医的复发性口腔溃疡、舌炎、扁平苔藓、舌癌等，中医又称口疮、鹅口疮、燕口疮、白口疮、雪口，是临床常见的中医病症。随着人们工作、生活压力的增大，辛辣、刺激等重口味食品的摄入，以及不法食品添加剂的危害，口糜患者成为中医门诊常见的就诊群体。口糜是多种口腔疾患的一个症状和体征，既可能是病情较轻的疾病，也可能是危及生命的肿瘤疾患。口糜有的不治而愈，有的迁延数月、数载，反复不休，严重影响交流、进食，患者的痛苦难以名状，生活质量大受影响，反复发作的口糜临床治疗颇为棘手，甚至有恶化癌变倾向。口糜不是现代文明病，中医很早就记载其症状和治法。在跟师和笔者门诊中接触口糜患者较多，疗效肯定，兹不揣简陋，小结如下，祈望同道指正。

一、溯源《内经》，抓火热病机

　　口糜一词，首见于《内经》，《素问·气厥论》说"膀胱移热于小肠，膈肠不便，上为口糜"，《素问·至真要大论》曰"火气内发，上为口糜"，对口糜的病因病机做了描述。《内经》曰"火气内发，上为口糜"，故《内经》中口舌生疮的口糜病机多从火热立论。口糜、口疮之因多由于饮食不慎，积热于内，或七情所伤，气郁化火，从而脾胃实热，膈中之火上灼舌络而成，临床见胸膈烦热，面赤唇焦，烦躁口渴，口舌生疮，咽喉肿痛，便秘溲赤，舌红苔黄，脉数，多见中上二焦火热炽盛的表现。后世《圣济总录》曰"心脾有热，气冲上焦，熏发口舌，故作疮也"，认为嗜酒、过食辛辣食物及思虑过度，郁积化热，导致心脾火热上炎，灼蒸于口而成，《太平圣惠方》也言"脾胃有热，气发于唇，则唇舌生疮而肿也"，均遵从"火热为患"的病机，临床中笔者常遵《内经》"膈肠不便，上为口糜"，膈热熏蒸，上灼成疮的病机，选用《太平惠民和剂局方》凉膈散加减清泄膈热，宣上通下，凉膈散虽有通腑之力，但其重在胸膈之热，而不在大便之秘，即大便不秘而胸膈烦热者，亦可施用，只需分别使用生大黄或酒制大黄。芒硝利于溃疡的修复，若有是证必用是药。另外火热之象虽不是很盛，但有便秘者，也应斟酌药物配伍、用量而选用。《成方便读》曰"以大黄、芒硝之荡涤下行者，去其结而逐其热，然恐结邪虽去，尚有浮游之火，散漫上中，故以黄芩、薄荷、竹叶清彻上中之火，连翘解散经络中之余火，栀子自上而下，引火邪屈曲下行，如是则有形无形、上下表里诸邪，悉从解散"，正对《内经》膈热之机，凉膈散之妙在于宣通清解，因势利导。如治王某，男，47岁，反复口腔及舌部溃疡3年，复发5天，溃疡位于唇部和舌尖，进食即痛，心烦，口干，乏力，嗜酒10年，纳食可，睡眠一般，大便稍干，小便黄，苔黄厚腻，脉弦滑有力，辨证属热郁胸膈，方用凉膈散合栀子豉汤加减。处方：连翘20g，黄芩15g，熟大黄8g，薄荷5g，栀子15g，厚朴10g，淡豆豉15g，淡竹叶15g，甘草6g，五倍子6g，知母15g，5剂，水煎服，日3次。嘱其务必禁酒，忌食辛辣刺激、肥甘厚味，5剂治疗见功，溃疡面减小，疼痛消失，继以原方5剂巩固，中药服尽，溃疡痊愈，1年后回访未再出现口腔溃疡。

二、以经方为基础，寻方证相应

口糜就诊患者往往复发、难治，对于此类顽固、缠绵、预后不好的口糜，笔者从张仲景《金匮要略》得到启发，"狐惑之为病，状如伤寒，默默欲眠，目不得闭，卧起不安……不欲饮食，恶闻食臭，其面目乍赤乍黑乍白；蚀于上部则声喝，甘草泻心汤主之"，狐惑病现代的考证包括白塞病等多种疾病，都是临床的顽疾之症，古称狐惑实是因为不易把握而命名，因有"蚀于上部"之言，故联系到顽固性口糜，把这类顽固性口糜放在《金匮要略》"狐惑"的病名下讨论，治疗以狐惑的治疗方剂甘草泻心汤为基础专方，在临床中以方证对应的原则，根据条文凡符合热、毒、湿、寒错杂的口腔黏膜损伤都可使用。甘草泻心汤方虚实、寒热并调，中医临床适应证广，只要方证相应，疗效卓著，是治疗顽固性口糜的常用方。如治吴某，女，56岁，反复口腔溃疡10余年，复发加重1周，在舌、口唇、颊部反复出现溃疡，溃疡面有时直径在0.5cm，摄食、喝水都疼痛，曾至外院中西医治疗效差，查舌部溃疡有黄白相兼的苔覆盖，局部红不甚，口黏腻，口渴不欲饮，常有乏力，纳食可，睡眠一般，大便软，小便黄，舌淡，苔厚腻，脉弦。辨证属湿热郁滞，胃热肠寒，方选甘草泻心汤加减，处方：甘草15g，半夏12g，黄芩12g，黄连10g，干姜9g，佩兰15g，薏苡仁30g，白扁豆15g，党参15g，葛根20g，5剂，水煎服，日3次。嘱忌食辛辣刺激、肥甘厚味，5剂溃疡已愈，舌苔变薄腻，续进7剂，诸症皆平，嘱其少食肥甘，半年后回访未再出现口腔溃疡。

三、引火归原，着力潜阳

对口糜火热病机有一种共识，即不应只见实火，而虚火的外浮，也是病机的关键。虚火的产生有两端，一是真寒假热，肾中阳气不足，命门火衰，虚阳外越；二是阴虚不能涵阳，阳亢上扰。如清代王孟英《归砚录》阐释："格阳、戴阳，皆是虚阳外越，所谓内真寒而外假热，故可以以桂、附引之内潜，不可误谓龙雷之火上炎也。夫春分龙见雷乃发声，秋分龙蛰而雷乃收声。是龙雷之火，必炎于阳盛之时。人身一小天地，肝为角木，震为雷，龙雷之火即肝火也。必肾阴虚者，肝阳始炽，致生龙雷上炎诸证。

治宜壮水制火，设昧此义，而妄援引火归原之说，不啻抱薪救火矣。"对于口糜的虚火上燔病机，古现代医家的研究颇多，《寿世保元·口舌》曰："口疮，连年不愈者，此虚火也。阴津亏虚，虚火上炎，或因阳虚致无根之火上浮，腐蚀肌膜而溃烂。"《医宗金鉴》也谓："此证由阳旺阴虚，膀胱湿水泛溢脾经，湿与热瘀，郁久则化为热，热气熏蒸胃口，以致满口糜烂，甚于口疮。"提示口疮发病在火热病机上常兼夹湿邪。对于缠绵日久，或多服寒药，病久体弱，伤及脾肾阳气者，《景岳全书》说："口舌生疮，固多由上焦之热，治宜清火，然有酒色、劳倦过度，脉虚而中气不足者，又非寒凉可治，故虽久用清凉终不见效，此当察其所由，或补心脾，或滋肾水，或以理中汤，或以蜜附子之类反而治之，方可全愈。"因此，临床上常以附子、干姜、砂仁、淫羊藿、巴戟天等温阳潜阳，引火归原，也有用知柏地黄丸类以滋阴潜阳。而笔者常用封髓丹和青蒿鳖甲汤来治疗口糜。封髓丹以砂仁鼓舞脾肾之气，纳藏肾气，常合用肉桂、附子等药，但没有口腔溃烂则不可滥用；青蒿鳖甲汤滋阴散热、潜阳，鳖甲潜镇之用尤为中的，两方都是引火归原、潜纳虚浮之阳。如治何某，女，77岁，口腔溃疡半月余，溃疡疼痛至张口困难，溃疡布满整个舌面及口唇，几不能进食，两目少神，语声低微，夜眠差，大便少，小便黄，舌质暗红，苔薄白，脉沉细，辨证属真阴不足，虚火上燔，方选青蒿鳖甲汤加减。处方：生地黄30g，青蒿20g，知母15g，鳖甲20g，牡丹皮20g，砂仁10g，甘草10g，肉桂3g，5剂，水煎服，日3次。5剂服完后口腔溃疡痊愈，可正常饮食。

四、缠绵难愈，重益气养阴

患者口糜临床病程长，易反复，笔者每以益气养阴之剂善后，疗效稳定。《内经》曰"阳气者，烦劳则张"，指情绪的烦恼、工作的烦劳都会使阳气在外张中耗散，或长期疾病产生心理改变的影响下，都体现出阳气不足的情况；同时根据气候条件、生活习惯等特点，贵阳地区气阴两伤是常见的病理体质；更有反复口腔黏膜慢性损伤，特别是炎症性损伤，常有气阴两伤。治疗当益气养阴为治，益气法，多指补益脾气法，如《圣济总录》谓"又有肾气弱，谷气少，虚阳上发，而为口疮者"，《丹溪心法》亦言"口疮，服凉药不愈者，因中焦土虚，且不能食，相火冲上无制"，首先阐明了中焦虚寒在口疮发病中的意义，多是在补土以伏火或甘温除热的理论下用药，以补益中气为主，配合升阳、温中、散火法。《杂病源流犀烛》说："口糜者，口疮糜烂也。心热亦口糜，口疮多赤……中焦气不足，虚火上泛亦口糜。"口腔溃疡反复发作，进热食或辛辣食物疼痛加重，缠绵日久，伴面色白，头晕耳鸣，失眠多梦，舌质淡，苔薄白，脉虚弱偏细为主，多是气虚的表现。笔者在临证中用益气养阴法治疗口糜，常以甘露饮、当归饮子、参苓白术散、归芍六君煎等加减化裁，特别重视甘露饮的应用，把它作为治疗口腔疾病的专方。对气阴两虚夹湿之证的处理，甘露饮中茵陈的配伍是效仿之处。如治袁某，女，36 岁，反复舌痛，舌部溃疡 6 年，复发 1 个月。刻下症：舌面见 0.5cm×1cm 的溃疡，大便正常，烧心，乏力，多食则胃痛，月经量可，舌嫩红，苔少滑，脉滑。辨证为气阴两虚夹湿，方用甘露饮加减。处方：太子参 15g，麦冬 15g，生地黄 20g，薏苡仁 20g，茵陈 15g，黄芩 15g，枳壳 8g，陈皮 10g，石斛 20g，神曲 6g，虎杖 15g，枇杷叶 15g，5 剂，水煎服，日 3 次。服 5 剂后主症若失，继服原方 10 剂，1 年后随访未发。

总之，临床上对口糜的治疗强调辨证论治，根据病程、体质、气候、症状，需灵活施治，正如清代齐秉慧《齐氏医案·口疮》所说："口疮，上焦实热，中焦虚寒，下焦阴火，各经传遍所致，当分辨阴阳虚实寒热而治之。"

唐旭东评按

论口糜之证治

口糜是口腔肌膜成片糜烂的一种疾病，以显著疼痛为特点，病状甚苦，而病因不明，特效手段缺如，被认为是口腔医学界常见的治疗难题。

"论口糜之证治"策论有 4 篇入选，4 位作者结合自己的临床经验从不同角度论述了口糜或口疮的证治。值得注意的是，中医学者大多认为口疮与口糜只是在病变程度和范围上有所不同，辨证论治上没有质的差别。

王汉明对口疮的证治论述尤为详尽，不仅探讨了口疮的概念及病名、历代医家对口疮的认识、口疮的病因病机及口疮的中医治疗，而且对口疮的现代研究也进行了分析。王汉明认为古代医家对口疮的认识主要有两种观点，即"脏腑火热致病"和"时行之气致病"，而随着历代医家对口疮的深入研究，现代医家逐渐发现虚火致病、饮食不节及情志内伤的原理，是对口疮病因病机认识的重要创新。此外，王汉明还提出了口疮的临床治疗中要讲究时机，在溃疡发作期，重在清热解毒、滋阴凉血，在愈合期重在健脾温中、益气养阴，对临床口疮的治疗具有一定的指导意义。

张荣珍系统整理了历代医家对口糜的病因病机的认识和常用的经典方药，认为口糜的病机主要为脏腑积热论和中焦不足、湿热交阻论，常用经典方剂有凉膈散、移热汤、柴胡地骨皮汤、升麻散和回春凉膈散。基于口糜"火气内发"理论，张荣珍分享了自己多年的临证心得，认为在口糜的治疗中应重视心脾火热之邪，并根据溃疡斑和斑苔，辨别虚实：溃疡面色淡、痛感弱、久不愈者多虚证，溃疡面色猩红、痛甚、病程短者多实证；溃疡斑覆苔薄少或无，多虚证，覆苔白厚或黄，多实证。同时根据大便情况，注意口糜治疗过程中肠腑的功能变化：若以便秘为主，则应以泄肠腑实热为主，可用凉膈散加减；若夹泄泻，则以参苓白术散扶中健脾兼清湿热。

李玲首先整理了古典医籍中对口糜的认识，一为实热，主要包括心脾热盛证和脾气凝滞、外感风热证；二为虚火，主要包括中气不足、气血亏虚、阴虚和肾虚等证；三为寒邪致病；四为下虚上盛。李玲还总结归纳了名医李发枝的经验：其认为导致口糜的病因固然离不开"火"字，但有虚火和实火之不同。新病多实，久病多虚，而口糜多有反复发作的特点，故临床以脾虚胃热者最为多见，此亦为该病的病机关键，而且脾虚与胃热相杂并见，而呈现寒热互结的双向性病机状态是导致口糜病程较长，多法治疗无效的重要原因，因此，针对该病寒热虚实并见之病机，在临床治疗中，宜使用清温并施之剂，寒热并用。

许滔以其丰富的跟诊及临床经验，分享了个人口疮诊治的心得体会。他认为火热为口疮的基本病机，并以经方为基础进行辨证论治。他认为《伤寒论》名方甘草泻心汤虚实、寒热并调，只要方证相应，可以作为顽固性口糜的常用方，临床上甘草泻心汤对符合热、毒、湿、寒错杂的口腔黏膜损伤都可使用。另外，对口糜火热病机，而虚火的外浮，也是病机的另一关键，应注意引火归原，着力潜阳，对病程较长的口糜患者，病机多转变为气阴两虚，以益气养阴之剂疗效较佳。

4位医生结合自己的临床经验对口糜的证治进行了精彩的策对，其中不乏对经典条文的归纳整理、名医经验的传承发扬、个人心得体会的总结及临床医案的分享，对口糜的临床诊疗具有重要的参考意义。